Ulrike Thurm | Bernhard Gehr

CGM- und Insulinpumpenfibel

oder: Bei Dir piept's ja!

Bibliografische Information der Deutschen Bibliothek

Die Deutsche Bibliothek verzeichnet diese Publikation in der Deutschen Nationalbibliografie; detaillierte bibliografische Daten sind im Internet über <http://dnb.ddb.de> abrufbar.

ISBN 978-3-87409-641-6

Bei der Erstellung dieses Buchs wurde mit aller gebotener Vorsicht vorgegangen. Die Gedanken, Methoden und Anregungen stellen die Meinung und Erfahrung der Autoren dar. Sie wurden nach bestem Wissen erstellt und mit größtmöglicher Sorgfalt überprüft. Sie bieten jedoch keinesfalls Ersatz für einen persönlichen medizinischen Rat oder für eine Schulung durch ein Diabetesteam. Daher erfolgen die Angaben in diesem Buch ohne jede Gewähr oder Gewährleistung seitens der Autoren oder des Verlages. Weder die Autoren noch die Verleger können für direkte oder indirekte, spezielle, zufällige oder in der Folge entstandene Schäden haftbar gemacht werden, die aus der Verwendung oder aus der Unmöglichkeit der Verwendung von Inhalten dieses Buchs resultieren.

Die Produktangaben beziehen sich auf den Stand Herbst 2019. Produktbezeichnungen stehen als Beispiele, ohne dass damit eine Wertung vorgenommen werden soll und ohne Anspruch auf Vollständigkeit. Die Autoren sind herstellerunabhängig.

Autoren:
Ulrike Thurm, Berlin
Dr. med. Bernhard Gehr, Lenggries

Grafiken:
Beate Fleischmann, Berlin (Auflage 1 und 2)
Hayo Eisentraut, Mainz (Auflage 3)

KIRCHHEIM

3. Auflage 2019

Wilhelm-Theodor-Römheld-Str. 14, 55130 Mainz
www.kirchheim-verlag.de

Teil 1: Insulinpumpenfibel

Teil 2: CGM-Fibel

Teil 3: Erfahrungsberichte

Teil 4: Anhang

Teil 5: Online-Anhang

Der Zugriff auf den Online-Anhang geschieht über folgende Internetadresse: www.kirchheim-buchshop.de/buch/CGM-und-Insulinpumpenfibel.html

Stimmen zum Buch

Auf den ersten Blick hat die Diabetestherapie vor allem mit Pharmakologie, Endokrinologie und Innerer Medizin zu tun. Doch wie dieses Buch deutlich zeigt, hat sich die Diabeteswelt in den letzten Jahrzehnten stark gewandelt. Technologische Fortschritte haben dazu geführt, dass auch insulinpflichtige Diabetiker ein weitgehend normales Leben führen können, unter allen denkbaren Alltagsbedingungen und sogar bei extremen sportlichen Aktivitäten. In Form eines Closed-Loop-Systems ist sogar der Hoffnungsschimmer einer „Heilung durch die Technik“ bereits in greifbare Nähe gerückt.

Dieses Buch macht klar, dass die Handhabung der Technik in Form von Insulinpumpen und Systemen zum kontinuierlichen Glukosemonitoring (CGM) heute weitgehend durch die Patienten selbst erfolgt (und durch die sie betreuenden Diabetesteams), aber nicht mehr vorrangig durch die Diabetologen. Der umfassenden Patienteninformation und -schulung kommt daher eine immer größere Bedeutung zu. Vielen Patienten geben die technischen Hilfsmittel das Gefühl, den Diabetes völlig unter Kontrolle zu haben, sodass sie keine Angst vor Stoffwechselentgleisungen mehr haben müssen. Beim Lesen dieses Buchs wird aber auch klar, wie weit diese Systeme noch immer von Lifestyle-Geräten entfernt sind, wie komplex und auch belastend die technischen und therapeutischen Möglichkeiten sein können. Im Alltag treten zahlreiche zum Teil sehr spezielle und individuelle Fragen und Probleme auf, und entsprechend vielseitig sind die technischen Lösungen. Dieses Buch wurde von Ulrike Thurm und Bernhard Gehr „von Diabetikern für Diabetiker“ geschrieben. Das Buch füllt damit eine klare Lücke. Es ist nach meiner Kenntnis das erste Buch über Diabetes-Technologie, das in diesem Sinne alle praxisrelevanten Aspekte klar und deutlich adressiert.

Die Diskussion über Diabetes-Technologie, mit Insulinpumpen und CGM-Systemen als prominenten Beispielen, steckt in Deutschland noch in den Kinderschuhen, selbst wenn es dazu eine Arbeitsgemeinschaft der Deutschen Diabetes Gesellschaft und eine erste deutschsprachige Zeitschrift gibt. Dieses Buch ist ein Meilenstein auf dem Weg zur gemeinsamen Aktivität aller an dem Thema Interessierten. Erst wenn Patienten gemeinsam mit Diabetesprofis, Wissenschaftlern, beteiligten Firmen und Kostenträgern über alle relevanten Themen sprechen, werden wir zu einem sinnvollen Einsatz der Diabetes-Technik kommen. Ich wünsche den Autoren und diesem Buch viel Erfolg auf diesem Weg, den ich gerne mit ihnen gemeinsam weiter gehen möchte.

Prof. Dr. rer. nat. Lutz Heinemann*, Wissenschaftler, Neuss*

Ulrike Thurm und Bernhard Gehr, zwei aus der praktischen Diabetesarbeit erfahrene Autoren, ermöglichen mit der vorliegenden „Fibel" Patienten und Therapeuten den Zugang zur Insulinpumpentherapie und zur kontinuierlichen Glukosemessung. Das Buch versetzt sie in die Lage, die neuen Therapieformen im Alltag erfolgreich anzuwenden und gleichzeitig die technik- und diabetesbedingten Probleme auf ein Minimum zu reduzieren. Nebenbei dienen die konkreten Ratschläge, Handlungsanweisungen und Beispiele der Vertrauensbildung gegenüber der neuen Technik. Psychologische Aspekte werden nicht nur als „Randnotiz" dargestellt, sondern als substanzieller Bestandteil auf dem Weg zum Therapieerfolg bzw. als Erklärung für bedauerliche Misserfolge. Die Inhalte der Fibel sind daher in hohem Maße alltags- und praxisrelevant.

Neue technische Entwicklungen erfordern immer auch eine neue Sprache. Kennzeichnend für den hohen Innovationsgrad der Fibel ist die selbstverständliche Verwendung von Begriffen wie Timelag, Kalibrierung, Signaldrift, Tiefflieger, Wutbolus, Voralarm, Datenflut, Glukosevariabilität oder Gewebezucker. Neue Akronyme wie SuP, SuT, CGM, AUC und 123-Methode zeigen unverkennbar, dass die Technologie in der Diabeteswelt angekommen ist.
Den Autoren sei für ihre Vermittlungsarbeit und für ihre konkreten Anwendungshilfen gedankt.

***Prof. Dr. med. Helmut R. Henrichs**, Diabetologe, Quakenbrück,*
Vorstand der Arbeitsgemeinschaft Diabetologische Technologie der DDG

Ulrike Thurm und Bernhard Gehr haben mit diesem Buch etwas ganz und gar Außergewöhnliches für die Diabeteswelt geschaffen. Dass sie ihre Erfahrung aus der langjährigen täglichen Arbeit in dieser Form weitergeben, zeugt von Freigiebigkeit und Mut. Hinzu kommt akribisch Selbsterarbeitetes in Verbindung mit wissenschaftlichen Erkenntnissen. All das stellen die Autoren nachvollziehbar und verständlich dar, übersichtlich gegliedert bis ins kleinste Detail, ohne sich zu verzetteln und die Zusammenhänge aus den Augen zu verlieren, immer praktisch orientiert und alltagstauglich.

Das vorliegende Buch ist sicherlich ein zukünftiges Standardwerk der Realdiabetologie für alle Menschen mit Diabetes und für alle Diabetesprofis – ein „Muss" für alle, die mit Insulinpumpen und/oder CGM leben oder arbeiten wollen.

***Dr. med. Kristina Pralle**, Diabetologin, Berlin*

In ihrer neuen CGM- und Insulinpumpenfibel präsentieren die beiden Autoren den aktuellen Stand dieser Therapieformen leicht verständlich und sehr facettenreich. Der Leser spürt förmlich, dass Ulrike Thurm und Bernhard Gehr dabei nicht nur mit großer Professionalität und Erfahrung zu Werke gingen, sondern auch mit einer enormen Begeisterung. Die Flamme der Hoffnung brennt hell und das Feuer springt über.

Die Fibel ist der perfekte Leitfaden für den Beratungsalltag. Die Vielfalt der Informationen und die praktischen Beispiele unterstützen bei der sicheren, kompetenten und strukturierten Beratung. Neueinsteiger können sich schnell einen herstellerneutralen Überblick über die angebotenen Geräte und die Therapiemöglichkeiten verschaffen. Erfahrene Beraterinnen freuen sich über die unzähligen Tipps und Tricks zur Lösung kniffliger Probleme in allen Lebenslagen, die weder in den Gebrauchsanweisungen noch in den verfügbaren Schulungsprogrammen zu finden sind. Ein längst überfälliges Novum ist die Einbeziehung von Fett und Eiweiß in die Insulindosisberechnung (FPE). In diesem Buch finden endlich alle eine praktikable, verständliche und im Alltag umsetzbare Lösung, um auch an dieser „Schraube“ der Diabetestherapie zu drehen.
Ich wünsche der Fibel eine weite Verbreitung und den beratenden Berufsgruppen viel Erfolg, mit brennendem, von Herzen kommendem Einsatz für eine gute Diabeteseinstellung zum Wohle aller, die mit Diabetes leben!

***Rosalie Lohr**, Diabetesberaterin, München*

Ich bin beeindruckt. Das vorliegende Buch umfasst tatsächlich alles Wissenswerte über die Insulinpumpentherapie und die kontinuierliche Glukosemessung: Was sie bereits heute leistet, wie sie die Therapie erleichtert und wie man sie nutzt. Auf dieses Kompendium haben Nutzer und Interessierte gewartet.

***Andreas May**, erfahrener Insulinpumpen- und CGM-Anwender, Hamburg*

Trotz langer Pumpenerfahrung habe ich mich sehr lange geweigert, ein CGM-System zu tragen. Erst als mein Diabetologe mir glaubhaft eine stationäre Neueinstellung androhte, entschied ich mich für das „kleinere Übel“: das CGM-System.

Ich Idiot! Warum erst jetzt? Zu dieser Erkenntnis kam ich bereits am zweiten Tag. Es brauchte nur einen Vormittag mit Ulrike Thurm zur CGM-Einweisung und das vorliegende Buch. Selten habe ich Fachliteratur mit so viel Witz, Unterhaltungswert und trotzdem Ernsthaftigkeit erlebt. Anschaulich und verständlich für jeden Anwender, auch für Neulinge wie ich einer war, führen uns die Autoren durch die ganz normale Alltagswelt eines Betroffenen. Hier werden witzige Situationen beschrieben, die jeder schon erlebt hat, und peinliche Begebenheiten „normalisiert". Oft musste ich lachen. Oft habe ich mich wiedererkannt. Und oft habe ich Stellen aus dem Buch zitiert.

Kurz gesagt: Die CGM- und Insulinpumpenfibel ist ein Muss für jeden Pumpen- und CGM-Träger und für seinen Lebenspartner, sie ist eine super Therapieunterstützung und nicht zuletzt eine tolle und unterhaltsame Urlaubslektüre. Einfach klasse! Ich hoffe, dass es noch viele Fortsetzungen gibt.

***Sonja Brandenburg**, Insulinpumpenträgerin und CGM-Einsteigerin, Dresden*

Vorwort der Autoren

Im Jahr 1991 erschien die Insulinpumpenfibel zum ersten Mal. Ulrike Thurm hatte die „Urfassung" in Zusammenarbeit mit der Abteilung Stoffwechsel und Ernährung der Universitätsklinik Düsseldorf (Prof. Michael Berger) erarbeitet. Damals hielten es auch kühnste Optimisten nicht für möglich, dass sich die Insulinpumpentherapie in den folgenden Jahrzehnten so stark verbreiten würde. Aus dem kleinen Häuflein von ca. 3.000 Pumpenträgern war zwanzig Jahre später eine Stadt von 50.000 geworden. Was war passiert? Die Diabetesteams standen Anfang der 90er-Jahre vor dem Problem, dass es noch keinerlei Schulungsprogramme und Materialien gab. Diabetiker, die auf die Insulinpumpentherapie umgestellt werden sollten, mussten weite Wege auf sich nehmen und eine spezialisierte Diabetesklinik aufsuchen. In diesem Umfeld leistete die Insulinpumpenfibel Pionierarbeit.

Eine ähnliche Situation besteht Anfang des neuen Jahrtausends für die kontinuierliche Glukosemessung (CGM). Zwar sind die Geräte alltagstauglich, doch die Zahl der Diabetiker, die ein CGM-System tragen, wächst nur sehr langsam. Für eine qualifizierte CGM-Betreuung müssen die Diabetiker weite Wege auf sich nehmen. An schriftlichen Informationen gibt es nur die Produktbroschüren und Bedienungsanleitungen der Hersteller. Die Krankenkassen zahlen nur ungern, viele Patienten zahlen selbst. All diese Faktoren tragen dazu bei, dass die Zahl der CGM-Anwender bisher nur langsam steigt. Wir hoffen, dass die komplett erneuerte CGM- und Insulinpumpenfibel hier einen ganz wesentlichen Beitrag leisten kann.

Unser Buch wendet sich an einen sehr heterogenen Leserkreis: Diabetologen, Diabetesberaterinnen und Diabetiker. Um sicherzugehen, dass wir bei diesem Unterfangen keine Lesergruppe deutlich über- oder unterfordern, haben wir bei der Auswahl der Korrekturleser größten Wert darauf gelegt, dass „alles dabei ist", vom absoluten Insulinpumpen- und CGM-Neuling bis zu den tonangebenden Routiniers und Meinungsbildnern aus Diabetologie und Wissenschaft.

Wir haben das Buch in Modulform gestaltet. Jedes Modul enthält alle relevanten Informationen, die der Leser für dieses Thema benötigt. Aufmerksame Leser, die die komplette Fibel „von vorne bis hinten" am Stück lesen, werden daher gelegentlich auf sich ähnelnde Passagen stoßen.

Noch einige generelle Anmerkungen:

- Wir verzichten auf differenzierte Anreden wie z. B. „Leserin" oder „Leser". Natürlich meinen wir immer diskriminierungsfrei beide Geschlechter.
- Weiterhin verzichten wir auf Formulierungen wie: „Menschen mit Diabetes, die eine Insulinpumpe tragen", sondern sprechen, ohne den Menschen mit Diabetes über seine Erkrankung definieren oder diskreditieren zu wollen, von Diabetikern und Insulinpumpenträgern.
- Aus Gründen der Lesbarkeit verzichten wir darauf, die Blutzuckerwerte gleichzeitig in mg/dl und in mmol/l und die HbA_{1C}-Werte gleichzeitig in Prozent und in mmol/mol anzugeben. Umrechnungstabellen finden Sie auf der hinteren Umschlaginnenseite.
- Im alltäglichen Sprachgebrauch wird das Kürzel „CGM" für die offene, unverblindete kontinuierliche Glukosemessung verwendet. In diesem Sinne verwenden wir die Abkürzung auch im Buch (im Gegensatz dazu sprechen wir immer explizit von der „verblindeten CGM").
- Um der sehr schnelllebigen Diabetestechnik gerecht zu werden, stellen wir im Internet aktualisierte Vergleichstabellen zu Insulinpumpen, -kathetern und CGM-Systemen zur Verfügung (siehe Kap. 19).

Last but not least: Das Buch hätte in dieser Form niemals realisiert werden können, wenn uns nicht Anwender und andere Experten bedingungslos unterstützt hätten. Sie haben der CGM- und Insulinpumpenfibel erst ihr heutiges „Gesicht" gegeben.

Wir danken ganz besonders den Verfassern der Erfahrungsberichte: Nadine Bergener, Walter Bube, Claudia Clasen, Diana Droßel, William „Lee" Dubois, Peter Hahne, Peter Kremsreiter, Veronika Lehmann, Andreas May, Nadine Müller, Volker und Kerstin Schönbeck.

Für das eingebrachte Expertenwissen beim Erstellen oder Redigieren einzelner Spezialkapitel danken wir: Dr. med. Frank Best, Dr. med. Dorothée Deiss, Gerd Gottschalk, Dr. rer. nat. Petra Mondry , Dr. med. Til Rendschmid, PD Dr. med. Ute Schäfer-Graf, Dr. med. Monika Schießer, Sabine Westermann.

Für unendlich viel Zeit und investierte Arbeit beim Durchackern des Manuskripts danken wir: Jeannette Birkholz, Sonja Brandenburg, Sabine Carstensen, Dr. med. Giovanna Eilers, Andrea Erb, Melanie Förster, Stefanie Gehr, Peter Hahne, Prof. Dr. rer. nat. Lutz Heinemann, Prof. Dr. med. Helmut R. Henrichs, Stefanie John, Dr. med. Thorsten Jordan, Rosalie Lohr, Andreas May, Anja Müller, Hans-Joachim von Orlikowski, Dr. med. Kristina Pralle, Claudia Schramm, Rainer Straßburger, Dr. rer. nat. habil. Andreas Thomas, Dörthe Worthmann.

Das äußere Erscheinungsbild ist maßgeblich auch von den darin enthaltenen Grafiken und Fotos abhängig, dafür danken wir: Beate Fleischmann (Grafiken), Sandra Ritschel (Fotos) sowie unseren „Fotomodellen“ Helen Gregori und Jessica Kaminski (SV Adler Berlin). Beim Kirchheim Verlag danken wir insbesondere Sabine Roach und Hayo Eisentraut für die konstruktive Zusammenarbeit und für das gelungene Layout und Hanno Schorlemmer für die tatkräftige Unterstützung.

Unser ganz besonderer Dank gilt unseren Familien, die uns in den gut drei Jahren des Entstehungsprozesses mit unglaublicher Geduld und Verständnis unterstützt und ertragen haben. DANKE!

Ulrike Thurm
(ulrike.thurm@t-online.de)

Dr. med. Bernhard Gehr
(b.gehr@gmx.de)

Vorwort zur dritten Auflage

Die technische Entwicklung in der Diabetestherapie schreitet rasch voran, sodass die vorliegende dritte Auflage der CGM- und Insulinpumpenfibel im Jahr 2019 überfällig war:

- Smartphones sind im Alltag (und auch beim Thema CGM) allgegenwärtig,
- die Blutzuckermessung ist auf dem Rückzug, während sich kontinuierliche Glukosesensoren in den letzten Jahren lawinenartig verbreitet haben – dank Konkurrenz, Preiskampf und einfacherer Kostenübernahme,
- die Beschreibung der Glukosedynamik wurde zum Alltagsgeschäft, so gehören z. B. Time in Range und Perzentilenkurven zum selbstverständlichen neuen Wortschatz, und
- es gibt nun breite Erfahrung mit den ersten Insulinpumpen mit Abschaltfunktionen.

Die Entwicklung ist derzeit so rasant, dass wir sogar während der Schreibarbeit von der Realität „eingeholt" wurden. Wir haben uns dennoch entschieden, nicht in Konkurrenz mit dem Berliner Flughafen zu treten, sondern die 3. Auflage jetzt so schnell wie möglich zu veröffentlichen. Das gedruckte Buch wird wie gewohnt durch einen Online-Anhang ergänzt, in dem wir bereits Platz für neue Pumpen-, CGM- und Closed-Loop-Systeme vorgesehen haben. So können wir Sie bis zur nächsten Auflage jederzeit technisch auf dem Laufenden halten.

Die neue Auflage wurde komplett überarbeitet und hat fast 100 Seiten zugelegt. Abgesehen von umfangreichen technischen Aktualisierungen kam ein Kapitel zu den Abschaltfunktionen dazu, die Kapitel zu Insulinarten, Messgenauigkeit, Kalibrieren bzw. Blutzuckermessen, Hautproblemen und CGM-Statistik wurden komplett überarbeitet, die Informationen zur Kostenübernahme neu geschrieben, sämtliche Schulungsprogramme ersetzt, ein langer Erfahrungsbericht zum DIY-Loopen ergänzt u. v. m. Wir danken Claudia Sahm, Rosi Lohr, Saskia Wolf und Andreas Thomas für die tatkräftige Unterstützung.

Die neue Auflage hat, wie bei uns als Autorenteam gewohnt, ihren Schwerpunkt in der ganz pragmatischen Vermittlung der neuen Schulungsinhalte, und wir hoffen sehr, dass unsere CGM- und Insulinpumpenfibel dazu beiträgt, den Umgang mit der so rasant fortschreitenden Diabetes-Technologie im Leben und in der Arbeit deutlich zu erleichtern.

Ulrike Thurm und Bernhard Gehr

Teil 1
Insulinpumpenfibel

Ja! Diesem Sinne bin ich ganz ergeben
Dies ist der Weisheit letzter Schluss
Nur der verdient die Freiheit wie das Leben
Der täglich sie erobern muss.

J. W. von Goethe

1. Vorbemerkungen zur Insulinpumpentherapie (CSII[1])

Oft haben Diabetiker unrealistische Vorstellungen davon, was eine Insulinpumpe leisten kann. Die Insulinpumpe ist keine künstliche Bauchspeicheldrüse, die ohne eigenes Zutun den Diabetes „heilt"!

Eine Insulinpumpe ist zunächst nicht mehr als ein perfektioniertes Insulindosiergerät. Der große Vorteil für den gut informierten und geschulten Diabetiker liegt darin, dass er mit der Pumpe in allen Lebenslagen einfacher eine stabile und normnahe Stoffwechseleinstellung erreichen kann. Darüber hinaus berichten die Pumpenträger übereinstimmend, dass sich ihre Lebensqualität verbesserte und dass sie sich körperlich und psychisch wohler fühlen als zu Zeiten einer Injektionstherapie (intensivierte konventionelle Insulintherapie, ICT). Diese Vorteile stellen sich aber nur ein, wenn sich der Diabetiker aktiv und dauerhaft mit dieser Therapieform auseinandersetzt.

Bevor sich ein Diabetiker für die Insulinpumpentherapie entscheidet, sollte er sich ausführlich darüber informieren. Dann sollte im Rahmen eines ausführlichen Gesprächs mit einem insulinpumpenerfahrenen Diabetesteam geklärt werden,

- welche individuellen Zielvorstellungen der Diabetiker an diese Therapieform knüpft,
- welche Vorteile im Einzelfall von der Insulinpumpentherapie zu erwarten sind,
- welche Hoffnungen vielleicht unrealistisch sind und nicht erfüllt werden können und
- welchen zusätzlichen Aufwand diese Behandlungsform erfordert.

1.1 Was hat das Interesse für die Insulinpumpentherapie geweckt?

„Denke wie eine Bauchspeicheldrüse!" – Mit der Insulinpumpentherapie kann dieser Vorsatz auch erfolgreich in die Tat umgesetzt werden. Keine andere derzeitige Therapieform ermöglicht es insulinpflichtigen Diabetikern besser, die natürliche Insulinabgabe nachzuahmen.

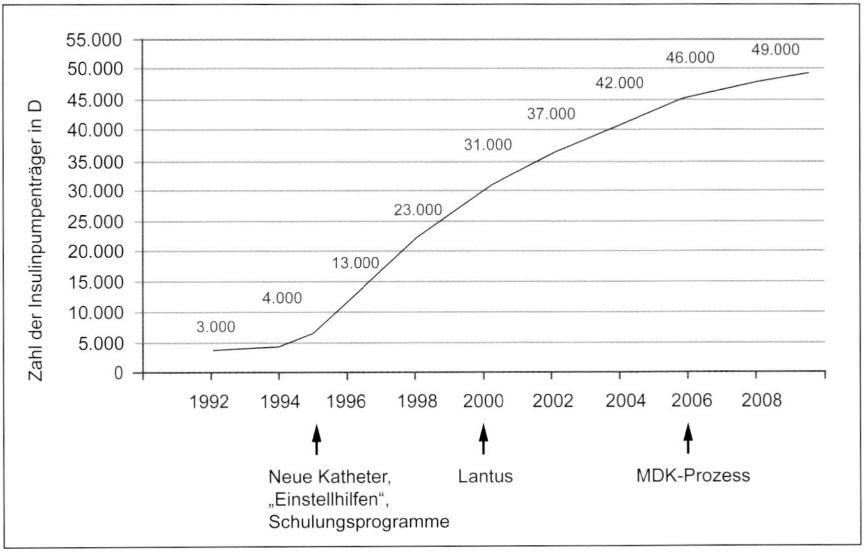

Abb. 1: **Entwicklung der Zahl der Insulinpumpenträger in Deutschland seit 1992[3]. Aktuell ist die Zahl auf ca. 60.000 gestiegen (Stand 2019).**

Ohne Zweifel ist „die Pumpe“ für Typ-1-Diabetiker, die mit dieser Therapieform zurechtkommen, die optimale Behandlungsform. Seit 1978 das erste noch etwas unhandliche Pumpenmodell auf den Markt kam[2], nimmt die Zahl der Insulinpumpenträger täglich zu (Abb. 1). Aktuell leben in Deutschland ca. 60.000 Diabetiker mit einer Insulinpumpe, das entspricht 15 bis 20 Prozent aller Typ-1-Diabetiker. Bemerkenswert ist die seit der Jahrtausendwende stark zunehmende Verbreitung der Insulinpumpentherapie in der Kinderdiabetologie. Mehr als 15.000 Kinder und Jugendliche mit Diabetes tragen derzeit eine Insulinpumpe, d. h. jeder zweite Patient unter 21 Jahren. Zur absoluten Standardtherapie wurde die Pumpentherapie für die Kleinkinder unter 5 Jahren, die mittlerweile zu über 90 Prozent mit Insulinpumpen behandelt werden (siehe Kap. 9.1).

Die modernen Insulinpumpen sind klein, passen in (fast) jede Hosentasche oder lassen sich an anderer Stelle am Körper verstecken. Sie können problemlos auch von Kindern getragen werden, bieten eine große Funktionsvielfalt und sind einfach zu bedienen. Das macht die Pumpentherapie heute sehr komfortabel, aber der Schlüssel zu einem optimalen Therapieergebnis ist nicht in einem technischen Gerät zu finden, sondern an komplett anderer Stelle: im Kopf!

Nur ein gut informierter und geschulter Diabetiker, der engmaschig betreut wird, kann das Potenzial der Pumpentherapie optimal nutzen.

Ist die Insulinpumpentherapie den im Vergleich zur ICT größeren Aufwand und die höheren Kosten wirklich wert? Die Antwort ist „Ja". Mittlerweile ist wissenschaftlich zweifelsfrei belegt, dass die Insulinpumpentherapie bei geeigneten Patienten in fast allen Gesichtspunkten der ICT überlegen ist:

Die Insulinpumpentherapie ermöglicht eine stabilere und bessere Stoffwechsellage.

Solange es keine endgültige Heilung dieser Stoffwechselerkrankung gibt, schwebt das „Damoklesschwert" der Folgeerkrankungen (diabetische Augen-, Nieren- und Nervenerkrankung, Herz-Kreislauf-Erkrankungen etc.) weiterhin über den Diabetikern. Die einzige Möglichkeit, das Auftreten von Folgeerkrankungen zu verhindern oder zu verzögern, ist bekanntlich eine möglichst normnahe Stoffwechseleinstellung. Deshalb sollte das Hauptaugenmerk der Diabetiker und Therapeuten eben darauf liegen.

Derzeit wird die Güte der Stoffwechselkontrolle am HbA_{1C}-Wert festgemacht. Dieser repräsentiert den durchschnittlichen Blutzuckerspiegel der letzten 2 – 3 Monate. Eine Aussage über die täglichen Stoffwechselschwankungen lässt dieser Parameter nicht zu. Therapieziel ist derzeit das Erreichen eines möglichst niedrigen HbA_{1C}-Wertes (im Normbereich für Stoffwechselgesunde), solange es dadurch nicht zu häufigen Hypoglykämien kommt (siehe Kap. nächster Unterpunkt). Bei erhöhten HbA_{1C}-Werten steigt das Risiko für die Entwicklung diabetischer Folgeerkrankungen dramatisch an (siehe Abb. 2).

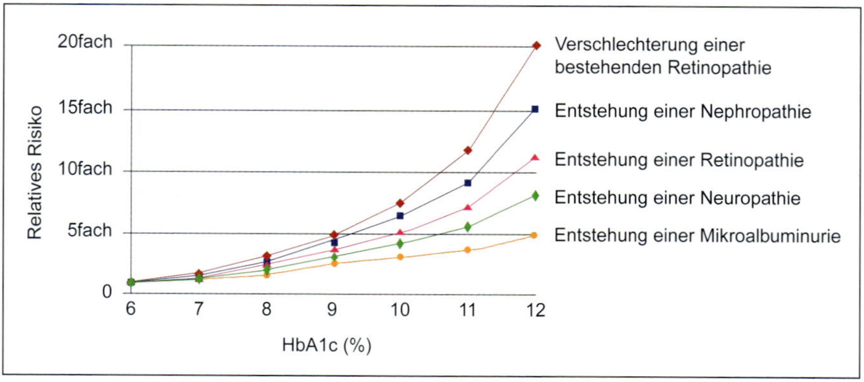

Abb. 2: Relatives Risiko (RR) für das Fortschreiten der verschiedenen diabetischen Folgeerkrankungen in Abhängigkeit vom HbA_{1C}-Wert. Als Bezugspunkt wurde ein HbA_{1C}-Wert von 6 Prozent gewählt (RR=1). Unabhängig vom Ausgangswert verringert eine Verbesserung der Stoffwechselkontrolle das Risiko für diabetesbedingte Komplikationen.[7] Die Fachbegriffe werden im Glossar erläutert.

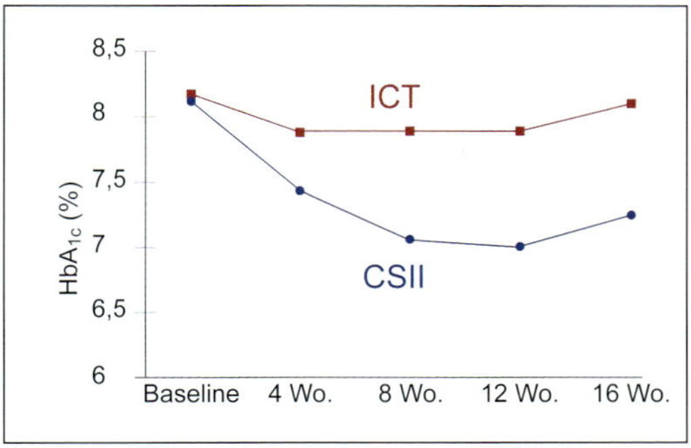

Abb. 3: Verlauf der HbA_{1c}-Werte im Rahmen einer randomisierten klinischen Studie an 32 Typ-1-Diabetikern über einen Zeitraum von 16 Wochen. Eine Gruppe wechselte von der ICT auf die Insulinpumpentherapie (CSII), die Kontrollgruppe blieb bei der ICT. In der Insulinpumpen-Gruppe kam es zu einer signifikanten und anhaltenden Verbesserung des HbA_{1c}-Wertes von durchschnittlich 8,1 auf 7,2 Prozent, in der ICT-Gruppe gab es keine signifikante Änderung.[9]

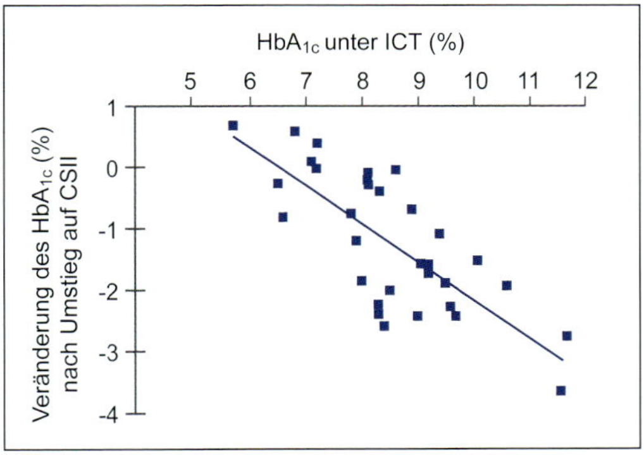

Abb. 4: Je schlechter der Ausgangswert des HbA_{1c} unter ICT-Behandlung ist, desto mehr verbessert er sich nach Umstellung auf die Insulinpumpentherapie.[10]

Es ist wissenschaftlich belegt, dass sich der HbA_{1c}-Wert mit der Insulinpumpentherapie im Vergleich zur ICT um durchschnittlich ca. 0,6 Prozent verbessert (Beispiel siehe Abb. 3)[4, 5]. Patienten, die bereits mit einer ICT normnahe HbA_{1c}-Werte hatten, können sie mit der Pumpe naturgemäß nur noch geringfügig verbessern. Sind die HbA_{1c}-Werte dagegen unter der ICT deutlich erhöht, kann ein Umstieg auf die Insulinpumpentherapie zu einer deutlichen Verbesserung führen (Abb. 4).

Gleichzeitig nehmen unter der Insulinpumpentherapie die täglichen Blutzuckerschwankungen ab (Abb. 5).[6] Es kommt zu gleichmäßigeren Tagesprofilen mit besseren Nüchternwerten und geringeren Blutzuckerspitzen nach den Mahlzeiten, die Stoffwechsellage ist stabiler. Dies trägt nach aktuellen Erkenntnissen ebenfalls dazu bei, das Risiko diabetischer Folgeerkrankungen zu verringern.

▶ Ausführliche Informationen zum Risikofaktor glykämische Variabilität: Kap. 11.4.

▶ Weitere Informationen zu kurz- und langfristigen Schäden durch Unterzuckerungen: Kap. 8.

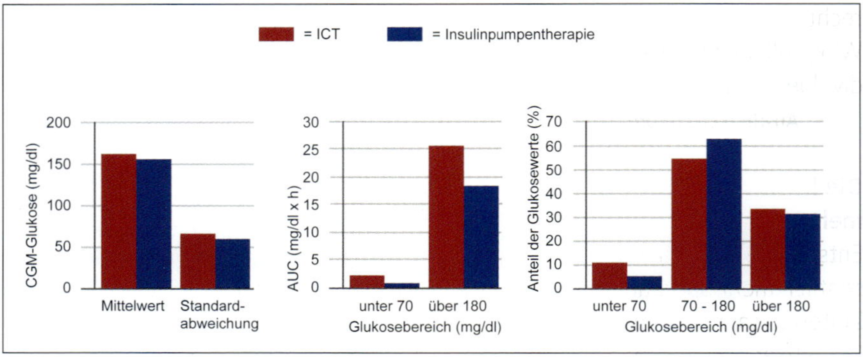

Abb. 5: Im Rahmen einer Beobachtungsstudie wurde an 11 Typ-1-Diabetikern mit ICT (Insulin Aspart, Glargin) und an 13 Typ-1-Diabetikern mit Insulinpumpentherapie (Insulin Aspart) regelmäßig eine verblindete kontinuierliche Glukosemessung durchgeführt (siehe auch Kap. 11.2.2 und Kap. 16). Die Insulinpumpenträger erreichten HbA_{1c}-Werte von im Mittel 7,5 Prozent, die ICT-Patienten 8,5 Prozent. Die Diagramme zeigen, dass die Glukosewerte der Pumpenträger nicht nur niedriger, sondern auch stabiler waren als die der ICT-Patienten mit weniger hypo- oder hyperglykämischen Werten.

Bei der Insulinpumpentherapie kommt es seltener zu Unterzuckerungen.

Die besseren Blutzucker-Durchschnittswerte werden bei der Insulinpumpentherapie nicht mit einer höheren Zahl von Unterzuckerungen „erkauft", sondern im Gegenteil: Mit einer Insulinpumpentherapie treten deutlich weniger Unterzuckerungen auf als mit einer ICT. Schwere Hypoglykämien kommen mit der Pumpe sogar um ca. 75 Prozent seltener vor.

Das liegt vor allem daran, dass die basale Insulinversorgung mit der Pumpe bedarfsgerechter dosiert werden kann. Insbesondere nächtliche Hypoglykämien werden auf diese Art weitgehend vermieden. Zusätzlich kann die Basalrate bei Bedarf kurzfristig verändert werden, z. B. um der höheren Insulinempfindlichkeit im Zusammenhang mit Sport ge-

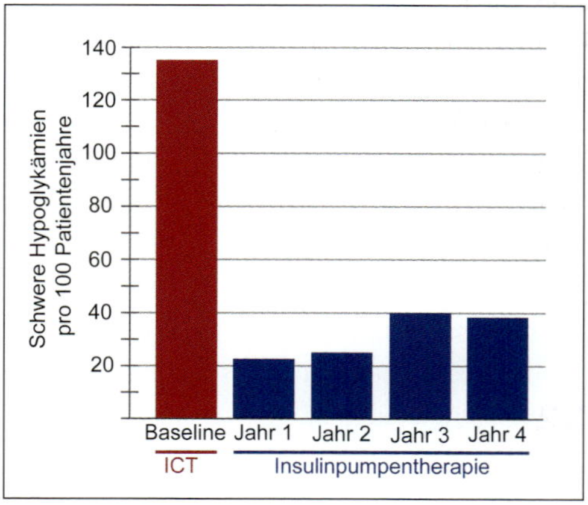

Abb. 6: Gezeigt ist die Zahl der schweren Hypoglykämien (Ereignisse pro 100 Patientenjahre) während der ICT-Phase und deren erhebliche Reduktion nach Umstieg auf die Insulinpumpentherapie. Ergebnisse einer klinischen Studie an 55 Diabetikern mit vier Jahren Nachbeobachtungszeit.[11]

recht zu werden. Bei der ICT ist dagegen das einmal injizierte Basalinsulin, dessen Wirkprofil in der Regel nicht während der gesamten Wirkdauer optimal mit den individuellen Erfordernissen übereinstimmt, unwiderruflich „an Bord".

▸ Ausführliche Informationen zum Thema Hypoglykämien: Kap. 8.

Die Insulinpumpentherapie verbessert die Lebensqualität und ermöglicht mehr Flexibilität.

Entsprechende Schulung vorausgesetzt ermöglicht die Insulinpumpentherapie wesentlich mehr Spontaneität als die ICT. Wenn sie nicht regelmäßig zu bestimmten Zeiten Basalinsulin injizieren müssen, verbessert sich die Lebensqualität aktiver Diabetiker. Einige Aspekte:

- Flexible Essenszeiten sind kein Problem, bei Bedarf können Mahlzeiten sogar ganz ausgelassen werden.
- Morgendliches Ausschlafen wird nicht mit erhöhten Nüchternblutzuckerwerten bestraft.
- Körperliche Aktivität erfordert keine so langfristige Vorausplanung wie unter der ICT.

Mittlerweile wird der Insulinpumpentherapie auch in Studien eine wesentliche Steigerung der Lebensqualität attestiert.[12, 13] Ein seit 8 Wochen auf eine Pumpe umgestellter Diabetiker (29 Jahre, seit 13 Jahren Diabetiker) hat seine Erfahrung mit der neuen Therapieform wie folgt beschrieben:

„*Mit der intensivierten Insulintherapie war ich keinesfalls schlecht eingestellt, das Wirkprofil des Verzögerungsinsulins machte jedoch gewisse Einschränkungen in meinem Lebensrhythmus unvermeidbar. Die Freiheit, die ich durch die Pumpe im privaten und beruflichen Leben erfuhr, hatte ich nie mehr für möglich gehalten. Durch sie habe ich ein völlig neues Lebensgefühl und somit auch eine größere Akzeptanz gegenüber meinem Diabetes gewonnen.*"

1.2 Grundprinzipien der Insulinpumpentherapie

Der Insulinbedarf des Erwachsenen besteht je zur Hälfte aus einem basalen, mahlzeitenunabhängigen Anteil und einem mahlzeitenabhängigen Anteil (Abb. 7).

- Die Ursachen für den basalen Insulinbedarf, der auch ohne Nahrungsaufnahme besteht, sind vielfältig. Die Leber schüttet zwischen den Mahlzeiten Glukose aus,

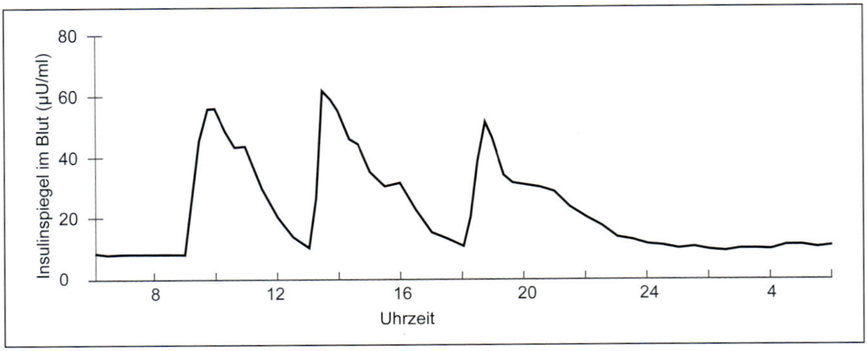

Abb. 7: Insulinspiegel im Blut beim Nichtdiabetiker über 24 Stunden. Gezeigt ist der Mittelwert von 14 stoffwechselgesunden, normalgewichtigen Probanden. Um 9:00, 13:00 und 18:00 Uhr wurden gemischte Mahlzeiten eingenommen, und zwar zum Frühstück 20 %, zum Mittag- und Abendessen je 40 % der täglichen Kalorienzufuhr.[14]

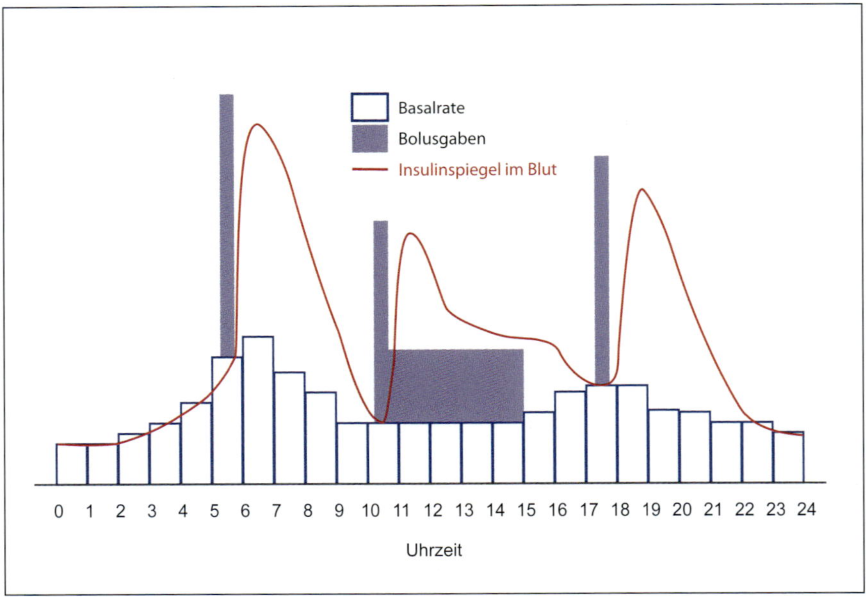

Abb. 8: Bei der Insulinpumpentherapie wird der Insulingrundbedarf durch die Basalrate gedeckt (dunkelblau). Zu den Mahlzeiten wird zusätzliches Insulin in Form von Bolusgaben abgerufen (hellblau). Je nach Nahrungszusammensetzung können verschiedene Bolusformen genutzt werden. In diesem Beispiel wurde um 5:00 und um 17:00 Uhr ein Normalbolus abgegeben, um 10:30 Uhr ein kombinierter Bolus (siehe Kap. 5.3). Die rote Linie symbolisiert den vermuteten Insulinspiegel im Blut (siehe auch Kap. Praxistipps in 1.8 und 5.7).

um wichtige Zellen mit Energie zu versorgen (z. B. Gehirn- und Nervenzellen). Daher wird Insulin auch unabhängig vom Essen benötigt. Tageszeitenabhängig bildet der Körper Hormone, die den Blutzucker erhöhen, z. B. Kortison, Wachstumshormon, Adrenalin und Glukagon. In diesen Phasen wird beim Stoffwechselgesunden entsprechend mehr Insulin ausgeschüttet.

- Zu den Mahlzeiten wird Insulin benötigt, damit die zugeführten Kohlenhydrate in die Zellen aufgenommen und gespeichert werden können. Dadurch bleibt der Blutzuckerspiegel normal. „Schnelle“ Kohlenhydrate brauchen Insulin nur für ca. 0,5 bis 2 Stunden, „langsame“ Kohlenhydrate für bis zu 4 bis 6 Stunden.
  Fett- und eiweißreiche Speisen erhöhen den Insulinbedarf für bis zu 9 Stunden.

Die Insulinempfindlichkeit ändert sich im Tagesverlauf. Die meisten Menschen benötigen nachts und mittags relativ wenig, in den frühen Morgenstunden und am späten Nachmittag dagegen mehr Insulin (Dawn- und Dusk-Phänomen). Auch der nahrungsabhängige Insulinbedarf ist abhängig von der Tageszeit. Körperliche Aktivität erhöht die Insulinempfindlichkeit. Zur Vermeidung von Unterzuckerungen muss daher im Zusammenhang mit Sport die Insulinversorgung reduziert werden.

Bei der Insulinpumpentherapie wird der basale Insulinbedarf (Basalrate) vom mahlzeitenabhängigen Insulinbedarf (Bolus) getrennt, um dem Vorbild des Stoffwechselgesunden so nah wie möglich zu kommen (Abb. 8):

Basalrate: In der Insulinpumpe kommt ausschließlich schnell wirkendes Insulin zum Einsatz (in der Regel kurzwirksames Analoginsulin). Der basale Insulinbedarf wird in Form einer individuell programmierten Basalrate kontinuierlich abgegeben. Die Basalrate ersetzt das Verzögerungsinsulin der ICT und wird vom Diabetiker in Absprache mit seinem Diabetesteam in die Pumpe einprogrammiert. Die tageszeitlichen Schwankungen der Insulinempfindlichkeit können durch ein entsprechend programmiertes Basalratenprofil optimal berücksichtigt werden.

Auf Zustände mit vorübergehend erhöhter (z. B. Bewegung) oder verringerter Insulinempfindlichkeit (z. B. Infekt) wird mit einer vorübergehenden Absenkung oder Erhöhung der Basalrate reagiert. Ändert sich der Insulinbedarf über einen längeren Zeitraum, z. B. durch Gewichtsreduktion oder andere Faktoren, muss die Basalrate erneut ausgetestet und ggf. umprogrammiert werden.

▸ Ausführliche Information zur Basalrate: Kapitel 4.

Bolus: Die für eine Mahlzeit oder zur Blutzuckerkorrektur notwendigen Insulineinheiten werden zusätzlich als Bolus über die Pumpe abgegeben. Die aktuellen Insulinpumpenmodelle verfügen über verschiedene Bolusformen (sofort/verzögert/kombiniert), um das Insulin-Wirkprofil der Nahrungszusammensetzung anzupassen.

Teilautomatische Bolusrechner unterstützen den Diabetiker bei der Kalkulation der nötigen Bolushöhe und berücksichtigen Faktoren wie den aktuellen Blutzucker, die BE-Menge, die tageszeitliche Insulinempfindlichkeit und die von den zurückliegenden Bolusgaben noch wirksame Insulinmenge.

▸ Ausführliche Information zum Bolus: Kapitel 5.

1.3 Wie funktioniert eine Insulinpumpe?

Konventionelle Insulinpumpen und Insulinkatheter sind in Deutschland seit den 80er-Jahren in Gebrauch und damit sehr gut bewährt. Seit dem Jahr 2010 sind auch sogenannte „Patch-Pumpen" erhältlich, die ohne Insulinkatheter auskommen.

Prinzip der konventionellen Insulinpumpe

Das Funktionsprinzip einer Insulinpumpe ist einfach (Abb. 9): Der eingebaute Computer steuert einen elektrischen Motor, der mit enormer Präzision den Stopfen der Insulinampulle nach vorne schiebt. Über einen angeschlossenen Insulinkatheter wird das Insulin ins Unterhautfettgewebe gepumpt. Der Insulinkatheter besteht aus einem flexiblen Plastikschlauch, der in einer dünnen Stahlnadel oder einer Kunststoffkanüle (Teflon) endet. Der Katheter wird vom Diabetiker selbst gewechselt und mit einem Pflaster meist an der vorderen oder seitlichen Bauchwand befestigt.

Prinzip der Patch-Pumpe

Im Unterschied zur konventionellen Insulinpumpe kommt eine Patch-Pumpe ohne Insulinkatheter-Schlauch aus. Das System besteht aus zwei Komponenten: der eigentlichen Insulinpumpe, die mit einem Pflaster (engl. „patch") direkt auf die Haut geklebt wird, und einem Steuergerät in Form eines Minicomputers, der drahtlos mit der Insulinpumpe kommuniziert (Abb. 10).

Wie sich schon aus dieser groben Funktionsbeschreibung ergibt, ist die Insulinpumpe lediglich ein Infusionsgerät, das vom Diabetiker selbst nach seinen individuellen Bedürfnissen programmiert und bedient wird. Eine traditionelle Insulinpumpe hält den Blutzucker nicht selbsttätig im Normbereich. Blutzuckermessungen und entsprechende Insulinanpassungen müssen vom Pumpenträger weiterhin eigenständig vorgenommen werden.

▸ Ausführliche Information zur Zukunft der Insulinpumpentherapie: Kap. 11.2.2 (Sensorunterstützte Pumpentherapie) und 11.2.3 (Erste Schritte auf dem Weg zum geschlossenen Regelkreis).

Wie funktioniert eine konventionelle Insulinpumpe?

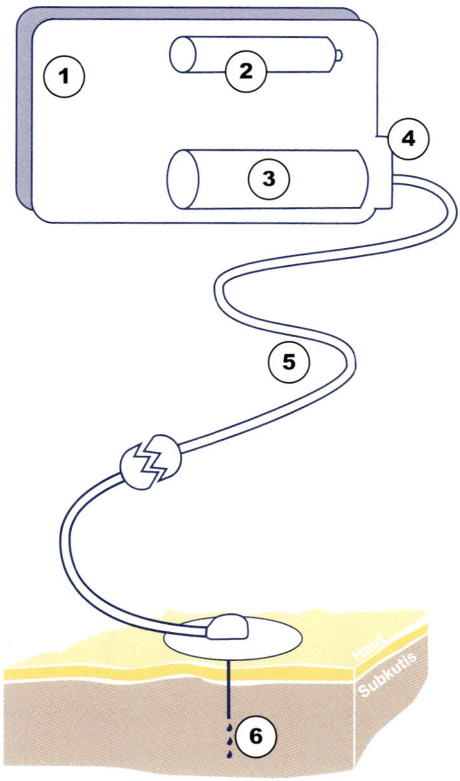

(1) **Insulinpumpe**
- individuell programmierte Basalrate
- per Knopfdruck wird zu den Mahlzeiten oder zur Blutzuckerkorrektur zusätzliches Insulin abgerufen (Bolusgaben)

(2) **Stromversorgung**
- je nach Insulinpumpenmodell Batterie oder Akku

(3) **Insulinampulle**
- gefüllt mit schnellwirkendem Insulin (Normal- oder Analoginsulin)
- Größe je nach Insulinpumpenmodell 180 – 315 I. E.

(4) **Ampulle-Katheter-Verbindung**
- Standard: Luer-Lock
- einige Insulinpumpenmodelle verwenden Spezialanschlüsse (Medtronic Paradigm/Veo, Sooil Dana)
- Adapter (Dana) oder Spezialreservoire mit Luer-Anschluss (für Medtronic Pumpen) erhältlich

(5) **Insulinkatheter**
große Produktpalette:
- Schlauchlänge (kurz / lang)
- abkoppelbar?
- Kanülenlänge
- Kanülenstellung (senkrecht / schräg)
- Kanülenmaterial (Stahl / Teflon)

(6) **Insulinaufnahme im Unterhautfettgewebe (Subkutis)**
- zeitliche Verzögerung der Insulinwirkung, abhängig z.B. von Insulinart und Tageszeit

Abb. 9

1.4 Vor- und Nachteile der Insulinpumpentherapie

Viele Wege führen nach Rom ... In der Diabetologie führen viele Wege zu einer befriedigenden oder sogar guten Stoffwechselkontrolle.

Bereits in den 1930er-Jahren vertrat Elliot P. Joslin die These, jeder Diabetiker müsse so gut geschult werden, dass er selbst sein bester Diabetologe sei. In Anleh-

Wie funktioniert eine Patch-Pumpe?

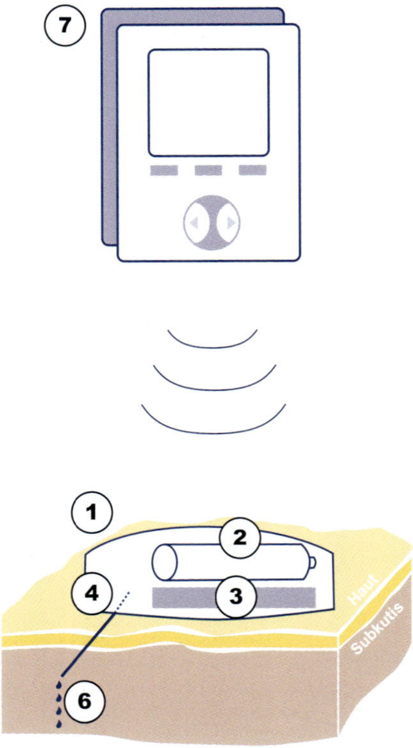

① **Patch-Pumpe**
- wird direkt auf die Haut geklebt
- Steuerung nur über Mini-Computer möglich (siehe ⑦)
- Pumpe ist Einmal-Artikel, Laufzeit 3 Tage

② **Stromversorgung**
- Batterien sind in Patch-Pumpe integriert

③ **Insulinreservoir**
- zu befüllen mit 85–200 I.E. Insulin
- während des Betriebs kann kein Insulin nachgefüllt werden

④ **Kanüle**
- in die Patch-Pumpe integrierte Stahl- oder Teflon-Kanüle
- Kanüle wird automatisch „gelegt“
- keine Auswahlmöglichkeiten bzgl. Kanülenmaterial oder -länge

⑥ **Insulinaufnahme im Unterhautfettgewebe (Subkutis)**
- zeitliche Verzögerung der Insulinwirkung, abhängig z. B. von Insulinart und Tageszeit

⑦ **Mini-Computer/App im Mobiltelefon**
- steuert die Patch-Pumpe über Funkverbindung
- wird nur bei Therapieänderungen benötigt, z. B. bei Bolusgaben oder Basalraten-Änderungen. Die normale Basalrate wird von der Patch-Pumpe selbständig abgegeben.
- übliche Insulinpumpenfunktionen

Abb. 10

nung an diesen Leitgedanken, der sich leider bis heute noch nicht in allen Diabetes-Zentren durchgesetzt hat, müssen die Diabetiker auch aktiv an der Auswahl ihrer individuellen Therapieform beteiligt werden. Nur gut informierte und geschulte Diabetiker können von der Pumpentherapie optimal profitieren.

Die folgenden Pro- und Contra-Argumente sollen dem Diabetiker helfen, die für ihn persönlich besser geeignete Therapieform auszuwählen. Die Aufzählung erhebt keinen Anspruch auf Vollständigkeit.

Vorteile der Insulinpumpentherapie

- In großen Studien wurde beim Umstieg von der ICT auf die Insulinpumpentherapie eine HbA_{1C}-Verbesserung um durchschnittlich ca. 0,6 Prozent erreicht, bei stark erhöhten Ausgangswerten auch um deutlich mehr. Entscheidend ist, dass die Diabetiker sorgfältig ausgewählt werden (siehe Kap. 1.6), in spezialisierten Zentren eine umfassende Schulung durchlaufen und ambulant weiter betreut werden.
- Mit der Insulinpumpe ist ein gleichmäßigerer Blutzuckerverlauf mit weniger hypo- und hyperglykämischen Entgleisungen zu erreichen. Insbesondere Diabetiker, die bisher trotz hoher Motivation mit allen anderen Therapieformen extrem schwankende Blutzuckerverläufe hatten, können mit der Insulinpumpe meist eine stabilere Stoffwechsellage erzielen.
- Aufgrund der besseren Stoffwechselkontrolle haben Pumpenträger weniger Unterzuckerungen. Das liegt vor allem daran, dass die basale Insulinversorgung wesentlich bedarfsorientierter erfolgt als bei der Injektion von Basalinsulin, insbesondere nachts.
- Der Insulinverbrauch ist durch die natürlichere Abgabeform deutlich geringer als bei der ICT (bis minus 30 Prozent).
- Bei der ICT befindet sich der Insulinvorrat unter der Haut (Injektion von Basalinsulin ein- bis dreimal pro Tag). Insulinpumpen werden dagegen ausschließlich mit schnell wirkendem Insulin befüllt, der Insulinvorrat befindet sich in der Pumpe. Daher ist das Unterzuckerungsrisiko geringer und das Leben wird flexibler. Es besteht kein Zwang mehr, zu bestimmten Zeiten Basalinsulin zu injizieren oder zu essen.
- Körperliche Aktivität kann dank der kleineren subkutanen Insulindepots spontaner erfolgen als bei der ICT.
- Durch die verschiedenen Bolusformen kann die Abgabe des Mahlzeiteninsulins optimal auf die Nahrungszusammensetzung abgestimmt werden, sodass die Blutzuckerspitzen nach dem Essen nicht so groß sind. Das ist unter der ICT nicht möglich.
- Die Korrektur erhöhter Blutzuckerwerte gelingt häufig besser als unter der ICT. In die Insulinpumpe integrierte Bolusrechner (siehe Kap. 5.7) berücksichtigen die noch wirksame Insulinmenge „an Bord“ und reduzieren die Gefahr überlappender Bolusgaben.
- Bei korrekter Basalrate können problemlos Mahlzeiten verschoben werden, z. B. zum Ausschlafen am Wochenende oder bei berufsbedingt unregelmäßigen Essenszeiten.
- Deutliche Vorteile zeigen sich z. B. in der Behandlung von Diabetikern mit unregelmäßigem Lebensrhythmus (Extremfall: Schichtdienst) oder bei Diabetikern,

die beruflich stark eingebunden sind oder häufig Dienstreisen antreten müssen.

+ Auch ein sehr geringer basaler Insulinbedarf wie z. B. bei Kindern und Jugendlichen kann mit der Insulinpumpentherapie kontinuierlich abgedeckt werden. Dies gelingt bei der ICT häufig nicht, da Verzögerungsinsulin in kleinen Mengen nur relativ kurz wirkt.
+ Für Kinder und Jugendliche ist die Insulinpumpentherapie zudem von Vorteil, da spontan z. B. auf unvorhersehbare Mahlzeitengrößen oder körperliche Aktivität reagiert werden kann.
+ Diabetikerinnen, die eine Schwangerschaft planen oder die bereits schwanger sind, können mit der Insulinpumpentherapie ihre Stoffwechsellage besser optimieren.
+ Die Insulinpumpentherapie reduziert die Zahl der „Piekser". Bei der ICT sind 5–8 Nadelstiche pro Tag nötig, ein Insulinpumpenträger muss sich nur alle 1–3 Tage zum Wechsel des Insulinkatheters stechen.
+ Persönliches Wohlbefinden und physische und psychische Belastbarkeit verbessern sich. Fast alle Pumpenträger berichten über eine deutliche Steigerung des Gesundheits- und Selbstwertgefühls und der Lebensqualität.
+ Von Patientenseite besteht eine hohe Akzeptanz für die Insulinpumpentherapie, da sie damit bei guter Blutzuckereinstellung ein „fast normales Leben" führen können.

Nachteile der Insulinpumpentherapie

- Die Insulinpumpe muss 24 Stunden täglich am Körper getragen werden.
- Die Möglichkeit eines technischen Defektes der Pumpe kann latente Unsicherheit verursachen.
- Mangelnde Hygiene beim Legen des Infusionssets oder zu lange Verweildauer der Kanüle können Hautirritationen oder Infektionen verursachen. Sehr selten kommen Allergien gegen das Pflaster oder Katheterbestandteile vor.
- Bei fehlender oder unzureichender Glukosekontrolle oder bei mangelhafter Schulung der Insulinpumpenträger ist die Gefahr für ketoazidotische Stoffwechselentgleisungen erhöht.
- Die Insulinpumpentherapie ist erheblich teurer als die ICT. Die Tageskosten bei der Insulinpumpentherapie liegen bei ca. 12 Euro, bei der ICT ca. 6 Euro.
- Das „Versorgungsmanagement" ist aufwendiger: Insulinkatheter, -ampullen, Batterien etc. müssen rechtzeitig besorgt und ein „Notfallset" muss ständig mitgeführt werden.
- Die Krankenkassen verlangen zur Genehmigung einer Insulinpumpentherapie einen hohen Dokumentationsaufwand. Das Antragsverfahren ist kompliziert.
- Die Neueinstellung auf eine Insulinpumpentherapie und die damit verbundene Schulung kosten Zeit.

1.5 Hilfe bei Ängsten und Vorurteilen gegenüber der Insulinpumpentherapie

Diabetiker, die sich für die Insulinpumpentherapie interessieren, sollten ein ausführliches Gespräch über die Vor- und Nachteile dieser Therapieform mit ihrem Diabetesteam führen. Dies kann in Anlehnung an die in Kapitel 1.4 angeführten Argumente erfolgen. Erfahrungsgemäß wird als Hauptanliegen der Wunsch nach stabilerer Blutzuckereinstellung und nach größerer Flexibilität im Alltag genannt. Angst vor technischen Defekten oder die Tatsache, dauerhaft eine „Nadel" im Bauch oder ein Gerät am Körper zu tragen, sind die häufigsten Bedenken. Bei den Diskussionen werden in der Regel viele Fragen gestellt wie:

- Was mache ich nachts mit der Pumpe? (Siehe Kap. 3.2.)
- Kann ich mit der Pumpe Sex haben? (Siehe Kap. 10.8.)
- Muss ich wegen der Pumpe auf meinen Strandurlaub verzichten? (Siehe Kap. 10.7.6.)
- Wohin mit der Pumpe beim Duschen, Schwimmen oder in der Sauna? (Siehe Kap. 10.3.)
- Kann ich mit dem Gerät Tennis spielen? (Nein, dafür nimmt man weiterhin einen Tennisschläger! Siehe Kap. 10.4.)

Ängste und Vorurteile wie diese sollten gleich zu Beginn der Schulung offen geäußert bzw. erfragt werden. In der Regel werden sie durch das eigene Erleben nach einigen Tagen von selbst entkräftet. Zudem werden diese Fragen im Verlauf der Insulinpumpenschulung zu gegebener Zeit nochmals ausführlich besprochen.

Ein ICT-behandelter Diabetiker, der mit dem Gedanken spielt, auf die Insulinpumpentherapie umzusteigen, kann auch den Austausch mit aktiven Pumpenträgern suchen, z. B. im Rahmen einer Insulinpumpen-Selbsthilfegruppe oder in entsprechenden Online-Foren. Er wird erstaunt feststellen, dass die meisten Insulinpumpenträger anfangs exakt die gleichen Befürchtungen hatten – und nun glaubhaft und überzeugend versichern, dass sie völlig unbegründet waren („lebende Beweise").

1.6 Voraussetzungen für die Insulinpumpentherapie von Patientenseite

Die Insulinpumpentherapie ist nicht für jeden Diabetiker die optimale Lösung. Sollte ein Diabetiker seine Diabetesbehandlung an die Pumpe „abgeben" wollen, ist er definitiv KEIN geeigneter Insulinpumpenkandidat! Folgende Bedingungen seitens der angehenden Insulinpumpenträger sind für einen erfolgreichen Start der Pumpentherapie unerlässlich:

- Ein hohes Maß an Motivation, sich intensiv mit der eigenen Erkrankung auseinanderzusetzen.
- Der eigenständige Wunsch, auf die Insulinpumpentherapie umzusteigen.
- Umfangreiche Kenntnisse in der Behandlung des Diabetes mellitus mit der ICT (Insulindosisanpassung, Verhalten in besonderen Situationen wie Sport, Krankheit usw.). Sie sollten in einer intensivierten Schulung erlangt und mindestens ein halbes Jahr erfolgreich angewendet worden sein (eine Ausnahme bilden hier kleine Kinder, siehe Kap. 9.1).
- Glukosemessungen mindestens vor jeder Mahlzeit, vor der Nacht und zusätzlich z. B. im Rahmen körperlicher Aktivität müssen durchgeführt und dokumentiert werden, ggf. auch nächtliche Messungen. Diese können mit Blutzuckermessungen oder Glukosesensoren durchgeführt werden. Wird erstmalig eine Insulinpumpentherapie bei der Krankenkasse beantragt, muss in der Regel eine ausführliche Dokumentation vorgelegt werden (siehe Kap. 1.9).
- Technische Fähigkeit und Sorgfalt im Umgang mit der Insulinpumpe und ihrem Zubehör.
- Bereitschaft zur dauerhaften Kooperation mit dem betreuenden Diabeteszentrum

Ausschlaggebend für den Therapieerfolg ist die Motivation des Diabetikers. Dem angehenden „Pumper" muss völlig klar sein, dass er weiterhin für seine individuellen Therapieziele arbeiten muss. Die Insulinpumpe ist dafür nur das Handwerkszeug.

Zu Beginn löst die Pumpe fast immer einen Motivationsschub aus. Das alltägliche „Spritzen" wird gegen modernstes „Hightech" ausgetauscht. Hinzu kommen vermehrtes Interesse und Zuwendung seitens der Ärzte, Diabetesberater, Mitpatienten und besonders des persönlichen Umfeldes. Die anfängliche Euphorie kann jedoch nach einiger Zeit durch die Erkenntnis gedämpft werden, dass auch durch den Einsatz komplizierter Technik das ursächliche Problem nicht „heilbar" ist. Hier ist das Schulungsteam gefordert, psychologisch einfühlsam eine Basis zu bilden, damit eventuell entstehende Enttäuschungen nicht zum Abbruch der Therapie führen.

1.6.1 Indikationen für die Insulinpumpentherapie

Die meisten Diabetiker, die sich für eine Insulinpumpentherapie interessieren, erhoffen sich davon zu Recht eine Steigerung der Lebensqualität. Leider nehmen die Kostenträger auf dieses Argument nur selten Rücksicht. Der Medizinische Dienst der Krankenkassen, der in der Regel die Insulinpumpenanträge zur Kostenübernahme bearbeitet, äußert sich öffentlich wie folgt:

„Lebensqualität gehört nicht mehr zu den Grundlagen der Verordnung von Hilfsmitteln. Auch Patienten mit einer ICT können gleichberechtigt am Leben teilhaben."[15]

Folglich muss bei der Indikationsstellung zur Insulinpumpentherapie ausschließlich mit harten medizinischen Kriterien argumentiert werden. Im Sinn der Krankenkassen und des MDK bestehen folgende Indikationen für die Insulinpumpentherapie:

- Diabetiker, die unter der ICT trotz aller Anstrengungen und Modifizierungen (auch langwirksame Analoginsuline) unter Verwendung mehrfacher täglicher Insulininjektionen keine stabile normoglykämische Stoffwechseleinstellung erreichen,
- Diabetiker mit häufigen schweren Unterzuckerungen, besonders nachts und bei verminderter Hypoglykämiewahrnehmung,
- Diabetiker mit erhöhtem Insulinbedarf in den Morgenstunden (ausgeprägtes Dawn-Phänomen),
- Diabetiker mit einem sehr unregelmäßigen Lebensrhythmus, falls dabei eine Einstellung mit der ICT nicht möglich ist (z. B. Schichtdienst, oder beruflich/privat/sportlich aktive Menschen),
- Diabetikerinnen mit Kinderwunsch und während einer Schwangerschaft, falls unter der ICT keine perfekte normoglykämische Stoffwechsellage erreicht wird,
- Diabetiker mit ausgeprägten Symptomen einer Folgeerkrankung, die eine normoglykämische Stoffwechseleinstellung erfordert, insbesondere bei einer schmerzhaften Neuropathie,
- Säuglinge und Kleinkinder erhalten eine Insulinpumpe bereits nach Diagnosestellung des Typ-1-Diabetes (im Gegensatz dazu müssen Erwachsene vor einer Kostenübernahme zunächst eine missglückte ICT-Phase durchmachen),
- ältere Kinder mit einem Tagesinsulinbedarf von weniger als 10 (bis 20) Einheiten,
- Patienten mit einer ausgeprägten Insulinempfindlichkeit und einem geringen Insulinbedarf (weniger als 20 Einheiten pro Tag),
- Patienten mit einer ausgeprägten Insulinresistenz.

Wünschenswert wäre eine Kostenübernahme auch für folgende Patientengruppen:

- Diabetiker mit dem Wunsch nach mehr Spontaneität und Lebensqualität,
- Diabetiker, die beruflich mehr Flexibilität benötigen,
- Diabetiker mit sich abzeichnenden diabetischen Folgeerkrankungen.

Die explizite ärztliche Qualifikation zur Verordnung einer Insulinpumpe und zur Betreuung dieser Patienten muss gegeben sein (Diabetologe, Endokrinologe, pädiatrischer Diabetologe oder Endokrinologe). Wichtige Hinweise zum Kostenübernahmeverfahren haben wir in Kap. 1.9 zusammengestellt.

1.6.2 Kontraindikationen der Insulinpumpentherapie/ Problemgruppen

Unter welchen Bedingungen sollte von der Insulinpumpentherapie Abstand genommen werden? Eine klare Kontraindikation ist gegeben, wenn eine der Voraussetzungen (siehe Kap. 1.6) nicht erfüllt ist bzw. wenn psychische oder intellektuelle Störungen eine vernünftige Stoffwechselführung unmöglich machen.

Der medizinische Dienst der Krankenkassen (MDK) sieht folgende psychiatrischen Begleiterkrankungen als Kontraindikation für die Insulinpumpentherapie:[16]

- floride Psychose,
- Schizophrenie,
- schwere Depression,
- Essstörung,
- Suchterkrankung (Alkohol oder andere Drogen).

Weitere problematische Begleiterkrankungen, die der MDK nicht explizit nennt, können z. B. sein (Bezeichnung der Diagnosen nach ICD-10):

- Angst- und Panikstörungen,
- Persönlichkeitsstörungen mit selbstschädigenden Verhaltensmustern (z. B. emotional-instabile Persönlichkeitsstörung vom Borderline-Typ oder vom impulsiven Typ),
- posttraumatische Belastungsstörung, z. B. bei Tendenz zu häufigen Dissoziationen.

Alle genannten Begleiterkrankungen bedeuten nicht zwangsläufig das „Aus“ für die Pumpentherapie. Im Einzelfall ist eine differenzierte fachärztliche Beurteilung notwendig. Ist nach Ansicht des behandelnden Psychiaters der Zustand unter Therapie stabil und der Patient sozial integriert, kann nach Ansicht des MDK eine Insulinpumpenerprobung genehmigt werden.

Eine fortgeschrittene Demenz stellt sicherlich eine absolute Kontraindikation für den Neubeginn einer Insulinpumpentherapie dar, wenngleich der MDK dies nicht gesondert erwähnt. Entwickelt sich dagegen bei einem langjährigen Insulinpumpenträger eine Demenz, muss je nach Stadium und sozialer Situation im Einzelfall entschieden werden, ab wann er mit einer weniger aufwendigen Injektionstherapie möglicherweise besser versorgt ist.

Eine Sehstörung oder Erblindung ist dagegen keine Kontraindikation. Im Gegenteil: Für diese Diabetiker ist die Insulinpumpentherapie häufig einfacher durchzuführen als eine ICT. Auch eine Gehörlosigkeit stellt keine Kontraindikation dar, denn alle modernen Insulinpumpen verfügen über Vibrationsalarme.

1.7 Individuelle Auswahl des Insulinpumpenmodells

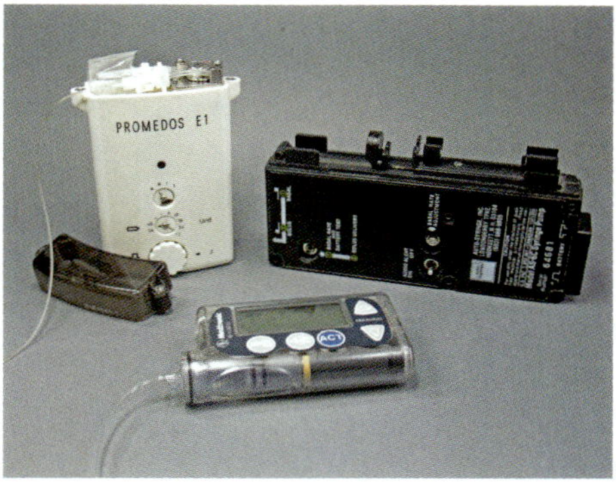

Werner Neumann, Diabetesmuseum München

Von den Anfängen bis zur ersten Pumpe mit Sensor-Integration ...

Neulingen sei angeraten, sich vor Beginn einer Pumpenschulung anhand der folgenden Seiten einen ersten Überblick über die verfügbaren Insulinpumpenmodelle zu verschaffen.

Die verfügbaren Insulinpumpenmodelle haben zahlreiche Gemeinsamkeiten (siehe Kap. 1.7.1), unterscheiden sich jedoch im Detail in ihren jeweiligen technischen Möglichkeiten, im Tragekomfort, in der Bedienbarkeit (mehr oder minder logische Software), in der technischen Ausführung (Stabilität), in spezifischen Zusatzfunktionen sowie im Design (siehe Kap. 1.7.2). Ausgehend von persönlichen Funktionswünschen und Vorlieben favorisieren sowohl Pumpenträger als auch Diabetesteams verschiedene Geräte.

Ein Beispiel: Auch beim Autokauf muss sich der Käufer zwischen vielen verschiedenen Herstellern und Modellen entscheiden. Nach eingehender Recherche und einer Testfahrt geben individuell unterschiedliche Faktoren wie Fahrsicherheit, schnittige Karosserie oder sparsamer Verbrauch den Ausschlag für die Kaufentscheidung. Ähnlich wie in diesem Beispiel ist es auch bei der Auswahl eines Insulinpumpenmodells nicht möglich, eine allgemein verbindliche Empfehlung auszusprechen.

Zur Entscheidung zwischen einer konventionellen und einer Patch-Pumpe gibt es keine allgemeingültigen Empfehlungen.

- Für Patienten mit einem sehr geringen Insulinbedarf scheinen Patch-Pumpen weniger gut geeignet, da die Dosiergenauigkeit der Schlauch-Pumpen tendenziell besser ist.
- Es zeigt sich, dass Pumpen-Neulinge häufiger eine Patch-Pumpe favorisieren, während erfahrenere Pumpenträger die Vorteile einer Schlauch-Pumpe schätzen (z. B. Pumpe kann besser „versteckt“ werden, kein Steuergerät nötig).

Letztlich entscheiden hier die individuellen Präferenzen der Pumpenträger und des Diabetesteams.

1.7.1 Standardeigenschaften der aktuellen Modelle

In Deutschland sind Insulinpumpen der Hersteller Insulet Corporation (Omnipod), Medtronic, Medtrum, Roche, Sooil (Dana) und Ypsomed erhältlich (alphabetisch sortiert, Stand Herbst 2019). Die aktuellen Modelle ähneln sich in vielen Bereichen. Zum „Standard" gehören unter anderem folgende Eigenschaften und Funktionen:

- Die Insulinpumpen entsprechen der europäischen Medizinprodukte-Gesetzgebung und haben entsprechende Sicherheitstests bestanden.
- Die Insulinpumpen haben ein differenziertes Überwachungs- und Alarmsystem, das z. B. bei Batterieversagen, Katheterverstopfung, leerer Ampulle oder Elektronikstörungen anschlägt.
- Die Funktionstöne können auf Wunsch abgestellt und durch einen Vibrationsalarm ersetzt werden.
- Die Insulinpumpen sind klein und leicht am Körper zu tragen, mehr oder weniger robust und stoßfest.
- Es ist nahezu unmöglich, einen Bolus aus Versehen abzugeben oder die Basalrate versehentlich zu ändern, da die Pumpen Eingaben dieser Art erst nach Bestätigung durch einen weiteren Knopfdruck umsetzen.
- Ein beleuchtetes Display stellt sicher, dass die Pumpe auch nachts oder in anderen Situationen mit schlechten Lichtverhältnissen bedient werden kann.
- Die basale Insulinzufuhr erfolgt mit großer Genauigkeit und in kurzen Zeitabständen in kleinsten Mengen. Die Basalrate ist fein dosierbar, je nach Modell in Schritten von 0,01 bis 0,1 Einheiten pro Stunde.
- Alle aktuellen Modelle bieten die Möglichkeit, die Basalrate über einen definierten Zeitraum prozentual zu senken oder zu erhöhen (temporäre Basalrate) und alternative Basalratenprofile zu programmieren.
- Der Bolus kann in kleinen Schritten von meist 0,1 bis 1,0 Einheiten dosiert werden und die Bolusabgabe erfolgt unauffällig (leise).
- Alternative Bolusformen wie verzögerter oder dualer Bolus gehören inzwischen zum Standard jeder Insulinpumpe.
- Uhrzeit, aktuelle Basalrate, in der Ampulle verbleibende Insulinmenge sowie Zeitpunkt und Menge der letzten Bolusgaben können jederzeit abgerufen werden.
- Die Insulinpumpen speichern alle Pumpen- und Anwenderaktionen für einen längeren Zeitraum. Mit einem PC können die Daten ausgelesen werden. Hierfür sind in der Regel ein Spezialkabel und herstellereigene Software nötig.

1.7.2 Technische Besonderheiten der einzelnen Modelle

Die Basisfunktionen der erhältlichen Insulinpumpenmodelle sind weitgehend identisch (siehe Kap. 1.7.1). Die Pumpen unterscheiden sich jedoch nicht nur optisch, sondern auch durch herstellerspezifische Zusatzfunktionen (siehe Tab. 1; Reihenfolge alphabetisch nach Herstellernamen, alle Angaben ohne Gewähr, Stand Herbst 2019).

- Fernbedienung: Einige Modelle sind fernbedienbar. Es gibt große Unterschiede in Bezug auf Art, Größe und Möglichkeiten der Fernbedienung. Einige Pumpen können über eine Smartphone-App des Herstellers bedient werden.
- In die Pumpe eingebautes oder per Funk kommunizierendes Blutzuckermessgerät: bei einigen Herstellern.
- Kombination mit kontinuierlicher Glukosemessung (CGM): Zwei Pumpenmodelle können bei gleichzeitiger Verwendung der herstellereigenen CGM-Sensoren aktuelle Glukosewerte und weitere CGM-Daten im Display anzeigen (siehe Kap. 11 – 16).
- Automatische Abschalt-Funktionen: Zwei Pumpenmodelle bieten bei gleichzeitiger Anwendung von CGM die Möglichkeit einer automatischen Basalraten-Pause bei drohender oder bestehender Hypoglykämie (siehe Kap. 11.2.3).

Tabelle 1 gibt eine ausführliche Übersicht über die zum Zeitpunkt der Drucklegung in Deutschland erhältlichen Insulinpumpenmodelle. Die Tabelle wird regelmäßig aktualisiert und kann im Online-Anhang heruntergeladen werden (siehe Kap. 20.1).

Online-Anhang

https://www.kirchheim-shop.de/buch/CGM-und-Insulinpumpenfibel.html

Broschüren und detaillierte Informationen sind direkt bei den Herstellern erhältlich (Kontaktadressen siehe Kap. 18.8). Einige Diabetesfachhändler bieten eine neutrale Vorstellung der aktuellen Insulinpumpenmodelle, Vergleichstabellen und eine herstellerneutrale Pumpenberatung (z. B. www.diaexpert.de, www.diashop.de, www.mediqdirekt.de).

Insulinpumpenmodelle Übersicht

	Schlauchpumpen		
Modell	**Accu-Chek Combo**	**Accu-Chek Insight**	**Dana Diabecare R/RS**
Hersteller	Roche	Roche	Sooil (Vertrieb in D: IME-DC)
erhältlich seit	2009	2014	2010 / 2018
Gehäusefarbe	schwarz; Diabetes Manager: schwarz 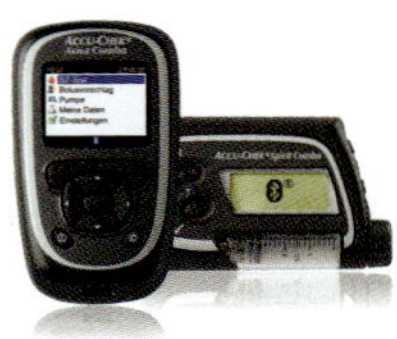	Pumpe: schwarz; Diabetes Manager: schwarz 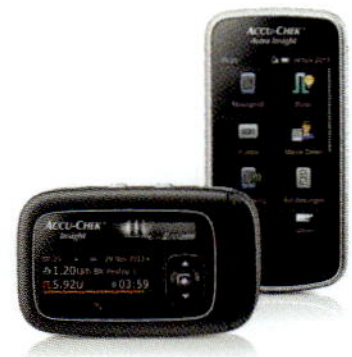	R: weiß, grün, pink, anthrazit; RS: grün, anthrazit 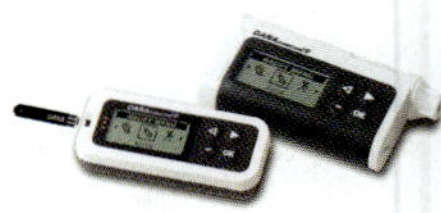
Basalrate			
Basalratensegmente	24/Tag	24/Tag	24/Tag
Basalratenprofile	5	5	4
Basalratenschritte/ minimale BR	0,05 I.E.	0,01 / 0,02 I.E.	0,01 I.E. / 0,1 I.E.
temporäre Basalrate: Schritte, Dauer	10 % Schritte von 0 – 250 % / bis 12 Std. (erweiterbar über PC)	10 % Schritte von 0 – 250 % / bis 24 Std.	10 % Schritte von -100 bis +100 % / bis 24 Std.
Abgabemodus der Basalrate	alle 3 Min.	alle 3 Min.	alle 4 Min.
Bolus			
minimaler Bolus/ Bolusschritte	0,1 I.E.	0,05 I.E. / Schrittgröße 0,1, 0,2, 0,5, 1,0, 2,0 I.E.	0,05 I.E. / Schrittgröße 0,05 0,1, 0,5, 1,0 I.E.
Abgabegeschwindigkeit	1 I.E. = 5 Sek.	4 Geschwindigkeiten: 1 I.E. = 20/10/7/5 Sek.	1 I.E. = 12 Sek.
Bolusvarianten	Quick, Standard, Verzögert, Multiwave	Quick, Standard, Verzögert, Multiwave	Einzel, Verzögert, Dual
Verzögerungsbolus: Schritte/Dauer	15 Min. / max. 12 Std. (erweiterbar über PC)	15 Min. / max. 24 Std.	30 Min. / max. 8 Std.
Boluskalkulator	nicht mit Pumpe alleine, nur am Accu-Chek Aviva Combo Blutzucker-Messgerät; keine manuelle Eingabe der Glukosewerte möglich	nicht mit Pumpe alleine, nur am Accu-Chek Aviva Diabetes Manager Blutzucker-Messgerät; keine manuelle Eingabe der Glukosewerte möglich	Dana R/RS: ja, manuelle Eingabe der Glukosewerte in Pumpe oder AnyDana-App Dana R: Fernbedienung mit integriertem Blutzucker-Messgerät

		Patch-Pumpen („Klebepumpen")	
iniMed 640G	**mylife Ypsopump**	**mylife OmniPod**	**A6 TouchCare**
ledtronic	Ypsomed	Insulet Corporation	Medtrum
2015	2018 (Version 1.5)	2010	2018
chwarz	schwarz	Pod: weiß; PDM: blau	Patch: weiß; Pumpenbasis: grün; PDM: schwarz
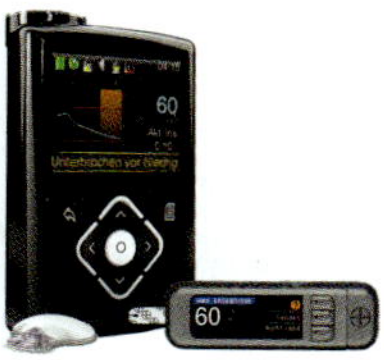	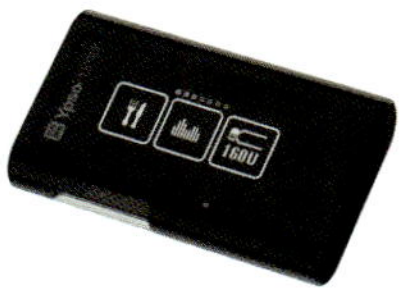	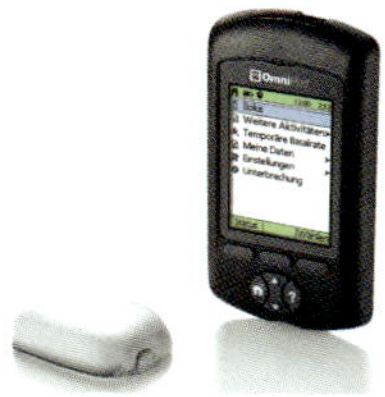	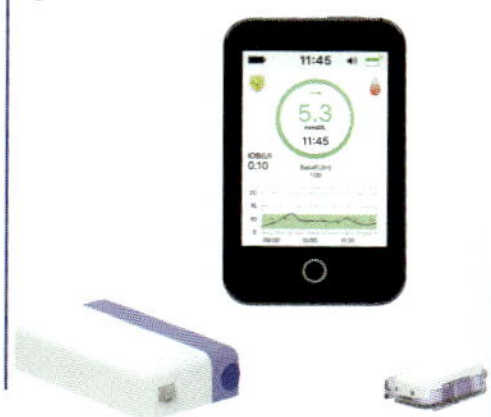
ıax. 48/Tag	24/Tag	bis 24/Tag	bis 48/Tag
	2	7	5
,025 I.E.	0,01 I.E. / 0,02 I.E.	0,05 I.E.	0,05 I.E.
% Schritte von 0 bis 200 % der in I.E. / bis 24 Std.	10 % Schritte von 0 bis 200 % / bis 24 Std.	5 % Schritte (-100 % bis + 95 %) oder in I.E. / bis 12 Std.	1 % Schritte (-100 % bis +100 %) oder in I.E. / bis 24 Std.
lengengesteuert (Impulse on 0,025 I.E.)	Mengengesteuert (Impulse von 0,01 I.E.)	Mengengesteuert (Impulse von 0,05 I.E.)	Mengengesteuert (Impulse von 0,05 I.E.)
,025 I.E. / Schrittgröße: 0,1, ,05, 0,025 I.E.	0,1 I.E. / Bolusschritte 0,1, 0,5, 1,0, 2,0 I.E.	0,05 I.E. / Schrittgröße 0,05, 0,1, 0,5, 1,0 I.E.	0,05 I.E. / Schrittgröße 0,05 oder 0,1 I.E.
tandard: 1 I.E. = 40 Sek. chnell: 1 I.E. = 4 Sek.	1 I.E. = 1,8 Sek.	1 I.E. = 40 Sek.	1 I.E. = 40 Sek.
ormal, Verlängert, Dual	Normal, Verzögert, Kombiniert, Blindbolus	Normaler Bolus, verzögerter Bolus, kombinierter Bolus	Normaler Bolus, verzögerter Bolus, kombinierter Bolus
0 Min. / max. 8 Std.	0,1–30 I.E. / max. 12 Std.	30 Min. / max. 8 Std.	30 Min. / max. 8 Std.
, mit Blutzucker-Messgeit Bayer Contour USB oder anuelle Eingabe der Gluosewerte	nur über mylife-App (dennoch manuelle Boluseingabe in Insulinpumpe nötig)	ja, bei Messung mit PDM (Abbott FreeStyle Teststreifen) oder manuelle Eingabe der Glukosewerte	ja, „Mahlzeitbolusrechner" und „Korrekturbolusrechner", manuelle Eingabe der Glukosewerte

▶

Insulinpumpenmodelle Übersicht (Forts.)

	Schlauchpumpen		
Modell	**Accu-Chek Combo**	**Accu-Chek Insight**	**Dana Diabecare R/RS**
Technische Daten			
Größe	Pumpe: 82 x 56 x 21 mm Accu-Chek Aviva Combo: 94 x 55 x 25 mm	Pumpe: 85 x 52 x 19 mm Diabetes Manager: 105 x 52 x 19 mm	Pumpe: 78 x 45 x 19 mm Fernbedienung: 81 x 32 x 20 mm
Gewicht (inkl. Batterie und voller Ampulle)	Pumpe: 110 g Accu-Chek Aviva Combo: 103 g	Pumpe: 122 g Diabetes Manager: 110 g	Pumpe: 65 g Fernbedienung: 43 g
Insulinampulle = Reservoir: Selbstbefüllung (Aufziehampullen) oder vorgefüllt?	315 I.E., Selbstbefüllung oder vorgefüllt (nur Normalinsulin: Insuman Infusat)	200 I.E., vorgefüllt (nur NovoRapid) Off-label: Verwendung der Ypsopump Aufziehampullen	300 I.E., Selbstbefüllung
Displaygröße, SW/Farbe	Pumpe: schwarz-weiss, 35 x 14 mm, 96 x 32 Bildpunkte	Pumpe: Farbdisplay, 38 x 15 mm, 220 x 80 Bildpunkte	35 x 17 mm, schwarz-weiss 128 x 64 Bildpunkte
Wasserdicht?	ja / getestet bis 2,5 m über 1 Std. (IPX8)	ja / getestet bis 1,3 m über 1 Std. (IPX8)	ja / gegen unbeabsichtigtes Eintauchen (IP28)
Batterietyp	1 x AA-Alkaline- oder Lithiumbatterie / NiMH-Akku (handelsüblich)	1 x AAA-Lithium-Batterie (Energizer® Ultimate Lithium, Typ FR03), nur im Notfall Alkali-Batterie verwenden	Spezialbatterie (3,6 V Lithium-Batterie)
Batterielebensdauer	mit Bluetooth: Alkali ca. 4 Wo., Lithium ca. 11–12 Wo., Akku ca. 5–6 Wo.; ohne Bluetooth: ca. doppelte Laufzeit.	Lithiumbatterie: soll mindestens alle zwei Wochen gewechselt werden, unabh. von Batteriestandsanzeige; Alkalibatterie: deutlich kürzere Laufzeit.	2–3 Wochen
Ampulle-Katheter-Verbindung	Luer	Spezialanschluss (Roche Accu-Chek Insight), nur Teflonkanülen verfügbar	Spezialanschluss („Dana-Anschluss“: Luer mit Linksgewinde)

		Patch-Pumpen („Klebepumpen")	
MiniMed 640G	**mylife Ypsopump**	**mylife OmniPod**	**A6 TouchCare**
53 x 96 x 24 mm	78 × 46 × 16 mm	Pod: 41 x 62 x 17 mm PDM: 64 x 114 x 25 mm	Patch-Pumpe: 76 x 48 x 9 mm PDM: 76 x 48 x 9 mm
13 g	83 g	Pod: 34 g PDM: 125 g	Patch-Pumpe: 21 g (ohne Insulin) PDM: 42 g
300 I. E., Selbstbefüllung	160 I.E., Selbstbefüllung oder vorgefüllt (nur Novo-Rapid)	85 – 200 I.E.	70 – 200 I.E.
41 x 31 mm, hochauflösendes Farbdisplay, Helligkeitsautomatik je nach Umgebungslicht	Touchscreen 41 x 16 mm (OLED-Touchscreen)	PDM: 36 x 48 mm, Farbe 320 x 240 Bildpunkte	PDM: 2,4 Zoll Diagonale (=61 mm), Farbe
ja / getestet bis 3,6 m über 24 Std. (IPX8)	ja / getestet bis 1 m für 1 Std. (IPX8)	Pod: ja / getestet bis 7,5 m über 1 Std. (IPX8)	Patch-Pumpe: ja / getestet bis 2,5 m über 60 Min. (IPX8)
1 x AA-Alkali- oder Lithium-Batterie; Akku	1 x AAA (LR03)	PDM: 2 x AAA (handelsüblich)	PDM: Akku, fest eingebaut
Ohne/mit CGM: Lithium 2/3 Wochen, Alkali 1/2 Wochen, Akku je nach Alter und Verwendung des Akkus	30 Tage	PDM: ca. 4 Wochen	PDM: ca. 1 Woche mit einer vollen Akkuladung
Spezialanschluss (MiniMed Paradigm)	Spezialanschluss (Ypso-Pump-Anschluss)	integrierte Teflonkanüle von ca. 9 mm Länge, Durchmesser ca. 0,5 mm, Einführwinkel ca. 45° (Eindringtiefe 6,5 mm)	integrierte Stahlkanüle von 5 mm Länge, Durchmesser 0,25 mm (30G), Einführwinkel 90° (Eindringtiefe 5 mm)

▶

Insulinpumpenmodelle Übersicht (Forts.)			
	Schlauchpumpen		
Modell	**Accu-Chek Combo**	**Accu-Chek Insight**	**Dana Diabecare R/RS**
Konnektivität			
CGM-fähig? Abschaltfunktionen?	nein	nein	nein
Bluetooth-Schnittstelle? Bluetooth Low Energy (BLE)? Optionen?	Bluetooth	Bluetooth	Bluetooth (Dana R) bzw. BLE (Dana RS)
Korrespondierende App (Android/iOS)?	nein	nein	ja, AnyDANA-App mit voller Funktionalität (Fernsteuerung aller Pumpenfunktionen)
Datenspeicher auslesbar? Wie?	ja, Infrarot über Hardware Accu-Chek Smart Pix, Software: Accu-Chek 360°	ja, über Micro-USB-Kabel mit Accu-Chek-Smart-Pix Software (2.0)	ja, über Bluetooth, Software: DANA Monitor, Diabass, SiDiary, Diasend (Transmitter)
Über PC programmierbar?	ja	ja, über Micro-USB-Kabel mit Accu-Chek-360°-Konfigurationssoftware (2.0)	ja / über AnyDANA-App
Hersteller-Service			
Pumpenkonzept	1 Insulinpumpe mit unbegrenzter Laufzeit	1 Insulinpumpe mit unbegrenzter Laufzeit	1 Insulinpumpe mit unbegrenzter Laufzeit
Urlaubs-Reservepumpe (siehe Kap. 10.7.1)	kann gemietet werden	kann gemietet werden	ja, kostenlos
Bei Pumpenausfall: Ersatzpumpe in ... Std.	ca. 8 Std. in Deutschland	ca. 8 Std. in Deutschland	max. 24 Std.
Garantiezeit	4 Jahre	4 Jahre	4 Jahre
Service-Hotline	0800/4466800 (24 Std., 365 Tage im Jahr), kostenfrei	0800/4466800 (24 Std., 365 Tage im Jahr), kostenfrei	09286/96469-888 (24 Std., 365 Tage im Jahr)

		Patch-Pumpen („Klebepumpen")	
MiniMed 640G	**mylife Ypsopump**	**mylife OmniPod**	**A6 TouchCare**
ja, in Verbindung mit Medtronic Enlite-CGM-Sensoren; Option zur prädiktiven Hypoglykämieabschaltung („SmartGuard")	nein	nein	ja, in Verbindung mit Medtrum A6 CGM-Sensor; Option zur prädiktiven Hypoglykämieabschaltung
nein	BLE	nein	ja
nein	ja, mylife-App (keine Fernsteuerung der Pumpe möglich, nur Auslesen)	nein	ja, EasyTouch-Mobile-App (keine Fernsteuerung der Pumpe möglich, nur Statusanzeige)
ja, mithilfe Contour Next Link 2.4 oder CareLink-USB-Stick, Software: CareLink Personal (webbasiert), CareLink PRO (Fachkreise)	ja, über Bluetooth, mit mylife-Software	ja, USB-Anschluss; Software Glooko® + Diasend®	Datenspeicher auslesbar über Bluetooth und eigene Software "Medtrum EasyView"
nein	nein	nein	nein
1 Insulinpumpe mit unbegrenzter Laufzeit	1 Insulinpumpe mit unbegrenzter Laufzeit	PDM mit unbegrenzter Laufzeit; Pods sind Einwegartikel (nicht wiederbefüllbar, Laufzeit 3 Tage)	PDM und Pumpenbasis mit unbegrenzter Laufzeit; Patches sind Einwegartikel (nicht wiederbefüllbar, Laufzeit 3 Tage)
für Kinder unter 10 Jahren und bei Fernreisen u. Ä., kostenlos	ja, kostenlos	ja, kostenlos (PDM)	ja, kostenlos (PDM und Pumpenbasis)
max. 24 Std.	max. 24 Std.	max. 24 Std.	max. 24 Std.
4 Jahre	4 Jahre	PDM: 4 Jahre	PDM: 4 Jahre Pumpenbasis: 1 Jahr
0800/6464633 (24 Std., 365 Tage im Jahr), kostenfrei	0800/1020210, kostenfrei	0800/1821629 oder Omnipod-DE@insulet.com (24 Std., 365 Tage im Jahr), kostenfrei	über die kostenfreie Hotline des entsprechenden Diabetes-Versandhändlers

▶

Insulinpumpenmodelle Übersicht (Forts.)

	Schlauchpumpen		
Modell	**Accu-Check Combo**	**Accu-Chek Insight**	**Dana Diabecare R/RS**
Besonderheiten			
	■ große Auswahl an passenden Insulinkathetern (Standard Luer Anschluss) ■ Bolusrechner nicht in die Pumpe integriert, sondern nur über Fernsteuerung mit Accu-Chek Aviva Combo möglich (nach Blutzucker-Messung mit dem integrierten Messgerät)	■ Bolusrechner nicht in die Pumpe integriert, sondern nur über Fernsteuerung mit Accu-Chek Aviva Insight Diabetes Manager möglich (nach Blutzucker-Messung mit dem integrierten Messgerät) ■ Datenauswertung auf dem Diabetes Manager (Farbdisplay) ■ keine Stahlkatheter verfügbar	■ Bedienung auch über ein kompatibles Smartphone möglich (Any-DANA App) ■ Dana R: mit separater Fernbedienung mit integriertem Blutzucker-Messgerät ■ Dana RS: schnellere Bluetooth-Schnittstelle (BLE) ■ sehr leicht und klein, dennoch 300 I.E. Reservoirgröße ■ zum Ampullenwechsel muss die Gewindestange entnommen und manuell zurückgedreht werden

Tab. 1: Übersicht über die technischen Eigenschaften verschiedener Insulinpumpenmodelle. Die Modelle sind alphabetisch nach Herstellernamen sortiert, die Reihenfolge impliziert keinerlei Bewertung.

		Patch-Pumpen („Klebepumpen")	
MiniMed 640G	**mylife Ypsopump**	**mylife OmniPod**	**A6 TouchCare**
■ erste Insulinpumpe, welche in Kombination mit CGM arbeitet ■ prädiktive Hypoglykämieabschaltung (bei Verwendung von Medtronic Enlite-CGM-Sensoren) ■ Anzeige des noch wirkenden (aktiven) Insulins bei jeder Boluseinstellung	■ sehr schlankes Design, „verschwindet" unter der Kleidung ■ Touchscreen mit symbolbasierter und somit sprachunabhängiger Bedienung, auch für Analphabeten geeignet	■ erste Patch-Pumpe (ohne Katheterschlauch) ■ Pod: Einwegartikel inkl. Insulinreservoir und Teflonkanüle, wird direkt auf die Haut geklebt ■ PDM: Steuergerät mit integriertem Blutzucker-Messgerät ■ automatisches Setzen der Teflonkanüle (45°-Winkel), die Nadel ist nie zu sehen	■ erste Patch-Pumpe, die in Kombination mit CGM arbeitet ■ prädiktive Hypoglykämieabschaltung (bei Verwendung von Medtrum A6 CGM) ■ Reservoir-Patch: Einwegartikel inkl. Insulinreservoir und Stahlkanüle, wird direkt auf die Haut geklebt ■ wiederverwendbare Pumpenbasis: wird auf Patch geklickt (weniger Abfall) ■ PDM: Steuergerät für Patch-Pumpe (und ggf. CGM-Sensor) ■ automatisches Setzen der Stahlkanüle (90°-Winkel), die Nadel ist nie zu sehen

Stand der Informationen: Herbst 2019. Alle Angaben unter Vorbehalt, keine Garantie für Vollständigkeit. Diese Tabelle wird in regelmäßig aktualisierter Form im Online-Anhang bereitgestellt (siehe 20.1).

1.8 Pumpeninsuline

In Insulinpumpen kommt nur schnell wirkendes Insulin zum Einsatz (in der Regel kurzwirksames Analoginsulin, selten noch Normalinsulin). Der basale Insulinbedarf wird durch die automatische, häufige Abgabe von kleinsten Insulinmengen entsprechend der programmierten Basalrate gedeckt. Die Injektion von Basal- bzw. Verzögerungsinsulin ist daher nicht mehr notwendig.

Die Entscheidung, welches schnell wirkende Insulin verwendet werden soll, muss individuell getroffen werden. Die Präparate unterscheiden sich strukturell und in den pharmakologischen Eigenschaften (Wirkbeginn, Wirkmaximum, Wirkdauer). Für die Insulinpumpentherapie sind folgende Insuline zugelassen (Stand Herbst 2019):

- Normalinsulin (Sanofi-Aventis: Insuman® Infusat)
- schnell wirkende Analoginsuline:
  - Insulin Lispro (Eli Lilly: Humalog®, Berlin Chemie: Liprolog®)
  - Insulin Aspart (Novo Nordisk: NovoRapid®)
  - Insulin Glulisin (Sanofi-Aventis: Apidra®)
  - Faster-Acting Insulin Aspart (Novo Nordisk: Fiasp®)

Insulinart	Handelsname	Wirkbeginn	Wirk-maximum	Wirkdauer
Normalinsulin	Insuman Infusat	30 Min.	2–3 Std.	4–6 Std.
schnelles Analoginsulin - Insulin Lispro - Insulin Aspart - Insulinglulusin	- Humalog®, Liprolog® - NovoRapid® - Apidra®	10–20 Min.	1–2 Std.	3–5 Std.
ultraschnelles Analoginsulin	Fiasp®	5–10 Min.	1–2 Std.	3–5 Std.

Tab. 2: Die für die Insulinpumpentherapie verfügbaren „schnellen" Insuline bzw. Bolusinsuline unterscheiden sich vor allem im Wirkbeginn und in der Wirkdauer. Die Parameter sind dosisabhängig und individuell verschieden. Große Insulindosen können länger, sehr kleine Dosen können kürzer wirken als in der Tabelle genannt.

Normalinsulin (Humaninsulin)

Seit 1983 ist in Deutschland Normalinsulin auf dem Markt. Dieses entspricht genau dem menschlichen Insulinmolekül und wird deshalb auch Humaninsulin genannt. Vor 1983 wurden Menschen mit Diabetes ausschließlich mit Rinder- und Schweineinsulin behandelt.

Normalinsulin wirkt relativ träge, da sich in der Ampulle die Insulinmoleküle zusammenlagern. Normalinsulin beginnt bei subkutaner Injektion nach ca. 30 Minuten zu wirken und erreicht nach ca. 2 – 3 Stunden sein Wirkmaximum. Die Wirkdauer hängt von der verabreichten Dosis ab und beträgt ca. 4 – 6 Stunden, große Mengen wirken sogar noch länger. Aufgrund der trägen Insulinwirkung kommt Normalinsulin bei der Pumpentherapie nur noch selten zum Einsatz.

Schnell wirkende Analoginsuline

Für den Einsatz bei der Pumpentherapie sind schnell wirkende Analoginsuline meist besser geeignet als Normalinsulin. Im Jahr 1996 kam in Deutschland das erste schnell wirkende Analoginsulin auf dem Markt. Durch gentechnische Veränderungen des Insulinmoleküls wurde erreicht, dass sich die Insulinmoleküle nicht mehr so fest zusammenlagern, sodass das Insulin schneller aus dem Unterhautfettgewebe aufgenommen wird. Zurzeit sind drei schnell wirkende Analoginsuline auf dem Markt, die sich in ihrem Wirkprofil stark ähneln: Insulin Lispro (Humalog®, Lilly; Liprolog®, Berlin Chemie), Insulin Aspart (NovoRapid®, Novo Nordisk) und Insulinglulisin (Apidra®, Sanofi-Aventis).

Schnell wirkende Analoginsuline gelangen nach der Injektion rascher ins Blut als Normalinsulin (Wirkbeginn nach ca. 10 – 20 Minuten), sie erreichen schneller ihr Wirkmaximum (nach ca. 1 – 2 Stunden) und ihre Wirkung ist früher beendet. Die Wirkdauer hängt stark von der verabreichten Dosis ab und beträgt ca. 3 – 5 Stunden, bei hohen Dosierungen auch länger.

Der schnellere Wirkbeginn macht in manchen Fällen, aber bei Weitem nicht immer, einen Spritz-Ess-Abstand überflüssig. Die Blutzuckerwerte nach den Mahlzeiten sind niedriger als bei der Verwendung von Normalinsulin (bei gleichem Bolustiming), und auch zur Korrektur erhöhter Blutzuckerwerte, sind die Analoginsuline besser geeignet. Der Hauptvorteil der schnell wirkenden Analoginsuline ist jedoch die im Vergleich zu Normalinsulin kürzere Wirkdauer. Dadurch wird ein flexiblerer Lebensstil möglich, z. B. kann man spontaner Sport treiben.

Ultraschnell wirkendes Analoginsulin

Zahlreiche Firmen arbeiten an noch schnelleren Analoginsulinen. Vor allem für die Pumpentherapie und in Zusammenhang mit Closed-Loop-Systemen wäre eine noch schnellere und kürzere Wirkung hilfreich.

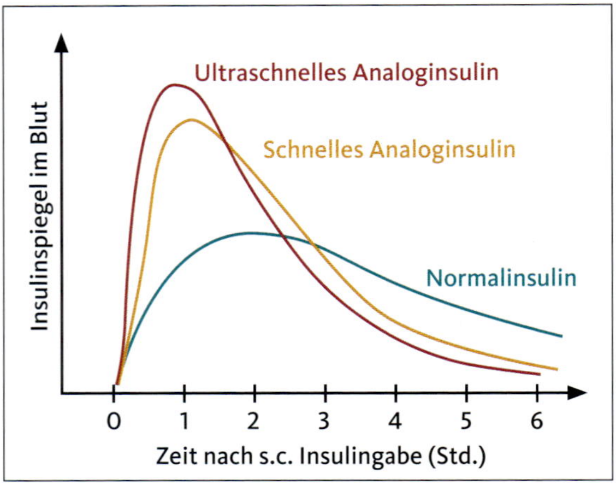

Vom Normalinsulin wird über schnelles Analoginsulin bis zum ultraschnellen Analoginsulin der Wirkbeginn schneller, die maximale Wirkstärke größer und die Wirkdauer kürzer.

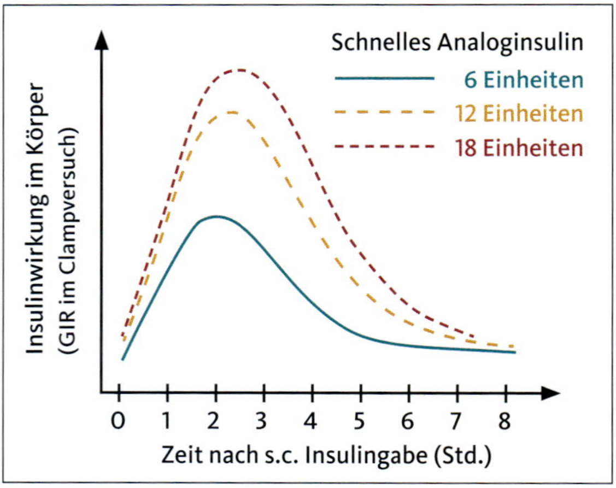

Die Wirkdauer von schnell wirkendem Analoginsulin wird häufig unterschätzt (hier am Beispiel Humalog®). Nach Injektion von 6 Einheiten schnellen Analoginsulins ist die Wirkung nach ca. 4 – 5 Stunden beendet, bei 12 Einheiten nach ca. 5 – 6 Stunden und bei 18 Einheiten nach ca. 6 – 7 Stunden (ultraschnelles Analoginsulin wirkt ein wenig kürzer, Normalinsulin wesentlich länger).

Das erste ultraschnelle Analoginsulin ist seit 2017 in Deutschland unter dem Namen Fiasp® („fast-acting insulin aspart", Novo Nordisk) auf dem Markt. Fiasp® besteht aus dem bereits bekannten Insulin Aspart (NovoRapid®), dessen Aufnahme aus dem Unterhautfettgewebe durch zwei Hilfsstoffe (Nicotinamid und Arginin) weiter beschleunigt wurde. Im Vergleich zu schnell wirkenden Analoginsulinen setzt die Wirkung von Fiasp® etwas rascher ein, sodass ein größerer Anteil des Insulins in der ersten Stunde nach Injektion wirkt. Das Wirkmaximum (1 – 2 Stunden) und die Wirkdauer (3 – 5 Stunden) sind jedoch nur unwesentlich beschleunigt.

Die klinische Erfahrung mit Fiasp® zeigt, dass die Insulinwirkung bei vielen, aber nicht bei allen Patienten beschleunigt wird. Ein Teil der Anwender kehrt wieder zu anderen schnell wirkenden Analoginsulinen zurück.

Praxis-Tipp: Insulinwirkung

Wissen Sie eigentlich, wie schnell, wie lange und wie stark Ihr Insulin wirkt? Das ist vor allem bei Fragen der Bolusüberlappung wichtig. Es ist gar nicht so einfach, sich das abstrakt vorzustellen.

- Mit folgendem Webtool kann man sich die Wirkverläufe verschiedener Insuline in beliebigen Dosierungen und sogar die Insulintherapie eines ganzen Tages anzeigen lassen www.hypos.de → Link: „Wie wirkt Ihr Insulin?" (Individuelle Abweichungen vom gezeigten „Idealmodell" kommen oft vor, insbesondere ist die Wirkdauer häufig länger als angegeben).
- Mehr Informationen zur Wirkdauer von Bolusgaben und eine Abbildung von Insulinabklingkurven finden Sie in Kap. 5.7 (Bolusrechner).

Insulinkonzentration

Standardmäßig wird in den Pumpen Insulin der Konzentration U100 verwendet, in einem Milliliter sind also 100 I.E. enthalten (I.E. = Internationale Einheiten). Bei außerordentlich niedrigem Insulinverbrauch, wie z. B. bei Säuglingen, kann es aufgrund der geringen Durchflussrate theoretisch zu Katheterverschlüssen kommen. Verdünnte Insulinkonzentrationen sorgen für höhere Durchflussraten, sind jedoch als Fertigarzneimittel nicht verfügbar und von den aktuellen Insulinpumpen softwaremäßig nicht vorgesehen. Verdünnte Insulinlösungen sind daher absoluten Ausnahmefällen vorbehalten (siehe Kap. 1.8.4).

1.8.1 Individuelle Auswahl des Pumpeninsulins

Bei der Insulinpumpentherapie kommen in der Regel schnell wirkende Analoginsuline zum Einsatz. In Deutschland verwenden über 90 Prozent der Pumpenträger schnell wirkende Analoginsuline. Die rasche Verbreitung der schnellen Insuline ab der Jahrtausendwende ist im Bereich der jungen Patienten sehr gut dokumentiert (siehe Abb. 11). Sämtliche in diesem Kapitel aufgeführten Insulinarten können in der Schwangerschaft eingesetzt werden.

Hauptargument für schnell wirkendes Analoginsulin in der Pumpe ist die schnellere und kürzere Insulinwirkung, die verschiedene Auswirkungen hat, beispielsweise

- schnelleres Wirkmaximum, daher geringerer Blutzuckeranstieg nach dem Essen bei gleichem Bolus-Timing;
- etwas schnellerer Wirkbeginn, daher seltener/weniger Spritz-Ess-Abstand

(die Hoffnung, dass ein Spritz-Ess-Abstand gar nicht mehr nötig ist, hat sich in der Praxis nicht einmal für das ultraschnelle Analoginsulin erfüllt);
- kürzere Wirkdauer, daher frühzeitigere Korrektur erhöhter Blutzuckerwerte möglich;
- HbA_{1C}-Verbesserung um 0,2 – 0,5 % in Studien;
- geringeres subkutanes Insulindepot, daher mehr Spontaneität z. B. beim Sport (kürzere Vorlaufzeit).

Für die Verwendung von Normalinsulin in der Pumpe gibt es nur noch wenige Argumente, beispielsweise
- Allergie auf schnell wirkende Analoginsuline oder enthaltene Konservierungsstoffe,
- Bedürfnis nach maximaler Therapiesicherheit (Normalinsulin ist seit sehr langer Zeit im Einsatz und intensiv untersucht),
- größeres subkutanes Insulindepot und damit theoretisch geringere Gefahr einer Ketoazidose bei Ausfall der Insulinversorgung; in Studien jedoch kein Unterschied der Häufigkeit,
- Verwendung im Rahmen der intraperitonealen Insulinpumpentherapie (Diaport®, CIPII).

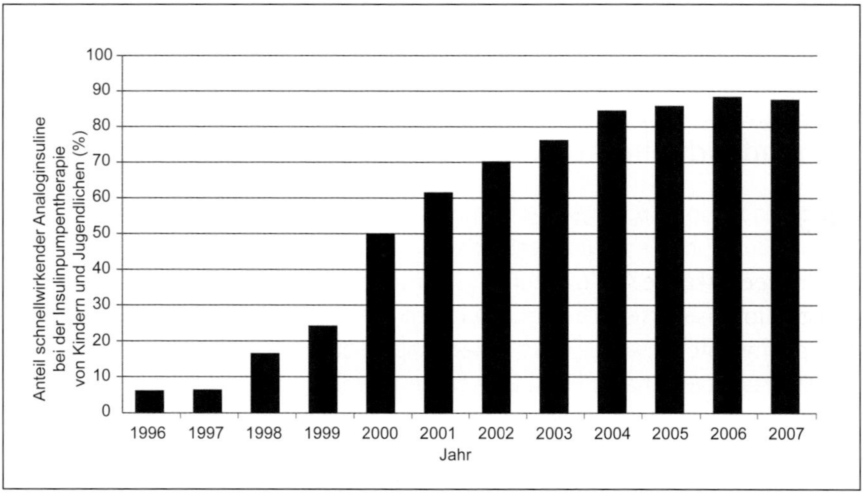

Abb. 11: Im Jahr 2007 kam bei 87,2 Prozent der 0 bis 20 Jahre alten Insulinpumpenträger ein schnellwirkendes Analoginsulin zum Einsatz. Gezeigt sind die Daten von 37.206 Patienten (DPV-Wiss Datenbank, Deutschland und Österreich).[17]

Verweildauer des Insulins in der Pumpe

Wie lange darf eine Insulinampulle in der Pumpe verweilen? Bei den meisten Insulinarten gibt es keine zeitlichen Begrenzungen, es sei denn, es besteht der Verdacht auf eine abnehmende Insulinwirkung (z. B. Pumpe in der Sonne zu heiß geworden), dann sollte sofort gewechselt werden. Einzige Ausnahme ist Insulinglulisin (Apidra®): Bei Verwendung dieses Analoginsulins wird in der Fachinformation ein Wechsel der Insulinampulle nach spätestens 48 Stunden empfohlen.

1.8.2 Vorgefüllte Insulinampullen

Vorgefüllte Insulinampullen sind praktisch, aber nicht für alle Insulinpumpenmodelle erhältlich. Hat man sich für ein Insulinpumpenmodell entschieden, gibt es bezüglich der Insulinart keine Auswahlmöglichkeit mehr, wenn man vorgefüllte Pumpenampullen verwenden möchte (Tab. 3, Stand Herbst 2019).

Insulinart	Insulinpumpenmodell
Insulin Aspart (NovoRapid®)	Roche Accu-Chek Insight, Ypsopump
Humaninsulin (Insuman® Infusat)	Roche Accu-Chek Spirit, Accu-Chek Combo

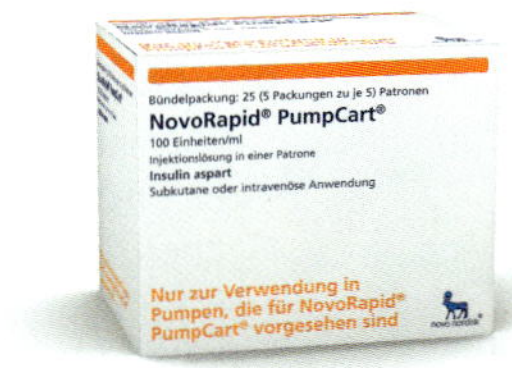

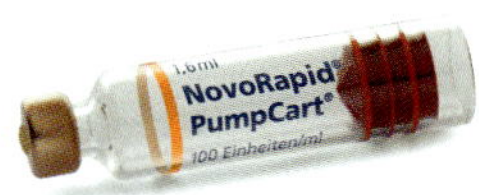

Tab. 3: Aktuell sind nur für Insulinpumpen der Firma Roche und für die Ypsopump vorgefüllte Ampullen erhältlich.

1.8.3 Befüllen von Leerampullen

Die Pumpeninsuline werden – wenn nicht als Fertigampullen (siehe Kap. 1.8.2) – meist in 10-ml-Durchstechflaschen aus der Apotheke bezogen. Für fast jedes Insulinpumpenmodell sind Leerampullen im Angebot (Ausnahme Roche Accu-Chek Insight, Stand Herbst 2019).

Bei jedem Ampullenwechsel muss eine neue Leerampulle aufgezogen werden. Aus Stabilitätsgründen dürfen auf keinen Fall Plastikampullen „auf Vorrat" aufgezogen werden, selbst dann nicht, wenn diese im Kühlschrank gelagert werden. Das selbstständige Befüllen einer Leerampulle wird hier am Beispiel der Roche Accu-Chek Combo erklärt. Die Leerampullen der anderen Hersteller werden nach einem sehr ähnlichen Prinzip befüllt. Der Zeitaufwand beträgt mit etwas Übung ca. eine Minute.

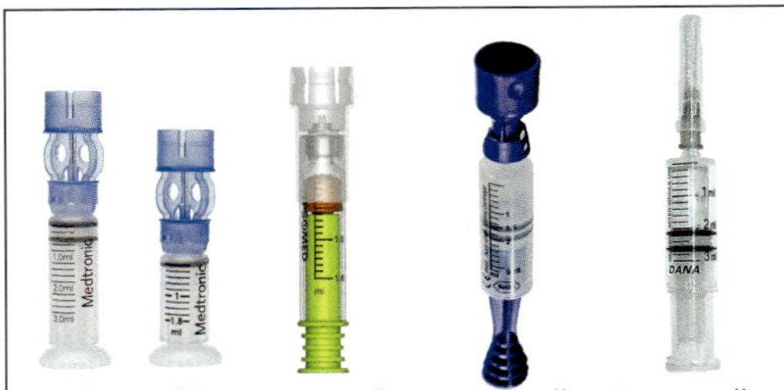

Leerampulle Medtronic – Leerampulle Ypsopump – Leerampulle Accu-Chek Spirit Combo – Leerampulle Dana

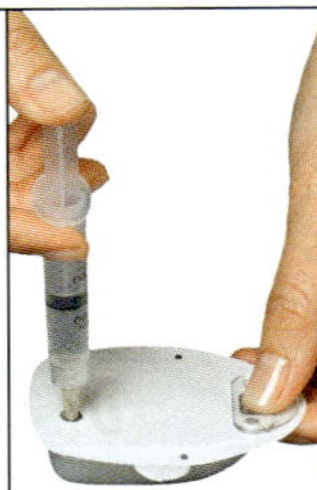

Befüllen des Insulinreservoirs des mylife OmniPod

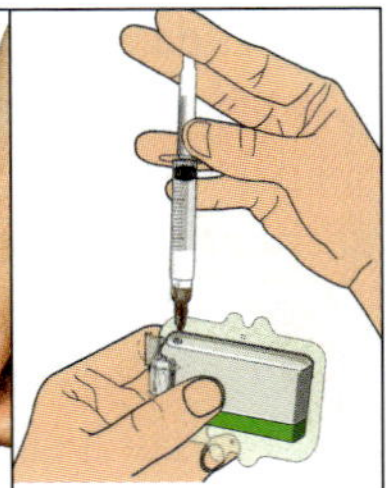

Befüllen des Insulinreservoirs der Medtrum Patchpumpe

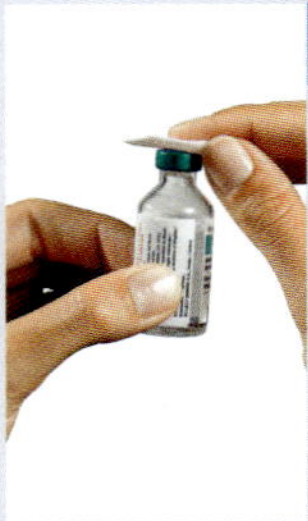

Schritt 1

Materialien vorbereiten und Hände waschen. Das Insulin sollte annähernd Zimmertemperatur haben (erwärmen in der Hand oder in der Hosentasche).

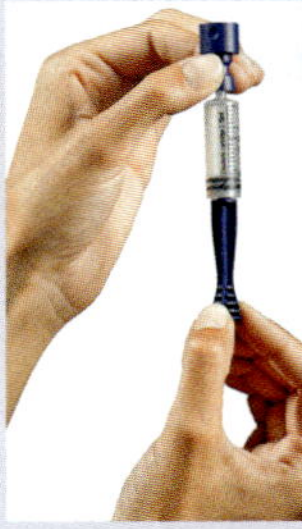

Schritt 2

Um die Leerampulle zunächst mit Luft zu füllen, ziehen Sie die Aufziehstange des Systems zurück, bis Sie einen Widerstand spüren (ca. 3,15 ml).

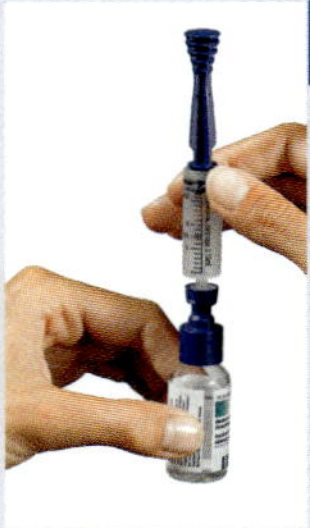

Schritt 3

Stellen Sie das Insulinfläschchen auf eine feste, ebene Unterlage. Ampullensystem mit der Umfüllhilfe nach unten auf das Fläschchen aufsetzen, bis ein Klicken zu hören ist.

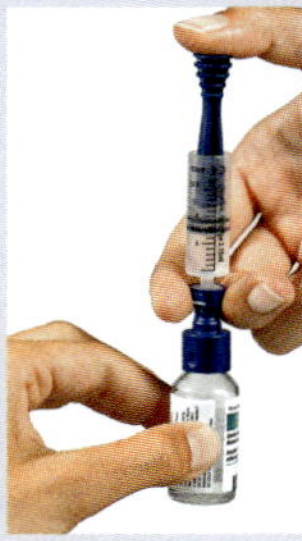

Schritt 4

Die Aufziehstange ganz nach unten drücken und in dieser Position halten, um einen Druck im Fläschchen aufzubauen.

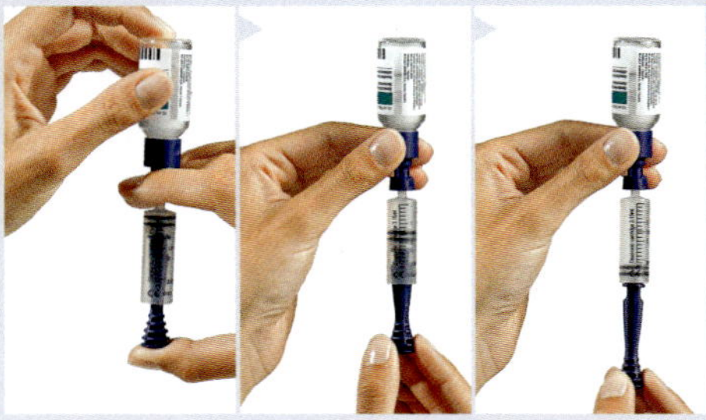

Schritt 5

Fläschchen mit dem Ampullensystem auf den Kopf drehen, ohne die Aufziehstange loszulassen. Jetzt langsam und kontrolliert die Aufziehstange nach unten ziehen – das Insulin wird aus dem Fläschchen aufgezogen.

▶

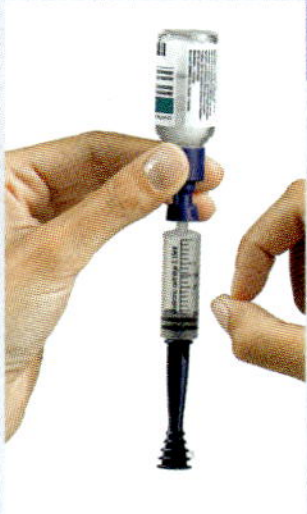

Schritt 6

Eventuell auftretende Luftbläschen durch Klopfen mit dem Finger und mithilfe der Aufziehstange ins Insulinfläschchen zurückdrücken.

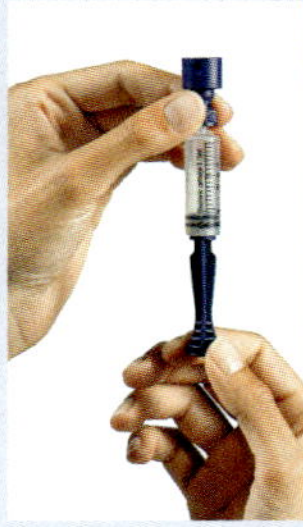

Schritt 7

Das Fläschchen vom Ampullensystem abziehen. Die Aufziehstange jetzt gegen den Uhrzeigersinn drehen, vom Stopfen lösen und abnehmen.

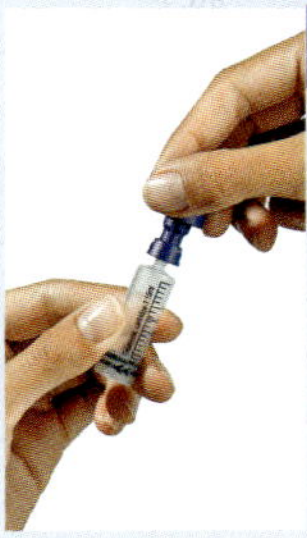

Schritt 8

Die blaue Umfüllhilfe gegen den Uhrzeigersinn drehen und gleichzeitig von der Ampulle abziehen.

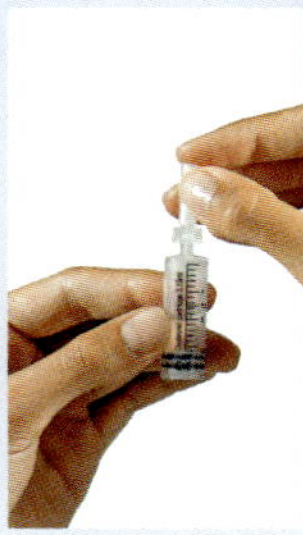

Schritt 9

Schutzkappe auf die Ampullenspitze setzen, bis sie einrastet. Aufziehstange und Umfüllhilfe (blaue Komponenten) im Hausmüll entsorgen.

1.9 Kostenübernahme von Insulinpumpe und Verbrauchsmaterial

Die gesetzlichen Krankenkassen sind dazu verpflichtet, eine ausreichende und zweckmäßige Patientenversorgung zu gewährleisten, die das Maß des Notwendigen nicht übersteigen darf und die wirtschaftlich sein muss (§ 12 Absatz 1 Sozialgesetzbuch V). Verständlicherweise wägt der Kostenträger bei jedem gestellten Antrag ab, ob sich die Investition für die zunächst teurere Insulinpumpentherapie im speziellen Fall auch wirklich rentiert. In einer Stellungnahme vom April 2006 stellt eine Arbeitsgruppe des Medizinischen Dienstes der Krankenkassen (MDK) fest, dass die Insulinpumpentherapie der ICT nicht grundsätzlich überlegen ist. Das hat zur Folge, dass nach Ansicht des MDK jeder Einzelfall geprüft werden muss.[18]

Vorab möchten wir betonen, dass die Krankenkassen die Kosten für die Insulinpumpentherapie meist übernehmen, wenn die genannten Voraussetzungen erfüllt sind, falls eine anerkannte Indikation besteht (siehe Kap. 1.6) und falls die folgenden Hinweise befolgt werden.

Die Krankenkassen leiten die Antragsunterlagen in der Regel an den MDK weiter, der seine Entscheidung nach standardisierten Abläufen und nach Aktenlage trifft, d. h. ohne weitere Anhörung des verordnenden Arztes oder des Patienten. Wie können die Chancen auf eine Kostenübernahme verbessert werden?

Praxis-Tipp: Beantragung der Kostenübernahme

1. Die vom MDK geforderte Vorgehensweise zur Verordnung von Insulinpumpen muss befolgt werden, inklusive der aufwendigen Dokumentationspflichten.
2. Arzt und Patient müssen die notwendigen Unterlagen mit Sorgfalt erstellen.
3. Atteste oder Gutachten von weiteren Fachärzten, wie z. B. Gynäkologen, Augenärzten oder Nephrologen, unterstützen das Gutachten des Diabetologen sehr.
4. Zusätzlich zu den Diabetes-Daten sollten auch hilfreiche private Informationen einfließen (z. B. Situation am Arbeitsplatz, Schulwechsel, Prüfungen, Pubertät ...). Je mehr Information zusätzlich zu den ausgefüllten Formularen geliefert werden, desto vollständiger ist das Bild von der Situation des Antragstellers.
5. Die Entscheidung hängt letztlich von einem Sachbearbeiter ab, der „auch nur ein Mensch" ist. Häufig ist er durch saubere, vollständige Unterlagen positiv zu stimmen.

Im Folgenden wird erläutert, wie die Beantragung einer Insulinpumpe grundsätzlich abläuft, welche Unterlagen Arzt, Patient und Insulinpumpenhersteller beitragen müssen und worauf es bei der ärztlichen Gutachtenerstellung ankommt.

Die Insulinpumpenhersteller und einige Diabetesfachhändler bieten Ärzten und Patienten administrative Unterstützung beim Beantragungsprozess an. Auf Anfrage sind aktuelles Informationsmaterial und Hilfen zur Gutachtenerstellung erhältlich. Die kompetenten Mitarbeiter sind aus verständlichen Gründen ständig auf dem Laufenden und sollten frühzeitig hinzugezogen werden (Kontaktadressen siehe Kap. 18.8).

1.9.1 Ablauf der Beantragung einer Insulinpumpe

a) Erstverordnung einer Insulinpumpe

Der Umstieg von der ICT auf die Insulinpumpentherapie ist mit einem insgesamt halbjährigen Kostenübernahme-Marathon verbunden. In Abbildung 12 ist dargestellt, welche Aufgaben dabei Patient, Arzt und Insulinpumpenhersteller bzw. Diabetesfachhändler zukommen.

b) Folgeverordnung einer Insulinpumpe

Die aktuell verfügbaren Insulinpumpen haben keine Laufzeitbegrenzung mehr, eine Pumpe muss also nicht zwingend nach einer bestimmten Zeit durch ein neues Modell ersetzt werden. Die Hersteller gewährleisten vier Jahre lang eine einwandfreie Funktion der Insulinpumpe (Garantiezeit). Kommt es während dieser Zeit zu einem Defekt, wird die Pumpe kurzfristig auf Kosten des Herstellers ausgetauscht. Im Falle eines Defekts nach Ablauf der Garantiezeit muss eine Kostenübernahme für eine neue Insulinpumpe beim Kostenträger beantragt werden („Insulinpumpen-Folgeverordnung").

c) Vorzeitiger Wechsel des Insulinpumpenmodells

Deutlich komplizierter wird es, wenn man vor Ablauf der Garantiezeit eine andere Insulinpumpe möchte, denn die Krankenkasse hat ja bereits für vier Jahre bezahlt.

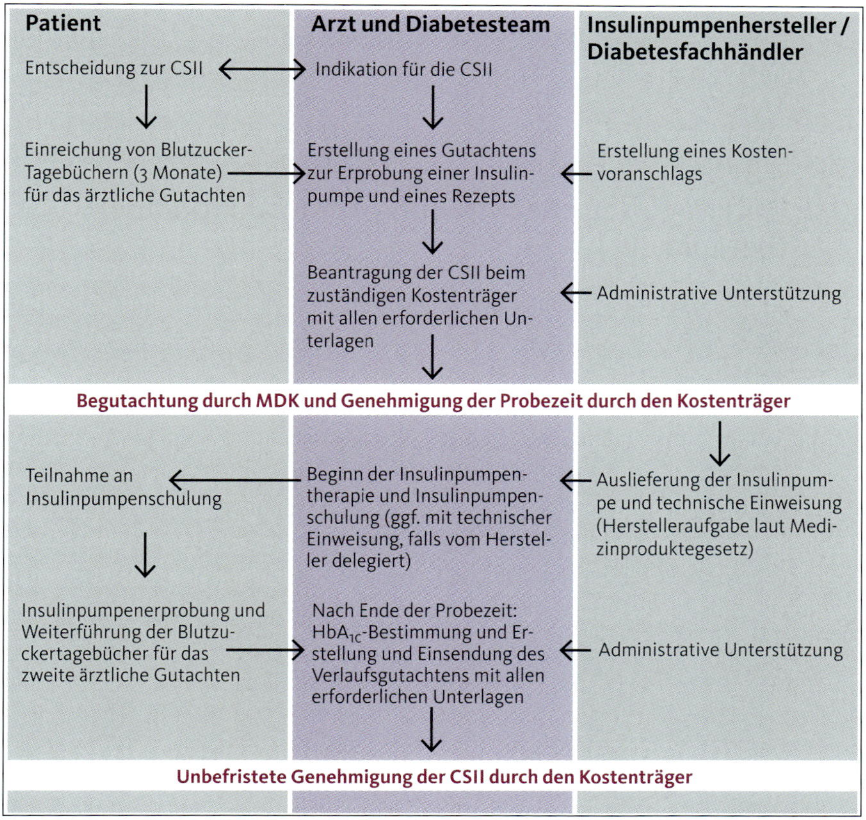

Abb. 12: Kostenübernahmeprozess bei Erstverordnung einer Insulinpumpe (nach [19,20]). Der abgebildete Prozess orientiert sich an den Empfehlungen des MDK. Einzelne Krankenkassen und Bundesländer haben spezifische Anforderungen. Diese Prozessbeschreibung kann nicht alle regionalen Besonderheiten abdecken und soll als allgemeiner Leitfaden dienen (CSII = continuous subcutaneous insulin infusion = kontinuierliche subkutane Insulininfusion = Insulinpumpentherapie).

Relativ gute Chancen bestehen im seltenen Fall, wenn das aktuelle Pumpenmodell aus triftigen Gründen nicht mehr getragen werden kann (z. B. Unverträglichkeit des verfügbaren Kathetermaterials oder des einzigen verfügbaren Pumpeninsulins). Auch wäre denkbar, dass therapeutische Probleme bestehen, die mit einer weiterentwickelten Insulinpumpe deutlich besser lösbar sind (z. B. könnten unvorhersehbare Nachtverläufe in einigen Jahren durch Hybrid-Closed-Loop-Systeme gebessert werden). In diesen Fällen sollten Sie im Vorfeld Kontakt mit ihrer Krankenkasse aufnehmen und den Antrag gemeinsam mit Ihrem Diabetesteam ausführlich begründen. Die angeführten Argumente müssen „wasserdicht" belegt werden, z. B. durch allergologische Atteste oder durch Notarztprotokolle zum Nachweis schwerer Hypoglykämien, damit überhaupt eine Chance auf einen vorzeitigen Pumpenwechsel besteht.

1.9.2 Unterlagen zur Beantragung der Insulinpumpentherapie

Die Erstverordnung einer Insulinpumpe erfordert einigen Papierkram. Der Antrag muss in zwei Stufen gestellt werden (siehe Kap. 1.9.1): Zuerst muss ein Antrag auf Erprobung der Insulinpumpentherapie gestellt werden (siehe Tabelle 4, Punkt 1). Nach Abschluss der Probephase werden zur Dokumentation, dass sie erfolgreich verlaufen ist, weitere Unterlagen beim Kostenträger eingereicht (siehe Tabelle 4, Punkt 2). Wird bei bereits laufender Insulinpumpentherapie eine neue Insulinpumpe fällig, muss eine Folgeverordnung beantragt werden (siehe Tabelle 4, Punkt 3). (Nach[21,22])

Vor Einsendung von Unterlagen an die Krankenkasse sollte auf jeden Fall geklärt werden, welches Vorgehen und welche Unterlagen im Einzelfall erwartet werden, da einige Kostenträger von dem geschilderten Verfahren abweichen. Der Patient sollte von den eingesendeten Unterlagen immer eine Kopie anfertigen, falls z. B. die Blutzuckertagebücher bei der Krankenkasse verloren gehen.

Seit 2017 dürfen Unterlagen, die für den MDK bestimmt sind, aus Datenschutzgründen nicht mehr an die Krankenkasse geschickt werden. Stattdessen muss der Arzt sein Gutachten und die weiteren medizinischen Unterlagen direkt an den MDK schicken, wofür er von der Krankenkasse einen Freiumschlag und einen Weiterleitungsbogen erhält (sogenanntes „Umschlagverfahren" – es lebe die Bürokratie).

	① Unterlagen zum Antrag auf Erprobung der Insulinpumpentherapie	② Unterlagen nach Abschluss der ca. dreimonatigen Probephase	③ Unterlagen zum Antrag auf eine Insulinpumpen-Folgeverordnung
Arzt	▪ Gutachten zur Erprobung der Insulinpumpentherapie (siehe Kap. 1.9.3) ▪ Rezept über die Verordnung der Insulinpumpe ▪ ggf. Atteste oder Gutachten weiterer Fachärzte	▪ Gutachten nach Insulinpumpenerprobung (Verlaufsgutachten) (siehe Kap. 1.9.3)	▪ Gutachten zur Folgeversorgung mit der Insulinpumpentherapie (siehe Kap. 1.9.3) ▪ Rezept über die Verordnung der Insulinpumpe ▪ ggf. Atteste oder Gutachten weiterer Fachärzte
Patient	▪ Patientenanfrage (formloser Antrag auf Erprobung der CSII) ▪ Kopie des „Gesundheits-Pass Diabetes" ▪ Blutzuckertagebücher der letzten 3 Monate unter ICT mit folgenden Informationen: - Blutzuckerwerte oder ausgelesene und ausgedruckte CGM/FGM Kurven mit Datum und Uhrzeit (mindestens 4 x täglich) - Art, Dosis und Uhrzeit der Basal- und Bolusinsulingaben - konsumierte Kohlenhydrate/BE/KHE - BE-Faktor (Insulineinheiten pro BE/KHE) - Korrekturfaktor, Zielblutzucker - Maßnahmen bei besonderen Ereignissen (z. B. Sport, Krankheit, ungewohnte Nahrung)	▪ Blutzuckertagebücher der ersten drei Monate unter der CSII mit folgenden Informationen: - Blutzuckerwerte mit Datum und Uhrzeit (mindestens 4 x täglich) - Dosis und Uhrzeit der Bolusgaben - Basalrateneinstellung und deren Veränderungen - konsumierte Kohlenhydrate/BE/KHE - BE-Faktor (Insulineinheiten pro BE/KHE) - Korrekturfaktor, Zielblutzucker - Maßnahmen bei besonderen Ereignissen (z. B. Sport, Krankheit, ungewohnte Nahrung)	▪ Patientenanfrage (formloser Antrag auf Weiterführung der Insulinpumpentherapie) ▪ Kopie des „Gesundheits-Pass Diabetes" ▪ Blutzuckertagebücher oder kontinuierliches Glukosesensortagebuch der letzten 3 Monate unter der Insulinpumpentherapie mit folgenden Informationen: - Blutzuckerwerte mit Datum und Uhrzeit (mindestens 4 x täglich) - Dosis und Uhrzeit der Bolusgaben - Basalrateneinstellung und deren Veränderungen - Konsumierte Kohlenhydrate/BE/KHE - BE-Faktor (Insulineinheiten pro BE/KHE) - Korrekturfaktor, Zielblutzucker - Maßnahmen bei besonderen Ereignissen (z. B. Sport, Krankheit, ungewohnte Nahrung)
Insulinpumpenhersteller	▪ Kostenvoranschlag für die Insulinpumpe		▪ Kostenvoranschlag für die Insulinpumpe

Tab. 4: Übersicht der nötigen Unterlagen zur Beantragung der Insulinpumpentherapie

1.9.3 Inhaltliche Schwerpunkte bei der ärztlichen Gutachtenerstellung

Drei verschiedene Typen von ärztlichen Gutachten sind im Verlauf einer „Insulinpumpenkarriere“ notwendig (siehe Kap. 1.9.1 und 1.9.2). Worauf es im Detail ankommt, um den Anforderungen des MDK zu genügen, wird im Folgenden kurz umrissen. Konkrete Unterstützung bei der Gutachtenerstellung leisten die Insulinpumpenhersteller (Kontaktadressen siehe Kap. 18.8).

① Gutachten zur Erprobung der Insulinpumpentherapie

Voraussetzungen:

- Eine harte Indikation für die Insulinpumpentherapie besteht (siehe Kap. 1.6)
- Der Patient hat sich für die Insulinpumpentherapie entschieden und während der vergangenen 3 Monate unter ICT gewissenhaft ein Blutzuckertagebuch oder kontinuierliches Glukosesensortagebuch zur Einreichung beim Kostenträger geführt (siehe Kap. 1.9.2).
- Trotz Ausschöpfung aller sinnvollen Optimierungen können mit der ICT die vereinbarten Therapieziele nicht erreicht werden. Insbesondere wurden nachfolgende Anpassungsmöglichkeiten bzw. Korrekturmaßnahmen durchgeführt: Veränderung der Insulindosis, Anpassung des Basalinsulins (inkl. Dosis, Injektionszeitpunkt, Injektionshäufigkeit, Verwendung langwirkender Analoginsuline), Dosisfindung mit Einstellungsversuch ohne Störfaktoren, Hypoglykämie-Problematik (nachvollziehbare Anpassungen), ggf. Ernährungsberatung und Schulung.

Inhalt des ärztlichen Gutachtens zur Insulinpumpenerprobung:

- Diabetologisch-fachärztlich erweiterte Begründung: konkrete Einstellungsproblematik unter ICT; welche Maßnahmen wurden zur Lösung des Problems im Rahmen der ICT bereits durchgeführt (Korrekturmaßnahmen, siehe oben)?
- Angabe von Diabetestyp und -dauer
- Datum der letzten ICT-Schulung
- Die letzten 4 HbA_{1C}-Werte unter ICT mit Datum und Normbereich
- Mitteilung der individuell vereinbarten Therapieziele
- Angabe der Häufigkeit von Hypoglyämien mit Fremdhilfe unter ICT (inkl. Datum) in den letzten 12 Monaten. Eventuell vorhandene Notarztprotokolle sollten in Kopie beigelegt werden.
- Welche Insulinpumpe soll eingesetzt werden?

② Gutachten nach Insulinpumpenerprobung (Verlaufsgutachten)

- Diabetologisch-fachärztliche Darstellung der Pumpenerprobung (Therapieerfolg:

Annäherung an die in (1) definierten Therapieziele) mit konkreten Verweisen auf die Blutzuckerdokumentation oder Glukosesensordokumentation des Patienten
- Datum des Beginns der Insulinpumpenerprobung
- HbA_{1C}-Wert (Datum und Normbereich) am Ende der ca. dreimonatigen Pumpenerprobung
- Angabe der Häufigkeit von Hypoglykämien mit Fremdhilfe (inkl. Datum) unter der Pumpentherapie

③ Gutachten zur Folgeversorgung mit der Insulinpumpentherapie
- Mitteilung der individuell vereinbarten Therapieziele und ob diese bisher mit der Insulinpumpentherapie erreicht wurden (mit Verweis auf die Blutzuckerdokumentation oder Glukosesensordokumentation des Patienten)
- Angabe der Häufigkeit von Hypoglykämien mit Fremdhilfe (inkl. Datum) unter der Pumpentherapie
- Mitteilung der letzten 4 HbA_{1C}-Werte mit Datum und Normbereich unter der Insulinpumpentherapie
- Datum des Beginns der Insulinpumpentherapie

1.9.4 Probleme bei der Kostenübernahme

Ein Antrag auf Kostenübernahme der Insulinpumpentherapie wird in der Regel ohne Probleme genehmigt, wenn eine klare medizinische Indikation zur Insulinpumpentherapie vorliegt (siehe Kap. 1.6), wenn das ärztliche Gutachten kein „Standardtext", sondern wirklich für den Einzelfall formuliert und begründet ist (siehe Kap. 1.9.3) und wenn die Antragsunterlagen vollständig sind (siehe Kap. 1.9.2).

Doch selbst unter perfekten Bedingungen kann die Kostenübernahme-Prozedur ins Stocken geraten. Böse Zungen unterstellen den Kostenträgern dabei sogar eine Verzögerungstaktik, denn jeder Tag ohne Insulinpumpe ist für die Krankenversicherung ein „guter", preisgünstiger Tag (die langfristigen Einsparungen durch weniger Folgeerkrankungen sind für die Kostenträger offenbar kein Argument). Und je länger der Patient mit einer Injektionstherapie zurechtkommen muss und je länger ihm dies ohne schwere Stoffwechselentgleisungen gelingt, desto leichter fällt es der Krankenkasse, zu argumentieren, dass die Pumpe ja eigentlich gar nicht nötig ist.

! Problem 1: Rückfragen nach Einreichung der Antragsunterlagen

Bei der Bearbeitung eines Kostenübernahmeantrags müssen die Mitarbeiter der Krankenkassen und des MDK ellenlange Checklisten abarbeiten. Nicht selten stoßen sie dabei auf offene Fragen oder fehlende Unterlagen. Alle Rückfragen müssen zeitnah und umfassend beantwortet werden, und zwar unabhängig davon, ob sie als sinnvoll erachtet werden oder nicht. Fehlende Unterlagen müssen akribisch erstellt und unverzüglich nachgereicht werden. Kann eine Rückfrage nicht beantwortet werden, ist ein entsprechender Hinweis an die Krankenkasse zu empfehlen, um das Verfahren nicht unnötig zu verzögern.

! Problem 2: Ablehnung der Kostenübernahme

Hat die Krankenversicherung den Kostenübernahmeantrag für die Insulinpumpentherapie abgelehnt, obwohl eine medizinische Indikation vorliegt, sollte der Patient unverzüglich gegen diese Entscheidung Widerspruch einlegen. Wird im Bescheid über die einmonatige Widerspruchsfrist belehrt, muss diese unbedingt eingehalten werden. Zur Wahrung der Frist ist eine formlose Erklärung ausreichend, die aus Beweisgründen schriftlich verfasst werden sollte. Die (medizinische) Begründung kann nachgereicht werden. Daher: Sofort Widerspruch einlegen!

Gleichzeitig sollte der zukünftige Pumpenträger bei seiner Krankenkasse das Gutachten des MDK anfordern, damit er und sein Diabetologe in der Widerspruchsbegründung auf die Argumente des MDK Bezug nehmen können (Recht auf Akteneinsicht gemäß § 25 SGB X). Nach dem Widerspruch hat der Kostenträger drei Monate Zeit, darüber zu entscheiden.

! Problem 3: Erfolgloser Widerspruch

Wurde ein Antrag auf Kostenübernahme abgelehnt und war auch ein Widerspruch erfolglos, kann der Patient prozesskostenfrei Klage vor dem Sozialgericht erheben. Von einer Klage in „Eigenregie" ist abzuraten. Stattdessen sollte spätestens jetzt ein spezialisierter Anwalt mit einschlägiger Erfahrung hinzugezogen werden (siehe Kasten: Praxis-Tipp Rechtsberatung). Die damit verbundenen Kosten werden in der Regel von einer Rechtsschutzversicherung getragen. Wer ein geringes Einkommen hat, kann Prozesskostenhilfe beantragen. In begründeten Fällen sind die Chancen gut, vor dem Sozialgericht recht zu bekommen. Allerdings dauert ein solcher Rechtsstreit erfahrungsgemäß Monate oder Jahre. Um nicht so lange auf die Pumpentherapie warten zu müssen, kann unter Umständen im Wege des Eilrechtsschutzes eine vorläufige Entscheidung erwirkt werden.

Nicht wenige Patienten wechseln in einer solchen Situation aber auch einfach die gesetzliche Krankenkasse, um bei der neuen Kasse einen erneuten Antrag zu stellen – mit hoffentlich besserem Ergebnis.

▸ Siehe auch Praxis-Tipp „Wechsel der gesetzlichen Krankenkasse – so geht's" in Kap. 12.5.2.

Praxis-Tipp: Rechtsberatung

- **www.diabetikerbund.de**
  Der Deutsche Diabetiker Bund (DDB), die größte Selbsthilfeorganisation für Diabetiker in Deutschland, hat das Rechtsberatungsnetz „Zucker im Blut – Recht im Leben" geschaffen. Über den DDB-Bundesverband (Tel. 030/420824980) wird im Bedarfsfall Kontakt zu einem spezialisierten Rechtsanwalt hergestellt. Für DDB-Mitglieder ist eine anfängliche Rechtsberatung kostenfrei.
- **www.diabetes-und-recht.de**
  Der Rechtsanwalt Oliver Ebert, bekannt durch Beiträge im „Diabetes Journal" und als Autor der Diabetestagebuchsoftware Diabass®, veröffentlicht auf seiner Internetseite hilfreiche allgemeine Informationen zu Rechtsfragen für Diabetiker und bietet seine Dienste an.
- **www.ihr-gesundheitsrecht.de**
  Die Rechtsanwältin Sabine Westermann ist spezialisiert auf Widerspruchsverfahren bei Insulinpumpen- und CGM-Kostenübernahmeanträgen (Kaskelstraße 29, 10317 Berlin, Tel. 030/57797776, Fax 030/57797281, E-Mail info@ihr-gesundheitsrecht.de).

1.9.5 Verbrauchsmaterial der Insulinpumpentherapie – Kostenübernahme und praktische Tipps

Wenn die Krankenkasse die Kostenübernahme für eine Insulinpumpe erklärt (siehe Kap. 1.9.1 bis 1.9.4), dann gehört dazu notwendigerweise auch das Verbrauchsmaterial. Hierbei gelten besondere „Spielregeln", die im Folgenden beschrieben werden.

Das Verbrauchsmaterial kostet mehr als die Anschaffung einer Insulinpumpe. Insulinkatheter, Aufziehampullen und weiteres Zubehör sind aus wirtschaftlicher Sicht keine unwichtigen Einmalartikel, sondern in der Summe sogar wesentlich teurer als die Anschaffung einer Insulinpumpe (ca. 4.000 €). So liegen z. B. die Kosten für ein Infusionsset bei ca. 10 € pro Stück. Wird der Katheter alle 2 Tage gewechselt, entstehen dafür Kosten von ca. 1.800 € im Jahr, während der vierjährigen Garantiezeit der Pumpe von ca. 7.000 € – allein für die Insulinkatheter.

Die gesetzlichen Krankenkassen sind dazu verpflichtet, eine „ausreichende, zweckmäßige und *wirtschaftliche*" Versorgung ihrer Versicherten sicherzustellen (§ 12 Sozialgesetzbuch V). Schließlich geht es nicht nur um die Gesundheit, sondern auch um das Geld der Versicherten.

Welche Bezugsquellen gibt es für Insulinpumpenzubehör?
Mit dem Ziel der Kostenreduktion haben die gesetzlichen Krankenkassen Vereinba-

rungen mit sogenannten „Leistungserbringern" getroffen. Leistungserbringer sind …

- Pumpenhersteller,
- Diabetes-Versandhändler (ggf. mit Läden in der Nähe von Diabetes-Schwerpunktpraxen) und
- Apotheken,

… die Versorgungsverträge mit den Kassen abgeschlossen haben. Diese Verträge regeln nicht nur den Preis für das Zubehör, sondern auch welche Qualitätsstandards und Lieferzeiten einzuhalten sind und was der Kundenservice leisten muss. Ohne eine solche Vereinbarung dürfen die Leistungserbringer kein Verbrauchsmaterial an Pumpenträger abgeben.

Die meisten Pumpenträger in Deutschland beziehen das Zubehör von einem der großen Diabetes-Versandhändler oder vom Hersteller. Nur relativ wenige Apotheken haben die genannten Versorgungsverträge abgeschlossen. Vorteile der Diabetes-Versandhändler sind z. B. ein großes herstellerübergreifendes Sortiment, verschiedene Bestell-Möglichkeiten (Rezept einsenden/Telefonhotline/E-Mail/Internet/Bestellung per App …) und die kostenlose Lieferung nach Hause. Mögliche Nachteile sind vor allem der postalischen Lieferung geschuldet (Lieferzeit, unsichere Lagertemperatur während der Auslieferung, Probleme bei der Paketzustellung etc.).

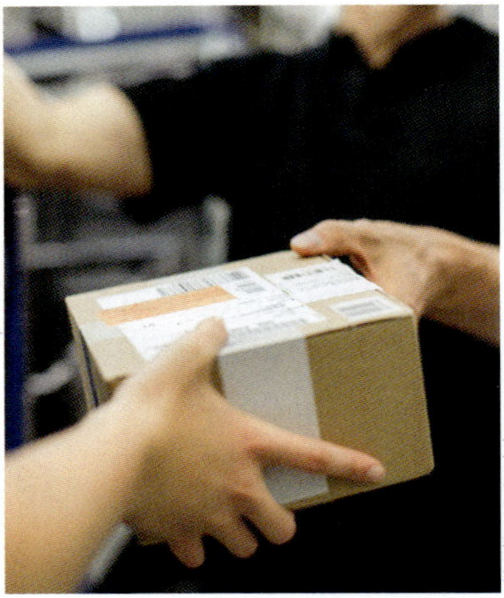

Abb.: alvarez – iStockphoto

▸ **Namen und Kontaktadressen einiger Diabetes-Versandhändler und der Pumpenhersteller: Siehe Anhang (Kap. 19.7).**

Welche Verordnungsformen gibt es für Insulinpumpenzubehör?

Die aktuell häufigste Form ist, dass der Arzt das Insulinpumpenzubehör als sogenannte „**Pauschalverordnung**" gleich für ein ganzes Jahr rezeptiert (auch „Jahresrezept" genannt). Hat die Krankenkasse z. B. mit dem Diabetes-Versandhändler einen Versorgungsvertrag abgeschlossen, überweist sie dem Händler eine monatliche Pauschale von ca. 200 €, unabhängig davon, wie viele Insulinkatheter, Insulinampullen etc. der Pumpenträger dann beim Versandhändler abruft.

Weniger häufig sind **Einzelverordnungen**, bei denen z. B. jede Katheterlieferung einzeln rezeptiert wird. Eine größere, aber genau festgelegte Menge von z. B. Blutzuckerteststreifen kann als **Dauerverordnung** rezeptiert werden, wobei gleich ein Lieferplan festgelegt wird (z. B. für ein Jahr mit quartalsweiser Zustellung).

Etwas komplizierter wird die Sachlage durch zwei Probleme:

- Viele Pumpenträger wissen nicht, nach welcher Verordnungsform sie beliefert werden. Die Krankenkassen informieren die Patienten nicht immer verständlich darüber. Auch die Leistungserbringer haben kein ureigenes Interesse daran, dass die Patienten darüber Bescheid wissen (denn je weniger Material der Pumpenträger bei einer Pauschalverordnung abruft umso besser!). Falls Ihnen nicht klar ist, nach welchem System Ihre Versorgung mit Pumpenzubehör funktioniert und wie viel Material Ihnen „zusteht", fragen Sie direkt bei Ihrer Krankenkasse nach!
- Teilweise stellen Krankenkassen und Leistungserbringer die Versorgungsform ohne Rücksprache mit Diabetesteam und Patient um. Stellt ein Arzt z. B. am Jahresanfang eine Einzelverordnung für Insulinkatheter aus, ohne zu wissen dass die Krankenkasse und der Diabetes-Versandhändler einen laufenden Vertrag mit Pauschalversorgung haben, so kann die Einzelverordnung weitgehend unbemerkt als Jahresrezept interpretiert werden. Das ist zunächst kein Problem und vielleicht sogar praktisch, kann später aber z. B. bei einem Wechsel der Bezugsquelle Ärger machen (ein Wechsel des Leistungserbringers ist nur auf Antrag möglich).

Wie sollte ein Rezept für Insulinkatheter, Insulinampullen etc. formuliert sein?

Ihr Diabetesteam sollte wissen, wie eine Einzel-, Dauer- oder Pauschalverordnung aussehen muss. Hier sind Beispiele für die jeweiligen Verordnungsformen:

- Einzelverordnung: *10 x 50 Blutzuckerteststreifen vom Typ ...*
- Dauerverordnung: *Langzeitverordnung; gültig vom 01.01.2020 – 31.12.2020; Gesamtbedarf: 48 x 50 Blutzuckerteststreifen; Lieferzyklus: Quartal; Diagnose: Diabetes mellitus Typ 1.*
- Pauschalverordnung: *Versorgungszeitraum 01.01.2020 – 31.12.2010; Diagnose: Diabetes mellitus Typ 1; Therapieform: Insulinpumpentherapie; Insulinpumpenzubehör.*

Wie viele Insulinkatheter bekomme ich pro Quartal?

Ein Pumpenträger erhält so viel Verbrauchsmaterial wie medizinisch notwendig, und zwar unabhängig von der Verordnungsform (Einzel- oder Pauschalverordnung). Das klingt nach einer Binsenwahrheit, jedoch kommt es im Rahmen von Pauschalverordnungen immer wieder zu Auseinandersetzungen, vor allem bei der Zahl der Insulinkatheter.

Der Grund für die Querelen bei einer Pauschalversorgung ist leicht zu verstehen. Ein typisches Beispiel:

- Der **Patient** Bernd arbeitet als Landschaftsgärtner und muss immer nach der Arbeit sein Infusionsset wechseln (nach dem Duschen), da die Infusionsstelle dann stark verschmutzt ist und das Pflaster aufgrund der Schweißbildung nicht mehr gut hält. Er verwendet eine Stahlkanüle und benötigt ca. 24 Insulinkatheter im Monat.

- Die **Krankenkasse** überweist dem Versandhändler ca. 200 € im Monat, wie sie es im Versorgungsvertrag mit dem Händler vereinbart hat. Damit sind sämtliche Kosten für das Insulinpumpenzubehör pauschal abgegolten, egal wie viele z. B. Insulinkatheter im Einzelfall benötigt werden.
- Der **Diabetes-Versandhändler/Leistungserbringer** würde mit einem Patienten, der seinen Insulinkatheter seltener wechselt als empfohlen einen deutlichen Gewinn machen (Stahlkatheter: Wechsel empfohlen nach 1–2 Tagen, Teflonkatheter: nach 2–3 Tagen). Im Fall von Bernd, der nicht 15 sondern 24 Insulinkatheter im Monat benötigt, entstehen zwar überdurchschnittliche Kosten, der Versorgungsvertrag ist jedoch eine Mischkalkulation, sodass der Mehrbedarf des einen durch den Minderbedarf des anderen Patienten ausgeglichen werden sollte.

Das Prinzip der Pauschalversorgung ist konfliktträchtig, nicht selten werden die Querelen zwischen Leistungserbringer und Krankenkasse auf dem Rücken der Patienten ausgetragen. Logischerweise muss ein Leistungserbringer kostendeckend arbeiten. Sein Gewinn fällt höher aus, wenn die Patienten die Infusionssets im Durchschnitt länger tragen als empfohlen. Hingegen schmälern Patienten, die häufiger wechseln müssen (d. h. mit „Mehrbedarf"), den Gewinn des Leistungserbringers.

Einige Krankenkassen vergüten einen medizinisch begründeten Mehrbedarf auf Antrag des Leistungserbringers zusätzlich, einige tun dies nicht – je nach Formulierung des Versorgungsvertrags (dieser wird meist konsequent geheim gehalten). Wie man bei Problemen mit der Lieferung von Mehrbedarf vorgehen kann, ist im Praxis-Tipp beschrieben.

Werden auch Tragelösungen, Desinfektionsmittel und Pflastermaterial bezahlt?

Je nach Produktkategorie gelten verschiedene Regeln in der gesetzlichen Krankenversicherung:

1. Kostenübernahme bis zweimal pro Jahr
   - Tragesysteme für Insulinpumpen (nur Original-Tragesysteme der Insulinpumpen-Hersteller!)
2. Keine allgemeine Kostenübernahme, nur im Einzelfall / bei guter Begründung
   - Produkte zum Schutz vor Hautreizungen unter dem Pflaster
   - Folien, Klebevlies und Pflaster zur Fixierung von Sensoren, Pods und Infusionssets

3. Keine Kostenübernahme
   - Textilien/Unterwäsche mit eingenähten Pumpentaschen
   - „Reine Dekorationsartikel", z. B. Klebefolien für Insulinpumpen oder CGM-Sensoren
   - Mittel zur Hautdesinfektion oder Pflasterentferner, z. B. alkoholische Sprühlösungen, Alkoholtupfer
   - Armgurte zur Fixierung von Sensoren
   - (Kinesio-)Tapes zur Fixierung von Sensoren

Praxis-Tipp: Zu wenig Insulinkatheter – was tun?

Bekommen Sie von Ihrem Versandhändler/Leistungserbringer z. B. nicht genügen Insulinkatheter, da Sie mehr Katheter benötigen als vorgesehen? Das kann passieren, wenn die Krankenkasse den Leistungserbringer nach einer Pauschalvereinbarung bezahlt. In einem solchen Fall empfiehlt sich folgendes Vorgehen:

1. Nehmen Sie Kontakt mit Ihrer Krankenkasse auf, um zu erfahren, wie viele z. B. Insulinkatheter Ihnen laut Versorgungsvertrag (geheim!) zustehen. Möglicherweise zeigt sich bereits an dieser Stelle, dass der Leistungserbringer Ihnen mehr Insulinkatheter schicken muss.
2. Falls es so einfach noch nicht klappt: Lassen Sie sich von Ihrem Arzt bescheinigen, dass Sie aus medizinischen Gründen z. B. mehr Insulinkatheter/Pods benötigen als vom Hersteller vorgesehen.
   - Achten Sie darauf, dass das Attest plausibel ist – es müssen glaubhafte Gründe angeführt werden (z. B. Klebeprobleme, Allergieprobleme, Hygieneprobleme, sehr hoher Insulinbedarf bei Patch-Pumpe ...). Eine gute Dokumentation von Patientenseite unterstützt ein solches Attest wirkungsvoll.
   - Ohne medizinische Begründung haben Sie keine Chance auf mehr Material bzw. müssen dies selbst bezahlen.
3. Die Krankenkasse lässt den Fall möglicherweise vom Medizinischen Dienst (MDK) prüfen:
   - Ergibt die Prüfung, dass der Mehrbedarf medizinisch erforderlich ist, müssen Sie ausreichend viel Verbrauchsmaterial erhalten. Ob dieser auf Kosten der Krankenkasse oder auf Kosten des Versandhändlers geht (je nach Formulierung des geheimen Versorgungsvertrags) werden Sie meist nicht erfahren.
   - Ergibt die Prüfung, dass der Mehrbedarf medizinisch nicht erforderlich ist, können Sie Widerspruch einlegen (erneute Argumentation) oder den zusätzlichen Bedarf selbst bezahlen.

2. Insulinpumpenschulung

Wohlan! Werft um, reißt ein!
Allein die Bildung sei jetzt allgemein –
als wäre Bildung eine fert'ge Größe,
die man, wie ins Gefäß den feinen Wein,
ein Totes in ein Unlebend'ges gösse!
Wie der die Bildung aufnimmt, sie erfaßt,
das macht den fremden Geist in dir lebendig;
das bunte Wissen, es vermehrt die Last,
ein Tor ist, wer gelehrt und nicht verständig.
Wollt ihr auf festem Grund das Neue bau'n,
soll Welt und Mitwelt euch's mit Danke lohnen,
denn eurer Klugheit wollen wir vertrau'n,
mit eurer Weisheit mögt ihr uns verschonen.

Franz Grillparzer

Nach Einführung der Insulinpumpentherapie in Deutschland in den 1980er-Jahren wurden alle Diabetiker, die mit einer Insulinpumpentherapie beginnen wollten, in ein spezialisiertes Pumpenzentrum stationär eingewiesen. Dort wurde die Therapieumstellung unter Krankenhaus-Bedingungen durchgeführt.

Seit den 1990er-Jahren werden Insulinpumpenschulungen zunehmend ambulant durchgeführt. Ob das von Vor- oder Nachteil ist, wird von den unterschiedlichen Fraktionen (stationär oder ambulant arbeitenden Diabetesteams) verständlicherweise kontrovers diskutiert. Die Krankenkassen favorisieren aus Kostengründen meist eine ambulante Therapieumstellung oder -optimierung. Mittlerweile wird in Deutschland der Großteil der Insulinpumpenschulungen ambulant durchgeführt. Falls dies nicht möglich oder zielführend ist, kann weiterhin eine Einweisung in ein stationäres Pumpenzentrum erfolgen. Durch die Umstrukturierung der Krankenhauslandschaft in den vergangenen Jahrzehnten gibt es leider nicht mehr viele geeignete Zentren, sodass häufig längere Anreisen erforderlich sind.

Unabhängig von der Art ihrer Durchführung gilt: Damit die Teilnehmer ihre Stoffwechseleinstellung dauerhaft verbessern können, muss eine Insulinpumpenschulung qualitativ hochwertig sein. Folgende Kriterien geben Aufschluss über die Qualität einer Pumpenschulung:

- Sorgfältige Auswahl der angehenden Pumpenträger (Indikationsstellung, siehe Kap. 1.6)
- Durchführung der Schulung durch ein auf die Insulinpumpentherapie spezialisiertes Diabetesteam
- Berücksichtigung aller relevanten Themen
- Individuelle Rücksichtnahme auf jeden einzelnen Teilnehmer, bei Bedarf auch Einzelarbeit
- Kompetente und strukturierte Nachbetreuung

Praxis-Tipp: Erst technische Einweisung, dann Pumpenschulung

- Technische Einweisung

  Aufgabe des Insulinpumpen-Herstellers (laut Medizinproduktegesetz MPG). Wird teilweise an Versandhändler oder freie Mitarbeiter delegiert. Die technische Einweisung muss im Vorfeld der Insulinpumpenschulung stattfinden und versetzt den Anwender in die Lage, die Pumpe fehlerfrei zu bedienen („Trockenübung").

- **Insulinpumpenschulung**

  Aufgabe des Diabetesteams (Diabetologe und Diabetesberatung). Die Pumpenschulung findet ambulant oder stationär in Einzel- oder Gruppenterminen statt. Eine Pumpenschulung begleitet den Anwender beim Start der Pumpentherapie und ist auch später bei Therapieproblemen sinnvoll. Eine Pumpenschulung soll den Anwender in die Lage versetzen, die Insulinpumpentherapie unter allen Alltagsbedingungen selbstständig durchzuführen und z. B. die Bolusfaktoren und die Basalrate bei Bedarf anzupassen.

Die persönliche Ausgangssituation jedes zukünftigen Insulinpumpenträgers muss berücksichtigt werden („den Patienten da abholen, wo er steht"). Besonders für langjährige Diabetiker bedeutet die Umstellung auf eine Insulinpumpe nicht nur eine Veränderung der Insulinapplikationsart. Die neue Therapieform definiert jahrzehntelang gelebte Prinzipien und Lebensrhythmen neu! Ängste und Widerstände können das angestrebte Verhältnis erheblich blockieren. Deshalb muss sich das Diabetesteam vor und nach jeder Schulungseinheit vergewissern, dass alle Fragen und auch geheime Befürchtungen der Diabetiker geklärt wurden. Auf diese Art wird eine Atmosphäre von Vertrauen und Sicherheit geschaffen.

Wird die Insulinpumpenschulung in Form einer **mehrtägigen Gruppenschulung** durchgeführt, ergeben sich einige spezifische Vorteile. Bei den Insulinpumpenkandidaten handelt es sich oft um Langzeit-Diabetiker, deren Diabetes jahrelang gut oder schlecht im Alltag nebenher lief. Vieles wird zur Gewohnheit, die ja, nach Einstein, die zweite Schwerkraft darstellt. Setzen sich diese Diabetiker mehrere Tage lang ausschließlich und intensiv mit ihrem Diabetes auseinander, können sie viele Aspekte ihrer Stoffwechselerkrankung in Ruhe unter die Lupe nehmen und verbessern. Wer nimmt sich schon im Alltag die Zeit, Kohlenhydrate nachzuwiegen, seine BE- und Korrekturfaktoren zu überprüfen oder die Therapieanpassungsstrategien zu überdenken? Dazu bekommt der Pumpenträger jetzt einige Tage Zeit – ganz exklusiv. Vor und nach den Schulungseinheiten werden die Teilnehmer nicht sofort wieder „vom Joballtag gefressen", sondern können sich in Ruhe mit der Stoffwechselerkrankung auseinandersetzen. Die allermeisten Teilnehmer einer mehrtägigen Gruppenschulung profitieren von dieser Chance – nicht zuletzt dank der unzähligen Diskussionen und dem Erfahrungsaustausch mit den „Mitschülern".

Welches Schulungsmodell zu favorisieren ist, ob stationär oder ambulant, soll im Folgenden nicht weiter diskutiert werden, denn auch hier gilt: „Viele Wege führen nach Rom ..." Es folgt nun der Versuch, die beiden Modelle kurz anhand von zwei Beispielen vorzustellen. Die Beispiele sind exemplarischer Natur und sollen keinesfalls vermitteln, dass es sich bei ihnen um die einzig wahre und richtige Form der Insulinpumpeneinstellung handelt. Es handelt sich dabei jedoch um Modelle, die sich in der Praxis bewährt haben (dies gilt insbesondere für das fünftägige Düsseldorfer Schulungsmodell).

2.1 Stationäre Insulinpumpenschulung

Das stationäre Behandlungs- und Schulungsprogramm der Heinrich-Heine-Universitätsklinik Düsseldorf (Prof. Dr. med. M. Berger) ist, wie die Kurse für Typ-1- und Insulin spritzende Typ-2-Diabetiker, auf fünf Tage ausgerichtet. Dieses Schulungsmodell ist bis heute das einzige, das wissenschaftlich evaluiert wurde und dessen Wirksamkeit in Studien zweifelsfrei nachgewiesen ist. Deshalb dient es auch heute noch als Grundlage zur Strukturierung stationärer Schulungen. Natürlich kann und muss der Zeitplan variiert werden: je nach Größe der Gruppe, entsprechend den individuellen Voraussetzungen und Bedürfnissen der Diabetiker und in Abhängigkeit von den örtlichen und personellen Gegebenheiten des Diabeteszentrums.

Uhrzeit	Montag	Dienstag	Mittwoch	Donnerstag	Freitag
07:00 - 07:15	Besprechung der Blutzuckerwerte und Abstimmung des Frühstücksbolus und der Korrektur				
	Frühstück				
09:00 - 09:15	Besprechung der Blutzuckerwerte und Abstimmung der Basalrate				
09:15- 12:00	Aufnahme Indikation zur CSII	Beginn der CSII Ablegen der Pumpe	Visite	Pumpe und Alltag	Fragestunde Einzelgespräche
	Technik Bedienung d. Pumpe	Anpassung der Insulindosis	Ernährung 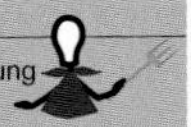		
	Tragen des Gerätes				
12:00-12:15	Besprechung der Blutzuckerwerte und Abstimmung des Mittagsbolus und der Korrektur				
	Mittagessen				
14:00 - 17:00	Infusionsset	Hyperglykämie	Pumpe und Alltag	Pumpe und Alltag	Abschlussgespräch in der Gruppe
	Individuelle Festlegung der Insulindosis	Ketoazidose	Sport/Bewegung		
	Protokollheft				
17:00 - 17:30	Besprechung der Blutzuckerwerte und Abstimmung des Abendbolus und der Korrektur				
	Abendbrot				
19:00 - 20:00			Sport (Praxis)	Restaurantbesuch	
23:00	Besprechung der Blutzuckerwerte und Therapieanpassung für die Nacht				

Zeitplan der stationären Pumpenschulung

In der Universitätsklinik Düsseldorf hat sich bei der Insulinpumpen-Neueinstellung der abgebildete fünftägige Zeitplan bewährt, um alle relevanten Themen zu besprechen (siehe Abb. auf der vorhergehenden Seite). Die meisten Diabetiker fragen sich vor Beginn einer solchen Schulung, was um alles in der Welt bei einer Umstellung auf die Insulinpumpe so lange dauert. Gegen Ende des Kurses wird sich das keiner mehr fragen, denn so ziemlich alle Langzeit-Diabetiker mit einer ICT entdecken individuelle „Lücken“ in ihrem Diabeteswissen und sind dankbar für die intensive Auffrischung und Vertiefung spezieller Themen.

Gemeinsame Blutzucker-Visite

Im Rahmen der stationären Insulinpumpenschulung finden fünfmal täglich Blutzuckerbesprechungen statt: vor dem Frühstück, nach dem Frühstück um 9 Uhr, vor dem Mittagessen um 12 Uhr, vor dem Abendessen um 17 Uhr und vor der Nachtruhe um 23 Uhr. Bei dieser Gelegenheit diskutieren die Patienten, Diabetesberaterinnen und der betreuende Arzt gemeinsam die Blutzuckerkurven jedes einzelnen Diabetikers. Die gemessenen Werte und ggf. Kurven werden betrachtet und die Ursachen diskutiert. Die erforderlichen Anpassungen von Basalrate und Bolusgaben werden ermittelt und in der gemeinsamen Besprechung für alle Teilnehmer nachvollziehbar erklärt. Dabei werden die individuellen Unterschiede deutlich, und die Diabetiker erleben, dass es unmöglich ist, allgemeingültige Empfehlungen zu geben. Nach kurzer Zeit stellt sich die Erkenntnis ein, dass es nötig ist, ausgehend von persönlichen Erfahrungen auf aktuelle Blutzuckerwerte individuell zu reagieren.

Selbstständige Therapieanpassung

In den letzten Schulungstagen sollten die Diabetiker selbstständig ihre Therapie anpassen und in Anlehnung an die Schulungsinhalte begründen können, wobei Arzt und Diabetesberaterin auch in schwierigen Fällen nur noch Hilfestellung leisten. Durch die Motivation der Diabetiker zu aktiver Mitarbeit können ihre Schwierigkeiten im Umgang mit der Insulinpumpentherapie erkannt und im weiteren Verlauf der Schulung berücksichtigt werden.

Individualisierte Schulung

Ferner werden in diesen Besprechungen die jeweils vorausgegangenen Themen wiederholt. Fragen oder Verständnisschwierigkeiten werden aufgegriffen und sofort oder zu Beginn der nächsten Stunde ausführlich besprochen. Wenn der Wissensstand der Gruppe sehr unterschiedlich ist oder wenn ein Schulungsteilnehmer Hemmungen hat, bestimmte Themen innerhalb der Gruppe anzusprechen, sind Einzelgespräche notwendig. Nur so kann ein mehrtägiges Behandlungs- und Schulungsprogramm für alle Seiten sinnvoll und zufriedenstellend durchgeführt werden.

Alltagsnahe Aktivitäten

Um die theoretischen Inhalte erfahrbar zu machen, werden sie im Rahmen des Schulungsprogramms auch in die Praxis umgesetzt. Aus diesem Grund sind nach der theoretischen Schulung dieser Themen eine Sportstunde und ein gemeinsamer abendlicher Restaurantbesuch fester Bestandteil des Programms. Diese gemeinsamen Aktivitäten fördern darüber hinaus auch das Zusammengehörigkeitsgefühl und den privaten Erfahrungsaustausch innerhalb der Gruppe.

2.2 Ambulante Insulinpumpenschulung

Dieses Kapitel beginnt mit einer sehr privaten Einleitung der Autorin, einer Diabetesberaterin, die zuvor mehr als 15 Jahren lang in Universitäts-Diabeteskliniken arbeitete:

„Für mich war die Vorstellung völlig undenkbar, eine Insulinpumpenschulung ambulant durchzuführen. Natürlich bin ich als überzeugte Vertreterin der Düsseldorfer ‚Berger-Schule' nicht wirklich vom fünftägigen Schulungsprogramm abgewichen, habe aber einige Modifikationen vorgenommen. Dennoch erschienen mir die Risiken anfangs viel zu groß. Was könnte nicht alles passieren? Die erste Basalrate könnte viel zu niedrig oder viel zu hoch angesetzt sein. Die Patienten würden massiv entgleisen, es könnten technische Probleme oder Alarme auftreten, mit denen die frischen Pumpenträger alleine noch überfordert wären, Katheterprobleme, die sie nachts nicht alleine bewältigen würden. Wahre Horrorszenarien liefen in meinem Kopf ab.

Daher mussten sich die Teilnehmer meiner ersten ambulanten Schulung nach dem Abendessen wieder mit mir in der Praxis treffen und um 23 Uhr nochmals mit mir telefonieren, um die aktuellen Werte durchzugeben. Ich habe in dieser Nacht kein Auge zugetan, habe wie ein hypnotisiertes Eichhörnchen auf mein Pumpennotfallhandy gestarrt und auf die oben ausgemalten Katastrophen gewartet. Es passierte ... nichts.

Am nächsten Morgen erschienen die Patienten vollzählig und allesamt wohlbehalten zur Schulung, gut gelaunt und deutlich ausgeschlafener als ich. Inzwischen kann ich in der ersten Schulungsnacht wieder besser schlafen."

Technische Einweisung bereits im Vorfeld

Ganz entscheidend für den Nachtschlaf des Diabetesteams und die Therapiesicherheit ist, dass die Pumpenträger bereits zu Beginn der Insulinpumpentherapie ihren neuen Begleiter sicher bedienen und selbstständig einen neuen Katheter legen können. Zwar hat die Technik der Insulinpumpen im modernen Handyzeitalter deutlich an Schrecken verloren. Dennoch macht es einen entscheidenden Unterschied, ob man sich bei einer SMS vertippt oder ob man aus Versehen einen zu großen Bolus abgibt. Aufgrund der möglicherweise gravierenden Konsequenzen einer Fehlbedienung ist eine gute und ausführliche Technikschulung eine wesentliche Grundlage der Pumpentherapie.

Die technische Einweisung ist Aufgabe des Pumpenherstellers (siehe Praxis-Tipp, Kap. 2) und soll den Patienten dazu in die Lage versetzen, selbstständig die Insulinpumpe zu bedienen. Manche Hersteller delegieren die technische Einweisung an Versandhändler oder freie Mitarbeiter. Die technische Einweisung sollte immer **mindestens eine Woche vor Schulungsbeginn** durchgeführt werden, damit die Pumpenträger einige Tage Zeit haben, sich ganz in Ruhe und in ihrem individuellen Tempo mit der Technik ihres neuen Begleiters anzufreunden. Wichtige Grundfunktionen wie Basalratenprogrammierung, Bolusgabe und Bolusvarianten, temporäre Basalratenänderung und Legen eines Insulinkatheters sollten in „Trockenübung" so lange durchgespielt werden, bis dies schlafwandlerisch sicher beherrscht wird.

Wer die neue Therapieform mit einer solchen Techniksicherheit beginnt, dem werden Blutzuckerschwankungen durch eine Fehlbedienung erspart bleiben.

Ablauf einer ambulanten Pumpenschulung

Nach welchem Zeitplan eine ambulante Insulinpumpenschulung durchgeführt wird, hängt nicht nur von den personellen Kapazitäten und Möglichkeiten jeder einzelnen Schwerpunktpraxis bzw. Diabetesambulanz ab. Auch die Überzeugungen und Vorlieben der jeweiligen Diabetesteams spielen eine große Rolle. Folgender Aufbau hat sich in der Praxis bewährt:

- **Im Vorfeld:** Eine Woche vor Beginn der Insulinpumpentherapie sollten im Rahmen eines intensiven Schulungsabends die Vorgespräche, die Technikeinweisung und das Anlegen eines Insulinkatheters stattfinden („Trockenübungen", laut Stundenplan aus Kap. 2.1 das Programm vom dortigen Montag).
- **Zeitplan der Schulung:** Mehrere Modelle sind denkbar:
  - Beginn der Pumpenschulung mit ein oder zwei ganzen Tagen (einige Praxen schreiben die Diabetiker für diesen Zeitraum krank) und Weiterführung der Schulung in Form von Abendkursen, oder
  - abendliche Schulungsstunden über ein bis vier Wochen neben dem normalen Alltagsleben der Teilnehmer.
- **Abfolge der Schulungsthemen:** Diabetesberaterinnen, die ihr „Handwerk" im stationären Bereich erlernt haben, bauen ihre ambulanten Schulungen in der Regel ähnlich auf wie die stationären Schulungen (Themenabfolge entsprechend dem fünftägigen Stundenplan; siehe Kap. 2.1)
- **Blutzuckervisiten:**
  - Die intensiven und häufigen Blutzuckerbesprechungen sollten immer den zentralen Mittelpunkt jedes Schulungskurses darstellen.
  - Die Bed-Time-Runde findet aus organisatorischen Gründen meist nicht mehr vis à vis, sondern per Telefon statt.
  - Außerhalb der Präsenzzeiten werden die Blutzuckerwerte und Therapieentscheidungen per Telefon besprochen.
- **Gemeinsame Alltagsaktivitäten:** Das gemeinsame Abendessen wird oft aus organisatorischen Gründen zu einem gemeinsamen Mittagessen umfunktioniert.

Telefonischer Bereitschaftsdienst rund um die Uhr

Im Idealfall erhält jeder Schulungsteilnehmer eine Notfallhandynummer des behandelnden Diabetologen oder der schulenden Diabetesberaterin, um sie bei akuten Problemen jederzeit erreichen zu können. Aus Kapazitätsgründen ist das von den Beteiligten nicht immer zu leisten. Dabei stellt sich oft die Frage, wen die Telefonbereitschaft mehr beruhigt: die Pumpenpatienten oder das Diabetesteam. Zwar gilt das Regenschirmprinzip (wenn man einen dabei hat, braucht man ihn nicht), doch ist die ständige telefonische Erreichbarkeit des Diabetesteams bei einer ambulanten Pumpenschulung das A und O in Bezug auf die Therapiesicherheit und zur Schaffung einer soliden Vertrauensbasis.

Praktische Probleme für Schwerpunktpraxen

Viele diabetologische Schwerpunktpraxen haben Schwierigkeiten, den immensen Schulungsaufwand organisatorisch und finanziell zu schultern, da es leider bis heute keine Abrechnungsziffer für eine Insulinpumpenschulung gibt. Viele rechnen bei diesen Schulungen dann Ziffern einer ICT-Nachschulung ab. Zweifelsohne gehört eine Portion Idealismus dazu, wenn Diabetesteams ihren Patienten die Insulinpumpentherapie ermöglichen.

2.3 Schulungsmaterialien

Im Wesentlichen stehen den Schulenden derzeit zwei aktuelle und systematische Schulungsprogramme zum Thema Insulinpumpentherapie zur Verfügung. Diese sind curricular ausgearbeitet, verfügen über die nötigen Schulungsmaterialien (Präsentationsfolien etc.) und sind herstellerneutral. Die beiden Programme sind für verschiedene Zielgruppen gedacht:

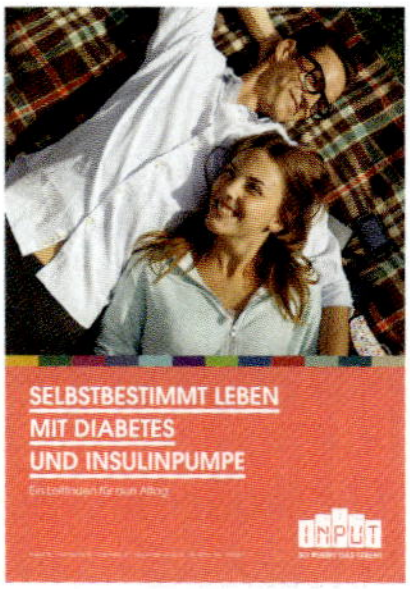

- **INPUT:** Im Jahr 2018 publiziertes, herstellerunabhängiges und -neutrales Schulungsprogramm für Menschen ab 16 Jahren mit moderner optischer Erscheinung und Didaktik. Entwickelt vom Forschungsinstitut der Diabetes-Akademie Bad Mergentheim (FIDAM). Nach einer Evaluationsstudie ist die Zertifizierung von INPUT beim Bundesversicherungsamt geplant. Dann könnten Diabetes-Schwerpunktpraxen erstmalig (!) eine Pumpenschulung offiziell abrechnen.

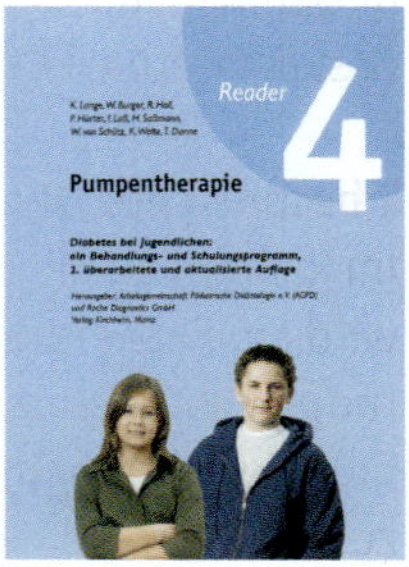

- **Diabetes bei Jugendlichen – ein Behandlungs- und Schulungsprogramm:** Das von der Arbeitsgemeinschaft pädiatrische Diabetologie der DDG (AGPD) herausgegebene Programm richtet sich speziell an Diabetesteams, die Jugendliche mit Typ-1-Diabetes schulen. Im neuen Heft 4 geht es um Insulinpumpentherapie und CGM (3. Auflage 2017). Im Rahmen des DMP Typ-1-Diabetes werden die Schulungsmaterialien einmalig für Jugendliche finanziert.

Teilweise noch in Gebrauch sind die Programme Subito (Fa. Roche) und Conclusio (Fa. Medtronic). Diese Programme sind nicht mehr auf dem aktuellen Stand und nicht abrechenbar.

2.4 Abschluss der Insulinpumpenschulung

„Pumpenführerschein"

Am letzten Schulungstag stehen sowohl die Diabetiker als auch das Schulungsteam auf dem Prüfstand. Im Rahmen der „Insulinpumpen-Führerscheinprüfung" werden die Qualität der Schulung sowie das darin erlangte Grundwissen abgefragt (Beispielfragen siehe Kap. 18.6). Die Prüfung kann gemeinsam in der Gruppe abgelegt werden oder man gibt, gerade bei ambulanten Schulungen, den Teilnehmern den Prüfungsbogen mit nach Hause. Die Beispielfragen können auch „in Etappen" nach jeder Schulungseinheit beantwortet werden.

Sollten bei der Auswertung schwerwiegende Wissenslücken zutage treten, muss das betreuende Diabetesteam gemeinsam mit dem Insulinpumpenträger entscheiden, ob der stationäre Aufenthalt bzw. die ambulante Intensivbetreuung um einige Tage bzw. Schulungseinheiten verlängert werden muss, um die erkannten Schwachstellen zu beheben. Dieses „Nachsitzen" darf nicht als Strafe oder persönliches Versagen empfunden werden. Der hier vermittelte Stoff ist extrem komplex und umfangreich. Das Diabetesteam darf den Diabetiker zu seiner eigenen Sicherheit erst dann ins Alltagsleben entlassen, wenn keine Zweifel daran bestehen, dass er alle denkbaren Schwierigkeiten der neuen Therapieform eigenverantwortlich bewältigen kann.

In Hinblick auf das Qualitätsmanagment einer anerkannten Schulungseinrichtung und aus juristischen Gründen sollten die Prüfungsbögen in der Patientenakte dokumentiert werden. So kann bei eventuellen medizinischen Notsituationen (z. B. Ketoazidose) nachgewiesen werden, dass der Insulinpumpenträger umfassend zu diesem Themenkomplex geschult wurde und die Schulungsinhalte zumindest theoretisch verinnerlicht waren.

Abschlussgespräch

Im Rahmen eines gemeinsamen Gesprächs mit allen Teilnehmern und Mitarbeitern wird am Ende der Schulung die Gelegenheit geboten, Erfahrungen und Verbesserungsvorschläge zu artikulieren.

Viele Schulungsteilnehmer haben während dieser Zeit einen intensiven Kontakt zueinander aufgebaut und häufig besteht das Interesse, diese Beziehungen auch nach der Schulung nicht abreißen zu lassen. In einem solchen Fall ist es zu begrüßen, wenn die Termine für die notwendigen ambulanten Wiedervorstellungen unter den Teilnehmern koordiniert und mit einem Gruppentreffen verbunden werden.

Außerdem ist ein Erfahrungsaustausch mit anderen, erfahreneren Pumpenträgern anzuregen. Einige Schulungszentren haben zu diesem Zweck regelmäßige Treffen, sogenannte Pumpenstammtische, ins Leben gerufen. Bei diesen Zusammenkünften sind in der Regel auch nicht-diabetische Lebenspartner willkommen. Auch unter dem Dach unabhängiger Selbsthilfegruppen werden spezifische Stammtische für Pumpenträger organisiert (z. B. DDB, Insuliner; Kontaktadressen siehe Kap. 18.8).

2.5 Ambulante Nach- und Weiterbetreuung

Eine regelmäßige Nachbetreuung auf hohem Niveau ist für den langfristigen Erfolg der Insulinpumpentherapie genauso wichtig wie die erste Pumpenschulung.

Prof. Spraul führte bei 47 Insulinpumpenträgern, die in den Jahren 1990 – 1993 an der Universitätsklinik Düsseldorf (Prof. Dr. med. M. Berger) geschult worden waren, Jahre später eine Nachuntersuchung durch.[28] Es zeigte sich, dass nur Pumpenträger, die im Anschluss an die initiale Schulung auch eine engmaschige Weiterbetreuung in ihrem Pumpenzentrum in Anspruch genommen hatten, die verbesserte Stoffwechseleinstellung aufrechterhalten konnten. Bei den anderen Diabetikern verschlechterte sich die Einstellung im Lauf der Jahre wieder.

Bei der Weiterbehandlung der Insulinpumpenpatienten gelten immer dieselben Gesetzmäßigkeiten, egal ob diese von einer Schwerpunktpraxis oder einer Universitätsklinik durchgeführt wird. Sie muss von einem erfahrenen und spezialisierten Diabetesteam engmaschig, zumindest quartalsweise, durchgeführt werden. Bei den Konsultationen sollten neben den für alle Diabetiker obligatorischen Untersuchungen (HbA_{1C}, Blutfette, Mikroalbuminurie, Blutdruck, Körpergewicht etc.) folgende Aspekte berücksichtigt werden:

Anamnese

- Gab es seit der letzten Konsultation spezifische diabetologische Probleme oder Unklarheiten?
- Häufigkeit der Katheterwechsel?
- Dokumentation der aktuellen Basalrate und der tageszeitlichen BE- und Korrekturfaktoren

Körperliche Untersuchung

- Bei jedem Ambulanzkontakt Kontrolle der Katheter-Einstichstellen
  - Zeichen einer lokalen Infektion? (Siehe Kap. 3.3.7.)
  - Narbenbildung? (Siehe Kap. 3.3.6.)
  - Zeichen einer Lipohyper- oder -hypotrophie? (Siehe Kap. 3.3.6.)
- Verwendeter Insulinkatheter, Kanülenlänge
- „Pflegezustand" der Insulinpumpe

Therapieoptimierung anhand des Diabetestagebuchs

Natürlich können nicht bei jedem Ambulanzkontakt alle Punkte der folgenden Liste abgearbeitet werden. Die Punkte sollten jedoch zumindest angesprochen und bei entsprechendem Bedarf vertiefend besprochen werden.

- Hypoglykämien (siehe Kap. 8)
  - Häufigkeit? Fremdhilfe?
  - Entstehung aus einer vorangegangenen Blutzuckerkorrektur / aus einem falsch kalkulierten Mahlzeitenbolus / bei Bewegung?
  - „Passende" Therapie oder übermäßige Einnahme von Not-BE mit nachfolgender Hyperglykämie?
- Zu hohe Blutzuckerwerte (siehe Kap. 6)
  - „Passende" Korrekturregeln oder übermäßige Korrekturinsulingaben mit nachfolgenden Hypoglykämien?
  - Wird bei BZ-Werten über 250 mg/dl ein Ketontest durchgeführt?
  - Häufigkeit und Menge von Kohlenhydratzufuhren ohne Bolusgabe?
- Ausmaß der Blutzuckeranstiege nach den Mahlzeiten (siehe Kap. 5)
  - Wird ein Spritz-Ess-Abstand eingehalten?
  - Wird nach Art der Kohlenhydrate differenziert?
  - Realistische BE-Schätzung?
  - Werden größere Mengen Fett und Eiweiß bei der Bolusgabe berücksichtigt?
- Dokumentation der BE- und Korrekturfaktoren
  - Werden die Faktoren tageszeitlich variiert?
  - Überprüfung der Einstellungen des Bolusrechners (siehe Kap. 5.5)
- Morgendlicher Nüchternwert
  - Bei zu hohem Nüchternwert: Wurde die Ursache mit nächtlichen Blutzuckermessungen geklärt (unbemerkte Hypoglykämien)?
- Basalrate (siehe Kap. 4)
  - Konstante Basalrate: Diabetesdauer, Nüchtern-Blutzucker, Nachtwert?
  - Basalrate stundenweise von 0 I.E.?
    - Extrem niedriger Insulinbedarf?
  - Große Sprünge in der Basalrate von Stunde zu Stunde?

  - Basalrate in der Nacht erheblich höher als am Tag?
    - „Später Fett- und Eiweiß-Esser"?
    - Gastroparese?
  - Basalrate am Tag erheblich höher als in der Nacht?
    - Kompensation zu geringer Mahlzeitenboli durch zu hohe Basalrate?
    - Kortisondauertherapie über längere Zeit?
    - Erheblicher Alltagsstress?
  - Basalratentest durch Mahlzeitenauslassversuch (siehe Kap. 4.1)
    - Wann zuletzt durchgeführt?
    - Patienten zu quartalsmäßigen Basalratentests ermuntern, bei Unklarheiten kurzfristig häufiger.
- Verhältnis der Basalrate (Tagessumme) zu den Bolusgaben (Tagessumme)
  - Zu erwarten ist ein Verhältnis von ca. 1:1 (gilt für Erwachsene mit „normaler" körperlicher Alltagsaktivität)
  - Zu großer Bolusanteil: Häufige Korrekturinsulingaben / zu hoher I.E./BE-Faktor / Basalrate zu niedrig?
  - Zu großer Basalratenanteil: Häufige Hypoglykämien / sehr häufige Zufuhr geringer BE-Mengen („snacken") / fehlende Fett- und Eiweißabdeckung mit verzögerten Bolusgaben (siehe Kap. 5.3) / kohlenhydratarme Ernährung?
- Temporäre Bedarfsänderungen (siehe Kap. 4.2)
  - Therapieanpassung an Sport, Krankheit, zyklusabhängige Schwankungen?
- Allgemeines Maß der Glukoseschwankungen unter Berücksichtigung der Tageszeiten
  - Einfachstes Maß: Standardabweichung (bei Auswertung mit spezieller Software), Time in Range
  - Visuelle Beurteilung der Kurven (mit Software: Standardtag, tageszeitliche Tortendiagramme etc.)

Basalraten-Überprüfung

Für eine instabile Stoffwechsellage oder große Blutzuckerschwankungen kommen zwei Ursachen infrage: Entweder die Basalrate stimmt nicht oder die Bolusgaben sind nicht korrekt (tageszeitliche BE- und Korrekturfaktoren, BE- und FPE-Schätzungen, Spritz-Ess-Abstand etc., siehe Kap. 5). Da im Alltag häufig Basalratenfehler durch zu hohe oder zu geringe Bolusgaben oder Kohlenhydratzufuhr ausgeglichen werden, sollte bei deutlichen Blutzuckerschwankungen zuerst die Basalrate ausgetestet werden. Dies geschieht, genau wie bei der Ersteinstellung, mit einem Mahlzeitenauslassversuch (siehe Kap. 4.1).

3. Erste Schritte zu Beginn der Insulinpumpentherapie

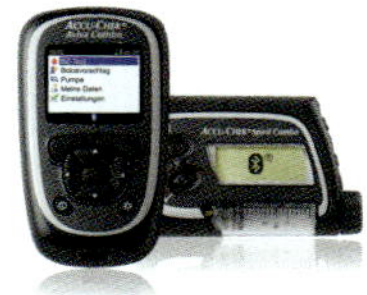

Welche Fragen im Vorfeld einer Insulinpumpentherapie individuell beantwortet werden müssen, haben wir in Kapitel 1 erläutert. Ein passendes Insulinpumpenmodell und das geeignete Pumpeninsulin wurden ausgesucht und mit der Krankenkasse das Vorgehen zur Kostenübernahme geklärt. In diesem Kapitel beschreiben wir Schritt für Schritt den „Ernstfall": Wie der Umstieg von der ICT auf die Pumpe gelingt. Die Darstellung orientiert sich an der Struktur einer Insulinpumpenschulung.

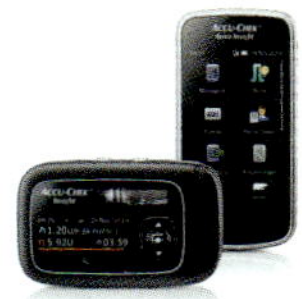

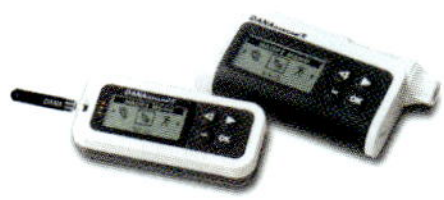

3.1 Technische Einweisung in die Bedienung der Insulinpumpe

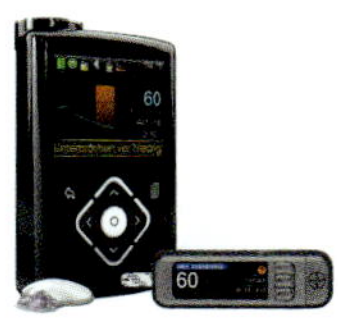

Zunächst muss der zukünftige Pumpenträger mit den technischen Funktionen seiner Insulinpumpe vertraut gemacht werden. Die sogenannte „technische Einweisung" ist laut Medizinproduktegesetz Aufgabe des Herstellers und wird in der Regel von einem Außendienstmitarbeiter durchgeführt. Teilweise wird dies an einen Diabetesversandhändler oder auch an freie Mitarbeiter delegiert. Anhand der jedem Gerät beiliegenden Gebrauchsanweisung werden schrittweise die grundlegenden Funktionen eingeübt.

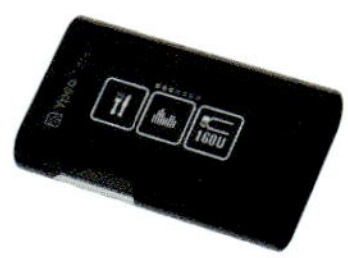

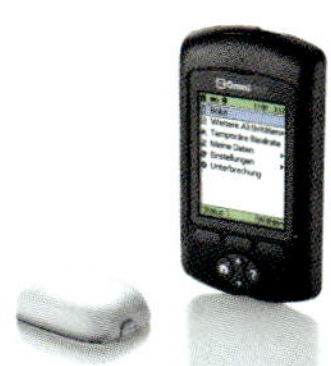

Die technische Einweisung muss vor Beginn der eigentlichen Insulinpumpenschulung (siehe Kap. 2) erfolgen, damit sich der angehende Insulinpumpenträger noch einmal in Ruhe mit den technischen Details seiner Insulinpumpe vertraut machen kann. Zu Beginn der eigentlichen Pumpenschulung sollte die technische Bedienung der Pumpe dann kurz wiederholt werden, zumindest die essenziell nötigen Funktionen, wie:

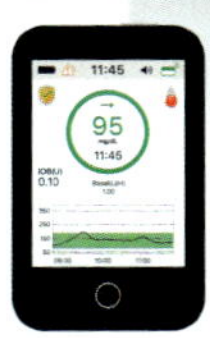

- Einlegen der Batterie
- Einstellen von Datum und Uhrzeit
- Programmieren der Basalrate
- Abgeben eines Standard-Bolus
- Stoppen der Insulinabgabe

Sonderfunktionen wie temporäre Basalratenänderung, alternative Bolusformen, Einsatz von Bolusrechner-Programmen, Abstellen von Piepstönen etc. sollten während der Schulung erst zu einem späteren Zeitpunkt erklärt werden, da eine zu große Informationsfülle am ersten Tag der Konzentration abträglich ist.

3.2 Wohin mit der Insulinpumpe? Übersicht über die Tragemöglichkeiten

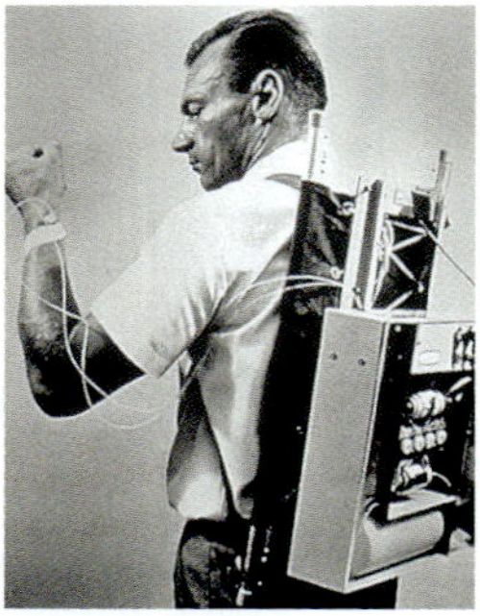

Foto: Diabetes & Technologie

Ein monströser Vorläufer der modernen Insulinpumpen von 1963 zur intravenösen Zufuhr von Insulin und Glukagon (Kadish)

Die „Pioniere" der Insulinpumpentherapie benötigten fast einen Rucksack, um das Gerät und sein Zubehör ständig bei sich zu tragen. Im Zuge des technischen Fortschritts sind die Modelle heute viel kleiner und haben mit 100 g (inkl. Batterien) das Gewicht einer Tafel Schokolade.

Wie und wo er die Pumpe am Körper trägt, entscheidet jeder Diabetiker nach persönlicher Vorliebe und Bequemlichkeit. Selbstverständlich kann der Ort situationsabhängig verändert werden.

Wird die Insulinpumpe ohne Schutzhülle in Kleidungstaschen oder Unterwäsche aufbewahrt, besteht prinzipiell immer die Gefahr, dass sie sich beim Bücken oder Umziehen „verselbstständigt". Um einer Beschädigung des Gerätes vorzubeugen, sollte man die Insulinpumpe daher immer in einer dafür vorgesehenen Schutzhülle tragen.

Wohin also mit dem guten Stück?

- Fast jeder zweite Pumpenträger steckt die Pumpe einfach in die Hosentasche. Wird die Pumpe dabei unter dem Gürtel durchgeschoben, ist der Insulinkatheter unauffällig verstaut und gut geschützt, und man bleibt z. B. nicht mit dem Katheter an einer Türklinke hängen. Viele Pumpenträger schneiden ein kleines Loch in das Innere ihrer Hosentasche, durch das sich mühelos ein abkoppelbarer Insulinkatheter schieben lässt. So kann es zu keinen „Verwicklungen" mehr kommen und Pumpe und Katheter sind quasi unsichtbar.

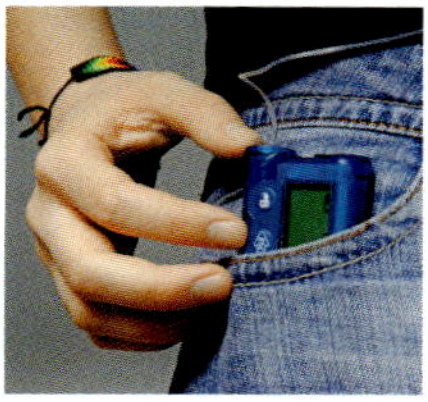

Hosentasche

- Zur Pumpengrundausstattung gehört u. a. eine passende Schutzhülle/Tragetasche mit Clip. Damit kann die Pumpe am Gürtel, am Hosenbund etc. befestigt werden, eine ebenfalls sehr beliebte Trageweise.
- Frauen äußern häufig den Wunsch nach einer diskreten „hosenunabhängigen" Tragemöglichkeit. Eine beliebte Variante ist, die Pumpe mittig im BH bzw. Bustier zu verstauen. Zum Bedienen der Pumpe muss sie nicht unbedingt herausgeholt werden, da einige Modelle über eine Fernbedienung verfügen. Außerdem kann die Insulinpumpe mit Stoffgurten unter der Kleidung befestigt werden, z. B. am Oberschenkel. Manche tragen die Pumpe an einer Kordel um den Hals.

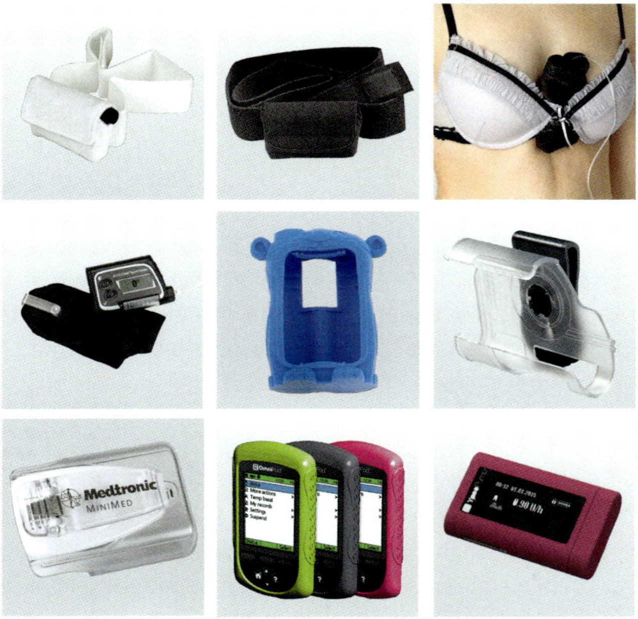

Spezielle Pumpentaschen gibt es für alle Körperregionen und Lebenslagen.

Fotos: Roche

Fotos: Roche

Fotos: Medtronic, Omnipod, YpsoPump

- Relativ neu sind Firmen, die eine größere Auswahl normaler Kleidungsstücke mit integrierten Pumpentaschen anbieten. Mehrere Hersteller haben sich auf diesen Markt spezialisiert, z. B. „AnnaPS" mit mehr sportlichem Schwerpunkt (siehe Fotos) oder „Ruby Limes" mit modischer Damenwäsche (siehe Fotos). Die Panties, BHs und Shirts verfügen über mehrere Pumpentaschen an ergonomisch günstigen Stellen. Der Katheterschlauch kann durch integrierte Öffnungen geführt werden. Weitere Beispiele siehe Tab. 1.

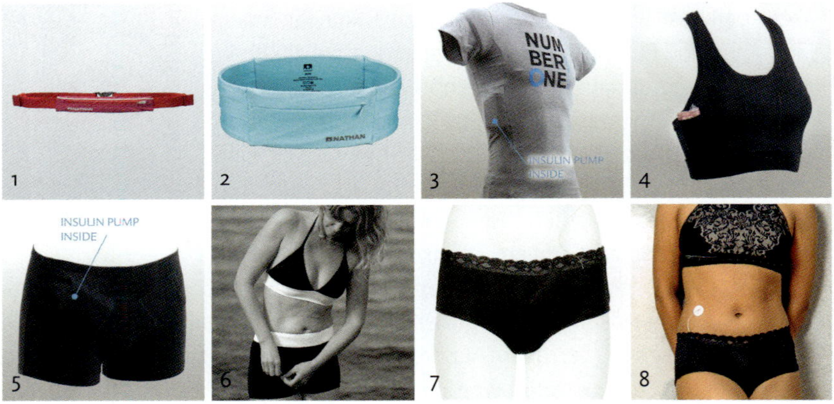

Fotos: NAthan, AnnaPS

Fotos: Anna PS, Ruby limes

Nathan Sportgurt (Bilder 1 und 2), AnnaPS (Bilder 3 bis 6) oder Ruby Limes (Bilder 7 und 8) – so findet jede und jeder ein geeignetes „Plätzchen" für die Insulinpumpe.

- Für Tätigkeiten, bei denen die Pumpe größeren Belastungen ausgesetzt wird, ist mittlerweile eine Auswahl an „Sportgurten" erhältlich. Die Pumpe kann z. B. in einer gepolsterten Neoprentasche an einem breiten, elastischen Bauchgurt getragen werden oder mit speziellen Gurten am Rücken. Besonders praktisch sind Gurte der Sportler-Marke „Nathan", die über bis zu vier voneinander getrennte Taschen verfügen. So können z. B. Insulinpumpe und Glukose-Gels verstaut werden, ohne dass man sich Sorgen machen muss, dass sich beides vermischt. Der Pumpenkatheter kann problemlos durch ein Loch, das eigentlich für Kopfhörerkabel gedacht ist, geführt werden. Weitere Beispiele siehe Tab. 1.

Gerade in der Anfangsphase bestehen oft Befürchtungen, man könne sich den Insulinkatheter durch unbedachte Bewegungen herausreißen, z. B. im Schlaf. Diese Ängste sind meist unbegründet, da die heutigen Pflaster sehr gute Klebeeigenschaften besitzen. Vor schweißtreibenden Aktivitäten, z. B. beim Sport, kann der Insulinkatheter mit zusätzlichem Klebematerial befestigt werden (siehe Kap. 3.3.3).

Bei einigen Gelegenheiten kann oder möchte der Pumpenträger sein technisches Hilfsmittel nicht dabei haben, z. B. beim Duschen, Schwimmen, Tauchen oder beim Sex. Für kurze Zeit kann eine Schlauchpumpe problemlos abgelegt werden, da fast alle Insulinkatheter inzwischen über eine Kupplung verfügen. Wie lange die Insulinpumpe abgelegt werden kann, ist individuell verschieden (siehe Kap. 9.9).

Und in der Nacht? Die „alten Hasen" lassen ihre Insulinpumpe während des Schlafens meist frei im Bett liegen, ohne dass Komplikationen auftreten. Weitere beliebte Möglichkeiten sind eine Schlafanzugtasche oder ein weicher Bauchgurt (s. o.).

Hersteller	Produktbeispiele	Homepage
AnnaPS	Sportliche (Unter-)Wäsche mit integrierten Pumpentaschen, Armbänder, Taschen für rt/iscCGM- Systeme	https://www.annaps.com/de
Bre.parat	Pumpenbekleidung, Armbänder, Taschen für rt/iscCGM-Systeme	https://breparat.de/
DiaMonster	Taschen für Insulinpumpen und rt/isc-CGM-Systeme	https://www.handmadebysweete.de/
DiaStuff	Aufkleber, Gurte für Insulinpumpen und rt/iscCGM-Systeme	https://www.diastuff.de/
Frio	Kühltaschen für Insulinpumpen- und pens, Kühlzubehör für den Körper	https://frio.eu/
mellitusone	Kleidung, Taschen, Aufkleber für Insulinpumpen und rt/iscCGM-Systeme	https://mellitus-one.de/
mysugarcase	Taschen und Bekleidung für Insulinpumpen, Messgeräte und rt/iscCGM-Systeme	https://www.mysugarcase.com/de/
Nathan	Laufgurte, Gürteltaschen für Insulinpumpen und rt/iscCGM-Systeme	https://www.nathansports.com/
Peelz	Aufkleber für Pumpen und rt/iscCGM-Systeme	https://pumppeelz.com/
Pepmeup	Aufkleber für Insulinpumpen, rt/iscCGM-Systeme, Schmuck, Tattoos	https://www.shop.pepmeup.org
Prikkedief	Aufkleber und Taschen für Messgeräte, Pens, Pumpen etc., Schmuck	https://www.prikkedief.com/
Ruby Limes	Modische Damen-Unterwäsche mit integrierten Pumpentaschen	https://rubylimes.com/
Spibelt	Laufgurte, Gürteltaschen für Insulinpumpen und rt/iscCGM-Systeme	https://spibelt.com/
Sugarlade	Messgeräte- und Insulinpumpentaschen	http://www.pumpentaschen.com
Tallygear	Taschen und Armbänder für Insulinpumpen und rt/iscCGM-Systeme	http://www.tallygear.com/
Zuckerkinder	Insulinpumpen- und Zubehörtaschen für Kinder	http://www.zuckerkinder.de/
Zuckerschmuck	Aufkleber, Armbänder für rt/iscCGM-Systeme	https://zuckerschmuck.com

Tab. 1: Einige Beispiele für Hersteller von Produkten, die das Leben mit Insulinpumpe und Sensorsystem einfacher oder schöner machen können: Unterwäsche und Shirts mit integrierten Pumpentaschen, Bauchgurte, Armbänder, Pumpentaschen, Aufkleber u. v. m.

3.3 Insulinkatheter

Eine konventionelle Insulinpumpe gibt das Insulin über einen speziellen Insulinkatheter ins Unterhautfettgewebe ab (auch „Infusions-Set“ genannt). Ein Insulinkatheter besteht aus einem Plastikschlauch, der mit dem einen Ende an die Insulinampulle angeschlossen wird. Das andere Ende läuft in einer dünnen Stahl- oder Teflonkanüle aus, die ins Unterhautfettgewebe eingeführt wird.

Der Insulinkatheter als Verbindungsglied zwischen Mensch und Maschine ist und bleibt der sensibelste Teil der Insulinpumpentherapie.

In den ersten Jahren der Pumpentherapie gab es noch keine speziellen Insulinkatheter. Mit den damals verfügbaren, für andere Zwecke entwickelten Kathetern traten eine Reihe von Problemen auf, die v. a. auf das verwendete PVC-Material zurückzuführen waren: Ausflockung von Insulin, Katheterverschlüsse, Verlust von Konservierungsstoffen und erhöhtes Infektionsrisiko an der Infusionsstelle. Durch produktionsbedingte Klebstoffe (zwischen Pumpe-Katheter-Verbindung und Schlauch oder zwischen Schlauch und Kanüle) wurden in seltenen Fällen allergische Reaktionen hervorgerufen. Zudem hatten die Katheter damals relativ große Schlauch- und Kanülendurchmesser, was zu einem

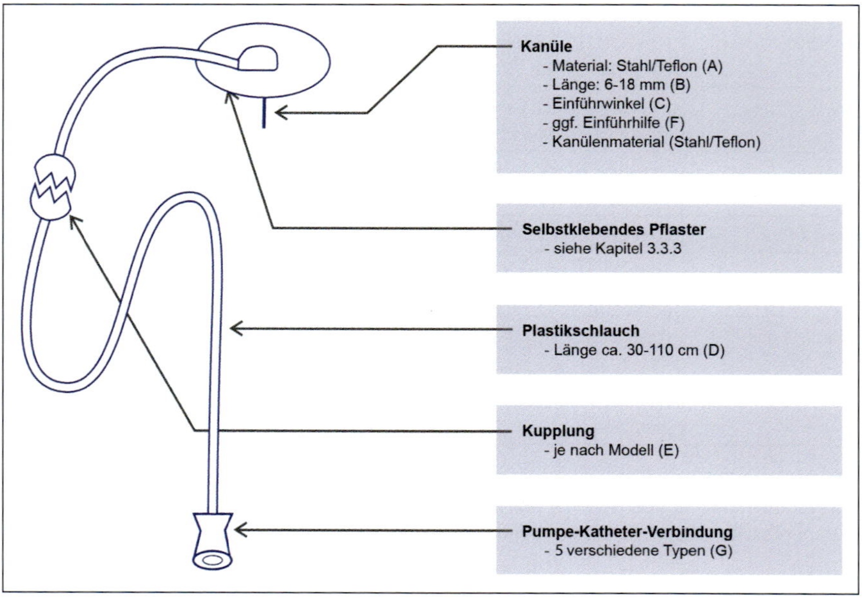

Abb. 1: Bestandteile eines Insulinkatheters (= Infusionsset). Weitere Informationen im Text.

hohen Insulinverbrauch beim Katheterwechsel führte und den Tragekomfort störte. Bei den heutigen Insulinkathetern sind diese Probleme glücklicherweise nicht mehr zu erwarten. Sie sind dank moderner Materialien (Polyethylen) optimal insulin- und hautverträglich und kommen aufgrund neuartiger Herstellungsprozesse gänzlich ohne Klebstoff aus. Die Insulinkatheter besitzen superfeine Kanülen ab 0,25 mm Durchmesser und einen entsprechend dünnen Schlauch. Dadurch wird der Tragekomfort verbessert und die Fließgeschwindigkeit des Insulins im Katheter erhöht, sodass auch sehr geringe Basalratenmengen ohne Verstopfungsgefahr fließen und Katheterverschlüsse inzwischen äußerst selten sind.

3.3.1 Individuelle Auswahl des passenden Insulinkatheters

Während der Insulinpumpenschulung sollte täglich ein Wechsel des Insulinkatheters durchgeführt werden. „Anfänger" gewinnen dadurch Routine und Sicherheit und können verschiedene Modelle persönlich testen. Es ist nicht empfehlenswert, sich nach einmaligem Gebrauch auf einen bestimmten Typ festzulegen. Zu Beginn der Therapie sollten vielmehr kleinere Mengen verschiedener Insulinkatheter zur Verfügung gestellt werden, um sie unter Alltagsbedingungen individuell zu testen. Insulinkatheter unterscheiden sich vor allem in folgenden Eigenschaften:

(A) Material der Kanüle

Die Kanüle ist der Teil des Insulinkatheters, der in das Unterhautfettgewebe eingeführt wird. Die Kanülen bestehen aus Stahl oder Teflon. Stahlkanülen sind mit einem Durchmesser von 0,25 bis 0,40 mm sehr schlank und naturgemäß nicht flexibel. Seit 1993 werden auch aus dem elastischen Material Teflon Kanülen hergestellt. Teflonkanülen haben mit ca. 0,36 bis 0,68 mm einen größeren Durchmesser, sind aber flexibel. Zum Einführen der Teflonkanülen wird eine Stahlnadel benötigt, die in das System integriert ist und die anschließend entfernt wird. Die Vor- und Nachteile müssen individuell abgewogen werden, siehe Tabelle (unten).

(B) Kanülenlänge

Die meisten Insulinkatheter-Modelle werden in verschiedenen Kanülenlängen angeboten. Je nach Einführwinkel der Kanüle und je nach Umfang des subkutanen Fettgewebes oder auch umgangssprachlich des „Bauchspecks" muss die optimale Kanülenlänge individuell ausgetestet werden (4,5 bis 18 mm). Die Insulinaufnahme ist ziemlich direkt unter der Haut am besten (in ca. 0,5 – 1 cm Tiefe), da das Unterhautfettgewebe hier am besten durchblutet ist. Die Kanüle darf nicht zu lang sein,

Stahlkanüle	Teflonkanüle
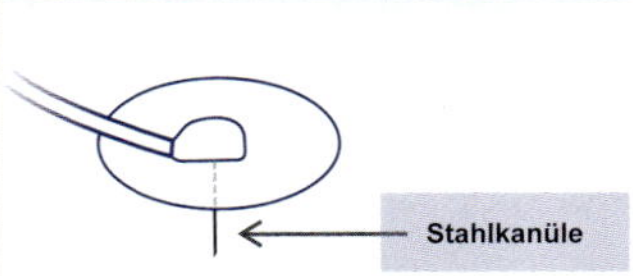	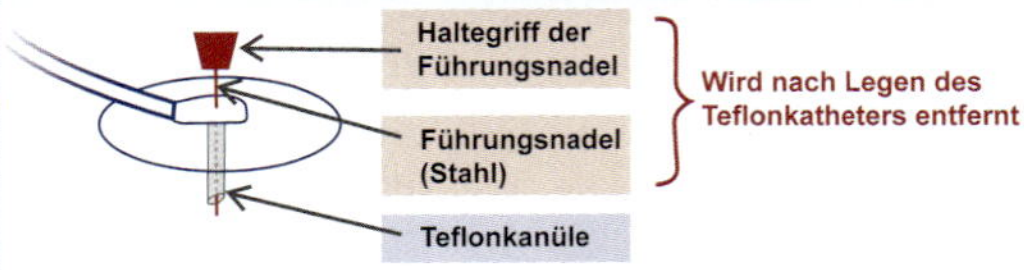
+ weniger schmerzhaftes Einführen (sehr dünne Nadel) + bei korrekter Kanülenlänge angenehme Trageeigenschaften + sehr gute Verträglichkeit mit Insulin + unauffällig unter enger Kleidung (trägt nicht auf) + preisgünstig - Probleme bei Nickelallergie denkbar	+ angenehme Trageeigenschaften aufgrund des elastischen Materials - relativ schmerzhaftes Einführen aufgrund des größeren Durchmessers (Einführhilfen erleichtern die Applikation) - Einstichstelle größer, Narbenbildung möglich, langsameres „Heilen" - Katheterverschluss durch Abknicken der elastischen Teflonkanüle möglich - Katheterlegen ist komplizierter, mehr Fehlermöglichkeiten

Tab. 2: Vergleich des Funktionsprinzips (Abb.) und der Vor- und Nachteile von Insulinkathetern mit Stahl- und Teflonkanüle.

damit auch bei Bewegung keine Schmerzen oder Irritationen auftreten und damit die Kanüle nicht im Muskelgewebe liegt.

(C) Einführwinkel der Kanüle

Je nach Modell des Insulinkatheters wird die Kanüle entweder senkrecht (90°-Winkel) oder schräg (20 – 45°-Winkel) eingeführt. Senkrechte Kanülen sind ca. 6 bis 12 mm lang, schräge Kanülen ca. 13 bis 18 mm. Mit beiden Kanülenarten ist ein perfekter Tragekomfort möglich.

Extrem schlanke Pumpenträger und kleine Kinder, die oft auch bei Verwendung der kürzesten senkrechten Kanülennadeln Schmerzen und Irritationen empfinden, sollten Kanülen mit einem sehr flachen Einführwinkel testen. Oft wird dadurch trotz längerer Kanüle ein besserer Tragekomfort erreicht (siehe Kap. 3.3.7).

(D) Schlauchlänge

Die nötige Schlauchlänge ergibt sich aus der Distanz zwischen dem Trageort der Insulinpumpe und der Einstichstelle des Katheters und der Körpergröße bzw. Körperfülle des Anwenders. Insulinkatheter sind mit Schlauchlängen von ca. 30 bis 110 cm erhältlich. Prinzipiell sollte die Schlauchlänge so kurz wie möglich gewählt werden, damit das Insulin möglichst kurz im Katheter verweilt und ein evtl. Katheterverschluss-Alarm frühzeitiger ausgelöst wird. Wer die Pumpe in der Hosentasche trägt, kommt meist mit einer Schlauchlänge von 30 bis 60 cm aus. Wird die Pumpe an anderen möglichen oder unmöglichen Stellen getragen, ist ein längerer Insulinschlauch nötig. Wer die Pumpe nachts frei ins Bett legt, fühlt sich mit einem längeren Insulinschlauch oft wohler.

(E) Kupplung

Die meisten Insulinpumpenträger bevorzugen abkoppelbare Insulinkatheter. Eine Kupplung bietet die Möglichkeit, die Pumpe für begrenzte Zeit abzulegen, ohne anschließend eine neue Kanüle legen zu müssen, z. B. beim Duschen, beim Sport oder beim Sex. Fast alle modernen Insulinkatheter verfügen über eine Kupplung. Sie befindet sich je nach Modell direkt am Kanülenträger oder nach ca. 10 bis 20 cm Schlauchlänge (von der Kanüle gerechnet).

(F) Einführhilfe

Für die meisten Insulinkatheter mit einer Teflonkanüle und für einen Stahlkatheter (mylife Orbit micro®) ist eine Einführhilfe erhältlich, die den Schmerz beim Einführen verringern kann und auch eine korrekte Platzierung der Kanüle an schwer zugänglichen Stellen ermöglicht. Des Weiteren sorgen die Einführhilfen dafür, dass sich die sehr flexible Teflonkanüle bei zu langsamem manuellen Einführen nicht hochschiebt und dabei aufräufelt, was zur Folge hätte, dass die Kanüle nicht ausreichend tief im Unterhautfettgewebe platziert wäre. Die meisten Einführhilfen sind mehrfach verwendbar. Zum Teil werden die Einführhilfen den Insulinkathetern als Einwegartikel beigelegt (Tabelle zu geeigneten Einführhilfen siehe Kap. 3.3.2).

(G) Pumpe-Katheter-Verbindung

In den letzten Jahren hat sich die Pumpe-Katheter-Verbindung immer mehr zum Problem entwickelt, da hier neuerdings jeder Hersteller sein eigenes Süppchen kocht – was nicht überrascht, denn die Pumpenhersteller machen den Großteil ihres Gewinns mit dem Verkauf von Verbrauchsmaterialien wie Insulinkathetern.

Waren in den Anfangsjahren dank des genormten Luer-Lock-Anschlusses noch sämtliche Kombinationen verschiedener Insulinkatheter und -pumpen möglich, ist die Katheterauswahl mittlerweile bei einem vorgegebenen Insulinpumpenmodell teilweise sehr eingeschränkt. Aus therapeutischer Sicht ist dies problematisch, denn nicht selten bestehen Unverträglichkeiten des Pflastermaterials, das Pflaster hält nicht ausreichend gut oder die Trageeigenschaften der Kanüle sind nicht optimal. Durch einen Wechsel des Insulinkathetermodells wären diese Probleme häufig lösbar, denn Pflasterallergien und Klebeeigenschaften sind oft herstellerspezifisch.

Die Situation der Insulinkatheter-Anschlüsse ist im Moment wie folgt (Stand Herbst 2019):

- Dana-Diabecare®-Insulinpumpen: Luer-Lock mit Linksgewinde
- Medtronic MiniMed™ 640G: Medtronic-Paradigm-Anschluss
- Medtrum A6®: Patchpumpe mit integrierter Stahlkanüle
- Omnipod®: Patchpumpe mit integrierter Teflonkanüle
- Roche Accu-Chek Combo®: traditioneller Luer-Lock Anschluss mit Rechtsgewinde
- Roche Accu-Chek Insight®: Insight-Anschluss, aktuell nur Teflonkatheter
- YpsoPump®: spezieller YpsoPump-Anschluss

Die Situation wird dadurch noch weiter kompliziert, dass die Insulinpumpenhersteller in der Regel die Insulinkatheter nicht selbst herstellen, sondern diese von Fremdfirmen zukaufen. Die genaue Zusammensetzung der Klebematerialien kann sich daher kurzfristig ändern, ohne dass Anwender oder Versandhändler davon erfahren.

Medtronic MiniMed™ 640G
Roche AccuChek Insight
Roche AccuChek Combo
mylife YpsoPump
Dana Diabecare R/RS

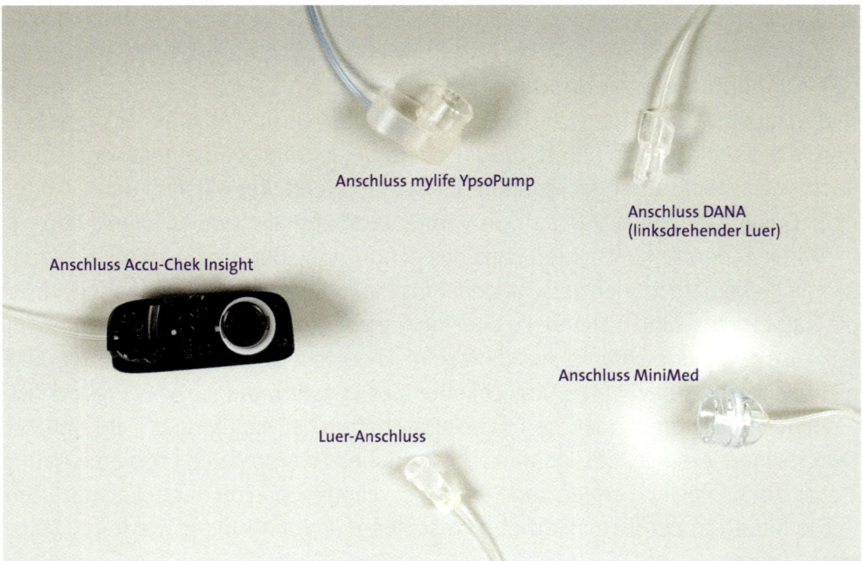

Foto: DIASHOP

Insulinkatheter mit Teflonkanüle														
Quick-set/Paradigm	Quick-set	Silhouette/Paradigm	Mio/Paradigm	Accu-Chek Insight Flex	Accu-Chek Insight Tender	Accu-Chek FlexLink	Accu-Chek TenderLink	mylife Orbitsoft	mylife Ypsopump Orbitsoft	Cleo 90	Inset II	Inset 30	Sof-Release-O	Sof-Release ST
X		X	X											
				X	X									
	X					X	X	X		X	X	X	X	X
									X					
													X	X

Insulinkatheter mit Stahlkanüle											
Sure-T/Paradigm	Sure-T	Accu-Chek Rapid-D Link	mylife OrbitMicro	mylife YpsoPump OrbitMicro	Contact Detach	Neria G 27	Soft Glide	Easy Release	Easy-Release II	Superine-ST	Superline-D
X											
	X	X	X		X	X	X	X	X	X	X
				X							
								X	X	X	X

Tab. 3: Welcher Insulinkatheter passt an welche Insulinpumpe? Übersicht über die Katheteroptionen je nach Pumpenmodell, Stand Herbst 2019. Die Reihenfolge impliziert keinerlei Bewertung.

Mit der Wahl eines Insulinpumpenmodells ergeben sich also oft zwangsläufig die passenden Insulinkatheter (siehe Tab. 3). Wir empfehlen daher zukünftigen Pumpenträgern, die zu Allergien und Unverträglichkeiten neigen, vor der Auswahl einer Insulinpumpe die entsprechenden Kathetermaterialien Probe zu tragen. Dies kann auch „trocken“ geschehen, d. h. ohne angeschlossene Insulinpumpe.

3.3.2 Übersicht über die Insulinkatheter-Modelle und Einführhilfen

Tabelle 4 gibt eine ausführliche Übersicht über die zum Zeitpunkt der Drucklegung in Deutschland erhältlichen Insulinkatheter mit Teflonkanüle, Tabelle 5 über die Insulinkatheter mit Stahlkanüle. Tabelle 6 zeigt Beispiele für passende Einführhilfen.

Insulinkatheter mit Teflonkanüle

			Teflonkanüle	
Insulinkatheter	**Anbieter**	**Anschluss**	**Kanülenlängen (mm)**	**Einführwinkel**
Soft-Release-O	IME-DC	Linksdrehender Luer (für Dana-Pumpe)	6, 9	senkrecht
Soft-Release-ST	IME-DC	Universal-Luer	19	schräg
Mio (Paradigm) (in 3 Farben: pink, blau, grau)	Medtronic	MiniMed (Paradigm)	6, 9	senkrecht
Quick-set	Medtronic	Luer	6, 9	senkrecht
Quick-set MiniMed (Paradigm)	Medtronic	MiniMed (Paradigm)	6, 9	senkrecht
Silhouette MiniMed (Paradigm)	Medtronic	MiniMed (Paradigm)	13, 17	schräg
Accu-Chek FlexLink	Roche	Luer	6, 8, 10	senkrecht
Accu-Chek Insight Flex	Roche	Insight-Anschluss	6, 8, 10	senkrecht
Accu-Chek Insight Tender (ohne Einführhilfe!)	Roche	Insight-Anschluss	13, 17	schräg
Accu-Chek TenderLink (ohne Einführhilfe!)	Roche	Luer	13, 17	schräg
Cleo 90	Smiths Medical	Luer	6, 9	senkrecht
Inset II (in 3 Farben: rosa, blau, grau)	Unomedical	Luer	6, 9	senkrecht
Inset 30 (in 3 Farben: blau, pink, grau)	Unomedical	Luer	13	senkrecht
mylife Orbitsoft	Ypsomed	Luer	6, 9	senkrecht
mylife YpsoPump Orbitsoft	Ypsomed	YpsoPump-Anschluss	6, 9	senkrecht

Tab. 4: Übersicht über die in Deutschland erhältlichen Insulinkatheter mit Teflonkanüle, Stand 2019. Die Insulinkatheter sind alphabetisch nach Herstellernamen sortiert, die Reihenfolge impliziert keiner-

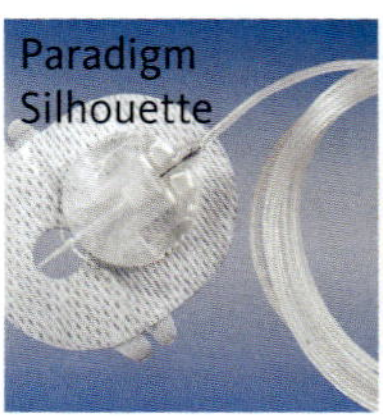

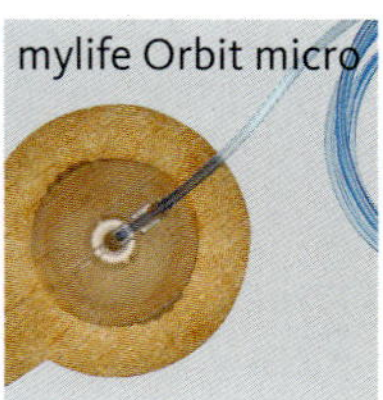

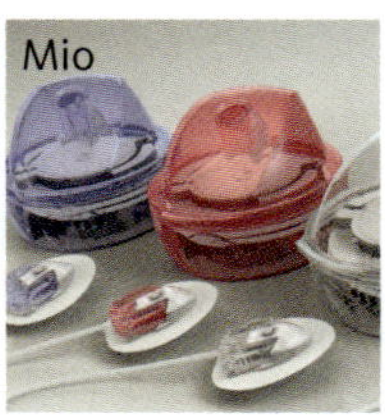

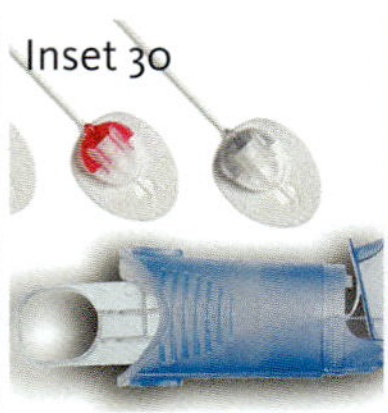

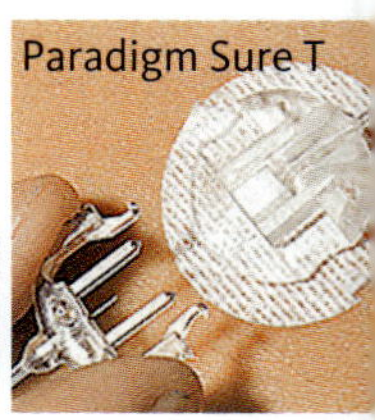

	Schlauch		*erhältlich als*		*Setzhilfe*
Kanülendurchmesser (mm)	**Schlauchlängen (cm)**	**Abkoppelbarkeit**	**Kanüle + Schlauch**	**Kanüle einzeln**	**integriert/ extra/keine?**
0,5	60, 80	direkt am Körper, 360 Grad drehbar	x		extra
0,5	70, 110	direkt am Körper	x		extra
0,68	45 (nur bei 6 mm), 60, 80	direkt am Körper	x		integriert
0,5	60, 110	direkt am Körper	x		extra
0,5	45 (nur bei 6 mm), 60, 80, 110	direkt am Körper	x		extra
0,36	45 (nur bei 13 mm), 60, 80, 110	direkt am Körper	x		extra
0,5	30, 60, 80, 110 (nur bei 8 + 10 mm)	direkt am Körper	x	x	extra
0,5	40, 70, 100	direkt am Körper	x	x	extra
0,5	40, 70, 100	direkt am Körper	x	x	keine
0,5	30, 60, 80, 110	direkt am Körper	x	x	keine
0,36	60, 80, 110	direkt am Körper	x		integriert
0,68	60, 110	direkt am Körper	x		integriert
0,68	60, 110	direkt am Körper	x		integriert
0,45	45, 60, 75, 105	direkt am Körper, 360 Grad drehbar	x	x	extra
0,45	45, 60, 80, 105	direkt am Körper, 360 Grad drehbar	x	x	extra

ei Bewertung. Alle Angaben unter Vorbehalt, keine Garantie für Vollständigkeit. Diese Tabelle wird in regelmäßig aktualisierter Form im Online-Anhang bereitgestellt (siehe Kap. 19.2).

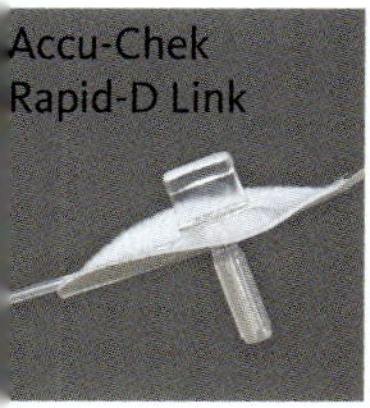

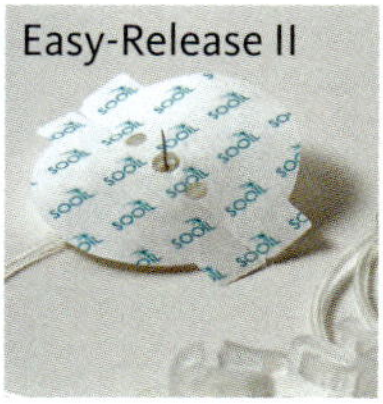

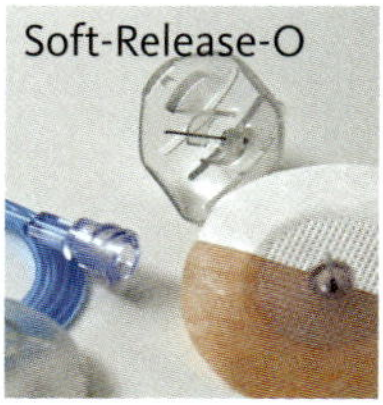

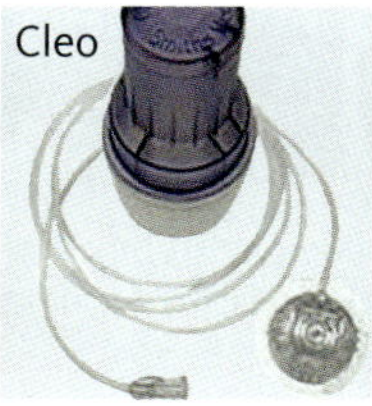

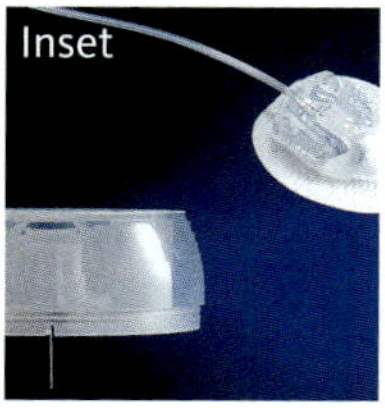

Insulinkatheter mit Stahlkanüle

			Stahlkanüle	
Insulinkatheter	**Anbieter**	**Anschluss**	**Kanülenlänge (mm)**	**Einführwinkel**
Soft Glide	Emed Technologies	Luer	6, 9, 12	senkrecht
Easy-Release	IME-DC	Universal-Luer	4.5, 7, 9	senkrecht
Superline-D	IME-DC	Universal-Luer	15, 19	schräg
Superline-ST	IME-DC	Universal-Luer	4.5, 6.5, 8	senkrecht
Sure-T	Medtronic	Luer	6, 8, 10	senkrecht
Sure-T MiniMed (Paradigm)	Medtronic	MiniMed (Paradigm)	6, 8, 10	senkrecht
Accu-Chek Rapid-D Link	Roche	Luer	6, 8, 10, 12	senkrecht
Contact Detach	Unomedical	Luer	6, 8	senkrecht
mylife Orbitmicro	Ypsomed	Luer	5.5, 8.5	senkrecht
mylife YpsoPump Orbitmicro	Ypsomed	YpsoPump-Anschluss	5.5, 8.5	senkrecht

Tab. 5: Übersicht über die in Deutschland erhältlichen Insulinkatheter mit Stahlkanüle, Stand 2019. Die Insulinkatheter sind alphabetisch nach Herstellernamen sortiert, die Reihenfolge impliziert keinerlei Bewertung. Alle Angaben unter Vorbehalt, keine Garantie für Vollständigkeit. Diese Tabelle wird in regelmäßig aktualisierter Form im Online-Anhang bereitgestellt (siehe Kap. 19.2).

Einführhilfen für Insulinkatheter (siehe Tabelle rechts)

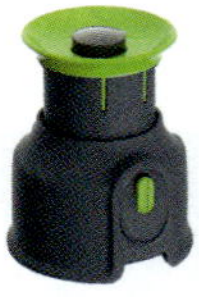

MiniMed Quick Serter

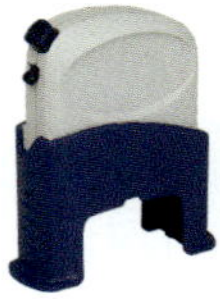

Roche Accu-Chek Link Assist

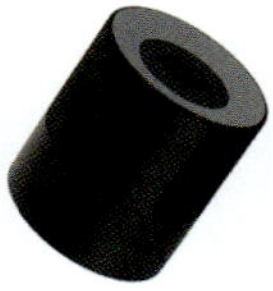

mylife Orbit Inserter

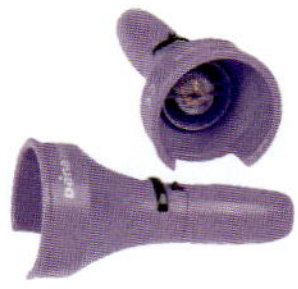

Dana Inserter R

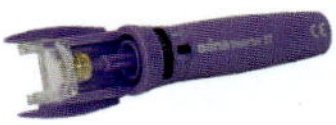

Dana Inserter ST

	Schlauch		*erhältlich als*		
Kanülendurchmesser (mm)	**Schlauch-Längen (cm)**	**Abkoppelbarkeit**	**Kanüle + Schlauch**	**Kanüle einzeln**	**Schlauch einzeln**
0,40	70, 90	nein	x		
0,40	70, 110	am Schlauch	x		
0,40	55	nein; Pflaster nicht selbstklebend	x		
0,40	55	nein	x		
0,33	60, 80	am Schlauch mit Kleberondelle	x		
0,33	45 (nur bei 6 mm), 60, 80	am Schlauch mit Kleberondelle	x		
0,36	30, 60, 80, 110	am Schlauch		x	x
	60, 110	am Schlauch	x		
0,25	60, 75	direkt am Körper, 360 Grad drehbar	x	x	
0,25	60, 80, 110	direkt am Körper, 360 Grad drehbar	x	x	

Einführhilfen für Insulinkatheter

Anbieter	*Insulinkatheter*	*passende Einführhilfe*
IME-DC/Sooil	Soft-Release O Soft-Release ST	DANA Inserter R DANA Inserter ST
Medtronic	Mio (Paradigm) Quick-set Quick-set MiniMed (Paradigm) Silhouette MiniMed (Paradigm)	integrierte Einführhilfe Quick-Serter Quick-Serter Sil-Serter™
Roche	Accu-Chek Flex Link Accu-Chek Insight Flex	Accu-Chek Link Assist Accu-Chek Link Assist Plus
Smiths Medical	Cleo 90	Integrierte Einführhilfe
Unomedical	Inset II, Inset 30	Integrierte Einführhilfe
Ypsomed	mylife Orbitsoft mylife YpsoPump Orbitsoft mylife Orbitmicro (Stahlkanüle!) mylife YpsoPump Orbitmicro (Stahlkanüle!)	mylife Orbit Inserter

Tab. 6: Beispiele für Insulinkatheter und passende Einführhilfen (Reihenfolge alphabetisch nach Anbieternamen, Stand Herbst 2019)

3.3.3 Klebematerialien zur Fixierung der Insulinkanülen

Bei fast allen Insulinkathetern ist am Kanülenkopf ein kleines selbstklebendes Pflaster integriert. Je nach Hauttyp halten die Klebematerialien verschiedener Hersteller individuell besser oder schlechter. Hat man den zu seinem Hauttyp passenden Hersteller gefunden, reicht das Katheterpflaster zur sicheren Fixierung häufig aus. Andernfalls ist zusätzliches Klebematerial zur Katheterfixierung nötig, sei es dauerhaft oder nur bei besonderen Gelegenheiten wie z. B. beim Sport. In der Tabelle sind einige gängige Produkte mit ihren Vor- und Nachteilen gegenübergestellt.

Gut atmungsaktiv oder gut wasserdicht.

Transparentfolien sind in geringem Maße atmungsaktiv. Bei starker Schweißbildung stößt diese Eigenschaft jedoch schnell an ihre Grenzen und es kann zur Blasenbildung und Ablösung der Folienabdeckung und zu Hautirritationen kommen. Deutlich atmungsaktiver sind gewebeartige Vliesmaterialien. Diese sind nicht wasserabweisend, halten aber auch in nassem Zustand sehr gut und trocknen innerhalb von Minuten problemlos wieder ab (siehe Tab. 5).

Tipps und Tricks bei Klebe- oder Hautproblemen

Der Pumpenträger sollte während der Pumpenschulung bei jedem Wechsel des Insulinkatheters einen anderen Katheter und ggf. eine andere zusätzliche Fixierung ausprobieren. Neben den Klebeeigenschaften ist dabei die Hautverträglichkeit das entscheidende Kriterium.

Zum Vorgehen bei einer Unverträglichkeit des Pflastermaterials bzw. einer Allergie dagegen oder wenn der Insulinkatheter nicht gut hält, verweisen wir auf folgende Kapitel:

- Tipps zur Vermeidung von Katheterproblemen: 3.3.7,
- weitere hilfreiche Tipps: 13.5

Wenn der Schweiß in Strömen fließt …

Vorsicht und regelmäßige Kontrolle sind besonders in den Sommermonaten und bei schweißtreibenden Tätigkeiten geboten: Starkes Schwitzen kann die Klebematerialien ablösen, sodass der Insulinkatheter unbemerkt herausrutschen kann und kein Insulin mehr zugeführt wird. Unter wasserdichter Transparentfolie befindliche Schweißtropfen können zu Juckreiz, Blasenbildung oder Infektionen an der Einstichstelle führen. Erfahrungsgemäß ist Klebevlies für schweißtreibende Aktivitäten besser geeignet.

Klebematerial zur zusätzlichen Fixierung						
	Beschreibung	*Wasserfest?*	*Atmungsaktiv?*	*Elastisch?*	**Produktbeispiele**	**Konfektionsgröße (Bsp.)**
Hypoallergenes Klebevlies	Weißes textilartiges Material zur flächigen Fixierung der Kanüle, sehr gut für Sport geeignet. Erhältlich in fixen Größen (zugeschnitten und einzeln verpackt) oder in Form von Rollen zum Selbstzuschneiden.	++*	++	++	Fixomull Stretch® (Beiersdorf) 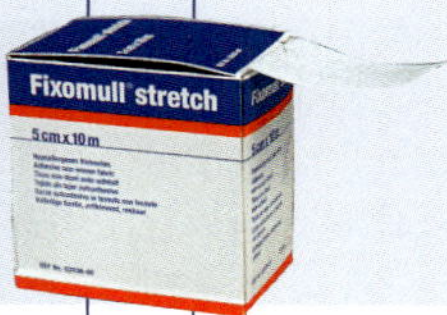	5 cm x 10 m
Transparentfolie	Dünne durchsichtige Folienabdeckung zur flächigen Fixierung der Kanüle. Erhältlich in fixen Größen (zugeschnitten und einzeln verpackt) oder als Folienrolle.	++	+	-	Tegaderm® (3M Medica) 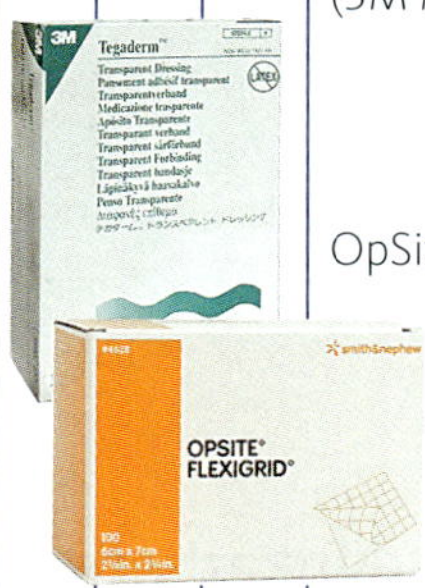 OpSite IV3000® (Smith & Nephew) Weitere Produktbeispiele siehe unten **	6 cm x 7 cm 6 cm x 7 cm
Fixierpflaster	Zugfestes Fixierpflaster aus weißem Zellulose-Material zur Zugentlastung des Katheters (Pflasterstreifen über Katheterschleife kleben). In Rollen erhältlich, leicht von Hand reißbar.	+	+	-	Leukosilk® (Beiersdorf) 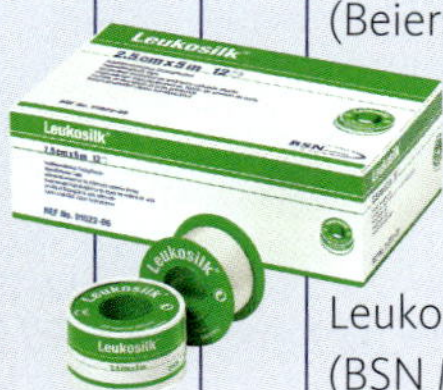 Leukopor® (BSN Medical)	1,25 cm x 5 m 2,5 cm x 5 m 1,25 cm x 5 m 2,5 cm x 5 m

(*) Klebevlies ist nicht wasserabweisend und saugt sich voll Wasser, klebt jedoch auch in nassem Zustand zuverlässig auf der Haut und trocknet innerhalb weniger Minuten wieder ab.
(**) Weitere Produktbeispiele für Transparentfolien: Askina® Derm (Braun) 6 cm x 7 cm; Hydrofilm® roll (Hartmann) 5 cm x 10 m; Hydrofilm® (Hartmann) 6 cm x 7 cm; Suprasorb®F (Lohmann & Rauscher) 10 cm x 10 m; Kendall Polyskin® II (Medtronic) 5 cm x 7 cm; OpSite Flexigrid® (Smith & Nephew) 6 cm x 7 cm; OpSite Flexifix® (Smith & Nephew) 5 cm x 10 m / 10 cm x 10 m / 15 cm x 10 m.

Tab. 7: Übersicht über einige Produkte zur zusätzlichen Katheterfixierung. Die Beurteilung der Klebeeigenschaften ist nur individuell möglich. Die übrigen Eigenschaften werden in der Tabelle von den Autoren erfahrungsorientiert beurteilt (keine Garantie für Allgemeingültigkeit oder Vollständigkeit).

Für den Fall extremer Schweißbildung noch ein unkonventioneller Tipp aus der Praxis, natürlich ohne jede Garantie oder Gewährleistung: Zuerst ein Deo, das über 24 Stunden die Schweißproduktion unterdrückt, auftragen und trocknen lassen (z. B. Rexona Cotton dry), dann wie gewohnt desinfizieren und den Katheter legen.

Lösen des Pflastermaterials

Viele Pumpenträger verlieren nach den ersten Katheterwechseln sehr schnell die anfänglichen Befürchtungen, das Pflaster könne sich unbemerkt von alleine lösen. Im Gegenteil wird immer wieder bemängelt, dass das Pflaster klebt als sei es „anbetoniert“. Spezielle Pflasterentferner wie z. B. DermaSol® (Coloplast) oder TacAway (Torbot) können das im Einzelfall sogar schmerzhafte Ablösen des Pflasters erleichtern. Viele Pumpenträger verwenden dafür auch Hautdesinfektionsmittel (eine Minute einwirken lassen) oder Babyöl. Letzteres eignet sich auch gut zur Entfernung zurückbleibender Pflasterreste, gleichzeitig wird die strapazierte Einstichstelle gepflegt.

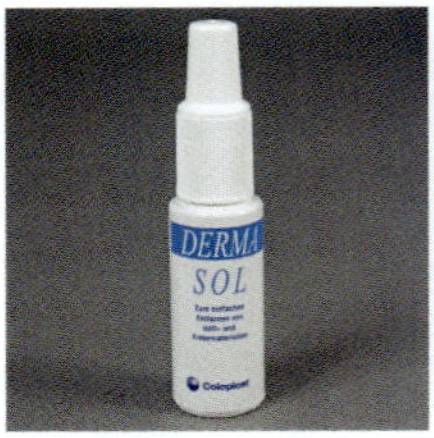

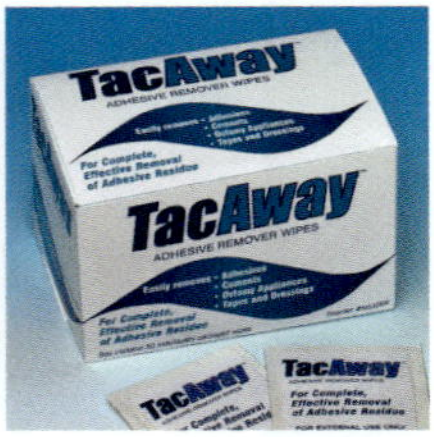

▶ Weitere Tipps und Tricks zu Pflastern und Klebematerialien finden Sie in Kapitel 13.5.

3.3.4 Wo kann der Insulinkatheter gelegt werden?

Die meisten Pumpenträger bevorzugen Einstichstellen in der vorderen und seitlichen Bauchwand, da diese Körperstellen deutlich weniger bewegt werden als z. B. die Extremitäten. Weniger häufig wird der seitliche Oberschenkelbereich als Injektionsstelle genutzt. In Einzelfällen kommt auch der untere Rückenbereich oder der obere Gesäßbereich zum Einsatz.

Um den Nabel und um Operationsnarben sollte ein Abstand von ca. 3 cm eingehalten werden, um Schmerzen zu vermeiden und um eine gleichmäßige Insulinaufnahme zu erreichen. Die Ka-

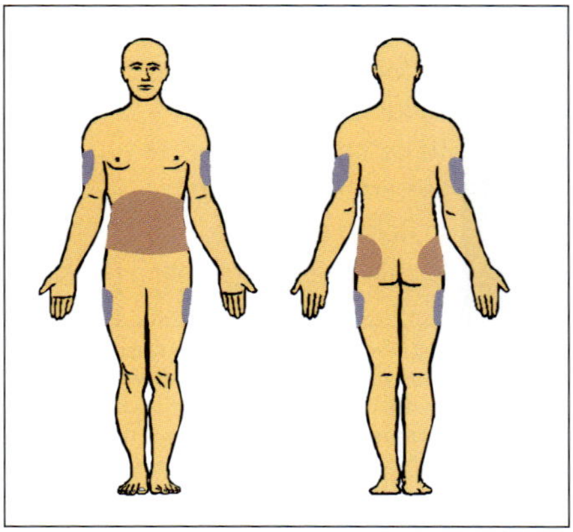

Abb 2: Bevorzugte Infusionsstellen bei der Insulinpumpentherapie. Rot: häufigste Infusionsstellen; blau: alternative Infusionsstellen.

thetereinstichstelle sollte nicht direkt unterhalb des Gürtels, eines engen Hosenbundes u. Ä. liegen, da mechanischer Druck auf die Nadel Schmerzen oder Einblutungen verursachen könnte.

Die Einstichstellen müssen regelmäßig gewechselt werden, am besten nach einem festen Schema. Dies ist aus folgenden Gründen notwendig:

- Die Hautoberfläche kann sich von der minimalen Verletzung und vor allem vom Pflastermaterial erholen.
- Ein sofortiges evtl. sogar luftdichtes Verschließen einer frischen Einstichstelle verzögert oder verhindert die Wundheilung und kann zu Infektionen führen.
- Durch den regelmäßigen Wechsel der Injektionsstelle werden Verhärtungen und andere chronische Veränderungen des Unterhautfettgewebes (Lipohypertrophien/-hypotrophien) vermieden. Dies ist nicht nur aus kosmetischen Gründen anzustreben, sondern vor allem, um eine gleichbleibende Insulinaufnahme sicherzustellen.

3.3.5 Legen des Insulinkatheters in Einzelschritten

Wie bereits erwähnt ist der Insulinkatheter der sensibelste Teil der Insulinpumpentherapie. Beim Legen eines Insulinkatheters muss aseptisch gearbeitet werden, d. h. sehr sauber und ohne den Insulinkatheter oder die Einstichstelle bakteriell zu verunreinigen (siehe Kasten). Nur auf diese Weise können Infektionen vermieden und eine gleichmäßige Insulinaufnahme und -wirkung erzielt werden.

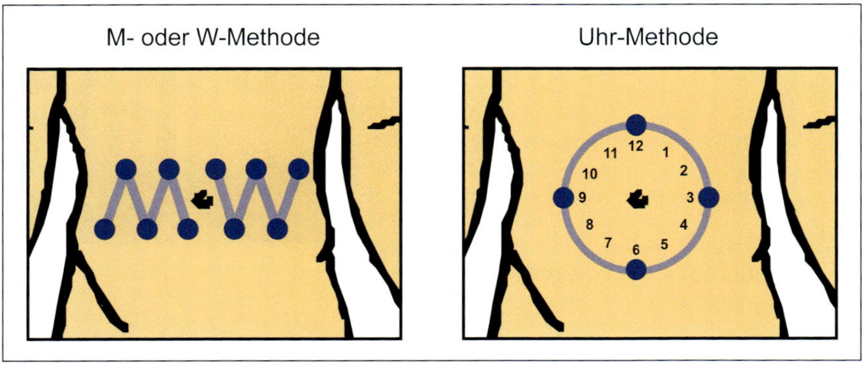

Abb. 3: Ein möglichst systematischer Wechsel der Infusionsstellen beugt den im Text genannten Problemen vor. Im Alltag bewährt haben sich die „M- oder W-Methode“ und die „Uhr-Methode“.[24]

Praxis-Tipp: Sauberes, aseptisches Legen eines Insulinkatheters

- Vor Beginn der Prozedur müssen gründlich die Hände gewaschen werden.
- Die Haut muss mit einem entfettenden Hautdesinfektionsmittel (siehe unten) desinfiziert werden (sprühen – wischen – sprühen – trocknen lassen). Herstellerangaben zur Einwirkzeit beachten.
- Es muss absolute Sterilität eingehalten werden, d. h. Kanüle und Anschluss des Katheters und das bereits desinfizierte Hautareal dürfen auf keinen Fall berührt werden.
- Um zu testen, ob das Desinfektionsmittel bereits getrocknet ist, kann die Haut am Rand des eingesprühten Areals getastet werden, auf keinen Fall an der geplanten Einstichstelle!

Im Vorfeld einer Insulinpumpenschulung sollte jeder Diabetiker bei der Technikeinweisung einen Insulinkatheter „trocken“ legen, d. h. ohne Insulin und ohne Pumpe. Der so erreichte Gewöhnungseffekt an die neue Situation soll die Angst vor der sich ständig im Bauch befindlichen Kanüle schrittweise verringern. Sollte der Insulinkatheter in der Nacht Schmerzen verursachen, wird er selbstverständlich sofort, und diesmal noch ersatzlos, entfernt.

Auf den folgenden Seiten wird Schritt für Schritt erklärt, wie ein Insulinkatheter mit Stahlkanüle (Beispiel A: Accu-Chek Rapid D®), ein Insulinkatheter mit Teflonkanüle mit extra Einführhilfe (mylife Orbitsoft®) und ein Insulinkatheter mit Teflonkanüle mit integrierter Einführhilfe (Beispiel C: Mio®) gelegt wird. Die Schritte 1 und 2 sind für alle Katheterarten identisch, die Schritte 3 – 5 unterscheiden sich (siehe Beispielkästen A bis C), Schritt 6 ist wieder für alle Katheter gleich.

1. Hände waschen, Materialien vorbereiten

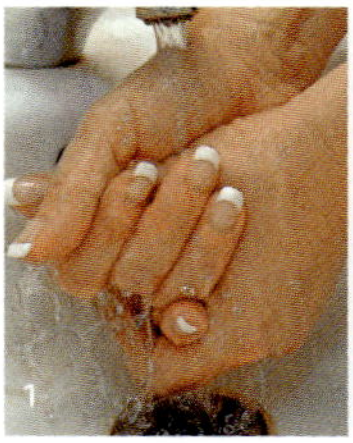

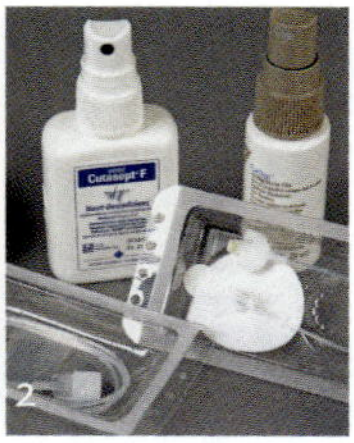

Zuerst müssen die Hände gründlich gewaschen (Bild 1) und alle benötigten Materialien auf einer sauberen Arbeitsfläche bereitgelegt werden (Bild 2):

- Insulinkatheter
- Desinfektionsmittel
- Falls nötig: zusätzliches Klebematerial
- Falls nötig: Allergieblocker, Klebeverstärker

2. Desinfektion der Haut

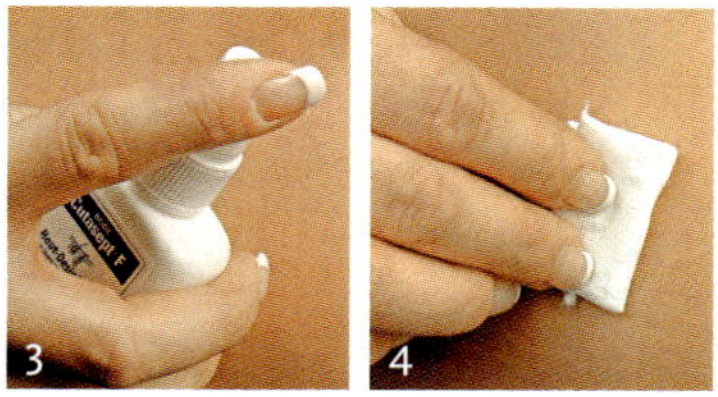

Im nächsten Schritt wird die Haut mit einem entfettenden Hautdesinfektionsmittel desinfiziert (Bild 3). Nur Desinfektionsmittel auf Alkoholbasis entfetten die Haut gleichzeitig, was für die Klebeeigenschaft des Insulinkatheters entscheidend ist (z. B. Cutasept®). Bei der Desinfektion der Haut in drei Schritten vorgehen: Als erstes zur Entfettung der Haut sprühen und wischen (das Pflaster hält dann besser, Bild 4). Danach erneut Desinfektionsmittel auftragen, die vom Hersteller empfohlene Einwirkzeit beachten und das Mittel trocknen lassen (wenn die Haut noch feucht ist, kommt es schneller zu Unverträglichkeitsreaktionen und das Pflaster hält nicht so gut).

Falls zusätzliche „Tricks“ wie Allergieblocker oder Klebeverstärker zum Einsatz kommen, sollten diese nach der Hautdesinfektion angewendet werden (siehe Kap. 3.3.3 und 13.5).

Beispiel A: Accu-Chek Rapid D®, Stahlkanüle

3. Vorbereiten des Insulinkatheters

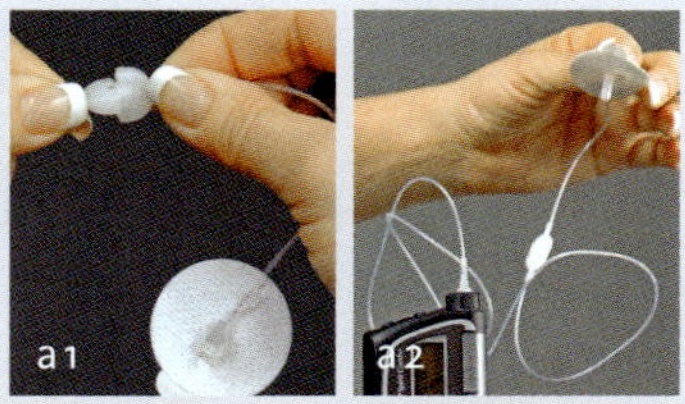

- Kanüle und Transfer Set (= Schlauch) ankoppeln (Bild a 1). Dann wird der Insulinkatheter mit dem Luer-Anschluss am Adapter der Insulinpumpe befestigt.
- Nun den Katheter über das Füllprogramm der Pumpe mit Insulin befüllen. Dazu die Pumpe senkrecht halten, damit eventuell vorhandene kleine Luftblasen das Reservoir verlassen (Bild a 2). Wenn Insulin aus der Nadelspitze austritt, das Füllprogramm beenden (Bild a 3). Den Katheterschlauch nochmals auf mögliche Luftblasen kontrollieren. Bei Luftblasen im Schlauch das Füllprogramm wiederholen, bis der Schlauch komplett luftleer ist.

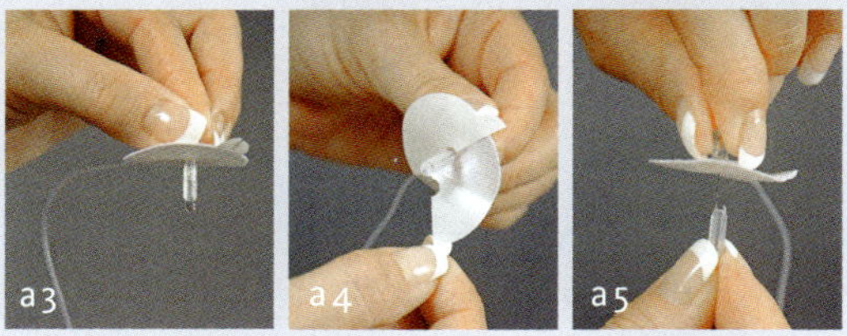

- Abziehen der Schutzfolie von der Klebefläche (Bild a 4) und danach Abdrehen der Schutzkappe über der Nadel (Bild a 5).

4. Einführen des Insulinkatheters

Senkrechtes Einstechen der Nadel (Bild a6) und Andrücken des Pflasters (Bild a7). Danach Abnehmen des Griffstücks von der Rondelle (Bild a8). Die Rondelle haftet jetzt flach auf der Haut.

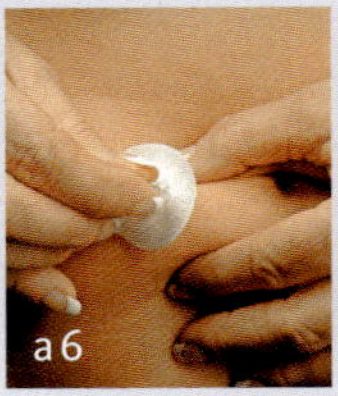
a6

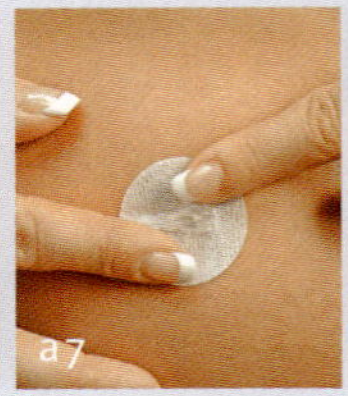
a7

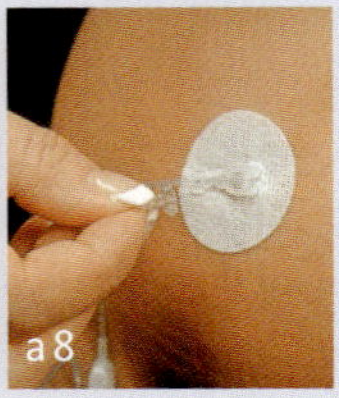
a8

5. Nachfolgende Schritte

Keine (Stahlkanüle ist bereits mit Insulin gefüllt).

Beispiel B: mylife Orbitsoft®, Teflonkanüle, extra Einführhilfe

3. Vorbereiten des Insulinkatheters

- Beim Auspacken des Sets den Nadelschutz gut fixieren. (Bild b1) Dann den Insulinkatheter mit dem Luer-Anschluss am Adapter der Insulinpumpe befestigen.

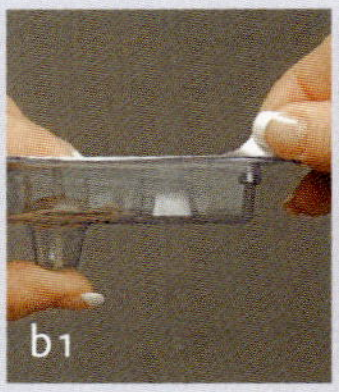
b1

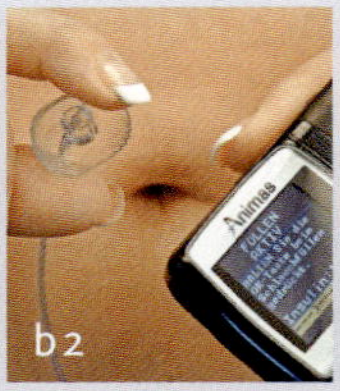
b2

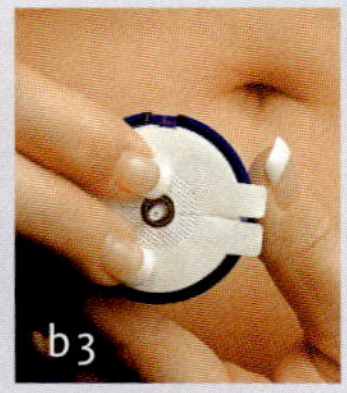
b3

- Den Katheter über das Füllprogramm der Pumpe mit Insulin befüllen. Dazu die Pumpe senkrecht halten, damit eventuell vorhandene kleine Luftblasen das Reservoir verlassen. Wenn Insulin aus der Nadelspitze austritt, das Füllprogramm beenden (Bild b2). Den Katheterschlauch nochmals auf mögliche Luftblasen kontrollieren. Bei Luftblasen im Schlauch das Füllprogramm wiederholen, bis der Schlauch komplett luftleer ist.

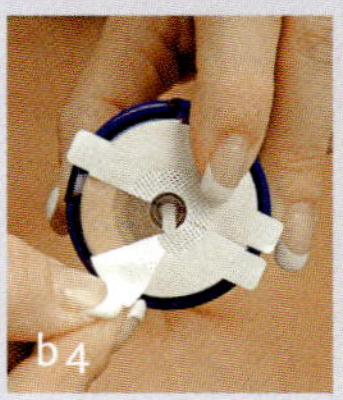
b4

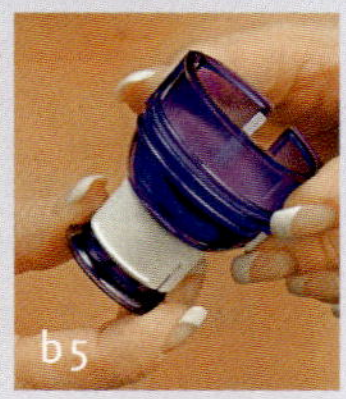
b5

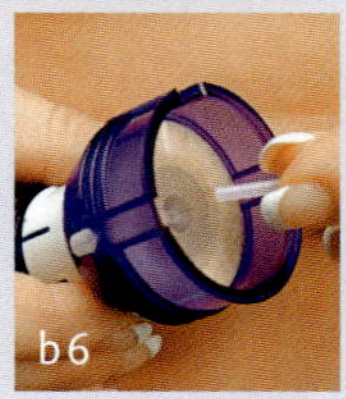
b6

- Einlegen des mylife Orbitsoft in den mylife Orbit Inserter. Beim Einlegen in den mylife Orbit Inserter das Set etwas nach unten drücken (Bild b3). Der Katheter darf nicht locker, sondern muss gut fixiert im Serter sitzen.
- Abziehen der Schutzfolie (Bild b4), die Freigabetaste beim Serter zurückziehen, der mylife Orbit Inserter rastet mit einem „Klicken" in der aktivierten Stellung ein (Bild b5). Danach die Nadelschutzkappe vorsichtig abdrehen (Bild b6).

4. Einführen des Insulinkatheters

mylife Orbit Inserter senkrecht auf die Haut aufsetzen, keine Hautfalte bilden. Beide Auslösetasten gleichzeitig drücken, um die Kanüle „abzuschießen" (Bild b7). Dann Freigabetaste drücken und Einführhilfe und -nadel entfernen (Bild b8). Jetzt auf das Set drücken, um es zu befestigen, und die Einführnadel entfernen (Bild b9).

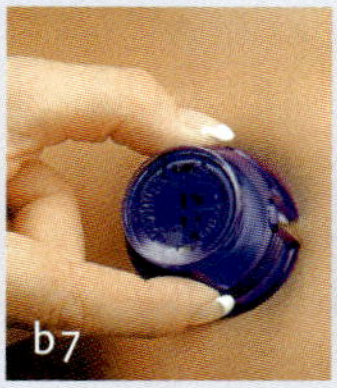
b7

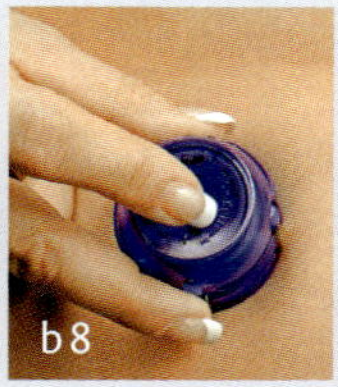
b8

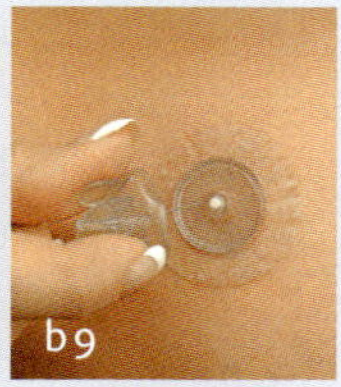
b9

5. Nachfolgende Schritte

Befüllen der Teflonkanüle über das entsprechende Programm der Insulinpumpe (Bild b10):

- Kanüle 6 mm: 0,3 I.E
- Kanüle 9 mm: 0,5 I.E.

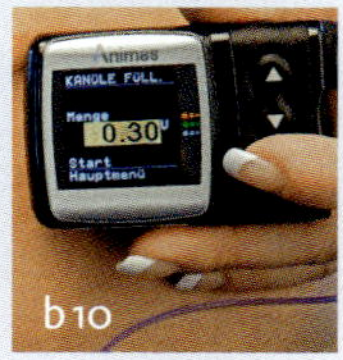
b10

Beispiel C: Mio®, Teflonkanüle, integrierte Einführhilfe

3. Vorbereiten des Insulinkatheters

- Am roten Band ziehen und die Schutzverpackung entfernen. Dann am weißen Band ziehen und das Sterilpapier entfernen (Bild c1). Dann die drei erhabenen Punkte auf beiden Seiten des Deckels fest mit einer Hand zusammendrücken und mit der anderen Hand den Deckel abheben (Bild c2). Danach vorsichtig den Schlauch lösen und gegen den Uhrzeigersinn abwickeln (Bild c3). Das Infusionsset mit dem Paradigm-Anschluss mit dem Reservoir verbinden und dieses in die Medtronic-Insulinpumpe einlegen.

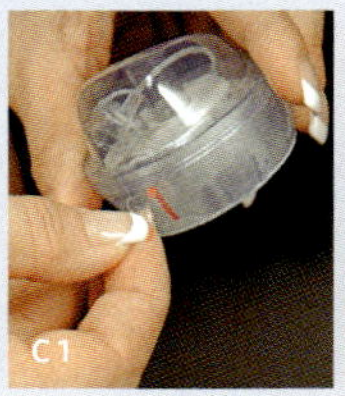
c1

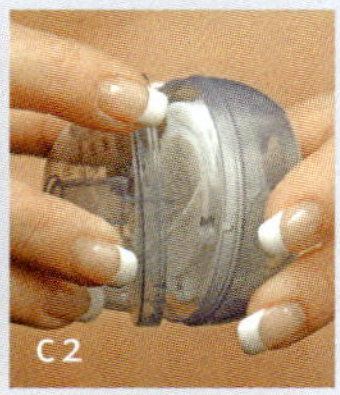
c2

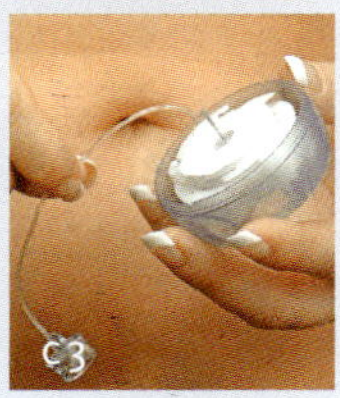
c3

- Das Infusionsset über das Füllprogramm der Pumpe mit Insulin befüllen. Dazu die Pumpe senkrecht halten, damit eventuell vorhandene kleine Luftblasen das Reservoir verlassen. Wenn Insulin aus der Nadelspitze austritt, das Füllprogramm beenden. Den Katheterschlauch nochmals auf mögliche Luftblasen kontrollieren. Bei Luftblasen im Schlauch das Füllprogramm wiederholen, bis der Schlauch komplett luftleer ist.
- Vorsichtig am Ende des spiralförmigen Papierstreifens ziehen, um ihn zu entfernen (Bild c4). Um die Einführhilfe zu laden, auf die zwei markierten Stellen

an der Seite des Sets drücken (Bild c 5). Dann die Mitte der Einführhilfe zurückziehen, bis ein Klicken zu hören ist. Danach den Kanülenschutz langsam abdrehen und ganz abziehen (Bild c 6). Den Schlauch in die dafür vorgesehene Auskerbung an der Seite der Einführhilfe legen (Bild c 7).

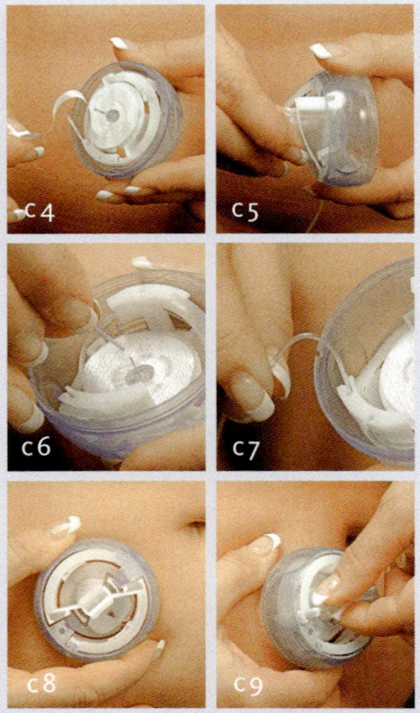

4. Einführen des Insulinkatheters

Mio auf die Haut aufsetzen und gleichzeitig die runden Einkerbungen an beiden Seiten des Sets drücken – jetzt wird die Kanüle „abgeschossen" (Bild c 8). Dann auf die Mitte der Einführhilfe drücken, um den Insulinkatheter zu befestigen. In die Mitte der Einführhilfe fassen und sie langsam abziehen, um Einführhilfe und -nadel zu entfernen (Bild c 9).

5. Nachfolgende Schritte

Befüllen der Teflonkanüle über das Programm der Insulinpumpe („Füllen programmierte Menge") (Bild c 10):
– Kanüle 6 mm: 0,3 I.E
– Kanüle 9 mm: 0,5 I.E.

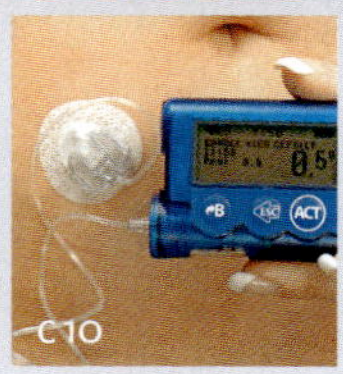

6. Falls nötig: Zusätzliches Klebematerial

Wie bereits erwähnt reicht das integrierte Katheterpflaster zur Fixierung nicht immer aus, insbesondere in Zusammenhang mit körperlicher Aktivität. Um zu verhindern, dass der Insulinkatheter unbemerkt aus der Haut rutscht, verwenden viele Pumpenträger daher zusätzliches Klebematerial wie z. B. Fixomull® stretch (Abb. siehe Kap. 3.3.3).

Praxis-Tipp: Befüllen der Insulinkanüle bei Stahl- und Teflonkathetern

- Teflonkatheter werden erst *nach* dem Einführen mit Insulin gefüllt.
- Stahlkatheter werden bereits *vor* dem Einführen mit Insulin gefüllt (z. B. die Modelle Rapid-D, Sure T).
- Eine Ausnahme stellt das Modell mylife Orbit micro dar, das als einziger Stahlkatheter direkt an der Einstichstelle abgekoppelt wird. Dieser Stahlkatheter wird wie ein Teflonkatheter erst *nach* dem Einführen mit Insulin gefüllt. Als einziger Stahlkatheter kann der Orbit micro zudem mit einer Einführhilfe gelegt werden, sodass er auch bei einer Nadelphobie geeignet ist (mylife Orbit Inserter).

3.3.6 Verweildauer eines Insulinkatheters

Ein Insulinkatheter/eine Insulinkanüle sollte bei Verwendung von Stahlkathetern spätestens nach 1–2 Tagen gewechselt werden, bei Teflonkathetern nach spätestens 2–3 Tagen.

Kanülen und Insulinschlauch sind bei einigen abkoppelbaren Kathetermodellen getrennt erhältlich. In diesem Fall sollte der Insulinschlauch bei jedem Ampullenwechsel erneuert werden, d. h. nach spätestens 6 Tagen (Ausnahme: bei Insulin Apidra® sollte die Ampulle nicht länger als 48 Stunden in der Pumpe verweilen).

Wird die Kanüle seltener gewechselt, nimmt das Infektionsrisiko erheblich zu. Außerdem kann es zu Verhärtungen im Bereich der Einstichstelle kommen, wodurch die Insulinaufnahme an dieser Stelle behindert wird. Die Insulinaufnahme kann sich nach mehreren Tagen Tragedauer verlangsamen oder gänzlich unberechenbar werden. Verhärtungen im Unterhautfettgewebe können Monate zur Regeneration brauchen oder irreversibel sein und sollten daher unbedingt vermieden werden.

In einigen Situationen ist ein vorzeitiger, sofortiger Wechsel des gesamten Insulinkatheters nötig:

- Anhaltend hoher Blutzuckerwert, der anderweitig nicht erklärbar ist (liegt der Blutzucker über 250 mg/dl, muss eine beginnende Ketoazidose mit einem Ketontest ausgeschlossen werden)
- Einstichstelle juckt, brennt oder schmerzt oder benachbarte Hautareale sind geschwollen, gerötet oder überwärmt
- An der Einstichstelle werden Verhärtungen oder Knoten bemerkt.
- Im Insulinschlauch läuft Blut oder Gewebeflüssigkeit zurück.
- Am Insulinkatheter (Verbindungsstellen oder Insulinschlauch) werden Risse, Löcher oder „Insulingeruch“ bemerkt.
- Am Insulinkatheter läuft außen Insulin zurück.
- Der Insulinkatheter ist verstopft (Fehlermeldung der Insulinpumpe).

Anmerkung: Die Hersteller empfehlen, Stahlkatheter nach höchstens zwei Tagen zu wechseln, Teflonkatheter nach maximal drei Tagen (Teflonkatheter sind wesentlich teurer als Stahlkatheter). Die genannten Probleme und Komplikationen betreffen jedoch alle Kanülenmaterialien gleichermaßen, sodass eine generelle Beschränkung der Tragedauer auf 48 Stunden sinnvoll erscheint.

3.3.7 Tipps zur Vermeidung von Katheterproblemen

Praxis-Tipp: Regeln zur Vermeidung von Katheterproblemen

- Sterilität einhalten (siehe Kap. 3.3.5)
- Kanüle spätestens nach 2–3 Tagen wechseln
- Zweimal täglich Einstichstelle kontrollieren
- Auf Anzeichen einer Entzündung achten und frühzeitig ärztliche Hilfe suchen
- Insulinkatheter nicht wiederverwenden

Was tun, wenn im Zusammenhang mit dem Insulinkatheter trotz aller Bemühungen Hautprobleme oder andere Irritationen auftreten? Unverzichtbar sind eine ausführliche Anamnese und die Inspektion der Einstichstelle, ggf. sollte der Pumpenträger zu Demonstrationszwecken einen Katheterwechsel im Beisein der Diabetesberaterin durchführen. In der Checkliste sind die häufigsten Probleme und die jeweils möglichen Ursachen und Lösungen aufgeführt.

A) Irritation an der Einstichstelle

Mögliche Beschwerden an der Einstichstelle sind Hautrötung, Jucken, Papeln, Pusteln, eitrige Herde, Quaddeln oder dumpfer Schmerz. Mögliche Ursachen und ihre Beseitigung:

- Zu lange Liegedauer der Kanüle
  - Nach spätestens 2–3 Tagen sollte die Kanüle gewechselt werden.
- Mangelnde Hygiene beim Legen des Insulinkatheters
  - Grundregeln zum aseptischen Arbeiten einhalten (siehe Kap. 3.3.5, Kasten)
- Desinfektionsmittel nicht vollständig getrocknet
  - Trockenzeit des Desinfektionsmittels einhalten (laut Herstellerangaben)
- Unverträglichkeit des Desinfektionsmittels
  - Desinfektionsmittel eines anderen Herstellers ausprobieren
  - Falls nicht erfolgreich: Versuch mit alkoholfreiem Desinfektionsmittel (z. B. Octenisept®); Vorsicht: Haut wird nicht entfettet, Pflaster klebt evtl. nicht gut, Katheter kann herausrutschen.

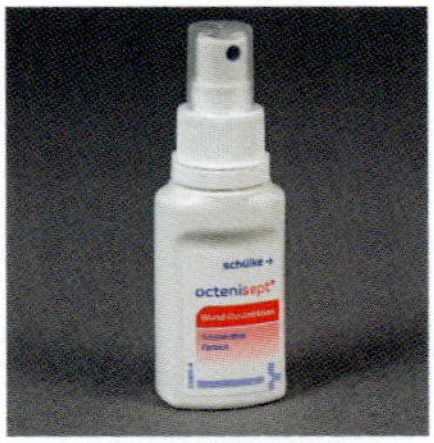

- Unverträglichkeit/allergische Reaktion auf das Pflaster des Insulinkatheters oder auf zusätzliches Klebematerial
  - Insulinkatheter eines anderen Herstellers und anderes Klebematerial ausprobieren
  - Falls nicht erfolgreich: Verwendung eines Insulinkatheters ohne integriertes Pflaster und eigenhändige Fixierung mit geeignetem Pflaster bzw. Folie.

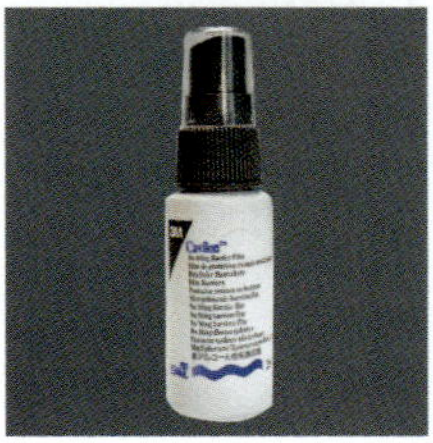

- Falls nicht erfolgreich: Verwendung eines „Allergieblockers" (z. B. Cavilon®, Skin-Prep®)
- Weitere Tipps: Kap. 13.5

■ Unverträglichkeit von Stahlnadeln bei Nickelallergie (äußerst selten, laut Literatur möglich)
  - Versuch mit Teflonkatheter

B) Katheter hält nicht, rutscht heraus

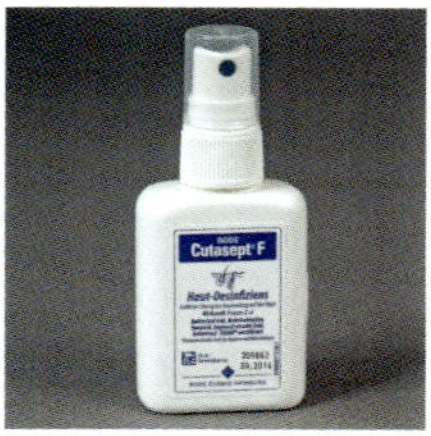

■ Keine ausreichende Entfettung der Haut (zu wenig oder ungeeignetes Desinfektionsmittel)
  Alkoholische Desinfektionsmittel (z. B. Cutasept®) entfetten gleichzeitig die Haut, was die Klebeeigenschaften aller Materialien verbessert. Maßnahmen:
  - Größere Menge eines alkoholischen Desinfektionsmittels verwenden
  - Vorgehen in 2 Schritten: Erst Desinfektionsmittel zur Entfettung auftragen und mit Zellstoff abwischen, dann Desinfektionsmittel zur Desinfizierung auftragen und trocknen lassen.

■ Katheterpflaster individuell ungeeignet
  - Insulinkatheter eines anderen Herstellers ausprobieren (individuell andere Klebeeigenschaften)

■ Zusätzliches Klebematerial zur Katheterfixierung nötig
  - Übersicht über geeignete Klebematerialien siehe Kap. 3.3.3
  - Legen einer Entlastungsschlaufe (mit Fixierpflaster, siehe Kap. 3.3.3), damit bei Zug am Katheter nicht gleich an der Kanüle gezogen wird

■ Material zur zusätzlichen Katheterfixierung individuell ungeeignet
  - Hersteller wechseln oder atmungsaktiveres Pflaster verwenden (siehe Kap. 3.3.3)

C) Schmerz bei der Bolusgabe

Ursachen für dumpfen, brennenden oder stechenden Schmerz an der Einstichstelle bei der Bolusgabe und ihre Beseitigung:

■ Zu lange Liegedauer der Kanüle
  - Nach spätestens 2–3 Tagen sollte die Kanüle gewechselt werden.

■ Falsche Einstichstelle (Hosenbund, Hautfalte ...)
  - Regeln zur Wahl der Einstichstelle (siehe Kap. 3.3.4)

■ Individuell ungeeignete Kanüle
  - Kanülen verschiedener Längen und aus verschiedenem Material ausprobieren (Stahl, Teflon)

D) Irritation bei der Bolusgabe

Ursachen für Brennen oder Hautquaddel an der Einstichstelle bei der Bolusgabe und ihre Beseitigung:

- Senkrechte Kanüle zu kurz
  - Längere Kanüle verwenden
- Schräge Kanüle zu flach oder zu kurz
  - Kanüle nicht so flach einstechen oder längere Kanüle verwenden

E) Schmerz bei Bewegung

Ursachen für stechenden Schmerz an der Einstichstelle bei Bewegung und ihre Beseitigung:

- Kanüle liegt zu tief oder Nadel zu lang
  - Kürzere Kanüle verwenden bzw. schräge Kanüle flacher einstechen
- Falsche Einstichstelle (Hosenbund, Hautfalte ...)
  - Regeln zur Wahl der Einstichstelle siehe Kap. 3.3.4

F) Irritation im Bereich des Insulinschlauchs

Mögliche Beschwerden im Bereich des Insulinschlauchs oder an den Koppelstellen sind Druckstellen, Juckreiz, Rötungen, Pusteln oder Quaddeln. Mögliche Ursachen und ihre Beseitigung:

- Irritationen durch mechanische Reize
  - Schlauch des Insulinkatheters bzw. die Kupplung an einer anderen Stelle platzieren oder mit geeignetem Material „polstern" (z. B. Fixomull stretch®)

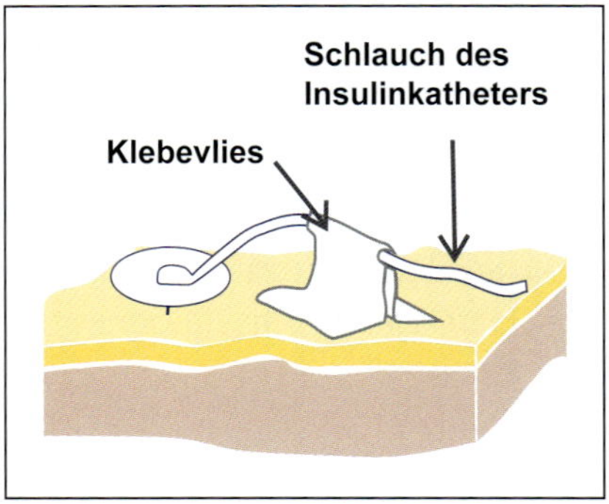

- Allergie gegen das Material des Insulinschlauchs
  Der Insulinschlauch besteht in der Regel aus Polyethylen (PE) oder Polyurethan (PU). PU ist etwas hautverträglicher als PE, Allergien sind jedoch äußerst selten.
  - Im Zweifel: Wechsel des Insulinkatheter-Modells.

G) Blut im Insulinschlauch

- Kanüle liegt zu tief oder Nadel zu lang
  - Kürzere Kanüle verwenden bzw. schräge Kanüle flacher einstechen
- Falsche Einstichstelle (Hosenbund, Hautfalte ...)
  - Regeln zur Wahl der Einstichstelle siehe Kap. 3.3.4

Durch die genannten Maßnahmen können Katheterinfektionen in der Regel zuverlässig vermieden werden. Sollte es trotz aller Bemühungen zu einer Infektion an der Einstichstelle kommen (Rötung, Schwellung, Überwärmung, Verhärtung, Schmerzen), muss sofort die Einstichstelle gewechselt und frühzeitig ein erfahrener Diabetologe konsultiert werden. Um einer Abszessentwicklung vorzubeugen, ist evtl. eine antibiotische Therapie nötig. Ein manifester Abszess darf keineswegs unterschätzt werden und erfordert in der Regel eine chirurgische Behandlung.

Praxis-Tipp für alle Diabetesteams

Bei jedem Patientenkontakt sollten die Einstichstellen inspiziert werden! Zahlreiche „ominöse" Blutzuckerschwankungen sind nach Kenntnis der Hautveränderungen an den Einstichstellen plötzlich sehr einfach erklärbar.

3.4 Therapie-Dokumentation

Die Insulinpumpenträger werden ein Protokollheft führen, das sich in einigen Punkten von dem bei einer ICT gewohnten unterscheidet. Mit diesem Heft sollen während der Insulinpumpenschulung und später im Alltag alle Einzelheiten der Therapie möglichst genau protokolliert werden. Von den Krankenkassen werden diese Hefte routinemäßig bei einer Insulinpumpenverordnung angefordert (siehe Kap. 1.9). Die Dokumentation der Pumpentherapie kann handschriftlich oder elektronisch erfolgen.

Zur gemeinsamen Analyse, Diskussion und Lösung von Therapieproblemen ist das Protokollheft ein unverzichtbares Hilfsmittel – und keineswegs ein ärztliches Kontrollinstrument. In der Einstellungsphase und in Phasen der Therapieoptimierung ist die ausführlichere handschriftliche Dokumentation vorzuziehen, da häufig Dosiskorrekturen vorgenommen werden müssen (siehe Kap. 3.4.1). In Phasen, „wenn es gut läuft", und zur langfristigen Archivierung der Daten ist häufig eine elektronische Dokumentation ausreichend (weniger Aufwand, siehe Kap. 3.4.2). Wie die erforderliche Dokumentation durchgeführt wird, sollte von jedem Insulinpumpenträger mit seinem betreuenden Diabetesteam abgestimmt werden.

Nur anhand konkreter Anhaltspunkte ist das Diabetesteam in der Lage, sinnvolle Therapieänderungen zu empfehlen. Folgende Informationen sollten aus der täglichen Dokumentation hervorgehen (jeweils mit Datum und Uhrzeit):

- Blutzuckerwerte bzw. Gewebezucker-/Sensorwerte
- Bolusgaben und Art der genutzten alternativen Bolusformen

- Menge aufgenommener Kohlenhydrate, eiweiß- oder fettreiche Mahlzeiten
- Temporäre Veränderungen der Basalrate
- Vermehrte oder verminderte körperliche Aktivität mit Angabe von Art und „Dosis" der durchgeführten Tätigkeit
- Wechsel von Insulinkatheter, Insulinampulle, Batterien
- Außergewöhnliche Vorkommnisse oder sonstige Besonderheiten wie z. B. Krankheiten (fieberhafter Infekt ...), verstopfter Insulinkatheter, Azetontest, Alkoholkonsum etc.

Folgende Informationen sollten separat dokumentiert werden:
- Exakte Auflistung der stündlichen Basalraten und ggf. Umprogrammierungen
- I.E./BE-Faktoren in Abhängigkeit von der Tageszeit
- Korrekturfaktoren in Abhängigkeit von der Tageszeit

Ein Diabetestagebuch sollte permanent aktualisiert werden. Generell abzuraten ist vom „nachträglichen" Protokollieren, z. B. vor dem Arztbesuch anhand des Speichers von Blutzuckermessgerät und Insulinpumpe, da hierbei wesentliche Informationen wie z. B. Art und Menge der Mahlzeiten und körperliche Aktivität nicht abgebildet werden. Bei dieser Gelegenheit soll nochmals eindringlich auf die absolute Notwendigkeit von mindestens vier Blutzuckerselbstmessungen vor den Mahlzeiten und am Abend (oder der Verwendung eines CGM-Systems) hingewiesen werden. Nur so ist es möglich, eine Stoffwechselentgleisung, die durch einen evtl. technischen Defekt der Insulinpumpe entstehen kann, rechtzeitig zu erkennen.

Gerade am Beispiel des Protokollheftes offenbart sich die Bedeutung eines stabilen Vertrauensverhältnisses zwischen Arzt und Patient. Eine Studie hat gezeigt, dass mehr als zwei Drittel der Münchner Patienten ihre Tagebücher „frisieren" und unangenehm hohe oder niedrige Werte nicht notieren, um sich nicht der möglichen Missbilligung ihres Diabetesteams oder Hinweisen auf persönliche Versäumnisse auszusetzen. Partnerschaftliches und vertrauensvollen Zusammenarbeiten kann nur entstehen, wenn sich Diabetesteam und Patient als gleichberechtigte Partner begreifen. Nur auf der Basis gegenseitigen Vertrauens kann gemeinsam nach Problemlösungen gesucht werden. Vorwürfe oder autoritäres Verhalten sind hierbei in der Regel nicht hilfreich (gute „Fehlerkultur").

3.4.1 Handschriftliche Dokumentation der Insulinpumpentherapie

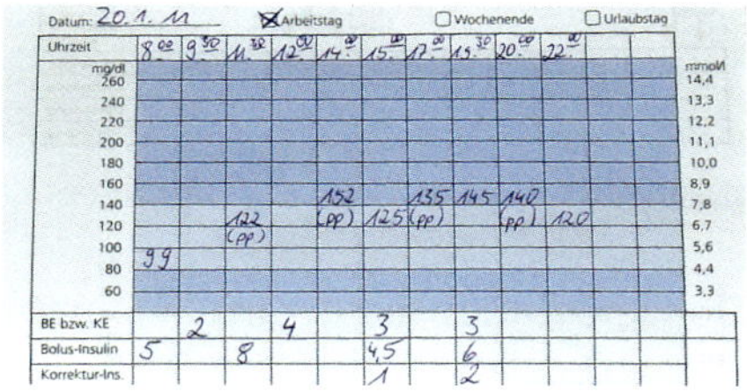

Einige Hersteller bieten gedruckte Diabetestagebücher an, die für die Insulinpumpentherapie geeignet sind. Teilweise können die Blutzuckerwerte sogar in ein Diagramm eingetragen werden, was den schnellen Überblick erleichtert. Sehr viele Diabeteszentren, Praxen oder auch Patienten verwenden eigene Formblätter, die weitere Informationen enthalten oder speziellen Bedürfnissen gerecht werden.

Vorteile der handschriftlichen Dokumentation	Nachteile der handschriftlichen Dokumentation
+ sehr einfach durchzuführen, jederzeit verfügbar + kein technischer Aufwand + Sollten die vorgefertigten Tagebücher nicht alle notwendigen Kriterien enthalten, können sehr einfach klinik-, praxis- oder patientenspezifische Formblätter erstellt werden.	- Für Diabetesteams ist es schwierig, sich einen Überblick über die längerfristige Therapiequalität zu verschaffen. - Das Mitführen von Protokollheft bzw. Zettel und Stift bedeutet einen Mehraufwand. - Das „Frisieren" der Daten ist verlockend einfach, jedoch hilft das niemandem. - Es ist keine statistische Analyse der Daten in Bezug auf Mittelwerte, mittlere Tagesprofile, täglich wiederkehrende Besonderheiten etc. möglich.

3.4.2 Elektronische Dokumentation der Insulinpumpentherapie

Mittlerweile sind zahlreiche Systeme zur elektronischen Dokumentation der Diabetestherapie verfügbar. Die Dokumentation ist meist eine Zusatzfunktion von Insulinpumpe, Blutzuckermessgerät oder Glukosesensor. In den letzten Jahren haben sich immer mehr Smartphone-Apps zur Dokumentation verbreitet."

Dokumentation mit dem Blutzuckermessgerät

Alle aktuellen Blutzuckermessgeräte verfügen über einen Datenspeicher. Diese Daten können über ein herstellerspezifisches Kabel oder eine Funk-/Infrarotverbindung mit geeigneter Software auf einen PC übertragen werden (herstellerspezifisch oder unabhängig, z. B. Diabass® oder SiDiary®). Dies wird in vielen Schwerpunktpraxen routinemäßig durchgeführt. Damit sind zumindest alle Blutzuckerwerte mit Uhrzeit und Datum dokumentiert. Einige Blutzuckermessgeräte verfügen über erweiterte Möglichkeiten zur Dokumentation. Mehr oder weniger umständlich können dann z. B. Kohlenhydrat- und Insulinmengen oder besondere Ereignisse (Sport etc.) eingegeben werden; die Übertragung der zusätzlichen Daten in die Praxis-Software und die übersichtliche Darstellung bereitet jedoch häufig Schwierigkeiten.

Dokumentation mit der Insulinpumpe

Die aktuellen Insulinpumpen verfügen über einen umfangreichen Datenspeicher, in dem die letzten Ereignisse mit Datum und Uhrzeit hinterlegt sind (Bolusgaben, abgegebene Basalrate, Alarme etc.). Bei konsequenter Verwendung eines Boluskalkulators sind auch die Blutzuckerwerte und Kohlenhydratmengen erfasst. Zu einigen Insulinpumpen sind Blutzuckermessgeräte erhältlich, die per Funkverbindung alle Messwerte an die Pumpe übertragen, sodass sämtliche Blutzuckerwerte in der Pumpe gespeichert sind. Die meisten Insulinpumpen können über eine geeignete Schnittstelle ausgelesen werden, sodass auf diese Daten Zugriff besteht (siehe Kap. 3.4.3).

Dokumentation mit Smartphone-Apps

Fast jeder Mensch trägt heute ein Smartphone bzw. iPhone mit sich herum, sodass der Gedanke naheliegt, dies auch zur Dokumentation der Pumpentherapie zu verwenden. Zahllose Apps von verschiedensten Herstellern und Privatpersonen werden in den App-Stores zum Download angeboten, wobei die Seriosität der Programme oft nicht auf Anhieb beurteilt werden kann. Teils bieten die Hersteller von Blutzuckermessgeräten „passende" Apps an, teils sind die Apps herstellerunabhängig (z. B. mySugr®, SiDiary®). Absolut vertrauenswürdig sind Apps, die vom Hersteller als Medizinprodukt zugelassen wurden. Fast ebenso seriös sind Apps mit TÜV-Zertifizierung oder dem „DiaDigital"-Siegel (www.diadigital.de).

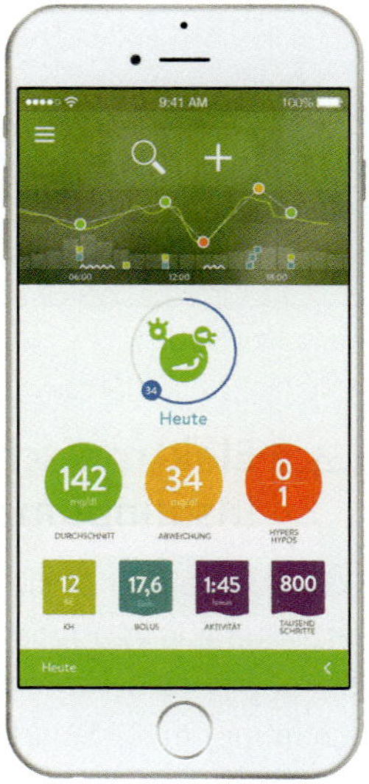

Praxis-Tipp: Gute Diabetes-Apps finden mit „DiaDigital“

Das DiaDigital-Siegel ist eine Initiative verschiedener Diabetes-Organisationen (DDG, VDBD, diabetes.de, AGDT u. a.) und hat zum Ziel, im Dschungel der Diabetes-Apps für etwas mehr Durchblick zu sorgen. Hersteller von Diabetes-Apps können ihre App prüfen lassen. Falls die App die Kriterien erfüllt, erhält sie das „DiaDigital-Siegel“, und eine Selbstauskunft, das Ergebnis der technischen Überprüfung und das Fazit einer Gruppe von Anwendungstestern wird auf www.diadigital.de veröffentlicht.

Bisher haben sieben Diabetes-Apps das Siegel erhalten, darunter folgende Tagebuch-Apps:

DiaDigital

https://
www.diadigital.de

- **SiDiary (von Sinovo GmbH & Co. KG):**
  „Gut funktionierende App zur Dokumentation der Stoffwechsellage und der Therapieführung. Einbindung von Daten aus Blutdruck-, Blutzuckermessgeräten (auch CGM/FGM), Körperwaagen und Fitnesstrackern. Gute Konnektivität zur PC- und Online-Version.“
- **MeinDiabetes (von Kirchheim & Co. GmbH):**
  „Das in ‚MeinDiabetes‘ enthaltende Tagebuch verfolgt einen eigenen Gedankenansatz. Es macht den Spagat zwischen Kleinkindern (farbliche BZ-Wertzuordnung und Symbole wie Messer und Gabel) und der Erfassung therapierelevanter Daten für den Behandler/selbstmanagenden Diabetiker. Die App bietet schlanke Module, die nützlich/motivierend sind. So zum Beispiel eine Liste von Diabetes-Kliniken, ‚mein Diabetes-Pass‘ oder ein Schätzspiel. Sie ist aufgebaut wie eine gute Lebensweise, von allem etwas, aber nicht zu viel, dies schafft den Anreiz, mehr erfahren zu wollen.“
- **Omnitest Diabetes Tagebuch (von B. Braun Melsungen AG):**
  „Unkomplizierte, intuitiv bedienbare App. Für Diabetiker deren Behandlung mit Diät, Tabletten, konventioneller oder intensivierter Insulintherapie erfolgt und nur ein reines Tagebuch gewünscht oder erforderlich ist. Gewicht, Blutdruck, Bewegung und Freitext-Bemerkungen können manuell erfasst werden. Tagebuchdaten können vom Nutzer als PDF weitergeleitet werden.“
- **MyTherapy (von smartpatient GmbH):**
  „Leicht zu bedienende App mit Erinnerungsfunktionen für die Einnahme von Medikamenten, auch bei wechselnden Dosierungen. Planung von Aktivitäten. Protokollierung von Symptomen und Messwerten. Intuitiv nutzbar und motivierend zur Lebensstiloptimierung.“

Dokumentation im Internet („Cloud Computing“)

Aktuell entstehen zeitgemäße Angebote der Diabetes-Dokumentation im Internet (z. B. Medtronic Carelink Personal, SiDiary Online inkl. WebApps für Smartphones). Mehrere Aspekte lassen diesen Ansatz sinnvoll erscheinen: Das betreuende Diabetesteam kann, das Einverständnis des Patienten vorausgesetzt, jederzeit und umfassend auf die aktuellen Werte zugreifen. Für den Pumpenträger hat die Dokumentation im Internet den Vorteil, dass sie an verschiedenen Computern parallel erfolgen kann. Problematisch ist dabei, dass der Anwender die Datensicherheit nicht mehr selbst in der Hand hat, sondern dass er sich auf die technischen Lösungen und die Seriosität des Anbieters verlassen muss.

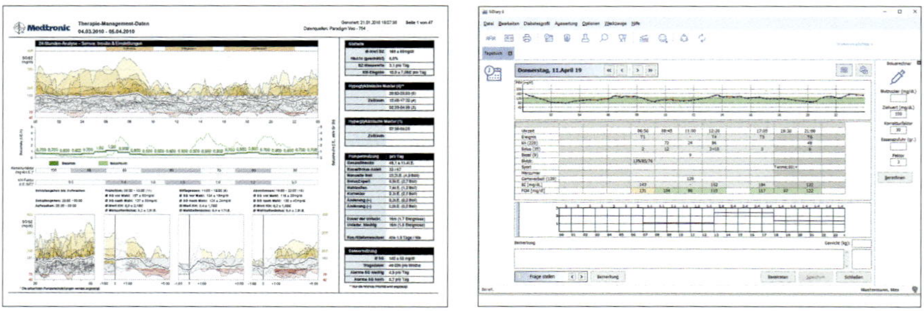

Dokumentation in der Cloud am Beispiel Medtronic Carelink und SiDiary Online

Vorteile der elektronischen Dokumentation	Nachteile der elektronischen Dokumentation
+ Die Basisdokumentation erfolgt automatisch (Blutzuckerwerte, ggf. auch Bolusgaben, Kohlenhydrate und Basalrate) + schnelle statistische Analyse und optische Aufbereitung (Diagramme) der Daten, schneller Überblick über Therapiequalität und Problemfelder (je nach Software) + einfache und schnelle Übertragung der Daten zum Diabetesteam, übersichtliche Archivierung der Daten + Blutzuckerwerte können nicht manipuliert werden, kein „Selbstbetrug“ (bei Blutzuckermessgerät-basiertem System)	- Die elektronische Dokumentation ist in der Regel lückenhaft und berücksichtigt meist nicht alle notwendigen Punkte (siehe Kap. 3.4). - Die elektronischen Systeme sind weniger flexibel als Papierdokumentation, eine Erweiterung um zusätzliche Daten ist in der Regel nicht möglich. - Von den Krankenkassen wird eine elektronische Dokumentation meist nur anerkannt, wenn diese wirklich vollständig ist (z. B. mit Angaben zu Insulindosen, Kohlenhydratmengen und besonderen Umständen).

3.4.3 Insulinpumpen-Management über einen PC

Fast alle aktuellen Insulinpumpen verfügen über eine Schnittstelle zum Datenaustausch mit dem PC. Mit der entsprechenden Hard- und Software können die gespeicherten Daten aus der Insulinpumpe übernommen und am PC dargestellt werden: Welche Basalrate wurde über welches Profil abgegeben? Wie hoch war der Bolus? Wann wurde der Insulinkatheter gewechselt? Welche Alarme sind aufgetreten? Umgekehrt können einige Insulinpumpen über den PC programmiert werden (alternativ zur manuellen Eingabe über die Tasten). Die notwendige Hard- und Software ist in der Regel herstellerspezifisch und nur für Insulinpumpen des jeweiligen Herstellers zu gebrauchen.

An der Verbesserung der Auswertungs- und Programmierungsmöglichkeiten wird laufend gearbeitet. Hier lohnt sich ein Blick auf die Internetseiten der einzelnen Hersteller.

- Welche Insulinpumpen können ausgelesen werden? Kap. 1.7.2
- Übersicht über einige geeignete Softwareprogramme: Kap. 15.1

3.5 Anfängliche Insulindosierung beim Umstieg auf die Insulinpumpentherapie

Die unter der ICT bewährte Insulindosierung kann nicht unmittelbar auf die Insulinpumpentherapie übertragen werden. Wie der anfängliche Insulinbedarf abgeschätzt werden kann und wie diese Insulinmenge über den Tag verteilt wird, ist im Folgenden beschrieben.

3.5.1 Neuer Gesamtinsulinbedarf

Zu Beginn der Insulinpumpentherapie muss zunächst die neue Gesamtinsulinmenge abgeschätzt werden, d. h. die Insulinmenge, die jeden Tag insgesamt benötigt wird. Sie unterscheidet sich von der Gesamtinsulinmenge unter einer Spritzentherapie, da die Insulinsubstitution mit der Pumpe physiologischer erfolgt, wodurch der Insulinbedarf deutlich geringer ist.

Der individuelle Maßstab bei der Festlegung der „Startdosis" ist der tägliche Insulinbedarf während der zuletzt durchgeführten Spritzentherapie. Um wie viel diese Insulinmenge reduziert werden sollte, hängt von der bisherigen Qualität der Stoffwechseleinstellung ab und davon, ob die Einstellung auf die Insulinpumpe stationär oder ambulant erfolgt (Sicherheitsaspekt). Faustregeln für die Umstellungsphase sind in der Tabelle aufgeführt (nach Dr. Renner, München).

bisherige Güte der Stoffwechseleinstellung (ICT)	Gesamtinsulinmenge unter der vorherigen Therapie (ICT)	Dosisempfehlung für die CSII bei stationärer Einstellung	Dosisempfehlung für die CSII bei ambulanter Einstellung
gute BZ-Einstellung, wenige Hypoglykämien	100 %	ca. 85 %	ca. 75 %
häufige Hypoglykämien	100 %	ca. 70 %	ca. 50 – 60 %
BZ-Werte meist hoch, selten Hypoglykämien*	100 %	ca. 100 %	ca. 80 – 90 %

Tab. 6: Ermittlung des neuen Gesamtinsulinbedarfs bei der Umstellung von der ICT auf die Insulinpumpentherapie (CSII)

* Achtung: Unbemerkte Hypoglykämien können zu langphasigen Hyperglykämien führen und eine hypoarme Einstellung vortäuschen (Diagnosestellung nur mit CGM möglich). Bei der Umstellung auf die Insulinpumpentherapie gilt dann die Dosisempfehlung für häufige Hypoglykämien.

3.5.2 Festlegung der anfänglichen Basalrate

Nach Festlegung der neuen Gesamtinsulindosis (siehe Kap. 3.5.1) muss im nächsten Schritt eine provisorische Start-Basalrate programmiert werden. Während der ersten Tage der Insulinpumpentherapie muss sie durch Mahlzeiten-Auslassversuche individuell optimiert werden, und auch im weiteren Therapieverlauf wird dies immer wieder nötig sein (siehe Kap. 4.1).
Bei der Insulinpumpentherapie werden von Erwachsenen ca. 50 Prozent des Gesamtinsulinbedarfs als Basalrate abgegeben, die restlichen 50 Prozent als Mahlzeitenbolus (das prozentuale Verhältnis zwischen Basalrate und Bolusgaben ist nicht jeden Tag gleich, da Insulinpumpenträger die Kohlenhydratmenge und die Zeit der Mahlzeiten von Tag zu Tag variieren können). Bei Kindern ist der Anteil des Bolusinsulins in Abhängigkeit vom Alter höher (siehe Kap. 9.1).

Wie soll nun diese Insulinmenge (neue Gesamtinsulinmenge geteilt durch zwei) als Basalrate über den Tag verteilt werden? Verschiedene Insulinpumpenzentren verfolgen hierbei unterschiedliche Strategien. Prinzipiell gibt es zwei Möglichkeiten:

Start mit einer „physiologisch" verteilten Basalrate

In der Regel beginnt man die Insulinpumpentherapie mit einer stündlich oder blockweise variierten Basalrate. Hierbei wird versucht, ein „durchschnittliches", möglichst physiologisches (= natürliches) Basalratenprofil zu erstellen, das in der Summe der errechneten Insulinmenge entspricht. Hierbei empfehlen wir folgende Faustregeln:

- Für Patienten mit kurzer Diabetesdauer von wenigen Jahren und ***ausgeprägtem Dawn-Phänomen*** (Insulinresistenz in den frühen Morgenstunden) passt in der Regel das von Dr. Renner und Mitarbeitern am Pumpenzentrum München-Bogenhausen entwickelte „Profil" (siehe Kasten). Dieses Profil muss jedoch dem individuellen Schlaf-wach-Rhythmus angepasst, d. h. ggf. zeitlich verschoben werden.
- Bei ***längerer Diabetesdauer*** wird das Basalratenprofil häufig flacher, da die tageszeitlichen hormonellen Schwankungen abnehmen.
- ***Kinder und Jugendliche*** haben andere hormonelle Rhythmen und benötigen spezielle Basalratenprofile (siehe Kap. 9.1.3).

Start mit einer konstanten Basalrate

Gerne wird die Pumpentherapie auch mit einer über 24 Stunden gleichbleibenden Basalrate begonnen.

- Besonders empfehlenswert ist dies bei Patienten mit langjährigem Schichtdienst, mit häufig wechselndem Schlaf-wach-Rhythmus oder mit sehr langer Diabetesdauer.
- Wenn bereits im Vorfeld ein ausgeprägtes Dawn-Phänomen bekannt ist, wird dies bei der anfänglichen Basalrate in Form eines „Morgengipfels" berücksichtigt (= erhöhte Basalrate in den Morgenstunden).

Beide Strategien funktionieren und können empfohlen werden. In jedem Fall ist die erste Basalrate als grobe Schätzung anzusehen, die in den folgenden Tagen durch Mahlzeiten-Auslassversuche individuell angepasst werden muss. Um möglichst zügig zu einer individuell stimmigen Basalrate zu kommen, hat es sich bewährt, nach Abklingen des noch wirkenden Basalinsulins am ersten Tag das Frühstück auszulassen, am folgenden Tag das Mittagessen und am dritten Tag das Abendessen (siehe Abb. 4).

► Ausführliche Tipps zum Optimieren der Basalrate finden Sie in Kap. 4.1

Folgende Faktoren können zu Beginn der Pumpentherapie die Findung einer passenden Basalrate erschweren:

- die Fähigkeit des über lange Zeit gespritzten Verzögerungsinsulins, noch mehrere Tage nachzuwirken (siehe Kap. 3.5.4),
- die zeitliche Verzögerung, bis die physiologische Ein- und Umstellung auf die Pumpentherapie auch tatsächlich die kalkulierte Abnahme der Gesamtinsulinmenge zur Folge hat und
- die unterschiedlichen Lebensrhythmen während der Einstellungsphase oder des stationären Aufenthaltes im Vergleich zum Alltag.

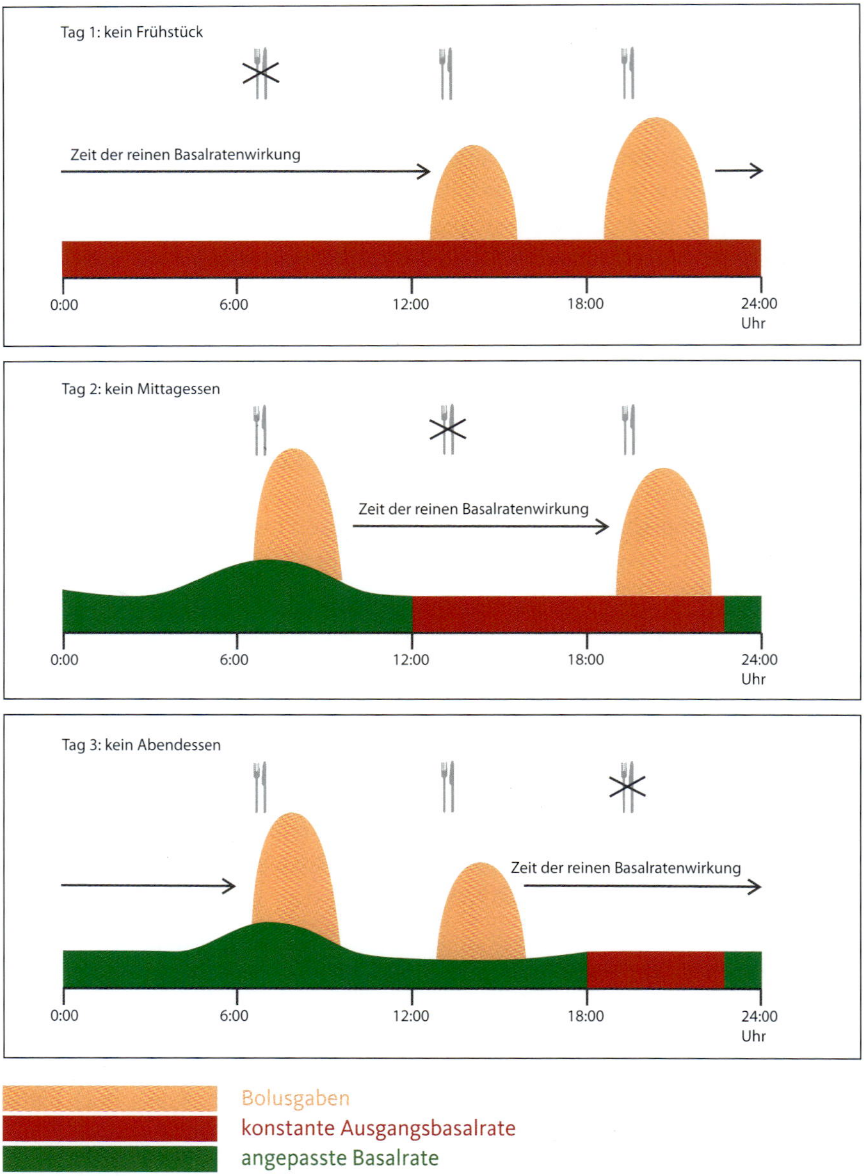

Abb. 4: Die kalkulierte Start-Basalrate muss durch Mahlzeiten-Auslassversuche auf ihre Funktionalität getestet werden. Die gesamte Basalrate (24 Std.) kann innerhalb von drei Tagen beurteilt werden (Tag 1: kein Frühstück, Tag 2: kein Mittagessen, Tag 3: kein Abendessen).

Praxis-Tipp: Ermittlung einer „physiologisch“ verteilten Basalrate zu Beginn der Insulinpumpentherapie

Folgende Hilfsmittel geben zu Beginn der Insulinpumpentherapie eine erste Orientierung über die Verteilung der Basalrate. Danach muss die Basalrate individuell ausgetestet und angepasst werden.

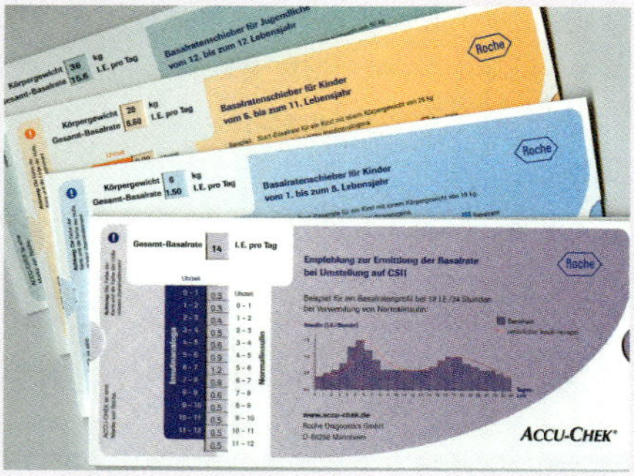

- **Basalratenschieber**
  Über die Firma Roche sind einfache „Basalratenschieber“ erhältlich, an denen der individuelle Insulinbedarf des Diabetikers eingestellt wird. Die stündlichen Basalraten können dann in 24 (Roche) oder 12 (Animas) Schritten unmittelbar abgelesen werden. Für die unterschiedlichen Altersgruppen sind von der Firma Roche entsprechende Basalratenschieber erhältlich (1. – 5. Lebensjahr, 6. – 11. Lebensjahr, 12. – 17. Lebensjahr, Erwachsene), die dem unterschiedlichen Insulinbedarf und dem für das Lebensalter charakteristischen Basalratenprofil gerecht werden. Als „Starthilfe“ ist im Anhang (Kap. 18.3) der Inhalt des Basalratenschiebers für Erwachsene in Tabellenform abgedruckt.

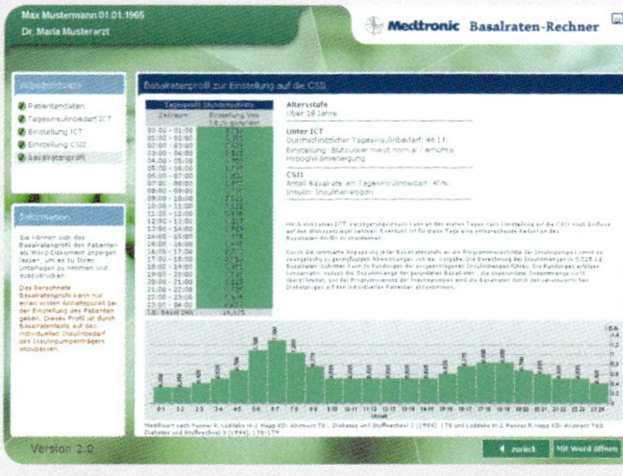

- **Basalraten-Software**
  Die Firma Medtronic verteilt eine einfache Computersoftware zur Basalratenerstellung. Die Software berücksichtigt dieselben Faktoren wie die genannten Basalratenschieber und erstellt ein altersabhängiges Profil. Als Ergebnis kann ein einseitiges Word-Dokument ausgedruckt werden, das den detaillierten Basalratenvorschlag in Tabellen- und Diagrammform enthält und das zudem Platz für die ersten Basalratenänderungen vorsieht.
  Die Firma Roche bietet diese Möglichkeit ebenfalls, und zwar integriert in die Software Accu-Chek 360°. Diese Software errechnet die individuelle Basalrate nach den vorbeschriebenen Renner-Kriterien, alternativ können als Bestimmungsgrößen auch Körpergewicht und Insulinsensitivität (I.E. pro kg KG) eingegeben werden.

3.5.3 Festlegung der anfänglichen I.E./BE- und Korrekturfaktoren

Bei der Festlegung der anfänglichen Bolusdosis werden die früheren individuellen Erfahrungswerte zugrunde gelegt und im Einzelfall entsprechend der Tabelle in Kap. 3.5.1. reduziert. Übliche Größen für I.E./BE-Faktoren (zur Berechnung des Mahlzeitenbolus) und für Korrekturfaktoren (zur Berechnung der Insulinmenge zur Korrektur erhöhter Blutzuckerwerte) sind in Kap. 5.1. aufgeführt.

Diese Anfangsdosen sind natürlich nur vorläufig, die individuelle Feinabstimmung erfolgt durch Blutzuckermessungen nach den Mahlzeiten.

▸ Detaillierte Informationen zu allen Aspekten der Bolusgabe finden Sie in Kap. 5.

3.5.4 Verzögerungsinsulin und Therapieumstellung

Bei der Umstellung von einer Spritzen-Therapie (ICT) auf eine Insulinpumpentherapie ist von entscheidender Bedeutung, die ausklingende Basalinsulin-Wirkung zu berücksichtigen, um Hypoglykämien in den ersten Tagen mit der neuen Insulinpumpe zu vermeiden.

Insulinart	Handelsname	Wirkdauer	Wirkprofil
NPH-Insulin	Protaphane®, Insuman Basal® u. a.	8 – 12 Std. (bis 20)	Wirkmaximum nach 4 – 6 Std.
Insulin glargin U100	Lantus®, Abasaglar®	18 – 24 Std.	flach
Insulin glargin U300	Toujeo®	20 – 30 Std.	flach
Insulin detemir	Levemir®	14 – 20 Std.	flach
Insulin degludec	Tresiba®	mehr als 40 Std.	extrem flach

Tab. 7: Die verfügbaren Basalinsuline unterscheiden sich vor allem in der Wirkdauer und in der Gleichmäßigkeit der Wirkung. Die Parameter sind dosisabhängig und individuell verschieden. Große Insulindosen können länger, sehr kleine Dosen können kürzer wirken als in der Tabelle genannt.

Die Insulinpumpentherapie wird in der Regel vormittags begonnen, da dann „bei Tageslicht" die ersten Erfahrungen mit der neuen Therapieform gesammelt werden können. Das konkrete Vorgehen hängt von der Art des bisher verwendeten Basalinsulins (siehe Tab. 7), dem individuellen Wirkprofil und von den Erfahrungen und Vorlieben des Diabeteszentrums ab:

- Die Insulinpumpentherapie wird am Vormittag begonnen. Letzte Basalinsulin-Injektion am Vorabend in der gewohnten Dosis.
- ***NPH-Insulin, Levemir®:*** meist Beginn mit der einprogrammierten Start-Basalrate, engmaschige Blutzucker-/Sensorkontrollen und Dosisanpassungen.
- ***Lantus®, Abasaglar®, Toujeo®:*** Aufgrund der überhängenden Basalinsulinwirkung sollte die Basalrate zu Beginn mithilfe der „Temporäre Basalrate“-Funktion prozentual reduziert werden. Je nach Blutzucker-Niveau sind Reduktionen um 20 – 50 Prozent üblich. Nach Abklingen der Basalinsulinwirkung, für gewöhnlich innerhalb der ersten 24 Stunden, wird die Basalrate schrittweise auf 100 Prozent erhöht.
- ***Tresiba®:*** am Vortag der Umstellung keine Tresiba-Injektion mehr. Aufgrund der sehr langen Wirkdauer wird die Pumpentherapie mit drastisch reduzierter temporärer Basalrate begonnen (Reduktion um 80 – 100 Prozent). Je nach Glukoseverlauf wird die Basalrate schrittweise erhöht. Es kann mehrere Tage dauern, bis die Basalrate auf 100 Prozent gesteigert werden kann.

3.5.5 Beispiele zum Umstieg auf die Insulinpumpentherapie

Beispiel A

Christina hat seit 5 Jahren Typ-1-Diabetes, ist 28 Jahre alt, normalgewichtig, HbA_{1C}-Wert 7,2 %, sehr motiviert, möchte schwanger werden, misst 4 – 7-mal/Tag ihren Blutzucker, dokumentiert sehr ausführlich. Sie hat ein ausgeprägtes Dawn-Phänomen, das auch durch die Gabe von Levemir® nicht gut therapierbar war.

- Christina behandelt sich seit über 4 Jahren mit der ICT, ist sehr gut geschult und informiert. Sie ist engagiert in einer Selbsthilfegruppe, liest aktuelle Diabetesliteratur. Will sehr gerne auf die Insulinpumpe umgestellt werden, hat sich auf einem Diabetikertag schon ausführlich mit allem Informationsmaterial eingedeckt.
- Christina hat keinerlei diabetische Folgeerkrankungen.
- Sie hatte in den letzten 12 Monaten eine schwere Unterzuckerung, Werte unter 50 mg/dl treten fast täglich auf, Werte unter 40 mg/dl ca. 2 – 4-mal die Woche. Sie hat noch eine recht gute Hypoglykämiewahrnehmung (ab 50 mg/dl), war aber durch die geplante Schwangerschaft etwas überehrgeizig, um schneller in den angestrebten HbA_{1C}-Zielbereich zu gelangen.

Aktuelle Insulintherapie

Insulinart/KH	morgens	mittags	abends	zur Nacht	Summe
NovoRapid	6–10	4–6	9–12	0	19–28 I.E.
BE-Faktor (I.E./BE)	2/1	1/1	1,5/1	1,5/1	
BE	3–5	4–6	6–8	0	13–19 BE
Levemir		10		12	22 I.E.
Gesamtsumme Insulin					41–50 I.E.

Fragen

- Welche Schwerpunkte müssen beim Erstgespräch gesetzt werden?
- Mit welcher Basalrate und mit welchem I.E./BE-Verhältnis sollte gestartet werden?
- Was macht man mit einem Analoginsulin bei einer Schwangerschaftsplanung?

Erstgespräch

1. Gezielt die strengen Zielwerte ansprechen, die während einer Schwangerschaft empfohlen werden, und sich diesem niedrigen Blutzucker-Niveau schon in der Planungsphase annähern (siehe Kap. 9.2.1).
2. Sensibilisierung für Hypoglykämien. Trotz niedriger Blutzucker-Einstellung müssen schwere Hypoglykämien vermieden werden. Intensive Beratung über Hypoglykämieprävention, -wahrnehmung, -therapie etc.
3. Information über die Gründe, warum Analoginsuline lange Zeit während einer Schwangerschaft nicht zugelassen waren und dass sich die Datenlage geändert hat (mit Diabetologen, Gynäkologen). Inzwischen raten die Fachgesellschaften vom Einsatz der schnell wirksamen Analoginsuline während der Schwangerschaft oder Stillzeit nicht mehr ab.

Einstellungsziele

Der HbA_{1c}-Wert sollte bereits in der Vorbereitungsphase (präkonzeptionell) in einen Bereich um die 6 % abgesenkt werden. Die Blutzuckerwerte sollten schon in der Planungsphase im Bereich der genannten Schwangerschaftsrichtlinien liegen. Gleichzeitig müssen häufige, vor allem aber schwere Unterzuckerungen vermieden werden. Häufige Blutzuckermessungen (6–8/tgl.) sind unumgänglich.

Therapieumstellung

1. Christina hat sich für die Weiterbehandlung mit NovoRapid® entschieden.
2. Es findet noch eine spezielle Ernährungsberatung entsprechend den Schwangerschaftsrichtlinien statt, inkl. ausreichender KH-Zufuhr, allmorgendlicher Azetonmessung, Spritz-Ess-Abstand, Notwendigkeit von Zwischenmahlzeiten etc.

3. Gesamtinsulinmenge unter ICT: 41 – 50 I.E. Davon mindestens 20 % abziehen, da bei der guten Grundeinstellung und den vielen niedrigen Blutzuckerwerten eine Insulineinsparung bei der Umstellung auf die CSII von mindestens 20 % zu erwarten ist.
4. Berechnung: 41 – 50 I.E. – 20 % = 33 – 40 I.E. (Beginn mit 33 I.E.) Die 33 I.E. werden zu 50 % auf die Basalrate und zu 50 % auf die Bolusgaben verteilt: 50 % von 33 I.E. = 16,5 I.E.
5. Da die Diabetesdauer bei Christina recht kurz ist und sie über ein ausgeprägtes Dawn-Phänomen berichtet, wird mit einer physiologisch modulierten „Standard-Basalrate“ (siehe Kap. 3.5.2) in einer Höhe von 16 I.E. pro Tag begonnen.
6. Die Start-Basalrate wird ab dem nächsten Tag durch Mahlzeiten-Auslassversuche getestet und angepasst.
7. Die I.E./BE-Verhältnisse werden bei der Ersteinstellung leicht abgesenkt und dann durch postprandiale Blutzuckermessungen angepasst. Christina kann die BE-Mengen weiterhin flexibel gestalten. Sie wird darauf hingewiesen, dass sie die Mahlzeiten in Haupt- und Zwischenmahlzeiten aufteilen sollte, um die strengen Blutzucker-Zielwerte zu erreichen. Dies sollte sie bereits in der Planungsphase austesten und entsprechend anpassen.
8. Es ergibt sich folgendes Start-Therapieschema:

Insulinart/KH	morgens	mittags	abends	zur Nacht	Summe
NovoRapid	4,5 – 7,5	4 – 6	6 – 8	0	14,5 – 21,5 I.E.
BE-Faktor (I.E./BE)	1,5/1	1/1	1/1	1/1	
BE	3 – 5	4 – 6	6 – 8	0	13 – 19 BE
Basalrate					15,9 I.E.
Gesamtsumme Insulin					31 – 38 I.E.

Beispiel B

Kerstin, 38 Jahre, Diabetesdauer 12 Jahre, normalgewichtig, letzter HbA_{1C}-Wert 5,2 %, sehr ängstlich bezüglich diabetischer Folgeerkrankungen. Kerstin führt seit über 9 Jahren eine ICT durch und ist sehr gut geschult. Sie misst 3 – 5-mal täglich den Blutzucker, dokumentiert lückenhaft und hat einen extrem niedrigen Blutzuckerdurchschnitt. Werte über 140 mg/dl werden sofort mit Analoginsulin korrigiert.

- Kerstins Mutter hatte ebenfalls Diabetes, war sehr schlecht eingestellt und ist im vergangenen Jahr an diabetischen Folgeerkrankungen verstorben. Im Vorfeld war ihr ein Bein amputiert worden und sie war mehrere Jahre dialysepflichtig. Kerstin hat die Mutter bis zu ihrem Tod gepflegt.

- Kerstin hatte in den letzten 12 Monaten 8 schwere nächtliche Unterzuckerungen, Werte unter 50 mg/dl treten mehrfach täglich auf, Werte unter 40 mg/dl mindestens jeden zweiten Tag. Sie nimmt ihre Hypoglykämien kaum mehr wahr, sieht niedrige Werte absolut nicht als Problem. Die schweren Unterzuckerungen ängstigen sie jedoch massiv. Sie verspricht sich von der Umstellung auf die Insulinpumpentherapie einen konstanten HbA_{1C}-Wert von 5 % ohne schwere Hypoglykämien.

Aktuelle Insulintherapie

Insulinart/KH	morgens	mittags	abends	zur Nacht	Summe
Humalog	4,5–6	3–5	4–6	0	12–17 I.E.
BE-Faktor (I.E./BE)	1,5/1	1/1	1/1	1/1	
BE	3–4	3–5	4–6	0	10–15 BE
Huminsulin Basal	5	5		8	18 I.E.
Gesamtsumme Insulin					30–35 I.E.

Fragen

- Welche Schwerpunkte müssen beim Erstgespräch gesetzt werden?
- Wie sollte die erste Basalrate und das I.E./BE-Verhältnis angesetzt werden?
- Wie kann man der Patientin in Bezug auf die angespannte psychische Situation helfen?

Erstgespräch

1. Kerstin muss dazu gebracht werden, auch dreistellige Blutzuckerwerte zu akzeptieren, um die Hypoglykämiesymptome zurückzuerlangen und um schwerwiegende hypoglykämische Folgeerkrankungen zu vermeiden (siehe Kap. 8). Ihre Blutzuckerwerte sollten in den ersten Wochen nach Umstellung auf die Insulinpumpe nicht unter 100 mg/dl liegen.
2. Kerstin sollte umgehend aufgrund ihrer unrealistischen und übertriebenen Ängste vor diabetischen Folgeerkrankungen psychologische Hilfe in Anspruch nehmen (Adressen speziell geschulter Therapeuten aus dem Arbeitskreis Diabetes und Psychologie der DDG anbieten, z. B. über www.diabetes-psychologie.de/pt_fuehr.htm).
3. Kerstin sollte selbst über den Zeitpunkt der Therapieumstellung auf die Pumpe entscheiden, da dies wieder eine intensive Auseinandersetzung mit ihrem Diabetes bedeutet. Bis dahin muss sie allerdings kompromisslos an der Vermeidung schwerer Hypoglykämien arbeiten.

Einstellungsziel:
Die Vermeidung von Hypoglykämien ist absolut oberstes Therapieziel. Dies kann aber erst erreicht werden, wenn Kerstins mentale Situation halbwegs stabil ist. Eine intensive Kooperation zwischen Diabetesteam (Diabetesberaterin/Diabetologe) und dem Psychologen sind dafür eine unverzichtbare Voraussetzung.

Therapieumstellung

1. Kerstin hat sich auf eine Therapieumstellung inklusive Vermeidung aller zweistelligen Blutzuckerwerte eingelassen. Sie hat mehrere Wochen vor der Umstellung auf die Insulinpumpentherapie mit einer Psychotherapie bei einem speziell geschulten (DDG) Therapeuten begonnen.
2. Ihre mentale Situation ist noch nicht stabil, die Themen Folgeerkrankungen und Hypoglykämie müssen vom Diabetesteam sensibel angesprochen werden.
3. Gesamtinsulinmenge unter ICT: 30 – 35 I.E., davon mindestens 30 % abziehen, da das oberste Therapieziel ja die absolute Vermeidung von Hypoglykämien ist.
4. Berechnung: 30 – 35 I.E. – 30 % = 21 – 23,5 I.E. (Beginn mit 21 I.E.). Die 21 I.E. werden zu 50 % auf die Basalrate und zu 50 % auf die Bolusgaben verteilt: 50 % von 21 I.E. = 10,5 I.E.
5. Da Kerstin nur ein leichtes Dawn-Phänomen und den Diabetes bereits 12 Jahre lang hat, beginnt man mit einer Zwei-Blöcke-Basalrate: 3 Uhr – 8 Uhr = 0.5 I.E./h (2,5 I.E. in 5 Stunden) und 8 – 3 Uhr = 0.4 I.E./h (7,6 I.E. in 19 Stunden), ergibt eine Gesamt-Basalrate von 10,1 I.E./24 h.
6. Die Start-Basalrate wird ab dem nächsten Tag durch Mahlzeiten-Auslassversuche getestet und angepasst.
7. Die I.E./BE-Verhältnisse sollten vorsichtshalber reduziert werden, um das oberste Therapieziel, die zuverlässige Vermeidung von Unterzuckerungen, nicht zu gefährden.
8. Bei Kerstin müssen ganz strikte Korrekturregeln festgesetzt werden, d. h. Blutzuckerwerte bis 180 mg/dl werden NICHT korrigiert, der Korrekturfaktor wird großzügig gewählt (1 I.E. senkt den Blutzucker um 60 mg/dl), erneute Blutzuckerkorrektur frühestens nach 3 Stunden.
9. Es ergibt sich folgendes Start-Therapieschema:

Insulinart/KH	morgens	mittags	abends	zur Nacht	Summe
Bolusinsulin	3 – 4	1,5 – 2,5	2 – 3	0	6,5 – 9,5 I.E.
BE-Faktor (I.E./BE)	1/1	0,5/1	0,5/1	0,5/1	
BE	3 – 4	3 – 5	4 – 6	0	10 – 15 BE
Basalrate					10,5 I.E.
Gesamtsumme Insulin					17 – 20 I.E.

Beispiel C

Manfred, langjähriger Typ-1-Diabetiker, Diabetesdauer 35 Jahre, HbA_{1C}-Wert 10,2 %, Sehfähigkeit des rechten Auges bei 5 %, das linke Auge muss aufgrund einer fortgeschrittenen Retinopathie gelasert werden.

- Der Augenarzt hat vor dem Lasertermin dringend eine Stabilisierung und Neueinstellung des Diabetes empfohlen.
- Manfred ist Frührentner, war Polizist, hat sich in den letzten 5 Jahren mit einer ICT behandelt und ist gut geschult. Die Motivation, sich um seinen Diabetes zu kümmern, nahm jedoch aufgrund der massiven Retinopathie und der Frühberentung vor 3 Jahren deutlich ab.
- Seit er aus dem Polizeidienst austreten musste, hat er deutlich zugenommen, gibt an, öfter etwas zu trinken, ist bei einer Körpergröße von 1,85 m mit 125 kg deutlich übergewichtig (BMI 36,5 kg/m²), hat schlechte Blutfettwerte und grenzwertig erhöhte Blutdruckwerte.
- Er hatte in den letzten 12 Monaten keine schweren Unterzuckerungen, misst ca. 2–4-mal täglich seinen Blutzucker. Er dokumentiert den Blutzucker nicht, Werte unter 50 mg/dl maximal 1/Woche, Werte unter 40 mg/dl sind nicht in seinem Messgerätspeicher zu finden. Er hat eine gute Hypoglykämiewahrnehmung bei Werten um 60 mg/dl.

Aktuelle Insulintherapie

Insulinart/KH	morgens	mittags	abends	zur Nacht	Summe
Insuman Rapid	24	16	24	12	76
BE-Faktor (I.E./BE)	3/1	2/1	3/1	2/1	
BE	8	8	8	6	30
Lantus®				46	46
Gesamtsumme Insulin					122

Fragen

- Welche Schwerpunkte müssen beim Erstgespräch gesetzt werden?
- Wie sollten die erste Basalrate und das I.E./BE-Verhältnis angesetzt werden?
- Wie geht man bei der Umstellung mit dem lang wirkenden Analoginsulin Lantus um?

Erstgespräch

1. Besteht ausreichend Motivation, sich auf eine Umstellung einzulassen, Bereitschaft, sich mit der Insulinpumpe auseinanderzusetzen, die Werte zu dokumentieren, enge Kooperation mit dem Diabeteszentrum, Wunsch zur Verbesserung der Gesamtstoffwechselsituation?

2. Zur Verbesserung der gesamten Stoffwechselsituation ist noch mehr erforderlich: Ernährungsumstellung/-beratung mit deutlicher Reduktion der BE, dadurch langsame aber kontinuierliche Gewichtsreduktion (Ziel: ca. 1 kg/Monat), Blutdruckschulung inkl. Selbstmessung und Dokumentation, deutliche Reduktion des Alkoholkonsums, ganz besonders in der Umstellungsphase.
3. Die körperliche Aktivität im Alltag sollte parallel erhöht werden, jedoch muss Manfred intensive Belastungen mit deutlichen Blutdruckanstiegen vermeiden, bis das Auge stabil gelasert ist und der Augenarzt keine Bedenken mehr äußert. Bis dahin Spaziergänge, Radtouren etc.

Einstellungsziele

Die Absenkung des HbA_{1C} muss langsam (1 – 2 % pro Quartal) erfolgen. Unterzuckerungen muss Manfred komplett verhindern, um akuten Schädigungen des Augenhintergrundes vorzubeugen. In den ersten Wochen sollten Blutzuckerwerte zwischen 150 – 200 mg/dl angestrebt werden.

Therapieumstellung

1. Der Grundumsatz wird errechnet und die BE werden entsprechend auf 23 pro Tag reduziert (bisheriger Gesamtenergieumsatz nach D-A-CH-Referenzwerten: ca. 2.380 kcal/Tag; Reduktion der täglichen Energieaufnahme auf ca. 2.200 kcal, davon gemäß den aktuellen Leitlinien 50 % in Form von Kohlenhydraten = 1.100 kcal; das entspricht 23 BE). Eine Reduktion der Kalorienaufnahme um ca. 180 kcal/Tag führt zu ca. 1 kg Gewichtsverlust im Monat, das entspricht in 12 Monaten einer nach den Leitlinien der DDG/DGE maximal anzustrebenden Gewichtsabnahme von 10 % des bisherigen Gewichtes. Während der Schulung sollte Manfred auf Alkoholkonsum verzichten.
2. Demzufolge ist es erforderlich, bei der Berechnung der Gesamtinsulindosis die Menge des Bolusinsulins zu kürzen: Bei 30 BE entsprach die benötigte Summe an Insuman® Rapid 76 I.E., bei 23 BE wäre diese Summe proportional mit 58 I.E. anzusetzen. Dadurch ergibt sich dann eine Gesamtinsulinmenge von 104 I.E.
3. Korrigierte Gesamtinsulinmenge unter ICT: 104 I.E., davon mindestens 30 % abziehen, da bei der Umstellung inkl. Ernährungsumstellung und Erhöhung der körperlichen Aktivität an mehreren Stellen auf den Gesamtstoffwechsel Einfluss genommen wird.
4. Berechnung der Basalraten-Tagessumme: 104 I.E. – 30 % = 73 I.E. Die 73 I.E. werden zu 50 % auf die Basalrate und zu 50 % auf die Bolusgaben verteilt: 50 % von 73 I.E. = 36,5 I.E.
5. Da Manfred bereits seit 35 Jahren Diabetes hat und ein sehr gleichmäßiger basaler Insulinbedarf zu erwarten ist, wird mit einer konstanten Basalrate von

1,5 I.E./Std. = 36 I.E./Tag begonnen. Da Manfred bisher als Basalinsulin Lantus® verwendet hat, wird mit einer temporär auf 70 Prozent reduzierten Basalrate begonnen. Je nach Blutzuckerverlauf wird diese schrittweise nach ca. 12 – 24 Stunden auf 100 Prozent gesteigert.

6. 6. Die Start-Basalrate wird mithilfe von Mahlzeiten-Auslassversuchen ab dem nächsten Tag getestet und schrittweise angepasst / leicht moduliert.
7. Auch die I.E./BE-Verhältnisse werden gekürzt. Es ergibt sich folgendes Start-Therapieschema:

Insulinart/KH	morgens	mittags	abends	zur Nacht	Summe
Bolusinsulin	14	12	14	1,5	41,5 I.E.
BE-Faktor (I.E./BE)	2/1	1,5/1	2/1	1,5/1	
BE	7	8	7	1	23 BE
Basalrate					36 I.E.
Gesamtsumme Insulin					77,5 I.E.

3.6 Verhaltensregeln für die Schulungstage

Mit den in der Kapitelüberschrift genannten „Verhaltensregeln" ist nicht gemeint, dass die angehenden Insulinpumpenträger einen „Knigge der Diabetologie" erlernen sollen. Vielmehr sollen einige Faktoren, die die Stoffwechseleinstellung unnötig erschweren, während der Umstellung auf die Insulinpumpentherapie ausgeschaltet werden. Der Lebensrhythmus weicht während der Schulungsphase vom „Normalen" ab (z. B. weniger körperliche Aktivität, andere Essenszeiten), sodass Diabetesteam und Pumpenträger ohnehin vor einer anspruchsvollen Aufgabe stehen.

3.6.1 Mahlzeiten

Für die Dauer des stationären Aufenthaltes sollten keine Zwischenmahlzeiten eingenommen werden. Nach 19 Uhr sollten weder Kohlenhydrate, Fette oder Eiweiße konsumiert werden, denn deren nachfolgende Resorption aus dem Darm macht die Findung des nächtlichen Basalratenprofils unmöglich. Diese Regeln gelten selbstverständlich nur für die Dauer der Dosisfindung; nach Bestimmung einer passenden Basalrate und der Insulinfaktoren steht der völligen Flexibilität im Alltag nichts mehr im Wege.

Zur Optimierung der auf Verdacht kalkulierten Start-Basalrate wird pro Tag jeweils eine andere Mahlzeit ausgelassen. Nur so ist eine klare Aussage über die reine Wirkung der Basalrate möglich (diese deckt ja den mahlzeitenunabhängigen Insulinbedarf). Ein „Fastentag" mit gänzlichem Verzicht auf jegliche Nahrungsaufnahme an einem Tag ist nicht erforderlich und auch nicht sinnvoll, da sich der Stoffwechsel dann allmählich auf „Fettverbrennung" umstellen würde. In der Folge nähme die Insulinempfindlichkeit ab und der Basalratentest wäre unbrauchbar.

▸ Ausführliche Informationen zu Startbasalrate und Basalratentest siehe Kap. 3.5.2 und Kap. 4.1

3.6.2 Glukosemonitoring: Blutzucker-, Sensor- und Laborzuckerwerte

Während der Umstellungsphase und in Phasen der Therapieoptimierung muss der Blutzucker häufiger gemessen werden (siehe Tab. 9). Nur auf diese Art ist es möglich, ein halbwegs vollständiges Bild von den täglichen Blutzuckerschwankungen zu erhalten, um die Therapie gezielt zu verbessern.
Die kontinuierliche Glukosemessung ist eine große Hilfe bei der Pumpeneinstellung. Die Stoffwechsellage kann objektiv und vollständig beurteilt werden. So kann z. B. die zurückliegende Nacht oder der Mahlzeitenverlauf optimal analysiert werden. Durch Verwendung eines CGM-Systems mit Alarmen können Hypoglykämien, welche die Einstellung erschweren, frühzeitig identifiziert und vermieden werden.

Wann sollten die Blutzucker-Messungen erfolgen?

	Einstellungsphase	*im Alltag*
nach dem Aufstehen / vor dem Frühstück	×	×
1–2 Stunden nach dem Frühstück	×	1 x pro Woche
vor dem Mittagessen	×	×
1–2 Stunden nach dem Mittagessen	×	1 x pro Woche
vor dem Abendessen	×	×
1–2 Stunden nach dem Abendessen	×	1 x pro Woche
vor dem Schlafengehen	×	×
nachts um ca. 2–3 Uhr	×	alle 2–4 Wochen

X = tägliche Messung zum angegebenen Zeitpunkt.

Tab. 9: Minimalzahl der Blutzuckermessungen während der Einstellungsphase und im Alltag. Zusätzlich muss bei Verdacht auf eine Unterzuckerung jederzeit sofort der Blutzucker gemessen werden. Im Zusammenhang mit körperlicher Aktivität bzw. Sport sind weitere Blutzuckermessungen erforderlich (siehe Kap. 9.4). Bei Blutzuckerwerten über 250 mg/dl oder bei Symptomen einer Ketoazidose muss zusätzlich ein Ketontest durchgeführt werden (siehe Kap. 7.2).

Ein weiterer Vorteil der CGM ist die anschauliche Dokumentation der Glukosekurven, die für das Antragsverfahren bei den Krankenkassen verwendet werden können (dazu sollte eine CGM-Phase vor und eine Phase nach der Umstellung auf die Insulinpumpentherapie dokumentiert sein).
Trägt der Pumpenneuling einen Sensor zum kontinuierlichen Glukosemonitoring, sollte (nicht nur) während der Umstellungsphase sichergestellt werde, dass dieser auch präzise misst. Blutzuckermessungen zum Kalibrieren sollten zu stabilen Zeiten durchgeführt werden. Auch kalibrierfreie Sensoren müssen gelegentlich durch Kontroll-Blutzuckermessungen überprüft werden. Während der Umstellungsphase empfehlen wir mindestens 2 – 3 x tägliche Parallelmessungen. Die Messgenauigkeit gilt als ausreichend, wenn die Blutzuckerwerte im Mittel nicht mehr als 10 Prozent vom angezeigten Sensorglukosewert abweichen, insbesondere bei konstantem Trend.

▸ Weitere Informationen zu Glukosesensoren (CGM und FGM) siehe Kap. 11 – 17

Laborzucker

Im Rahmen einer stationären Insulinpumpenschulung wird in der Regel mehrmals täglich der Blutzucker mit einem Laborgerät gemessen. Auch in diabetologischen Schwerpunktpraxen sollten während einer Schulung zumindest punktuell Vergleichsmessungen mit einem Laborgerät durchgeführt werden (nicht mit einem anderen Patienten-Blutzuckermessgerät!). Eine Vergleichsmessung ist nur dann gültig, wenn beide Messungen mit Blut aus demselben Blutstropfen durchgeführt werden und wenn beide Messgeräte identisch kalibriert sind (vollblut- oder plasmakalibriert). Bei Abweichungen von mehr als 15 bis 20 Prozent muss die Genauigkeit der Messung bezweifelt werden (liegt selten am Gerät, eher an Anwendungsfehlern oder an der Teststreifencharge). Durch Aufdeckung grober Messungenauigkeiten konnten schon einige unerklärliche Stoffwechselschwankungen und Einstellungsprobleme gelöst werden. Die Kontrolle der Blutzuckermessgeräte sollte auch Bestandteil der ambulanten Nachbetreuung sein.

3.6.3 Bed-Time-Regel

Die „Bed-Time-Regel" legt nicht fest, wann, sondern mit welchem ungefähren Blutzuckerwert der Pumpenträger zu Bett gehen sollte, um ungefährdet durch die Nacht zu kommen. Um Unterzuckerungen oder Stoffwechselentgleisungen während dieser Zeit zu vermeiden, sollten Vorsichtsmaßnahmen getroffen werden:

- Vor dem Schlafen Glukosewert und -tendenz prüfen und ggf. Blutzucker kontrollieren!
- Bei einem hohen Blutzuckerwert muss der Insulinpumpenträger die Ursache suchen und beheben (z. B. nach der Checkliste in Kap. 6). Als Zielbereich für eine Blutzuckerkorrektur vor dem Schlafen sollten nicht 100 mg/dl, sondern ca.

120 – 140 mg/dl angestrebt werden.

- Bei einem zu niedrigem Glukosewert muss der Insulinpumpenträger zusätzlich schnell wirkende Kohlenhydrate trinken bzw. essen, insbesondere bei weiter fallender Tendenz, und außerdem die Ursache für die Hypoglykämie herausfinden (s. Kap. 8).
- Blutzucker 80 – 100 mg/dl ⇨ mindestens 1 – 2 BE
- Blutzucker unter 80 mg/dl ⇨ mindestens 2 – 3 BE
- Diese BE-Angaben sind nur als Richtwerte zu verstehen, die den individuellen Bedürfnissen angepasst werden müssen. Wichtig ist dabei, dass das Sicherheitspolster für die Nacht eher „dicker" ausfallen sollte als tagsüber.

Alle Pumpenzentren legen ihren Pumpenträgern, die keinen kontinuierlichen Glukosesensor tragen, nahe, gelegentlich auch nachts den Wecker zu stellen, um den Blutzucker zu testen. Auch bei guter Stoffwechselsituation sollte dies zumindest ca. ein- bis zweimal pro Monat durchgeführt werden, bei morgendlichen Nüchternwerten außerhalb des Zielbereichs oder bei nächtlichen Unterzuckerungen sofort in der darauffolgenden Nacht!

3.7 Anlegen der Insulinpumpe

Im Rahmen einer Insulinpumpenschulung ist es notwendig, dass jeder einzelne Diabetiker die bereits besprochenen Bedienungsschritte (siehe Kap. 3.1) vor dem Anlegen der Pumpe wiederholt und der Diabetesberaterin bzw. dem Diabetologen praktisch vorführt. Alle Fragen und Unsicherheiten müssen erkannt und in aller Ausführlichkeit geklärt werden, bevor der Insulinkatheter mit Insulinpumpe jetzt endlich „scharf" gelegt wird.

Der frischgebackene Pumpenträger führt dann nacheinander folgende Schritte durch, wobei die Diabetesberaterin jeden Handgriff genauestens verfolgen sollte und individuelle Tipps geben kann:

1. Kontrolle, ob die Insulinpumpe korrekt eingestellt ist (Uhrzeit, Basalrate)
2. Befüllen der Insulinampulle (falls keine Fertigampulle vorhanden)
3. Vorbereitung des Insulinkatheters
4. Einlegen der Ampulle in die Insulinpumpe und Anschließen des Insulinkatheters
5. Luftfreie Füllung des Insulinkatheters, bis Insulin am Kanülenende austritt
6. Desinfektion der Haut, steriles Einführen der Kanüle und ggf. Fixierung mit zusätzlichem Klebematerial
7. Kontrolle, ob die Insulinpumpe tatsächlich Insulin abgibt (Betriebsmodus)

Aller Anfang ist schwer! Nach kurzer Zeit werden sich Routine und Sicherheit im Umgang mit der Insulinpumpe einstellen wie beim Spritzen oder beim Blutzuckermessen.

4. Basalrate

Bei der Insulinpumpentherapie wird der basale, mahlzeitenunabhängige Insulinbedarf in Form einer individuell programmierten Basalrate kontinuierlich abgegeben. Die Basalrate ersetzt das Verzögerungsinsulin der Injektionstherapien (CT/ICT) und wird dem individuellen Insulinbedarf und Tagesprofil angepasst. Die Basalrate wird entweder blockweise programmiert, d. h. in selbst gewählten Zeitabschnitten, oder stundenweise als „physiologische" Basalrate (siehe Abb. 1 und 2). Beide Strategien funktionieren und können uneingeschränkt empfohlen werden.

Die Basalrate ist – ähnlich dem Verzögerungsinsulin bei der ICT – eine relativ fixe Größe, die nicht als Reaktion auf einzelne Blutzuckerwerte sofort verändert wird. Die kurzfristige Therapieanpassung erfolgt z. B. bei einmalig erhöhten Blutzuckerwerten über Bolusgaben (siehe Kap. 5) oder z. B. bei körperlicher Aktivität durch eine vorübergehende Absenkung der Basalrate (siehe Kap. 4.2).

Wie die erste Basalrateneinstellung beim Umstieg von einer Spritzen- auf die Insulinpumpentherapie festgelegt wird, wurde in Kap. 3.5.2 ausführlich beschrieben.

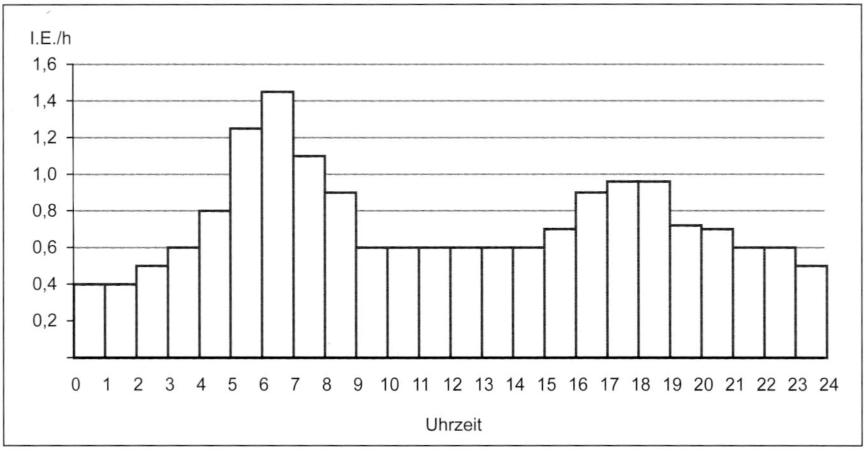

Abb. 1: Stundenweise programmierte Basalrate. Dargestellt ist die durchschnittliche Basalrate eines erwachsenen Insulinpumpenträgers.[25] Die Basalraten für Kinder und Jugendliche sind alters- und gewichtsabhängig wesentlich niedriger (siehe Kap. 9.1).

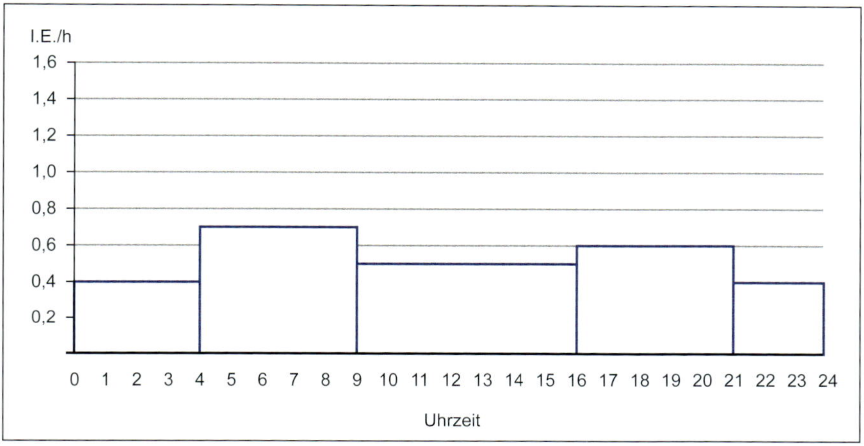

Abb. 2: Blockweise programmierte Basalrate. In der Praxis ebenfalls bestens bewährt ist das Programmieren der Basalrate in frei gewählten Zeitabschnitten.

4.1 Optimierung der Basalrate mit Mahlzeiten-Auslassversuchen

Eine passende Basalrate ist das Fundament einer funktionierenden Insulinpumpentherapie. Zu Beginn der Insulinpumpentherapie muss die Basalrate für jeden Pumpenträger „feinjustiert" werden. Im weiteren Verlauf ist das vor allem in Situationen unbefriedigender Stoffwechselkontrolle oder bei längerfristiger Änderung des Insulinbedarfs nötig, z. B. bei Zu- oder Abnahme des Körpergewichts, in den verschiedenen Phasen einer Schwangerschaft oder bei langfristiger Einnahme eines Kortisonpräparats.

Auch bei guten Glukosewerten ist es möglich, dass Fehler in der Basalrate durch kontinuierlich zu hohe oder zu geringe Bolusgaben oder durch die Aufnahme von Kohlenhydraten ausgeglichen und somit „verdeckt" werden. Dies kann nur durch eine turnusmäßige Überprüfung der Basalrate aufgedeckt werden (z. B. alle drei Monate).

Vor einer Umprogrammierung der Basalrate sollten die Glukosewerte mindestens über 2 bis 3 Tage beobachtet werden, um nicht fälschlicherweise auf basalratenunabhängige Schwankungen zu reagieren. Die reine Basalratenwirkung kann nur beurteilt werden, wenn kein Bolusinsulin wirksam ist und wenn vom Darm keine blutzuckerwirksamen Nährstoffe aufgenommen werden. Unter Alltagsbedingungen kommt dies nur in den frühen Morgenstunden vor. Zur Beurteilung der restlichen Basalratenabschnitte ist es notwendig, gezielt Mahlzeiten auszulassen („Basalratentest“, siehe Kap. 4.1.1).

Ausnahme: Bei nächtlichen Unterzuckerungen ohne andere plausible Ursachen darf man selbstverständlich nicht mehrere Tage abwarten oder erst einen Basalratentest durchführen, sondern muss die Basalrate sofort um mindestens 10 bis 20 Prozent absenken und dann mit der reduzierten Basalrate einen nächtlichen Blutzuckertest durchführen.

4.1.1 Praktisches Vorgehen beim Basalratentest

Startbedingungen für einen aussagekräftigen Basalratentest

1. Stabiler Ausgangsblutzucker von 90 – 150 mg/dl
2. Die letzte Bolusgabe liegt bei Verwendung von Normalinsulin mindestens 4 – 6 Stunden, bei Verwendung von schnell wirksamem Analoginsulin mindestens 3 – 5 Stunden zurück.
3. Die letzte Mahlzeit (Kohlenhydrate, Fett oder Eiweiß) liegt mindestens 4 – 6 Stunden zurück.
4. Keine Unterzuckerung unter 50 mg/dl in den 24 Stunden vor Beginn des Basalratentests
5. Keine vermehrte körperliche Aktivität 6 – 24 Stunden vor (je nach Intensität) und während des Basalratentests
6. Normale Insulinempfindlichkeit (keine geänderte Insulinempfindlichkeit wie z. B. bei zyklusabhängigen Schwankungen, Infekt, Fieber)
7. Kein Alkoholkonsum 12 Stunden vor Beginn und während des Basalratentests

Durch diese Maßnahmen sollen Störfaktoren, die den Basalratentest unbrauchbar machen, ausgeschaltet werden.

- Zu (1) bis (3): Bei einem Ausgangsblutzucker von unter 90 mg/dl bestünde kein ausreichender „Spielraum“ mehr nach unten, sodass der Basalratentest schnell abgebrochen werden müsste, wenn der Blutzucker weiter absinkt. Bei einem Ausgangsblutzucker von über 150 – 160 mg/dl ist die Insulinempfindlichkeit häufig vermindert. In dieser Situation würde ein Basalratentest keine realistischen Ergebnisse liefern. Die Blutzuckerwirkung zurückliegender Insulingaben und Mahlzeiten muss beendet sein.

- Durch (4) bis (7) soll eine stabile Stoffwechselsituation mit normaler Insulinempfindlichkeit sichergestellt werden, ohne gegenregulatorische Hormone und ohne Muskel- oder Leberauffülleffekte (keine Unterzuckerungen, kein Sport, kein Alkohol etc.).

Ablauf eines Basalratentests

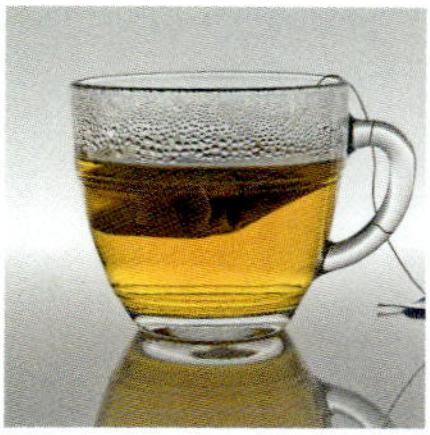

- Die Startbedingungen müssen erfüllt sein (siehe oben).
- Es wird jeweils eine Hauptmahlzeit mit der nachfolgenden Zwischenmahlzeit ausgelassen.
- Während des Basalratentests dürfen nicht nur keine Kohlenhydrate, sondern auch kein Eiweiß oder Fett aufgenommen werden, da auch diese Nährstoffe blutzuckerwirksam sind. Während des Tests sollte nur kalorienfreie Flüssigkeit zugeführt werden (Wasser, Tee, Brühe, zuckerfreie Limonaden).
- Tagsüber wird der Blutzucker von Beginn der Testphase an stündlich gemessen, nachts zweistündlich (wenn möglich aus dem Schlaf heraus), und dokumentiert.
- Bei Verwendung eines Systems zur kontinuierlichen Glukosemessung (CGM) sollte dieses während des Basalratentests nicht kalibriert werden. Falls nötig sollte dies zuvor erfolgen. (Durch eine Kalibrierung kann sich das Niveau der angezeigten Glukosewerte ändern. Passiert dies während eines Basalratentests, kann je nach CGM-System rückblickend nicht mehr zugeordnet werden, ob eine Glukoseänderung durch Kalibrierung oder durch eine reale Änderung des Blutzuckers zustande kam.)

Beurteilung der gemessenen Werte

- Der Blutzucker sollte sich beim Mahlzeiten-Auslassversuch stabil im persönlichen Zielbereich halten. Entscheidend ist die gleichbleibende Tendenz, nicht der absolute Wert.
- Zur Zeit der größten Insulinempfindlichkeit nachts um 2 Uhr sollte der Blutzucker über 90 mg/dl liegen.
- Der Blutzucker sollte vor dem Schlafengehen und beim morgendlichen Aufstehen ungefähr auf dem gleichen Niveau liegen (+/- 30 mg/dl).

Individuelle Anpassung der Basalrate

- Eine Änderung der abgegebenen Basalrate ist nicht sofort wirksam, sondern mit einer zeitlichen Verzögerung von ca. 1 Stunde (schnell wirkendes Analoginsulin) bzw. 2 Stunden (Normalinsulin). Wird im Basalratentest ein relevanter Blutzuckerabfall oder -anstieg beobachtet, muss die Basalrate daher bereits 1 bis 2 Stunden vorher abgesenkt oder erhöht werden.

- Die Basalrate wird behutsam in kleinen Schritten von jeweils 10 bis 20 Prozent der stündlichen Basalrate angepasst.
- Von einer Stunde zur nächsten sollten keine zu großen Dosissprünge erfolgen. Das Basalratenprofil verläuft „geschwungen“ und ist auf keinen Fall „gezackt“. Die Insulinempfindlichkeit ändert sich nicht stündlich (hoch – tief – hoch o. ä.), sondern über längere Zeiträume (Tageszeiten).

4.1.2 Beispiele zum Basalratentest

Beispiel A

Jutta führt seit Längerem eine Insulinpumpentherapie mit schnell wirkendem Analoginsulin durch. Ihre Basalrate von 13,3 I.E./24 h ist wie folgt aufgeteilt:

Uhrzeit	20 – 24	24 – 05	05 – 09	09 – 17	17 – 20
I.E./h	0,6	0,4	0,7	0,5	0,7

Unter dieser Basalrate zeigt sich bei einem Basalratentest am Vormittag (ohne Frühstück) folgender Blutzuckeranstieg:

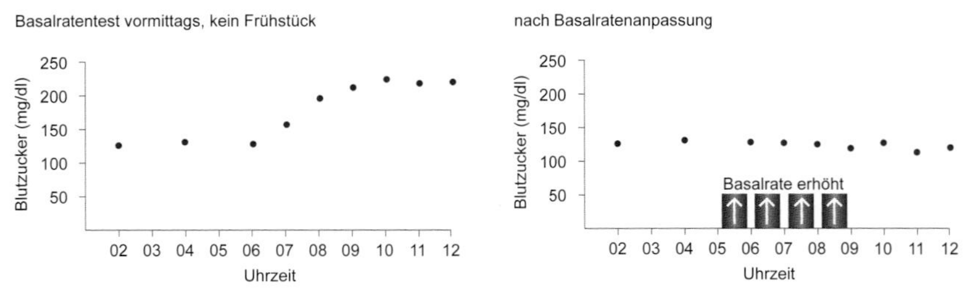

Von 6 bis 10 Uhr steigt der Blutzucker kontinuierlich an. Die Basalrate sollte bei Verwendung eines schnell wirkenden Analoginsulins eine Stunde zuvor erhöht werden, d. h. von 5 bis 9 Uhr. Die Erhöhung sollte ca. 10 – 20 Prozent betragen, also z. B. 0,1 I.E./h (von 0,7 I.E./h auf 0,8 I.E./h):

Uhrzeit	20 – 24	24 – 05	05 – 09	09 – 17	17 – 20
I.E./h	0,6	0,4	0,8	0,5	0,7

Jutta sollte die geänderte Basalrate natürlich erneut austesten. Wenn die Glukosewerte unter der neuen Basalrate im Mahlzeiten-Auslassversuch immer noch ansteigen, sollte sie eine weitere Erhöhung im betroffenen Zeitsegment um 0,1 I.E./h vornehmen, bis die Glukosewerte einen konstanten Verlauf haben (siehe Abb.).

Beispiel B

Tim führt eine Insulinpumpentherapie mit Normalinsulin durch. Seine Basalrate von 29 I.E./24 h ist wie folgt aufgeteilt:

Uhrzeit	22 – 02	02 – 04	04 – 08	08 – 17	17 – 22
I.E./h	1,0	0,7	1,5	1,2	1,4

Unter dieser Basalrate zeigt sich bei einem Basalratentest am Nachmittag (ohne Mittagessen) folgender Blutzuckerabfall:

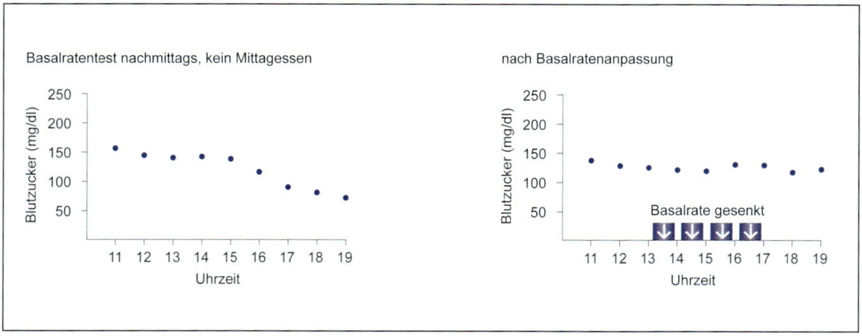

Da Tim erst um 8.30 Uhr gefrühstückt hat, ist der geringe Blutzuckerabfall von 11 bis 12 Uhr noch auf das Bolusinsulin des Frühstücks zurückzuführen. Im weiteren Verlauf ist der Blutzuckerspiegel zwischen 12 und 15 Uhr sehr konstant, von 15 bis 19 Uhr sinkt der Blutzucker jedoch kontinuierlich ab. Die Basalrate sollte bei Verwendung von Normalinsulin bereits 2 Stunden zuvor reduziert werden, d. h. von 13 bis 17 Uhr. Die Reduktion sollte ca. 10 – 20 Prozent betragen, bei Tim also z. B. 0,2 I.E:

Uhrzeit	22–02	02–04	04–08	08–13	13–17	17–22
I.E./h	1,0	0,7	1,5	1,2	1,0	1,4

Die neue Basalrate sollte natürlich erneut ausgetestet werden. Sinkt der Blutzucker unter der reduzierten Basalrate immer noch ab, sollte eine weitere Reduktion in diesem Zeitsegment um 0,1 I.E. vorgenommen werden, bis die Glukosewerte während eines Basalratentests einen konstanten Verlauf haben (siehe Abb.).

Beispiel C

Dominik beginnt eine Insulinpumpentherapie mit einem schnell wirkenden Analoginsulin. Zu Beginn hat er eine konstante Start-Basalrate von 19,2 I.E. programmiert, dies entspricht 0,8 I.E./h:

Uhrzeit	00–24
I.E./h	0,8

Unter dieser Basalrate zeigt sich bei einem Basalratentest am Abend und in der Nacht (ohne Abendessen) folgender Glukoseverlauf:

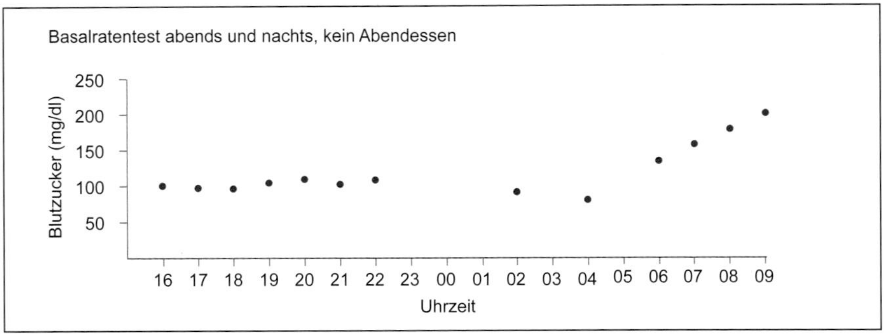

Der Blutzucker ist im Basalratentest bis 22 Uhr sehr konstant und fällt dann bis 4 Uhr leicht ab. Nach 4 Uhr steigt der Blutzucker drastisch an. Dieses bei zahlreichen Diabetikern zu beobachtende „Dawn-Phänomen" („Dämmerungsphänomen") hat seine Ursache in der frühmorgendlichen Ausschüttung kontrainsulinärer Hormone wie z. B. Cortisol. Dominik sollte seine konstante Start-Basalrate daher in zwei Zeitsegmenten verändern: Von 21 bis 3 Uhr sollte die Basalrate leicht reduziert werden, d. h. um 0,05–0,1 I.E./h. Anschließend sollte die Basalrate von 3 bis 8 Uhr deutlich angehoben werden, z. B. um 0,15–0,2 I.E./h, um dem massiven Dawn-Phänomen entgegenzuwirken:

Uhrzeit	21–03	03–08	08–21
I.E./h	0,75	1,0	0,8

Die neue Basalrate muss natürlich erneut getestet werden. Wenn der Blutzucker unter der veränderten Basalrate immer noch abfällt oder ansteigt, sollte eine weitere Reduktion bzw. Erhöhung um 0,05–0,1 I.E./h in den entsprechenden Zeitsegmenten vorgenommen werden, bis die Glukosewerte während des abendlichen und nächtlichen Basalratentests konstant verlaufen (siehe Abb.).

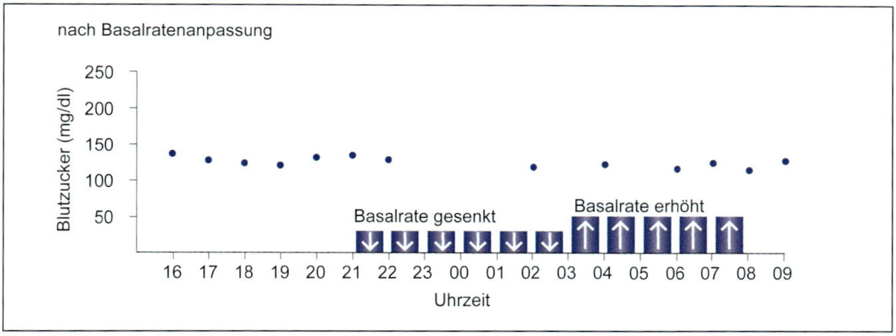

4.2 Temporäre Basalratenänderungen

Ändert sich die Insulinempfindlichkeit nur vorübergehend für wenige Stunden (im Einzelfall auch wenige Tage), sollte die Basalrate nicht umprogrammiert werden. In diesen Situationen ist es zweckmäßiger, die Basalrate nur vorübergehend abzusenken oder zu erhöhen. Alle aktuellen Insulinpumpen bieten die Möglichkeit der sogenannten „temporären Basalrate“. Für eine begrenzte Anzahl von Stunden kann die Basalrate prozentual abgesenkt bzw. erhöht werden, je nach Insulinpumpenmodell in Schritten von 1 bis 10 Prozent. Die temporäre Basalratenabsenkung bzw. -erhöhung endet nach dem gewählten Zeitraum automatisch und kann bei Bedarf problemlos vorzeitig beendet werden.

In welchen Situationen sollte eine temporäre Basalrate eingesetzt werden? Eine vorübergehende Absenkung der Basalrate ist z. B. nach Alkoholkonsum und im Zusammenhang mit körperlicher Aktivität nötig. Eine vorübergehende Erhöhung der Basalrate wird z. B. im Rahmen eines fieberhaften Infekts, bei vorübergehender Einnahme blutzuckererhöhender Medikamente, bei plötzlicher Immobilität oder bei entsprechend disponierten Diabetikern im Zusammenhang mit Stress erforderlich.

Höhe und Dauer der erforderlichen temporären Basalrate sind je nach Patient und Situation außerordentlich verschieden. Im Folgenden sind einige Faustregeln genannt, die zu Beginn der Insulinpumpentherapie hilfreich sein können. Um Blutzuckerentgleisungen zu vermeiden, muss während einer temporären Basalrate der Blutzucker engmaschig getestet werden.

4.2.1 Vorübergehende Absenkung der Basalrate

Bei Zuständen mit vorübergehend erhöhter Insulinempfindlichkeit sollte die Basalrate temporär abgesenkt werden. Dies ist in folgenden Situationen sinnvoll:

Alkoholkonsum

Alkohol hemmt die Zuckerausschüttung der Leber (Glukoneogenese) und erhöht auf diese Weise die Unterzuckerungsgefahr.

Faustregel: Bei moderatem Alkoholkonsum ist meist eine temporäre Reduktion der Basalrate um ca. 20 bis 40 Prozent für ca. 6 – 10 Stunden ausreichend, im Einzelfall kann die Therapieanpassung jedoch deutlich abweichen.

Bei exzessivem Alkoholkonsum gelten andere „Spielregeln", da in betrunkenem Zustand häufig nicht mehr daran gedacht wird, eine temporäre Basalratenabsenkung zu aktivieren. In diesem Fall ist die Programmierung einer „Party-Basalrate" zu empfehlen (siehe Kap. 4.3: Alternative Basalraten).

Sport bzw. körperliche Aktivität

Muskelarbeit erhöht die Insulinempfindlichkeit. Übersteigt die körperliche Aktivität das gewohnte Maß, müssen Basalrate und Bolusgaben reduziert werden. Auch nach Beendigung der Aktivität ist die Insulinempfindlichkeit noch für einige Stunden erhöht, während Muskulatur und Leber die entleerten Kohlenhydratspeicher wieder auffüllen („Muskelauffülleffekt").

Faustregel: Je nach Intensität und Dauer der körperlichen Aktivität ist eine temporäre Absenkung der Basalrate um ca. 20 bis 80 Prozent vor und während der Belastung zu empfehlen, nach der Belastung um ca. 20 bis 40 Prozent. Im Einzelfall können sehr drastische Reduktionen erforderlich sein.

▶ Ausführliche Informationen zum Thema Bewegung finden Sie in Kap. 10.4

Ein Tipp aus der Praxis: Felix wollte im Skiurlaub die nächtliche Basalrate je nach Belastungsdauer und -intensität des zurückliegenden Skitages temporär reduzieren. Leider piepte seine Pumpe stündlich, um ihn an die aktivierte temporäre Basalrate aufmerksam zu machen. Diese nett gemeinte Erinnerung raubte Felix völlig den Schlaf und die Nerven. Auch ein Umschalten auf Vibrationsalarm konnte diesen Zustand nicht verbessern, da Felix einen leichten Schlaf hat und auch durch die stündliche Vibration regelmäßig geweckt wurde. In solchen Ausnahmefällen empfiehlt es sich, jeden Abend eine geeignete alternative Basalrate zu programmieren (siehe Kap. 4.3), um nicht nur unterzuckerungsfrei, sondern auch gut erholt durch die Nacht zu kommen. (Hinweis: Das in diesem Fall störende Signal lässt sich bei einigen Pumpen abschalten.)

Zyklusbedingte Schwankungen des Insulinbedarfs

Frauen mit Diabetes beobachten häufig, dass der Insulinbedarf zyklusbedingt schwankt. Ausmaß und therapeutische Konsequenz dieses Phänomens sind individuell sehr unterschiedlich. Viele Diabetikerinnen berichten, dass ihr Insulinbedarf ab dem Eisprung ansteigt, kurz vor Einsetzen der Monatsblutung seinen Höhepunkt erreicht und mit Einsetzen der Blutung wieder stark abnimmt.

Der schwankende Insulinbedarf kann entweder über temporäre Basalratenabsenkungen (meist in der Phase der Monatsblutung) und -erhöhungen (meist in der Phase nach dem Eisprung) oder durch entsprechend programmierte alternative Basalraten gedeckt werden (siehe Kap. 4.3.2, Beispiel B).

4.2.2 Vorübergehende Erhöhung der Basalrate

Bei Zuständen mit vorübergehend verminderter Insulinempfindlichkeit sollte die Basalrate temporär erhöht werden, um dem zusätzlichen Insulinbedarf gerecht zu werden. Dies ist in folgenden Situationen der Fall:

Fieberhafte Infektionskrankheiten

Schwere Infektionen vermindern die Insulinempfindlichkeit in der Regel massiv. Meist ist eine temporäre Erhöhung der Basalrate auf ca. 120 bis 200 Prozent nötig. Nach der Entfieberung nimmt der Insulinbedarf meist schnell wieder ab.

Deutlich geringere körperliche Aktivität als normal

Beispielsweise bei vorübergehender Immobilität (Bein gebrochen, Bettlägerigkeit o. Ä.) steigt der basale Insulinbedarf deutlich an. Eine temporäre Erhöhung der Basalrate auf ca. 120 bis 150 Prozent kann erforderlich sein. Diese Empfehlung gilt nur für Phasen kurzfristiger Immobilität. Bei mehrwöchiger Bettlägerigkeit sollte eine alternative Basalrate programmiert werden.

Einnahme von Kortison

Kortison und andere blutzuckersteigernde Medikamente führen zu einem unkalkulierbaren Mehrbedarf an Insulin. Ausmaß und Dauer der nötigen temporären Basalratenerhöhung sind individuell höchst unterschiedlich (Faustregel: meist im Bereich von 120 bis 200 Prozent).

Zyklusbedingte Schwankungen des Insulinbedarfs

Bei Diabetikerinnen bestehen häufig zyklusbedingte Schwankungen des Insulinbedarfs. Dem kann mit temporären Erhöhungen oder Absenkungen der Basalrate (siehe Kap. 4.2.1) oder mit der Programmierung alternativer Basalraten begegnet werden (siehe Kap. 4.3.2, Beispiel B).

4.2.3 Beispiele zu temporären Basalratenänderungen

Beispiel A:

Christoph zieht am Wochenende um. Er wohnt in der fünften Etage eines Altbaus ohne Aufzug und zieht in die dritte Etage, ebenfalls in einem Altbau ohne Aufzug. Da an diesem Tag alle Möbel und Kisten umgezogen werden, inkl. aller schweren Elektrogeräte, weiß Christoph, dass ihm ein langer und sehr anstrengender Umzugstag bevorsteht. Abends wird es dann auch noch das „Dankeschön-Bier" für die Umzugshelfer geben.

Deshalb reduziert Christoph seine Basalrate temporär auf 30 Prozent, beginnend zwei Stunden vor dem Umzug bis zum Ende der körperlichen Aktivität. Im Anschluss daran reduziert er abends und nachts die Basalrate auf 50 Prozent, um dem Muskelauffülleffekt und der gehemmten Zuckerausschüttung der Leber gerecht zu werden. Ab dem folgenden Mittag lässt er wieder seine reguläre Basalrate laufen. Das bedeutet praktisch für seine „Umzugs-Basalrate": Er reduziert am Umzugsmorgen um 7 Uhr, da der Umzug um 9 Uhr beginnt, seine Basalrate auf 30 Prozent bis um 17 Uhr, also für 10 Stunden. Dann stellt er um 17 Uhr eine neue temporäre Reduktion auf 50 Prozent bis zum nächsten Mittag ein, diesmal für 15 Stunden. Damit hat er tagsüber folgende Basalrate:

Uhrzeit	22 – 04	04 – 07	07 – 09	09 – 14	14 – 17
normale Basalrate in I.E./h	0,6	1,2	1,2	0,8	0,6
temporäre Basalrate in %	100 %		30 %		
„Umzugs-BR“ in I.E./h	0,6	1,2	0,36	0,24	0,18

Um 17 Uhr ist der aktive Teil des Umzugs beendet. Danach gibt es noch ein Abendessen und ein Bier für und mit den Helfern. Dafür reduziert Christoph seine Basalrate weiterhin auf 50 Prozent:

Uhrzeit	17 – 22	22 – 04	04 – 09	09 – 14
normale Basalrate in I.E./h	1,0	0,6	1,2	0,8
temporäre Basalrate in %	50 %			
„Umzugs-BR“ in I.E./h	0,5	0,3	0,6	0,4

Beispiel B

Susanne hat sich einen schweren grippalen Infekt zugezogen und muss Bettruhe einhalten. Wegen des Infekts und der deutlich verminderten körperlichen Aktivität hat sie ihre Basalrate temporär erhöht. Da sie ihren Blutzucker engmaschig kontrolliert, um alle Tendenzen in dessen Verlauf zu erkennen, hat sie tagsüber eine temporäre Erhöhung um 50 Prozent gewählt. Nachts misst sie verständlicherweise ihren Blutzucker nicht so häufig. Um dann bei einer zu drastischen Erhöhung der basalen Versorgung nicht in eine unbemerkte Unterzuckerung zu rutschen, erhöht sie ihre Basalrate nachts nur um 30 Prozent. (Bei Verwendung eines CGM-Systems mit Alarmfunktionen kann die Basalrate möglicherweise stärker erhöht werden.) Damit läuft bei Susanne nun folgende, tagsüber auf 150 Prozent und nachts auf 130 Prozent erhöhte Basalrate:

Uhrzeit	22 – 05	05 – 09	09 – 17	17 – 22
normale Basalrate in I.E./h	0,4	0,7	0,5	0,6
temporäre Basalrate in %	130 %		150 %	
„Krankheits-BR“ in I.E./h	0,52	0,91	0,75	0,9

4.3 Programmierung alternativer Basalraten

4.3.1 Gezielter Einsatz alternativer Basalraten

Alle aktuellen Insulinpumpenmodelle erlauben die Programmierung alternativer Basalraten, d. h. es können verschiedene Basalratenprofile gespeichert und je nach Situation aktiviert werden. Leider macht nur ein Teil der Pumpenträger von dieser Funktion Gebrauch. Sinnvoll ist der Einsatz alternativer Basalraten, falls Phasen mit langfristig geänderter Insulinempfindlichkeit oder mit drastischer Veränderung des Lebensrhythmus regelmäßig vorkommen und falls diese Situationen stets gleichartig sind:

- Turnusmäßige Phasen geringerer körperlicher Aktivität, z. B. am Wochenende: Wenn etwa ein Handwerker am Wochenende die Beine hochlegt, benötigt er dann eine höhere Basalrate.
- Schichtdienst: Teilweise sind zeitlich verschobene oder in der Höhe veränderte Basalraten für Tag- und Nachtdienste erforderlich.
- Frauen: zyklusabhängige Schwankungen (siehe Kap. 4.3.2, Beispiel B).
- Sonderfälle: Party-Basalrate, Sport-Basalrate (siehe unten).

Party-Basalrate

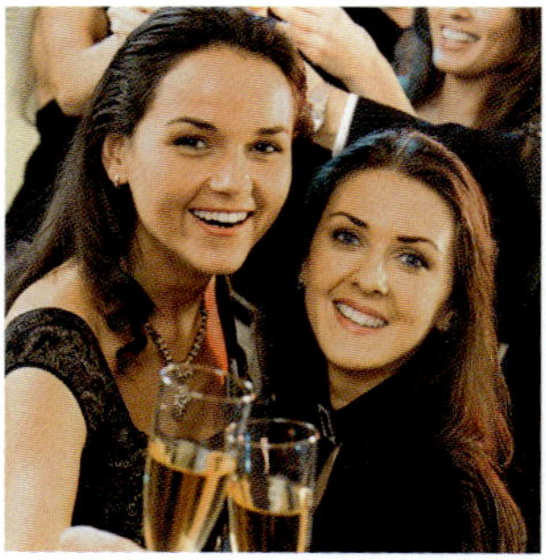

Bei geplantem ausgiebigem Alkoholkonsum sollte eine entsprechend programmierte alternative Basalrate (Party-Basalrate) verwendet werden. Sie kann z. B. bis 24 Uhr der regulären Basalrate entsprechen und anschließend ca. 50 – 70 Prozent der regulären Basalrate. Eine alternative Party-Basalrate bietet im Gegensatz zur temporären Basalrate den Vorteil, dass sie bereits nüchtern aktiviert und daher nicht in betrunkenem Zustand vergessen oder fehlerhaft programmiert werden kann. In diesem Beispiel würde die Absenkung ab ca. 1 Uhr ihre Wirkung entfalten (bei Verwendung eines Analoginsulins), wie dies bei bei typischen abendlichen Parties häufig erforderlich ist.

Bei moderatem Alkoholkonsum ohne Bewusstseinstrübung ist eine Therapieanpassung mit einer temporären Basalrate vorzuziehen, da sie einfacher an die aktuelle Situation angepasst werden kann (siehe Kap. 4.2.1).

Sport-Basalrate

Manche Zentren raten zur Programmierung einer eigenen Sport-Basalrate. Das setzt jedoch voraus, dass die körperliche Belastung immer absolut identisch ist, was in der Regel nicht den Tatsachen entspricht. Weicht die körperliche Aktivität in Art, Dauer, Intensität oder Tageszeit vom gewohnten Maß ab, kann eine pauschal programmierte alternative Basalrate zu schweren Unterzuckerungen oder Stoffwechselentgleisungen führen. Wir empfehlen daher, im Zusammenhang mit Sport temporäre Basalraten zu verwenden (siehe Kap. 4.2.1).

4.3.2 Beispiele zu alternativen Basalraten

Beispiel A

Lars hat einen körperlich sehr anstrengenden Job im Baugewerbe. Die Wochenenden verbringt er lieber in Ruhe im Kreis seiner Familie mit wenig körperlichen Aktivitäten. Seine „Arbeits-Basalrate" unter der Woche sieht wie folgt aus:

Uhrzeit	22 - 02	02 - 04	04 - 08	08 - 13	13 - 17	17 - 22
Arbeits-BR (I.E./h)	0,7	0,5	1,2	0,9	0,7	1,1

An den Wochenenden lässt er es ruhiger angehen und erholt sich im Kreis der Familie. Da er zwei kleine Kinder hat, steht er auch am Wochenende zu ähnlichen Zeiten auf und isst zu ähnlichen Zeiten, sodass sein Biorhythmus am Wochenende nur kaum von dem werktäglichen abweicht. Die geringere körperliche Aktivität erfordert am Wochenende eine deutlich höhere Basalrate:

Uhrzeit	22 - 02	02 - 04	04 - 08	08 - 13	13 - 17	17 - 22
Wochenend-BR	1,0	0,7	1,5	1,2	1,0	1,4

Beispiel B

Petra hat ausgeprägte zyklusbedingte Blutzuckerschwankungen. Um dem schwankenden Insulinbedarf gerecht zu werden, hat sie zwei alternative Basalraten programmiert: Basalrate A für die Phase um den Eisprung (höher als die Standard-Basalrate), und Basalrate B für die Tage ihrer Periode (niedriger als die Standard-Basalrate). Petras Standard-Basalrate sieht wie folgt aus:

Uhrzeit	22 - 02	02 - 04	04 - 08	08 - 18	18 - 22
Normale BR (I.E./h)	1,0	0,7	1,5	1,2	1,4

Während der Zeit des Eisprungs hat Petra einen erhöhten Insulinbedarf. Für diese Tage hat sie folgende alternative Basalrate programmiert:

Uhrzeit	22–02	02–04	04–08	08–18	18–22
„Eisprung-BR“	1,2	0,9	1,8	1,4	1,6

Während der Periode benötigt Petra weniger Insulin. Für diese Tage hat sie folgende alternative Basalrate programmiert:

Uhrzeit	22–02	02–04	04–08	08–18	18–22
„Perioden-BR“	0,8	0,5	1,25	1,0	1,2

5. Bolusgaben

Zu den Mahlzeiten und zur Korrektur erhöhter Blutzuckerwerte wird kurzfristig wesentlich mehr Insulin benötigt, das von der Pumpe „auf Knopfdruck" als sogenannter Bolus abgegeben wird.

(a) Mahlzeitenbolus

Beim Mahlzeitenbolus müssen zahlreiche Faktoren bedacht werden. Der optimale Zeitpunkt der Bolusgabe, die Dosis und die Bolusform richten sich nach dem Ausgangsblutzucker, dem Glukosetrend, nach der Größe der Mahlzeit und nach ihrer Zusammensetzung. Blutzuckerspitzen nach der Mahlzeit sind nur mit dem richtigen „Timing", der richtigen Dosis und mit der korrekten Bolusform zu vermeiden.

- ▶ Alles Wissenswerte zum optimalen „Timing" und zum Spritz-Ess-Abstand finden Sie in Kap. 5.2.
- ▶ Der gezielte Einsatz der verschiedenen Bolusformen je nach Nahrungszusammensetzung wird in Kap. 5.3 erläutert.
- ▶ Ob ein Mahlzeitenbolus „gepasst" hat, wird anhand des Glukoseverlaufs nach der Mahlzeit deutlich. Der genaue Glukoseverlauf verrät, an welcher Stellschraube des Bolusmanagements gedreht werden muss: Kap. 5.5.
- ▶ Die korrekte Dosis kann nur ermittelt werden, wenn der Nährstoffgehalt der Mahlzeit halbwegs bekannt ist. Im Anhang (Kap. 18.1 und 18.2) finden Sie alltagstaugliche Faustregeln zum BE-Schätzen, zum glykämischen Index und zum FPE-Schätzen („Fett-Protein-Einheit").

Ein Mahlzeitenbolus ist korrekt (Dosis, Bolusform und Timing),

- wenn der Blutzucker nach der Mahlzeit unter 140 – 180 mg/dl bleibt, und
- wenn der Blutzucker im weiteren Verlauf selbstständig wieder in den Zielbereich sinkt (ohne nachfolgende Unterzuckerung!).

Dies kann mit häufigen Blutzuckermessungen oder im Idealfall mit der kontinuierlichen Glukosemessung überprüft werden. Bei nicht optimalem Blutzuckerverlauf nach den Mahlzeiten kann auf diese Art zuverlässig differenziert werden, ob die Insulindosis, die Bolusform oder das Timing verbessert werden muss (siehe Kap. 5.5).

(b) Korrekturbolus

Zur Korrektur erhöhter Blutzuckerwerte wird zunächst ein regulärer Bolus abgegeben. Die nötige Dosis ergibt sich aus dem tageszeitlich variablen Korrekturfaktor (siehe Kap. 5.1). Der Blutzuckerspiegel soll kurzfristig wieder in den Normbereich gebracht werden. Eine zu drastische oder zu frühe Korrektur kann jedoch zu einer nachfolgenden Unterzuckerung führen und damit weitere Stoffwechselschwankungen nach sich ziehen (typischer „Achterbahnverlauf" der Blutzuckerwerte bei zu starker/früher Korrektur, anschließende Hypoglykämie, daraufhin zu hohe Kohlenhydratzufuhr oder ungeeignete Not-BE, was wiederum zu einer Hyperglykämie führt usw.).

▸ Pragmatische Grundregeln zum sicheren Korrigieren erhöhter Blutzuckerwerte haben wir in Kap. 5.6 zusammengefasst.

Erhöhte Blutzuckerwerte nach einer Mahlzeit (postprandial) sollten zunächst nicht korrigiert, sondern kurzfristig kontrolliert werden. Blutzuckerspitzen nach den Mahlzeiten sind häufig durch einen nicht optimalen Spritz-Ess-Abstand bedingt. In diesem Fall sinkt der Blutzucker ohne zusätzliches Korrekturinsulin wieder ab.

▸ Weitere Informationen zu diesem Thema finden Sie in Kap. 5.2.

Die Korrektur eines erhöhten Blutzuckers ist erfolgreich,

- wenn der Blutzucker innerhalb der nächsten Stunden in den Zielbereich sinkt,
- wenn es nachfolgend zu keiner Unterzuckerung kommt und
- wenn der Blutzucker anschließend nicht selbstständig wieder ansteigt, sondern stabil im Zielbereich bleibt.

5.1 Typische BE- und Korrekturfaktoren je nach Tageszeit

Die Insulinempfindlichkeit des Menschen ist einer tageszeitlichen (zirkadianen) Rhythmik unterworfen. Augenscheinlich wird dies bei der Betrachtung des Basalratenprofils (siehe Kap. 4). Auch das I.E./BE-Verhältnis und die Korrekturfaktoren ändern sich in Abhängigkeit von der Tageszeit.

Der **I.E./BE-Faktor (auch: BE-Faktor, KHE-Faktor)** sagt aus, wie viele Einheiten Insulin zur „Abdeckung" einer BE notwendig sind. Viele Diabetiker liegen dabei im folgenden Bereich:

Frühstück (05 – 10 Uhr):	1,0 – 3,0 I.E./BE
Mittagessen (10 – 16 Uhr):	0,5 – 1,5 I.E./BE

Abendessen	(16 – 22 Uhr):	1,0 – 2,0 I.E./BE
Nachts	(22 – 05 Uhr):	0,5 – 1,5 I.E./BE

Der **Korrekturfaktor** beschreibt, zu welcher Blutzuckerabsenkung eine Einheit Insulin führt. Bei vielen Diabetikern sieht der Korrekturfaktor so aus:

Morgens	(05 – 10 Uhr):	30 – 50 mg/dl
Mittags	(10 – 16 Uhr):	50 – 70 mg/dl
Abends	(16 – 22 Uhr):	30 – 50 mg/dl
Nachts	(22 – 05 Uhr):	50 – 70 mg/dl

Die individuellen Werte muss jeder Diabetiker für sich selbst herausfinden. Allgemein bleibt anzumerken:

- Wenn bei einem Insulinpumpenträger ohne Resistenz (Insulinunempfindlichkeit) der I.E./BE-Faktor größer als 3,0 ist oder wenn bei der Korrektur eine Einheit Insulin den Blutzucker um weniger als 20 mg/dl senkt, ist sehr wahrscheinlich die Basalrate nicht korrekt.
- Häufig wird eine unpassende Basalrate durch entsprechend angepasste I.E./BE-Faktoren verdeckt oder andersherum (z. B. kann eine morgens zu niedrige Basalrate durch einen zu hohe I.E./BE-Faktor zum Frühstück „ausgeglichen" werden).
- Nur auf der Basis einer passenden Basalrate können die korrekten I.E./BE- und Korrekturfaktoren ermittelt werden. Im Zweifel ist als erster Schritt daher immer ein Basalratentest notwendig (siehe Kap. 4.1).
- Ohne realistische Abschätzung der BE-Menge ist keine korrekte Insulindosierung möglich. Auch Langzeitdiabetiker liegen dabei manchmal daneben. Von Zeit zu Zeit sollte daher das BE-Schätzen trainiert werden, z. B. mit Küchenwaage und Nährwerttabelle und/oder anhand der Faustregeln im Anhang (siehe Kap. 18.1 und 18.2).

5.2 Mahlzeitenbolus in Abhängigkeit vom Ausgangsblutzucker

Der vor der Nahrungsaufnahme gemessene Blutzuckerwert ist erfahrungsgemäß auch für die Insulinempfindlichkeit von besonderer Bedeutung. Daraus ergibt sich das optimale „Timing" für den Mahlzeitenbolus (siehe Tab. 1). Die Empfehlungen gelten für Normalinsulin und schnell wirkendes Analoginsulin gleichermaßen.

Ausgangs-BZ (bei konstantem Glukosetrend)	Spritz-Ess-Abstand bzw. Vor-Bolus?	Grundprinzip (für Normal- und schnell wirkendes Analoginsulin gleichermaßen)
zu niedriger Ausgangs-BZ	nein	Bei Ausgangs-BZ unter 50 – 60 mg/dl zuerst Not-BE einnehmen! Dann die Mahlzeit beginnen. Je nach Nahrungszusammensetzung Bolus sofort oder später abgeben.
guter Ausgangs-BZ, ausgewogene Mahlzeit, normale Insulinempfindlichkeit	nein	Guten Appetit! Bolus abgeben und gleich essen.
guter Ausgangs-BZ, hoher Anteil schnell wirkender Kohlenhydrate	ja	Ein Moment der Vorplanung bzw. Geduld ist nötig, bis der Bolus zu wirken beginnt! Kohlenhydratreiche Mahlzeiten sollten erst eingenommen werden, wenn der Glukosespiegel sinkt.
guter Ausgangs-BZ, Phase der Insulinresistenz	ja	V. a. beim Frühstück ist häufig auch bei gutem Ausgangs-BZ ein Spritz-Ess-Abstand/Vor-Bolus nötig, um Blutzuckerspitzen zu vermeiden.
erhöhter Ausgangs-BZ	ja	Erst Bolus abgeben und warten, bis der Blutzucker in die Nähe des Normbereichs sinkt. Dann die Mahlzeit beginnen.

Tab. 1: Übersicht über das richtige „Timing" des Mahlzeitenbolus in Abhängigkeit vom Ausgangsblutzucker. Nur mit dem passenden Spritz-Ess-Abstand oder ggf. einem Vor-Bolus ist ein gleichmäßiger Blutzuckerverlauf ohne Spitzen oder Hypoglykämien nach den Mahlzeiten zu erreichen. Die genannten Empfehlungen gelten bei Verwendung von Normalinsulin und eines schnell wirkenden Analoginsulins gleichermaßen. Des Weiteren hängt das Vorgehen vom aktuellen Glukosetrend ab (siehe folgende Kapitel).

5.2.1 Erhöhter Ausgangsblutzucker: Spritz-Ess-Abstand oder Vor-Bolus

Diabetiker mit einer langjährig guten Stoffwechseleinstellung essen nichts, solange der Blutzucker deutlich erhöht ist, sondern erst nach Erreichen eines Glukosespiegels im Zielbereich (Patientenbefragung Prof. Ingrid Mühlhauser).

Wird bei erhöhten Blutzuckerwerten mit konstantem oder steigendem Trendpfeil (über 140 – 160 mg/dl) eine Mahlzeit eingenommen, führt dies häufig zu einem exorbitanten Blutzuckeranstieg. Vor der Mahlzeit sollte daher der Blutzucker normalisiert und der Erfolg mit einer erneuten Blutzuckermessung überprüft werden. Zwei Strategien sind dabei möglich:

- **Spritz-Ess-Abstand (SEA):** Korrektur- und Mahlzeiteninsulin werden gleichzeitig abgegeben. Sobald der Blutzucker den Normbereich erreicht, kann mit der Mahlzeit begonnen werden. Dies ist in der Regel nach ca. 30 – 60 Minuten der Fall, bei stark erhöhtem Ausgangsblutzucker oder bei Vorliegen einer Insulinresistenz kann es auch länger dauern.
- **Vor-Bolus (auch: Vor-Korrektur):** Zunächst wird der erhöhte Blutzucker mit einem Bolus, dessen Höhe sich aus dem individuellen Korrekturfaktor ergibt, behoben. Nach Absinken des Blutzuckers in den Normbereich wird die Mahlzeit dann mit dem üblichen Bolus abgedeckt. Der Abstand zwischen Vor-Bolus und Mahlzeit liegt in der Regel bei ca. 30 – 90 Minuten, bei stark erhöhtem Ausgangsblutzucker oder bei Vorliegen einer Insulinresistenz dauert es ggf. noch länger.

Welche Strategie verfolgt wird, hängt von der jeweiligen Situation und den individuellen Vorlieben des Insulinpumpenträgers / des Diabetesteams ab.

5.2.2 Normaler Ausgangsblutzucker

Liegt vor der Mahlzeit der Blutzucker im Normbereich und der Glukosetrend ist konstant oder fallend, kann in der Regel sofort nach dem Bolus mit dem Essen begonnen werden. Dies gilt, falls die Zusammensetzung der Mahlzeit ausgewogen ist und falls eine normale Insulinempfindlichkeit besteht.

In folgenden Fällen ist erfahrungsgemäß auch bei normalem Ausgangsblutzucker und auch bei Verwendung eines schnell wirkenden Analoginsulins ein Spritz-Ess-Abstand bzw. ein Vor-Bolus erforderlich, um Blutzuckerspitzen nach der Mahlzeit zu vermeiden:

- **Die Mahlzeit besteht vorwiegend aus schnell resorbierbaren Kohlenhydraten, und der Blutzucker hat vor der Mahlzeit einen konstanten oder steigenden Trend:** Im Idealfall sollte mit der Einnahme schnell wirkender Kohlenhydrate erst dann begonnen werden, wenn der Blutzucker eine fallende Tendenz aufweist. Dies kann durch einen rechtzeitig abgegebenen Vor-Bolus erreicht werden (er wird dann vom Mahlzeitenbolus abgezogen) oder durch einen moderaten Spritz-Ess-Abstand (ja, auch bei normalem Ausgangs-BZ!).

- **Die Mahlzeit fällt in eine Phase der relativen Insulinresistenz:** Klassisches Beispiel ist das Frühstück, das häufig nur mit einem langen Spritz-Ess-Abstand blutzuckerverträglich verläuft (hier ist die Insulinempfindlichkeit am geringsten, was z. B. am erhöhten I.E./BE-Faktor sichtbar wird). Wird trotz eines langen SEA kein gleichmäßiger Blutzuckerverlauf erreicht, muss evtl. die Zusammensetzung des Frühstücks verändert werden (weniger schnelle Kohlenhydrate).

5.2.3 Zu niedriger Ausgangsblutzucker

Liegt der Blutzucker vor der Mahlzeit unter 50 – 60 mg/dl, müssen sofort schnell resorbierbare Kohlenhydrate (Cola, Saft, Traubenzucker) eingenommen werden. Der Mahlzeitenbolus sollte während oder sogar erst nach dem Essen abgegeben werden.

5.2.4 Beispiele zu Spritz-Ess-Abstand und Vor-Bolus

Beispiel A

Sarah misst morgens nüchtern ihren Blutzucker. In der Früh isst sie immer das gleiche: zwei Scheiben Vollkornbrot. Liegt der Nüchtern-Glukose im Normbereich mit konstantem Trendpfeil, gibt sie den Bolus unmittelbar vor der Zubereitung des Frühstücks ab, d. h. der Spritz-Ess-Abstand beträgt 10 Minuten:

Zeit	Glukosewert	BE	I.E./BE	Korrekturfaktor	Bolus
06:30	113 →				
06:50			2/1	30	8
07:00		4			

Ist der Nüchtern-Blutzucker erhöht und der Glukosetrend leicht steigend, gibt sie den Mahlzeiten- und Korrekturbolus sofort nach dem Aufstehen ab, d. h. der Spritz-Ess-Abstand beträgt dann 30 Minuten:

Zeit	Glukosewert	BE	I.E./BE	Korrekturfaktor	Bolus
06:30	187 ↗		2/1	30	10,5
07:00		4			

Sarah passt ihre Morgenroutine individuell an den Ausgangsblutzucker und den Glukosetrend an. So kann sie auch im Einzelfall einen längeren Spritz-Ess-Abstand einhalten, ohne Einbußen in der Lebensqualität hinnehmen zu müssen. Sie braucht nicht „Däumchen drehend“ vor dem fertigen Frühstück zu warten, bis der Blutzucker wieder in einen akzeptablen Bereich gesunken ist – das passiert ggf. während der Morgentoilette.

Beispiel B

Dirk möchte um 20 Uhr mit seinen Freunden essen gehen. Um 19 Uhr, eine Stunde vor der geplanten Mahlzeit, misst er seinen Blutzucker, der mit 205 mg/dl deutlich zu hoch ist. Er hat noch ausreichend Zeit, den Wert mit einem entsprechenden Vor-Bolus abzusenken (da die Kohlenhydratmenge im Restaurant im Voraus nicht konkret geschätzt werden kann, ist die Einhaltung eines wesentlichen Spritz-Ess-Abstands in dieser Situation kaum möglich).

Zeit	Glukosewert	BE	I.E./BE	Korrekturfaktor	Bolus	Bemerkung
19:00	205 →			40	2	
20:00	163 ↘	8	1,5/1		12	Dual 50/50 über 3 h verzögert

Im Alltag ist es daher oft sinnvoll, den Blutzucker z. B. nicht erst unmittelbar vor dem Mittagessen in der Kantine zu messen, sondern bereits eine Stunde vor der geplanten Mittagspause. Sollte sich die Pause unerwartet verschieben, droht durch eine passende Vorkorrektur nicht gleich eine Hypoglykämie.

5.3 Mahlzeitenbolus in Abhängigkeit von der Nahrungszusammensetzung

Blutzuckerspitzen nach den Mahlzeiten sollten weitgehend vermieden werden. Häufige Blutzuckerschwankungen sind mit hoher Wahrscheinlichkeit ein Risikofaktor für die Entwicklung diabetischer Folgeerkrankungen (siehe Kap. 11.1). Das Ziel muss daher ein gleichmäßiger Blutzuckerverlauf mit geringem Anstieg nach dem Essen sein (wie beim Gesunden, siehe Kap. 15.2).
Die Erfahrung zeigt, dass dieser Vorsatz nicht so einfach in die Tat umzusetzen ist. Prinzipiell ist erforderlich, dass zu jedem Zeitpunkt exakt die Menge an Insulin aus dem Unterhautfettgewebe ins Blut gelangt, die zur Verstoffwechselung der vom

Darm ins Blut aufgenommenen Nährstoffe gerade benötigt wird. Erschwerend kommt hinzu, dass die stundenlange Insulinwirkung nach der Injektion nicht mehr beeinflusst werden kann. Wie können daher normnahe Blutzuckerwerte auch nach dem Essen erreicht werden?

1. Die Zusammensetzung der Nahrung muss möglichst genau abgeschätzt werden. Nicht nur Kohlenhydrate, sondern auch Fett und Eiweiß sind blutzuckerwirksam und müssen berücksichtigt werden (siehe 5.3.2). Jeder Diabetiker muss wissen, wie stark und wie lange seine gewohnten Nahrungsmittel den Blutzucker erhöhen (alltagstaugliche Faustregeln zum Schätzen siehe Kap. 18.1 und 18.2).
2. Entsprechend der Nahrungszusammensetzung müssen die richtige Insulindosis und die richtige Bolusform gewählt werden (siehe Kap. 5.3.1 und 5.3.2).
3. Je nach Ausgangsblutzucker und aktuellem Glukosetrend muss evtl. ein Spritz-Ess-Abstand eingehalten oder ein Vor-Bolus abgegeben werden (siehe Kap. 5.2).
4. Anhand des Glukoseverlaufs nach einer Mahlzeit können Problemfelder identifiziert und auf individueller Ebene gelöst werden (siehe Kap. 5.5).

Bolusform	Prinzip	Abgabeverlauf
Normal-Bolus	sofortige Abgabe des Bolusinsulins (je nach Modell 1 – 40 Sekunden pro Insulineinheit)	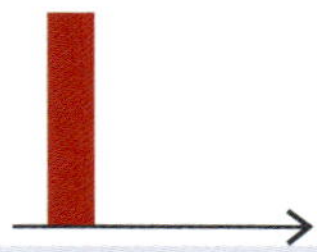
verzögerter Bolus	langsame, gleichmäßige Abgabe des Bolusinsulins über einen frei wählbaren Zeitraum (je nach Modell ca. 0,5 bis 8 Stunden)	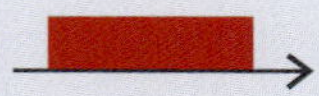
kombinierter Bolus, Bezeichnung variiert je nach Insulinpumpenhersteller: ▪ **Dualer Bolus (Medtronic, Dana)** ▪ **Multi-Wave Bolus (Roche)** ▪ **Kombinierter Bolus (YpsoPump)** ▪ **Combo-Bolus (Medtrum)** ▪ **Ausnahme Omnipod: kein kombinierter Bolus; ersatzweise manuelle Kombination aus normalem und verzögertem Bolus möglich**	Kombination von Normal-Bolus und verzögertem Bolus mit frei wählbarem Verhältnis (normal/verzögert)	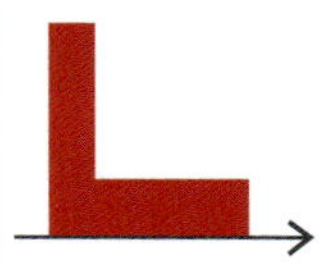

Tab. 2: Funktionsprinzip der verschiedenen Bolusformen. Die Bolusvarianten kommen je nach Situation und Nahrungszusammensetzung gezielt zum Einsatz (siehe restliches Kapitel). Der kombinierte Bolus wird auch „zweizeitiger Bolus“ genannt.

5.3.1 Unterschiedliche Bolusformen

Die aktuellen Insulinpumpenmodelle bieten die Möglichkeit, das Bolusinsulin entweder sofort oder in einer alternativen Bolusform abzugeben. Folgende Bolusformen (= Bolusvarianten) sind mittlerweile Standardfunktionen der Insulinpumpen (siehe Tabelle 2).

5.3.2 Gezielter Einsatz der verschiedenen Bolusformen

Entsprechend der Zusammensetzung der Mahlzeiten kommen die verschiedenen Bolusformen gezielt zum Einsatz.

- Leicht resorbierbare Kohlenhydrate erhöhen den Blutzucker rasch und müssen daher mit einem sofort abgegebenen Normal-Bolus abgedeckt werden. Ein gleichmäßiger Blutzuckerverlauf nach einer solchen Mahlzeit ist oft nur mit einem Spritz-Ess-Abstand oder Vor-Bolus zu erreichen (siehe Kap. 5.2).

	Berechnungseinheit des Nährstoffs	**Berechnung der Insulindosis**	**optimale Bolusform**
schnell wirkende Kohlenhydrate	zwei Einheiten existieren parallel: 1 BE = 10 – 12 g Kohlenhydrate, bzw. 1 KHE = 10 g Kohlenhydrate	entsprechend dem tageszeitlichen I.E./BE-Faktor	Normal-Bolus mit Spritz-Ess-Abstand bzw. Vor-Bolus
langsam wirkende Kohlenhydrate			Normal-Bolus, ggf. mit verzögertem Anteil (kombinierter Bolus, Dauer: 2–4 Stunden)
Fett	1 FPE = 11 g Fett	1 FPE erfordert die gleiche Insulindosis wie 1 BE bzw. KHE.	verzögerter Bolus, Dauer 4 – 8 Stunden (abhängig von der FPE-Menge, siehe Tab. 4)
Eiweiß (Protein)	1 FPE = 25 g Eiweiß		

Abkürzungen: BE = Broteinheit, KHE = Kohlenhydrateinheit, FPE = Fett-Protein-Einheit

Tab. 3: Berechnung der Insulindosis und optimale Bolusform für die verschiedenen Nährstoffe. Mahlzeiten mit einer Mischung aus schnell und langsam blutzuckerwirksamen Anteilen erfordern eine entsprechende Kombination von Normal- und verzögertem Bolus. Sollten verschiedene Verzögerungszeiten erforderlich sein, sollte man sich bei der „Kompromissfindung“ eher an der längeren Verzögerungszeit orientieren.

- Langsamer verdauliche Kohlenhydrate wie z. B. Vollkornprodukte erfordern eine Kombination aus einem schnellen und einem über 2–4 Stunden verzögerten Bolusanteil (Dual-Bolus/Multi-Wave-Bolus).
- Fett und Eiweiß sind ebenfalls blutzuckerwirksam: sehr langsam, aber anhaltend (siehe unten). Zumindest größere Mengen Fett und Eiweiß müssen mit einem verzögerten Bolus über ca. 4–9 Stunden abgedeckt werden (längere Dauer bei größerer Menge).
- Enthält eine Mahlzeit eine Mischung aus verschieden schnell blutzuckerwirksamen Nährstoffen, werden die entsprechenden Bolusformen kombiniert (siehe Tab. 3).
- Große Mahlzeiten werden langsamer verdaut als kleine Snacks. Beispielsweise sind 2 BE eines Nahrungsmittels schneller aufgenommen als 4 BE desselben Nahrungsmittels. Daher sollte bei größeren Mahlzeiten ein höherer Bolusanteil verzögert abgegeben werden als bei kleineren Mengen desselben Gerichts.
- Kohlenhydrate werden langsamer verdaut, wenn die Mahlzeit insgesamt sehr fettreich ist. In diesem Fall sollte ein größerer Bolusanteil verzögert werden als bei alleiniger Einnahme derselben Kohlenhydrate.

Pumpenneulinge sollten sich bei den Mahlzeitenboli zunächst auf die Kohlenhydrate beschränken und nur große Fett- oder Eiweißanteile (z. B. Pizza) berücksichtigen. Bei fortschreitender Therapieoptimierung werden die Effekte von Fett und Eiweiß auf den Blutzucker häufiger bemerkt – spätestens dann sollten Fett und Eiweiß nach Rücksprache mit dem Diabetesteam auch in geringeren Mengen bei den Mahlzeitenboli berücksichtigt werden.

Abschätzung des Kohlenhydratgehalts der Nahrungsmittel

Spätestens nach der ersten Schulung ist jeder Diabetiker mit dem Begriff der BE oder KHE (Broteinheit/Berechnungseinheit, Kohlenhydrateinheit) vertraut.

Zahl der BE bzw. KHE = Gramm Kohlenhydrate / 10 bis 12
(Gramm Kohlenhydrate geteilt durch 10 bis 12)

Erfahrungsgemäß wird das Wiegen und BE-Schätzen mehr oder weniger konsequent durchgeführt bzw. beherrscht. Auch bei den meisten Langzeitdiabetikern ist es sehr sinnvoll, die „Augenwaage“ gelegentlich wieder neu zu „eichen“. Daher sollte dieses ungeliebte, aber außerordentlich wichtige Thema immer wieder angesprochen und praktisch geübt werden. Das bedeutet für eine Insulinpumpenschulung, dass alle Lebensmittel, die währenddessen verzehrt werden, ihren Weg über die Küchenwaage nehmen sollten.

▶ Weiterführende Informationen und alltagstaugliche Faustregeln zum BE-Schätzen haben wir im Anhang zusammengestellt (siehe Kap. 18.1).

Einordnung der Kohlenhydrate in „schnell“ oder „langsam“

Um die optimale Bolusform auszuwählen, muss bekannt sein, ob die jeweiligen Kohlenhydrate schnell (Normal-Bolus) oder langsam aufgenommen werden (verzögerter Bolusanteil). Hierbei ist der „Glykämische Index“ bzw. die „Glykämische Last“ hilfreich. Je höher diese Werte sind, desto schneller schießen die Kohlenhydrate ins Blut. Niedrige Werte bedeuten einen langsamen, gleichmäßigen Blutzuckeranstieg, sodass Blutzuckerspitzen nach dem Essen leichter vermieden werden können. Hierbei bestehen erhebliche individuelle Unterschiede.

- ▶ Weitere Informationen sowie Tabellen mit den häufigsten Nahrungsmitteln haben wir im Anhang zusammengestellt (siehe Kap. 18.1.3).

Abschätzung des Fett- und Eiweißgehalts mit der Fett-Protein-Einheit (FPE)

Schon seit langer Zeit ist aufmerksamen Diabetikern und Diabetologen bekannt, dass nicht nur Kohlenhydrate, sondern auch Fett und Eiweiß den Blutzucker erhöhen. Spätestens seit Einführung der kontinuierlichen Glukosemessung (CGM, siehe Kap. 11 ff.) ist dieser Effekt nicht mehr zu leugnen, auch wenn er bis heute nicht auf biochemischer Ebene zu erklären ist. Des Weiteren verzögert Fett die Aufnahme von Kohlenhydraten aus dem Darm und Eiweiß hat zumindest in größeren Mengen einen Einfluss auf die Glukoseausschüttung der Leber. Wie kann die für Fett und Eiweiß nötige Insulindosis abgeschätzt werden?

Zu diesem Zweck wurde die sogenannte „Fett-Protein-Einheit“ (FPE) geschaffen.[26] Eine FPE ist so definiert, dass zu ihrer Verstoffwechselung erfahrungsgemäß die identische Insulinmenge wie für eine Kohlenhydrateinheit bzw. Broteinheit erforderlich ist. Bei unbekannter Zusammensetzung der Nahrung muss die FPE-Menge geschätzt werden. Bei bekannter Zusammensetzung der Nahrung (z. B. Fertigprodukte) bzw. mit Küchenwaage und Nährwerttabelle) kann die FPE-Menge näherungsweise wie folgt berechnet werden:

Zahl der FPE = (Gramm Fett / 11) + (Gramm Eiweiß / 25)
(Gramm Fett geteilt durch 11, Gramm Eiweiß geteilt durch 25, dann beides zusammenzählen)

- ▶ Weiterführende Informationen und alltagstaugliche Faustregeln zum FPE-Schätzen haben wir im Anhang zusammengestellt (siehe Kap. 18.2).

Bestimmung der Verzögerungszeit der Insulinabgabe für Fett und Eiweiß

Aus der Zahl der Fett-Protein-Einheiten (FPE) ergibt sich näherungsweise, über welchen Zeitraum die Insulinabgabe für diesen Nahrungsanteil verzögert werden muss (siehe Tab. 4). Auf individueller Ebene sind dabei naturgemäß erhebliche Schwankungen zu beobachten, sodass anfangs häufigere Blutzuckertests zu empfehlen sind.

Zahl der Fett-Protein-Einheiten (FPE)	Insulinmenge	Verzögerungszeit
bis 1 FPE	keine Insulinabgabe	
2 FPE	wie für 2 BE	4 Stunden
3 FPE	wie für 3 BE	5 Stunden
4 FPE oder mehr	wie für 4 bzw. mehr BE	6 – 8 Stunden

Tab. 4: Bolusgaben für Fett und Eiweiß. FPE-Schätztabellen finden Sie im Anhang (siehe Kap. 18.2).

Praxis-Tipp: FPE im Alltag

Es gibt zwei Möglichkeiten, Fett und Eiweiß bei der Insulinkalkulation im Alltag zu berücksichtigen, die bedarfsweise und die permanente Strategie. Die Unterscheidung der Strategien ist wichtig, denn es ergeben sich unterschiedlich hohe I.E./BE-Faktoren und damit unterschiedlich hohe Bolusvorschläge.

(a) Bedarfsweise Berücksichtigung von FPE: „Normalerweise" werden Fett und Eiweiß bei der Insulindosierung nicht berücksichtigt. Der gewohnte I.E./BE-Faktor ist so hoch, dass durch die normalen Bolusgaben unbewusst auch der durchschnittliche Fett- und Eiweißgehalt abdeckt wird. Nur wenn eine Mahlzeit ungewöhnlich viel Fett und/oder Eiweiß enthält, wird dafür bei dieser Strategie zusätzliches Insulin abgerufen (etwas irreführend auch „Exzess-BE" genannt).

(b) Permanente Berücksichtigung von FPE: Für „Fortgeschrittene". Bei jeder Mahlzeit werden BE und FPE getrennt abgeschätzt und mit einer entsprechenden Insulinmenge abgedeckt. Der I.E./BE-Faktor berücksichtigt bei dieser Strategie ausschließlich den Kohlenhydratanteil und liegt daher etwas niedriger als bei der anderen Strategie.

Beide Strategien funktionieren, aber man sollte nicht zwischen den Strategien hin- und herwechseln. Ansonsten können durch die unterschiedlich hohen I.E./BE-Faktoren Fehler in der Insulindosierung entstehen. Deckt z. B. ein ambitionierter Leser, der bei den Bolusgaben bisher noch nie Fett und Eiweiß berücksichtigte, plötzlich alle FPE mit dem bis dahin funktionierenden I.E./BE-Faktor ab, wird dies mit der allergrößten Wahrscheinlichkeit zu deutlichen Unterzuckerungen führen. Stattdessen muss er seinen I.E./BE-Faktor beim Systemwechsel reduzieren.

Zu viel Rechenarbeit? Dafür gibt's den Bolus-Rechner

Wer bei der Berechnung eines Mahlzeitenbolus alle relevanten Faktoren berücksichtigt, dem kann schon mal „der Kopf rauchen": BE- und FPE-Menge, tageszeitlicher I.E./BE-Faktor, aktueller Blutzuckerwert und vorliegender Glukosetrend, tageszeitlicher Korrekturfaktor, prozentuale Verteilung von normalem und verzögertem Bolusanteil, noch wirkendes Insulin ...

Abhilfe verspricht eine hilfreiche Funktion, die viele aktuelle Insulinpumpen in herstellerspezifischer Weise zur Verfügung stellen: der Bolusrechner. Nach Eingabe des aktuellen Blutzuckerwerts und der aufzunehmenden BE macht der Boluskalkulator einen Dosisvorschlag, der viele der genannten Faktoren berücksichtigt. Der Anwender kann den Dosisvorschlag übernehmen oder ändern, anschließend entscheidet er über die Bolusform.

Berücksichtigt der Anwender bei der Berechnung Fett und Eiweiß, sollte bei der geplanten BE-Menge die Summe aus BE/KHE und FPE eingegeben werden. Anschließend wird als Bolusform der Dual-Bolus/Multi-Wave-Bolus ausgewählt und der FPE-Anteil verzögert abgegeben.

▸ Mehr Informationen zum Bolusrechner finden Sie in Kap. 5.7.

5.3.3 Beispiele zu verschiedenen Bolusformen

Beispiel A

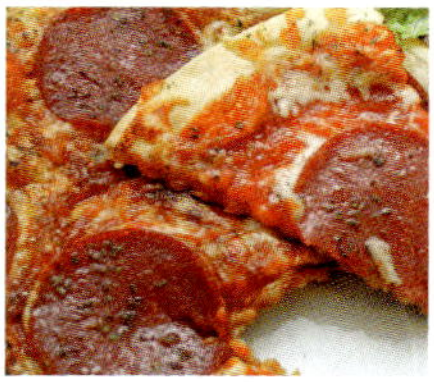

Lutz geht mit seiner Freundin zu einem guten „Italiener" und bestellt sich eine große Pizza Salami. Vor der Mahlzeit misst er einen Blutzucker von 145 mg/dl, wofür er 1 I.E. Korrekturinsulin einkalkuliert (Korrekturfaktor 40 mg/dl/I.E.). Sein Bolusfaktor beträgt 1 I.E./BE. Lutz schätzt, wie viele zu berechnende Nährstoffe die Riesenpizza enthält, und errechnet seinen Bolus wie folgt:

Schätzung für Pizza Salami (500 Gramm): ca. 12 BE + 8 FPE		
	Kohlenhydrate	*Fett + Eiweiß*
ca. Gewichtsanteil	120 g Kh	70 g Fett + 40 g Eiweiß
Schätzeinheit	12 BE	70/11 + 40/25 = 6,4 + 1,6 = 8 FPE
Insulinabgabe	12 I.E. davon 2/3 sofort (8 I.E.) und 1/3 verzögert (4 I.E.)	8 I.E. verzögert über 8 Stunden

Bei einer mächtigen Pizza mit viel Belag (Käse!) wird auch der Kohlenhydratanteil nur langsam resorbiert. Daher entscheidet sich Lutz dafür, nicht nur den FPE-Anteil des Bolus verzögert abzugeben (8 I.E.), sondern auch ein Drittel des Kohlenhydratanteils (4 I.E.). Zusammen mit dem Korrekturbolus von 1 I.E. ergibt sich dann folgende Bolusform: Kombinierter Bolus von insgesamt 21 I.E., wobei 9 I.E. sofort und 12 I.E. über 8 Stunden verzögert abgegeben werden.

Beispiel B

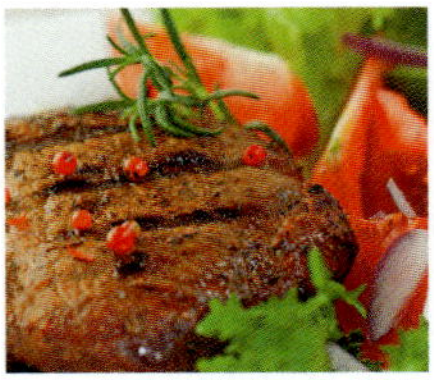

Andreas geht mit Arbeitskollegen abends ins Steakhaus. Er gönnt sich ein extra großes 300-Gramm-Filetsteak mit einem gemischten Salat, ganz ohne Kohlenhydrate. Der kleine Salat besteht aus Blattsalat, Tomaten, Gurken, Käse etc. mit Essig-Öl-Dressing. Vor dem Essen misst er einen Blutzucker von 101 mg/dl. Sein Bolusfaktor beträgt 1,5 I.E./BE. Für diese eiweißreiche Mahlzeit muss Andreas nach seiner Schätzung folgenden Bolus abrufen:

Schätzung für Filetsteak (300 Gramm) + Salat: ca. 0 BE + 6 FPE		
	Kohlenhydrate	*Fett + Eiweiß*
ca. Gewichtsanteil	0 g Kh	Steak: 23 g Fett + 60 g Eiweiß Salat: 10 g Fett + 15 g Eiweiß Insgesamt 33 g Fett + 75 g Eiweiß
Schätzeinheit	0 BE	33/11 + 75/25 = 3 + 3 = 6 FPE
Insulinabgabe	0 I.E.	9 I.E., verzögert über 8 Stunden

Für das Steak und den gemischten italienischen Salat programmiert Andreas einen verzögerten Bolus von 9 I.E., der über 8 Stunden abgegeben wird. Sein Pumpenmodell verfügt über keinen gesonderten verzögerten Bolus, sodass er einen kombinierten Bolus wählt und den Anteil des Bolus, der sofort abgegeben werden soll, auf null setzt.

Beispiel C

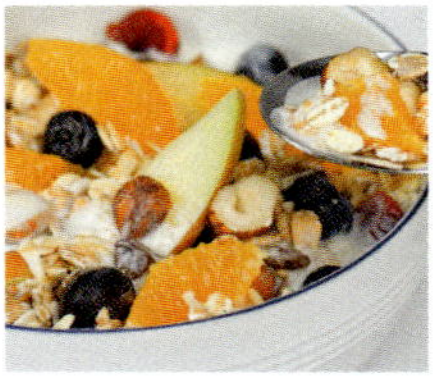

Angela frühstückt gerne ausgiebig und gemütlich. Sie isst gerne selbstgeschrotetes Vollkornmüsli (ca. 300 g) mit Obst und Honig. Vor dem Frühstück misst sie einen Blutzucker von 175 mg/dl, was sie mit 2 I.E. Korrekturinsulin berücksichtig (Korrekturfaktor 30 mg/dl/I.E.). Ihr Bolusfaktor beträgt 1,5 I.E./ BE. Sie schätzt, dass das Müsli folgende Nährstoffe enthält:

Schätzung für Vollkornmüsli (300 Gramm) mit Obst: ca. 6 BE + 0,5 FPE		
	Kohlenhydrate	*Fett + Eiweiß*
ca. Gewichtsanteil	62 g Kh	3 g Fett + 6 g Eiweiß
Schätzeinheit	6,2 BE	3/11 + 6/25 = 0,3 + 0,2 = 0,5 FPE
Insulinabgabe	9,3 I.E., davon 70 % (6,5 I.E.) sofort und 30 % (2,8 I.E.) verzögert über 3 Std.	Fett und Eiweiß unter 1 FPE werden bei der Boluskalkulation nicht berücksichtigt.

Das selbstgeschrotete Vollkornmüsli hat einen sehr geringen glykämischen Index und wird langsam ins Blut aufgenommen. Die Kohlenhydrate aus Obst und Honig schießen dagegen sehr schnell ins Blut. Deshalb entscheidet sich Angela dafür, einen kombinierten Bolus im Verhältnis 70/30 zu nehmen. Aufgrund des erhöhten Ausgangsblutzuckers gibt sie sofort nach dem Aufstehen den Bolus ab, bereitet dann das Müsli zu und beginnt erst nach 45 Minuten mit der Mahlzeit (Spritz-Ess-Abstand).

Beispiel D

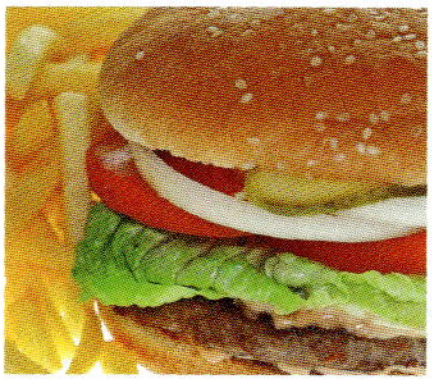

Volker ist auf der Autobahn unterwegs und stoppt zum Mittagessen bei einer großen Fast-Food-Kette. Er bestellt ein großes Big-Mac-Menü mit einer großen Portion Pommes, Ketchup, Cola light und als Nachtisch ein Softeis. Die Nährwertbestandteile sind auf den jeweiligen Verpackungen abgedruckt, sodass es für Volker einfach ist, die BE und FPE zu ermitteln:

Schätzung für Big Mac mit Pommes (groß), Ketchup, Cola light, Softeis: ca. 13 BE + 6,8 FPE		
	Kohlenhydrate	*Fett + Eiweiß*
ca. Gewichtsanteil	Big Mac: 40 g Kh Pommes (groß): 59 g Kh Ketchup: 6 g Kh Cola light: 0 g Kh Softeis: 45 g Kh insgesamt: 136 g Kh	Big Mac: 25 g Fett + 27 g Eiweiß Pommes (groß): 23 g Fett + 7 g Eiweiß Ketchup: 0 g Cola light: 0 g Softeis: 9 g Fett + 5 g Eiweiß insgesamt: 57 g Fett + 39 g Eiweiß
Schätzeinheit	13 BE	57/11 + 39/25 = 5,2 + 1,6 = 6,8 FPE
Insulinabgabe	13 I.E., sofort	7 I.E. verzögert über 8 Stunden

Vor der Mahlzeit liegt der Blutzucker bei 98 mg/dl, sein Bolusfaktor beträgt 1 I.E./BE.

Da es sich bei den Kohlenhydraten um durchweg schnell resorbierbare BE handelt (weißes Brot, Ketchup, Eis), deckt Volker den Kohlenhydratanteil der Mahlzeit mit einem normalen Bolus ab (13 I.E.). Das Insulin für den FPE-Anteil gibt er verzögert ab (7 I.E. über 8 Stunden).

Beispiel E

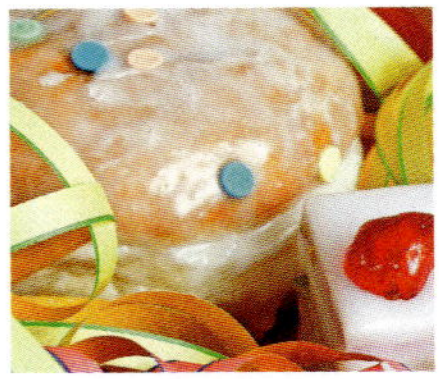

Erika ist zum Kaffeetrinken eingeladen. Da sie selbst gebackenen Kuchen liebt, hat sie extra aufs Mittagessen verzichtet, um hier „richtig zuschlagen" zu können. So startet Erika mit einem noch warmen Berliner mit Pflaumenmus (auch Pfannkuchen genannt) und gönnt sich danach noch ein Stück Frankfurter Kranz (gehaltvolle Tortenspezialität aus Frankfurt). Diese Leckereien haben laut Schätzung von Erika folgende Nährwertbestandteile:

Schätzung für Berliner mit Pflaumenmus und 1 Stück Torte: ca. 7,5 BE + 5,7 FPE		
	Kohlenhydrate	*Fett + Eiweiß*
ca. Gewichts-anteil	Berliner: 43 g Kh 1 Stück Torte: 32 g Kh insgesamt: 75 g Kh	Berliner: 12 g Fett + 8 g Eiweiß 1 Stück Torte: 24 g Fett + 5 g Eiweiß insgesamt: 36 g Fett + 13 g Eiweiß
Schätzeinheit	7,5 BE	36/11 + 13/25 = 3,3 + 0,5 = 3,8 FPE
Insulinabgabe	11,2 I.E., sofort	5,7 I.E. verzögert über 5 Stunden

Vor der Kuchenschlacht misst Erika einen Blutzucker von 105 mg/dl, ihr Bolusfaktor beträgt um diese Tageszeit 1,5 I.E./BE. Für den „kleinen Imbiss" gibt sie einen dualen Bolus ab, wobei 11,2 I.E. sofort und 5,7 I.E. über 5 Stunden verzögert abgegeben werden.

5.4 Mahlzeitenbolus bei verzögerter Nahrungsresorption

In einigen Situationen ist die Resorption (Verdauung) der Nahrung verzögert oder nicht genau vorherzusagen. In diesen Fällen gelten andere Regeln bei der Kalkulation und Abgabe des Mahlzeitenbolus.

Gastroparese

Bei dieser diabetischen Folgeerkrankung, die zur diabetischen Neuropathie (Nervenerkrankung) gerechnet wird, verweilt die Nahrung zu lange im Magen und die Verdauung ist verlangsamt. Würde vor der Mahlzeit ein Normal-Bolus abgegeben, käme es nach 1 – 2 Stunden zu einer Unterzuckerung, während die später resorbierten Nährstoffe nachher zu einer Hyperglykämie führten. Bei Vorliegen einer Gastroparese kann häufig ein gleichmäßigerer Blutzuckerverlauf erreicht werden, wenn das Mahlzeiteninsulin in Form eines dualen oder verzögerten Bolus abgegeben wird. Die „Feinjustierung" (Verzögerungsanteil und -dauer) kann nur auf individueller Ebene erfolgen, im Idealfall mithilfe der kontinuierlichen Glukosemessung (siehe Kap. 11 – 16).

Spätmahlzeit

Wenn abends sehr spät gegessen wird (nach 20 Uhr), verzögert sich bei den meisten Menschen die Verdauungsgeschwindigkeit. Durch den in der Nacht reduzierten Stoffwechsel gelangen die Nährstoffe dann mit einer schlecht vorhersagbaren Verzögerung ins Blut (bei Einnahme größerer Mengen Fett oder Eiweiß können ähnliche Probleme entstehen, siehe Kap. 5.3.2). Um Unterzuckerungen nach 1 – 2 Stunden oder Blutzuckeranstiege in den frühen Morgenstunden zu vermeiden, muss in einigen Fällen ein größerer Anteil des Mahlzeitenbolus als verzögerter Bolus abgegeben werden. Klarheit darüber, in welchem Verhältnis der duale Bolus und über welchen Zeitraum die Verzögerung eingestellt werden muss, verschaffen im Einzelfall nur häufigere Blutzuckermessungen oder im Idealfall die kontinuierliche Glukosemessung (siehe Kap. 11 – 16).

Nach Sport

Anstrengende körperliche Aktivität reduziert die Darmtätigkeit, sodass die Verdauung beim Sport erheblich verzögert sein kann. Vor allem langsam wirkende Kohlenhydrate, Fett und Eiweiß sind davon betroffen. Werden diese Nährstoffe als Sport-BE in größeren Mengen vor oder während der körperlichen Aktivität eingenommen, kommt es häufig erst nach Beendigung des Sports zur Aufnahme in die Blutbahn. In diesem Fall kann ein anschließender Blutzuckeranstieg nur verhindert werden, wenn nach dem Sport ein entsprechend reduzierter „nachträglicher" Mahlzeitenbolus abgegeben wird (siehe auch Kap. 10.4.4).

5.5 Beurteilung eines Mahlzeitenbolus anhand des Glukoseverlaufs

Wie bereits erwähnt zeichnet sich ein korrekter Mahlzeitenbolus dadurch aus, dass der Blutzucker nach der Mahlzeit unter 140 – 180 mg/dl bleibt und dass der Blutzucker im weiteren Verlauf selbstständig wieder in den Zielbereich sinkt.

Nach den Mahlzeiten kann es zu raschen Glukoseanstiegen und -abfällen kommen. Soll der Glukoseverlauf mit konventionellen Blutzuckertests überprüft werden, sind daher sehr häufige Messungen nötig, um die wichtigen Blutzuckerspitzen nicht zu verpassen (z. B. nach 30 Min. und 1, 2, 3, 4 und 6 Stunden nach Beginn der Mahlzeit). Einfacher und zuverlässiger gelingt dies mithilfe der kontinuierlichen Glukosemessung (CGM, siehe Kap. 11 – 16).

Der Kurvenverlauf nach einer Mahlzeit lässt erkennen, ob im konkreten Fall

- die Insulindosis gestimmt hat,
- der Spritz-Ess-Abstand korrekt gewählt war
- und ob die Bolusform zur Nahrungszusammensetzung gepasst hat.

Beurteilung der Bolushöhe

Ob die Höhe des Bolus korrekt war, d. h. ob die Insulindosis gestimmt hat, kann erst einige Stunden nach der Mahlzeit beurteilt werden (ca. 2 – 4 Stunden nach Beginn der Mahlzeit). Siehe Tab. 5.

Bolus-Timing: Beurteilung des Spritz-Ess-Abstands (SEA)

Je nach Nahrungszusammensetzung und Tageszeit kann ein Spritz-Ess-Abstand nötig sein (siehe Kap. 5.2 und 5.3.2). Ob der Spritz-Ess-Abstand korrekt war, zeigt sich innerhalb der ersten Stunde nach Beginn der Mahlzeit. Siehe Tab. 6.

Verzögerter Bolus bzw. Bolusanteil: Beurteilung der Bolushöhe

Je nach Nahrungszusammensetzung kann es nötig sein, einen Teil oder den gesamten Bolus über 2 – 8 Stunden verzögert abzugeben (siehe Kap. 5.3). Ob die Höhe des verzögerten Bolus(-anteils) gestimmt hat, zeigt sich im Verlauf der folgenden Stunden (bis ca. 4 – 8 Stunden). Siehe Tab. 7.

Bolus zu groß	Bolushöhe korrekt	Bolus zu klein
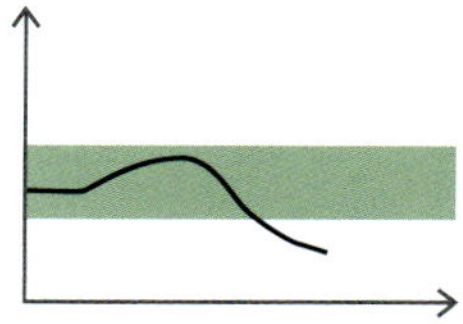	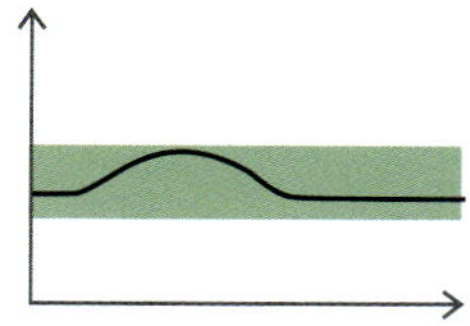	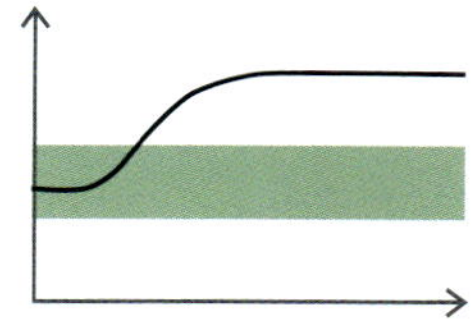
Kommt es einige Stunden nach einem Mahlzeitenbolus zu einer Unterzuckerung, war der Bolus zu groß.	Bei korrekter Bolushöhe bleibt der Glukosespiegel nach der Mahlzeit unter 180 mg/dl und kehrt nach einigen Stunden wieder in den Normalbereich zurück.	Steigt der Glukosespiegel nach der Mahlzeit über den Zielbereich und verharrt dort, war der Bolus zu niedrig. Frühestens nach 2 – 3 Stunden darf ein Korrekturbolus erfolgen.

Tab. 5: Erscheinungsbild verschiedener Bolushöhen (Normal-Bolus) unter der Annahme, dass der Spritz-Ess-Abstand korrekt ist und dass kein Insulin von zurückliegenden Bolusgaben mehr wirksam ist.

SEA zu kurz	SEA korrekt	SEA zu lang
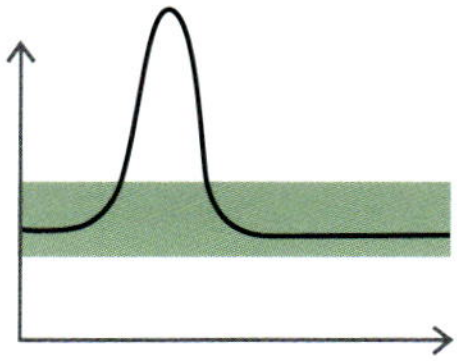	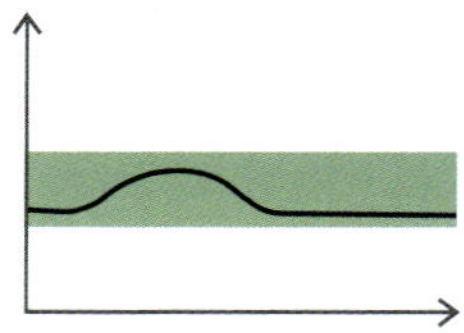	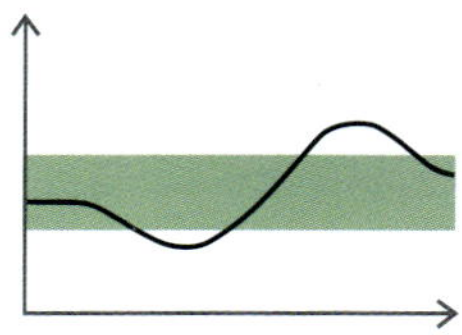
Bei zu kurzem Spritz-Ess-Abstand kommt es unmittelbar nach der Mahlzeit zu einer „Blutzuckerexplosion" mit sehr rasch ansteigendem Glukosespiegel. Kurzzeitig können Werte bis über 300 mg/dl erreicht werden. Danach sinkt der Glukosespiegel rasch wieder in den Zielbereich (ohne Korrekturbolus!).	Bei korrektem Spritz-Ess-Abstand steigt der Glukospiegel nach der Mahlzeit innerhalb des Zielbereichs moderat an und kehrt dann wieder in den Normbereich zurück.	Kommt es vor oder während einer Mahlzeit zu einer Unterzuckerung, war der Spritz-Ess-Abstand zu lang.

Tab. 6: Erscheinungsbild verschiedener Spritz-Ess-Abstände unter der Annahme, dass die Bolushöhe korrekt ist und dass kein Insulin von zurückliegenden Bolusgaben mehr wirksam ist.

verzögerter Bolus zu groß	Bolushöhe korrekt	verzögerter Bolus zu klein
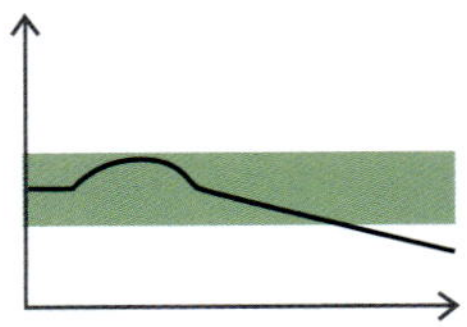	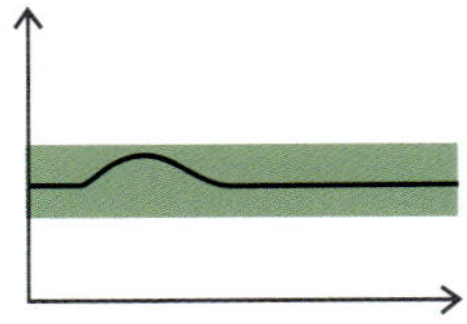	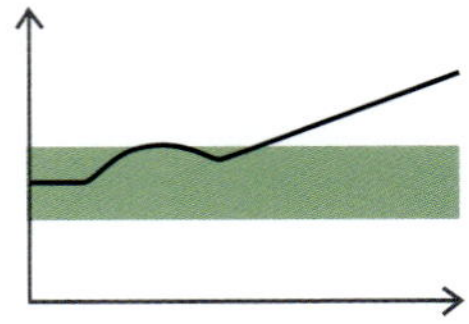
Fällt der Glukosespiegel nach einer Mahlzeit langsam aber kontinuierlich bis in den hypoglykämischen Bereich, war der verzögerte Bolus(-anteil) zu groß.	Die Höhe eines verzögerten Bolus(-anteils) ist korrekt, wenn der Glukosespiegel auch nach Stunden noch konstant im Zielbereich liegt.	Steigt der Glukosespiegel nach einer Mahlzeit über Stunden gleichmäßig und lang anhaltend an, war die Dosis des verzögerten Bolus(-anteils) zu klein. Frühestens nach 2 – 3 Stunden sollte ein Korrekturbolus erfolgen.

Tab. 7: Erscheinungsbild verschiedener Höhen eines verzögerten Bolus(-anteils) unter der Annahme, dass die Höhe des sofort abgegebenen Bolusanteils korrekt ist und dass kein Insulin von zurückliegenden Bolusgaben mehr wirksam ist.

verzögerter Bolus zu lang	Bolusdauer korrekt	verzögerter Bolus zu kurz
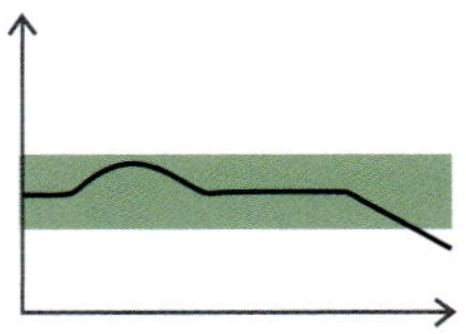	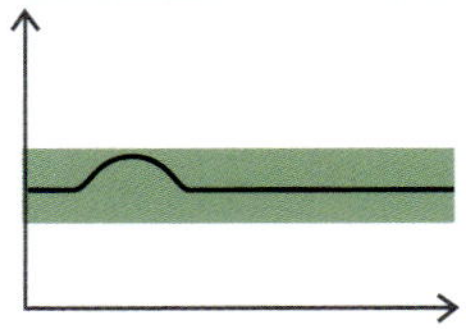	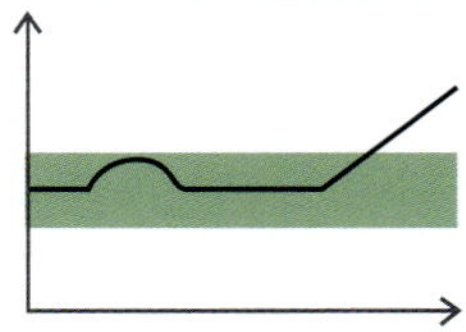
Sinkt der Glukosespiegel nach anfänglich gutem Verlauf nach mehreren Stunden allmählich in den hypoglykämischen Bereich, war der verzögerte Bolus(-anteil) zu lang.	Die Dauer eines verzögerten Bolus ist korrekt, wenn der Glukosespiegel anhaltend im Zielbereich bleibt.	Steigt die Glukose nach anfänglich gutem Verlauf erst an, nachdem der verzögerte Bolus(-anteil) zu Ende ist, war die Dauer des verzögerten Bolus(-anteils) zu kurz. In diesem Fall ist ein Korrekturbolus nötig.

Tab. 8: Erscheinungsbild verschiedener Längen eines verzögerten Bolus(-anteils) unter der Annahme, dass die Höhe des sofort abgegebenen Bolusanteils korrekt ist und dass kein Insulin von zurückliegenden Bolusgaben mehr wirksam ist.

Verzögerter Bolus bzw. Bolusanteil: Beurteilung der Bolusdauer

Erst nach mehreren Stunden zeigt sich beim verzögerten Bolus, ob seine Dauer korrekt gewählt war, oder ob die Nahrung schneller oder langsamer resorbiert wird als angenommen. Siehe Tab. 7.

Kompliziertere Bolusprobleme

Die an dieser Stelle bisher dargestellten Glukoseverläufe beschränken sich aus didaktischen Gründen jeweils auf ein isoliertes Problem, z. B. den Spritz-Ess-Abstand, und unterstellen, dass dabei alle anderen Faktoren richtig berücksichtigt wurden. Das entspricht natürlich nicht immer der Realität. Häufig hat man es mit Mischformen der dargestellten Kurvenformen zu tun. Hierzu ein klassisches Beispiel:

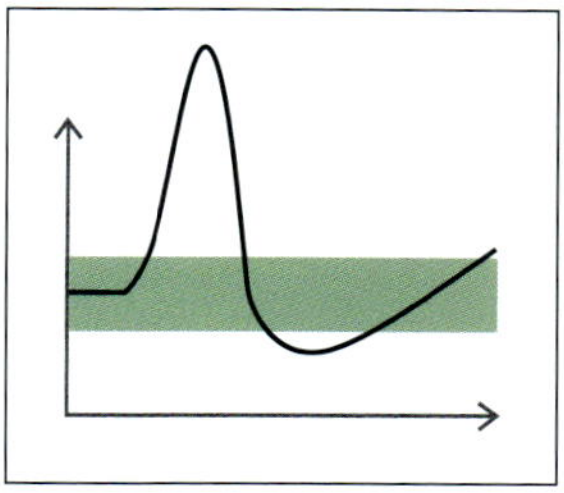

Zwei Dinge fallen bei diesem Beispiel auf: (1) ein sehr rascher und hoher Glukoseanstieg nach der Mahlzeit, der genauso rasch wieder sinkt, und (2) unmittelbar anschließend eine Unterzuckerung. Es liegen zwei Probleme zugrunde: Der Spritz-Ess-Abstand ist zu kurz und der Bolus zu hoch („Überlagerung" der beiden entsprechenden Kurven, siehe oben). Ein längerer Spritz-Ess-Abstand hätte den raschen Anstieg verhindert, eine geringere Dosis die nachfolgende Unterzuckerung vermieden.

5.6 Korrekturbolus

5.6.1 Grundregeln der Blutzuckerkorrektur

Erhöhte Blutzuckerwerte werden entsprechend dem tageszeitlich unterschiedlichen Korrekturfaktor (siehe Kap. 5.1) mit einem Normal-Bolus korrigiert.

Postprandial erhöhte Blutzuckerwerte (1 – 2 Stunden nach einer Mahlzeit) sollten zunächst nicht mit Insulin korrigiert werden, da sie häufig „von alleine" wieder in den Zielbereich abfallen (BZ-Anstieg meist bedingt durch einen zu kurzen Spritz-Ess-Abstand). Die Korrektur eines postprandialen Wertes würde schnell zu einer Unterzuckerung führen und den Stoffwechsel weiter destabilisieren.

Welche Maßnahmen sollten ergriffen werden, wenn eine Blutzuckerkorrektur nicht erfolgreich ist?

- Um Überlappungen von Bolusgaben und daraus resultierende Unterzuckerungen zu vermeiden, sollte eine erneute Korrekturinsulingabe frühestens nach 2 – 3 (Analoginsulin) bzw. 3 – 4 Stunden (Normalinsulin) erfolgen. Bei Kindern sind diese Zeiten um ca. 1 Stunde verkürzt.
- Eine Ursachenforschung ist erforderlich, z. B. anhand der Übersicht in Kapitel 6 (Hyperglykämie). Eine vergebliche Blutzuckerkorrektur ist ein Warnsignal! Wird z. B. ein verstopfter Katheter oder eine Insulinresistenz nicht erkannt, sind die nächsten Korrekturversuche ebenfalls erfolglos und die Entgleisung nimmt zu.

Mäßig erhöhte Blutzuckerwerte sind durch eine gezielte Korrekturinsulingabe häufig innerhalb weniger Stunden wieder normalisiert. Bei größeren Blutzuckerentgleisungen sollte man sich mit der Rückführung in den Zielbereich etwas mehr Zeit nehmen. Nichts wäre schädlicher, als durch eine zu drastische Korrektur in eine Unterzuckerung zu rauschen und den Stoffwechsel auf Achterbahnkurs zu bringen.

„Aufsteh-Bolus“ bei Aufsteh-Phänomen

Eine seltene Sonderform des Korrekturbolus ist der sogenannte „Aufsteh-Bolus“, den einige Diabetiker allmorgendlich abgeben. Anscheinend kommt es bei entsprechender hormoneller Veranlagung beim Aufstehen am Morgen zur Ausschüttung kontrainsulinärer Hormone, um den Stoffwechsel zu aktivieren. Zur Vermeidung eines Blutzuckeranstiegs müssen diese Diabetiker unmittelbar nach dem Aufstehen (oder sogar davor) einen Bolus von ca. 0,5 bis 2 I.E. abgeben. Dieser Bolus kann unabhängig von einer stimmigen Basalrate (beim Ausschlafen bleibt der Blutzucker auch ohne Bolus konstant) und unabhängig vom Frühstück notwendig sein.

5.6.2 Beispiele zur Blutzuckerkorrektur

Beispiel A

Kathrin geht mit ihrem Freund chinesisch essen. Dabei fällt es ihr verständlicherweise schwer, den Kohlenhydratgehalt der Mahlzeit abzuschätzen. Sie schätzt die BE-Menge eher vorsichtig ein, um eine anschließende Unterzuckerung zu vermeiden. Wie sollte sie im Falle deutlich erhöhter Blutzuckerwerte nach dem Essen vorgehen?

Zeit	Blutzucker	BE	I.E./BE	Korrekturfaktor	Bolus
19:30	133	8 (???)	1,5/1	30	12,5
22:00	223			40	2
23:30	54	3			

In diesem Fall hat Kathrin bereits nach 2,5 Stunden den erhöhten postprandialen Wert korrigiert. So kurz nach einem großen Bolus von 12,5 Einheiten ist auch bei Verwendung eines schnell wirksamen Analoginsulins noch mit einer weiteren Blutzuckerabsenkung zu rechnen. Deshalb kam es um 23.30 Uhr „folgerichtig" zu einer Unterzuckerung, die Kathrin mit 3 Not-BE behandelte.

Beispiel B

Da Kathrin regelmäßig mit ihrem Freund Essen geht, probiert sie beim nächsten Mal nach einem Besuch beim Mexikaner folgende Korrekturvariante aus:

Zeit	Blutzucker	BE	I.E./BE	KF	Bolus
19:30	103	7 (???)	1,5/1	30	10,5
22:00	218			40	Kein Bolus
00:00	179			40	1
02:30	117				

Diesmal hat Kathrin den nach 2,5 Stunden postprandial auf 218 mg/dl erhöhten Blutzuckerwert bewusst nicht korrigiert, um erst einmal abzuwarten, ob und wie weit der Mahlzeitenbolus noch den Blutzucker senkt.

Um Mitternacht, 5 Stunden nach der Mahlzeit, ist die Wirkung des von Kathrin benutzten schnell wirksamen Analoginsulins weitgehend abgeklungen. Eine weitere relevante Blutzuckerabsenkung durch die 5 Stunden zurückliegende Insulingabe ist nicht mehr zu erwarten. Deshalb korrigiert Kathrin nun den noch immer erhöhten Blutzucker vorsichtig mit einer Einheit Insulin (entsprechend ihrem tageszeitlichen Korrekturfaktor und dem nächtlichen Korrekturziel von ca. 120 mg/dl). Sicherheitshalber stellt sie sich 2,5 Stunden später den Wecker. Um 2.30 Uhr liegt Kathrins Blutzucker bei 117 mg/dl. Ihr neues, viel vorsichtigeres Korrekturverhalten hat zu einem perfekten Blutzuckerspiegel geführt.

5.7 Einsatz von Bolusrechner-Programmen

Wer bei der Bolusgabe alle relevanten Parameter berücksichtigen will, braucht nicht nur einen gesunden Menschenverstand, sondern ein Superhirn. Die Rechenaufgabe, die vor jeder Bolusgabe (bei der ICT vor jeder Injektion) im Kopf gelöst werden muss, lautet in etwa so:

Korrekte Insulindosis = [(Ausgangsblutzucker – tageszeitlicher Zielblutzucker) × tageszeitlicher Korrekturfaktor × Trendpfeil² + (BE- bzw. KHE-Menge + FPE-Menge) × (tageszeitlicher BE-Faktor) – (dosisabhängig noch wirksames Insulin der letzten Boli)] / [evtl. abweichende Insulinempfindlichkeit durch Sport, Krankheit o. Ä.]

Die meisten aktuellen Insulinpumpenmodelle verfügen über eine sogenannte „Bolusrechner"-Funktion, die die meisten Parameter berücksichtigt und das Mitführen eines Taschenrechners überflüssig macht. Je nach Insulinpumpenhersteller variieren die Bezeichnung der Bolusrechner-Funktion (siehe Tab. 9) und der Rechenweg (siehe unten).

Vorausgesetzt, die Software wird mit den individuell richtigen tageszeitlichen BE-, Korrekturfaktoren und Blutzucker-Zielbereichen „gefüttert" (siehe Tab. 10), macht das Programm nach Eingabe des aktuellen Blutzuckerwertes und der BE-Menge einen realistischen Insulindosisvorschlag. Der errechnete Bolus wird von den Insulinpumpen nicht automatisch abgegeben, da keine Insulinpumpe wissen kann, welche Aktivitäten – wie z. B. Sport – der Insulinpumpenträger noch durchführen will. Vor der Abgabe muss der Dosisvorschlag daher immer vom Pumpenträger bestätigt oder korrigiert werden. Anschließend entscheidet er über die passende Bolusform (siehe Kap. 5.3).

Zahlreiche Vorteile

Der Bolusrechner ist eine echte Erleichterung im Alltag eines Insulinpumpenträgers. Aus drei Gründen sollten die Bolusgaben möglichst konsequent mithilfe eines Bolusrechners erfolgen:

- Der Diabetiker lernt, seine Mahlzeiten in Form von BE einzuschätzen und nicht in Form von Insulineinheiten (diese Transferleistung nimmt einem ja dann der Bolusrechner ab). Die Denkweise in Insulineinheiten schleift sich vor allem bei Langzeitdiabetikern häufig ein, sie scheitert jedoch früher oder später an der Tatsache, dass der Insulinbedarf pro BE tageszeitlich schwankt. Bei Verwendung eines Bolusrechners wird die Diabetestherapie durch die bewusste Einschätzung des Nährstoffgehalts jeder Mahlzeit auf ein rationales Fundament gestellt.
- Die Berücksichtigung des noch wirksamen Bolusinsulins (siehe unten) ist bei der

Insulinpumpenmodell	Bolusrechner-Bezeichnung und Funktionalität	manuelle Eingabe von Glukosewerten möglich?	Maßeinheiten	
			BE bzw. KE, BE-Faktor (= I.E. pro BE bzw. KE)	Gramm Kohlenhydrate, Carb ratio (= Gramm Kh pro I.E.)
Insulet Omnipod®	„Bolusrechner" über PDM (Steuergerät)	ja		X
Medtronic MiniMed™ 640G	„Bolus-Expert" über Pumpenmenü	ja	X	X
Medtrum A6 TouchCare®	„Bolusrechner" über PDM (Steuergerät)	ja		X
mylife YpsoPump®	Pumpe alleine: kein Bolusrechner mylife App: „Bolusrechner" erstellt Bolusvorschlag, sendet diesen aber nicht an die Pumpe	ja		X
Roche Accu-Chek Combo®	Pumpe alleine: kein Bolusrechner kommunizierendes BZ-Messgerät Accu-Chek Aviva®: „Bolusrechner"	nein; Bolusvorschlag nur bei BZ-Messung mit Messgerät Accu-Chek Aviva®	X	X
Roche Accu-Chek Insight®	Pumpe alleine: kein Bolusrechner Kommunizierender Accu-Chek Aviva Insight Diabetes Manager®: Bolusvorschlagsoption	nein; Bolusvorschlag nur bei BZ-Messung mit Messgerät Accu-Chek Aviva Insight Diabetes Manager®	X	X
Sooil Dana Diabecare RS®/R®*	„BZ-Bolus-Kalkulator" über Pumpenmenü oder Any-Dana Smartphone-App (alternativ „Bolus-Kalkulator": ohne Berücksichtigung des Glukosewerts)	ja		X

Tab. 9: Übersicht über die Bezeichnung der Bolusrechner-Funktion und grundlegende Eigenschaften des Bolusrechners bei den verschiedenen Insulinpumpenmodellen. Die manuelle Eingabe von Glukosewerten ist erforderlich, falls der Bolus nicht unmittelbar nach einer Blutzuckermessung abgegeben werden soll oder wenn ein CGM-System verwendet wird.

*Dargestellt sind die Bezeichnungen des Bolusrechners der Insulinpumpe Dana RS®. Bei dem Modell Dana R® wird der Bolusrechner, der BZ und Kohlenhydrate berücksichtigt, „Bolus-Kalkulator" genannt, der Bolusrechner ohne Berücksichtigung des Glukosewertes wird „Bolus-Berechnung" genannt.

vom Bolusrechner benötigte Information (Parameter)	Programmiervorschlag
I.E./BE-Faktor, tageszeitenabhängig	individuell, siehe Kap. 5.1
Korrekturfaktor, tageszeitenabhängig	individuell, siehe Kap. 5.1
Blutzuckerzielbereich	zur Korrektur erhöhter BZ-Werte: ca. 120 – 140 mg/dl zur Korrektur zu niedriger BZ-Werte: ca. 100 – 120 mg/dl
Wirkdauer des Insulins (siehe Kasten „Praxis-Tipp")	Diese Einstellung reguliert die „Aggressivität" der Bolusvorschläge. Je kürzer die Wirkdauer des Insulins angegeben wird, desto größer sind die vorgeschlagenen Korrekturboli. Faustregeln zu Therapiebeginn: ▪ Erwachsene, Normalinsulin: ca. 5 – 6 Std. ▪ Erwachsene, schnell wirkendes Analoginsulin: ca. 4 – 5 Std. ▪ Kleinkinder, Analoginsulin: ca. 2 – 3 Std.
BZ-Anstieg, Verzögerungszeit (Roche Accu-Chek Combo®, Roche Insight®)	Zusätzliche Parameter zur Regulierung der „Aggressivität" der Bolusvorschläge. Je geringer der BZ-Anstieg und je kürzer die Verzögerungszeit eingestellt wird, desto größer sind die vorgeschlagenen Korrekturboli. Faustregeln zu Therapiebeginn: ▪ BZ-Anstieg: ca. 75 – 100 mg/dl ▪ Verzögerungszeit: ca. 75 – 100 Min.

Tab. 10: Bewährte Starteinstellungen von Bolusrechnern. Die Parameter müssen sorgfältig programmiert und laufend den individuellen Bedürfnissen angepasst werden, denn nur unter dieser Bedingung kann der Bolusrechner brauchbare Insulindosisvorschläge machen.

Kalkulation im Kopf nicht so präzise zu leisten, wie es ein Bolusrechner schafft. Anhand von in der Pumpensoftware hinterlegten Insulin-Abklingkurven (siehe Kasten „Praxis-Tipp") errechnet der Bolusrechner stets den aktuell noch wirkenden Insulinanteil und zieht diesen Betrag vom nächsten Bolusvorschlag ab. Es muss jedoch kritisch angemerkt werden, dass die Bolusrechner annehmen, dass die Insulinwirkzeit eine fixe Größe ist. Dem Zusammenhang zwischen Bolushöhe und Wirkdauer wird leider noch nicht Rechnung getragen.

- Bei konsequenter Verwendung eines Bolusrechners sind als Nebeneffekt alle aufgenommenen BE dokumentiert (gilt für fast alle Pumpen). Dies erweitert die Möglichkeiten der Datenanalyse erheblich.

Praxis-Tipp: Wie viel Insulin ist noch wirksam?

Ein Bolusrechner berücksichtigt bei jedem Dosisvorschlag, wie viel Insulin von den zurückliegenden Bolusgaben noch wirksam ist. Auf diese Weise können Überdosierungen vermieden werden.

Zur Berechnung des noch aktiven Insulins sind im Bolusrechner Insulin-Abklingkurven gespeichert (siehe Abb.). Welche dieser Kurven im Einzelfall zutrifft, hängt von der Insulinart und weiteren Faktoren ab. Faustregeln zur Programmierung des Bolusrechners finden Sie in Tabelle 10. Selbstverständlich hängt die Wirkdauer auch von der Bolushöhe ab; dies wird von den Bolusrechnern bisher allerdings noch nicht berücksichtigt. Bei der Programmierung sollte daher die durchschnittliche Wirkzeit eines „normal" großen Bolus zugrunde gelegt werden.

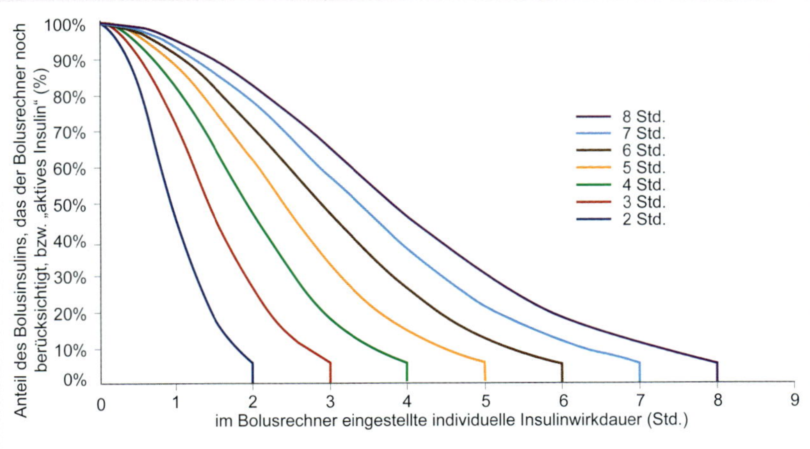

Zur Verwendung des Bolusrechners muss eine im Einzelfall möglichst gut passende Insulinwirkdauer programmiert werden. Je kürzer die Wirkdauer programmiert wird, desto aggressiver sind die Bolusvorschläge, was anhand der gezeigten Kurven nachzuvollziehen ist. Werden z. B. als Wirkdauer 6 Stunden eingestellt, nimmt der Bolusrechner an, dass ein Bolus z. B. nach 3 Stunden noch zu ca. 50 % wirksam ist. Werden als Wirkdauer dagegen 4 Stunden gewählt, würde derselbe Bolus zur selben Zeit noch zu etwa 20 % berücksichtigt!

Die beispielhaft gezeigten Insulinwirkkurven („Abklingkurven") kommen in den Insulinpumpen der Firma Medtronic zum Einsatz.[27] Die abgebildete 6-Stunden-Kurve ist das Ergebnis einer experimentellen Untersuchung zur Wirksamkeit eines Bolus von 0,2 I.E./kg Körpergewicht des schnell wirkenden Analoginsulins Insulin Aspart nach subkutaner Injektion am Bauch[28], also z. B. von 15 I.E. bei einem Körpergewicht von 75 kg. Die übrigen Kurven wurden extrapoliert.

Modellspezifischer Rechenweg

Der Rechenweg des Bolusrechners unterscheidet sich bei den verschiedenen Insulinpumpenmodellen im Detail (siehe Tab. 11). Insbesondere bei erhöhten Blutzuckerwerten nach dem Essen schlagen die Bolusrechner verschiedene Insulinmengen vor, da das von den letzten Bolusgaben noch wirksame Insulin („Insulin an Bord") unterschiedlich interpretiert wird.

- Die meisten Bolusrechner (Dana, Medtronic, Medtrum, Omnipod, YpsoPump) berücksichtigen bei der Berechnung des „aktiven Insulins" das gesamte noch wirksame Insulin, d.h. die noch wirksamen Mahlzeiten- und Korrekturinsulingaben. Anhand eines fixen Algorithmus (Abklingkurve, siehe Praxis-Tipp) errechnen die Bolusrechner, welcher Anteil der letzten Bolusgaben noch aktiv ist, und ziehen diesen Betrag vom nächsten Bolusvorschlag ab.
- Der Bolusrechner der Insulinpumpen der Firma Roche (Accu-Chek Combo® und Insight®) geht von idealen Verhältnissen aus, nämlich dass ein korrekter Mahl-

Bolusrechner: verschiedene Rechenwege

Insulinpumpenmodell	**Korrektur auf Zielwert oder Zielbereich?**	**aktives Insulin: Berücksichtigung nur von Korrektur- oder auch Mahlzeiteninsulin?**	**aktueller BZ unter dem Ziel: Vorschlag einer negativen Korrektur?**
Insulet Omnipod®	Zielwert*	gesamtes aktives Insulin	Ja. „Gegenläufige Korrektur" bei BZ unter dem Ziel, kein Bolusvorschlag bei BZ unter dem zulässigen Mindest-BZ
Medtronic MiniMed™ 640G	obere Grenze des Zielbereichs	gesamtes aktives Insulin	ja
Medtrum A6 TouchCare®	obere Grenze des Zielbereichs	gesamtes aktives Insulin	ja
mylife YpsoPump®	Zielwert	gesamtes aktives Insulin	ja
Roche Accu-Chek Combo® und Insight®	Mittelwert des Zielbereichs	nur aktives Korrekturinsulin	ja
Sooil Dana Diabecare RS®/R®*	Zielwert	gesamtes aktives Insulin	ja

Tab. 11: Die Rechenwege der Bolusrechner der verschiedenen Pumpenhersteller unterscheiden sich im Detail. Dargestellt sind die klinisch bedeutsamen Unterschiede.

* Omnipod: zusätzlich Angabe der Schwelle, ab der ein Korrekturbolus vorgeschlagen werden soll („Korrigieren über")

zeitenbolus den Blutzuckeranstieg nach der Mahlzeit zuverlässig begrenzt (zusätzliche Optionen „BZ-Anstieg" und „Verzögerung", siehe Tab. 10). Der Bolusrechner von Roche ignoriert bei der Kalkulation des „aktiven Insulins" das noch wirkende Mahlzeiteninsulin und berücksichtigt ausschließlich den noch wirkenden Korrekturinsulin-Anteil.

Folglich schlägt der Bolusrechner von Roche bei einem postprandial erhöhten Blutzuckerwert (Option „BZ-Anstieg") einen höheren Korrekturbolus vor als die übrigen Systeme. Liegt der Hyperglykämie jedoch z. B. ein zu kurzer Spritz-Ess-Abstand zugrunde, würde der Blutzucker auch von alleine wieder in den Zielbereich absinken. Durch einen Korrekturbolus würde in dieser Situation eine Unterzuckerung hervorgerufen.

Praxistipp: Wechsel des Insulinpumpenmodells

Wechselt ein Insulinpumpenträger im Rahmen der Insulinpumpen-Folgeversorgung (siehe Kap. 1.9.1) den Pumpenhersteller (z. B. von Roche zu Medtronic oder anders herum), müssen die unterschiedlichen Rechenwege der Bolusrechner berücksichtigt werden. Die Programmierung des „alten" Bolusrechners kann nicht immer 1:1 übernommen werden.

Jeder Dosisvorschlag des Bolusrechners sollte hinterfragt werden. Eine sorgfältige Schulung ist erforderlich, damit der Anwender die Dosisvorschläge bewerten und ggf. anpassen kann (dies gilt insbesondere auch für die programmierten Parameter!). Ein Bolusrechner ist eine wertvolle Unterstützung im Alltag, solange der Pumpenträger den Rechenweg und die Grenzen „seines" Bolusrechners vollständig versteht. Auf keinen Fall sollte ein Bolusrechner dazu missbraucht werden, den Diabetiker zu bevormunden („Sie brauchen nur noch die BE einzugeben, den Rest macht die Pumpe").

Bolusrechner-Pause?

Wer ständig mit einem Bolusrechner arbeitet, tendiert dazu, mit der Zeit kritiklos alle Dosisvorschläge zu akzeptieren, anstatt sie je nach individueller Situation kritisch zu hinterfragen. Der Diabetologe PD Dr. med. Thomas Kunt empfiehlt daher seinen Insulinpumpenträgern, mindestens einmal pro Quartal eine Bolusrechner-Pause einzulegen und für einige Tage wieder selbst die Rechenarbeit zu übernehmen. (Tut auch den „grauen Zellen" gut!) Alternativ kann der Dosisvorschlag zunächst selbst kalkuliert und anschließend mit dem Vorschlag des Bolusrechners verglichen werden.

Praxis-Tipp: Umrechnung von BE-Faktoren in Carb Ratio

Anfangs sehr gewöhnungsbedürftig ist der Umstieg von einer Insulinpumpe, die mit BE- bzw. KH-Faktoren gerechnet hat (= Insulineinheiten pro Broteinheit bzw. KHE), auf ein Modell, das nur mit Carb ratio arbeitet (= Gramm Kohlenhydrate pro Insulineinheit). Zur Programmierung des neuen Bolusrechners können die Faktoren wie folgt umgerechnet werden: Carb ratio = 12/BE-Faktor bzw. 10/KH-Faktor.

BE-Faktor	0,5	0,75	1,0	1,25	1,5	2,0	2,5	3,0	4,0
Carb ratio	24	16	12	10	8	6	5	4	3

KH-Faktor	0,5	0,75	1,0	1,25	1,5	2,0	2,5	3,0	4,0
Carb ratio	20	15	10	8	7	5	4	3	2,5

6. Hyperglykämie

Liegt der Blutzucker über dem Zielbereich, besteht eine Hyperglykämie („Überzuckerung"). Der Blutzucker-Zielbereich vor und nach den Mahlzeiten muss vom Diabetesteam in Absprache mit dem Pumpenträger individuell festgelegt werden.

Um diabetische Folgeerkrankungen zu vermeiden, sollten Diabetiker selbstverständlich möglichst gute Blutzuckerwerte erreichen (siehe Kap. 1.1), im Idealfall entsprechend dem Blutzuckerverlauf von Stoffwechselgesunden (siehe Tab. 1 und Kap. 15.2). Andererseits erhöht eine zu strenge Stoffwechseleinstellung das Risiko schwerer Unterzuckerungen, wenngleich diese Gefahr mit der Insulinpumpentherapie wesentlich geringer ist als z. B. mit der ICT (siehe Kap. 8.1).

Welcher Blutzucker-Zielbereich im Einzelfall zu empfehlen ist, hängt von zahlreichen Faktoren ab:

- **Tageszeit und Relation zur letzten Mahlzeit:** Auch beim Stoffwechselgesunden steigt der Blutzucker nach den Mahlzeiten an (stärkster Anstieg meistens nach dem Frühstück). Daher müssen für Diabetiker verschiedene Blutzucker-Zielbereiche vor und nach den Mahlzeiten definiert werden, des Weiteren ein „Sicherheitsblutzucker" vor der Nacht.
- **Patientengruppe:** Schwangere mit Diabetes sollten normwertige Blutzuckerwerte vor und nach den Mahlzeiten anstreben. Falls dies ohne relevante Unterzuckerungen erreicht werden kann, gilt diese Empfehlung natürlich für alle Diabetiker. Dennoch geben die Fachgesellschaften aus pragmatischen Überlegungen für alle übrigen Diabetiker nicht so strenge Zielbereiche an (siehe Tab. 1). Insbesondere die Blutzuckeranstiege nach den Mahlzeiten sind derzeit Gegenstand der Diskussion, da ihr schädigender Einfluss zunehmend wissenschaftlich belegt ist.
- **Individuelle Situation:** Höhere Zielwerte gelten z. B. für körperliche Aktivität, bei einer Hypoglykämiewahrnehmungsstörung oder zu Beginn einer proliferativen Retinopathie bei vorher schlechter Blutzuckereinstellung und können auch z. B. bei betagten Diabetikern toleriert werden. Niedrigere Zielwerte gelten z. B. bei (beginnenden) diabetischen Folgeerkrankungen oder bei einer gleichzeitig bestehenden koronaren Herzkrankheit.
- **Kalibrierung des verwendeten Blutzuckermessgeräts:** Plasmakalibrierte Blutzuckermessgeräte zeigen um 11 Prozent höhere Werte an als Vollblutkalibrierte. Alle aktuell erhältlichen Messgeräte sind plasmakalibriert.

Blutzucker-Zielwerte für plasmakalibrierte Blutzuckermessgeräte				
	Normwerte von Stoffwechselgesunden [29] *(1 Standardabweichung)*	*Zielbereich für Erwachsene mit Typ-1-Diabetes (DDG 2007)* [30]	*Zielbereich für Erwachsene mit Typ-1-Diabetes (ADA 2019)* [31]	*Zielbereich für Schwangere mit Typ-1-Diabetes (DDG 2008)* [32]
vor dem Frühstück	82 – 100 mg/dl	101 – 133 mg/dl	80 – 130 mg/dl	67 – 100 mg/dl
nach dem Frühstück	129 – 165 mg/dl (Höchstwert nach 46 Min.)	111 – 222 mg/dl (2 Std.)	bis 180 mg/dl (1 – 2 Std.)	bis 155 mg/dl (1 Std.) bzw. bis 133 mg/dl (2 Std.)
vor dem Mittagessen	79 – 97 mg/dl	101 – 133 mg/dl	80 – 130 mg/dl	67 – 100 mg/dl
nach dem Mittagessen	116 – 146 mg/dl (Höchstwert nach 47 Min.)	111 – 222 mg/dl (2 Std.)	bis 180 mg/dl (1 – 2 Std.)	bis 155 mg/dl (1 Std.) bzw. bis 133 mg/dl (2 Std.)
vor dem Abendessen	79 – 100 mg/dl	101 – 133 mg/dl	80 – 130 mg/dl	67 – 100 mg/dl
nach dem Abendessen	118 – 155 mg/dl (Höchstwert nach 50 Min.)	111 – 222 mg/dl (2 Std.)	bis 180 mg/dl (1 – 2 Std.)	bis 155 mg/dl (1 Std.) bzw. bis 133 mg/dl (2 Std.)
vor dem Schlafen		122 – 150 mg/dl		100 – 133 mg/dl

Tab. 1: Blutzucker-Zielbereiche bei der Therapie des Typ-1-Diabetes bei Verwendung eines plasmakalibrierten Blutzuckermessgeräts (alle aktuellen Geräte). Während die Amerikanische Diabetesgesellschaft (ADA) konkrete Blutzucker-Zielbereiche angibt (2019), schweigt sich die Deutsche Diabetes-Gesellschaft (DDG) in den aktuellen Leitlinien darüber aus. Da ein Mensch mit Diabetes zur Therapiesteuerung jedoch konkrete Blutzucker-Ziele benötigt, drucken wir hier frühere Empfehlungen der DDG ab (2007/2008).
Der Bezugspunkt bei der Zeitangabe der Blutzuckermessungen nach den Mahlzeiten (postprandial) ist definitionsgemäß immer der Beginn der jeweiligen Mahlzeit. Die Normwerte von Stoffwechselgesunden wurden im Alltag mithilfe der kontinuierlichen Glukosemessung (Mikrodialysetechnik) an 24 normalgewichtigen nicht-diabetischen Probanden erhoben. Daneben sind verschiedene Blutzucker-Zielbereiche angegeben, die diabetologische Fachgesellschaften in ihren Leitlinien zur Therapie des Typ-1-Diabetes nennen (DDG = Deutsche Diabetes-Gesellschaft, ADA = American Diabetes Association). Der Zielbereich muss für jeden Einzelfall individuell angepasst werden (siehe Text).

Bei perfekter Basalrate und mit optimalen Mahlzeitenboli (Timing, Dosis, Bolusform) kann man dem Stoffwechselgesunden tatsächlich sehr nahekommen (siehe Kap. 4 und 5). Vor allem nach den Mahlzeiten und in Zusammenhang mit körperlicher Aktivität sind milde Hyperglykämien jedoch nicht immer zu vermeiden.

Hyperglykämien nehmen einen langsameren Verlauf als Unterzuckerungen. Die Symptome verstärken sich zunehmend ab einer Schwelle von 200 – 250 mg/dl oder bei Symptomen einer diabetischen Ketoazidose (siehe Kap. 7), wenn nicht rechtzeitig angemessen therapeutisch eingegriffen wird (siehe Abb. 1).

Abb. 1: Symptome einer Hyperglykämie

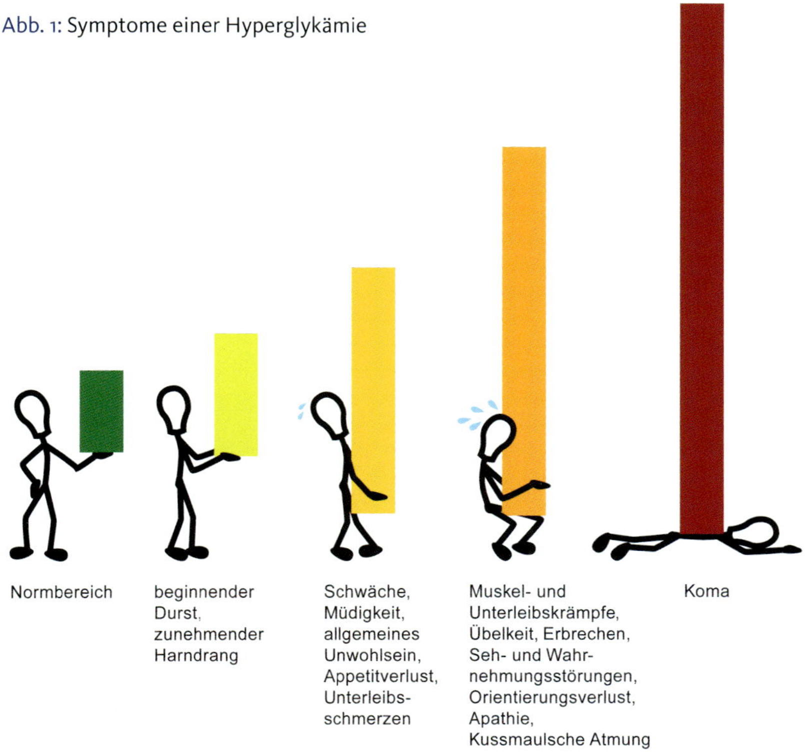

Die auslösenden Faktoren sind bei der Insulinpumpentherapie vielfältiger als bei der Spritzentherapie. Wenn die Insulinzufuhr aus einem der in Kap. 6.1 angeführten Gründe unterbrochen wird, ist nach dem Aufbrauchen des geringen Insulindepots im Unterhautfettgewebe kein Insulin mehr vorhanden. **Denn der Körper wird dann weder über die Basalrate noch über die Bolusgaben mit Insulin versorgt!** Ohne geeignete Gegenmaßnahmen kann sich innerhalb weniger Stunden eine massive Stoffwechselentgleisung entwickeln.

Insulinpumpenträger müssen daher bei erhöhten Blutzuckerwerten möglichst schnell die Ursache identifizieren. Spätestens wenn ein regulärer Korrekturbolus (siehe Kap. 5.5) nicht die erwartete Wirkung hat, sollte die nachfolgende Checkliste im Geiste durchgegangen werden, um die beginnende Stoffwechselentgleisung im Frühstadium zu stoppen.

6.1 Ursachen einer Hyperglykämie

Hyperglykämie (zu hoher Blutzucker)

Insulinpumpenabhängige Ursachen

A) Insulinpumpe

- Bedienungsfehler: Bolus vergessen, falsche Programmierung von Basalrate oder Bolus, Pumpe ausgeschaltet, falsche Uhrzeit eingestellt
- Technischer Defekt: Batterie leer, Totalausfall

B) Insulinkatheter

- Leer (Insulin bzw. Füllen des Katheters vergessen)
- Große Luftblase im Insulinschlauch
- Unsachgemäße Befestigung an der Insulinpumpe (falsch aufgeschraubt/gesteckt)
- Zu lange Liegedauer
- In Verhärtung gelegt
- Rücklauf von Blut in den Insulinschlauch
- Katheterverstopfung
- Leck im Insulinschlauch oder im Bereich der Kupplung/Anschlussstelle

C) Kanüle

- Aus der Haut gerutscht, weil Pflaster ungenügend befestigt oder durch Schwitzen bzw. Wasser gelockert
- Teflonkanüle abgeknickt

D) Insulinampulle

- Ampulle leer
- Große Luftblase in der Ampulle
- Riss/Sprung in der Ampulle
- Dichtring fehlerhaft

Ursachen ohne technischen Bezug zur Insulinpumpe

E) Mahlzeitenbolus falsch kalkuliert

- Nährstoffgehalt unterschätzt (Kohlenhydrate, Fett, Eiweiß)
- I.E./BE-Faktor zu niedrig
- Hoher postprandialer Blutzuckerwert durch zu kurzen Spritz-Ess-Abstand
- Falsche Bolusform gewählt
- Große Menge Fett oder Eiweiß nicht berücksichtigt
- Verzögerte Nahrungsresorption nicht berücksichtigt (Gastroparese, Spätmahlzeit, nach Sport)
- Nach Alkoholkonsum

F) Korrekturbolus zu niedrig

- Korrekturfaktor zu niedrig
- Insulinresistenz nicht erkannt

G) Basalrate zu niedrig

H) Hyperglykämie nach Unterzuckerung

- Zu viele Not-BE eingenommen
- Hormonelle Gegenregulation

I) Hyperglykämie nach Sport

- Zu viele/falsche Sport-BE
- Basalrate/Boli zu stark reduziert
- Ausschüttung kontrainsulinärer Hormone

J) Zustand mit reduzierter Insulinempfindlichkeit nicht erkannt

- (Beginnende) Ketoazidose
- Mangelnde Bewegung, Bettruhe
- Krankheit (Infektion, Fieber ...)
- Medikamente (Kortison u. a.)
- Zyklusabhängige Schwankungen
- Schwangerschaft: 2. und 3. Trimenon
- Insulinresistenz durch Hyperglykämie („Fettsäureresistenz“)

K) Notwendigkeit eines Aufsteh-Bolus nicht erkannt

L) Insulinpumpe zu lange abgelegt

M) Unwirksames Insulin

- Wärme- oder Frosteinwirkung
- Haltbarkeitsdatum überschritten

N) Verfälschte Blutzucker- oder Sensormesswerte

- Glukose/Zucker an der Fingerbeere
- Falsche Kalibrierung des CGM-Systems
- Widrige Umweltbedingungen
- Technischer Defekt des Messgeräts/der Teststreifen/des CGM- oder FGM-System

O) Stark abweichende Sensorwerte (CGM/FGM)

- Falsche Kalibrierung
- Großes Flüssigkeitsdefizit

6.2 Checkliste: Therapie einer Hyperglykämie

Jeder zu hohe Blutzuckerwert (Hyperglykämie) ist ein Alarmsignal, auf das jedoch nicht blindlings und überstürzt reagiert werden darf. Um eine Hyperglykämie richtig zu behandeln, muss man zuerst ihre Ursache erkennen. Dies gilt ganz besonders bei der Insulinpumpentherapie. So kann z. B. ein hoher Nüchtern-Blutzucker nicht nur Folge einer zu geringen nächtlichen Basalrate sein, sondern auch durch eine hormonelle Gegenregulation bei einer nächtlichen Unterzuckerung entstehen. Wird diese Möglichkeit nicht in Betracht gezogen und die Basalrate nachts erhöht, wird die wahre Ursache des Problems nicht beseitigt, sondern verstärkt.

Bei einem zu hohen Blutzuckerwert sollte gezielt nach folgendem Schema vorgegangen werden:

1. Ursache(n) suchen
2. Erforderliches Therapieschema überlegen
3. Gezielt die Ursache beheben
4. Anschließend regelmäßige Blutzucker- und Ketontests durchführen (mindestens alle 2 Stunden)

Bei Blutzuckerwerten über 250 mg/dl oder bei Symptomen einer Ketoazidose muss sofort ein Ketontest durchgeführt werden. Ist er positiv, liegt wahrscheinlich eine schwere Stoffwechselentgleisung (Ketoazidose) vor, bei deren Therapie andere Richtlinien gelten (siehe Kap. 7).

Bei der Ursachensuche stellt die Tabelle (Kap. 6.1) eine wertvolle Hilfe dar. Im Folgenden werden die einzelnen Punkte genauer ausgeführt und Wege zur „Diagnosesicherung“ und zur gezielten Problemlösung aufgezeigt. Im Rahmen der Schulung sollte die Checkliste sowohl theoretisch als auch praktisch behandelt werden (selbstverständlich nur an Übungsgeräten), sodass die Pumpenträger im Umgang mit Alarmen, Defekten und möglichem Fehlverhalten der Pumpe vertraut sind.

A) Insulinpumpe

- Wurde ein Mahlzeitenbolus vergessen?
  - Datenspeicher der Insulinpumpe abrufen.
  - Falls ein Bolus vergessen wurde, sollte abhängig vom aktuellen Blutzuckerwert nachträglich eine entsprechende Insulindosis abgegeben werden.
- Sind Basalrate und Uhrzeit richtig programmiert?
  - Programmierung überprüfen und korrigieren.
  - Je nach aktuellem Blutzuckerwert ggf. Korrekturbolus abrufen.

- Wurde die Insulinpumpe versehentlich ausgeschaltet?
  - Ggf. unverzüglich wieder einschalten.
  - Je nach aktuellem Blutzuckerwert ggf. Korrekturbolus abrufen.
- Batterie leer?
  - Batteriealarm wird im Normalfall gegeben, bevor die Batteriespannung erschöpft ist, sodass genügend Zeit zum Austausch bleibt (4 – 12 Stunden). Die vom Pumpenhersteller empfohlenen Reservebatterien sollten ständig mitgeführt werden.
  - Werden alle Alarme ignoriert und die Batterien vollständig entladen, gibt die Pumpe kein Lebenszeichen mehr von sich. In diesem Fall auf Verdacht zuerst die Batterien austauschen.
  - Anschließend je nach aktuellem Blutzuckerwert ggf. Korrekturbolus abrufen.
- Totalausfall der Insulinpumpe? (Außerordentlich seltenes Ereignis!!!)
  - **Bitte die Insulinpumpe nicht wegwerfen!!!**
  - Sofortige Kontaktaufnahme mit dem Insulinpumpenhersteller zwecks kurzfristiger Zusendung eines Leihgeräts für die Dauer der Reparatur oder eines Austauschgeräts (je nach Hersteller).
  - Bis zum Eintreffen der Ersatzpumpe (in der Regel innerhalb 24 Std.) Umstieg auf die ICT (siehe Kap. 10.9.3).
  - Je nach aktuellem Blutzuckerwert ggf. Korrekturinsulin injizieren.

B) Insulinkatheter

- Wie lange liegt der Insulinkatheter bereits?
  - Spätestens nach 2 Tagen muss der Insulinkatheter erneuert werden, im Falle einer unerklärbaren Hyperglykämie sofort.
  - Abhängig vom aktuellen Blutzuckerwert Korrekturbolus abgeben.
- Wurde der Katheter in eine Verhärtung/Hypertrophie gelegt?
  - Sofort aktuellen Katheter entfernen, einen neuen Katheter mit Insulin befüllen und sachgerecht applizieren (siehe Kap. 3.3.5). Stellen mit Verhärtung oder Hypertrophie müssen bis zur Regeneration konsequent gemieden werden (dauert Monate), siehe Kap. 3.3.4.
  - Abhängig vom aktuellen Blutzuckerwert Korrekturbolus abgeben.
- Wurde das Füllen des Katheters vergessen?
  - Sofort aktuellen Katheter entfernen, einen neuen Katheter mit Insulin befüllen und sachgerecht applizieren (siehe Kap. 3.3.5).
  - Abhängig vom aktuellen Blutzuckerwert Korrekturbolus abgeben.
- Befinden sich Luftblasen im Katheter?
  - Ist die Hyperglykämie aufgrund einer Luftblase entstanden, so befindet sich die Luft bereits im Körper und ist somit nicht mehr zu sehen (die geringe Luftmenge im Unterhautfettgewebe ist harmlos).

- Bei entsprechendem Verdacht müssen Ampulle und Katheter auf weitere Luftblasen überprüft werden. Bei positivem Ergebnis dieser Kontrolle muss das komplette System erneuert werden (Ampulle + Katheter).
- Abhängig vom aktuellen Blutzuckerwert Korrekturbolus abgeben.

- Insulingeruch an der Einstichstelle? (Insulin riecht nach Konservierungsmittel)
  - Insulinkatheter sofort aus dem Unterhautfettgewebe entfernen.
  - Neuen Insulinkatheter mit Insulin befüllen und sachgerecht legen (siehe Kap. 3.3.5).
  - Abhängig vom aktuellen Blutzuckerwert Korrekturbolus abgeben.
- Insulingeruch an Insulinschlauch, Kupplung oder Pumpe-Katheter-Verbindung?
  - Mögliche Ursachen: Pumpe-Katheter-Verbindung nicht richtig festgeschraubt, Kupplung nicht richtig zusammengefügt, Loch im Schlauch z. B. durch versehentliches Abschneiden, Tierbiss oder heiße Herdplatte etc.
  - Insulinkatheter sofort aus dem Unterhautfettgewebe entfernen.
  - Neuen Insulinkatheter mit Insulin befüllen und sachgerecht legen (siehe Kap. 3.3.5).
- Ist der Insulinkatheter verstopft?
  - Dies kann durch Rückfluss von Blut oder Gewebeflüssigkeit in den Infusionsschlauch, Kanülenlage in einer Verhärtung, einen Herstellungsfehler u. Ä. passieren.
  - Der Katheterverstopfungs-Alarm wird von den Insulinpumpen meist zu spät ausgelöst, weil ca. 4 – 6 Insulineinheiten im Schlauch gestaut sein müssen, um den Alarm auszulösen.
  - Sofort aktuellen Katheter entfernen, einen neuen Katheter mit Insulin befüllen und sachgerecht applizieren (siehe Kap. 3.3.5).
  - Abhängig vom aktuellen Blutzuckerwert Korrekturbolus abgeben.

C) Kanüle

- Ist die Kanüle unbemerkt aus der Haut gerutscht?
  - Häufige Ursache ist starkes Schwitzen bzw. Wasserkontakt bei unzureichender Katheterfixierung.
  - Sofort aktuellen Katheter entfernen, einen neuen Katheter mit Insulin befüllen und sachgerecht applizieren (siehe Kap. 3.3.5).
  - Zusätzliches Klebematerial verwenden (siehe Kap. 3.3.3) oder Insulinkatheter eines anderen Herstellers versuchen (andere Klebeeigenschaften).
  - Abhängig vom aktuellen Blutzuckerwert Korrekturbolus abgeben.
  - Ist die Teflonkanüle abgeknickt?
  - Sofort aktuellen Katheter entfernen, einen neuen Katheter mit Insulin befüllen und sachgerecht applizieren (siehe Kap. 3.3.5).

  - Abhängig vom aktuellen Blutzuckerwert Korrekturbolus abgeben.
  - Falls dies häufiger passiert, andere Kanülenlänge oder andere Einstichstelle ausprobieren oder auf Stahlkanülen umsteigen.

D) Insulinampulle

- Ist die Insulinampulle leer?
  - Die Insulinpumpen geben einen Alarm, bevor die Ampulle ganz leer ist (bei 10 – 20 I.E. Restinsulin). Zu diesem Zeitpunkt sollte die Ampulle gewechselt werden. Wurde der Alarm überhört/ignoriert, muss der Ampullenwechsel umgehend nachgeholt werden.
  - Abhängig vom aktuellen Blutzuckerwert Korrekturbolus abgeben.
- Befindet sich eine große Luftblase in der Ampulle?
  - Ampulle und Insulinkatheter entfernen und durch ein neues System ersetzen.
  - Die Bildung von Luftblasen in der Ampulle kann verhindert werden, wenn das Insulin beim Einfüllen in die Ampulle Raumtemperatur hat (nicht direkt aus dem Kühlschrank verwenden, sondern zuvor eine Weile in der Hand oder Hosentasche „bebrüten").
  - Abhängig vom aktuellen Blutzuckerwert Korrekturbolus abgeben.
- Ist die Ampulle beschädigt (Riss/Sprung in der Ampulle, Dichtring fehlerhaft)?
  - Sofort das komplette System ersetzen (Ampulle + Katheter).
  - Abhängig vom aktuellen Blutzuckerwert Korrekturbolus abgeben.

E) Mahlzeitenbolus falsch kalkuliert

- Wurde der Nährstoffgehalt unterschätzt (Kohlenhydrate, Fett, Eiweiß)?
  - Abhängig vom aktuellen Blutzuckerwert Korrekturbolus abgeben.
- Sind Mahlzeitenboli regelmäßig zu klein (Hyperglykämie 3 – 5 Stunden nach einer Mahlzeit)?
  - I.E./BE-Faktor zu niedrig (siehe Kap. 5.5)? → zur betreffenden Tageszeit erhöhen.
  - BE- und FPE-Schätzen üben (Faustregeln siehe Kap. 18.1 und 18.2).
  - Abhängig vom aktuellen Blutzuckerwert Korrekturbolus abgeben.
- Ist der erhöhte Blutzuckerwert ein postprandialer Wert (1 – 2 Stunden nach der Mahlzeit)?
  - Ursache ist meist ein zu kurzer Spritz-Ess-Abstand (SEA, siehe Kap. 5.2 und 5.5). → Bei der nächsten gleichartigen Mahlzeit SEA verlängern.
  - Postprandiale Hyperglykämien sollten zunächst nicht korrigiert, sondern kurzfristig beobachtet werden (nach 1 Stunde nachmessen).
- Wurde entsprechend der Nahrungszusammensetzung die passende Bolusform gewählt (normal, verzögert, kombiniert)?

  - Ausführliche Informationen zum gezielten Einsatz der verschiedenen Bolusformen siehe Kap. 5.3, zur Beurteilung eines Mahlzeitenbolus anhand des Glukoseverlaufs siehe Kap. 5.5.
  - Abhängig vom aktuellen Blutzuckerwert Korrekturbolus abgeben.
- Wurde eine größere Menge Fett oder Eiweiß gegessen und bei der Insulindosierung nicht berücksichtigt?
  - Fett und Eiweiß erhöhen den Blutzucker langsam, aber ausdauernd. Weiterführende Informationen siehe Kap. 5.3.
  - Abhängig vom aktuellen Blutzuckerwert Korrekturbolus abgeben.
- Liegt eine Gastroparese vor oder handelt es sich um eine Spätmahlzeit oder um einen „unerklärlichen" Blutzuckeranstieg nach Sport?
  - In diesen Fällen ist möglicherweise eine verzögerte Nahrungsresorption ursächlich für den Blutzuckeranstieg, genauere Informationen siehe Kap. 5.4.
  - Abhängig vom aktuellen Blutzuckerwert Korrekturbolus abgeben.
- Trat der erhöhte Blutzuckerwert nach Alkoholkonsum auf?
  - Zahlreiche alkoholische Getränke enthalten eine große Menge an Kohlenhydraten (z. B. Cocktails, Bier). Erst nach einigen Stunden kommt der hemmende Effekt des Alkohols auf die Zuckerausschüttung der Leber zum Tragen.
  - Zahlreiche alkoholische Getränke müssen zunächst mit einem reduzierten Bolus abgedeckt werden. Nach einigen Stunden muss dann die Basalrate gesenkt werden, um eine nachfolgende Unterzuckerung zu vermeiden (siehe Kap. 4.2 und 4.3).
  - Abhängig vom aktuellen Blutzuckerwert einen reduzierten Korrekturbolus abgeben.

F) Korrekturbolus zu niedrig

- Sind Blutzuckerkorrekturen regelmäßig erfolglos?
  - Bei häufigem Vorkommen muss möglicherweise der tageszeitliche Korrekturfaktor verschärft werden.
  - Abhängig vom aktuellen Blutzuckerwert erneut Korrekturbolus abgeben.
  - Möglichst bald sollte ein Basalratentest durchgeführt werden (siehe Kap. 4.1).
- Wurde eine Situation mit reduzierter Insulinempfindlichkeit nicht erkannt?
  - Siehe Punkt (J).

G) Basalrate zu niedrig

- Treten die hohen Blutzuckerwerte immer zur gleichen Tageszeit auf?
  - Abhängig vom aktuellen Blutzuckerwert Korrekturbolus abgeben.
  - Basalratentest durch Mahlzeitenauslassversuch (siehe Kap. 4.1), danach gezielte Erhöhung der Basalrate, falls erforderlich.

H) Hyperglykämie nach einer Unterzuckerung

- Wurden so lange Not-BE eingenommen, bis die Unterzuckerungssymptome aufhörten („Kühlschrank-Gegenregulation")?
  - Dadurch entsteht ein ständiger Kreislauf schwankender Blutzuckerwerte zwischen Hypo- und Hyperglykämie.
  - Erfahrungsgemäß ist zur Therapie einer Unterzuckerung die Einnahme von 1–2 schnellen und 1–2 langsamen BE völlig ausreichend (siehe Kap. 8.3).
  - Die Korrektur der Hyperglykämie sollte nur vorsichtig erfolgen, um nicht gleich in die nächste Unterzuckerung zu rauschen.
- Liegt möglicherweise eine hormonelle Gegenregulation vor?
  - Wahrscheinlich seltener als von den medizinischen Fachkreisen oder den Pumpenträgern angenommen.
  - Zur erfolgreichen Blutzuckerkorrektur müssen die kontrainsulinären Hormone überwunden werden, was relativ hohe Insulingaben erforderlich macht. Häufige Blutzuckertests zur Verlaufskontrolle.

I) Hyperglykämie nach Sport

- Wurden langsam wirkende Sport-BE unmittelbar vor oder während der körperlichen Aktivität in großer Menge eingenommen?
  - Langsame Sport-BE müssen rechtzeitig vor Beginn der körperlichen Aktivität eingenommen werden (mindestens 60 Minuten vorher). Werden sie zu spät eingenommen oder während des Sports in zu großer Menge, erhöhen sie häufig erst nach dem Sport den Blutzucker.
  - Nach dem Sport sollte je nach Blutzuckerwert ein stark reduzierter „nachträglicher" Mahlzeitenbolus abgegeben werden.
  - Art und Menge der Sport-BE sollten in Zukunft überdacht werden (siehe Kap. 10.4.3).
- Steigt der Blutzucker gegen Ende der körperlichen Aktivität und danach regelmäßig an, unabhängig von Art und Menge der Sport-BE?
  - Möglicherweise wurde die Basalrate zu früh oder zu stark verringert oder der letzte Mahlzeitenbolus wurde zu sehr reduziert (siehe Kap. 10.4.3).
  - Nach dem Sport sollte je nach Blutzuckerwert ein stark reduzierter Korrekturbolus abgegeben werden.
- Steigt der Blutzucker nach Beendigung einer erschöpfenden körperlichen Aktivität stark an, ohne dass die beiden erstgenannten Probleme vorliegen (Sport-BE, Insulinreduktion)?
  - Ursache können Stresshormone sein, die während des Sports ausgeschüttet werden und die noch einige Stunden nachwirken können (meist nur im Hochleistungssport, siehe Kap. 10.4.4).

- Sollte dieses Phänomen wiederholt auftreten, kann in Zukunft nach dem Sport ein vorsichtig kalkulierter Korrekturbolus abgegeben werden. Engmaschige Blutzuckerkontrollen sind erforderlich.

J) Zustand mit reduzierter Insulinempfindlichkeit nicht erkannt

- Liegt der Blutzucker über 250 mg/dl und/oder bestehen Symptome einer Ketoazidose (siehe Kap. 7.1)?
  - Sofort Ketontest durchführen (in Blut oder Urin, siehe Kap. 7.2)!
  - Blutketonwert über 1,0 mmol/l oder positiver Urin-Azetontest (++ / +++): Sofort Ketoazidose-Notfalltherapie beginnen (siehe Kap. 7.3), bei Unsicherheit Hilfe suchen (Diabetesteam, Krankenhaus).
  - Blutketonwert 0,6 – 1,0 mmol/l: Vermutlich liegt eine beginnende Stoffwechselentgleisung vor. Es ist mehr Korrekturinsulin notwendig als üblich. Blutzucker- und Ketontests müssen engmaschig wiederholt werden (mindestens stündlich).
- Ist das körperliche Aktivitätsniveau deutlich niedriger als gewohnt (Bettruhe o. Ä.)?
  - Temporäre Erhöhung der Basalrate (siehe Kap. 4.2.2).
  - Abhängig vom aktuellen Blutzuckerwert Korrekturbolus abgeben.
- (Fieberhafter) Infekt?
  - Bolusfaktoren steigern und temporäre Basalratenerhöhung aktivieren (siehe Kap. 4.2.2).
  - Hausarzt aufsuchen, ggf. Kontakt mit dem Insulinpumpenzentrum aufnehmen.
  - Abhängig vom aktuellen Blutzuckerwert Korrekturbolus abgeben.
- Werden Medikamente eingenommen, die als Nebenwirkung den Blutzucker erhöhen (z. B. Kortison)?
  - Nach Rücksprache mit dem Diabetesteam: Bolusfaktoren steigern und temporäre Basalratenerhöhung aktivieren oder alternative Basalrate programmieren (siehe Kap. 4.2.2 und 4.3).
  - Wird die Dosis des verantwortlichen Medikaments reduziert, sollte frühzeitig auch die Insulindosis wieder gesenkt werden, um Unterzuckerungen zu vermeiden.
  - Abhängig vom aktuellen Blutzuckerwert Korrekturbolus abgeben.
  - Frauen: Bestehen zyklusabhängig Phasen mit erhöhten Blutzuckerwerten, z. B. in den Tagen vor der Menstruation?
  - Während dieser Phase Bolusfaktoren steigern und temporäre Basalratenerhöhung aktivieren oder alternative Basalrate programmieren (siehe Kap. 4.2.2 und 4.3.2).
  - Abhängig vom aktuellen Blutzuckerwert Korrekturbolus abgeben.
- Frauen: Besteht eine Schwangerschaft?
  - Im 2. und 3. Schwangerschaftsdrittel (Trimenon) steigt in der Regel der Insulinbedarf deutlich (siehe Kap. 9.2.2).

  - In Abstimmung mit dem Diabetesteam: Basalrate entsprechend umprogrammieren, Bolusfaktoren erhöhen.
  - Vorsicht: Um die Geburt herum nimmt der Insulinbedarf wieder ab. Häufige Blutzuckertests und rechtzeitige Insulinreduktion sind nötig, um Unterzuckerungen zu vermeiden.
- Liegt der Blutzucker bereits seit mehr als 4 – 6 Stunden durchgehend über ca. 160 – 180 mg/dl (Schwelle individuell verschieden)?
  - Unter diesen Bedingungen liegt in der Regel ein relativer Insulinmangel vor, und die Lipolyse (Fettsäurespaltung) ist aktiviert. Folge ist eine Insulinresistenz, d. h., es ist mehr Korrekturinsulin nötig als üblich (Korrekturbolus siehe Kap. 5.6).
  - Abhängig vom aktuellen Blutzuckerwert Korrekturbolus abgeben.

K) Notwendigkeit eines Aufsteh-Bolus nicht erkannt

- Steigt der Blutzucker unmittelbar nach dem morgendlichen Aufstehen an, unabhängig von der Nahrungsaufnahme und bei korrekter Basalrate mit guten Blutzuckerwerten beim Ausschlafen?
  - Möglicherweise sollte ein sogenannter Aufsteh-Bolus abgegeben werden, weitere Informationen siehe Kap. 5.6.

L) Insulinpumpe zu lange abgelegt

- Wurde die Insulinpumpe zu lange abgelegt, z. B. während des Sports, beim Baden oder beim Sex?
  - Die Insulinpumpe kann bei Verwendung von Normalinsulin ca. 3 – 4 Stunden abgelegt werden, bei Verwendung eines schnellwirkenden Analoginsulins ca. 1 – 2 Stunden, ohne zusätzliche Insulingaben über Spritze oder Pen. Bei längerem Ablegen ist mit der Entwicklung einer Stoffwechselentgleisung zu rechnen. (Individuell auch bereits wesentlich früher!)
  - Abhängig vom aktuellen Blutzuckerwert Korrekturbolus abgeben.
  - Weitere Informationen siehe Kap. 10.9.

M) Unwirksames Insulin

- Wurden Insulinpumpe, Katheter oder Insulinvorrat starker Sonneneinstrahlung ausgesetzt oder z. B. im heißen Auto liegen gelassen oder in die Sauna mitgenommen?
  - Insulin ist bis ca. 40 °C stabilisiert und hält erfahrungsgemäß mehr aus, als ihm früher zugetraut wurde. Sollte das Insulin durch Hitzeeinwirkung geschädigt sein, ist ihm dies jedoch in der Regel nicht anzusehen. Der Wirkungsverlust kann teilweise oder vollständig sein.
  - Im Zweifel sollte daher unabhängig vom Aussehen des Insulins eine frische Insulinampulle eingesetzt und der Insulinkatheter erneuert werden. (Enthält

noch unwirksames Insulin!)
  - Anschließend abhängig vom aktuellen Blutzuckerwert Korrekturbolus abgeben.
- Wurden Insulinpumpe, Katheter oder Insulinvorrat Minustemperaturen ausgesetzt?
  - Insulin darf auf keinen Fall gefrieren, da es dadurch seine Wirkung verliert (auch nach dem Auftauen). Bei eisigen Außentemperaturen muss die Insulinpumpe immer so warm wie möglich gehalten werden (direkt am Körper tragen). Der Insulinkatheter muss vollständig unter der Bekleidung liegen und darf nirgends nach außen stehen. Sollte das Insulin durch Frost geschädigt sein, ist ihm dies in der Regel nicht anzusehen.
  - Im Zweifel sollte daher unabhängig vom Aussehen des Insulins eine frische Insulinampulle eingesetzt und der Insulinkatheter erneuert werden.
  - Anschließend abhängig vom aktuellen Blutzuckerwert Korrekturbolus abgeben.
- Ist das Haltbarkeitsdatum des Pumpeninsulins überschritten?
  - In diesem Fall sollte unabhängig vom Aussehen des Insulins eine frische Insulinampulle eingesetzt und der Insulinkatheter erneuert werden.

N) Verfälschte Blutzuckermesswerte

- Ist eine Kontamination der Blutprobe mit Glukose/Zucker möglich?
  - Gründliches Händewaschen, dann erneuter Blutzuckertest. Falls kein Wasser verfügbar ist (unterwegs), den ersten Blutstropfen verwerfen (Taschentuch), den zweiten Tropfen für die Messung verwenden.
  - Wurde die Messung außerhalb des zugelassenen Temperatur- oder Höhenbereichs durchgeführt?
  - Blutzuckermessgeräte sind für gemäßigte Umweltbedingungen ausgelegt (je nach Modell ca. 5–15 °C bis ca. 35–45 °C, Höhe bis ca. 2.800 m über dem Meeresspiegel). Außerhalb des zugelassenen Bereichs können sowohl zu hohe als auch zu niedrige Fehlmessungen zustande kommen (siehe auch Kap. 10.7.3).
  - Weichen die Messergebnisse deutlich von der Labormethode ab (Parallelmessung in der Praxis/Klinik, NICHT mit einem anderen Blutzuckermessgerät)?
  - Technischer Defekt des Messgeräts/der Teststreifen möglich, vom Hersteller austauschen lassen.

Sollte eine der genannten Ursachen vorliegen, muss sie umgehend behoben und der erhöhte Blutzucker muss angemessen therapiert werden. Wird die Therapie verzögert oder erfolgt sie unzureichend, kann sich daraus im schlimmsten Fall eine Ketoazidose entwickeln (siehe Kap. 8).

Bedenken Sie, dass mehrere Probleme gleichzeitig bestehen können, z. B. ein beginnender Infekt und ein Katheterproblem. Letzteres würde nicht entdeckt, wenn nur Maßnahmen gegen die erste Ursache ergriffen würden. Daher sind auch nach vermeintlicher Ursachenklärung engmaschige Blutzuckertests erforderlich, um eine weitere Zunahme der Entgleisung zu erkennen und zu vermeiden.

Falls keine der genannten Ursachen entdeckt werden konnte, sollte die Insulinpumpe nochmals genau überprüft und auf jeden Fall der Insulinkatheter erneuert werden.

Falls Gründe für eine Hyperglykämie entdeckt werden, die in dieser Liste nicht auftauchen, sind wir für eine Information dankbar.

O) Stark abweichende Sensorwerte (CGM/FGM)

Passen die angezeigten Sensorwerte nicht zu den Symptomen, oder weichen diese stark vom Blutzucker ab? (Im Zweifel immer den Blutzuckerwerten vertrauen!)

- Wurde das CGM-System zur richtigen Zeit kalibriert? Kalibrierungen machen nur zu Zeiten stabiler Glukosewerte Sinn (waagrechter Trendpfeil).
  - Wird z. B. während eines starken Glukoseanstiegs kalibriert, zeigt das CGM-System fortan zu hohe Glukosewerte an.
  - Vermuten Sie eine Fehlkalibrierung? Dann sollten Sie Ihrem Sensor erst nach 2–3 weiteren Kalibrierungen wieder vertrauen und in der Zwischenzeit für Therapieentscheidungen wieder Blutzucker messen.
  - Sollte das CGM-System keine Kalibrierung annehmen, legen Sie einen neuen Sensor.
- Zeigt Ihr Glukosesensor (CGM- oder FGM-System) trotzdem keine plausiblen Werte an? Dies erkennen Sie an einer dauerhaften Abweichung von mehr als 15 Prozent zum Blutzucker trotz guter Kalibrierung, an extremen kurzfristigen Schwankungen des angezeigten Glukosewerts (Sensorrauschen) oder an einem Ausfall des Glukose-Signals.
  - Falls Sie ein großes Flüssigkeitsdefizit im Körper haben (zu wenig getrunken, große Hitze, ...) gleichen Sie dieses zunächst aus und kontrollieren Sie den Sensorverlauf.
  - Falls die Abweichung bestehen bleibt, liegt vermutlich ein defekter Sensor vor. Entfernen Sie den aktuellen Sensor und legen Sie einen neuen.
  - Sensoren, die deutlich vor der zugelassenen Liegedauer den Geist aufgeben, sollten Sie beim Hersteller reklamieren. In der Regel erhalten Sie Ersatz für die defekten Sensoren.

7. Ketoazidose

In den Anfangsjahren der Insulinpumpentherapie sorgten einige Studien, die zum Ergebnis hatten, dass Pumpenträgern häufiger Ketoazidosen hatten als ICT-Patienten, für einige Verunsicherung. In Dänemark wurde die Pumpentherapie sogar vorübergehend komplett eingestellt, nachdem sich dort in den 1980er-Jahren mehrere Todesfälle durch dramatische Stoffwechselentgleisungen ereignet hatten. (Rückblickend war hierfür jedoch nicht die Pumpentherapie, sondern das dänische Blutzuckermessverhalten, das aus 1–2 Blutzuckermessungen pro Woche bestand, verantwortlich.) Auch in Deutschland war die Aufregung groß, z. B. erschien 1991 im Diabetes-Journal ein Leitartikel zum Thema „Diabetisches Koma trotz Pumpenbehandlung – ein vermeidbares Risiko?“, in dem eine Insulinpumpenträgerin ihren Überlebenskampf in teilweise furchterregenden Einzelheiten schilderte.

Ist die Insulinpumpe folglich lebensgefährlich? Diese Frage ist eindeutig mit „Nein“ zu beantworten. In den letzten Jahrzehnten verbreitete sich die Pumpentherapie im großen Stil, die Diabetesprofis sammelten Erfahrung und konnten die Komplikationsrate drastisch senken. Die Verhältnisse haben sich sogar umgekehrt: Aktuelle Registerdaten zeigen, dass bei Pumpenträgern ketoazidotische Entgleisungen seltener auftreten als bei Patienten mit Injektionstherapie.[33]

Werden jedoch elementare Sicherheitsregeln nicht befolgt, kann sich unter der Pumpentherapie – genau wie unter jeder anderen Form der Insulintherapie – eine Ketoazidose ereignen. Aufgrund des kleineren subkutanen Insulindepots entwickelt sich die Stoffwechselentgleisung beim Pumpenträger dann schneller als bei einer Spritzentherapie.

Die entscheidende Sicherheitsvorkehrung ist eine qualifizierte und umfassende Schulung des angehenden Pumpenträgers, weiterhin die Durchführung von mindestens 4–6 Blutzuckertests pro Tag oder Verwendung eines CGM-Systems und die rechtzeitige Durchführung eines Blutketontests im Falle erhöhter Blutzuckerwerte oder bei Symptomen einer Ketoazidose (siehe Kap. 7.2). Ohne diese elementaren Sicherheitsmaßnahmen gleicht die Situation eines Pumpenträgers der hoffnungslosen Lage eines Autofahrers, der nachts ohne Licht und Bremse mit Vollgas über die Landstraße rast. Ein solches Handeln wäre fahrlässig und selbstgefährdend. Ketoazidosen sind vermeidbar. Zu den Risikofaktoren gehören mangelhafte Schulung, fehlende Beratung und Nachbetreuung durch das Pumpenzentrum sowie nachlassende Motivation des Pumpenträgers. Können diese Probleme im Einzelfall nicht behoben werden, muss ggf. die Indikation zur Insulinpumpentherapie infrage gestellt werden.

Praxis-Tipp: Maßnahmen zur Vermeidung einer Ketoazidose

- Sorgfältige Auswahl der Pumpenträger
- Umfassende Schulung
- Kontinuierliche Nachbetreuung durch spezialisiertes Fachpersonal
- Mindestens 4 – 6 Blutzuckertests täglich oder Verwendung eines CGM-Systems
- Bei Blutzuckerwerten über 250 mg/dl oder Symptomen einer Ketoazidose muss ein Ketontest durchgeführt werden (siehe Kap. 7.2)
- Wird zusätzlich zur Insulintherapie ein SGLT2-Hemmer eingenommen (z. B. Forxiga®) kann es auch bei fast normalen Blutzuckerwerten zu einer Ketoazidose kommen. Bei Einnahme dieser Medikamente muss eine ausführliche Schulung bezüglich Ketoazidose erfolgen, es müssen ausreichend Blutketonstreifen verfügbar sein und die Möglichkeit einer Ketoazidose muss bereits bei normnahen Blutzuckerwerten in Betracht gezogen werden (siehe 7.1).

7.1 Entstehung einer diabetischen Ketoazidose

Eine diabetische Ketoazidose entsteht durch einen Insulinmangel und ist eine schwere Stoffwechselentgleisung, bei der nicht nur der Blutzuckerspiegel stark erhöht ist, sondern auch massenhaft Ketonkörper gebildet werden, die das Blut übersäuern (klassische Trias aus Hyperglykämie, Ketonämie und Azidose). Dadurch unterscheidet sich die Ketoazidose von der Hyperglykämie, bei der ausschließlich der Kohlenhydratstoffwechsel entgleist. Eine Ketoazidose ist ein lebensbedrohlicher Zustand, der sofort mit geeigneten Maßnahmen behandelt werden muss (siehe Kap. 7.3), da sie ansonsten tödlich verlaufen kann.

Ursachen einer Ketoazidose

Prinzipiell kann sich jede Hyperglykämie, die nicht erkannt oder unzureichend behandelt wird, zu einer ketoazidotischen Stoffwechselentgleisung entwickeln (Checkliste siehe Kap. 6.2). In folgenden Situationen kommen gehäuft Ketoazidosen vor:[34]

- **Therapiefehler:** Ca. 30 – 40 Prozent der Ketoazidosen entstehen aufgrund von Therapiefehlern im Sinne nachlässiger Blutzuckermessungen, unzureichenden Blutzuckerkorrekturen, wiederholt deutlich zu geringen Mahlzeiteninsulingaben oder nicht erkannten technischen Problemen bei der Insulinverabreichung bzw. Insulinpumpentherapie (unzureichende Schulung, Betreuung oder Motivation).

- **Infektionen:** Ebenfalls ca. 30 – 40 Prozent der Ketoazidosen entstehen im Rahmen einer schweren Infektionserkrankung (Lungenentzündung, fieberhafter Harnwegsinfekt, Magen-Darm-Infekt u. Ä.), falls nicht mit einer entsprechenden Erhöhung der Insulindosen reagiert wurde.
- **Akute Zweiterkrankung:** Seltener entstehen Ketoazidosen im Rahmen einer akuten Zweiterkrankung, falls in dieser Situation der Blutzucker nicht engmaschig überwacht und falls die Diabetestherapie nicht entsprechend angepasst wird (z. B. bei Herzinfarkt, Lungenembolie, endokrinologischer Zweiterkrankung).
- **Häufig wiederkehrende Ketoazidosen:** Bei sehr wenigen Diabetikern treten Ketoazidosen gehäuft auf. Psychologische Faktoren, mangelnde Zuverlässigkeit, eine Essstörung oder Alkohol- oder Drogenmissbrauch können zum Weglassen des Insulins führen, sodass es wiederholt zu Stoffwechselentgleisungen kommt. Entscheidend ist hierbei die Therapie der Grunderkrankung. Für eine Insulinpumpentherapie sind diese Diabetiker in der Regel nicht geeignet (siehe Kap. 1.6).
- **Erstmanifestation:** Ca. 20 Prozent der Ketoazidosen betreffen bisher nicht entdeckte und daher auch nicht therapierte Diabetiker.
- **Zu starke Insulindosis-Reduktion bei Einnahme eines SGLT2-Hemmers:** Seit 2019 ist die „Typ-2-Diabetes-Tablette“ Dapagliflozin (Forxiga®) auch für Typ-1-Diabetiker zugelassen. Durch die Einnahme von Forxiga® wird die Nierenschwelle gesenkt, sodass mehr Zucker mit dem Urin ausgeschieden wird. Wird in der Folge die Insulindosis zu stark gesenkt, kann sich eine diabetische Ketoazidose entwickeln, ohne dass die Blutzuckerwerte deutlich ansteigen, denn der Zucker wird ja vermehrt über die Nieren ausgeschieden. Selbst in den Zulassungsstudien stieg die Ketoazidose-Rate deutlich an. Vor der Einnahme dieser Medikamente muss daher eine intensive Ketoazidose-Schulung erfolgen. Bei entsprechender Symptomatik muss bereits bei normalen Blutzuckerwerten eine Ketonmessung durchgeführt werden, wobei die Blutketonmessung der Urinketonbestimmung vorzuziehen ist.

Pathogenese einer Ketoazidose

Bei der Entstehung einer diabetischen Ketoazidose führen der Insulinmangel und der exzessive Anstieg der Stresshormone (Glukagon, Adrenalin, Noradrenalin, Kortisol, Wachstumshormon) zur Entgleisung mehrerer lebenswichtiger Systeme:

- **Kohlenhydratstoffwechsel:** Bei absolutem oder relativem Insulinmangel steigt der Blutzucker aus mehreren Gründen:
  a. Ohne den hemmenden Einfluss des Insulins wird das in der Leber gespeicherte Glykogen („Speicherglukose“, ca. 90 g) zu Glukose gespalten und ins Blut abgegeben.

   b. Die Glukoneogenese (Zuckerneubildung) wird enthemmt und die Leber produziert drastische Mengen an Glukose aus Aminosäuren (Eiweiß-Bausteine).
   c. Ohne Insulin kann gleichzeitig die im Blut befindliche Glukose nicht in die Zellen des Muskel- und Fettgewebes geschleust werden.
- **Fett- und Ketonstoffwechsel:** Insulinmangel und Anstieg der Stresshormone führen zu einer exzessiven Freisetzung von Fettsäuren aus dem Fettgewebe. Diese werden von der Leber zu Ketonkörpern oxidiert. Ketonkörper sind starke Säuren und führen zur Übersäuerung des Blutes (Azidose) mit lebensgefährlichen Folgen.
- **Wasser- und Elektrolythaushalt:** Die massive Ausscheidung von Glukose und Ketonkörpern mit dem Urin bringt einen großen Flüssigkeits- und Elektrolytverlust mit sich. Im Rahmen einer Ketoazidose besteht nicht selten ein Flüssigkeitsbedarf von 6–9 Litern! Die Exsikkose („Austrocknung") verschlechtert die Stoffwechsellage weiter und ist für den Verlauf der Ketoazidose entscheidend.
- **Insulinresistenz:** Im Rahmen einer Ketoazidose besteht eine massive Insulinresistenz, d. h. es wird wesentlich mehr Insulin als gewohnt benötigt, um den Blutzucker zu senken.

Symptome einer Ketoazidose

- Übelkeit, Erbrechen
- Müdigkeit, Lethargie
- Bauchschmerzen (v. a. bei Kindern)
- Muskelkrämpfe
- Azetongeruch (ähnlich faulen Äpfeln oder Nagellackentferner)
- Beschleunigte vertiefte Atmung
- Bewusstseinstrübung und Koma

Bei diesen Symptomen sollte nicht nur an eine verdorbene Mahlzeit oder Stress im Büro, sondern IMMER auch an die Möglichkeit einer beginnenden Ketoazidose gedacht werden. Deshalb muss bei derartigen Symptomen IMMER ein Blutzucker- und ein Ketontest durchgeführt werden (siehe Kap. 7.2).

7.2 Diagnose einer Ketoazidose: Ketonmessung in Urin oder Blut

Liegt der Blutzucker über 250 mg/dl oder bestehen Symptome einer Ketoazidose, muss ein Ketontest durchgeführt werden – bei Einnahme eines SGLT2-Hemmers auch bei normnahen Blutzuckerwerten (siehe Kap. 7.1)! Ketonkörper können im Urin oder im Blut gemessen werden. Bei positivem Ketontest (Interpretation der Messwerte siehe Tab. 1 und 2) muss sofort mit geeigneten Therapiemaßnahmen begonnen werden (siehe Kap. 7.3).

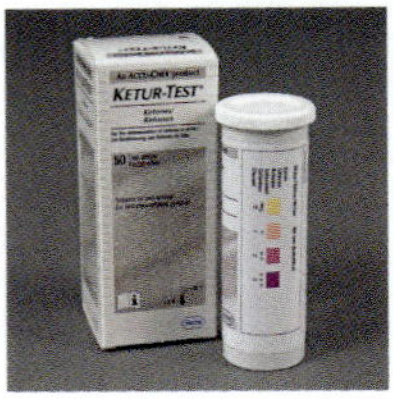

Urintest auf den Ketonkörper Acetoacetat

Seit langer Zeit ist es möglich, den Ketonkörper Acetoacetat mit einem Schnelltest im Urin nachzuweisen. Nach Benetzung des Teststreifens mit Urin und der erforderlichen Wartezeit vergleicht man die Verfärbung des Testfeldes mit der Skala. Was die Messergebnisse bedeuten, können Sie Tabelle 1 entnehmen.

Der Urinketontest ist mit ca. 0,15 € pro Messung zwar sehr preisgünstig, aber in der heutigen Zeit ist er nach Meinung der meisten Autoren und Fachgesellschaften nicht mehr erste Wahl. Der Urintest ist häufig nicht praktikabel, sodass ihn nur die wenigsten Diabetiker bei Bedarf tatsächlich durchführen. Außerdem ist bei einer Ketoazidose durch den Flüssigkeitsmangel oft die Blase leer, sodass ein Urintest schlicht nicht möglich ist.

Bluttest auf den Ketonkörper ß-Hydroxybutyrat:

Seit einigen Jahren sind Messgeräte auf dem Markt, die neben Blutzuckersensoren auch mit speziellen Ketonteststreifen bestückt werden können (Abbott Precision® Neo, Menarini GlucoMen® LX plus, Nipro 4Sure SmartDuo®, Wellion Galileo®, sowie integriert in Abbott FreeStyle Libre® und Libre 2®; Angaben ohne Gewähr und ohne Anspruch auf Vollständigkeit, Stand Herbst 2019). Damit ist die Selbstmessung von Ketonkörpern im kapillären Blut möglich – so schnell (10 Sek.) und komfortabel wie ein Blutzuckertest. Was die Messergebnisse bedeuten, können Sie Tabelle 2 entnehmen. Ein Teststreifen kostet derzeit ca. 3 € (Stand Herbst 2019). Von den gesetzlichen Krankenkassen werden die Kosten bei Insulinpumpenträgern mit einer speziellen Begründung in der Regel übernommen. Die Verordnung von ca. 10 Teststreifen im Quartal ist meist problemlos möglich.

Zahlreiche Studien ergaben, dass der Blutketontest dem Urintest überlegen ist, sodass z. B. die US-amerikanische Diabetesgesellschaft (ADA) zur Verwendung des

Urinketontest	Was heißt das?	Was tun?
Negativ (keine Verfärbung)	Normalbereich	Blutzucker-Korrektur nach den normalen Regeln (siehe Kap. 5.4). Nach spätestens einer Stunde Kontrolle von Blutzucker und ggf. Ketonen.
+ („einfach positiv“)		
++ („zweifach positiv“)	Ketoazidose	Ketoazidose-Notfalltherapie beginnen, wie mit dem behandelnden Diabetesteam besprochen (siehe Kap. 7.3)
+++ („dreifach positiv“)		

Tab. 1: Interpretation des Urinketontests

Blutketonspiegel (in mmol/l)	Was heißt das?	Was tun?
0,0 – 0,5	Normalbereich. Ausreichende Insulinversorgung.	Blutzucker-Korrektur nach den üblichen Regeln (siehe Kap. 5.4). Nach spätestens einer Stunde Kontrolle von Blutzucker und ggf. -ketonen.
0,6 – 1,0	Moderat erhöhter Blutketonspiegel. Es besteht zumindest ein relativer Insulinmangel.	Die Insulinempfindlichkeit ist unter diesen Umständen meist bereits reduziert. In der Regel ist mehr Korrekturinsulin nötig als üblich. Insulinpumpe und -katheter müssen auf intakte Funktion geprüft und Ampulle und Katheter ggf. gewechselt werden. Keine körperliche Aktivität bis zur Normalisierung des Blutketonspiegels! Nach spätestens einer Stunde Kontrolle von Blutzucker und ggf. -ketonen.
1,1 – 2,9	Beginnende Ketoazidose	Ketoazidose-Notfalltherapie beginnen, wie mit dem behandelnden Diabetesteam besprochen (siehe Kap. 7.3)
ab 3,0	Ketoazidose!	

Tab. 2: Interpretation des Blutketontests (nach [40, 41, 42, 43, 44])

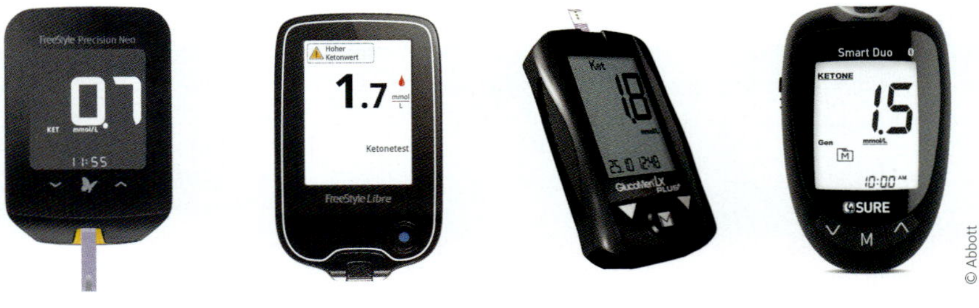

Die Messung der Ketonkörper im Blut ist der Messung im Urin nach Ansicht führender Fachgesellschaften vorzuziehen.

Blutketontests rät.[35] Das wichtigste Argument: Im Gegensatz zum Urintest funktioniert der Bluttest so schnell und einfach, dass fast alle Diabetiker ihn bei Bedarf tatsächlich durchführen. Typ-1-Diabetiker verursachen deutlich weniger Krankenhausaufenthalte, wenn ihnen der Blutketontest zur Verfügung steht (38/100 Patientenjahre gegenüber 75/100).[36]

Auch viele technische Argumente sprechen für die Blutketonmessung, so die frühzeitigere Diagnose einer beginnenden Ketoazidose (Zeitgewinn ca. 30 Min.) und die wesentlich bessere Zuverlässigkeit des Bluttests. Für messtechnisch Interessierte: Zur Diagnose einer Ketoazidose liegen Sensitivität, Spezifität, positive und negative Vorhersagekraft des Blutketontests jeweils bei bis zu 100 Prozent.[37]

Bei der Therapie einer Ketoazidose ist von Bedeutung, dass der Bluttest die Rückbildung der ketotischen Stoffwechsellage wesentlich schneller anzeigt als der Urintest, wodurch Insulinüberdosierungen vermieden werden können.[38]

Das Problem wurde in zahlreichen Studien untersucht. Ein Beispiel: In einer Notaufnahme wurden bei 111 aufeinander folgenden Patienten mit einem Blutzucker von über 250 mg/dl sowohl die Urin- als auch die Blutketone bestimmt. Von den sieben Diabetikern, die eine Ketoazidose entwickelten, war in fünf Fällen anfangs entweder keine Urinprobe zu erhalten oder das Ergebnis des Urintests war nicht besorgniserregend (negativ oder +). Sogar bei den drei Patienten, die im Verlauf der Ketoazidose verstorben sind, war der Urinketonbefund zu Beginn unauffällig (negativ oder +). Im Rahmen des Blutketontests bei Aufnahme waren jedoch alle sieben Diabetiker mit deutlich erhöhten Werten aufgefallen.[39]

7.3 Therapie einer Ketoazidose

Unabhängig von der Ursache läuft die Therapie einer Ketoazidose immer nach demselben Schema ab. Die Strategien der Pumpenzentren unterscheiden sich im Detail. Wichtig ist, dass die Handlungsanweisungen leicht verständlich sind und auch während der Ketoazidose umgesetzt werden können. In dieser Verfassung darf man keinem Diabetiker eine komplizierte Dreisatzrechnung abverlangen! Wir empfehlen folgendes Vorgehen zur Therapie einer Ketoazidose:

A) Insulinzufuhr immer mit einer Spritze!!!

- Nur mit einer Spritze ist hundertprozentig sichergestellt, dass das Insulin auch tatsächlich ankommt!
- Die Skalierung der Spritze muss der Insulinkonzentration entsprechen, d. h., in der Regel muss eine U100-Spritze verwendet werden.

B) Große Mengen schnell wirkendes Insulin zur Überwindung der Insulinresistenz

- Hohe Insulindosen: Pro Injektion 10 – 15 I.E., entsprechend 20 Prozent des Tagesinsulinbedarfs (Basalrate plus Bolusgaben)
- Wiederholung alle 2 Stunden (schnell wirkendes Analoginsulin) bzw. alle 2 – 3 Stunden (Normalinsulin)
- Die zwei- bis dreistündlichen Injektionen werden so lange durchgeführt, bis der Blutzucker unter 200 mg/dl gefallen ist oder die Glukosetendenz deutlich sinkt.

C) Regelmäßig Blutzucker und Ketone messen

- Der Blutzucker muss alle 1 – 2 Stunden gemessen werden.
- Der Blutketontest eignet sich zur Verlaufsbeurteilung der Ketoazidose, der Urintest nicht (siehe Kap. 7.2). Der Blutketontest sollte ca. 2-stündlich wiederholt werden, bis der Ketonspiegel unter 1,5 mmol/l gefallen ist.

D) Viel Trinken

- Mindestens 1 Liter kohlenhydratfreie Flüssigkeit pro Stunde trinken, um den Flüssigkeitsverlust auszugleichen (Wasser, Tee). Dem Elektrolytverlust kann mit salzhaltiger Flüssigkeit entgegengewirkt werden (Brühe). Bei den großen Flüssigkeitsmengen ist von kohlensäurehaltigen Getränken abzuraten.

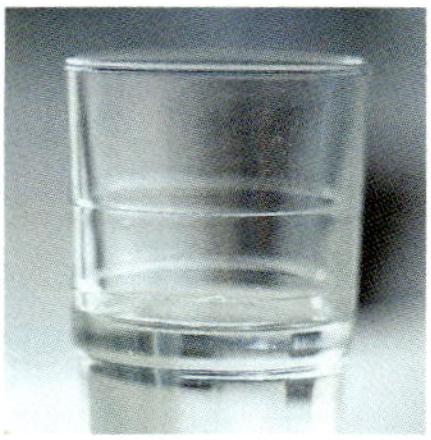

E) Körperliche Anstrengung auf jeden Fall vermeiden

- Muskelarbeit während einer Ketoazidose verschlechtert die Stoffwechsellage weiter und ist daher strikt zu vermeiden.

F) Menschlichen Beistand suchen

- Angehörige, Freunde, Nachbarn oder Mitpatienten um Beistand bitten. Falscher Stolz ist in dieser Situation unangebracht. Jede Überschätzung der eigenen Fähigkeiten kann während einer Ketoazidose das Leben kosten.
- Hilfe ist dringend nötig. Auch medizinische Laien können sehr viel beitragen:
  - Hilfe bei der Vermeidung körperlicher Anstrengung.
  - Mentale Unterstützung bei Angstzuständen und Schwächegefühlen.
  - Der Ketoazidose-bedingten Lethargie entgegenwirken und Einschlafen auf jeden Fall vermeiden!!!
  - Hilfe bei der Aufnahme der dringend notwendigen Flüssigkeit (Tee, Brühe kochen).
  - Sobald der Diabetiker nicht mehr selbst für seine Behandlung sorgen kann, muss die Begleitperson sofort einen Notarzt rufen. Bereits am Telefon sollte mitgeteilt werden, dass sich der Diabetiker in einer diabetischen Ketoazidose bzw. im Koma befindet.

G) Pumpenzentrum anrufen

- Sofortige Kontaktaufnahme, falls Probleme oder Unsicherheiten bei der Eigenbehandlung der Ketoazidose auftreten
- Jedes Insulinpumpenzentrum sollte über einen 24-Stunden-Notdienst verfügen.
- Natürlich muss jeder Pumpenträger so gut geschult sein, dass er die Notfallmaßnahmen selbstständig durchführen kann. Den Notdienst kann man mit einem Regenschirm vergleichen: Hat man ihn dabei, braucht man ihn in der Regel nicht. Es ist beruhigend zu wissen, dass man ihn jederzeit benutzen könnte.

H) Rechtzeitig ärztliche Hilfe in Anspruch nehmen

Zwingende Gründe für eine Krankenhausbehandlung bzw. zur Alarmierung eines Notarztes sind,

- wenn keine kompetente Begleitperson erreichbar ist und/oder die Situation unkontrollierbar wird (z. B. bei Erbrechen oder Bewusstseinstrübung) und
- aus Sicherheitsgründen grundsätzlich bei folgenden Patientengruppen:
  - Kinder und Jugendliche,
  - ältere Diabetiker,
  - Diabetiker mit einer Erkrankung der Herzkranzgefäße, eingeschränkter Nierenfunktion oder proliferativer Retinopathie.

- Bei Eintreffen des Rettungsdienstes sollte unbedingt erneut auf den Typ-1-Diabetes und das wahrscheinliche Vorliegen einer Ketoazidose hingewiesen werden.

I) Ursachensuche

- Erst wenn der Blutketonspiegel durch die genannten Maßnahmen normalisiert und der Pumpenträger wieder „bei Sinnen" ist, sollte er die Ursache für die Ketoazidose suchen. Durch die mit einer Ketoazidose einhergehende Müdigkeit, Bewusstseinstrübung und Verlangsamung werden bei einer zu frühzeitigen „Problemlösung" eher weitere Komplikationen kreiert als beseitigt.
- Hilfe bei der Ursachensuche leistet die Checkliste in Kap. 6.2.
- Ein technischer Defekt der Insulinpumpe muss ausgeschlossen werden, bevor die Insulinpumpentherapie nach Beendigung der Ketoazidose wieder aufgenommen wird.
- Ist die Ursache der Ketoazidose nicht zu klären, sollte vorübergehend auf die ICT umgestiegen (siehe Kap. 10.9.3) und die Insulinpumpe (gesamtes System mit Ampulle und Katheter) vom Hersteller überprüft werden.

Fazit zur Therapie einer Ketoazidose:
Nicht kleckern – klotzen !!!

Viele Diabetiker sind von der Vorstellung geschockt, sich mehrmals hintereinander 10 – 15 I.E. Insulin, entsprechend 20 Prozent des Tagesinsulinbedarfs, mit einer Spritze zu injizieren. Die extreme Situation erfordert aber auch extreme Maßnahmen! Der Stoffwechsel gerät bei einer Ketoazidose auf allen Ebenen aus dem Gleichgewicht, die zwangsläufige Folge ist eine massive Insulinresistenz (siehe Kap. 7.1). Nur mit entsprechend massiven Insulingaben kann der Stoffwechsel wieder normalisiert werden. Dies bestätigen alle Diabetiker, die gezwungen waren, diese Erfahrung zu machen.

Bei jeder Pumpenschulung sollte das Diabetesteam mit dem Patienten ausführlich diskutieren, ob er im Falle einer Ketoazidose überhaupt eine Eigentherapie durchführen kann, soll und darf. Viele Diabetiker fühlen sich in einer solchen Situation überfordert, haben Angst und ziehen es daher prinzipiell vor, sofort mit dem Notarzt ins Krankenhaus gebracht zu werden.

Nach erfolgter Diabetesschulung ist es – wie in allen Themenbereichen – wichtig, das Erlernte präsent zu halten. Dies gilt ganz besonders für das Thema „Ketoazidose". Im Rahmen der ambulanten Nachbetreuung sollten die wesentlichen Punkte (Symptome, Diagnose, Therapie) regelmäßig wiederholt werden.

Praxis-Tipp: Notfallplan

Die meisten Pumpenzentren lassen ihre Pumpenträger in einer Tabelle oder Grafik notieren, wie viele Insulineinheiten sie individuell bei einer Blutzuckerhöhe X und einer Ketonhöhe Y mit der Spritze injizieren sollen. Das ist sinnvoll, um Fehler durch die in dieser Situation evtl. eingeschränkten kognitiven Fähigkeiten zu vermeiden.

Die Tabelle mit dem Notfallplan sollte jederzeit mitgeführt werden, z. B. zusammen mit dem Blutzuckermessgerät. Die meisten Etuis verfügen über zusätzliche Außentaschen, wo auch noch eine U100-Spritze Platz findet. Alternativ kann die Information z. B. auch ins Handy eingespeichert werden.

Zu diesem Thema hatte ein junges Paar in einer Diabetesschulung eine bemerkenswerte Idee. Nach reiflicher Überlegung hatte sich die Patientin für die Pumpentherapie entschieden, da die beiden eine Schwangerschaft planten. Entsprechend motiviert war auch der angehende Vater bei den meisten Schulungssequenzen anwesend. Dabei entwickelte der gelernte Beamte besondere Qualitäten als engagierter „Typ-F-Diabetiker" („Typ Familie"). Er schrieb unermüdlich alles mit und erstellte abends am Computer entsprechende Listen. Richtig gut war seine Idee für die regelmäßigen Wiederholungen: Jedes Jahr am Welt-Diabetestag wollen die beiden nun gemeinsam alle wichtigen Aspekte der Ketoazidose und andere relevante Punkte der Insulinpumpenschulung wiederholen und diskutieren. So wird diesem Paar dieses Risiko immer präsent sein – und damit auch die Sicherheit, nie eine Ketoazidose zu bekommen. Mit diesem Engagement wird die Pumpenträgerin immer rechtzeitig und kompetent auf ein beginnendes Stoffwechselproblem reagieren.

8. Hypoglykämie

Eine Hypoglykämie (= Unterzuckerung) entsteht durch zu wenig Glukose im Blut. Sinkt der Blutzucker unter ca. 50–70 mg/dl, treten durch die Mangelversorgung der Organe, speziell des Gehirns, und durch die Ausschüttung von Stresshormonen charakteristische Symptome auf (siehe Kap. 8.2).

- Das Motto lautet: Erst essen, dann messen! Bei Verwendung eines CGM Systems: erst Wert ablesen/scannen – dann trinken! Wird die Therapie einer leichten Unterzuckerung (siehe Kap. 8.3) verzögert, kann sich eine schwere Hypoglykämie mit Bewusstseinsverlust entwickeln (siehe Kap. 8.4).
- Eine ausführliche Checkliste zur Ursachensuche nach einer Hypoglykämie finden Sie in Kap. 8.6.
- Unter der Insulinpumpentherapie treten Unterzuckerungen seltener auf als bei einer Injektionstherapie (ICT/CT, siehe Kap. 8.1).

Unterzuckerungen sollten aus mehreren Gründen vermieden werden:

- Die meisten Diabetiker empfinden den Zustand einer Hypoglykämie als extrem unangenehm.
- Je nach Situation kann eine Unterzuckerung zu Selbst- oder Fremdgefährdung führen, z. B. im Straßenverkehr oder im Beruf.
- Unterzuckerungen destabilisieren den Stoffwechsel. Häufig schießt der Blutzucker anschließend übermäßig in die Höhe (siehe Kap. 8.2 und 8.3), was wiederum Korrekturmaßnahmen erfordert. Derartige Stoffwechselschwankungen tragen zur Entwicklung diabetischer Folgeerkrankungen bei (siehe Kap. 11.4).
- Wiederholte Hypoglykämien können zu bleibenden Hirnschäden führen, vor allem in Teilen der Großhirnrinde und im Hippocampus. Nicht nur schwere Unterzuckerungen mit Bewusstlosigkeit, sondern auch häufige „leichte" Unterzuckerungen können auf diese Art Gedächtnisstörungen bis zum amnestischen Syndrom verursachen.[45, 46]
- Unterzuckerungen können Herzrhythmusstörungen auslösen (Arrhythmien, QTc-Verlängerung). Diese Rhythmusstörungen sind potenziell lebensgefährlich und werden in Zusammenhang mit unerwarteten nächtlichen Todesfällen von Typ-1-Diabetikern gebracht (sog. „Dead in Bed"-Syndrom).[47, 48]

Bevor in einer Insulinpumpenschulung das Thema „Hypoglykämie" ausführlich behandelt wird, sollte mit den Teilnehmern eine Diskussion über ihre bisherigen Erfahrungen angeregt werden:

- In welchen Situationen und wie oft wurden Hypoglykämien erlebt?
- Welche Symptome kündigen den Beginn einer Hypoglykämie an?
- Bei welchen Blutzuckerwerten treten diese Symptome auf?
- Werden Hypoglykämien sicher bemerkt oder besteht eine gestörte Hypo-Wahrnehmung?
- Wie viele schwere Unterzuckerungen mit Bewusstlosigkeit bzw. mit Notwendigkeit von Fremdhilfe wurden bereits erlebt?

So lassen sich bereits im Vorfeld problematische Verhaltensweisen erkennen, durch deren Korrektur sich das Hypoglykämierisiko weiter reduzieren lässt. Das Diabetesteam sollte Diabetiker mit einem erhöhten Risiko für Hypoglykämien intensiv zur Häufigkeit von Unterzuckerung, d.h. Blutzuckerwerten unter 50 mg/dl, befragen und eine detaillierte Hypoglykämie-Anamnese erheben.

Risikopatienten für schwere Hypoglykämien (mit Notwendigkeit von Fremdhilfe):

- Schwere Hypoglykämien in der Vorgeschichte
- Fehlende Schulung
- HbA_{1C} unter 6 %
- Veränderte Hypoglykämie-Wahrnehmung
- Patienten mit großer Angst vor Folgeerkrankungen bzw. vor zu hohen Blutzuckerwerten (Adressen speziell geschulter Therapeuten sind über den Arbeitskreis Diabetes und Psychologie der DDG erhältlich: www.diabetes-psychologie.de/Psychotherapeutensuche)
- Alkohol- oder Drogenmissbrauch
- Essstörung
- Sehr geringer Insulinbedarf
- Bestehende diabetische Folgeerkrankungen, insbesondere Neuropathie und Gastroparese
- Frauen in der Schwangerschaft (v.a. erstes Schwangerschaftsdrittel)

Wichtige Aspekte bei der Hypoglykämie-Anamnese

- Abfragen der Risikofaktoren für schwere Hypoglykämien (siehe oben), zusätzlich:
- Diabetesdauer (über 15 Jahre → Hypo-Wahrnehmung häufig gestört)
- Häufigkeit von Hypoglykämien (differenziert nach Schweregrad)
- Hypoglykämie in einer „überraschenden" Situation

- Rasche Folge von Hypoglykämien (mehrfach innerhalb von 24 Stunden)
- Zusammenhang mit nicht regelmäßiger körperlicher Aktivität
- In massiven Stresssituationen

8.1 Weniger Unterzuckerungen dank Insulinpumpentherapie

Unterzuckerungen treten unter der Insulinpumpentherapie seltener auf als unter der ICT (siehe auch Kap. 1.1). Schwere Hypoglykämien, die mit Fremdhilfe einhergehen, kommen mit der Insulinpumpe um bis zu 75 Prozent seltener vor als unter einer ICT.[49]

Von der geringeren Unterzuckerungsrate profitieren verschiedene Patientengruppen in unterschiedlicher Art und Weise (siehe Abb. 1):

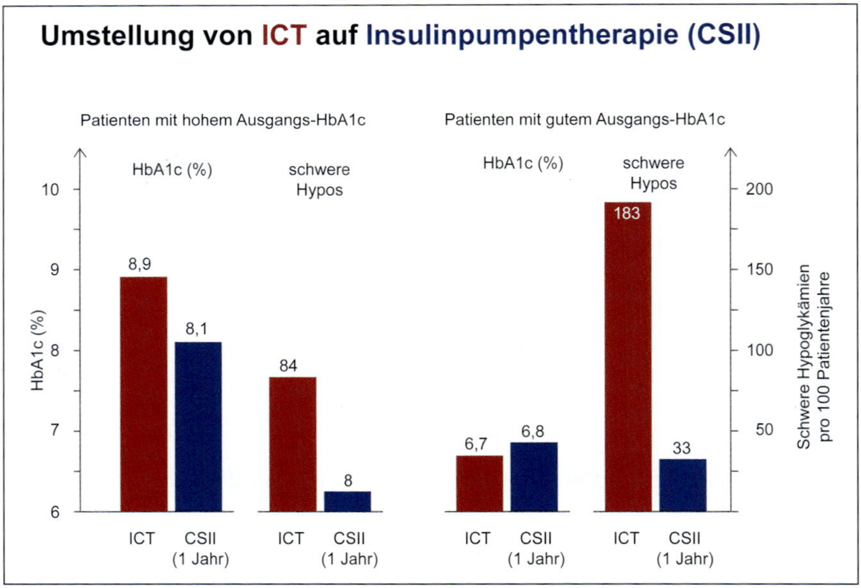

Abb. 1: Je nach Ausgangs-HbA_{1c} profitieren Patienten in unterschiedlicher Weise von einem Umstieg von der ICT auf die Insulinpumpentherapie (CSII). Patienten mit hohem Ausgangs-HbA_{1c} ($\geq$ 8 %) unter der ICT profitieren nach Umstieg auf die Pumpe vorwiegend durch eine Verbesserung des HbA_{1c}. Patienten mit „gutem" HbA_{1c} (< 8 %) unter der ICT erkaufen ihn häufig mit vielen Unterzuckerungen und profitieren nach Umstieg auf die Pumpe vorwiegend von deren Abnahme. Ergebnisse einer klinischen Studie an 55 Diabetikern.[50]

- Viele Diabetiker, die unter der ICT gute HbA_{1C}-Werte erreichen, müssen dafür häufige Unterzuckerungen in Kauf nehmen. Diese Patienten können mit der Insulinpumpe die Zahl ihrer Hypoglykämien drastisch reduzieren, ohne dass sich der HbA_{1C}-Wert verschlechtert.
- Diabetiker, deren HbA_{1C}-Wert unter der ICT schlecht ist, haben in der Regel weniger Unterzuckerungen. Diese Patienten können mit der Pumpe ihre Stoffwechseleinstellung und ihren HbA_{1C}-Wert deutlich verbessern, ohne dass es zu mehr Unterzuckerungen kommt. Im Gegenteil: Auch in dieser Gruppe wird die Zahl der Unterzuckerungen reduziert.

Häufige schwere Unterzuckerungen unter der ICT, die mit konventionellen Maßnahmen nicht reduziert werden können, stellen eine klassische Indikation dar, auf die Insulinpumpentherapie umzusteigen. Auch die Krankenkassen sehen in diesem Fall die Indikation zur Insulinpumpentherapie klar gegeben und übernehmen die Kosten fast immer anstandslos (siehe Kap. 1.6.1).

8.2 Symptome einer Unterzuckerung

Eine Unterzuckerung macht sich meist durch charakteristische Anzeichen bemerkbar (Symptome). Sie werden zum einen durch die sogenannte „Gegenregulation“ verursacht, d. h. durch körpereigene Stresshormone, die als Reaktion auf den zu niedrigen Glukosespiegel ausgeschüttet werden, um ihn anzuheben (adrenerge Symptome). Ein anderer Teil der Symptome ist dadurch bedingt, dass dem Gehirn zu wenig Glukose zur Verfügung steht, sodass Störungen der Aufmerksamkeit, des Reaktionsvermögens, des Denkens und des Bewusstseins entstehen können (neuroglykopenische Symptome).

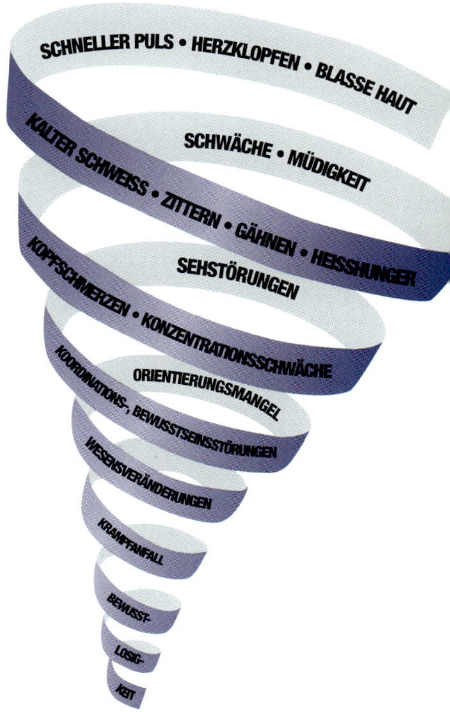
SCHNELLER PULS • HERZKLOPFEN • BLASSE HAUT
SCHWÄCHE • MÜDIGKEIT
KALTER SCHWEISS • ZITTERN • GÄHNEN • HEISSHUNGER
SEHSTÖRUNGEN
KOPFSCHMERZEN • KONZENTRATIONSSCHWÄCHE
ORIENTIERUNGSMANGEL
KOORDINATIONS-, BEWUSSTSEINSSTÖRUNGEN
WESENSVERÄNDERUNGEN
KRAMPFANFALL
BEWUSST-
LOSIG-
KEIT

Abb. 2: Exemplarische Darstellung von Hypoglykämie-Symptomen mit zunehmendem Schweregrad.

Die Vielfalt der Hypoglykämiesymptome ist nahezu unermesslich. So erfragten z. B. Prof.

Dr. Ingrid Mühlhauser und Kollegen 400 verschiedene Symptome bei Typ-1-Diabetikern.[51, 52] Typischerweise verspürt ein Diabetiker 2 – 3 „persönliche" Symptome, deren Art, Intensität und Reihenfolge sich mit der Zeit ändern können. Bei manchen Diabetikern sind z. B. Schwitzen oder Heißhunger die ersten Anzeichen für eine mögliche Unterzuckerung, andere werden erst durch Sehstörungen oder Herzklopfen darauf aufmerksam. Symptome einer Unterzuckerung können sein:

Mögliche Anzeichen einer Unterzuckerung	
durch körpereigene Gegenregulation *(adrenerge Symptome; lassen im Lauf der Diabetesjahre meistens nach)*	*durch Glukosemangel im Gehirn* *(neuroglykopenische Symptome)*
▪ Herzklopfen, schneller Puls ▪ Gesichtsblässe ▪ feuchte Handflächen, Schweißausbruch ▪ Zittern ▪ innere Unruhe, Nervosität	▪ Schwäche, Müdigkeit, Gähnen ▪ Heißhunger ▪ Taubheitsgefühl, z. B. an der Zunge ▪ Sehstörungen ▪ Konzentrations- und Denkstörungen ▪ Sprach- und Wortfindungsstörungen ▪ Orientierungsstörung ▪ Koordinations- und Bewusstseinsstörungen ▪ Wesensveränderung, z. B. Aggressivität ▪ Kopfschmerzen ▪ bei schwerer Unterzuckerung: Lähmungen, Krampfanfall (ähnlich einem epileptischen Anfall), Bewusstlosigkeit

Tab. 1: Übersicht über einige adrenerge und neuroglykopenische Unterzuckerungssymptome.

Je nach individueller Situation kann die Unterzuckerungs-Wahrnehmung deutlich variieren:

Geschwindigkeit des Blutzuckerabfalls

Ein schneller, drastischer Blutzuckerabfall verursacht oft andere Reaktionen als ein langsames Abrutschen in eine Unterzuckerung. Bei schnellem Blutzuckerabfall (ab ca. 2 mg/dl/Min.) werden eher adrenerge Symptome auffällig. Bei langsamem Blutzuckerabfall über mehrere Stunden können die adrenergen Symptome dagegen komplett fehlen und neuroglykopenische Symptome stehen im Vordergrund.

Güte der Stoffwechseleinstellung

Bei schlechter Stoffwechseleinstellung (HbA_{1C} über ca. 10 %) spüren viele Diabetiker bereits bei normalen Blutzuckerwerten Symptome einer Unterzuckerung, da ihr Körper diese Glukosekonzentration nicht mehr gewöhnt ist. Im Gegensatz dazu sind bei extrem guter oder zu scharfer Stoffwechseleinstellung (HbA_{1C} unter 6 %) die Symptome erst bei viel niedrigeren Werten oder gar nicht mehr zu spüren (siehe unten).

Auch die Stabilität des Blutzuckerverlaufs hat einen wesentlichen Einfluss auf die Wahrnehmung von Hypoglykämien. Bei ständig schwankenden Glukosewerten mit häufigen hyper- und hypoglykämischen Phasen werden Unterzuckerungen in der Regel erst später bemerkt. Werden durch eine Therapieoptimierung wieder konstantere Blutzuckerwerte erzielt, verbessert sich die Unterzuckerungswahrnehmung bei diesen Diabetikern in fast allen Fällen wieder.

Vorgeschichte

Diabetiker mit einer autonomen Neuropathie oder Polyneuropathie haben meist eine schlechtere Hypoglykämie-Wahrnehmung, da die adrenergen Hypoglykämiesymptome bei ihnen schwächer sein oder ganz fehlen können.

Auch die Einnahme von Medikamenten beeinflusst die Unterzuckerungswahrnehmung. Insbesondere Schlaf- und Beruhigungsmittel, Antiepileptika, Schmerzmittel und Alkohol können die Symptome abschwächen. Der Einfluss von Betablockern wird kontrovers diskutiert.

Hypoglykämie-Wahrnehmungsstörung

Diabetiker mit einer abgeschwächten oder fehlenden Hypoglykämie-Wahrnehmung haben ein fünf- bis zehnmal so großes Risiko, eine schwere Unterzuckerung mit Bewusstlosigkeit zu erleiden. Wichtigster Risikofaktor für eine Hypoglykämie-Wahrnehmungsstörung sind häufige Unterzuckerungen. Sie führen zu einer Abschwächung der Glukagonantwort und zu einer Absenkung der Glukoseschwelle, ab der im Fall einer Unterzuckerung blutzuckersteigernde Hormone ausgeschüttet werden. Dadurch werden die adrenergen Hypoglykämie-Symptome (siehe oben) abgeschwächt und zukünftige Unterzuckerungen werden noch später erkannt – ein Teufelskreis. Das kann auch in der Folge über einen längeren Zeitraum unbemerkter nächtlicher Hypoglykämien passieren. Das heißt: Auch wenn die im Tagesverlauf gemessenen Blutzuckerwerte immer im Normbereich sind, kann sich eine Hypoglykämie-Wahrnehmungsstörung entwickeln. Hypoglykämien müssen daher nicht nur tagsüber, sondern auch nachts strikt vermieden werden (regelmäßige nächtliche Blutzuckermessungen oder besser: Verwendung eines CGM-Systems).

Praxis-Tipp: Schulungsprogramme bei Hypoglykämie-Problemen

Mehrere verhaltenstherapeutisch orientierte Schulungsprogramme wenden sich an Diabetiker, die ihre Unterzuckerungen nicht, schlecht oder erst sehr spät bemerken oder die Probleme im Umgang mit Unterzuckerungen haben (z. B. Ängste, Konflikte). Diabetiker, die häufig schwere Unterzuckerungen haben, bei denen sie sich nicht mehr selbst helfen können oder die durch Unterzuckerungen im Alltag gefährdet oder stark belastet sind (z. B. Beruf, Straßenverkehr), können von diesen Programmen erheblich profitieren.

- **BGAT**

  Das BGAT (Blutglukose-Wahrnehmungstraining bzw. blood glucose awareness training) ist ein strukturiertes Verhaltenstrainingsprogramm und wurde von Cox und Kollegen 1995 etabliert. Die gute Wirksamkeit wurde durch zahlreiche Studien belegt.[53] Seit 1997 liegt eine deutschsprachige Version vor (adaptiert von Fehm-Wolfsdorf, Kerner und Peters). Das BGAT ist von der DDG anerkannt und wurde im Juli 2007 vom Bundesversicherungsamt für den Einsatz innerhalb von DMP-Programmen zertifiziert, sodass die Kurse von den Krankenkassen bezahlt werden.

  Ziel: Verbesserung der Hypo- und Hyperglykämie-Wahrnehmung
  Ablauf: Ein Kurs umfasst 8 Termine. Das BGAT kann als Gruppenkurs oder für Einzelpersonen angeboten werden.
  Anbieter: Lübecker Institut für Verhaltensmedizin und zertifizierte Trainer
  Mehr Info, Liste der Anbieter etc.: www.bgat.de

- **HyPOS**

  Das strukturierte Schulungs- und Behandlungsprogramm HyPOS wurde von der Diabetes-Akademie Bad Mergentheim e. V. entwickelt und bewies seine Wirksamkeit in einer randomisierten kontrollierten Studie.[54] HyPOS ist als strukturiertes Schulungsprogramm von der DDG anerkannt und vom Bundesversicherungsamt für den Einsatz innerhalb von DMP-Programmen zertifiziert.

  Ziel: Die Teilnehmer sollen lernen, Unterzuckerungen besser wahrzunehmen, zu vermeiden und besser zu bewältigen.
  Ablauf: Ein Kurs umfasst 5 Termine von jeweils 90 – 120 Minuten Dauer.
  Anbieter: Spezialisierte Arztpraxen, Ambulanzen, Kliniken
  Mehr Info, Liste der Anbieter, Train-the-Trainer: www.hypos.de

Eine Hypoglykämie-Wahrnehmungsstörung ist in der Regel gut therapierbar. Zwei Faktoren sind dabei entscheidend:

- Konsequente Vermeidung von Unterzuckerungen durch vorübergehende Anhebung der Blutzucker-Zielwerte. Bereits nach ca. 2 – 3 Wochen kommt es zu einer signifikanten Verbesserung der Hypoglykämie-Wahrnehmung.

- Besondere Beachtung der neuroglykopenischen Hypoglykämiesymptome. Sie bleiben auch bei einer abgeschwächten adrenergen Reaktion weiterhin erhalten. Die Aufmerksamkeit für die individuell sehr verschiedenen Anzeichen ist trainierbar. Durch spezielle Trainingsprogramme können Diabetiker, die Unterzuckerungen zu spät oder gar nicht mehr verspüren, die Hypoglykämie-Wahrnehmung wesentlich verbessern und die adrenerge Antwort wieder herstellen (siehe Kasten).

Kommt es trotz dieser Maßnahmen weiterhin immer wieder zu bedrohlichen Unterzuckerungen, steht mit der kontinuierlichen Glukosemessung (CGM) mittlerweile eine zuverlässige technische Lösung für dieses Problem zur Verfügung (siehe Kap. 11–15).

8.3 Therapie einer leichten Hypoglykämie

Man unterscheidet leichte Hypoglykämien, bei denen der Betroffene noch selbst handeln kann (siehe dieses Kapitel), von schweren Hypoglykämien, die mit Hilflosigkeit oder sogar Bewusstlosigkeit einhergehen und Fremdhilfe erfordern (siehe Kap. 8.4).

Eine leichte Hypoglykämie, d. h. einen Glukosewert von unter 70 mg/dl, muss der Pumpenträger sofort durch die Einnahme schnell resorbierbarer Kohlenhydrate behandeln. Die Ursache der Hypoglykämie ist dabei zunächst ohne Bedeutung, die ersten Schritte der Notfalltherapie sind immer identisch (siehe Tab. 2).

Das Motto lautet: **Erst essen, dann Blutzucker messen!** (bei Blutzuckermessung), bzw. **Erst Sensor ablesen, dann essen!** (bei CGM-Nutzung)

Bei Symptomen einer Unterzuckerung sollten umgehend 1–2 schnell wirkende Kohlenhydrate eingenommen werden (z. B. Cola, Glukose-Gel, Traubenzucker, siehe Praxis-Tipp „Helfer in der Not"). Eine Hypoglykämie kann so schnell fortschreiten, dass später vielleicht keine Zeit mehr zum selbstständigen Handeln bleibt. Außerdem ist es schwierig, mit zittrigen Händen einen Blutzuckertest durchzuführen. Wurden Symptome fehlgedeutet und Glukose ohne entsprechende Indikation zugeführt, sind keine dramatischen Konsequenzen zu befürchten, da ein erhöhter Blutzucker nach dem folgenden Test problemlos korrigiert werden kann.

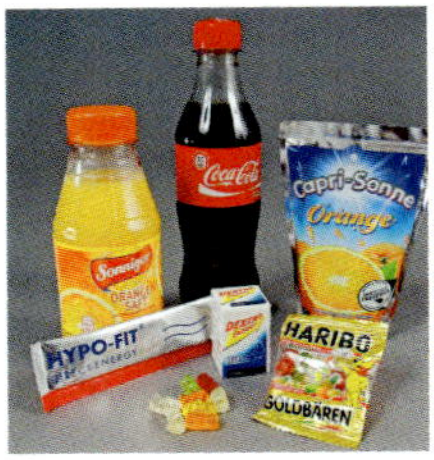

Bei der Therapie einer Unterzuckerung sind Patienten mit CGM-System klar im Vorteil. Den Sensor ablesen geht so schnell, dass das die Therapie der Unterzuckerung nicht wesentlich verzögert. Daher gilt für Sensorträger: **Erst Sensor ablesen, dann essen!** Erst anschließend im Zweifel den Blutzucker messen.

Behandlung einer leichten Hypoglykämie	
bei Blutzuckermessung: „Erst essen, dann Blutzucker messen“	**mit Glukosesensor (CGM/FGM): „Erst Sensor ablesen, dann essen“**
▪ bei Verdacht sofort schnell wirkende Kohlenhydrate einnehmen (Cola, Glukose-Gel, Traubenzucker o. Ä.), erst danach Blutzucker testen ▪ ggf. lang wirkende Kohlenhydrate einnehmen ▪ Regelmäßige Blutzuckertests in kurzen Abständen.	▪ bei Verdacht Sensor ablesen/scannen ▪ bei bestehender oder drohender Hypoglykämie sofort schnell wirkende Kohlenhydrate einnehmen (Cola, Glukose-Gel, Traubenzucker o. Ä.) ▪ ggf. lang wirkende Kohlenhydrate einnehmen ▪ bei geringstem Zweifel am Sensorwert Blutzucker messen und entsprechend handeln ▪ weiteren Glukoseverlauf regelmäßig ablesen/scannen

Tab. 2: Bei der Behandlung einer leichten Hypoglykämie darf keine Zeit verlorengehen. Gezeigt wird das Vorgehen für Patienten mit Blutzuckerselbstmessung und für Sensorträger.

Bei tatsächlichem Vorliegen einer Hypoglykämie ist es häufig sinnvoll, auch abhängig von Glukosehöhe und Tendenz, nach den schnell wirkenden Kohlenhydraten nochmals 1–2 BE lang wirkende Kohlenhydrate einzunehmen, um den Blutzuckeranstieg zu stabilisieren.
Nach einer Unterzuckerung muss der weitere Glukoseverlauf engmaschig beobachtet bzw. der Blutzucker häufiger gemessen werden. Nur so kann eine erneute Unterzuckerung bei weiter bestehender Hypoglykämie-Ursache oder bei ungenügender Kohlenhydratzufuhr vermieden werden. Ein übermäßiger Anstieg des Blutzuckers nach einer Unterzuckerung sollte nur mit größter Vorsicht korrigiert werden, um nicht gleich in die nächste Unterzuckerung zu rutschen.

Nach jeder Unterzuckerung muss die Ursache gesucht werden, um ähnliche Hypoglykämien in Zukunft zu vermeiden. Beginnen Sie die Ursachensuche erst nach Behandlung der Hypoglykämie!

▸ Übersicht siehe Kap. 8.5, Checkliste siehe Kap. 8.6

Praxis-Tipp: Helfer in der Not
Cola, Glukose-Gel und Traubenzucker im Vergleich

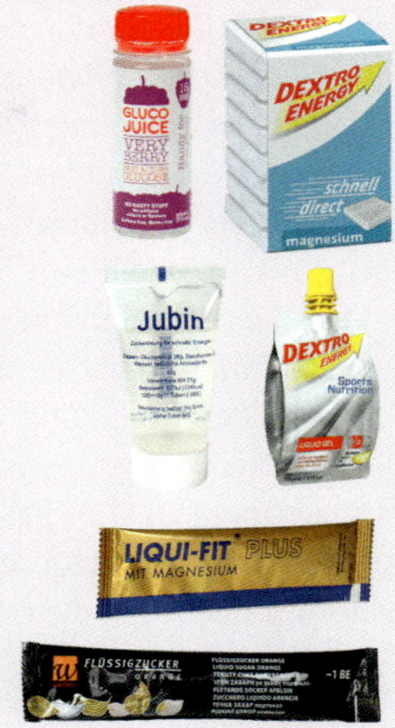

Cola, Pepsi etc.
Vorteil: Flüssige Kohlenhydrate sind die schnellsten Hypo-Helfer. Zum Beispiel enthält eine 0,3-Liter-Flasche Cola 3 BE Kohlenhydrate. Die hoch konzentrierte Zuckerlösung schießt sofort ins Blut.
Nachteil: Manchmal schwierig zu transportieren. Die Kohlensäure kann den Magen belasten (evtl. Flasche vor dem Öffnen schütteln).

Glukose-Gel
Zäher „Flüssigzucker". Eine oder zwei Portionen reichen meist zur Behandlung einer Hypoglykämie aus. Dextro Energy Liquid Gel® (2,3 BE) und GlucoJuice® (1,3 BE) sind flüssiger und weniger zäh als die Gel-Varianten von Jubin® (2,6 BE), Liqui-Fit® (1 BE) oder Wellion® (1 BE).
Vorteil: Gut zu transportieren, passt in jede Hosentasche.
Nachteil: Relativ teuer.

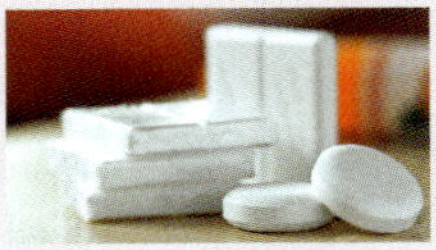
Kirchheim

Traubenzucker
Der „Klassiker". Bekannt z. B. als Dextro-Energy®-Täfelchen. Fünf Täfelchen enthalten 2 BE.
Vorteil: Gut zu transportieren.
Nachteil: Darf nicht feucht werden (Vorsicht: Schweiß, Wasser ...). Mit zittrigen Händen ist Traubenzucker schwierig auszupacken. Die Einnahme der zur Unterzuckerungsbehandlung nötigen Menge (häufig 5 Täfelchen oder mehr) ist ohne Flüssigkeit kaum möglich.

Die Notfallmaßnahmen müssen vom Diabetesteam ausführlich erläutert werden, damit der Insulinpumpenträger in einer solchen Situation, in der seine Urteilsfähigkeit beeinträchtigt sein kann, automatisch richtig handelt. Insbesondere sollte klargemacht werden, dass die **frühzeitige Einnahme schnell wirkender Kohlenhydrate** sofort nach Symptomantritt aus verschiedenen Gründen sehr wichtig ist. Die Dauer der hypoglykämischen Phasen wird verkürzt. Das ist nicht nur wichtig, weil Unterzuckerungen unangenehm sind, sondern auch zum Erhalt der adrenergen Symptomatik und der hormonellen Gegenregulation.

Viele Diabetiker neigen in dieser Stresssituation verständlicherweise dazu, so lange Kohlenhydrate zuzuführen, bis alle Symptome verschwunden sind oder bis das CGM-System wieder einen normalen Glukosewert anzeigt („Kühlschrank-Gegenregulation"). Das führt in der Regel zu einem exorbitanten Blutzucker-Anstieg und destabilisiert die Stoffwechsellage weiter („Teufelskreis" aus Korrekturinsulingaben, erneuten Hypoglykämien und noch mehr Not-BE). Hohe Glukosewerte nach einer Unterzuckerung sind fast immer das Resultat einer deutlich überhöhten Kohlenhydrat-Zufuhr und nur selten alleiniges Resultat einer hormonellen Gegenregulation. Zur besseren Kontrolle der Situation trägt bei, wenn Hypoglykämien zuerst mit flüssigen Kohlenhydraten behandelt werden (siehe Praxis-Tipp). Der Heißhunger verschwindet rascher und man fühlt sich wesentlich schneller wieder besser.

Noch eine Anmerkung: Bei der Insulinpumpentherapie recht es im Falle einer Unterzuckerung keineswegs, nur die Basalrate zu reduzieren oder zu stoppen. Veränderungen an der Basalrate wirken sich erst mit einer Verzögerung von 1–2 Stunden auf den Blutzucker aus. Diese Zeitspanne ist zur Therapie einer Unterzuckerung eindeutig viel zu lang!

8.4 Therapie einer schweren Hypoglykämie

Eine schwere Unterzuckerung mit Bewusstlosigkeit ist ein seltenes, aber akut bedrohliches Ereignis. Hierbei gelten naturgemäß andere Regeln zur Therapie.

Notfallmaßnahmen können bei einer schweren Hypoglykämie nur von Außenstehenden eingeleitet werden. Deshalb ist es lebenswichtig, dass Familienangehörige, Lebenspartner, Freunde und Arbeitskollegen über die Hypoglykämie-Notfallmaßnahmen informiert werden. Sie müssen so gut „geschult" werden, dass sie beim Auftreten einer schweren Unterzuckerung die folgenden Handlungen vornehmen können:

1. **Atemwege freimachen**, Patient in die stabile Seitenlage bringen. Keinesfalls dürfen einem Bewusstlosen Kohlenhydrate eingeflößt werden! Er könnte die zugeführte Nahrung bzw. das Getränk einatmen (aspirieren), was schwere Komplikationen verursacht, z. B. Ersticken oder Lungenentzündung.
2. **Glukagon-Injektion** mit der für das Umfeld möglichst leicht auffindbaren Glukagon-Notfallspritze. Es ist ein Muss, den Bezugspersonen vorher den Umgang mit der Notfallspritze und ihren Aufbewahrungsort zu zeigen (siehe Praxis-Tipp). Das injizierte Glukagon regt die Leber an, das gespeicherte Glykogen in Form von Glukose ins Blut abzugeben.
   Vor allem während oder nach erschöpfenden Ausdauerbelastungen kann es je-

doch passieren, dass die Vorräte an Leberglykogen bereits entleert sind. Dann zeigt die Glukagoninjektion keine Wirkung. Auch nach Alkoholkonsum kann die Notfallspritze unwirksam sein.

3. **Notarzt verständigen** (Telefon 112). Nur eine Glukoseinfusion kann dem bewusstlosen Diabetiker helfen, wenn die Glukagonspritze nicht wirkt. Der herbeigerufene Notarzt legt sofort eine Infusion und verabreicht Glukose über die Vene, wenn er eine Unterzuckerung vermutet.

Wenn der Patient wieder bei Bewusstsein ist, muss er Kohlenhydrate essen, um den angehobenen Blutzuckerspiegel zu stabilisieren (mindestens 3 BE). Glukagon führt dazu, dass die Leber ihre Glukose-Reserven entleert. Nach der Glukagonspritze werden die entleerten Leberspeicher wieder gefüllt. Dadurch kommt es erneut zum Absinken des Blutzuckerspiegels! Daher ist es nach einer schweren Hypoglykämie besonders wichtig, engmaschig den Blutzucker zu überwachen und zusätzliche Kohlenhydrate zu konsumieren.

Praxis-Tipp für Angehörige und Freunde: So wird im Notfall die Glukagonspritze verabreicht

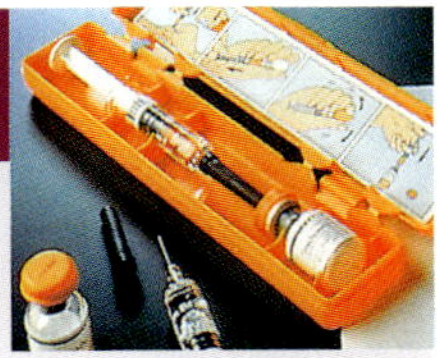

Das GlucaGen® HypoKit besteht aus einer wassergefüllten Glasspritze mit Kanüle und einem Fläschchen mit Glukagonpulver.

1. Spritzen Sie das in der Spritze enthaltene Wasser in die Ampulle mit Glukagon.
2. Ohne die Nadel zurückzuziehen, wird umgeschüttelt, bis das Glukagon ganz gelöst und die Flüssigkeit klar ist.
3. Ziehen Sie die Mischung in die Spritze auf. (Dabei muss die Spitze der Kanüle in der Flüssigkeit sein, sonst ziehen Sie nur Luft auf!)
4. Eine Desinfektion der Haut ist nicht nötig. Stechen Sie die Kanüle senkrecht in Oberschenkel oder Bauch ein und drücken Sie den Kolben ganz herunter. Dann ist die Glukagonlösung unter der Haut. Dabei ist egal, ob das Glukagon subkutan, im Muskel oder in der Vene landet – alles funktioniert.

Schritt 1 | Schritt 2 | Schritt 3 | Schritt 4

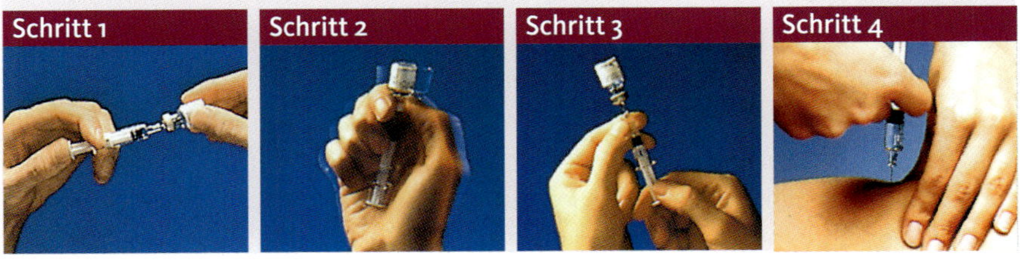

8.5 Ursachen einer Hypoglykämie

Hypoglykämie (Unterzuckerung)	
insulinpumpenabhängige Ursachen	*Ursachen ohne technischen Bezug zur Insulinpumpe*
A) Insulinkatheter - Leck in Insulinschlauch, Kupplung oder Pumpe-Katheter-Verbindung **B) Insulinampulle** - Reservoirwechsel mit im Bauch liegender Kanüle **C) Fehlbedienung der Insulinpumpe** - Bolus zweimal abgerufen - zu großen Bolus abgerufen - falsche Uhrzeit eingestellt	**D) Mahlzeitenbolus zu hoch** - Nährstoffgehalt überschätzt (Kohlenhydrate, Fett, Eiweiß) - I.E./BE-Faktor zu hoch - zu langer Spritz-Ess-Abstand - falsche Bolusform gewählt - Korrekturbolus zu hoch - Korrekturfaktor zu hoch - zu häufige Blutzuckerkorrekturen, Bolusüberlappung - Korrektur eines postprandialen Blutzuckerwertes **F) Basalrate zu hoch** **G) Situation mit erhöhter Insulinempfindlichkeit nicht angemessen berücksichtigt** - körperliche Aktivität - nach Sport: Muskelauffülleffekt - Alkoholkonsum - zyklusabhängige Schwankungen - Schwangerschaft (1. Drittel), Stillzeit - Leberauffülleffekt nach Unterzuckerung - Ende einer Phase der Insulinresistenz nicht erkannt **H) Verfälscht Blutzucker- oder Sensormesswerte**

Tab. 2: Insulinpumpenabhängige und -unabhängige Ursachen einer Hypoglykämie. Wie diese Faktoren jeweils erkannt und therapiert werden, ist in Kap. 8.6 aufgeführt (identische Buchstabenzuordnung).

8.6 Checkliste: Ursachensuche nach Hypoglykämie

Im Rahmen einer normnahen Blutzuckereinstellung sind milde Unterzuckerungen leider nicht gänzlich zu vermeiden, allerdings sollte alles daran gesetzt werden, ihre Anzahl so gering wie möglich zu halten. Die folgende Checkliste soll bei der Ursachensuche und -behebung von Unterzuckerungen helfen (Nummerierung entspricht der Übersicht in Kap. 8.5). Die einzelnen Punkte sind systematisch sortiert und nicht entsprechend der Häufigkeit.

Nach jeder Unterzuckerung muss geklärt werden, wodurch sie verursacht wurde, um ähnliche Unterzuckerungen in Zukunft zu vermeiden. Jedoch sollte die Ursachensuche erst dann beginnen, wenn die Unterzuckerung durch ausreichende Zufuhr von Not-BE behoben ist und wenn man wieder klar denken kann.

A) Insulinkatheter

- Insulingeruch an Insulinschlauch, Kupplung oder Pumpe-Katheter-Verbindung?
  Durch einen möglichen Gewebesog oder die Schwerkraft kann im Falle eines Lecks in Insulinschlauch, Kupplung oder Pumpe-Katheter-Verbindung unkontrolliert Insulin ins Unterhautfettgewebe fließen und eine Unterzuckerung verursachen. (Sehr selten!!)
  - Insulinkatheter sofort aus dem Unterhautfettgewebe entfernen.
  - Insulinampulle untersuchen, bei vermutetem Defekt Ampulle wechseln.
  - Neuen Insulinkatheter legen (siehe Kap. 3.3.5).
  - Ggf. Not-BE einnehmen und engmaschig Blutzucker kontrollieren.

B) Insulinampulle

- Wurde die Insulinampulle mit im Bauch liegender Kanüle gewechselt?
  Wird der liegende Insulinkatheter an der Pumpe-Katheter-Verbindung gelöst, z. B. um die Insulinampulle zu wechseln, kann durch den Gewebesog oder die Schwerkraft unkontrolliert Insulin ins Unterhautfettgewebe fließen. Durch den Druck, der beim Einschrauben der neuen Ampulle aufgebaut wird, gelangt dann weiteres Insulin ins Unterhautfettgewebe.
  - Ein Ampullenwechsel darf daher ausschließlich mit einem an der Koppelstelle getrennten Insulinkatheter erfolgen oder der Ampullenwechsel wird mit einem Katheterwechsel verbunden.
  - Ggf. weitere Not-BE einnehmen und engmaschig Blutzucker kontrollieren.

C) Fehlbedienung der Insulinpumpe

- Wurde ein Bolus versehentlich zweimal abgerufen oder ein zu großer Bolus abgerufen?
  - Bolusspeicher aufrufen und kontrollieren, ggf. Not-BE einnehmen.
  - In Zukunft bei der kleinsten Unsicherheit vor der Bolusgabe den Speicher aufrufen, um Fehlabgaben zu vermeiden.
  - Engmaschig den Blutzucker kontrollieren und ggf. weitere Not-BE einnehmen.
- Ist versehentlich die falsche Uhrzeit eingestellt?
  - Pumpenuhr überprüfen, ggf. korrigieren.
  - Engmaschig den Blutzucker kontrollieren und ggf. weitere Not-BE einnehmen.

D) Mahlzeitenbolus zu hoch

- Trat die Unterzuckerung vor oder zu Beginn einer Mahlzeit auf?
  - Sollte ein Spritz-Ess-Abstand eingehalten worden sein, war er möglicherweise zu lang (siehe Kap. 5.5).
  - Sofort Not-BE einnehmen, dann mit der Mahlzeit beginnen. Blutzucker engmaschig kontrollieren und ggf. weitere Not-BE einnehmen.
  - Spritz-Ess-Abstand in Zukunft reduzieren (siehe Kap. 5.2).
- Trat die Unterzuckerung nach einer Mahlzeit auf?
  - Nährstoffgehalt überschätzt? → BE- und FPE-Schätzen üben (Faustregeln siehe Kap. 18.1 und 18.2).
  - I.E./BE-Faktor zu hoch (siehe Kap. 5.5)? → zur betreffenden Tageszeit reduzieren.
  - Bei langer Diabetesdauer: Liegt möglicherweise eine Gastroparese vor (siehe Kap. 5.4)?
  - Not-BE einnehmen und engmaschig Blutzucker kontrollieren.
- Trat die Unterzuckerung gegen Ende der Laufzeit eines verzögerten oder kombinierten Bolus auf?
  - Wird der Fett- oder Eiweißanteil der Mahlzeit überschätzt und ein zu großer verzögerter Bolus abgegeben, kommt es nach ca. 4 – 6 Stunden zu einer Unterzuckerung (siehe Kap. 5.5).
  - FPE-Schätzen üben (Faustregeln siehe Kap. 18.2).
  - Not-BE einnehmen und engmaschig Blutzucker kontrollieren.

E) Korrekturbolus zu hoch oder unnötig

- Treten regelmäßig nach der Korrektur erhöhter Blutzuckerwerte Unterzuckerungen auf?
  - Korrekturfaktor zu hoch → zur betroffenen Tageszeit reduzieren.
  - Blutzucker-Zielbereich zu niedrig → Zielbereich anheben (ca. 120 – 140 mg/dl).
  - Bolusrechner verwenden oder die programmierten Parameter anpassen (siehe Kap. 5.6).
  - Not-BE einnehmen und engmaschig Blutzucker kontrollieren.
- Führt der Wunsch zur schnellen Normalisierung erhöhter Blutzuckerwerte dazu, dass in enger Folge Korrekturboli abgerufen werden?
  Die Wirkdauer des Insulins wird meist unterschätzt (siehe Kap. 1.8). Bei zu häufiger Abgabe von Korrekturboli überlappen sie sich in ihrer Wirkung und werden unkalkulierbar.
  - Ein erneuter Korrekturbolus sollte bei schnell wirkendem Analoginsulin frühestens nach 2 – 3 Stunden, bei Normalinsulin frühestens nach 3 – 4 Stunden abgegeben werden.
  - In Zukunft Bolusrechner verwenden bzw. die programmierten Parameter anpassen. Bolusrechner-Programme berücksichtigen beim Bolusvorschlag die

noch wirkende Restinsulinmenge und sind ein effektives Mittel, Unterzuckerungen durch Bolusüberlappungen zu vermeiden (siehe Kap. 5.6).
  - Not-BE einnehmen und engmaschig Blutzucker kontrollieren.
- Trat die Unterzuckerung nach der Korrektur eines postprandial erhöhten Blutzuckerwertes auf?
  Erhöhte Blutzuckerwerte 1–2 Stunden nach einer Mahlzeit (postprandial) sind häufig durch einen zu kurzen Spritz-Ess-Abstand bedingt und fallen von alleine wieder in den Normalbereich ab („Timing-Fehler").
  - Die Abgabe eines Korrekturbolus für einen erhöhten postprandialen Wert löst häufig eine Unterzuckerung aus und ist daher zu unterlassen.
  - Der Blutzucker sollte engmaschig kontrolliert werden, ab ca. 3 Stunden nach der Mahlzeit kann ggf. eine Korrektur erfolgen.
  - In Zukunft sollte der Spritz-Ess-Abstand verlängert werden (siehe Kap. 5.2).
  - Not-BE einnehmen und engmaschig Blutzucker kontrollieren.

F) Basalrate zu hoch

- Treten Unterzuckerungen immer zur gleichen Tageszeit auf?
  - Prinzipiell kann eine zu hohe Basalrate oder ein zu hoher tageszeitlicher I.E./BE-Faktor dafür verantwortlich sein.
  - Basalratentest durch Mahlzeitenauslassversuch (siehe Kap. 4.1). Je nach Ergebnis gezielte Absenkung der Basalrate oder Reduktion des tageszeitlichen I.E./BE-Faktors.
  - Ausnahme: Bei nächtlichen Unterzuckerungen sollte die Basalrate sofort reduziert werden und erst danach ein Basalratentest erfolgen.
  - Not-BE einnehmen und engmaschig Blutzucker kontrollieren.

G) Situation mit erhöhter Insulinempfindlichkeit nicht angemessen berücksichtigt

- Trat die Unterzuckerung nach Alkoholkonsum auf (Stunden später)?
  - Alkohol hemmt die Zuckerausschüttung der Leber (Glukoneogenese), sodass der Insulinbedarf vorübergehend sinkt.
  - Um eine Unterzuckerung zu vermeiden, muss nach Alkoholkonsum die Basalrate für einige Stunden reduziert werden. Bei moderatem Alkoholkonsum ist eine temporäre Basalrate vorzuziehen, bei exzessivem Alkoholkonsum eine alternative Basalrate (siehe Kap. 4.2.1 und 4.3).
  - Not-BE einnehmen und engmaschig Blutzucker kontrollieren.
- Trat die Unterzuckerung während körperlicher Aktivität auf?
  Körperliche Aktivität erhöht die Insulinempfindlichkeit und erfordert eine Therapieanpassung:

  - Insulinversorgung reduzieren und/oder Kohlenhydratzufuhr erhöhen (siehe Kap. 10.4.3).
  - Dem Stoffwechsel ist der Zweck der Muskelarbeit gleichgültig. In folgenden Situationen treten häufig Unterzuckerungen auf, weil die körperliche Aktivität unterschätzt wird: Spazieren gehen, Hausputz, Gartenarbeit, Umzug, Einkaufsbummel.
  - Not-BE einnehmen und engmaschig Blutzucker kontrollieren.
- Trat die Unterzuckerung nach körperlicher Aktivität auf?
  Nach Beendigung körperlicher Aktivität bleibt die Insulinempfindlichkeit so lange erhöht, bis die Kohlenhydratspeicher von Muskulatur und Leber wieder aufgefüllt sind („Muskelauffülleffekt“).
  - Während dieser Zeit muss die Insulinversorgung weiterhin reduziert werden (Basalrate und Bolusfaktoren), siehe Kap. 10.4.4.
  - Bei Alkoholkonsum nach Sport potenzieren sich die blutzuckersenkenden Effekte und machen eine noch drastischere Insulinreduktion und/oder Zusatz-BE erforderlich.
  - Not-BE einnehmen und engmaschig Blutzucker kontrollieren.
- Treten Unterzuckerungen in „Serien“ auf?
  Heftige Unterzuckerungen gehen mit einer Entleerung der Leber-Glykogenspeicher einher. Anschließend entziehen die Leberzellen dem Blut entsprechende Mengen an Glukose, um die Vorräte wieder aufzufüllen („Leberauffülleffekt“). Während dieser Zeit ist das Risiko für eine erneute Unterzuckerung stark erhöht.
  - Insbesondere nach einer schweren Hypoglykämie mit hormoneller Gegenregulation, mit Bewusstlosigkeit oder nach Gabe einer Glukagon-Injektion müssen nach Akutbehandlung der Hypoglykämie noch einige lang wirkende BE eingenommen werden, um eine rasche erneute Hypoglykämie zu vermeiden.
  - Engmaschig Blutzucker kontrollieren und ggf. weitere Not-BE einnehmen.
- Frauen: Bestehen zyklusabhängig Phasen mit häufigen Unterzuckerungen?
  - Während dieser Phase Bolusfaktoren reduzieren und temporäre Basalratenabsenkung aktivieren oder alternative Basalrate programmieren (siehe Kap. 4.2.1 und 4.3).
  - Not-BE einnehmen und engmaschig Blutzucker kontrollieren.
- Frauen: Besteht eine Schwangerschaft oder wird ein Säugling gestillt?
  Im 1. Schwangerschaftsdrittel (Trimenon) nimmt in der Regel der Insulinbedarf deutlich ab (siehe Kap. 9.2.2). Nach einem höheren Insulinbedarf im 2. und 3. Schwangerschaftsdrittel nimmt der Insulinbedarf um die Geburt herum schlagartig wieder ab.
  - In Abstimmung mit dem Diabetesteam: Basalrate rechtzeitig entsprechend umprogrammieren, Bolusfaktoren reduzieren und Bolusrechner umprogrammieren.
  - Not-BE einnehmen und engmaschig Blutzucker kontrollieren.

- Wurde das Ende einer Phase der Insulinresistenz nicht erkannt?
  Während einer vorübergehenden Phase der Insulinresistenz müssen Basalrate und Bolusgaben gesteigert werden (siehe Kap. 6.2). Anschließend besteht wieder ein geringerer, „normaler" Insulinbedarf. Wird dann die Insulinversorgung zu spät reduziert, kann daraus eine Unterzuckerung resultieren.
  - Das Ende einer Insulinresistenz-Phase (z. B. Gesundwerden) muss zeitnah erkannt werden, um Basalrate und Bolusgaben bedarfsgerecht wieder zu reduzieren, siehe Kap. 6.2.
  - Not-BE einnehmen und engmaschig Blutzucker kontrollieren.

H) Zeigt der Glukosesensor (FGM, CGM) zu hohe oder zu tiefe Werte an?
Sämtliche Glukosesensoren sollten hin und wieder mit Blutzuckertests überprüft werden – auch die bereits herstellerseitig kalibrierten neuen CGM- und FGM-Systeme. Abweichungen von im Mittel mehr als 15 Prozent sind problematisch.

- Wurde das CGM-System zur richtigen Zeit kalibriert? Kalibrierungen machen nur zu Zeiten stabiler Glukosewerte Sinn (waagerechter Trendpfeil).
  - Wird z. B. während eines starken Glukoseanstiegs kalibriert, zeigt das CGM-System fortan zu hohe Glukosewerte an, und eine nachfolgende Hypoglykämie wird vom Sensor nicht erkannt.
  - Vermuten Sie eine Fehlkalibrierung? Dann sollten Sie ihrem Sensor erst nach ca. drei weiteren Kalibrierungen wieder vertrauen und in der Zwischenzeit für Therapieentscheidungen wieder Blutzucker messen.
  - Sollte das CGM-System keine Kalibrierung annehmen, legen Sie einen neuen Sensor und reklamieren den Sensor beim Hersteller.
- Zeigt Ihr Glukosesensor (CGM- oder FGM-System) keine plausiblen Werte an? Dies erkennen Sie an einer dauerhaften Abweichung von mehr als 15 Prozent zum Blutzucker, an extremen kurzfristigen Schwankungen des angezeigten Glukosewertes (Sensorrauschen) oder an einem Ausfall des Glukose-Signals.
  - Hier liegt vermutlich ein defekter Sensor vor. Entfernen Sie den aktuellen Sensor, legen Sie einen Neuen und reklamieren den Sensor beim Hersteller.
  - Auch Sensoren, die vor der zugelassenen Liegedauer den Geist aufgeben, sollten Sie beim Hersteller reklamieren. In der Regel erhalten Sie Ersatz für die defekten Sensoren.

9. Insulinpumpentherapie bei besonderen Patientengruppen

9.1 Insulinpumpe bei Kindern und Jugendlichen

In den Anfangsjahren der Insulinpumpentherapie wurden fast nur Erwachsene mit dieser Therapieform behandelt. Seit der Jahrtausendwende findet „die Pumpe" auch bei Kindern und Jugendlichen zunehmende Verbreitung, was durch positive Studienergebnisse, technische Verbesserungen (Miniaturisierung, einfachere Bedienung, Tastatursperre) und die sehr gute Akzeptanz bei den Familien begründet ist. Im Jahr 1995 wurde erst ca. ein Prozent der Kinder und Jugendlichen mit Diabetes mit einer Insulinpumpe behandelt, im Jahr 2017 mehr als 50 Prozent (siehe Abb. 1). Die sehr jungen Patienten werden inzwischen sogar fast ausschließlich mit Insulinpumpen behandelt: 92 Prozent der unter 5-Jährigen trugen im Jahr 2017 eine Pumpe, während es bei den älteren Jugendlichen und jungen Erwachsenen (15 – 20 Jahre) immerhin noch 46 Prozent waren.[55]

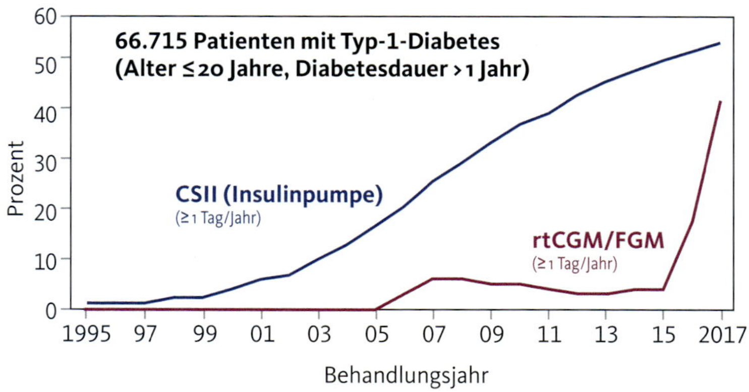

Abb. 1: Seit dem Jahr 2000 nimmt die Zahl der Insulinpumpenträger unter Kindern und Jugendlichen rasch zu. Besonders ausgeprägt ist die Zunahme bei den Kindern unter 5 Jahren.[55]

9.1.1 Vorteile der Insulinpumpentherapie für Kinder und Jugendliche

Die Gründe für die zunehmende Beliebtheit der Insulinpumpentherapie bei Kindern und Jugendlichen sind vielfältig. Wie bei Erwachsenen kann die Insulinpumpentherapie bei Kindern den HbA_{1C}-Wert verbessern, die Unterzuckerungen reduzieren und mehr Flexibilität im Alltag ermöglichen (siehe Kap. 1). Zusätzlich bietet die Pumpentherapie Kindern und Jugendlichen weitere Vorteile:

- Besonders für Kleinkinder ist von Bedeutung, dass mit der Insulinpumpe auch sehr geringe Insulinmengen exakt dosiert werden können (z. B. eine Basalrate von 0,025 I.E./Std.). Mit einer Insulinspritze oder einem Pen ist das in dieser Form nicht möglich.
- Bei der Insulinpumpentherapie ist auch in den frühen Morgenstunden (Problem: Dawn-Phänomen) eine optimale Insulinversorgung gewährleistet. Bei der ICT lässt dagegen gerade frühmorgens, wenn der Insulinbedarf ansteigt, häufig die Wirkung des abends injizierten Basalinsulins nach (kürzere Wirkdauer bei niedrigerer Dosis, also insbesondere bei Kindern).
- Der Tagesablauf von Kindern ist in der Regel schlecht planbar. Zeitpunkt und Menge der Mahlzeiten und der körperlichen Aktivität variieren von Tag zu Tag. Häufige Infekte erschweren die Diabetestherapie zusätzlich. Entsprechend unkalkulierbar ist auch der Insulinbedarf. Mit der Insulinpumpe kann jederzeit Bolusinsulin abgerufen oder die Basalrate geändert werden, um spontanen Bedarfsänderungen gerecht zu werden. Die Lebensqualität der Kinder und Familien nimmt unter der Pumpentherapie deutlich zu, die psychosoziale Integration wird erleichtert.
- Ältere Kinder und Jugendliche, die bereits der BE-Schätzung mächtig sind, können mithilfe eines in die Insulinpumpe integrierten Bolusrechners (siehe Kap. 5.7) selbstständig und flexibel ihr Mahlzeiteninsulin dosieren, z. B. in der Schule.[56] Fehleranfällige Rechenoperationen mit tageszeitlich verschiedenen BE- und Korrekturfaktoren sind nicht notwendig, da dies automatisch der Bolusrechner übernimmt.
- Im Vergleich zur ICT sind bei der Insulinpumpentherapie wesentlich weniger Einstiche nötig. Der Insulinkatheter wird nur ca. alle 2 Tage gewechselt. Während dieser Zeit wären bei der ICT ca. 8 – 20 Injektionen nötig. Die selteneren Injektionen sind nicht nur für die Kinder, sondern besonders auch für ihre Eltern eine immense psychische Entlastung.
- Technische Fortschritte im Bereich der Sicherheitsvorrichtungen haben die Akzeptanz der Insulinpumpentherapie für Kinder bei ihren Eltern und Diabetesteams wesentlich verbessert. Die meisten Insulinpumpenmodelle verfügen mittlerweile über eine Tastatursperre, sodass Kinder nicht aus Versehen beim Spielen einen

unnötigen Bolus abrufen oder die Pumpe umprogrammieren können. Auch sind einige der neuesten Modelle mit einer Fernbedienung steuerbar, was v. a. beim Spielen oder nachts von Vorteil ist.

9.1.2 Indikationen zur Insulinpumpentherapie bei Kindern und Jugendlichen

Welche Kinder und Jugendlichen mit Typ-1-Diabetes sollten mit einer Insulinpumpentherapie behandelt werden? Die Indikationsstellung hängt vom Alter des Kindes und von der individuellen Situation des Kindes und seiner Familie ab. In einem Expertenkonsens haben sich die europäischen und die US-amerikanischen Fachgesellschaften für Kinder- und Jugenddiabetologie zu diesem Thema geäußert.[57] Grundvoraussetzung für den Beginn einer Insulinpumpentherapie ist nicht nur, dass Eltern und Therapeuten sich einig sind, sondern vor allem, dass das Kind bzw. der Jugendliche diese Therapieform akzeptiert. Eine weitere sehr wichtige Voraussetzung ist, dass die Prinzipien der intensivierten Insulintherapie beherrscht werden. Die Kinder und Jugendlichen bzw. die Eltern sollten bei einem Ausfall der Pumpe jederzeit in der Lage sein, die Behandlung auf eine ICT umzustellen.

Kleine Kinder mit Typ-1-Diabetes

Neugeborene, Säuglinge und Kleinkinder sollten grundsätzlich mit einer Insulinpumpe behandelt werden, wenn die äußeren Umstände dies zulassen (siehe unten). Diese Altersgruppen profitieren erheblich von der Insulinpumpentherapie (sehr geringer Insulinbedarf, unplanbares Ess-, Bewegungs- und Schlafverhalten, weniger Injektionen etc.) und sollten daher ohne vorherigen ICT-Therapieversuch sofort nach Diagnosestellung in einem spezialisierten kinderdiabetologischen Zentrum mit der Insulinpumpe versorgt werden. Die Therapie wird bei kleinen Kindern naturgemäß vollständig von den Eltern durchgeführt. Von entscheidender Bedeutung für den Therapieerfolg sind daher die Motivation und das Engagement der Bezugspersonen.

Schulkinder mit Typ-1-Diabetes

Ältere Kinder beteiligen sich zunehmend an der Diabetestherapie. Alterstypische Probleme wie das Dawn-Phänomen und spontanes Ess- und Trinkverhalten können mit der Insulinpumpe optimal berücksichtigt werden. Die Indikation zur Insulinpumpentherapie besteht in dieser Altersgruppe nicht generell, sondern ist eine individuelle Entscheidung. Auf folgende Indikationen hat sich der Medizinische Dienst der Krankenkassen (MDK), der die Insulinpumpenanträge in der Regel begutachtet, geeinigt:[58]

- Ausgeprägtes Dawn-Phänomen (Blutzuckeranstieg in den frühen Morgenstunden)
- Schwere Unterzuckerungen, häufige oder nächtliche Unterzuckerungen
- HbA_{1C}-Wert außerhalb des Zielbereichs trotz konsequent durchgeführter ICT
- Instabile Stoffwechsellage mit stark schwankenden Blutzuckerwerten, unabhängig vom HbA_{1C}
- Beginnende diabetische Folgeerkrankungen
- Kinder mit Nadelphobie
- Schwangere Jugendliche (bei geplanter Schwangerschaft besser bereits präkonzeptionell)
- Große Blutzuckerschwankungen trotz ICT (unabhängig vom HbA_{1C}-Wert)

Häufige und legitime Gründe für den Pumpenwunsch können z. B. auch eine einfachere Durchführung von Leistungssport oder eine erhoffte bessere Lebensqualität sein. Da der MDK diese „Lifestyle"-Argumente leider nicht akzeptiert („keine Leistungspflicht der gesetzlichen Krankenkassen") suchen Sie sich besser andere Argumente für die kleinen Patienten.

Jugendliche mit Typ-1-Diabetes

Jugendliche können die Diabetestherapie in der Regel eigenständig durchführen, wobei es teilweise noch an Verantwortungsbewusstsein mangelt. Die Eltern sollten sich daher nicht zu früh aus der Mitverantwortung zurückziehen. Andererseits sollte der Jugendliche nicht „bis ultimo" in Bezug auf seine Therapie bevormundet werden, da dies hinderlich für eine normale psychosoziale Entwicklung ist.

Prinzipiell kommt die Insulinpumpentherapie durch ihre Flexibilität den Anforderungen Jugendlicher sehr entgegen. Die alterstypische Risikobereitschaft, andere Lebensprioritäten und ungenügende Sorgfalt gehen jedoch häufiger mit unterlassenen BZ-Messungen oder Bolusgaben einher und können die Stoffwechseleinstellung verschlechtern. In seltenen Fällen kann es erforderlich sein, die Insulinpumpentherapie für einige Zeit zu unterbrechen oder zu beenden (z. B. bei häufigen Ketoazidosen, selbstgefährdendem Verhalten oder auch auf Wunsch des Jugendlichen). Bei einer Diabetes-Manifestation im Jugendalter sollte zusammen mit dem Jugendlichen und der Familie entschieden werden, ob sofort mit einer Insulinpumpentherapie begonnen wird oder zunächst mit einer ICT.

Kontraindikationen

Für folgende Patientengruppen ist die Insulinpumpentherapie in der Regel nicht geeignet (Kontraindikationen):[59]

- Mangelhafte intellektuelle Befähigung des jungen Patienten bzw. der Bezugspersonen, sofern die Therapie maßgeblich von ihnen getragen wird
- Unzuverlässigkeit, fehlende Motivation

- Psychiatrische Problematik im Sinne depressiv-suizidaler Verhaltensweisen, einer Suchterkrankung oder einer Psychose
- Ungünstiges soziales Milieu

Die Ausschlusskriterien gelten nicht nur für das Kind bzw. den Jugendlichen mit Diabetes, sondern auch für seine Bezugspersonen, wenn diese maßgeblich die Therapie durchführen.

9.1.3 Praktische Aspekte bei Kindern und Jugendlichen

An dieser Stelle kann nur ein kleiner Einblick in die Welt der Kinderdiabetologie gegeben werden. Weiterführende Informationen sind z. B. in den entsprechenden Leitlinien der Deutschen Diabetes-Gesellschaft (Praxis- und evidenzbasierte Leitlinie[60]) oder in der einschlägigen Fachliteratur und in speziellen Schulungsprogrammen (s. u.) zu finden.

Vorbehalte gegenüber der Insulinpumpentherapie

Kleinkinder fühlen sich teilweise durch das Gewicht der Pumpe oder das Vorhandensein des „Fremdkörpers“ in ihrem Bewegungsdrang eingeschränkt. Durch die Wahl der individuell optimalen Tragemöglichkeit ist dieses Problem jedoch häufig lösbar, z. B. mit einem speziellen Tragebeutel oder einem „Rucksack“ (siehe auch Kap. 3.2).

Jugendliche fühlen sich teilweise durch das ständige Tragen der Pumpe und durch den ggf. sichtbaren Insulinkatheter stigmatisiert. Weitere Sorgen betreffen erste Partnerkontakte und wie dabei mit dem Thema Diabetes, und im Speziellen, mit der Insulinpumpe verfahren werden soll (siehe auch Kap. 10.8). Gute Möglichkeiten zum Austausch mit Gleichgesinnten bieten sich den Jugendlichen z. B. im Rahmen einer Insulinpumpen-Selbsthilfegruppe, bei Jugendcamps oder in entsprechenden Internetforen.

Geeignete Insulinpumpenmodelle

Auf folgende Funktionen sollte bei der Auswahl einer Insulinpumpe zur Behandlung eines Kindes oder Jugendlichen geachtet werden (siehe auch Kap. 1.7):

- Kleinste Basalraten-Schritte (0,025 – 0,05 I.E./Std.)
- Bolusrechner-Funktion mit direkter Übertragung von Blutzuckermesswerten aus dem Messgerät
- Verständliche Alarmmeldungen, inkl. einer Alarmfunktion für vergessene Mahlzeitenbolusgaben
- Robustes und wasserdichtes Gehäuse

Insulinart und -konzentration

Die meisten Kinder und Jugendlichen mit Diabetes werden mittlerweile mit schnell wirkenden Analoginsulinen behandelt (siehe Kap. 1.8). In der Regel können die handelsüblichen U100-Konzentrationen verwendet werden. Bei Basalraten unter 0,1 – 0,2 I.E./Std. ist es auch möglich, die handelsüblichen Insulinpräparate zu verdünnen (U10 oder U50), um eine ausreichende Durchflussrate im Katheter sicherzustellen. Da aber gerade bei Säuglingen und Kleinkindern sehr viele Boli abgegeben werden, führt auch eine Basalrate, die über mehrere Stunden auf null gestellt ist, zu keinem Katheterverschluss. Eine Insulinverdünnung ist im Allgemeinen nur noch bei Neugeborenen erforderlich (siehe Kap. 1.8.4).

Insulinkatheter

Mit dem geeigneten „Material" gelingt es in der Regel auch bei Säuglingen und Kleinkindern, einen Insulinkatheter (siehe Kap. 3.3) so zu platzieren, dass er gut toleriert wird. Zahlreiche Insulinkathetermodelle werden mit Kanülenlängen ab 6 mm angeboten (Stahl- oder Teflonnadeln sind gleichermaßen geeignet). Sie können bei Säuglingen z. B. an Gesäß oder Oberschenkel platziert werden, wo noch am ehesten ein ausreichendes Unterhautfettgewebe zu erwarten ist.

Vor dem Legen des Katheters kann ein Betäubungspflaster (z. B. Emla® Pflaster) oder Eisspray genutzt werden. Einige Eltern applizieren das Pflaster, bevor die Kinder schlafen gehen, und legen den Katheter dann während des Schlafs. Der Katheterwechsel wird vom Säugling dann häufig gar nicht wahrgenommen. Der Insulinkatheter sollte wie beim Erwachsenen alle 1 – 2 Tage gewechselt werden.[61]

Insbesondere bei sehr aktiven Kindern hat es sich bewährt, den Insulinkatheter durch zusätzliches Klebematerial zu befestigen, z. B. mit dem sehr hautfreundlichen elastischen Klebevlies Fixomull stretch® oder in Form einer Entlastungsschlaufe des Katheters mit Leukosilk® (siehe Kap. 3.3.3). Der liegende Katheter sollte von den Betreuungspersonen regelmäßig auf seine korrekte Lage überprüft werden.

Start-Basalrate

Zur Programmierung der stündlichen Basalraten nach Umstieg auf die Insulinpumpentherapie sind verschiedene Hilfsmittel erhältlich (siehe Kap. 3.5.2). Speziell für Kinder und Jugendliche verteilt die Firma Roche mehrere Basalratenschieber, anhand derer ein durchschnittliches Basalratenprofil entsprechend der Altersgruppe, dem Insulinbedarf und dem Körpergewicht erstellt werden kann. Das Profil weist altersspezifische Besonderheiten auf (siehe Abb. 2).

Regelmäßige altersentsprechende Schulung

Alle an der Therapie beteiligten Personen sollten mindestens alle 1 bis 2 Jahre an ei-

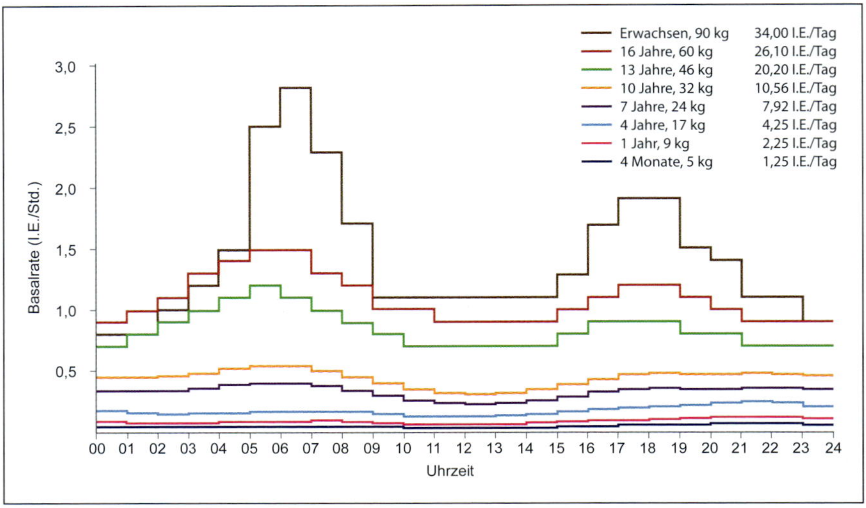

Abb. 2: **Basalraten für Kinder und Jugendliche, nach Körpergewicht. Dargestellt sind empfohlene Start-Basalraten entsprechend den Basalratenschiebern der Firma Roche (siehe Kap. 3.5.2).**

ner altersadaptierten strukturierten Diabetesschulung teilnehmen. Zur Unterstützung der Diabetesteams hat die Arbeitsgemeinschaft für pädiatrische Diabetologie der DDG (www.diabetes-kinder.de) ein spezielles Schulungsprogramm entwickelt (siehe Kap. 2.3).

Spezialisiertes Behandlungsteam

Kinder und Jugendliche mit Diabetes müssen – unabhängig von der gewählten Therapieform – von einem kinderdiabetologisch erfahrenen Team behandelt werden. Dieses sollte einen entsprechend qualifizierten Arzt (Kinderarzt mit der Zusatzanerkennung „Diabetologie", „Kinderendokrinologie und Diabetologie" oder der Bezeichnung „Diabetologe DDG"), Diabetesberaterinnen, Ernährungsberaterinnen sowie diabetologisch geschulte Psychologen und Sozialarbeiter umfassen.

Einige der nächstgelegenen Einrichtungen sind auf der Homepage der Deutschen Diabetes-Gesellschaft zu finden (www.deutsche-diabetes-gesellschaft.de/zertifizierte-arztpraxenkliniken.html). Auch der Kinderarzt ist eine gute Informationsquelle und kann wahrscheinlich noch weitere Adressen in der näheren oder ferneren Umgebung nennen.

Problematisch ist häufig der Übergang von der kinderärztlichen zur Erwachsenen-Diabetologie. Er fällt im Alter von 16 bis 21 Jahren in eine Lebensphase allgemeiner Umbrüche und sollte von allen Beteiligten sorgfältig geplant und begleitet werden (Notwendigkeit einer strukturierten Übergabe; Versorgungsforschungsprojekt zu diesem Thema: www.berliner-transitionsprogramm.de).

9.2 Insulinpumpe und Schwangerschaft

Dieses Kapitel richtet sich an Typ-1-Diabetikerinnen, die eine Schwangerschaft planen. Für Frauen, die während einer Schwangerschaft einen sogenannten Gestationsdiabetes entwickeln, gelten andere Gesetzmäßigkeiten. Sie erreichen in der Regel mit einer geeigneten Ernährungsumstellung und ggf. mit Insulininjektionen gute Blutzuckerwerte. Nur in seltenen Fällen benötigen sie eine Insulinpumpe.

Diabetikerinnen, die eine Schwangerschaft planen, sollten ihren Blutzucker mindestens drei Monate vor Beginn der Schwangerschaft normoglykämisch einstellen (HbA_{1C} im Normalbereich, tolerierbar bis 1 Prozent über dem Normbereich). Pumpenträgerinnen sollten die Therapieoptimierung frühzeitig vornehmen, damit die Dosisfindung bereits vor der Konzeption komplett abgeschlossen ist. Solange die Stoffwechseleinstellung schlecht ist, sollte eine Schwangerschaft zuverlässig verhütet werden.

Normales Risiko bei optimaler Stoffwechselführung

Je normaler Glukoseprofil und HbA_{1C} sind, desto größer sind die Chancen auf eine komplikationslose Schwangerschaft und Geburt (siehe Kap. 9.2.1). Bei normoglykämischer Stoffwechseleinstellung sind die Risiken für Mutter und Kind nicht wesentlich höher als bei einer Mutter ohne Diabetes. Anhaltend schlechte Blutzuckerwerte während der Schwangerschaft bedeuten für Mutter und Kind dagegen ein erhebliches Risiko (Mutter: erhöhte Fehlgeburtsraten, Blutdruckkrisen/sog. Präeklampsie, geburtshilfliche Probleme; Kind: Unterzuckerung in den ersten Lebenstagen, Fehlbildungen, hohes Geburtsgewicht, in seltenen Fällen auch Wachstumsverzögerungen; erhöhtes Risiko für die Entwicklung eines Typ-2-Diabetes im höheren Lebensalter).

Vorteile der Insulinpumpentherapie

Mit der Insulinpumpentherapie ist eine normoglykämische Stoffwechseleinstellung zu erreichen, ohne dass die Zahl der Unterzuckerungen zunimmt (siehe Kap. 8.1).

Dies ist mit einer Injektionstherapie (ICT) in der Regel nicht möglich. Viele Diabetikerinnen steigen daher auf die Insulinpumpentherapie um, wenn sie schwanger werden wollen. Die Therapieumstellung muss rechtzeitig begonnen werden, damit die Übergangsphase mit ihren möglichen Stoffwechselschwankungen abgeschlossen ist, bevor die Konzeption erfolgt (ca. 3 Monate).

Engmaschige interdisziplinäre Betreuung

An der Betreuung einer Schwangeren mit Diabetes sind Ärzte verschiedener Fachrichtungen beteiligt. Eine detaillierte Übersicht über die vor und während einer Schwangerschaft notwendigen Untersuchungen ist in Tab. 1 zusammengestellt.

Die Schwangere sollte von einem erfahrenen Diabetologen und einem Frauenarzt, die beide auch mit dem jeweils anderen Fachgebiet vertraut sind, interdisziplinär betreut werden. Während der Schwangerschaft sollte der behandelnde Diabetologe zumindest monatlich konsultiert werden. Die Entbindung muss in einem spezialisierten Krankenhaus stattfinden (**Perinatalzentrum** mit Neugeborenen-Intensivstation und internistischer Intensivstation). Eine erste Vorstellung in der Klinik sollte bei unkompliziertem Verlauf in der 30. bis 32. Schwangerschaftswoche erfolgen.

Folgeerkrankungen und Schwangerschaft

Zu Beginn der Schwangerschaft sollte eine augenärztliche Untersuchung klären, ob bereits eine diabetische Retinopathie vorliegt, da sie während der Schwangerschaft fortschreiten kann. Weiterhin ist der Ausschluss einer Mikroalbuminurie bzw. Nephropathie (Nierenerkrankung) wichtig. Bei fortgeschrittener diabetischer Nephropathie (Serumkreatinin über 1,5 mg/dl, GFR unter 60 ml/min) oder schwer einstellbarem Bluthochdruck (Blutdruckwerte anhaltend über 140/90 mmHg) bestehen sehr hohe Risiken für Mutter und Kind, sodass im Einzelfall sogar von einer Schwangerschaft abgeraten werden muss.[62]

Vererbungsrisiko

Eine weitere häufige Frage in diesem Zusammenhang betrifft das Vererbungsrisiko des Diabetes.[63]

- Mutter **oder** Vater haben Typ-1-Diabetes: 3 – 5 Prozent
- Mutter **und** Vater haben Typ-1-Diabetes: bis 20 Prozent
- Geschwister hat Typ-1-Diabetes: 5 Prozent
- Eineiiger Zwilling hat Typ-1-Diabetes: 30 – 50 Prozent
- Kinder aus Familien ohne bekannten Typ-1-Diabetes (Normalbevölkerung): unter 0,3 Prozent

Diabetikerin mit Kinderwunsch	▪ Erreichen einer stabilen Stoffwechsellage mit HbA_{1c} bis 1 % über dem Normbereich, ggf. Umstieg auf die Insulinpumpentherapie. Die Therapieoptimierung sollte 3 Monate vor SS-Beginn abgeschlossen sein. ▪ Ggf. weitere Therapieoptimierung mit CGM (siehe Kap. 11 – 15) ▪ Tägliche Einnahme von Folsäure (0,4 – 0,8 mg) ab 3 Monate vor SS-Beginn ▪ Impfstatus prüfen und wichtige Zahnbehandlungen abschließen
Schwangere Diabetikerin	▪ Blutzucker messen: 6 – 8-(– 12-)mal täglich, BZ-Tagebuch führen ▪ Evtl. Ketone messen: Einige Diabeteszentren empfehlen, täglich vor dem Frühstück den Blutketonspiegel zu messen und bei erhöhten Werten zur Vorbeugung eine kohlenhydratreiche Spätmahlzeit einzunehmen (siehe Kap. 9.2.1). ▪ Ggf. weitere Therapieoptimierung mit CGM (siehe Kap. 11 – 15)
Diabetologe/ Diabetes-beraterin/ Ernährungs-beraterin	▪ Festlegung der Therapieziele vor und während der SS ▪ Ggf. Umstieg auf die Insulinpumpentherapie (spätestens 3 Monate vor Beginn der SS) ▪ Ggf. weitere Therapieoptimierung mit CGM (siehe Kap. 11 – 15) ▪ Auswertung der Blutzuckerprotokolle und Therapieoptimierung alle 2 – 4 Wochen, ggf. individuelle Schulung, Ernährungsberatung ▪ HbA_{1c}-Messung alle 4 Wochen während der SS ▪ Bei diabetischen Folgeerkrankungen spezialisierte Mitbehandlung organisieren ▪ Angehörige in Anwendung des Glukagon-Sets einweisen ▪ Individuelle Planung der Diabetestherapie für den Tag der Entbindung und für die Stillzeit
Augenarzt	▪ Beurteilung des Augenhintergrunds zu folgenden Zeitpunkten: vor SS-Beginn, sofort nach Diagnose der SS, dann alle 3 Monate bis zur Geburt und 2 – 3 Monate nach der Entbindung
Frauenarzt/ Pränatal-diagnostiker	▪ Mutterschaftsvorsorge (Blutdruck-, Urin-, gynäkologische Untersuchung etc.): je nach BZ-Einstellung in der Frühschwangerschaft 4(– 2)-wöchentlich, ab 24 SSW 2-wöchentlich ▪ Im 3. SS-Drittel regelmäßige CTG-Kontrollen (Wehentätigkeit) ▪ Ultraschall zur differenzierten Organdiagnostik inkl. fetaler Echokardiographie (Herzultraschall) bei spezialisierten Frauenärzten (z. B. DEGUM II/III) in der 12. und zwischen 20 und 22 SSW ▪ Ultraschall zur Wachstumskontrolle, ggf. mit Dopplersonografie zur Überprüfung der kindlichen Blutversorgung, ab der 24. SSW alle 2 (– 4) Wochen.
Geburtsklinik: Perinatal-zentrum Stufe 2 oder Stufe 1	▪ Vorstellung in der Geburtsklinik (mit Neugeborenen- und Erwachsenen-Intensivstation) in der 30. – 32. SSW, bei Problemen oder Risiken bereits früher ▪ Zur Entbindung muss die Klinik bei komplikationsloser Schwangerschaft erst bei Einsetzen der Wehentätigkeit aufgesucht werden. ▪ Eine Überschreitung des Entbindungstermins soll auch bei guter BZ-Kontrolle vermieden werden. Ggf. wird bei unzureichender BZ-Kontrolle oder kindlichen Problemen die Geburt früher eingeleitet.
	Abkürzungen: SS = Schwangerschaft, SSW = Schwangerschaftswoche

Tab. 1: Die Betreuung einer Diabetikerin vor und während einer Schwangerschaft ist eine interdisziplinäre Herausforderung. Übersicht über die beteiligten Ärzte, die notwendigen Untersuchungen und deren Zeitpunkt (modifiziert und erweitert nach[64]).

9.2.1 Therapieziele vor und während der Schwangerschaft

Je besser die Stoffwechsellage der werdenden Mutter mit Diabetes ist, desto eher verläuft die Schwangerschaft „ganz normal“. Die von den Fachgesellschaften empfohlenen Zielwerte (s. u.) sind so anspruchsvoll, dass Diabetikerinnen mit bisher sehr flexiblem Lebensstil sie oft nur mit einigen „Rückschritten“ erreichen können. Insbesondere die Blutzucker-Zielwerte nach den Mahlzeiten sind so niedrig, dass sie ohne Einnahme einer Zwischenmahlzeit kaum unterzuckerungsfrei zu schaffen sind. Daher sollte im Rahmen der Therapieoptimierung vor einer Schwangerschaft auch eine spezielle Ernährungsberatung erfolgen (Bedeutung des glykämischen Index, ggf. erneutes Abwiegen der Nahrungsmittel etc., siehe auch Kap. 5, 18.1 und 18.2).

HbA_{1C}-Zielwerte

Welcher HbA_{1C}-Wert sollte erreicht werden, damit nach neun Monaten ein gesunder neuer Erdenbürger das Licht der Welt erblickt? Bei HbA_{1C}-Werten bis ein Prozent über dem Normbereich besteht ein normales Schwangerschaftsrisiko, bei noch niedrigerem HbA_{1C} nimmt das Risiko sogar weiter ab. Mindestens drei Monate vor Beginn und für die gesamte Dauer der Schwangerschaft sollte der HbA_{1C}-Wert folglich im Normbereich liegen, falls dies nicht mit einer großen Zahl von Unterzuckerungen erkauft wird. Während der Schwangerschaft sollte der HbA_{1C}-Wert monatlich bestimmt werden.

Blutzucker-Zielwerte

Vor und während der Schwangerschaft sollte der Blutzucker möglichst gleichmäßig im normoglykämischen Bereich verlaufen, falls dies nicht mit zahlreichen Unterzuckerungen einhergeht. Die Deutsche Diabetes-Gesellschaft (DDG) empfiehlt sehr niedrige Blutzucker-Zielwerte während der Schwangerschaft (siehe Tab. 2).[65] Die ehrgeizigen Angaben sind eher als Durchschnittswerte gemeint und beziehen sich nicht auf einmalige Blutzuckerspitzen. Andere Fachgesellschaften geben weniger strenge Empfehlungen, so toleriert z. B. die US-amerikanische Diabetesgesellschaft Blutzuckerwerte zwei Stunden nach dem Essen bis 155 mg/dl.[66]
Der Tagesdurchschnitt der Blutzuckermessungen (aus 3 Werten vor und 3 Werten nach dem Essen) sollte nach Empfehlung der DDG zwischen 85 und 105 – 110 mg/dl liegen. Wird dieses Ziel an mehreren aufeinanderfolgenden Tagen nicht erfüllt, sollte eine Therapieanpassung erfolgen.

Zeit	Blutzucker-Zielbereich (DDG 2014)
nüchtern und vor dem Essen	60 – 90 mg/dl
1 Stunde nach Beginn einer Mahlzeit	unter 140 mg/dl
2 Stunden nach Beginn einer Mahlzeit	unter 120 mg/dl
vor dem Schlafen	90 – 120 mg/dl
nachts (2 – 4 Uhr)	über 60 mg/dl

Tab. 2: Blutzucker-Zielwerte in der Schwangerschaft. Weitere Informationen zu Blutzucker-Zielbereichen finden Sie in Kap. 6.

Unterzuckerungen vermeiden

Unterzuckerungen, auch schwere Unterzuckerungen, bedeuten nach der aktuellen Studienlage kein Risiko für den Embryo. Dessen ungeachtet können Unterzuckerungen für die werdende Mutter sehr wohl bedrohlich sein. Ein gewisses Maß an leichten Unterzuckerungen muss bei normoglykämischer Stoffwechseleinstellung in Kauf genommen werden. Treten jedoch z. B. mehrmals täglich behandlungsbedürftige leichte Unterzuckerungen auf, kann die Lebensqualität der Schwangeren empfindlich leiden, und ein permanentes Gefühl der Unsicherheit kann entstehen. Kann die Zahl der Unterzuckerungen trotz gründlicher Ursachensuche (siehe Kap. 8.5 und 8.6) nicht auf ein akzeptables Maß verringert werden, sollten nicht automatisch die Therapieziele aufgeweicht werden. Vielmehr stellt dies eine Indikation zur kontinuierlichen Glukosemessung dar (siehe unten und Kap. 11 – 15). Aufgrund der zweifellos sehr strengen Therapieziele müssen die Angehörigen der Schwangeren in die Diabetestherapie mit einbezogen werden. Insbesondere sollte für den Fall einer schweren Unterzuckerung mit Bewusstlosigkeit eine Glukagonspritze in erreichbarer Nähe und die Kontaktpersonen im Umgang damit geschult sein (siehe Kap. 8.4).

Glukosemonitoring und Therapieoptimierung

In der Schwangerschaft muss der Blutzucker vor und eine Stunde nach Beginn jeder Mahlzeit gemessen werden, außerdem vor dem Schlafen und regelmäßig um 2 Uhr nachts (ca. einmal pro Woche), sodass sich mindestens sieben Blutzuckermessungen täglich ergeben. Erhöhte Blutzuckerwerte nach den Mahlzeiten sollten zunächst beobachtet und erst nach mindestens zwei Stunden ggf. korrigiert werden. Entscheidend ist in diesem Zusammenhang vor allem die Optimierung des Spritz-Ess-Abstandes (siehe Kap. 5.2 und 5.5). Bei optimaler Bolushöhe, -form und -timing und ggf. Einnahme von Zwischenmahlzeiten können die strengen Zielwerte tatsächlich in vielen Fällen erreicht werden.

Kontinuierliche Glukosemessung in der Schwangerschaft

Welche Option besteht, wenn die Therapieziele trotz hoher Eigenmotivation und engmaschiger Betreuung der Pumpenträgerin nicht erreicht werden, wenn z. B. zu viele Unterzuckerungen auftreten oder die Blutzuckerwerte nach dem Essen zu hoch sind? In diesem Fall besteht die Indikation zur kontinuierlichen Glukosemessung (CGM, siehe Kap. 11 – 15).

Die CGM-Systeme messen alle 1 – 5 Minuten den Glukosespiegel und warnen mit Alarmfunktionen vor Unterzuckerungen, sodass frühzeitig mit Kohlenhydraten gegengesteuert werden kann. Eine normoglykämische Stoffwechseleinstellung kann somit gefahrlos erreicht werden. Außerdem gelingt es mit der CGM z. B. wesentlich leichter, die Mahlzeitenboli zu optimieren (siehe Kap. 5.5). Die Krankenkassen genehmigen gut begründete Anträge auf ein CGM-System bei Kinderwunsch oder während der Schwangerschaft in der Regel ohne Probleme (siehe Kap. 12.5).

Im letzten Drittel der Schwangerschaft und in den ersten Tagen nach der Geburt sollte der CGM-Sensor nicht am Bauch gelegt werden, sondern z. B. am Oberarm, da es ansonsten erfahrungsgemäß zu Fehlmessungen kommen kann.

Optional: Ketontests

Zahlreiche Diabeteszentren lassen die werdenden Mütter allmorgendlich den Ketonspiegel messen (siehe auch Kap. 7.2) und empfehlen, bei erhöhten Werten als Gegenmaßnahme eine kohlenhydratreiche Spätmahlzeit einzunehmen. In den Leitlinien der medizinischen Fachgesellschaften (DDG, DGGG) werden Ketontests bisher noch nicht ausdrücklich gefordert.

Aufgrund der mangelhaften Studienlage besteht noch keine Einigkeit darüber, wo die Grenze zwischen normalen und pathologischen Ergebnissen anzusetzen ist. Wir betrachten Ketonwerte im Blut (Beta-Hydroxybutyrat) morgens ≥ 0,1 mmol/l und abends ≥ 0,2 mmol/l als pathologisch, wenn diese an mehreren Tagen in Folge auftreten.[67] Bei der Urinketonmessung gelten Ergebnisse ab ++ als pathologisch.

Zum wissenschaftlichen Hintergrund: Ob das ungeborene Kind durch erhöhte Ketonwerte Schaden nehmen kann, ist Gegenstand der Forschung und noch nicht abschließend geklärt. Diskutiert wird v. a. ein negativer Effekt auf die kognitive Entwicklung des Kindes.[68]

Diabetikerinnen neigen in der Schwangerschaft aus zwei Gründen zu erhöhten Ketonwerten:

- In der Schwangerschaft wird bei Nahrungskarenz (oder dauerhaftem Erbrechen) hormonell bedingt schneller der Fastenzustand erreicht („accelerated starvation“). Vor allem in den Morgenstunden kann dies zum Anstieg des Ketonkörperspiegels führen.

- Viele Diabetikerinnen versuchen fälschlicherweise, den Blutzuckerspiegel während der Schwangerschaft durch eine zu geringe Kohlenhydrataufnahme stabil zu halten, und ernähren sich stattdessen übermäßig fett- und eiweißreich (eine ausgewogene kohlenhydratreiche Kost ist für ein gesundes Fetalwachstum jedoch dringend erforderlich). Der dadurch gesteigerte Fettstoffwechsel kann ebenfalls zu erhöhten Ketonwerten führen. Dieser Effekt betrifft vor allem den Nachmittag und den Abend.

9.2.2 Entwicklung der Insulinempfindlichkeit während und nach der Schwangerschaft

Während einer Schwangerschaft ändert sich die Insulinempfindlichkeit in typischer Art und Weise (siehe Abb. 3). Nur wenn dies rechtzeitig berücksichtigt wird, ist eine optimale Stoffwechseleinstellung möglich. Werden die Insulindosen nicht entsprechend angepasst, können schwere Unterzuckerungen oder Stoffwechselentgleisungen auftreten.

- Zum Zeitpunkt der Empfängnis (Konzeption) besteht die gewohnte, „normale" Insulinempfindlichkeit.
- Von ca. der 8. bis 15. Schwangerschaftswoche ist die Insulinempfindlichkeit höher als gewohnt. Es besteht eine hohe Unterzuckerungsgefahr! Basalrate und

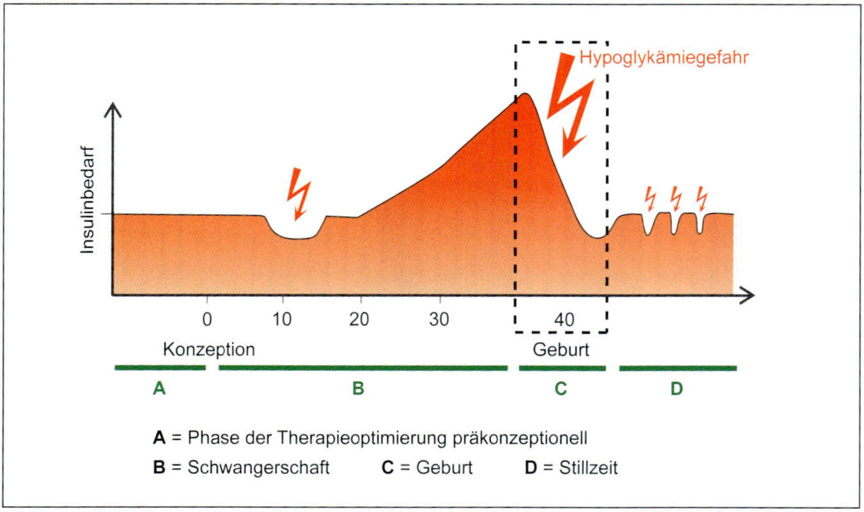

Abb. 3: Insulinbedarf und Unterzuckerungsgefahr in Schwangerschaft und Stillzeit. Genaue Erläuterungen im Text.

Bolusgaben müssen reduziert werden. Anschließend normalisiert sich die Insulinempfindlichkeit wieder für einige Wochen.

- Ab ca. der 20. Schwangerschaftswoche steigt der Insulinbedarf stetig an, da die Plazenta immer mehr Hormone ausschüttet, die dem Insulin entgegenwirken. Am Ende der Schwangerschaft wird häufig mehr als doppelt so viel Insulin benötigt wie „normal".
- In Zusammenhang mit der Geburt normalisiert sich die Insulinempfindlichkeit schlagartig wieder. Werden die Insulindosen nicht entsprechend gekürzt, ist die Unterzuckerungsgefahr in dieser Phase drastisch erhöht. Von einer Stunde auf die nächste besteht wieder der ursprüngliche Insulinbedarf.
- Während der Stillzeit ist die Insulinempfindlichkeit höher als gewohnt. Außerdem kommt es direkt beim Stillen regelmäßig zu Unterzuckerungen, vermutlich durch die begleitende Hormonausschüttung. Vor oder bei jedem Stillen sollten daher zusätzliche Kohlenhydrate eingenommen werden.

Praxistipp von stillenden Diabetikerinnen

Malzbier (alkoholfrei) ist hier ideal – geht schnell ins Blut und regt die Milchproduktion an.

9.2.3 Praktische Aspekte in der Schwangerschaft

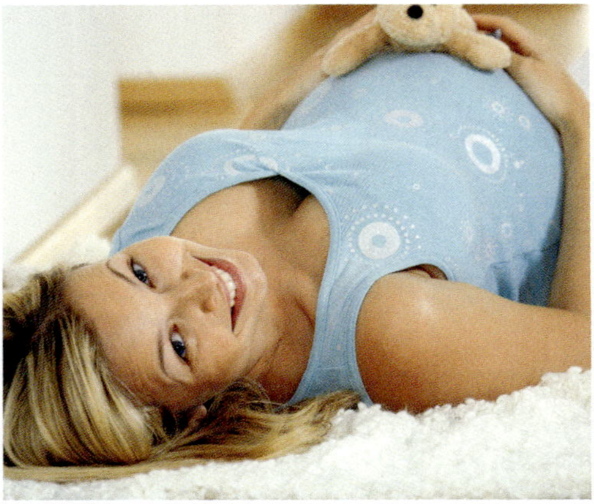

Abb.: epixproductions - fotolia

Die Insulinpumpentherapie bietet Schwangeren und Diabetikerinnen, die es werden wollen, zahlreiche Vorteile. Viele Frauen mit Kinderwunsch, die unter einer ICT trotz hoher Motivation und engmaschiger Betreuung die strengen Stoffwechselziele nicht erfüllen, erreichen sie nach Umstieg auf die Pumpe. In der Frühschwangerschaft können Übelkeit und Erbrechen die Nahrungsaufnahme unplanbar machen. Die damit verbundenen Blutzuckerschwankungen können mit der Pumpe „auf Knopfdruck" ausgeglichen werden. In der zweiten Hälfte der Schwangerschaft kann man dem ständig steigenden Insulinbedarf mit der Insulinpumpentherapie einfacher gerecht werden als im Rahmen einer ICT. Gleichzeitig steht die schwangere Insulinpumpenträgerin vor einigen spezifischen Problemen, die jedoch im Rahmen der individuellen Betreuung von einem erfahrenen Diabetesteam gelöst werden können.

Eindeutige „Problemzone" während der Schwangerschaft ist der Insulinkatheter. Die Sorge, dass die im Unterhautfettgewebe liegende Kanüle die Gebärmutter oder gar das Kind verletzen könnte, ist zum Glück völlig unbegründet. Auch die längsten erhältlichen Insulinkatheter haben eine so geringe Eindringtiefe, dass eine derartige Komplikation ausgeschlossen ist. Dennoch muss in der Regel aus Gründen des Tragekomforts bei der immens gespannten Bauchdecke in der Spätschwangerschaft die Infusionsstelle gewechselt und ein anderes Insulinkathetermodell gewählt werden.

Alternative Insulinkatheter-Einstichstellen

Werdende Mütter legen den Insulinkatheter häufig nicht am Bauch, sondern z. B. am Oberarm, am Oberschenkel, im oberen Gesäß- oder im unteren Rückenbereich. Schon vor Beginn der Schwangerschaft sollte die Pumpenträgerin diese alternativen Katheterstellen ausprobieren, um zu erfahren, an welchen Stellen der Katheter toleriert wird, und ob sich die Insulinwirkung unterscheidet (schneller/langsamer).

Alternative Insulinkathetermodelle

Alternative Einstichstellen erfordern oft andere Insulinkathetermodelle. An entlegenen Körperstellen (z. B. unterer Rückenbereich) können Katheter, die senkrecht einzuführen sind und/oder für die eine Einführhilfe verfügbar ist (siehe Kap. 3.3.1), leichter gesetzt werden. Am Oberarm ist bei schlanken Frauen meist wenig Unterhautfettgewebe vorhanden, sodass an diesen Stellen kürzere Nadeln erforderlich sind. Eine deutliche Gewichtszunahme im Rahmen der Schwangerschaft kann dagegen zur Folge haben, dass wegen der Zunahme des subkutanen Fettgewebes eine längere Nadel verwendet werden sollte. Viele Frauen wechseln im Rahmen der Schwangerschaft aufgrund der geringeren Katheterverstopfungsrate von Teflon- zu Stahlkathetern.

Täglicher Insulinkatheterwechsel

Da die Insulinresorption bei längerer Katheterliegedauer abnehmen kann, wechseln viele Pumpenträgerinnen während einer Schwangerschaft nicht mehr alle 48 Stunden, sondern täglich den Insulinkatheter, um die Therapieeinstellung durch eine absolut zuverlässige und konstante Insulinaufnahme zu erleichtern.

9.2.4 Insulinpumpe und Geburt

Diabetes-Packliste für die Geburt

Alle für die Geburt und den Krankenhaus-Aufenthalt nötigen Diabetes-Utensilien sollten mindestens zwei Wochen vor dem erwarteten Geburtstermin gepackt und griffbereit sein. In den Geburtskoffer gehören auf jeden Fall:

- Ausführliche Dokumentation der Diabetestherapie: Basalratenprofil (stündliche Basalraten), tageszeitliche I.E./BE-Faktoren, tageszeitliche Korrekturfaktoren, falls vorhanden: bisherige Therapieerfahrungen bei früheren Entbindungen (das Basalratenprofil aus der Zeit vor der Schwangerschaft sollte bereits als alternative Basalrate einprogrammiert sein)
- Verbrauchsmaterial für die Insulinpumpentherapie für die gesamte Zeit des Krankenhausaufenthaltes in doppelter Ausführung, ggf. zusätzliches Klebematerial zur Katheterfixierung
- Blutzuckermessgerät, Blutzuckerteststreifen, Stechhilfe, Ersatzblutzuckermessgerät, CGM: Ersatzsensor und Ladegerät, Klebematerial
- Not-BE in ausreichender Menge (z. B. Saftpäckchen, Glukose-Gel, Traubenzucker)
- Ersatzbatterien für die Pumpe und für das Blutzuckermessgerät
- Insulinampullen und ggf. Leerampullen, U100-Insulinspritzen
- Ketonteststreifen (Blut oder Urin)
- Kleine Bedienungsanleitung der Insulinpumpe (falls der werdende Vater in der Aufregung irgendetwas vergessen haben sollte)

Diabetes und Kreißsaal

Soll eine werdende Mutter ihren Diabetes im Kreißsaal selbstständig behandeln? Darf das vielleicht sogar eine entsprechend geschulte Begleitperson tun? Oder ist es besser, wenn sich die Hebammen und Ärzte um das Blutzuckermessen, die Insulindosierung und den Nachschub an Kohlenhydraten kümmern? Zu diesen Fragen gibt es konträre Meinungen. Nur eines ist sicher: Für alles, was im Kreißsaal passiert, ist letztlich der diensthabende Gynäkologe verantwortlich. Ihm steht daher die Entscheidung darüber zu, wer sich während der entscheidenden Stunden um die Diabetestherapie kümmert. Diese Fragen sollten bereits im Vorfeld geklärt werden (im Rahmen der Vorstellung in der Geburtsklinik).

Diabetestherapie ggf. durch den Partner

Während der Entbindung ist die Aufmerksamkeit der Frau verständlicherweise auf die Wehentätigkeit und die zugehörigen Aktivitäten konzentriert. Eventuell kann der Partner das Diabetes-Management im Kreißsaal übernehmen, wenn das von allen Beteiligten so gewünscht wird. Im Vorfeld muss er dafür entsprechend geschult werden (siehe Kap. 9.2.5), und es müssen schriftliche Angaben mit entsprechenden Handlungsanweisungen vorliegen (wenn Blutzucker x, dann y Einheiten Insulin etc.). Alle Blutzuckerwerte, Insulin- und Kohlenhydratgaben sollten auch in der Klinikdokumentation vermerkt werden.

Therapieanpassung für die Geburt

Während der Geburt sollte alle 30 – 60 Minuten der Blutzucker gemessen werden (die Empfehlungen der verschiedenen gynäkologischen Abteilungen unterscheiden sich im Detail). Die Durchführung eines Blutzuckertests sollte vom Partner längere Zeit vor der Entbindung geübt werden. Bei Verwendung eines CGM-Systems sollte zumindest alle 1 – 2 Stunden der Blutzucker gemessen werden.

Da eine Entbindung eine enorme körperliche Belastung darstellt, sollte die Basalrate mit Einsetzen der Wehentätigkeit um ca. 50 % reduziert werden. Dies kann entweder über eine temporäre Basalratensenkung erfolgen (längstmögliche Reduktionszeit eingeben, je nach Pumpenmodell 12 – 24 Stunden, damit die Reduktion nicht abläuft, ohne dass dies in der Hektik bemerkt wird) oder durch die Aktivierung einer alternativen Basalrate („A“), die um ca. 50 % gegenüber der aktuellen Basalrate reduziert ist. Empfehlenswert ist, dass auch der Partner diese Pumpen-Funktionen einstellen kann.

Reduktion der Insulinversorgung nach der Geburt

Ist die Geburt glücklich überstanden, bedeutet das für die frischgebackenen Eltern noch lange nicht, dass sie sich nun nur noch um das Neugeborene zu kümmern brauchen. Die Mutter muss unmittelbar nach der Entbindung die alternative Basalrate „B“ (Einprogrammierung einer zweiten alternativen Basalrate, hier kann z. B. die Basalrate aus der Zeit vor der Schwangerschaft übernommen werden) aktivieren. Sie liegt aufgrund der hormonellen Umstellung meist noch um 30 – 50 Prozent unter der während der Entbindung aktiven alternativen Basalrate „A“. Nach der vollbrachten Geburt steht es der Diabetikerin zu, ihr Neugeborenes bei vollem Bewusstsein in den Armen zu halten – es wäre zu schade, diesen Moment durch eine schwere Unterzuckerung (in der Folge einer verpassten Insulinreduktion) zu verpassen.

Besonderheiten in der Stillzeit

Nach den Strapazen der Geburt setzt bei vielen Müttern eine „Diabetesermüdung“ ein. Ihre Prioritäten liegen jetzt naturgemäß nicht mehr bei der eigenen Stoffwechselführung, sondern ganz allein bei ihren Aufgaben als Mutter. Nun ist das Diabetesteam gefordert, die Frau mental zu unterstützen und sie weiterhin zu engmaschigen Glukosekontrollen zu bewegen.

Nach der Entbindung muss die Diabetestherapie möglichst schnell der neuen hormonellen Situation angepasst werden. Unterzuckerungen drohen insbesondere während des Stillens infolge der damit verbundenen Hormonausschüttung. Da das Stillen zeitlich nicht so gut planbar ist wie eine Sportstunde, kann die Therapieanpassung nicht über eine Insulinreduktion erfolgen. Deshalb trinken viele Mütter beim Stillen kohlenhydrathaltige Getränke (Saft, gezuckerter Tee, Malzbier o. ä. sollte am Stillort immer in Reichweite sein).

Wann sollten die für die Stillzeit wichtigen Fragen mit der Pumpenträgerin besprochen werden? Kaum eine frischgebackene Mutter wird sofort nach der Geburt mit dem Säugling eine diabetologische Sprechstunde aufsuchen wollen – alle Beteiligten brauchen jetzt so viel Ruhe wie möglich. Die Therapieanpassung für die Stillzeit sollte daher bereits einige Wochen vor dem erwarteten Entbindungstermin mit der Schwangeren besprochen werden.

Der wichtigste Tipp für Diabetesteams in der postpartalen Betreuung: **Stillende Diabetikerinnen NICHT alleine lassen!** Die gravierenden Veränderungen nach der Entbindung – hormonell, Schlafdefizit, psychosoziale Änderungen – machen eine engmaschige Betreuung durch das Diabetesteam unverzichtbar. Neue telemedizinische Möglichkeiten erleichtern das erheblich: CGM-Daten können über die Cloud geteilt oder per Email empfangen und dann am Telefon mit der frisch gebackenen Mutter besprochen werden.

9.2.5 Beispiel für die Vorbereitung einer Geburt mit Diabetesmanagement durch den Partner

Im Folgenden wird anhand eines Beispiels dargestellt, wie die „eigenverantwortliche Variante" im optimalen Fall vorbereitet werden kann.

Christina und Oliver hatten sich schon längere Zeit ein Kind gewünscht. Etwa drei Wochen vor dem erwarteten Entbindungstermin besuchten die werdenden Eltern gemeinsam die Diabetesberatung.
In einer individuellen „Partnerschulung" wurden die beiden intensiv auf die vor ihnen liegenden Aufgaben vorbereitet, und es wurde eine individuelle Liste erarbeitet, wie Oliver auf verschiedene Glukosewerte während der Geburt reagieren sollte („Korrekturanleitung", siehe Kasten).

Oliver wusste auch genau, welche BE zu den schnellen zählen und welche eher langsam wirken. Im Geburtskoffer hatte er eine derart riesige Menge verstaut, dass er damit mühelos den gesamten Kreißsaal einen Tag lang hätte ernähren können.

Korrekturanleitung für Oliver

Blutzuckerzielbereich: 90-130 mg/dl. Während der Geburt jede Stunde den Katheter kontrollieren und besonders auf Ablösungen des Pflasters achten.

Bei niedrigen Werten:

76-90	½ BE (schnell wirksam)
56-75	1 BE (schnell wirksam)
unter 55	2 BE (1 schnell wirksam, 1 langsam)

Wenn der Blutzucker unter 60 bleibt und trotz Not-BE nicht ansteigt, bitte veranlassen, dass ich intravenös mit Glucose versorgt werde.

Bei hohen Werten:

110-140 (stabil)	0,5 Insulineinheiten IE (über die Pumpe)
120-150 (steigend)	1,0 IE (Spritze)
151-180	1,5 IE (Spritze)
181-210	2,0 IE (Spritze)
211-240	2,5 IE (Spritze)

Sofort den Katheter und die Pumpe kontrollieren!
Wenn der Blutzucker nicht innerhalb einer Stunde sinkt oder höher als 250 bleibt, bitte veranlassen, dass ich intravenös mit Insulin versorgt werde.
Wenn der Wert höher als 230 ist, bitte auch Ketone messen (Messgerät Precision Exceed, mit den lila verpackten Teststreifen.) Bei Blutketon-Werten über 0,6 mmol/l droht eine Ketoazidose, dann bitte veranlassen, dass ich intravenös mit Insulin versorgt werde und mich zum Wassertrinken nötigen!

Im Notfall (nur dann!) Ulrike anrufen unter
Tel. 123/456 789.

Danke! Deine Christina

10. Insulinpumpe im Alltag

In den vorausgegangenen Kapiteln wurde die Insulinpumpentherapie meist aus dem Blickwinkel technischer und medizinischer Überlegungen beleuchtet. Doch das tägliche Leben mit einer Insulinpumpe hält noch deutlich mehr Überraschungen bereit. Auch medizinische „Nebensachen“ haben eine enorme Bedeutung! In den folgenden Abschnitten werden diese Aspekte daher ausführlich dargestellt.

10.1 „Ersatzteilkoffer“ im Alltag

Die lebensnotwendigen Utensilien beschränkten sich bei den Injektionstherapien (CT, ICT) auf:

- Not-BE, z. B. Cola, Glukose-Gel, Traubenzucker
- Insulin (Normal- und Verzögerungsinsulin)
- Insulinspritze/Pen
- Blutzuckermessgerät, Blutzuckerteststreifen, Stechhilfe (auch bei Verwendung eines CGM-/FGM-Systems)
- Ggf. Glukagonspritze (falls eine Begleitperson in der Lage ist, sie zu verabreichen)
- Notfallausweis

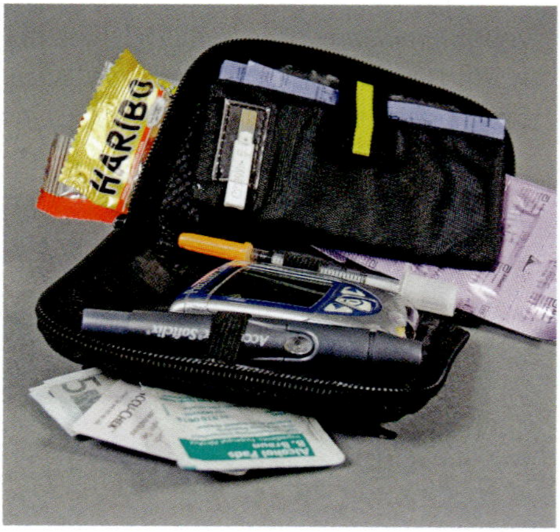

Auch nach dem Umstieg auf die Insulinpumpentherapie müssen diese Utensilien ständig verfügbar sein, um im Falle eines Totalausfalls der Insulinpumpe oder einer Ketoazidose eine ausreichende Versorgung zu gewährleisten. Für unterwegs können die relativ unhandlichen Insulinpens natürlich durch eine Einmalspritze ersetzt werden (die Skalierung muss der Insulinkonzentration entsprechen, also in der Regel U100).

Bei der Insulinpumpentherapie müssen dem „Ersatzteilkoffer" folgende Requisiten hinzugefügt werden:

- Ersatzkatheter
- Kleine Flasche Desinfektionsspray bzw. Alkoholtupfer o. Ä.
- Ggf. zusätzliches Klebematerial zur Katheterfixierung
- Ersatzbatterien/Ladekabel
- Insulin- und ggf. Leerampulle
- Ggf. Adapter, Gewindestange
- Ketonteststreifen (Blut oder Urin)
- Insulinpumpenträgerausweis
- Evtl. kleine Bedienungsanleitung

Der komplette „Ersatzteilkoffer" muss zumindest bei mehrstündigen oder ganztägigen Aktivitäten mitgeführt werden. Für kürzere Aktivitäten kann das Notfall-Set entsprechend ausgedünnt werden. Für eine kleine Joggingrunde oder den Supermarktbesuch reicht das Mitführen von Blutzuckermessgerät und Not-BE natürlich weiterhin aus!

10.2 Insulinpumpe und soziales Umfeld

„Bei dir piept's wohl!" – diese neue Lebensphilosophie sollte jeder Pumpenträger seinem Umfeld getrost mitteilen.

Je besser Familie, Freunde und Arbeitskollegen über das exotische neue „Handy" informiert werden, desto schneller weichen Skepsis, Scheu und Unsicherheit gegenüber dem neuen Begleiter. Dabei geht es nicht darum, sich mit der Insulinpumpe in den Vordergrund zu rücken, sondern es ist einfach sehr beruhigend, wenn auch Familie und Freunde über ein solides Grundwissen bezüglich der Therapie verfügen. Das Umfeld wird viel mehr belastet, wenn es eventuellen Notfallsituationen völlig ahnungslos und damit hilflos gegenübersteht.

Für Kinder und Jugendliche mit Insulinpumpe ist die Information des sozialen Umfeldes naturgemäß von besonderer Bedeutung. Insbesondere die Kontaktpersonen in Kindergarten, Schule und Sportverein (Kindergärtnerin, Lehrer, Trainer) müssen von den Eltern, ggf. unter Hinzuziehung des behandelnden Diabetesteams, detailliert über die Bedürfnisse des Schützlings und über mögliche Notfallsituationen aufgeklärt werden.

10.3 Insulinpumpe in Wasser und Sauna

Bezüglich der Wasserdichtigkeit der Insulinpumpe sollte man sich an die Empfehlungen des Herstellers halten (siehe Kap. 1.7.2). Bei Auslieferung sind die meisten Insulinpumpenmodelle zwar bis in geringe Tiefe wasserdicht, durch den täglichen Einsatz und starke Beanspruchung kann die Wasserdichtigkeit jedoch mit der Zeit beeinträchtigt werden. Seit einigen Jahren klassifizieren die meisten Hersteller ihre Insulinpumpen daher nur noch als spritzwassergeschützt und empfehlen, die Insulinpumpe aus Sicherheitsgründen vor dem Duschen, Schwimmen oder anderen Wasseraktivitäten abzulegen. Genaueres steht in der jeweiligen Bedienungsanleitung.

Dank der Verfügbarkeit abkoppelbarer Insulinkatheter ist es problemlos möglich, die Insulinpumpe vor einem Wasserkontakt abzulegen und anschließend rasch wieder zu konnektieren. Eine weitere Möglichkeit ist, das Duschen oder Baden mit einem Wechsel des Insulinkatheters zu verbinden. Wird die Insulinpumpe für ca. 30 bis 60 Minuten abgelegt, ist die entstehende Versorgungslücke in der Regel so gering, dass keine spezielle Therapieanpassung notwendig ist. Dagegen sollte bei ausgedehnteren Badefreuden (1–2 Stunden) nach Wiederanlegen der Pumpe je nach aktuellem Blutzuckerwert und Glukosetrend ggf. ein kleiner Bolus abgegeben werden, um die entgangene Basalratenmenge zu ersetzen und um ggf. erhöhte Blutzuckerwerte zu korrigieren.

Wer seine Insulinpumpe laut Herstellerangaben mit ins Wasser nehmen darf, kann sie z. B. in der Badehose oder im Badeanzug (Vorsicht, unbedingt zuverlässig befestigen!) oder an einem Sportgurt tragen. Ist die Insulinpumpe nicht wasserdicht, kann sie in einer speziellen wasserdichten Hülle mitgeführt werden, die einen Durchlass für den Insulinkatheter hat (z. B. von Aquapac).

▸ Schwimmtaugliche Befestigung des Insulinkatheters: Kap. 3.3.3

Sauna, Solarium und Dampfbad

Die Insulinpumpe würde den Saunatemperaturen problemlos standhalten, nicht jedoch das Insulin. Über 40 °C denaturiert das wärmeempfindliche Hormon und es verliert an Wirksamkeit. Dies passiert zuerst im Katheter, da dort die Hitze am schnellsten zum Insulin gelangt, und im weiteren Verlauf auch im Insulinreservoir. In Sauna, Solarium und Dampfbad müssen Insulinpumpe und Insulinkatheter daher abgenommen werden. In diesem Fall genügt es nicht, einen abkoppelbaren Katheter zu diskonnektieren! Es wäre völlig unklar, ob und wie stark das Insulin im verbleibenden Katheterstück (an der Kanüle) nach dem Saunagang noch den Blutzucker senkt. Aus diesem Grund muss anschließend ein komplett neuer Katheter gelegt werden.

▸ Ablegen der Insulinpumpe: Kap. 10.9

10.4 Insulinpumpe und körperliche Aktivität

Mit der richtigen Therapieanpassung steht sportlichen Höchstleistungen nichts im Wege. Zahlreiche olympische Goldmedaillen von Athleten mit Diabetes belegen dies (z. B. Steven Redgrave – Rudern, Carsten Fischer – Hockey, Matthias Steiner – Gewichtheben). Doch auch beim Spazierengehen, bei der Gartenarbeit und beim Einkaufsmarathon muss die Diabetestherapie angepasst werden, um eine Unterzuckerung oder Stoffwechselentgleisung zu vermeiden.

Das oberste Grundprinzip lautet dabei immer: Wer Diabetes hat, muss vor Beginn einer körperlichen Aktivität zuerst sein Gehirn einschalten! Die Stoffwechselvorgänge beim gesunden Sportler sollten so gut wie möglich imitiert werden. Im Gegensatz zur ICT ist dies mit der Insulinpumpentherapie optimal möglich (siehe Kap. 10.4.1). Heute kann (fast) jedem Diabetiker ermöglicht werden, die Sportart seiner Wahl in der gewünschten Intensität zu betreiben.

Zur Therapieanpassung an Sport gibt es leider kein allgemeingültiges Patentrezept, denn die Zahl der Einflussfaktoren vor, während und nach dem Sport ist unüberschaubar (siehe Kap. 10.4.3). Was tun? Durch Ausprobieren, häufiges Blutzuckermessen und sorgfältiges Dokumentieren (Sporttagebuch!) erhält jeder Pumpenträger mit etwas Geduld ein persönliches „Rezept“ für seine Lieblingssportarten.

Aufgrund der Kürze dieses Kapitels kann das Thema hier nur grob umrissen werden. Ausführlichere Informationen finden Sie in unserem anderen gemeinsamen Buch, der „Diabetes- und Sportfibel“ (4. aktualisierte und erweiterte Auflage 2018, 540 Seiten, Kirchheim Verlag, ISBN 978-3-87409-630-0).

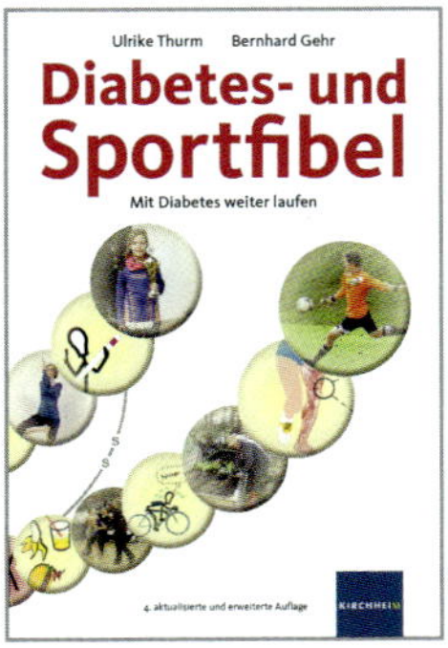

Diabetes- und Sportfibel

https://www.kirchheim-shop.de/Buecher/Sport/Diabetes-und-Sportfibel.html

Gerade auch beim Thema Sport ist der Kontakt zu Gleichgesinnten eine außerordentliche Bereicherung. In der IDAA (International Diabetic Athletes Association), Sektion Deutschland, haben sich Sportler mit Diabetes aller Alters- und Leistungsstufen zusammengefunden (mehr Information: www.idaa.de).

10.4.1 Vorteile der Insulinpumpentherapie beim Sport

Für Sportler mit Diabetes ist die Insulinpumpentherapie ideal geeignet. Im Vergleich zur ICT bietet die Pumpe bei körperlicher Aktivität folgende Vorteile:

- Bei der Insulinpumpentherapie ist das subkutane Insulindepot wesentlich kleiner, da kein Basalinsulin verwendet wird. Daraus ergibt sich eine kürzere Vorlaufzeit vor Sport: Körperliche Aktivität kann spontaner durchgeführt werden. Durch das geringere Insulindepot sinkt zudem die Hypoglykämie-Gefahr bei körperlicher Aktivität.
- Bei der Insulinpumpentherapie wird die Basalrate kontinuierlich ohne „Löcher" abgegeben, auch wenn sie z. B. temporär abgesenkt ist. Bei der ICT können dagegen Phasen des relativen Insulinmangels auftreten, wenn die Wirkung des Basalinsulins ausläuft (frühe Morgenstunden, später Nachmittag). Wird im Zusammenhang mit Sport das Basalinsulin reduziert, ist dieses Risiko noch größer. Bei körperlicher Aktivität zu diesen Zeiten besteht bei der ICT das Risiko der Stoffwechselentgleisung bis zur Ketoazidose.
- Bei der Insulinpumpentherapie kann die Basalrate kurzfristig abgesenkt bzw. wieder erhöht werden (temporäre Basalrate). Durch die problemlose „Feinjustierung" kann die basale Insulinversorgung vor, während und nach Sport optimal dem Bedarf entsprechend angepasst werden. Bei der ICT mit Verwendung von Basalinsulin ist eine physiologische Therapieanpassung an Sport nicht in dieser Präzision möglich.

10.4.2 Praktische Aspekte beim Sport

Insulinpumpe und Katheter sind in der Regel kein Hindernis, wenn der Pumpenträger sportlich aktiv werden möchte. Bis auf wenige Ausnahmen (s. u.) kann die Pumpe bei allen erdenklichen körperlichen Aktivitäten getragen werden.

Tragemöglichkeiten der Pumpe beim Sport

Beim Sport hat jeder Pumpenträger individuelle Vorlieben: Die Pumpe kann in einer Neoprentasche am Sport- oder Laufgürtel befestigt werden, in einer Baumwoll-Schutzhülle innen an Sporthose oder BH gehängt werden, mit einem Rückengurt mit Klettverschluss auf dem Rücken getragen werden, ganz einfach in die Rückentasche eines Radtrikots gesteckt werden etc. (weitere Abbildungen siehe Kap. 3.2). Tipps für das Tragen der Insulinpumpe in extremer Kälte (Wintersport) oder bei extremer Hitze finden Sie in 10.7.3.

Auch bei sehr intensiven Sportarten muss die Insulinpumpe nicht unbedingt abgelegt werden. Folgende „Extrembeispiele“ sollen veranschaulichen, was Pumpe und Katheter alles mitmachen:

- Norman Will: Der aktive Breakdancer vollführt in einem atemberaubenden Tempo Bewegungen, die man kaum für möglich hält – ohne seine Insulinpumpe abzulegen. Die Pumpe verstaut er in einer Tasche seiner Cargohose, die er zuknöpfen kann.
- Ralf Dornath: Der Sport-Allrounder betreibt Kung Fu, Capoeira, Silat, Freeclimbing und sogar Tricking ohne sich dabei von seiner Insulinpumpe zu trennen. Ob Salto vorwärts, Salto rückwärts, Handstand oder Radschlag – bisher hat die Pumpe noch nie unaufgefordert ihren Platz in der Pumpenunterwäsche verlassen.

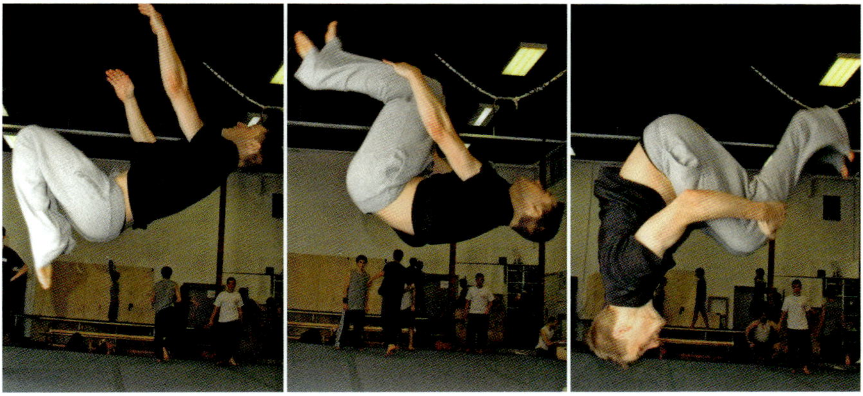

Beim Tricking steckt Ralf Dornath seine Pumpe einfach in die Tasche seiner AnnaPS-Unterwäsche. Das funktioniert bestens, auch beim Rückwärtssalto.

Schweiß und Insulinkatheter

Neben der sicheren Aufbewahrung der Insulinpumpe ist bei körperlicher Aktivität von ebenso großer Bedeutung, dass der Insulinkatheter sicher fixiert ist. Dass sich der Katheter durch die intensiven Bewegungen und die starke Schweißbildung ablöst, muss auf jeden Fall vermieden werden. Die meisten Sportler verwenden daher zusätzliches Klebematerial zur Katheterfixierung. Am besten bewährt hat sich für diesen Zweck das extrem wasserdampfdurchlässige und elastische „Fixomull stretch“ (siehe auch Kap. 3.3.3). Falls das noch nicht reicht, kann z. B. mit Kinesiotape experimentiert werden (diverse Hersteller). Weniger geeignet sind die weniger wasserdurchlässigen und eher starren Klebefolien/Transparentverbände.

Kurzzeitiges Ablegen der Insulinpumpe während des Sports

Bei folgenden Sportarten muss die Insulinpumpe zwingend abgelegt werden:

- **Tauchen:** Geht auf gar keinen Fall mit der Insulinpumpe! Die Pumpe würde dem steigenden Wasserdruck nicht lange standhalten, ein Komplettausfall wäre unvermeidlich.
- **Schwimmen:** Die meisten Insulinpumpenmodelle sind in neuem Zustand ohne Gebrauchsspuren kurzzeitig wasserdicht, wenn man nicht zu tief untertaucht (offizielle Zulassung beachten!), vor dem Sprung ins nasse Element legen die meisten Pumpenträger ihre Pume aus Sicherheitsgründen dennoch ab (siehe Kap. 1.7.2).
- **Saunagänge, Dampf- oder Moorbäder:** Das Insulin würde durch die große Hitze unkalkulierbar an Wirkung verlieren, sodass diese Betätigungen ohne Insulinpumpe stattfinden müssen (siehe Kap. 10.3).

Bei folgenden Sportarten trennen sich die meisten Aktiven für einige Stunden von ihrer Insulinpumpe:

- Kampfsportarten wie Boxen, Kickboxen, Judo etc.
- Sportarten mit aggressivem Körperkontakt wie Rugby, American Football, Handball etc.

Wie die oben genannten Beispiele zeigen, gibt es jedoch auch Athleten, die sogar bei diesen Sportarten ihre Pumpe tragen und damit keinerlei Probleme haben.

Wird die Pumpe für die Dauer der Belastung abgelegt (siehe Kap. 10.9), sollte die fehlende Basalrate **niemals vor** Beginn der Belastung mit einer Bolusgabe „ausgeglichen" werden, da dies mit Sicherheit zu einer Unterzuckerung während des Sports führen würde. Falls dies überhaupt erforderlich ist, sollte das fehlende Insulin erst nach Beendigung der körperlichen Aktivität abgegeben werden.

10.4.3 Insulinpumpe und Therapieanpassung vor und während des Sports

Welche Schritte sind bei der Anpassung der Diabetestherapie an körperliche Aktivität notwendig? Folgender „Countdown" hat sich als pragmatischer Leitfaden bewährt. Die einzelnen Punkte werden im Folgenden näher beleuchtet.

Countdown vor dem Sport[69]

Insulinversorgung reduzieren

Kohlenhydratzufuhr erhöhen

Flüssigkeit aufnehmen

Blutzuckerwert messen/ Glukosewert ablesen und -trend beachten

Ggf. Ketone messen

SOS-Sportset mitnehmen

Insulinversorgung reduzieren

- Muskelarbeit erhöht die Insulinempfindlichkeit. Daher muss im Zusammenhang mit Sport die Insulinversorgung reduziert werden.
- Unzählige Einflussfaktoren spielen eine Rolle: Art, Intensität und Dauer der Belastung, Trainingszustand, Tageszeit, Ausgangsblutzucker, Art, Menge und Zeitpunkt der letzten Nahrungsaufnahme, Alkoholkonsum, Medikamente ...
- Wie lange vor dem Sport muss die Insulinversorgung reduziert werden? Auf jeden Fall so rechtzeitig, dass der Insulinspiegel im Blut zu Beginn der körperlichen Aktivität reduziert ist. Um das zu erreichen, muss die Basalrate ca. 1 – 2 Stunden vorher temporär abgesenkt werden. Bolusgaben (Mahlzeit + Korrektur) müssen ebenfalls im Vorfeld reduziert werden, falls sie während des Sports noch wirksam sind.
- Wie stark muss die Insulinversorgung reduziert werden? Das ist individuell sehr verschieden und kann im Einzelfall nur durch Ausprobieren ermittelt werden. Meist wird die Basalrate um ca. 40 – 80 Prozent abgesenkt, auch deutlich stärkere Reduktionen können erforderlich sein.

Kohlenhydratzufuhr erhöhen

- Sportlern mit und ohne Diabetes wird empfohlen, bei körperlicher Aktivität vermehrt Kohlenhydrate aufzunehmen (ca. 10 – 20 g KH pro 30 Min.). Dadurch wird der höhere Energiebedarf gedeckt und die Leistungsfähigkeit bleibt optimal er-

halten. Diese Empfehlung gilt natürlich nicht, falls durch die körperliche Aktivität das Körpergewicht reduziert werden soll (dann muss bei der Therapieanpassung mehr „Gewicht“ auf die Insulinreduktion gelegt werden).
- Kurz vor und während des Sports sollten nur schnell verfügbare Kohlenhydrate aufgenommen werden (am besten in flüssiger Form).
- Bei der Behandlung einer Unterzuckerung muss sich der Sportler genügend Zeit lassen. Es reicht nicht aus, die Not-BE nur zu essen bzw. zu trinken – der Darm braucht auch noch Zeit, den Zucker in die Blutbahn abzugeben! Das dauert mindestens eine Viertelstunde, so viel Zeit muss sein. Erst danach darf die körperliche Aktivität fortgesetzt werden.

Flüssigkeit aufnehmen

- Liegt der Ausgangsblutzucker über der Nierenschwelle (ca. 180 mg/dl), müssen Sportler mit Diabetes vor dem Sport mehr trinken als Stoffwechselgesunde.
- Kohlenhydrathaltige Flüssigkeit ist während des Sports am besten geeignet, z. B. verdünnte Saftschorlen.

Blutzucker messen und Glukosetrend beachten

- Unmittelbar vor dem Sport muss auf jeden Fall der Blutzucker gemessen werden (auch bei gleichzeitiger Verwendung eines CGM-Systems!).
- Die meisten Sportler mit Diabetes streben einen Ausgangsblutzucker von 150 – 180 mg/dl an, je nach aktuell wirkender Insulinmenge, Trainingszustand etc.
- Bei gefährlichen Sportarten ist ein höherer „Sicherheitsblutzucker“ empfehlenswert.
- Die Tendenz des Glukoseverlaufs ist vor Beginn körperlicher Aktivität fast wichtiger als der Blutzuckerwert. Vor körperlicher Aktivität sollte der Glukosetrend steigend sein. Bei stark fallender Glukosetendenz sollte ohne Zufuhr von zusätzlichen Kohlenhydraten NICHT mit Sport begonnen oder dieser fortgesetzt werden.

Ggf. Ketone messen

- Spätestens bei Blutzuckerwerten über 250 mg/dl oder bei Symptomen einer Ketoazidose muss ein Ketontest durchgeführt werden!
- **Ketontest im Normbereich** (Bluttest bis 0,5 mol/l bzw. Urintest negativ oder +): Sie können mit körperlicher Aktivität beginnen, falls keine Symptome einer Ketoazidose bestehen; jedoch müssen Blutzuckertest und ggf. Ketontest engmaschig wiederholt werden.
- **Ketontest leicht erhöht** (Bluttest 0,6 – 1,0 mmol/l): keine körperliche Aktivität empfohlen. Eine Erhöhung der Insulingaben ist meist erforderlich.
- **Ketontest deutlich erhöht** (Bluttest ab 1,1 mmol/l bzw. Urintest ++ oder +++):

keine körperliche Aktivität, sondern sofort Notfalltherapie beginnen (siehe Kap. 7.3).

SOS-Sportset mitnehmen

- Ohne eine ausreichende Menge an Not-BE sollten Menschen mit Diabetes nirgendwohin gehen, geschweige denn laufen.
- Geeignete Not-BE bei Sport: Cola u. Ä., Glukose-Gel, Traubenzucker. (siehe Kap. 8.3.)
- Die weiteren Bestandteile der Notfallausrüstung richten sich nach Art, Dauer, Umgebung etc. der körperlichen Aktivität (Spannbreite von ausschließlich Glukose-Gel bis zur kompletten Diabetesausrüstung).

Was ist das Schlimmste ...?

Diabetiker und Diabetesprofis sollten sich vor jeder Therapieanpassung, insbesondere im Zusammenhang mit körperlicher Aktivität, die einfache Frage stellen: „Was ist das Schlimmste, was passieren kann?"

Ergebnis einer zu drastischen Insulinreduktion oder Erhöhung der Kohlenhydrate ist ein kurzfristig erhöhter Blutzuckerwert, der in der Regel einfach per Knopfdruck korrigiert werden kann und der langfristig keinen größeren Schaden anrichtet. Eine dramatische Stoffwechselentgleisung ist bei regelmäßigen Blutzuckerkontrollen und sachgemäßer Dosisanpassung mit größter Sicherheit vermeidbar. Die gesammelten Erfahrungen kann der Insulinpumpenträger für die nächste gleichartige Aktivität nutzen – er braucht dann nicht mehr ganz so drastische Reduktionsmaßnahmen vorzunehmen.

Bei zu geringer Insulinreduktion oder Einnahme von zu wenigen Kohlenhydraten kann dagegen eine schwere Unterzuckerung entstehen. Eine beginnende Hypoglykämie kann beim Sport sehr schnell fortschreiten und zu einer schweren Unterzuckerung mit Bewusstlosigkeit oder Krampfanfall führen. Zudem werden beim Sport oft charakteristische Symptome einer Unterzuckerung wie Schwitzen, Zittern, Schwäche, Hunger etc. als normale Begleiterscheinung der Aktivität fehlinterpretiert oder überhaupt nicht wahrgenommen.

Ziel einer jeden Therapieanpassung im Zusammenhang mit körperlicher Aktivität muss daher die zuverlässige Vermeidung von Unterzuckerungen sein. Denn das diabetische Stoffwechselgeschehen ist keine mathematische Gleichung, die bei den gleichen Variablen immer identisch aufgeht. Ein gewisser „Sicherheitsabstand" der Blutzuckerwerte zum hypoglykämischen Bereich sollte daher auf jeden Fall angestrebt werden (siehe Beispiele Kap. 10.4.5) – getreu dem Motto: „Was ist das Schlimmste ...?"

10.4.4 Insulinpumpe und Therapieanpassung nach dem Sport

Nach Beendigung der Muskelarbeit ist für den Körper die Arbeit noch lange nicht getan. Die entleerten Glykogenspeicher von Muskulatur und Leber müssen wieder aufgefüllt werden. Bis die Speicher wieder voll sind, ist die Insulinempfindlichkeit weiterhin erhöht. Je nach Intensität und Dauer der vorangegangenen Belastung kann dies wenige Stunden oder im Extremfall nach einem Ultra-Marathonlauf mehrere Tage dauern. Um Unterzuckerungen zu vermeiden, muss die Insulinversorgung daher auch nach dem Sport noch für einige Zeit reduziert (temporäre Absenkung der Basalrate auf ca. 70–90 Prozent) und/oder es müssen mehr Kohlenhydrate eingenommen werden.

Alkoholkonsum nach Sport erhöht die Unterzuckerungsgefahr weiter, da Alkohol die Zuckerausschüttung der Leber bremst. Bei der richtigen Therapieanpassung spricht aber nichts gegen ein „Gipfelbier" o.Ä.: entweder Insulinversorgung noch mehr reduzieren oder Kohlenhydrate dazu essen.

Manche Diabetiker berichten erstaunt, dass ihr Blutzucker nach dem Sport nicht stabil ist, sondern wahrlich „explodiert". Dies liegt daran, dass zahlreiche gegenläufige Faktoren nach Beendigung des Sports auf den Blutzucker einwirken. Die blutzuckersenkende Wirkung der Muskelarbeit endet unmittelbar mit dem Ende der körperlichen Aktivität. Andere Faktoren, die den Blutzucker senken oder ansteigen lassen, können dagegen noch einige Zeit weiterwirken (siehe Tab. 1).

Steigt der Blutzucker nach dem Sport regelmäßig an, kann dem durch die Abgabe eines vorsichtigen Korrekturbolus nach dem Sport oder kurz vor dessen Ende vorgebeugt werden. Dieses Problem betrifft nur einen kleinen Teil der sportlich aktiven Diabetiker. In der Regel überwiegt der Muskelauffülleffekt, sodass die Insulinversorgung nach dem Sport für einige Stunden weiterhin reduziert werden muss, um eine Unterzuckerung zu vermeiden.

Faktoren, die den Blutzucker nach dem Sport …	
… senken ↓	*… ansteigen lassen* ↑
Muskelauffülleffekt Alkoholkonsum	„nachträglich" resorbierte Sport-BE weiterhin wirksame Insulinreduktion weiterhin wirksame Stresshormone
▸ mehr Info: Kap. 8.6, Punkt G	▸ mehr Info: Kap. 6.2, Punkt I

Tab. 1: Nach dem Sport ist die Therapieanpassung noch lange nicht vorbei. Hier einige Gründe.

10.4.5 Beispiele zum Thema Sport

Wird im Rahmen einer Diabetesschulung das Thema Sport behandelt, sollte zunächst erfragt werden, welche Art von körperlicher Aktivität die Pumpenträger in ihrem Alltag ausüben. In Anlehnung an die individuellen Erfahrungen sollte für verschiedene Belastungsformen exemplarisch die Therapieanpassung besprochen werden. Von Interesse sind zusätzlich Aspekte des Tragens der Pumpe beim Sport, die Zufuhr von Flüssigkeit etc. Für jeden Teilnehmer sollte eine auf seine Sportart zugeschnittene individuelle „Kurzbedienungsanleitung" formuliert werden (siehe Kap. folgende Beispiele).

Beispiel A: Sportart mit wechselhafter körperlicher Aktivität

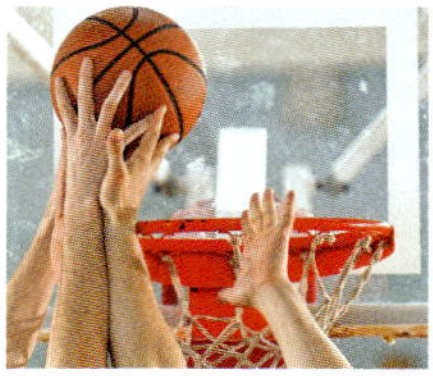

David will von 19.30 bis 21.00 Uhr Basketball spielen. Zum Abendbrot um 18.30 Uhr isst er 6 BE, die er normalerweise ohne Training mit einem Verhältnis von 1,5 : 1 abdecken würde, d. h. mit 9 I.E. Seine Basalrate beträgt 0,8 I.E./Stunde, er benutzt ein Analoginsulin. Seine Therapieanpassung vor dem Basketballtraining sieht folgendermaßen aus:

Zeit	Glukose in mg/dl	BE	I.E./ BE	Bolus	BR in I.E./h	Bemerkung
18.00	105 →	6	1,5/1	9	0,8	normaler Bolus ohne Sport
18.00	105 →	6	0,75/1	4,5	0,8	um 50 % reduzierter Bolus 1½ Std. vor dem Training

Nach dem Training misst David um 21.05 Uhr einen Blutzuckerwert von 79 mg/dl. Er nimmt zusätzlich mindestens 1 – 2 BE zu sich und kontrolliert seinen Blutzucker nochmals, bevor er gegen 23.00 Uhr einschläft. Liegt der zuletzt gemessene Wert unter 140 mg/dl, isst er nochmals wenigstens eine lang wirkende BE, um nicht in eine durch den Muskelauffülleffekt bedingte nächtliche Unterzuckerung zu rutschen. Die Basalrate reduziert er zur Nacht je nach Trainingsintensität um 10 – 30 %.

Da der Blutzucker beim Training trotz 50%iger Bolusreduktion mehr als 30 mg/dl gesunken ist, wird David beim nächsten Training den Bolus noch stärker – um 60 – 70 % – reduzieren oder während des Trainings mehr kohlenhydrathaltige Flüssigkeit zu sich nehmen.

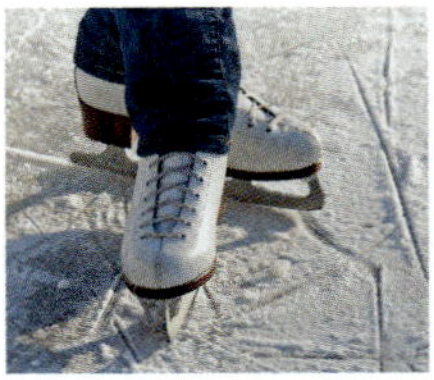

Beispiel B: Ausdauerbelastung

Melanie möchte nach der Arbeit am späten Nachmittag um ca. 17.00 Uhr eine Stunde Schlittschuh laufen. Ihre Basalrate mit einem Analoginsulin liegt bei 1,0 I.E./Stunde. Melanie möchte mithilfe des Sports ihr Gewicht reduzieren. Daher passt sie die Therapie vorrangig über eine rechtzeitige Reduktion der Basalrate an (2 Std. vorher um 50 % reduzieren). So erzielt sie ohne die Einnahme zusätzlicher Kohlenhydrate (= Kalorien) einen Blutzuckeranstieg vor dem Start.

Zeit	Glukose in mg/dl	BE	I.E./ BE	Bolus	BR in I.E./h	Bemerkung
15.00	131 →	-		-	0,4	Reduktion der Basalrate 2 Std. vor Sportbeginn um 60 %
17.00	165 ↑				0,4	Sportbeginn
17.30	193 ↗	-		-	0,8	30 Min. vor Ende des Eislaufens Erhöhung der Basalrate (von 60 % Reduktion auf 20 %) aufgrund des Blutzuckeranstiegs
19.00	105 →	4	3	0,75/1	0,8	Reduktion des I.E./BE-Verhältnisses zum Abendbrot um 25 % und der Basalrate um 20 % aufgrund des Muskelauffülleffekts

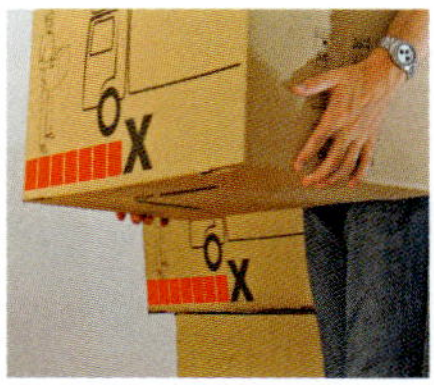

Beispiel C: Ganztägige körperliche Aktivität

Helmut plant einen Umzug mit Transport aller schweren Elektrogeräte vom zweiten Stock in den Möbelwagen. Die neue Wohnung liegt in der vierten Etage ohne Aufzug. Mit Aus- und Einräumen wird sich diese Arbeit über den gesamten Tag erstrecken. Die normale Basalrate von H. beträgt 1,0 I.E./Std., er hat ein Analoginsulin in der Pumpe und gibt zu den Mahlzeiten den Bolus in folgendem Verhältnis ab: morgens 2:1, mittags 1:1, abends 1,5:1.

Zeit	Glukose in mg/dl	BE	I.E./BE	Bolus	BR in I.E./h	Bemerkung
07.30	121 →	6	0,75/1	4	0,5	Reduktion der Basalrate 1 Std. vor Arbeitsbeginn um 50 %, Reduktion des Bolus um 67 %
08.30	185 ↑				0,5	Beginn des Umzugs
10.15	147 ↓	2			0,5	Ende des Einladens, „Sport-BE“
12.30	115 →	6	0,5/1	3	0,5	Mittagessen mit um 50 % reduziertem Bolus
15.00	161 ↘	1			0,5	Ende des Ausladens, „Sport-BE“
18.00	71 →	8	0,75/1	6	0,5	Ende des Umzugs, zum Abendessen Reduktion des Bolus um 50 %
20.00	107 ↘	3			0,5	gemütlicher Abend mit Umzugshelfern bei einem Bier, Zusatz-BE wg. Muskelauffülleffekt nicht mit Bolus abgedeckt
22.00	128 →	2			0,5	Reduktion der Basalrate um 50 % für weitere 12 Std. und Einnahme von Zusatz-BE, da Alkoholkonsum + Muskelauffülleffekt

Beispiel D: Kontaktsportart mit Ablegen der Insulinpumpe

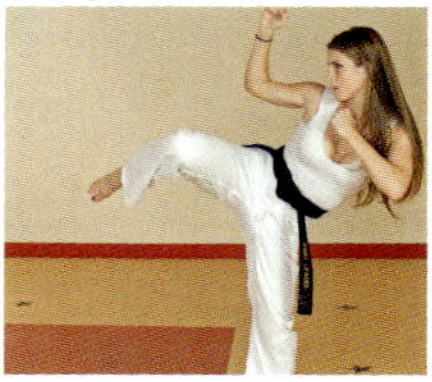

Anja will von 18.00 bis 19.00 Uhr zum Karate-Training gehen und legt die Pumpe für die Dauer des Trainings ab. Sie hat ein Analoginsulin in der Pumpe und zu dieser Zeit eine Basalrate von 1,2 I.E./Stunde, zum Abendbrot hat sie ein I.E./BE-Verhältnis von 2 : 1.

Zeit	Glukose in mg/dl	BE	I.E./BE	Bolus	BR in I.E./h	Bemerkung
17.00	119 →	1,5			0,6	Reduktion der Basalrate 1 Std. vor Trainingsbeginn um 50 %
18.00	178 ↑				0	Pumpe wird abgelegt, Trainingsbeginn

▶

19.00	163 ↗			0,5	1,2	Pumpe nach dem Training wieder angelegt. Geringe Bolusgabe, da der Blutzucker erhöht und die Tendenz steigend ist („Basalloch")
20.30	141 ↘	6	1,5/1	9	1,2	Abendessen mit um 25 % reduziertem Bolus, um dem Muskelauffülleffekt gerecht zu werden
23.00	107 →	1			0,9	Reduktion der Basalrate zur Nacht um 10 – 30 %, um Muskelauffülleffekt abzufangen

▶ Weitere Beispiele zu mehr als 40 Sportarten, jeweils mit erprobter „Kurzbedienungsanleitung", finden Sie in der Diabetes- und Sportfibel (4. aktualisierte und erweiterte Auflage 2018, 540 Seiten, Kirchheim Verlag, ISBN 978-3-87409-630-0).

10.5 Insulinpumpe und Auto

Fast noch wichtiger als das Benzin im Tank sind für ein „Pumpenauto" Traubenzucker, Cola etc. im Handschuhfach, damit schnell resorbierbare Kohlenhydrate immer sofort griffbereit sind.

Pumpenstart – Autostopp?

Sollte nach der Umstellung auf eine Insulinpumpentherapie für einige Wochen das Auto in der Garage bleiben? Derartige pauschale Empfehlungen wurden noch vor einigen Jahren ausgesprochen. Zum Glück sind diese nicht mehr aktuell. Ob ein Pumpenträger aktiv am Straßenverkehr teilnehmen darf, hängt, wie bei jedem Menschen mit Diabetes, vor allem von der Stabilität der Stoffwechsellage und seinem Sehvermögen ab.

Die Straßenverkehrsbehörde (meist das zuständige Landratsamt) prüft im Einzelfall, wer zur Teilnahme am Straßenverkehr geeignet ist. Dabei orientieren sich die Sachbearbeiter an der amtlichen „Begutachtungsleitlinie zur Kraftfahreignung". Für Patienten und Diabetesteams hat die Deutsche Diabetesgesellschaft eine evidenzbasierte Leitlinie zu diesem Thema entwickelt, die 2017 erstmals erschien.[70] Hier wird empfohlen:

„Menschen mit Diabetes sollten darüber aufgeklärt werden, dass sie kein Fahrzeug führen sollen, wenn es [...] bei einer Umstellung der Diabetestherapie infolge von Blutglukoseschwankungen mit Hypoglykämien, Akkomodationsstörungen [Anm.: = Sehstörungen] oder anderer Anpassungsstörungen zu einer vorübergehenden Einschränkung der Fahrsicherheit kommt."

Sinnvollerweise wird in der Leitlinie keine Frist genannt, während der nach einer Therapieumstellung kein Fahrzeug geführt werden darf. Im Gegenteil: Solange die Stoffwechsellage stabil ist, kann auch ein Pumpenneuling „ganz legal" Auto fahren. Was sollte vor Beginn jeder Fahrt beachtet werden?

- Sorgen Sie dafür, dass Sie Hypoglykämien am Steuer zuverlässig vermeiden.
- Führen Sie vor Fahrtantritt eine Glukosemessung durch und dokumentieren Sie das Ergebnis im Diabetestagebuch oder digital.
- Beginnen Sie die Fahrt nicht mit Blutzuckerwerten unter ca. 90 mg/dl. Auch sehr hohe Blutzuckerwerte oder starke Glukoseschwankungen schränken die Fahrtauglichkeit ein (individuelle Grenzwerte nach Rücksprache mit dem Diabetesteam).
- Legen Sie bei längeren Fahrten mindestens alle 1–2 Stunden einen „Boxenstopp" ein, um den Blutzucker zu messen.
- Halten Sie ausreichende Mengen an Not-BE im Fahrzeug bereit.
- Bei Anzeichen einer Unterzuckerung (Symptome oder Glukosewert unter 70 mg/dl) halten Sie sofort an und ziehen den Zündschlüssel ab. Die Fahrt sollte frühestens 20 Minuten nach erfolgreicher Behandlung einer Unterzuckerung fortgesetzt werden.

Werden diese Ratschläge beachtet, ist nicht damit zu rechnen, aus gesundheitlichen Gründen Probleme mit der Führerscheinbehörde zu bekommen. Sollte der Führerschein doch in Gefahr sein oder der Arzt musste ein „Fahrverbot" aussprechen, geht es in der Regel darum, die Hypoglykämie-Wahrnehmung wieder herzustellen. Das kann mit Therapieumstellungen und Schulungsmaßnahmen erreicht werden. Ergänzend empfiehlt die DDG-Leitlinie hierfür erstmals auch technische Hilfsmittel wie Insulinpumpe und rt-CGM.

Praxis-Tipp: Rechtliche Absicherung für Diabetesteams

Um juristisch abgesichert zu sein, muss der Arzt oder ein geeignetes Mitglied des Diabetesteams den Pumpenträger über die genannten Punkte informieren. Die Aufklärung muss mündlich erfolgen, das alleinige Aushändigen eines Informationsblattes ist nicht ausreichend. Zusätzlich sollte der Patient einen Aufklärungsbogen unterzeichnen („rechtssichere" Vorlage siehe Anhang M der o.g. DDG-Leitlinie).

Nicht über die Pumpe gurten – dann starten!

Die Insulinpumpe sollte vor der Fahrt so platziert werden, dass sie sich nicht direkt unter dem Sicherheitsgurt befindet. Außerdem sollte der Gurt nicht über der Einstichstelle des Insulinkatheters liegen.

Ein über der Insulinpumpe verlaufender Sicherheitsgurt birgt Gefahren: Bei einem Verkehrsunfall kann es zu Quetschungen oder Blutergüssen durch die Insulinpumpe kommen. Bei längeren Autofahrten kann es auch ohne Unfall zu Druck- und Scheuerstellen kommen, wenn der Gurt direkt über dem Katheter liegt. Da die Insulinpumpentherapie natürlich nicht von der Anschnallpflicht entbindet, sollten Pumpe und Katheter vor der Fahrt mit Bedacht platziert werden.

10.6 Insulinpumpe und Schichtdienst

Diabetiker, die im Schichtdienst arbeiten, haben es besonders schwer, langfristig stabile Blutzuckerwerte im optimalen Bereich zu erreichen. Da dies erfahrungsgemäß mit der Insulinpumpentherapie besser gelingt als mit der vergleichsweise unflexiblen ICT, werden die Kosten für die Insulinpumpentherapie unter diesen Umständen von den Kostenträgern in der Regel übernommen (siehe auch Kap. 1.6.1: Indikationen).

Wird der normale Biorhythmus ständig „missachtet", können die normalerweise ausgeprägten tageszeitlichen Schwankungen der Insulinempfindlichkeit im Lauf der Jahre abflachen. Zur Frage der optimalen Anpassung der Diabetestherapie an den Schichtdienst gibt es trotz der erheblichen Bedeutung für die Praxis keine wissenschaftlichen Studien oder Publikationen, sodass die folgenden Aussagen auf dem Erfahrungsschatz der Autoren basieren.

Diese Diabetiker benötigen meist eine ziemlich konstante Ausgangsbasalrate, da große tageszeitliche Variationen bezüglich der Insulinempfindlichkeit, wie sie z. B. bei Jugendlichen in der Pubertät zu beobachten sind, bei ihnen kaum oder gar nicht mehr vorkommen. Wenn die Basalrate im Rahmen einer Diabetesschulung ausgetestet wurde, wird sie für den Schichtbetrieb (Spät- oder Nachtdienst) höchstwahrscheinlich nicht geeignet sein. Der Pumpenträger kann die „Schulungs-Basalrate" als „Dienstfrei"- bzw. „Urlaubs-Basalrate" abspeichern, wenn er einem geregelten Tag- und Nachtrhythmus nachgehen kann.

Pumpenträger, die im Schichtdienst tätig sind, müssen nach der Ersteinstellung sehr engmaschig weiterbetreut werden, um sie darin zu unterstützen, schnellstmöglich auch für die Spät- und Nachtschichten passende Basalraten zu finden. Entscheidend dabei ist auch, wie viel körperliche Aktivität der Beruf erfordert. Wenn z. B. eine Krankenschwester in ihrem Beruf körperlich sehr aktiv ist (Waschen der Patienten etc.), müssen die Basalraten anders angepasst werden als bei einem Nachtportier, der einer sitzenden Tätigkeit nachgeht.

Beispiel: Therapieoptimierung im Schichtdienst

Die Krankenschwester Annegret legt während ihrer Dienstzeit auf einer inneren Station Wegstrecken von 5–10 km zurück und hat körperlich schwere Arbeit mit ihren Patienten zu verrichten. Annegret arbeitet im Drei-Schicht-System. In der Nachtschicht ist sie die einzige examinierte Fachkraft auf ihrer Station. Annegret trägt eine Insulinpumpe mit einem Analoginsulin. Ihre Arbeitszeiten sehen wie folgt aus:

Frühschicht: 06.00–14.30 Uhr
Spätschicht: 14.00–22.30 Uhr
Nachtschicht: 22.00–06.00 Uhr

Nach zwanzig Jahren Dienst als Krankenschwester im Schichtdienst war Annegrets Anfangsbasalrate absolut konstant. Da sie sich für freie Tage und Urlaube bewährt hat, programmiert Annegret sie als „Basalrate 4“ in die Pumpe ein:
Annegret hat mehrere Wochen und einige CGM-Sensoren verbraucht, um gemeinsam mit ihrem Diabetesteam die optimalen Basalraten für die jeweiligen Schichten auszutesten. Anfangs stand sie in engem telefonischen und E-Mail-Kontakt mit ihrem Diabetesteam. Alle 2–3 Wochen besuchte sie die diabetologische Schwerpunktpraxis, um an der diffizilen Feinabstimmung zu schleifen. Die Mühe hat sich gelohnt: Egal welche Schicht Annegret jetzt hat, ihre Blutzuckerwerte sind mit der sensorunterstützten Pumpentherapie unter diesen sehr schwierigen Umständen fast immer gut, und es kam zu keiner einzigen schweren Unterzuckerung.

Basalrate 4 für freie Tage				
Uhrzeit	00.00–24.00			
Einheiten/Stunde	0,8 I.E.			
Basalrate 1 für Annegrets Frühschicht:				
Uhrzeit	05.00–13.00	13.00–17.00	17.00–20.00	20.00–05.00
Einheiten/Stunde	0,5 I.E.	0,7 I.E.	0,8 I.E.	0.6 I.E.
Basalrate 2 für Annegrets Spätschicht				
Uhrzeit	05.00–09.00	09.00–13.00	13.00–21.00	21.00–05.00
Einheiten/Stunde	0,8 I.E.	0,7 I.E.	0,5 I.E.	0,6 I.E.
Basalrate 3 für Annegrets Nachtschicht				
Uhrzeit	21.00–05.00	05.00–13.00	13.00–18.00	18.00–21.00
Einheiten/Stunde	0,4 I.E.	0,6 I.E.	0,8 I.E.	0,7 I.E.

10.7 Insulinpumpe und Urlaub

Grundsätzlich gilt für Insulinpumpenträger: Alles ist möglich! Genau wie ihre stoffwechselgesunden Mitmenschen können auch Pumpenträger zwei Wochen am Strand die Seele baumeln lassen oder die höchsten Berge der Welt besteigen. Damit die schönste Zeit des Jahres aber nicht unversehens zum diabetologischen Alptraum wird, muss der Pumpenträger sein Gerät nebst Zubehör frühzeitig in die Planungen einbeziehen.

Auch weichen die meisten Menschen im Urlaub von ihren Lebensgewohnheiten ab. Aktivurlauber, die ein Sport- oder Reiseprogramm absolvieren, das viel anstrengender ist als ihre häusliche Routine, müssen die Insulinmenge (Basalrate und Bolusgaben) reduzieren. Verminderungen um 30 – 80 Prozent sind keine Seltenheit. Die aktuellen Blutzuckerwerte sind der Maßstab für die Dosisanpassung (siehe Kap. 9.4). Faulenzer, die das Paradies in der Hängematte suchen, müssen die Insulingaben ggf. entsprechend erhöhen. Hier kann, neben einer prozentualen Erhöhung der Basalrate, auch eine alternative Basalrate programmiert werden, die auf die veränderte Urlaubsaktivität angepasst ist (siehe Kap. 4.3).

10.7.1 Insulinpumpe und Reisegepäck

Die erste Hürde ist das Reisegepäck: Wer kennt nicht das hektische Kofferpacken um „5 vor 12“, während der Taxifahrer vor dem Haus bereits ungeduldig wartet? Wenn in der Hektik Sonnencreme, Zahnbürste oder Bikini im heimischen Schrank vergessen werden, lässt sich das Fehlende am Urlaubsort problemlos nachkaufen. Das Pumpenzubehör ist auf den uns bekannten Strandpromenaden allerdings nicht erhältlich. Hier ist sorgfältiges und überlegtes Packen ein absolutes Muss! Zur Sicherheit sollte die doppelte Menge des kalkulierten Bedarfs eingepackt werden.

Der „Ersatzteilkoffer“ für den Alltag sollte für den Urlaub noch ergänzt werden durch:

- Ersatzpumpe „Urlaubspumpe“ 2 – 4 Wochen vor der Abreise beim Hersteller beantragen. Dieser Service ist teilweise kostenpflichtig, siehe „Praxis-Tipp Urlaubspumpe“ auf den folgenden Seiten.
- Komplettes Zubehör für die Pen-/Spritzentherapie, um im äußerst unwahrscheinlichen Fall eines Totalausfalls der Insulinpumpe nicht den Urlaub abbrechen zu müssen (siehe Kap. 10.9.3)
- Individuelles Therapieschema für den Umstieg auf die Pen-/Spritzentherapie (vom Diabetesteam)

- Insulinpumpenträger-Ausweis in Landessprache (über Insulinpumpenhersteller erhältlich)
- Zollbescheinigung für Pumpen- und CGM-Materialien (s. Kap. 10.1.2)
- Telefonnummer des eigenen Diabetesteams und des nächstgelegenen Pumpenzentrums/Arztes im Ausland
- Übliche Reiseapotheke, insbesondere Medikamente gegen Magen-Darm-Infekte wie Loperamid (z. B. Imodium akut®) und Elektrolyte (z. B. Elotrans®)

Besonders vor längeren Urlaubsreisen in „exotischere Länder" ist es empfehlenswert, den kompletten Diabetesbedarf **mindestens eine Woche vor Reisebeginn** zu packen. So bleibt immer noch ausreichend Zeit, Messstreifen, Katheter oder andere, wichtige Diabetesutensilien nachzubestellen, wenn sie nicht mehr in ausreichender Menge vorhanden sind.

Beim Transport sollte der Insulinpumpenträger beachten, dass – neben Insulin, Teststreifen und Sensoren – auch die Batterien vor der Kälte im Gepäckraum eines Flugzeugs oder vor der Hitze im Handschuhfach des Autos geschützt werden müssen (siehe Kap. 10.7.4). Die Kanülen der Insulinkatheter sind fragil, deshalb sollte beim Packen das Quetschen der Verpackungen vermieden werden.

Praxis-Tipp: Urlaubspumpe

Was tun, wenn die Pumpe im Urlaub streikt? Im sehr seltenen Fall eines Pumpendefekts garantieren die Pumpenhersteller in Deutschland teilweise sogar europaweit einen Ersatz durch Kurierlieferung innerhalb von 24 Stunden oder schneller. Ausnahmen sind Reisen auf schwer erreichbare Inseln oder Kreuzfahrten. Wie man eine Urlaubspumpe bei welchem Hersteller für welche Reiseziele beantragt, können Sie Tabelle 1 auf den folgenden Seiten entnehmen. **Wichtig: Die Urlaubspumpen oder den PDM NICHT aus der Schutzfolie bzw. der versiegelten Verpackung nehmen!** Für geöffnete und in Betrieb genommene Urlaubspumpen/ PDM muss der Pumpenträger die Pumpe oder den PDM bezahlen oder zumindest eine nicht unerhebliche Reinigungsgebühr entrichten (Ausnahme Sooil/Dana). Deshalb ganz „analog" alle Einstellung handschriftlich notieren (inkl. Bolusrechner, alternative Basalraten etc.) oder, falls möglich, die Pumpeneinstellungen in ein Cloud-Konto hochladen. Nur so kann der Nutzer bei einem Totalausfall der Insulinpumpe seine bewährten Einstellungen bei Bedarf in die neue Urlaubspumpe einprogrammieren.

Hersteller	Urlaubsort Deutschland	Urlaubsort Europa
Roche **Accu-Chek Spirit Combo/Insight** Informationen zur Urlaubspumpe und Mietvertrag zum Download: https://www.accu-chek.de/produkte/de/urlaubsservice.jsp	keine Urlaubspumpe, Austausch defekter Pumpen innerhalb von 24 Stunden	keine Urlaubspumpe, Austausch defekter Pumpen innerhalb von 24 Stunden
Medtronic **Minimed 640 G/ Veo** Informationen zur Urlaubspumpe: https://www.medtronic.com/de-de/diabetes/home/service/diabetes-und-reisen.html	Urlaubspumpe nur für Kinder unter 10 Jahren, Austausch defekter Pumpen bis zum Folgetag	Austausch defekter Pumpen bis zum Folgetag (Eine Liste der Länder, in denen Austauschpumpen erhältlich sind finden sie online.)
Ypsomed **Mylife YpsoPump**	Urlaubspumpe nur für schwer erreichbare deutsche Inseln, Austausch defekter Pumpen innerhalb von 24 Stunden	Eine Urlaubspumpe wird kostenlos zur Verfügung gestellt.
Sooil **Dana R/RS**	Als Urlaubspumpe wird eine Dana R ohne Fernbedienung kostenlos zur Verfügung gestellt.	Als Urlaubspumpe wird eine Dana R ohne Fernbedienung kostenlos zur Verfügung gestellt.
Insulet **Omnipod**	kein Urlaubs-PDM, Austausch eines defektem PDM innerhalb von 24 Stunden	Ein Urlaubs-PDM wird kostenlos zur Verfügung gestellt.
Medtrum	Austausch über den entsprechenden Diabetes-Versandhändler	Urlaubs-PDM oder Pumpenbasen werden kostenlos zur Verfügung gestellt.

Tab.1: Falls nötig, bieten die Pumpenhersteller die Möglichkeit, Ersatzpumpen für längere Reisen zu leihen oder zu mieten („Urlaubspumpe"). Das Vorgehen unterscheidet sich je nach Hersteller (Stand Herbst 2019).

außerhalb Europas, schwer erreichbare Inseln, Kreuzfahrten ...	Hotline	Wann Urlaubspumpe beantragen?	Kosten
Eine Urlaubspumpe kann für 1–2 Monate gemietet werden. Sonderregelungen für Ausnahmesituationen möglich (z. B. Auslandssemester).	24 Std. Notfall-Hotline: 0049 6217 59 46 46	15 Werktage vor Antritt der Reise unter der kostenfreien Hotline: 0800 446 68 00	Miete 120 € pro Monat (für 1–2 Monate möglich)
Eine Urlaubspumpe wird für 1–2 Monate zur Verfügung gestellt. Sonderregelungen für Ausnahmesituationen möglich (z. B. Auslandssemester).	24 Std. Notfall-Hotline: 0049 215 98 14 93 70	4 Wochen vor Antritt der Reise unter der kostenfreien Hotline: 0800 646 46 33	Der Service ist kostenlos.
Eine Urlaubspumpe wird kostenlos zur Verfügung gestellt.	24 Std. Notfall-Hotline: 0049 69 310 19 70	14 Tage vor Antritt der Reise unter der kostenfreien Hotline: 0800 97766 33	Der Service ist kostenlos.
Als Urlaubspumpe wird eine Dana R ohne Fernbedienung kostenlos zur Verfügung gestellt.	24 Std. Notfall-Hotline: 0049 9281 850 16-888	4 Wochen vor Antritt der Reise unter der Rufnummer: 09281-85016-0	Der Service ist kostenlos.
Ein Urlaubs-PDM wird kostenlos zur Verfügung gestellt.	24 Std. Notfall-Hotline: 0049 69 15 40 87 28	4 Wochen vor Antritt der Reise unter der kostenfreien Hotline: 0800 182 16 29	Der Service ist kostenlos.
Urlaubs PDM oder Pumpenbasen werden kostenlos zur Verfügung gestellt.	24 Std. Notfall-Hotline des entsprechenden Diabetes-Versandhändlers	über Hotline des entsprechenden Diabetes-Versandhändlers	Der Service ist kostenlos.

10.7.2 Insulinpumpe im Flugzeug

Alle aktuellen Insulinpumpen sind so konstruiert, dass die elektronischen Kontrollschleusen auf Flughäfen gefahrlos durchquert werden können. Bei der anschließenden Leibesvisitation bzw. vor Durchqueren eines „Nackt-Scanners“ kann der Pumpenträger zeit- und nervenraubenden Missverständnissen vorbeugen, indem er das Sicherheitspersonal über Art und Funktion der Pumpe aufklärt. Eine ärztliche Bescheinigung auf Englisch oder der jeweiligen Landessprache kann den Verdacht entkräften, es handele sich um einen raffiniert getarnten Sprengsatz (siehe Abb.).

Sollte die Insulinpumpe per Funkverbindung oder Bluetooth z. B. mit einem Blutzuckermessgerät oder einem Smartphone kommunizieren, muss diese Funktion mittlerweile während des Flugs meist nicht mehr deaktiviert werden. Das praktische Vorgehen zur Weiterverwendung eines Smartphones ist wie folgt: Am Mobiltelefon muss zunächst der „Flugmodus“ aktiviert werden, damit die starken Funkwellen des Mobilfunknetzes abgeschaltet sind. Anschließend kann die vergleichsweise harmlose Bluetooth-Funktion (ggf. nötig für Pumpensteuerung oder Sensor) wieder angeschaltet werden.

- Weitere praktische Informationen für Flugreisende: Kap. 19.5.2 (Online-Anhang)

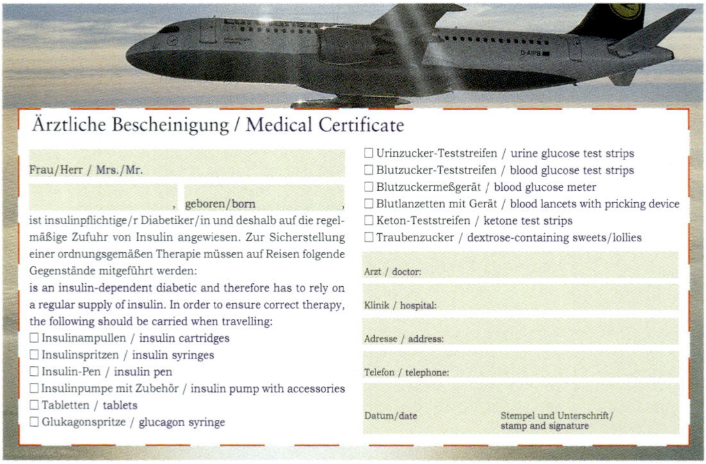

Ärztliche Bescheinigung / Medical Certificate

Frau/Herr / Mrs./Mr.

, geboren/born ,

ist insulinpflichtige/r Diabetiker/in und deshalb auf die regelmäßige Zufuhr von Insulin angewiesen. Zur Sicherstellung einer ordnungsgemäßen Therapie müssen auf Reisen folgende Gegenstände mitgeführt werden:
is an insulin-dependent diabetic and therefore has to rely on a regular supply of insulin. In order to ensure correct therapy, the following should be carried when travelling:

☐ Insulinampullen / insulin cartridges
☐ Insulinspritzen / insulin syringes
☐ Insulin-Pen / insulin pen
☐ Insulinpumpe mit Zubehör / insulin pump with accessories
☐ Tabletten / tablets
☐ Glukagonspritze / glucagon syringe
☐ Urinzucker-Teststreifen / urine glucose test strips
☐ Blutzucker-Teststreifen / blood glucose test strips
☐ Blutzuckermeßgerät / blood glucose meter
☐ Blutlanzetten mit Gerät / blood lancets with pricking device
☐ Keton-Teststreifen / ketone test strips
☐ Traubenzucker / dextrose-containing sweets/lollies

Arzt / doctor:

Klinik / hospital:

Adresse / address:

Telefon / telephone:

Datum/date Stempel und Unterschrift/ stamp and signature

Beispiel für ein Flugattest (Bezug über Kirchheim Verlag). Ähnliche Vordrucke werden von den meisten Insulinpumpenherstellern herausgegeben.

Flugreise-Attest

https://bit.ly/2zqBMXK

Nach den Ereignissen vom 11. September 2001 haben insbesondere US-amerikanische Fluggesellschaften die Sicherheitsvorschriften deutlich verschärft. Inzwischen hat sich die Lage wieder entspannt, es empfiehlt sich aber trotzdem bei Flugreisen mitzuführen:

- eine allgemeine Bescheinigung vom Diabetologen über das Vorliegen einer Diabeteserkrankung und die Notwendigkeit aller mitzuführenden Materialien, jeweils mit Mengenangabe, und falls möglich auf Englisch bzw. in der Landessprache (Beispiel siehe Abb.)
- In einigen Ländern müssen Not-BE mitbescheinigt werden.

Im Zuge der verschärften Sicherheitsvorschriften wird die Mitnahme von Flüssigkeiten im Handgepäck meist unterbunden (z. B. Cola). Für eine Flugreise sollten daher alternative Not-BE eingepackt werden (Traubenzucker, Kekse, Schokoriegel o. Ä.).

10.7.3 Insulinpumpe und Zeitverschiebung

Bei Fernreisen ergeben sich bekanntlich Zeitunterschiede. Eine Reise in eine andere Zeitzone hat eine Verschiebung des Biorhythmus einschließlich des tageszeitabhängigen Insulinbedarfs zur Folge.

Wie sollte die Insulinpumpentherapie an den Zeitsprung angepasst werden? Jedes Diabeteszentrum und jede Schwerpunktpraxis hat hier seine Lieblingsvariante. Dabei sollte die Charakteristik der Basalrate berücksichtigt werden.

Pumpenträger mit einer konstanten Basalrate haben es leicht: Sie müssen nur bei den Mahlzeiten das evtl. tageszeitlich veränderte I.E./BE-Verhältnis beachten, die Basalrate läuft unverändert weiter. Pumpenträger mit einer variablen Basalrate müssen sich mehr Gedanken machen. Je nach Ausmaß der Zeitverschiebung sind verschiedene Strategien zu empfehlen.

a) Zeitverschiebung von bis zu 2 Stunden

- Pumpenuhr sofort auf die neue Ortszeit umstellen.

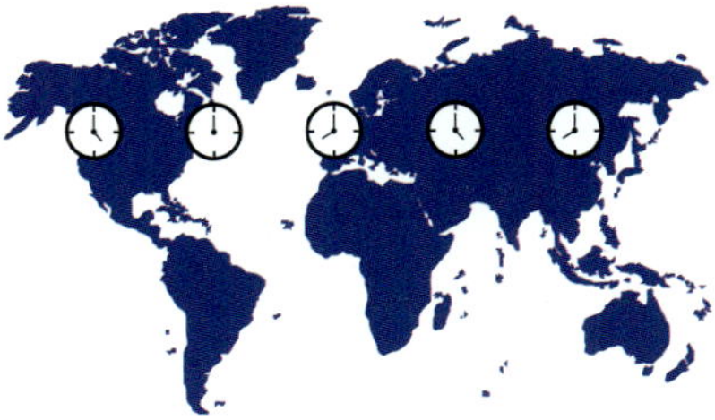

b) Zeitverschiebung von 3 bis 4 Stunden

- Pumpenuhr um zwei Stunden der Ortszeit annähern.
- Nach zwei Tagen die Pumpenuhr auf Ortszeit einstellen.

c) Zeitverschiebung von mehr als 4 Stunden

- Bestehende variable Basalrate dokumentieren (aufschreiben) und gut aufbewahren sowie als alternative Basalrate in der Pumpe speichern.
- Programmierung einer konstanten Basalrate auf den niedrigsten stündlichen Wert (besonders praktisch: Programmierung als alternative Basalrate, siehe Kap. 4.3).
- Korrekturinsulingaben anhand der gemessenen Blutzuckerwerte.
- Nach Umstellung des Biorhythmus (ca. drei bis vier Tage) die Uhr der Insulinpumpe auf Ortszeit einstellen und wieder die ursprüngliche Basalrate programmieren bzw. die entsprechende alternative Basalrate (s. o.) aktivieren.
- Bei einer ausgeprägt variablen Basalrate mit gravierenden Sprüngen von mehr als 50 Prozent pro Stunde wird empfohlen, nicht vorübergehend eine konstante Basalrate zu verwenden, sondern die Pumpenuhr täglich um zwei Stunden der Ortszeit anzunähern.

Bei allen Umstellungsmöglichkeiten sollten zunächst häufige Blutzuckertests erfolgen (mindestens 7-mal täglich) und stark erhöhte Blutzuckerwerte durch Bolusgaben ausgeglichen werden (siehe Kap. 5.6). Vorübergehend muss der Blutzucker-Zielbereich angehoben werden, auch in der Programmierung des Bolusrechners. Erfahrungsgemäß ist die Umstellung auf eine andere Zeitzone mit einer Insulinpumpe wesentlich einfacher als unter einer Pen-/Spritzentherapie und dauert ca. drei bis fünf Tage.

▶ Praktische Beispiele zur Zeitumstellung: Kap. 14.4

10.7.4 Insulinpumpe und widrige Umweltbedingungen

Viele beliebte Urlaubsziele liegen in Klimazonen, die von Mitteleuropäern als extrem empfunden werden. Teilweise müssen gewohnte Verhaltensweisen geändert werden, um den ungewöhnlich heißen oder kalten Temperaturen Tribut zu zollen. Durch Klima- und Aktivitätsveränderungen kann sich der Insulinbedarf deutlich verändern. Insulin verkraftet in der Regel eine Menge, Extremtouren von Pumpenträgern beweisen dies. Mit der nötigen Vorausplanung und Kreativität besteht in der Regel kein Grund, die Insulinpumpe zurückzulassen.

a) Insulinpumpentherapie und extreme Hitze

Die Insulinpumpe widersteht auch höheren Temperaturen problemlos. Das Insulin bleibt in der Regel bei 37 °C auch über längere Zeit (Wochen) stabil. Trotzdem sollten einige Vorkehrungen getroffen werden:

- Setzen Sie die Pumpe nicht direkter Sonneneinstrahlung aus.
- Bei extrem heißen Außentemperaturen (über 35 – 40 °C): Isolieren Sie die Pum-

pentasche evtl. zusätzlich mit Styropor/Alufolie oder verwenden Sie eine spezielle Pumpentasche, mit der die Pumpe dauerhaft gekühlt wird (z. B. Pumpenkühltasche von Frio®).

- Sorgen Sie dafür, dass das Reserveinsulin zuverlässig gekühlt wird (siehe Kasten).
- Kontrollieren Sie regelmäßig den Insulinkatheter und das Pflaster, da sich der Katheter bei starkem Schwitzen von der Haut lösen kann (siehe Kap. 3.3.3).

Praxis-Tipp: Kühlung des Insulinvorrats bei extremer Hitze

► **Thermosflasche**

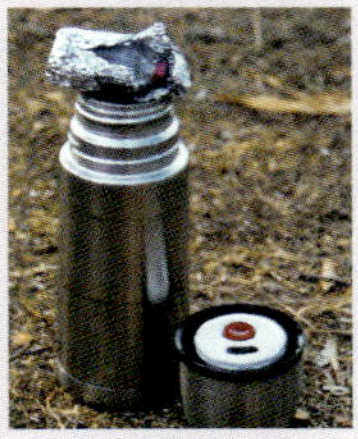

Falls Sie nicht auf das Gewicht der Diabetes-Ausrüstung achten müssen, können Sie das Insulin in einer mit kühlem Wasser gefüllten Thermosflasche aufbewahren. Moderne Vakuum-Thermosflaschen aus Stahl halten den Inhalt mehrere Tage kühl – auch bei extremen Außentemperaturen. Befüllen Sie die Thermosflasche mit kühlem Wasser, niemals mit Eiswürfeln o. Ä. (das Insulin könnte gefrieren). Wer unterschiedliche Insulinampullen mit Papieretiketten verwendet, sollte die Ampullen zunächst in Aluminiumfolie einwickeln. Wenn sich die Papieretiketten im Wasser ablösen, kann die Unterscheidung der Insuline ansonsten schwierig sein.

► **Spezielle Kühlsysteme**

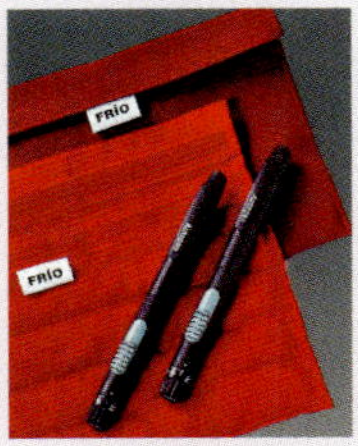

Wenn es auf jedes Gramm ankommt, ist die Anschaffung eines speziellen Kühlsystems empfehlenswert (z. B. Frio®), das den Diabetesbedarf ohne Stromzufuhr wohltemperiert aufbewahrt.
Taucht man das Frio®-Element in Wasser, bilden die darin enthaltenen Kristalle ein Gel, das die Ausrüstung bei einer konstanten Außentemperatur von z. B. +38 Grad Celsius etwa 45 Stunden lang kühlt. Diesen Vorgang können Sie so oft wiederholen, wie Ihnen Wasser zur Verfügung steht. Geht Ihnen in der Wüste das Wasser aus, wird die Kühlung des Insulins sowieso zur Nebensache.

- Blutzuckermessen bei extremer Hitze: Die meisten Testgeräte sind für eine Betriebstemperatur bis 40 Grad Celsius zugelassen. Einige Geräte ermitteln noch bis 45 Grad präzise Messwerte (z. B. Bayer Contour® Serie, Wellion Linus® Serie; Angaben ohne Gewähr und ohne Anspruch auf Vollständigkeit). Das dürfte ausreichen, denn für höhere Umgebungstemperaturen ist auch der Mensch nicht dauerhaft ausgelegt.
- Die in Gebrauch befindlichen Teststreifen (Tagesbedarf) können beim Messgerät aufbewahrt werden, da Blutzucker- und Ketonteststreifen höhere Temperaturen für kurze Zeit erfahrungsgemäß gut tolerieren. Für größere Vorräte dürfen jedoch

keine Kompromisse eingegangen werden; empfohlen wird meist eine Lagerungstemperatur von maximal 30 °C (Herstellerangaben beachten!).
- Vorsicht, der Insulinempfindlichkeit kann bei großer Hitze deutlich erhöht sein!

b) Insulinpumpentherapie und extreme Kälte

Dass die Insulinpumpe einfriert, ist nicht zu befürchten, wenn sie direkt am Körper getragen und durch entsprechend warme Kleidung vor Frost geschützt wird. Gefährlich wird es erst, wenn die Körpertemperatur unter den Gefrierpunkt absinkt – in diesem Fall wäre ein Pumpendefekt allerdings nicht das im Vordergrund stehende Problem. Für Aktivitäten in extremer Kälte gelten daher folgende Grundregeln:

Halten Sie die Diabetes-Ausrüstung bei eisigen Außentemperaturen unter allen Umständen so warm wie möglich. Das gilt nicht nur für das Insulin, sondern auch für Blutzuckermessgerät, Teststreifen, Kontrolllösung und Ersatzbatterien (all dies geht durch Einfrieren kaputt).

Am besten tragen Sie Ihren gesamten Diabetesbedarf inklusive der Insulinpumpe direkt am Körper: Entweder in einer Innentasche der untersten Bekleidungsschicht, oder in einem speziellen Tragesystem (siehe Kap. 3.2).

Transportieren Sie größere Insulinvorräte bei extremer Kälte in einer Thermosflasche (siehe Kasten „Kühlung des Insulins bei extremer Hitze“).

Auch Lebensmittel können einfrieren. Tragen Sie deshalb immer einige Not-BE direkt am Körper, dort bleiben sie warm und sind leicht zugänglich. Fettarme Energieriegel sind bei niedrigen Temperaturen besonders gefährdet. Die Not-BE erst warm lutschen zu müssen, um sie aufzutauen, kann die Behandlung einer Unterzuckerung erheblich verzögern oder sogar unmöglich machen.

Blutzuckermessen bei extremer Kälte: Verwenden Sie ein Messgerät mit möglichst niedrigem Temperaturbereich und mit möglichst langer Messdauer. Nehmen Sie das Messgerät nur zum Auftragen der Blutprobe heraus und stecken Sie es für die Zeit der Messung wieder in die warme Jackentasche.

▶ Ausführliche Information zum Thema Blutzuckermessen bei extremer Kälte (und in extremer Höhe) finden Sie in der Diabetes- und Sportfibel, 4. aktualisierte und erweiterte Auflage 2018, 540 Seiten, Kirchheim Verlag, vom Autorenteam der CGM- und Insulinpumpenfibel (ISBN 978-3-87409-630-0).

10.7.5 Insulinpumpe und Couscous

Bei fremdländischen Speisen lassen manchmal weder der Name noch das Aussehen oder der Geschmack darauf schließen, was man gerade zu sich nimmt.

Entsprechend unmöglich ist es, den Kohlenhydratgehalt des völlig undefinierbaren Gaumenschmauses zu ermitteln, ganz zu schweigen vom Fett- und Eiweißgehalt. Solche Schlemmereien haben „Quizcharakter", und erst der anschließende CGM-Verlauf klärt darüber auf, ob der Diabetiker mit seinem Tipp richtig lag. Gehen Sie dabei vorsichtig vor und geben Sie lieber einen zu niedrigen Bolus ab. Nichts ist unangenehmer als „pappsatt" zu sein und dann noch größere Mengen Kohlenhydrate zu sich nehmen zu müssen, weil der Bolus zu groß war! Außerdem ist der individuelle Vorrat an Not-BE in manchen Situationen begrenzt und wird eventuell noch in den nächsten Tagen benötigt (Trecking- oder Wanderurlaub, längere Segeltouren etc.).

Wenn Ihr BE-Tipp richtig war – perfekt. Wenn nicht, sind Sie um eine Erfahrung reicher und können den zu hohen Blutzuckerwert vorsichtig und ggf. mithilfe eines Bolusrechners (zur Vermeidung von Bolusüberlappungen siehe Kap. 5.7) mit einem entsprechenden Insulinbolus korrigieren. Damit ermöglicht die Insulinpumpe, kulinarische Spezialitäten des Urlaubslandes problemlos kennenzulernen, da das Nachdosieren und Korrigieren im Vergleich zur ICT viel leichter umzusetzen ist.

► Praktische Beispiele: Kap. 5.6.2

10.7.6 Insulinpumpe und S(tr)and

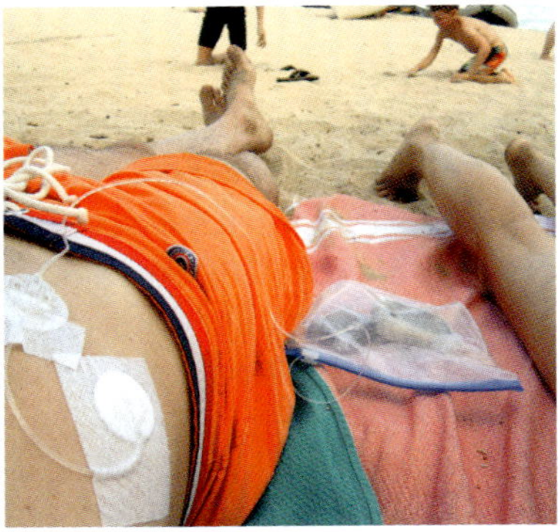

Sand ist der natürliche Feind aller Feinmechanik. „Sand im Getriebe" kann auch für eine Insulinpumpe oder ein Blutzuckermessgerät tödlich sein und ist daher unbedingt zu vermeiden. Für Strand- und Wüstenurlaube gelten daher folgende Empfehlungen:

- Vermeiden Sie soweit möglich direkten Kontakt der Insulinpumpe, des CGM-Systems und des Blutzuckermessgeräts mit Sand. Einfache Mittel wie z. B. kleine Gefrierbeutel mit Zip-Verschluss haben sich hierfür bewährt.
- Ampullen- oder Katheterwechsel sollten auf keinen Fall am Strand durchgeführt werden, sondern in sandfreier Umgebung (Hotelzimmer o. Ä.).
- Auch das Blutzuckermessgerät muss vor Eindringen von Sand geschützt werden. Ansonsten kann das Einführen des Teststreifens unmöglich werden, wie z. B. beim Marathon des Sables geschehen.

10.8 Insulinpumpe und Liebesleben

Auch was dieses „heikle" Thema betrifft, sollte die Pumpenschulung Licht ins Dunkel bringen. Schaubilder können aus verständlichen Gründen allerdings nicht geboten werden. So unterschiedlich wie die Liebespraktiken ist in dieser Situation auch die Einstellung der Pumpenträger zu ihrer Pumpe.

Manche ziehen es vor, die Schlauchpumpe während des Geschlechtsaktes abzulegen. Wenn es nicht länger als 1–2 Stunden dauert, ist ein negativer Effekt auf den Stoffwechsel in der Regel nicht zu befürchten, möglicherweise aber auf die Romantik: Es könnte schwierig werden, den ständigen Blick zur Uhr plausibel zu erklären. Inzwischen benutzen die meisten Pumpenträger abkoppelbare Infusionssets, sodass sie sich spontan von ihrer Pumpe trennen können. In diesem Fall besteht jederzeit die Möglichkeit, die Pumpe kurzzeitig für eine Bolusgabe zum Ausgleich des Basallochs wieder anzuschließen, falls „es" länger dauern sollte.

Will man nicht derart unter Zeitdruck stehen, kann man die Pumpe auch am Liebesspiel teilhaben lassen. Es besteht keine Veranlassung zu befürchten, Insulinpumpe oder Katheter würden in der Hitze des Gefechts beschädigt oder könnten Verletzungen verursachen. Berührungsängste der Partner können entkräftet werden, indem durch Drücken auf die Einstichstelle oder Ziehen am Katheter demonstriert wird, dass die Kanüle sicher befestigt ist und dass Manipulationen dieser Art keine Schmerzen verursachen. Die Insulinpumpe selbst kann an der „langen Leine" überall dort im Bett platziert werden, wo sie nicht als störend empfunden wird. Das Gerät lässt sich z. B. auch mit einem dünnen Baumwollgürtel am Körper befestigen.

Anders sieht es bei der ersten gemeinsamen Nacht oder einem „One Night Stand" aus, wenn das Gegenüber vielleicht noch nicht über den Diabetes Bescheid weiß. Denn die allermeisten Menschen trennen sich zumindest nachts von ihren Handys, MP3-Playern oder GPS-Navigationsgeräten und sichern sie gewöhnlich auch nicht mit einem Pflaster am Bauch. Sollte der Pumpenträger nicht das Bedürfnis verspüren, in der „ersten Nacht" ein Kurzreferat über Diabetes und Insulinpumpentherapie zu halten (dies wäre mit einer Insulinpumpe am ansonsten unbekleideten Körper kaum zu vermeiden), sollte er den Abend wieder mit Pen und Spritze verbringen, was problemlos möglich ist.

Wer in einer solchen Situation auf die Pumpe verzichten möchte, kann stattdessen einmalig zur Nacht Verzögerungsinsulin (NPH-Insulin oder Levemir®) spritzen. Dabei sollte eine Dosis gewählt werden, die der Summe der Basalrate entspricht, die zwischen ca. 22.00–8.00 Uhr abgegeben würde (siehe Kap. 10.9.2 und 10.9.4). Die auf diese Art errechnete Menge an Verzögerungsinsulin muss je nach Alkoholkonsum und geplanter „körperlicher Aktivität" reduziert werden.

10.9 Ablegen der Insulinpumpe

Ein Diabetiker schilderte vor einiger Zeit begeistert die kontaktfördernde Wirkung seiner neuen Insulinpumpe: Selbige demonstrativ über seiner Badehose befestigt, das weiße Pflaster auf seinem gebräunten Bauch prangend, sei er über eine italienische Strandpromenade flaniert und habe in einer vorher nicht erfahrenen Intensität die Aufmerksamkeit der dort wandelnden Weiblichkeit in seinen Bann gezogen.

Im Gegensatz zu diesem enthusiastischen Erfahrungsbericht empfinden die meisten Pumpenträger ihr „Anhängsel" in bestimmten Situationen als lästig: Für kurze Zeit (z. B. beim Duschen oder beim Sex), tagsüber (z. B. beim Strandurlaub) oder für längere Zeiträume (z. B. falls ein „Urlaub von der Pumpe" gewünscht ist). Pumpenträger, die zeitweise unverkabelt leben möchten, können die Insulinpumpentherapie jederzeit problemlos unterbrechen. In den folgenden Kapiteln wird geschildert, auf welche Art dies jeweils am besten gelingt:

- **Ablegen der Insulinpumpe für wenige Stunden** → Überbrückung des Basallochs mit Bolusgaben (siehe Kap. 10.9.1)
- **Ablegen der Insulinpumpe tagsüber** → evtl. am Morgen Verzögerungsinsulin (siehe Kap. 10.9.2)
- **Ablegen der Insulinpumpe für mehr als 24 Stunden** → Umstieg auf die ICT (siehe Kap. 10.9.3)
- **Praktische Beispiele** und konkrete Handlungsvorschläge siehe Kap. 10.9.4

10.9.1 Ablegen der Insulinpumpe für wenige Stunden

Im Alltag ergibt sich häufig der Wunsch, die Insulinpumpe für sehr kurze Zeit abzulegen, z. B. beim Duschen, beim Baden, in der Sauna, bei bestimmten Sportarten (z. B. Schwimmen, Tauchen, Kontaktsportarten) oder beim Sex.

Soll die Pumpe für ca. eine halbe bis eine Stunde abgelegt werden, ist in der Regel überhaupt keine Therapieanpassung notwendig. Wie lange die Insulinpumpe komplett abgelegt werden kann, ohne Insulin mit einer Spritze zuzuführen, hängt von Glukosewert und -tendenz, vom Zeitpunkt des letzten Bolus und der verwendeten Insulinart (siehe Kap. 1.8) ab. In der Regel kann die Insulinpumpe höchstens für 1 bis 2 Stunden abgelegt werden, ohne Insulin mit einer Spritze zu injizieren.

Wird die Pumpe für mehrere Stunden abgelegt, sollte engmaschig der Blutzucker gemessen werden (alle ein bis zwei Stunden). Je nach Bedarf sollte dann zur Blutzuckerkorrektur mit Spritze oder Pen das Pumpeninsulin zugeführt werden. Die Dosierung erfolgt anhand des gewohnten Korrekturfaktors.

Auf keinen Fall sollte die „verpasste“ Basalrate bereits vor dem Ablegen der Pumpe als Bolus abgegeben werden, weil damit eine große Unterzuckerungsgefahr einhergeht. Ebenso wenig zu empfehlen ist bei einer so kurzen Pause die Injektion von Basalinsulin, da es im Anschluss zu völlig unkalkulierbaren Überlappungen käme. Die ggf. mehrfache Injektion des Pumpeninsulins ist in diesem Fall zur Abdeckung der „Insulinlöcher“ ausreichend.

▸ Praktisches Vorgehen siehe Kap. 10.9.4, Beispiel A

10.9.2 Ablegen der Insulinpumpe tagsüber oder nachts

Soll die Insulinpumpe für 10 bis 12 Stunden abgelegt werden, um z. B. einen „kabellosen“ Tag am Strand zu verbringen, ist die Injektion von Basalinsulin unmittelbar vor Ablegen der Insulinpumpe zu empfehlen (NPH-Insulin oder Levemir®). Problematisch ist, dass das Basalinsulin in der Regel nicht exakt so lange wirkt, wie die Pumpe abgelegt ist. Nach dem Wiederanlegen der Insulinpumpe muss der Blutzucker daher in den ersten Stunden häufiger kontrolliert werden, um Überlappungen des möglicherweise noch wirksamen Basalinsulins und der Pumpenbasalrate oder andererseits „Löcher“ in der Basalversorgung zu erkennen.

Für Bolusgaben (Mahlzeiten oder Blutzuckerkorrektur) sollte das Pumpeninsulin verwendet und mittels Pen oder Spritze injiziert werden.

▸ Praktisches Vorgehen siehe Kap. 10.9.4, Beispiel B

10.9.3 Ablegen der Insulinpumpe für mehrere Tage und Umstieg auf ICT

Mehrere Situationen sind denkbar, in denen die Insulinpumpentherapie unterbrochen und zeitweise auf die ICT gewechselt werden soll/muss. Mancher hat in den Ferien das Gefühl, auch einige Tage „Urlaub von der Pumpe“ zu brauchen. Im unwahrscheinlichen Fall, dass die Insulinpumpe infolge eines technischen Defekts komplett ausfällt, ist bis zum Eintreffen der Ersatzpumpe ein Umstieg auf die ICT erforderlich. Gleiches gilt, falls wichtiges Zubehör fehlt (Insulinampulle, Katheter, Batterien).

Für den Umstieg von der Insulinpumpentherapie auf die ICT gelten folgende Regeln:

- Zwar steigt erfahrungsgemäß der Insulinbedarf unter der ICT um ca. 10 – 20 Prozent, jedoch sollte getreu dem Motto „Was ist das Schlimmste, was passieren kann ...?“ lieber ohne eine prozentuale Insulindosiserhöhung mit der ICT begonnen werden.
- Die Basalrate der Insulinpumpentherapie wird durch die Injektion von Verzögerungsinsulin ersetzt. Das behandelnde Diabetesteam muss im Vorfeld festlegen, welches Basalinsulin verwendet und wie oft es injiziert werden soll.
- Die Bolusfaktoren (BE-Faktor und Korrekturfaktor) können anfangs von der Insulinpumpentherapie übernommen werden. Je nach verwendeter Verzögerungsinsulinart kann es jedoch erforderlich sein, sie in Absprache mit dem Diabetesteam tageszeitenabhängig zu verändern.
- Anfangs sind engmaschigere Blutzuckertests oder die Verwendung eines CGM-Systems erforderlich.
  - Praktisches Vorgehen siehe Kap. 10.9.4, Beispiel C (einmal tägliche Basalinjektion) und Beispiel D (zweimal tägliche Basalinjektion)

Praxis-Tipp: Geplanter Umstieg auf die ICT

Bei geplantem Umstieg, z. B. im Urlaub: Umstieg schon mindestens eine Woche vorher ausprobieren, um die ICT bei Problemen in Absprache mit dem Diabetesteam noch modifizieren zu können. Damit erspart sich der Insulinpumpenträger im Urlaub viel Stress und Nerven und kann zu Hause in Ruhe entscheiden, ob ein Urlaub ohne Pumpe wirklich entspannter ist. Besonders langjährigen Insulinpumpenträgern sind die Nachteile der ICT-Therapie oft nicht mehr so präsent.

Empfehlungen zur Lagerung der Insulinpumpe bei langfristiger „Stilllegung“

- Trocken und vor Hitzeeinwirkung geschützt aufbewahren
- Insulinampulle und Katheter entfernen
- Batterien herausnehmen, ggf. Schutzkappe aufschrauben (je nach Insulinpumpenmodell)
- Bei den meisten modernen Insulinpumpen bleibt die einprogrammierte Basalrate zwar erhalten, der Pumpenträger sollte sie aber dennoch notieren oder mithilfe der Hersteller-Software auslesen und speichern (für Pumpendefekt oder Totalausfall der Pumpe).

10.9.4 Beispiele zum Ablegen der Insulinpumpe

Beispiel A:
Ablegen der Insulinpumpe für wenige Stunden
Stefan hat eine Basalrate von 20 I.E./Tag, er verwendet NovoRapid® in der Pumpe. Von 11 Uhr bis 16 Uhr möchte er ohne Insulinpumpe am Badesee liegen.

10.00 Uhr	Frühstück mit Abgabe des normalen Bolus
11.00 Uhr	Ablegen der Insulinpumpe ohne Abgabe eines zusätzlichen Bolus und ohne Zufuhr von Verzögerungsinsulin
12.30 Uhr	Mittagessen; die Wirkung von Frühstücksbolus und Basalrate ist weitgehend abgeklungen (siehe Kap. 1.8). Entsprechend dem aktuellen Blutzuckerwert und der gewünschten BE-Menge gibt Stefan einen Bolus mit einem Pen ab.
14.00 Uhr	Erneut kontrolliert Stefan seinen Blutzucker und gibt sich einen kleinen Korrekturbolus.
16.00 Uhr	Wiederanlegen der Pumpe. Je nach Blutzuckerwert gibt Stefan ggf. einen entsprechenden Korrekturbolus ab.

Beispiel B:
Ablegen der Insulinpumpe für 10 – 12 Stunden, z. B. tagsüber oder nachts
In diesem Beispiel soll die Insulinpumpe von 7 bis 19 Uhr abgelegt werden.

1. Addieren Sie die Basalratenmenge zwischen 7 und 19 Uhr. Passen Sie diese Dosis der geplanten Aktivität mit einer entsprechenden Senkung (Aktivurlaub) oder Erhöhung (Hängematte) an.
2. Spritzen Sie die errechnete Dosis z. B. als Levemir® um 7 Uhr, unmittelbar vor Ablegen der Insulinpumpe.
3. Zu den Mahlzeiten und zur Blutzuckerkorrektur wird je nach Blutzuckerwert das Pumpeninsulin mit Spritze oder Pen zugeführt.
4. Engmaschige Blutzuckerkontrollen sind erforderlich, insbesondere auch nach Wiederanlegen der Insulinpumpe (Vorsicht: Überlappung von noch wirkendem Basalinsulin und Pumpenbasalrate!) oder verwenden Sie ein CGM-System.

Beispiel C:
Ablegen der Insulinpumpe für mehrere Tage und Umstieg auf eine ICT mit einer Basalinsulin-Injektion pro Tag (z. B. Lantus®, Toujeo®):
In diesem Beispiel soll das Basalinsulin nur einmal täglich injiziert werden (dies funktioniert bei Verwendung größerer Dosen Lantus® oder Toujeo®). Erfahrungs-

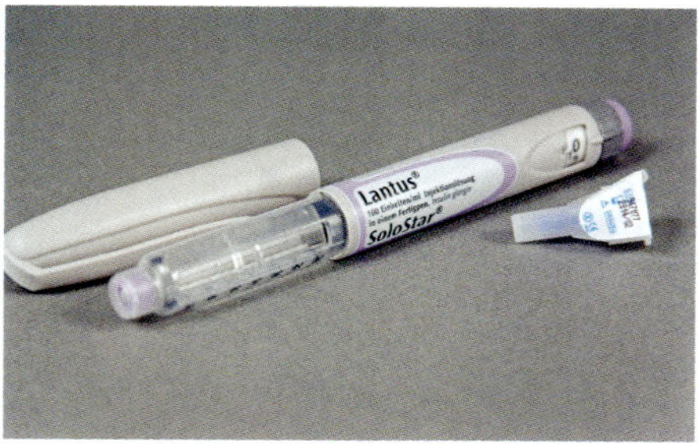

gemäß kann es mehrere Tage dauern, bis das Basalinsulin seine volle Wirksamkeit entfaltet, sodass ein Umstieg nach diesem Schema nur bei mehrwöchiger Pumpenpause anzuraten ist.

1. Errechnen Sie die Gesamtsumme der täglichen Basalrate.
2. Passen Sie die Basalinsulin-Dosis der geplanten Aktivität mit einer entsprechenden Senkung (Aktivurlaub) oder Erhöhung (Hängematte) an.
3. Spritzen Sie diese Dosis z. B. um 22 Uhr.
4. Messen Sie in den ersten Nächten unbedingt um ca. 2 – 4 Uhr den Blutzucker, um nicht unbemerkt in eine Hypoglykämie zu geraten, oder verwenden Sie ein CGM-System.

Beispiel D:
Ablegen der Insulinpumpe für mehrere Tage und Umstieg auf eine ICT mit zwei oder drei Basalinjektionen pro Tag (z. B. Levemir®, Lantus®)

In diesem Beispiel soll das Basalinsulin zweimal täglich injiziert werden, und zwar in einem Abstand von ca. 12 Stunden vor dem Schlafen (23 Uhr) und um die Mittagszeit (11 Uhr).

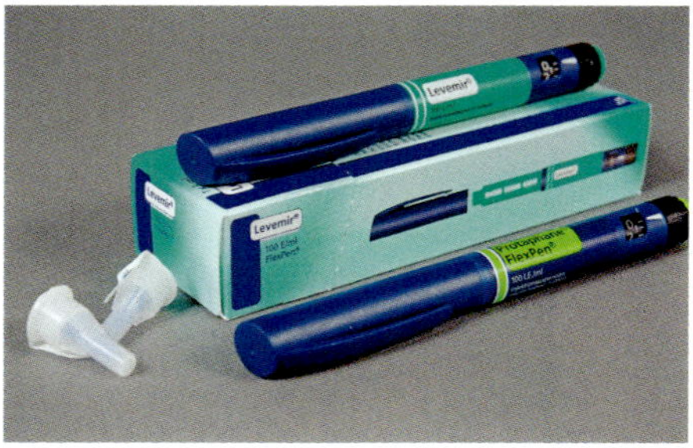

1. Addieren Sie die Basalratenmenge von 23 bis 11 Uhr und spritzen Sie diese Dosis um 23 Uhr.
2. Addieren Sie die Basalratenmenge von 11 bis 23 Uhr und spritzen Sie diese Dosis um 11 Uhr.
3. Passen Sie die Basalinsulin-Dosis der geplanten Aktivität mit einer entsprechenden Senkung (Aktivurlaub) oder Erhöhung (Hängematte) an.
4. Messen Sie in den ersten Nächten unbedingt um ca. 2 – 4 Uhr den Blutzucker, um nicht unbemerkt in eine Hypoglykämie zu geraten, oder verwenden Sie ein CGM-System.

Soll das Basalinsulin dreimal pro Tag gespritzt werden (selten erforderlich, z. B. Levemir®), wird die jeweilige Einzeldosis analog zu Beispiel D errechnet (Berechnung z. B. der Zeiträume 6 – 14, 14 – 22, 22 – 6 Uhr, Injektion jeweils zu Beginn dieser Zeiträume).

10.10 Insulinpumpe und Medizinbetrieb

Pumpenträger sollten von einem spezialisierten Diabetologen betreut werden. Für alle anderen Gesundheitsfragen sind meist Kollegen zuständig, die mit einer Insulinpumpe verständlicherweise nur wenig anfangen können. Um beim Hausarzt und im Krankenhaus diabetologisch „zu überleben", sollten die folgenden Hinweise befolgt werden.

10.10.1 Insulinpumpe und Hausarzt

Die wenigsten Hausärzte verfügen über diabetologische Spezialkenntnisse. Im Arzt-Patient-Verhältnis können Spannungen entstehen, falls der Hausarzt sich übergangen fühlt, wenn „sein" Patient nach einer Pumpenschulung plötzlich ein fundiertes Fachwissen über eine Therapieform besitzt, die ihm vielleicht gar nicht bekannt ist. Mit Verständnis für die Position des Arztes lassen sich solche Konfrontationen zum Glück in den meisten Fällen vermeiden.

10.10.2 Insulinpumpe und Krankenhaus

Wird der Pumpenträger in ein nicht auf Diabetologie spezialisiertes Krankenhaus eingeliefert, muss er davon ausgehen, dass die dortigen Ärzte kaum Erfahrungen mit dieser Therapieform haben. Der Diabetiker muss selbst aktiv werden und dem behandelnden Arzt so taktvoll wie möglich nahelegen, sich bei seinem Pumpenzentrum über die Anpassung der Insulinpumpentherapie während und nach einer Operation zu informieren. Die „wasserdichte" Lösung sieht so aus, dass man ein vom Pumpenzentrum verfasstes Schreiben mit detaillierten Angaben zur Therapie unter Normalbedingungen und Therapievorschlägen für den Zeitraum um die geplante OP mitbringt.

Wegen der verstärkten Ausschüttung kontrainsulinärer Stresshormone kann bei einer bakteriellen Infektion oder im Rahmen einer Operation der Insulinbedarf deutlich erhöht sein. Bolus- und Basalratenerhöhungen auf das Doppelte oder mehr können erforderlich sein. Andererseits unterdrücken im Rahmen einer Operation verabreichte Beruhigungs- und Narkosemittel die Ausschüttung genau dieser Stresshormone, sodass auch eine deutliche Reduktion der Insulindosis erforderlich sein kann.

Solche Anpassungen können nur vorgenommen werden, wenn eine engmaschige Blutzuckerkontrolle gewährleistet ist. Sollte der Pumpenträger aufgrund einer akuten Erkrankung dazu nicht imstande sein, müssen die Kontrollen vom Pflegepersonal oder von Familienangehörigen, Freunden etc. – möglichst nach Absprache mit dem Pumpenzentrum – durchgeführt werden.

Packliste

Folgende Dinge sollten Sie ins Krankenhaus mitnehmen:

- Ausführliche Dokumentation der Diabetestherapie: Basalratenprofil (stündliche Basalraten), tageszeitliche I.E./BE-Faktoren, tageszeitliche Korrekturfaktoren, falls vorhanden: bisherige Therapieerfahrungen in ähnlichen Situationen
- Betriebsanleitung der Insulinpumpe (und die CGM- und Insulinpumpenfibel ☺), damit sich Ärzte und Pflegepersonal bei konkretem Bedarf informieren können
- Verbrauchsmaterial für die Insulinpumpentherapie für die gesamte Zeit des Krankenhausaufenthaltes
- Einige Insulinpumpenhersteller haben Info-Blätter zur Pumpentherapie für diabetologisch unerfahrene Ärzte entwickelt. Sie sind über das eigene Diabetesteam oder direkt beim Hersteller erhältlich (sehr zu empfehlen ist z. B. das „Merkblatt für den behandelnden Arzt und das Pflegepersonal" der Firma Medtronic).

Fazit: Detaillierte Kenntnisse über die Insulinpumpentherapie können in allgemeinen Krankenhäusern noch nicht vorausgesetzt werden. Eine fachübergreifende Kooperation aller beteiligten Ärzte ist lebenswichtig. Notfalls muss das der Pumpenträger anregen!

10.10.3 Insulinpumpe und Röntgen, CT, MRT

Starke elektromagnetische Felder können eine Insulinpumpe zerstören. Während einer Kernspintomografie (MRT) muss die Insulinpumpe auf jeden Fall abgenommen werden. Stahlkatheter müssen ebenfalls entfernt werden, Teflonkatheter können belassen werden.

Auch Röntgenstrahlen können theoretisch Schäden an der Insulinpumpe verursachen. Die Pumpe darf nicht direkt im Bestrahlungsfeld platziert werden. Bei konventionellen Röntgenaufnahmen genügt es, die Insulinpumpe aus dem Bestrahlungsfeld zu entfernen. Gleiches gilt z. B. bei einem Herzkatheter.

Auch vor einer Computertomografie (CT) muss die Insulinpumpe komplett abgelegt werden, falls sich Katheter oder Pumpe im Sichtfeld befinden. Die Insulinabgabe muss dann evtl. über einen Perfusor vorgenommen werden.

Teil 2
CGM-Fibel

11. Vorbemerkungen zur kontinuierlichen Glukosemessung (CGM)

Seit 1999 sind alltagstaugliche Systeme zur kontinuierlichen Glukosemessung (engl. CGM = continuous glucose monitoring) in Deutschland erhältlich, doch erst in den letzten Jahren verbreiteten sich die Gewebezucker-Sensoren explosionsartig. Aktuell, im Jahr 2019, überwachen bereits mindestens zwei Drittel der Typ-1-Diabetiker in Deutschland ihre Glukosewerte mit einem „Sensor". Das Messverfahren, das mit Abstand die meiste Verbreitung hat, kann man getrost als Standardmethode bezeichnen. Die CGM-Systeme zeigen alle 2–5 Minuten einen aktuellen Glukosewert mit Trendpfeil an und/oder zeichnen ihn auf. Die kontinuierliche Messung lässt den vollständigen Glukoseverlauf des Tages und der Nacht auf einen Blick erkennen. Ein Wunschtraum von Diabetikern und Diabetesprofis ging damit in Erfüllung!

Die kontinuierliche Glukosemessung revolutioniert die Diabetestherapie in mehrfacher Hinsicht:

- Die CGM ist ein wirkungsvolles Instrument zur Therapieoptimierung und -überwachung. Nie zuvor war es Diabetikern möglich, das Stoffwechselgeschehen im Alltag so hautnah zu verfolgen und die Diabetestherapie so gezielt anzupassen.
- Die CGM führt zu einer neuen Denkweise und in der Folge zu neuen Therapieprinzipien. Der einzelne Glukosewert verliert an Bedeutung. Stattdessen rücken Faktoren in den Vordergrund, die die Bewegung des Glukosespiegels darstellen und die den unmittelbar bevorstehenden Verlauf erahnen lassen (siehe Abb. 1): Ist der Glukosespiegel im Moment stabil oder verändert er sich? In welche Richtung bewegt er sich, und wie schnell tut er das? Mithilfe dieser CGM-Informationen (Glukosetrend, Glukoseverlauf) sind bessere Therapieentscheidungen möglich als mit den zwar sehr präzisen, aber nur punktuellen Blutzuckermesswerten alleine.
- Die CGM kann Unterzuckerungen reduzieren. Zahlreiche Alarmfunktionen warnen im Vorfeld und bei Eintreten einer Unterzuckerung, sodass der CGM-Anwender frühzeitig gegensteuern kann. Diese Absicherung gegen Unterzuckerungen ermöglicht erstmals eine normnahe Stoffwechseleinstellung, ohne das Risiko vieler Unterzuckerungen eingehen zu müssen.
- Die CGM kann auf diese Art mehr Therapievertrauen schaffen und die Lebensqualität erheblich verbessern.
- Die CGM macht sämtliche Glukoseschwankungen sichtbar („glykämische Variabilität"). Vermutlich erhöhen häufige Schwankungen das Risiko für die Entwicklung diabetischer Folgeerkrankungen, und zwar unabhängig von der Höhe des HbA_{1C}.

▸ Funktionsprinzip der CGM-Systeme: Kapitel 11.2, Potenzial der CGM: Kapitel 11.4

Blutzuckermessung und CGM: Wie das Verhältnis von Bild und Film

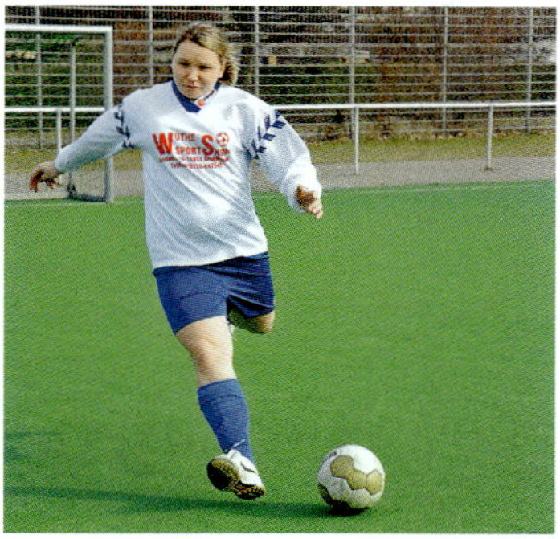

Punktuelle Blutzuckermessung
Sehr scharfes Einzelbild, Verlauf nicht sichtbar
Kontinuierliche Glukosemessung (CGM)
Verlauf gut sichtbar und aufschlussreich, Einzelbild unscharf

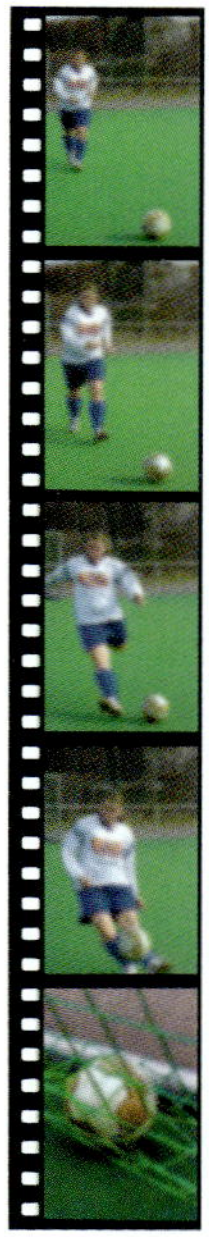

Abb. 1: Das Verhältnis zwischen den herkömmlichen punktuellen Blutzuckermessungen und der kontinuierliche Glukosemessung lässt sich mit dem Verhältnis zwischen Fotografie und Film vergleichen.[1] Beide Verfahren liefern Informationen, die das jeweils andere Verfahren nicht liefern kann. Die CGM macht Blutzuckermessungen daher nicht überflüssig, sondern die Technologien werden weiterhin nebeneinander existieren.

Doch ähnlich wie die Insulinpumpentherapie ist auch die kontinuierliche Glukosemessung kein Selbstläufer. Sie kann nur unter bestimmten Bedingungen zur Verbesserung der aktuellen Therapie beitragen:

- Die Erwartungen der Patienten und des Diabetesteams an die CGM müssen realistisch sein (siehe Kap. 11.4 und 11.5).
- Für jeden Einzelfall muss ein passendes Sensorsystem ausgewählt werden (siehe Kap. 11.2 und 12.3).
- Die Therapieziele und Alarmgrenzen müssen der individuellen Situation des Anwenders gerecht werden (siehe Kap. 15.3 und 13.7).
- Diabetiker, die ein CGM-System verwenden, benötigen eine ausführliche CGM-Schulung (siehe Kap. 12.5).

11.1 Historisches zur CGM

Jahrzehntelang war in der Laien- und Fachpresse zu lesen, dass der Durchbruch bei der kontinuierlichen Glukosemessung (CGM) unmittelbar bevorstünde und dass die Systeme bald für alle Diabetiker verfügbar seien. Immer wieder wurde voll-

1999	CGMS® (Medtronic)	erstes CGM-System für den Einsatz im Alltag; verblindetes System, d. h. die Glukosedaten werden gespeichert und nachträglich ausgewertet (CGM-Rekorder)
2001	GlucoWatch® Biographer (Cygnus Inc.)	erstes CGM-System mit Anzeige aktueller Glukosewerte, inzwischen vom Markt genommen.
2004	Guardian® Realtime (Medtronic)	erstes CGM-System mit Anzeige aktueller Glukosewerte, das sich auf dem Markt bewährte
2006	Paradigm® Realtime (Medtronic)	erste Kombination aus Insulinpumpe und CGM-System.
2006	STS® System (Dexcom)	Markteinführung des zweiten CGM-Systems mit Anzeige aktueller Glukosewerte
2008	FreeStyle Navigator® (Abbott)	Markteinführung des dritten CGM-Systems mit Anzeige aktueller Glukosewerte, Ende 2017 vom Markt genommen.
2009	Paradigm® Veo™ (Medtronic)	erstes CGM-System mit automatischer Einflussnahme auf die Insulindosierung (Basalratenpause bei Hypoglykämie)
2009	iPro™ (Medtronic)	erstes verblindetes CGM-System mit nachträglicher Kalibrierung
2012	Animas® Vibe (Johnson & Johnson)	zweite Kombination aus Insulinpumpe und CGM-System, Anfang 2018 vom Markt genommen.
2014	FreeStyle Libre® (Abbott)	erstes Flash Glucose Monitoring System („FGM", keine Alarmfunktion) mit sehr einfacher Handhabung, werkseitiger Kalibrierung und aggressiver Preisgestaltung, verbreitet sich rasend schnell
2015	Medtronic MiniMed™ 640G	erste Insulinpumpe mit prädiktiver Hypoglykämie-Abschaltung (FLGS)
2016	Spectrum (Gehr et al.)	erstes herstellerneutrales CGM-Schulungsprogramm für alle Altersgruppen
2016	Gemeinsamer Bundesausschuss (GBA)	positiver GBA-Bescheid zum kontinuierlichen Glukosemonitoring und damit erstmals gute Chancen auf Kostenübernahme
2016	Dexcom G5 mobile	erstes Realtime-CGM-System, das offiziell als Ersatz der Blutzuckermessung zugelassen ist, und das die CGM-Daten auf ein Smartphone übertragen kann

2017	Eversense® (Roche/Senseonics)	erster implantierbarer „Langzeitsensor" mit Anzeige aktueller Glukosewerte; die Laufzeit von zunächst 90 Tagen wird im Verlauf auf bis zu 180 Tage verlängert (Eversense XL®)
2018	Dexcom G6	erstes werkseitig kalibriertes Realtime-CGM-System
2018	FreeStyle Libre2® (Abbott)	Erweiterung des „FGM-Systems" zum fünften CGM-System, mit einfachen Alarmfunktionen
2018	Medtrum A6 TouchCare System	Markteinführung des sechsten CGM-Systems mit Anzeige aktueller Glukosewerte, bei Kombination mit der kompatiblen Patchpumpe mit PLGS

Tab. 1: Meilensteine der alltagstauglichen kontinuierlichen Glukosemessung (CGM) in Deutschland

mundig über Technologien in einem sehr frühen Entwicklungsstadium berichtet, die sich bei der weiteren Erprobung nicht bewährten und die nie marktreif wurden. Viele Diabetiker und Diabetesprofis denken beim Thema CGM daher zunächst an die enttäuschten Hoffnungen und falschen Versprechungen der Vergangenheit.

Einen ersten Durchbruch stellte schließlich im Jahr 1999 ein System zur kontinuierlichen Glukosemessung nach dem Elektrodenprinzip dar (siehe Tab. 1).

Trotz des revolutionären Charakters wurde die CGM anfangs nur zögerlich angewendet. Einer raschen Verbreitung standen zu Beginn die fehlende Erfahrung der Diabetesprofis, fehlende Schulungsprogramme und die anfangs sehr hohen Kosten der Systeme entgegen. In den letzten Jahren wurden in diesen Bereichen Fortschritte erzielt:

- Mittlerweile ist der Nutzen der CGM bei geeigneten Diabetikern durch klinische Studien bewiesen. Die sensorunterstützte (Pumpen-)Therapie ist daher keine experimentelle Therapieform mehr, sondern die Therapie der Wahl für geeignete Patienten mit Diabetes (siehe Kap. 11.4).
- Patienten und Diabetesprofis wurden in den Anfangsjahren mit der Interpretation und therapeutischen Umsetzung der CGM-Information alleingelassen. Mittlerweile existieren geeignete Schulungsprogramme für Patienten (siehe Kap. 12.5).
- In den letzten Jahren verbesserte sich die Kostenübernahme-Situation bezüglich der Sensoren erheblich. In den ersten Jahren mussten die wenigen Anwender die hohen Kosten für die CGM-Systeme meist selbst tragen, die Krankenkassen beteiligten sich nur in Ausnahmefällen. Seit 2016 sind CGM-Systeme mit Alarmfunktionen endlich „Kassenleistung" (unter bestimmten Bedingungen, siehe Kap. 12.4). Bereits im Jahr 2014 wurde das Flash Glucose Monitoring System (FGM) Abbott

FreeStyle Libre® eingeführt und zu wesentlich günstigeren Preisen verkauft als die etablierten CGM-Systeme. Das setzte einen Preiskampf in Gang, von dem Krankenkassen und Patienten gleichermaßen profitieren. Mittlerweile ist es in manchen Bundesländern sogar einfacher, von der Krankenkassen ein CGM-System zu erhalten als eine Insulinpumpe.

- Die Messgenauigkeit der ersten zugelassenen CGM-Systeme war noch stark verbesserungswürdig, und sie ist immer noch nicht hundertprozentig optimal. Dank wesentlicher technischer Fortschritte sind die aktuell erhältlichen Systeme im Alltag für die Therapieentscheidungen meist ausreichend präzise (siehe Kap. 12.3.4). Einige Systeme sind auch offiziell als Ersatz der Blutzuckermessung zugelassen.

11.2 Funktionsprinzip der erhältlichen CGM-Systeme

Die aktuell verfügbaren CGM-Systeme messen nicht direkt den *Blut*zucker, sondern den Glukosegehalt in der Zwischenzellflüssigkeit (Interstitium) des Unterhautfettgewebes, den sogenannten *Gewebe*zucker. Das liegt vor allem daran, dass der interstitielle Raum einer kontinuierlichen Messung wesentlich besser zugänglich ist als die Blutbahn und dass das Risiko für Infektionen geringer ist.

Ähnlich einem Insulinkatheter wird auch ein CGM-Sensor in das Unterhautfettgewebe eingeführt, wo er von der Zwischenzellflüssigkeit „umspült“ wird und so kontinuierlich deren Glukosekonzentration messen kann. Der Gewebezuckerspiegel ist dem Blutzuckerspiegel sehr ähnlich, allerdings mit einer wichtigen Ausnahme: Steigt der Blutzucker schnell an oder fällt er rasch ab, wirkt sich das erst einige Minuten später auf den Gewebezucker aus. Folglich können die Glukosewerte, die ein CGM-System anzeigt, dem Blutzucker in diesen Situationen nicht genau entsprechen (siehe Kap. 11.3).

11.2.1 Verfügbare Messtechnologien: Elektroden-, Fluoreszenz- oder Mikrodialyseprinzip

Drei verschiedene Ansätze zur kontinuierlichen Messung des Gewebezuckers konnten sich auf dem Markt behaupten und werden im Folgenden kurz vorgestellt:

- CGM-Systeme nach dem Elektroden-Prinzip sind seit 1999 verfügbar und haben sich im täglichen Einsatz durchgesetzt. In Deutschland sind aktuell vier derartige Systeme erhältlich (Systeme der Hersteller Abbott, Dexcom, Medtronic und Medtrum). Diese Sensoren werden alle 6–14 Tage von den Patienten selbst gewechselt.
- Ein System nach dem Fluoreszenz-Prinzip ist seit 2017 erhältlich (Roche/Senseonics). Dieser „Langzeitsensor" funktioniert bis zu 180 Tage und wird im Rahmen eines kleinen Eingriffs mit örtlicher Betäubung vom Arzt gewechselt.
- Weiterhin ist ein System nach Mikrodialyseprinzip verfügbar, das jedoch nur unter klinischen oder Studienbedingungen angewendet wird (Menarini).

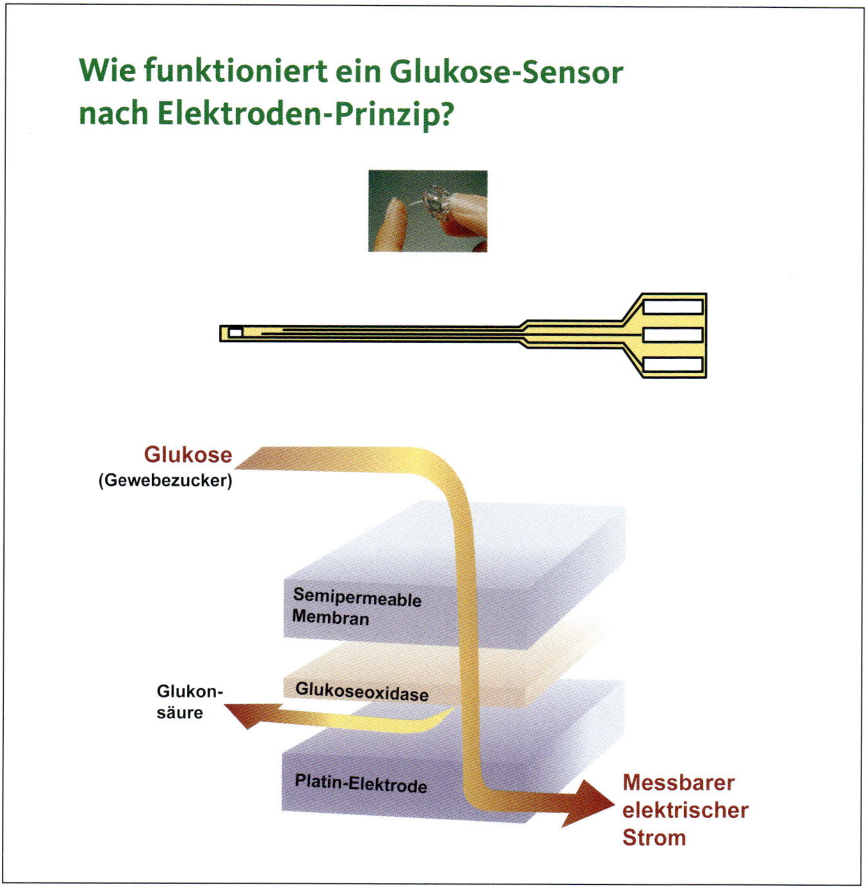

Abb. 2: Funktionsprinzip eines elektrochemischen Glukosesensors nach dem Elektroden-Prinzip, der am meisten verbreiteten Messmethode

CGM-Systeme nach Elektroden-Prinzip

Bei diesen Systemen wird eine Messelektrode ins Unterhautfettgewebe eingestochen. An der Spitze dieser Elektrode wird der Gewebezucker enzymchemisch kontinuierlich gemessen (siehe Abb. 2). Im Prinzip funktioniert das so ähnlich wie bei einem konventionellen Blutzuckerteststreifen, nur dass die CGM-Elektrode wesentlich kleiner ist und dass der Glukosespiegel eben nicht nur ein einziges Mal, sondern nahezu kontinuierlich gemessen wird. Damit der Körper die Messelektrode während der mehrtägigen Tragedauer nicht abkapselt oder abstößt, wird sie vom Hersteller mit gewebeverträglichen Schutzschichten bzw. Membranen umgeben.

CGM-System mit Anzeige aktueller Glukosewerte

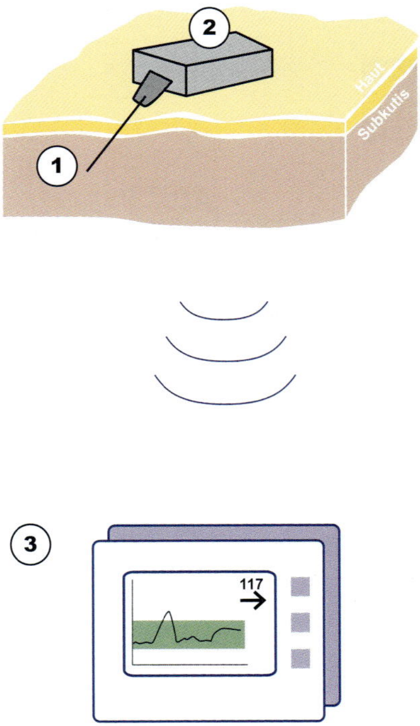

① **Sensor**
= Messelektrode
- erzeugt elektrische Spannung in Abhängigkeit vom Glukosespiegel im Interstitium (Zwischenzellraum)
- liegt im Unterhautfettgewebe, ähnlich einem Insulinkatheter
- Liegedauer gemäß Zulassung 6–14 Tage (je nach Hersteller)

② **Sender**
= Transmitter
- wird auf den Sensor aufgesteckt
- sendet die Daten des Sensors per Funk an den CGM-Empfänger oder wird aktiv „gescannt" (je nach System)
- sendet die Daten des Sensors per Funk an den CGM-Empfänger oder wird aktiv „gescannt" (je nach System)

③ **Empfänger**
= Monitorgerät
- ist als separates Empfangsgerät oder spezielle Mobiltelefon-App möglich (je nach System)
- Ort der Datenverarbeitung, -anzeige und -speicherung
- zeigt den aktuellen Glukosewert, den Glukosetrend und ein Diagramm des Glukoseverlaufs der letzten Stunden an
- Alarmfunktionen, je nach System Niedrig- und Hochalarm oder zusätzlich Voralarme und Änderungsratenalarme
- Stromversorgung über wechselbare Batterien oder integrierten Akku (je nach Hersteller)

Abb. 3: Funktionsweise eines CGM-Systems nach Elektroden-Prinzip

Die aktuell verfügbaren CGM-Systeme nach Elektroden-Prinzip haben zahlreiche Gemeinsamkeiten (siehe Abb. 3). Die Messelektrode wird mit einer Einführhilfe im Unterhautfettgewebe platziert und durch ein integriertes Pflaster fixiert. Die Messwerte werden drahtlos an ein Anzeigegerät („Empfänger", „Monitor" oder „Receiver" genannt) oder an eine spezielle Mobiltelefon-App übertragen. Die Art der Datenübertragung ist systemspezifisch: Übertragung kontinuierlich oder nur auf Veranlassung des Anwenders, Sender („Transmitter") separat und wiederverwendbar oder zur einmaligen Verwendung und in den Sensor integriert.

Nach einer verblindeten Phase von 1 – 2 Stunden („Warmlaufzeit") kann das System aktuelle Glukosewerte anzeigen, diese werden je nach System alle 2 – 5 Minuten aktualisiert. Einige Systeme verlangen 2 – 3 Blutzucker-Messwerte pro Tag zur Kalibrierung, andere Systeme sind werkseitig kalibriert und funktionieren ohne Eingabe von Blutzuckerwerten.

- **Produktbeispiele:** Abbott FreeStyle Libre2®, Dexcom G6®, Medtronic MiniMed™ 640G und Guardian connect®, Medtrum A6 CGM®

CGM-System nach dem Fluoreszenz-Prinzip

Der einzige verfügbare implantierbare „Langzeitsensor" misst den Gewebezucker auf eine komplett andere Art. Hier findet keine elektrochemische Reaktion statt, sondern die Messung erfolgt optisch mithilfe fluoreszierender Substanzen. Eine kleine Sensorkapsel, die eine fluoreszierende Substanz enthält und bis zu 180 Tage lang funktioniert, wird in örtlicher Betäubung in das Unterhautfettgewebe implantiert. Darüber wird ein Sender auf die Haut geklebt, der den darunterliegenden Sensor alle fünf Minuten mit speziellen Lichtimpulsen aktiviert, sodass dieser je nach Glukoseniveau mehr oder weniger Licht zurücksendet (= fluoresziert). Der Sender wertet den Impuls aus und schickt den Glukosewert an die App eines kompatiblen Mobiltelefons.

Nach einer verblindeten Phase von 24 Stunden wird das System mit Blutzuckermessungen kalibriert (zweimal pro Tag). Fortan zeigt das System einen aktuellen Glukosewert an.

- Produktbeispiel: Roche/Senseonics EversenseXL®

CGM-System nach dem Mikrodialyse-Prinzip

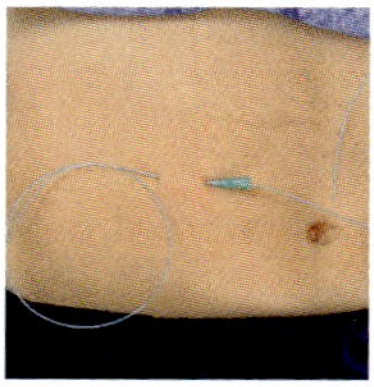

Bei der kontinuierlichen Glukosemessung nach dem Mikrodialyse-Prinzip wird ein dünner Plastikkatheter relativ flach unter die Haut ins Unterhautfettgewebe eingeschoben und wieder ausgeführt. Das kann der Nutzer selbst nur schwer durchführen. Durch den Katheter wird eine spezielle Flüssigkeit gepumpt, die in Austausch mit der Zwischenzellflüssigkeit (Interstitium) steht. Im CGM-Monitor wird diese Flüssigkeit analysiert und die Glukosekonzentration darin gemessen. Aufgrund der zu pumpenden Flüssigkeiten und der größeren Batterien ist dieses CGM-System relativ schwer und die Betriebsdauer beträgt nur 48 Stunden. Das System kommt fast ausschließlich unter klinischen oder Studienbedingungen zum Einsatz. Aus diesem Grund gehen wir im vorliegenden Buch nicht weiter auf diese Technologie ein.

- Produktbeispiel: Menarini Diagnostics GlucoDay®

11.2.2 Anzeige sofort oder später: Realtime-CGM oder verblindete CGM

Je nach medizinischer Fragestellung ist es zweckmäßig, dass die gemessenen Glukosewerte ...

- ... automatisch auf den Empfänger übertragen werden, der bei Bedarf Alarme gibt (= Realtime-CGM) oder
- vom Anwenders aktiv „gescannt" werden (= „Flash Glucose Monitoring", FGM, iscCGM) oder
- erst nach Abschluss der Messung vom Diabetesteam ausgelesen werden (= verblindete CGM).

Realtime-CGM: Übertragung der aktuellen Glukosewerte in Echtzeit ermöglicht Alarmfunktionen

Für CGM-Systeme mit Anzeige aktueller Glukosewerte sind auch die Bezeichnungen „offene" oder „unverblindete" CGM verbreitet. In Fachkreisen und in der englischsprachigen Literatur ist der Begriff „Realtime-CGM" üblich (kurz: „RT-CGM").

Dem Anwender wird nicht nur jederzeit der aktuelle Glukosewert angezeigt, sondern auch der Trend, das heißt in welche Richtung sich der Glukosespiegel gerade entwickelt (stabil – steigend – fallend). Des Weiteren können Verlaufskurven der letzten Stunden und Tage angezeigt werden. Ein entsprechend geschulter Diabetiker kann anhand dieser Informationen unmittelbar Einfluss auf seine Diabetestherapie nehmen. Alarmfunktionen warnen frühzeitig vor drohenden Stoffwechselentgleisungen, sodass der CGM-Anwender sie durch entsprechende Maßnahmen verhindern bzw. abmildern kann. Allerdings benötigt jeder Diabetiker, der aktuelle Glukosewerte zur Verfügung hat, eine umfassende Schulung zu diesem Thema, damit er sich nicht durch Fehlinterpretationen gefährdet (siehe Kap. 12.5).

Das erste alltagstaugliche Realtime-CGM-System kam 2004 in Deutschland auf den Markt. Je nach Typ des Empfangsgeräts werden folgende Geräteklassen unterschieden:

- **Stand-alone-Systeme:** Der CGM-Empfänger ist ein Extragerät bzw. bei den neuesten Systemen optional ein Smartphone. Stand-alone-Systeme können mit einer ICT oder mit einer beliebigen Insulinpumpentherapie kombiniert werden. Ein separater CGM-Empfänger kann z. B. beim Sport, Autofahren oder wenn die Insulinpumpe in einer unteren Kleidungsschicht getragen wird, von Vorteil sein. oder wenn die Insulinpumpe in einer unteren Kleidungsschicht getragen wird.
  - ▶ **Produktbeispiele:** Abbott FreeStyle Libre2®, Dexcom G6®, Medtronic Guardian connect®, Medtrum A6 TouchCare CGM System, Roche/Senseonics EversenseXL®
- **In Insulinpumpen integrierte CGM-Systeme:** Der CGM-Empfänger ist in eine Insulinpumpe integriert. Die Insulinabgabe der Pumpe kann in Abhängigkeit der Glukoseverläufe automatisch moduliert werden. Zum Zeitpunkt der Drucklegung (Herbst 2019) sind in Deutschland zwei Pumpen verfügbar, die die Basalrate bei einer drohenden Hypoglykämie pausieren können, um die Unterzuckerung abzumildern oder im besten Fall zu vermeiden.
  - ▶ **Produktbeispiele:** Medtronic MiniMed™ 640G, Medtrum A6 TouchCare System

Der positive Effekt der CGM auf die Stoffwechselführung ist ganz klar „dosisabängig". Je häufiger das CGM-System getragen wird, desto besser sind die Glukosewerte. Zur dauerhaften Verbesserung der Stoffwechsellage ist eine Tragedauer von mindestens 70 Prozent der Zeit anzustreben (siehe Kap. 11.4).

Die mehr oder weniger umfangreichen Alarmfunktionen ermöglichen z. B. in Zusammenhang mit einer Schwangerschaft, bei Vorliegen einer Hypoglykämie-Wahrnehmungsstörung oder bei sich abzeichnenden diabetischen Folgeerkrankungen eine nahezu problemlose normnahe Stoffwechselführung.

▶ Positive Effekte der sensorunterstützten (Pumpen-)Therapie: Kap. 11.4
▶ Indikationen zur CGM mit Anzeige aktueller Glukosewerte: Kap. 11.7 und 12.1
▶ Voraussetzungen zur CGM mit Anzeige aktueller Glukosewerte: Kap. 12.2
▶ Zur praktischen Anwendung: Kap. 12 – 15

Flash Glucose Monitoring: Übertragung der aktuellen Glukosewerte durch aktives „Scannen"

Für FGM-Systeme („Flash Glucose Monitoring") wird in Fachkreisen teilweise auch die Bezeichnung „intermittent Scanning-CGM" oder „is-CGM" verwendet.

Hierbei speichert der Sensor zunächst nur die Glukosedaten. Der Anwender kann diese „scannen", das heißt innerhalb eines Sekundenbruchteils mit einem Lesegerät oder einem geeigneten Smartphone auslesen. Sobald er das möchte, sieht er jederzeit den aktuellen Glukosewert, den aktuellen Glukosetrend und ein Verlaufsdiagramm der letzten Stunden. Das erste FGM-System kam 2014 in Deutschland auf den Markt. Es muss nicht mit Blutzuckerwerten kalibriert werden und hat keine Alarmfunktionen (FreeStyle Libre der ersten Generation). Durch seine einfache Handhabung und den günstigen Preis verbreitete sich das FGM-System rasend schnell, was entscheidend zur Akzeptanz der Gewebezuckermessung beigetragen hat.

- Produktbeispiel: Abbott FreeStyle Libre® der ersten Generation (wird seit Ende 2018 schrittweise durch das System Abbott FreeStyle Libre2® mit einfachen Alarmfunktionen ersetzt)

Verblindete CGM: Auslesen der aufgezeichneten Glukosewerte nach Ende der Sensorlaufzeit

Bei der verblindeten CGM werden Glukosewerte kontinuierlich aufgezeichnet, aber nicht am Empfangsgerät angezeigt. Auch die Bezeichnungen „kontinuierliche Glukoseaufzeichnung“ oder „CGM-Rekorder“ sind geläufig.

Die verblindete CGM liefert ein vollständiges Bild des Glukoseverlaufs unter Alltagsbedingungen, ohne dass die Diabetiker in ihrer üblichen Therapie beeinflusst werden, denn sie haben während der Messung keinen Zugriff auf die Daten und erhalten auch keine Alarme. Nach Ende der Sensorlaufzeit oder zwischendurch überträgt das Diabetesteam die Daten auf einen Computer und wertet sie rückblickend aus (= retrospektiv).

Verblindete CGM-Systeme werden für Studienzwecke, zur Beurteilung der Stoffwechselqualität (Risikoprofil) oder zur Therapieoptimierung eingesetzt. Aufgrund der geringen Anforderungen an die Patienten (minimaler Schulungsaufwand) ist die verblindete CGM für einen großen Patientenkreis geeignet.

- Potenzial der verblindeten CGM: Kap. 11.4; Indikationen zur verblindeten CGM: Kap. 11.7 und 17.1
- Weiterführende Informationen: Kap. 17
- Produktbeispiel: Medtronic iPro™2, Dexcom G6

11.2.3 Ein Traum wird wahr: Schrittweise Automatisierung der Insulinabgabe

Seit vielen Jahrzehnten wird intensiv daran geforscht, einen geschlossenen Regelkreis aus CGM-System und Insulinpumpe zu konstruieren. Das Ziel ist, den Blutzucker automatisch und unter Alltagsbedingungen im Normalbereich zu halten („closed loop", „künstliche Bauchspeicheldrüse").

Das grundlegende Problem besteht darin, dass es mit den derzeitigen Technologien schwierig ist, die träge Insulinwirkung und die zeitlich verzögerten Sensorwerte passgenau in Übereinstimmung zu bringen. Auf allen Ebenen wird an Verbesserungen gearbeitet: am schnelleren Wirkbeginn des subkutan injizierten Insulins, an noch besseren Glukosesensoren – und an immer „intelligenteren" vorausschauenden Software-Algorithmen, um die vielen Trägheiten des Systems auszugleichen.

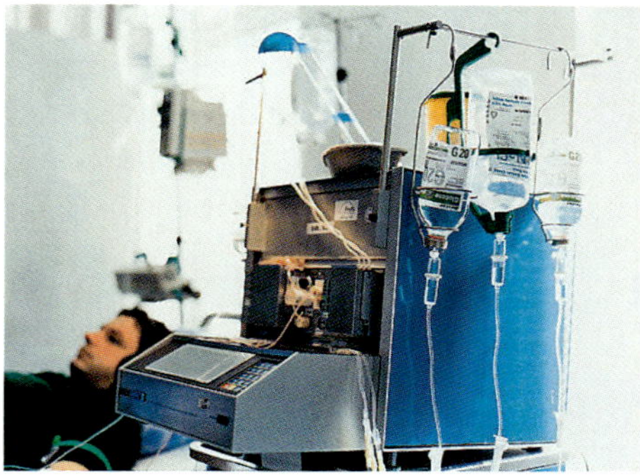

Der Biostator, ein funktionierendes Closed-Loop-System aus den späten 1970er-Jahren. Zu wissenschaftlichen Zwecken sind die kühlschrankgroßen Geräte bis heute im Einsatz. Die Bedienung ist komplex und erfordert zwei intravenöse Zugänge.

Da Closed-Loop-Syteme ganz offensichtlich die Zukunft sind, arbeiten so gut wie alle Hersteller von Insulinpumpen und Sensoren intensiv daran. Darüber hinaus ist eine unüberschaubar große Zahl weiterer Forscher aktiv: Arbeitsgruppen an Universitäten, herstellerunabhängige Firmen sowie Diabetiker und ihre Angehörigen auf „Do-it-yourself"-Basis. In den letzten Jahren haben diese Entwicklungen stark Fahrt aufgenommen, wir sind aktuell Zeugen eines „Wettlaufs" zu marktfähigen Produkten. Die Entwicklungsschritte sind bereits klar erkennbar:

Schritt 1: Abschaltfunktionen

Der erste Schritt in die Richtung einer „künstlichen Bauchspeicheldrüse“ ist mit Systemen zur automatischen Abschaltung bei einer drohenden Hypoglykämie bereits getan. Im Jahr 2010 kam in Deutschland die erste Insulinpumpe auf den Markt, die im Falle einer Unterzuckerung die Insulinabgabe selbstständig unterbricht (Medtronic Paradigm Veo®, nicht mehr erhältlich). Nachfolgende Modelle wurden um prädiktive Eigenschaften ergänzt: Der Algorithmus pausiert die Basalrate bereits vorausschauend, wenn eine Unterzuckerung in der nahen Zukunft droht, für maximal zwei Stunden bzw. bis ein voreingestellter Glukoseanstieg erreicht wurde.

- Produktbeispiele: Medtronic MiniMed™ 640G, Medtrum A6 TouchCare® System
- Bisher nur in den USA: Tandem-t:slim-X2-Insulinpumpe mit Dexcom-CGM und Basal-IQ Algorithmus, Markteinführung in Europa geplant

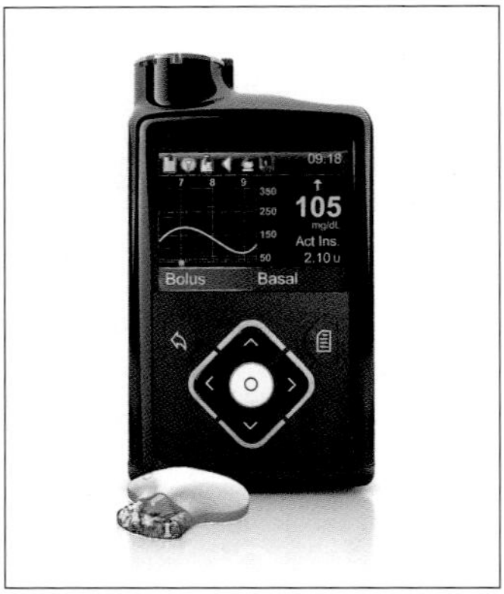

Die Insulinpumpe **Medtronic MiniMed™ 640G** kann die Basalrate selbstständig pausieren, wenn eine Unterzuckerung droht, und setzt die Basalrate nach einem definierten Glukoseanstieg wieder fort (prädiktive Hypoglykämieabschaltung, „SmartGuard“-Funktion). Sie ist seit 2015 in Deutschland verfügbar.

Schritt 2: Modulation der Basalrate in beide Richtungen

Der nächste Entwicklungsschritt ist, dass der Algorithmus die Basalrate nicht nur bei einer drohenden Hypoglykämie pausiert, sondern auch bei zu hohen Glukosewerten automatisch steigert. Es handelt sich also um Systeme mit einer „Basalraten-Automatik in beide Richtungen“. Der Anwender muss weiterhin manuell Bolusgaben zu den Mahlzeiten und zur Korrektur erhöhter Glukosewerte abrufen, und Situationen mit stark abweichender Insulinempfindlichkeit (körperliche Aktivität etc.) müssen angekündigt werden. Diese Systeme werden auch „Hybrid-Closed-Loop“ genannt.

In den USA ist eine solche Pumpe seit 2017 auf dem Markt (Medtronic MiniMed 670G(R)), in Deutschland seit Ende September 2019, unmittelbar vor Drucklegung dieser Auflage. Sobald wir praktische Erfahrungen gesammelt haben werden wir im Online-Anhang weitere Informationen zur Verfügung stellen. Auch selbst gebaute Loop-Systeme fallen in diese Kategorie (DIY-AP, rechtliche Situation und weitere Informationen siehe Kap. 17.12).

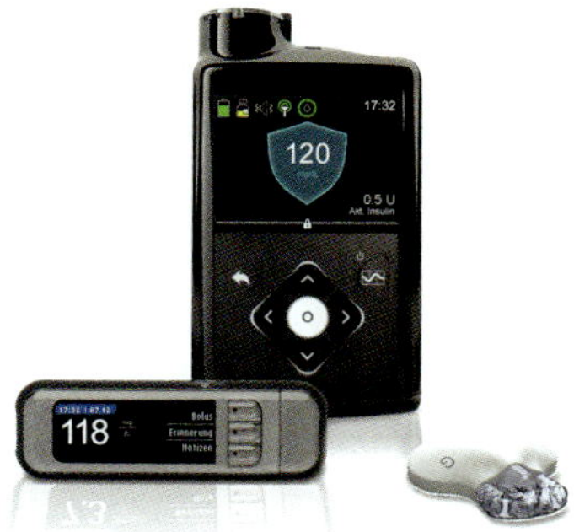

Die Insulinpumpe **Medtronic MiniMed 670 G** verfügt über eine *automatische Modulation der Basalrate.* Je nach vorhergesagtem Glukoseverlauf erhöht oder senkt sie die Basalrate. Bolusgaben müssen weiterhin manuell vorgenommen werden. Als Glukosezielwert ist 120 mg/dl fest eingestellt, temporär kann dieser auf 150 mg/dl erhöht werden, z. B. vor Sport.

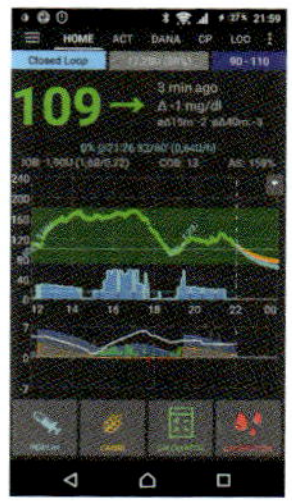

Zahlreiche Patienten verwenden **selbst gebaute „Loop-Systeme"**, die aus handelsüblichen Insulinpumpen, CGM-Systemen und Handys bestehen und über eine „Basalraten-Automatik" verfügen. Der Algorithmus ist „open source", **Zulassungen für die Systeme bestehen aktuell noch nicht** (weitere Informationen und rechtliche Situation siehe Kap. 18.11).

Schritt 3: Automatische Gabe von Korrekturboli

Noch bessere prädiktive Algorithmen werden im nächsten Schritt ermöglichen, dass die Systeme nicht nur die Basalrate temporär anpassen, sondern bei Bedarf auch selbstständig Korrekturbolusgaben vornehmen. Viele Systeme dieser neuen Generation werden zusätzlich selbstlernend sein, d. h. sämtliche Parameter im Verlauf der Anwendung an den individuellen Stoffwechsel des Patienten anpassen. Viele Arbeitsgruppen beschäftigt sich mit derartigen Systemen in weit fortgeschrittenen Stadien.

Weltweit ist bis zur Drucklegung (Herbst 2019) noch kein kommerzielles System dieser Kategorie erhältlich, jedoch erhielt ein Produkt bereits die europäische CE-Zertifizierung und steht kurz vor der Markteinführung (Diabeloop-DBLG1™-System).

Bolusgaben zu den Mahlzeiten müssen weiterhin manuell eingegeben werden (zumindest die ungefähre Mahlzeitengröße), und auch vor körperlicher Aktivität ist weiterhin eine eigenständige Therapieanpassung nötig.

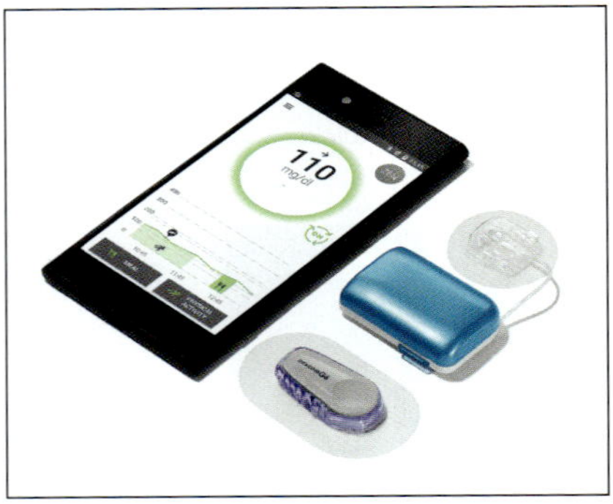

Das **Diabeloop-DBLG1™-System** besteht aus einer Kaleido-Insulinpumpe, Dexcom G6 CGM und dem Diabeloop-Algorithmus, der auf einem Smartphone läuft (Smartphone gesperrt für andere Funktionen). Mahlzeiten werden semiquantitativ eingegeben (klein/mittel/groß), Zielbereiche können individuell definiert werden, das System lernt den Anwender im Lauf der Zeit immer besser kennen. Das DBLG1™-System hat bereits eine CE-Zertifizierung und steht in Deutschland vor der Markteinführung (Stand Herbst 2019).

Schritt 4: Voll-Closed-Loop mit automatischer Insulindosierung in allen Lebenslagen

Ein Voll-Closed-Loop soll die Insulingaben in allen Lebenslagen vollständig übernehmen, insbesondere auch in Zusammenhang mit Mahlzeiten und mit körperlicher Aktivität. Diesbezüglich ist die Trägheit der Insulinwirkung im Moment noch der größte limitierende Faktor. Unter Zuhilfenahme weiterer Technologien funktionieren solche Systeme jedoch bereits heute: Mit einem bihormonalen System aus Insulin- und Glukagonpumpe konnten in Studien wiederholt gute Ergebnisse gezeigt werden (z. B. Betabionics iLet™, siehe Abb.).

Systeme dieser Kategorie werden, sobald verfügbar, vermutlich deutlich teurer als die oben genannten „insulin only"-Systeme sein. Die Fachwelt und unsere Gesellschaft werden in diesem Zusammenhang viele medizinethische Frage beantworten müssen, z. B.:

- Welche Kosten sind wir bereit, für die „technische Heilung" des Typ-1-Diabetes zu tragen?
- Wer soll zuerst profitieren – Patienten mit besonders schlechter Stoffwechsellage oder Patienten, die sich bisher erfolgreich um eine gute Einstellung bemüht haben?
- Welche Patienten sollen ein vollautomatisches und welche ein einfacheres System erhalten?
- Sollen manche Patienten einen Teil der Kosten selbst tragen müssen?
- Usw., usw.

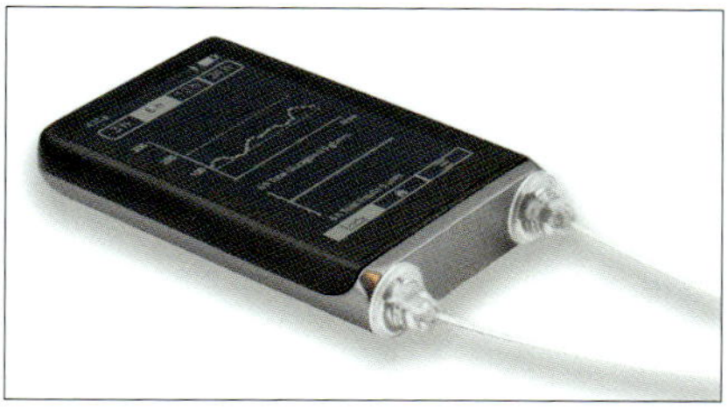

Das **iLet™-System** des gemeinnützigen Bostoner Unternehmens **betabionics** ist ein sogenanntes bihormonelles Voll-Closed-Loop-System („Bionisches Pankreas“). Der abgebildete Prototyp verfügt über Reservoirs für Insulin sowie das Gegenspielerhormon Glukagon und wird über einen Touchscreen gesteuert. Zum Starten des Algorithmus muss lediglich das Körpergewicht des Patienten eingegeben werden. Der Algorithmus reguliert den Glukosespiegel vollautomatisch und lernt den Stoffwechsel des Anwenders ab der ersten Minute immer besser kennen. In Studien erzielt der iLet™-Algorithmus bessere Ergebnisse als US-amerikanische Patienten, mit Insulinpumpe und CGM. Ein noch nicht ganz gelöstes Problem: die Glukagonlösung ist nicht pumpenstabil, entsprechende Glukagon-Analoga sind in Entwicklung.

Die technischen Ansätze sind vielversprechend, solche Systeme werden in den nächsten Jahren schrittweise auf den Markt kommen. Heute (Stand Herbst 2019) kann ein gut geschulter, vorausschauender, motivierter und engagierter Diabetiker seinen Glukosestoffwechsel mindestens genauso gut regeln wie der beste Algorithmus – doch vermutlich ist es nur noch eine Frage von 10 oder 20 Jahren, bis uns die Technik deutlich überlegen sein wird.

Eine solche Automatisierung würde die „Alltagsbelastung“ der Diabetiker reduzieren. Im besten Fall könnte die Zeitspanne, in der ein Patient dem Diabetes Aufmerksamkeit schenken muss, massiv reduziert werden – bei gleichzeitig normnaher Stoffwechsellage.

11.3 Warum stimmen Blutzucker und CGM-Glukose nicht immer überein?

Offiziell sind nur zwei der aktuellen CGM-Systeme zum Ersatz der Blutzuckermessung zugelassen, die übrigen nur als deren Ergänzung.

- Zugelassen als Ersatz der Blutzuckermessung unter bestimmten Bedingungen: Dexcom G6®, Abbott FreeStyle Libre2® (Stand Herbst 2019)

Doch unabhängig vom Zulassungsstatus ihres Sensors müssen alle Anwender wissen, dass die angezeigten Glukosewerte in bestimmten Situationen deutlich vom Blutzucker abweichen können (siehe Abb. 4). Der Grund für diese Abweichungen ist nicht, dass die CGM-Systeme falsche Werte anzeigen (dann wäre ihnen keine Zulassung erteilt worden). In der Regel sind die Differenzen Ausdruck natürlicher

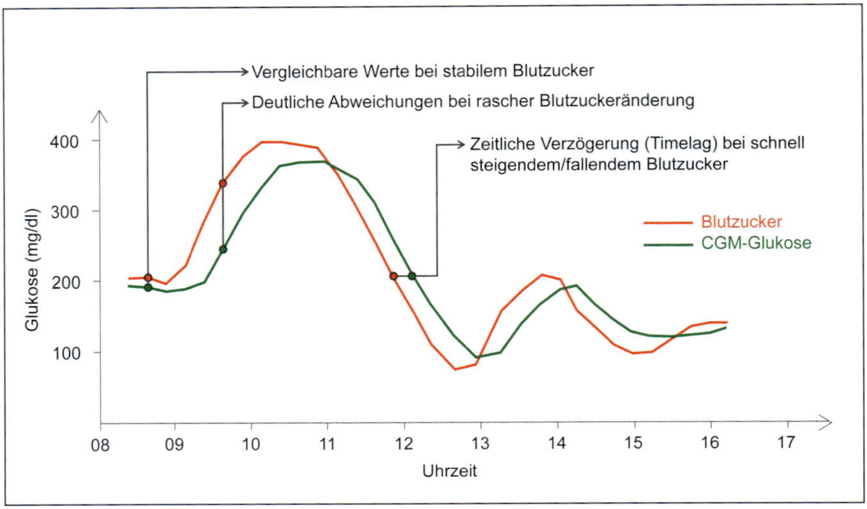

Abb. 4: Änderungen des Blutzuckerspiegels werden erst nach einer geringen Verzögerung vom CGM-System dargestellt.[2]

Stoffwechselvorgänge oder Folgen von Fehlbedienungen (siehe Abb. 5). Gut geschulte Anwender sind in der Lage, diese Faktoren zu berücksichtigen, sodass sie den angezeigten Glukosewerten – nach anfänglicher Überprüfung durch Kontrollmessungen – fast immer vertrauen, insbesondere in Zusammenhang mit den weiteren CGM-Informationen (Glukosetrend, Verlauf der letzten Stunden, ggf. Alarme und Voralarme).

Vergleichende Untersuchungen zum Verlauf des Blutzuckerspiegels und der kontinuierlichen Glukosemessung (CGM-Glukose) wurden vielfach durchgeführt. An dem Beispiel (Abb. 4) sieht man deutlich, dass Blutzucker und CGM-Glukose gut übereinstimmen, solange der Glukosespiegel konstant ist. Wenn die Blutglukose rasch steigt oder fällt, dauert es jedoch ca. 5 – 25 Minuten, bis sich auch die CGM-Glukose entsprechend bewegt (sogenannter „Timelag" – engl. für „Verzögerung"). Auf diese Weise können z. B. nach den Mahlzeiten oder beim Sport deutliche Abweichungen entstehen. Außerdem werden extreme Blutzuckerspitzen und -täler „abgeflacht".

Die CGM-Glukosewerte entsprechen nicht immer exakt den Blutzuckerwerten. Bei schneller Änderung hinkt die CGM-Glukose dem Blutzuckerspiegel um ca. 5 – 25 Minuten hinterher („Timelag").

Einige CGM-Systeme müssen vom Anwender mit Blutzuckermesswerten kalibriert werden. Je nach System ist dies ca. 2 – 3 mal täglich notwendig bzw. empfohlen.

Diese Systeme zeigen nur nach einer korrekt durchgeführten Kalibrierung realistische Glukosewerte an. Die Kalibrierung sollte in einer Phase **stabiler Glukosewerte** erfolgen, d. h. nicht nach einer Mahlzeit oder beim Sport. Wird dagegen bei rasch steigendem oder fallendem Blutzucker kalibriert, können gravierende Abweichungen entstehen. Bei den neueren „kalibrierfreien" CGM-Systemen fällt diese Fehlerquelle weg, allerdings ist die werkseitige Kalibrierung nicht unter allen Umständen optimal.

- CGM-Systeme, die regelmäßige Kalibrierungen des Anwenders erfordern: Medtronic MiniMed™ 640G und Guardian connect®, Medtrum A6 CGM®, Roche/Senseonics EversenseXL®
- „Kalibrierfreie" CGM-Systeme (werkseitig kalibriert): Abbott FreeStyle Libre2®, Dexcom G6®
- Weitere Informationen zum Kalibrieren (oder nicht): Kap. 13.8

Für die Abweichungen zwischen Blut- und CGM-Glukose sind v. a. die natürlichen Eigenschaften der Gewebeglukose verantwortlich (siehe Punkt A). Einen vergleichsweise geringen Einfluss haben die technischen Eigenschaften der verschiedenen CGM-Systeme (Punkte C und E).

A) Messung in verschiedenen Kompartimenten (physiologischer Timelag) oder: Äpfel mit Birnen vergleichen

Blutzucker und CGM-Glukose stimmen nicht immer überein, weil es sich dabei schlicht und ergreifend um verschiedene Dinge handelt. Bei der CGM wird nicht der Blutzucker, sondern der Gewebezucker gemessen (siehe Kap. 11.2).

Diese Tatsache erklärt den Großteil der zeitlichen Verzögerung der CGM-Werte. Ändert sich der Blutzuckerspiegel, dauert es einige Minuten, bis die Änderung auch in der Gewebeflüssigkeit (Interstitium) ankommt, denn die Glukosemoleküle müssen vom Blut durch die Kapillarmembran der Blutgefäße ins Gewebe treten und sich dort verteilen.

Die dafür benötigte Zeit wird „physiologischer Timelag" genannt und beträgt ca. 5–10 Minuten. Eine genauere Aussage ist nicht möglich, da die Verzögerung von den individuellen Bedingungen des CGM-Anwenders abhängt.

B) Fragliche physiologische Einflussgrößen

Trotz seiner Bedeutung für die kontinuierliche Glukosemessung ist über die Verhältnisse im interstitiellen Raum bisher nur wenig bekannt. Das liegt vor allem daran, dass es noch keinen „Goldstandard" gibt, mit dem die Glukosekonzentration in der Flüssigkeit im Zwischenzellraum zweifelsfrei bestimmt werden kann. Unter anderem werden noch folgende Fragen diskutiert:

- Beeinflusst Muskelarbeit in der Nähe des CGM-Sensors die Messwerte?

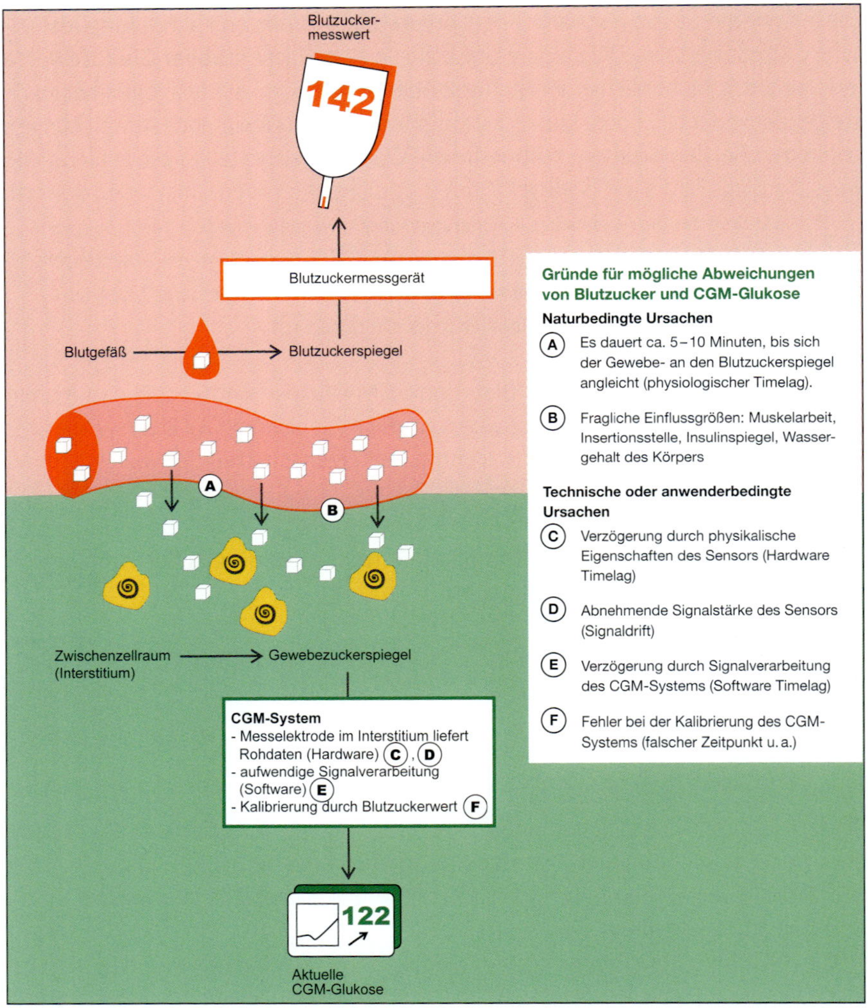

Abb. 5: Blutzuckermessgerät und CGM-System zeigen nicht immer völlig identische Werte an. Die möglichen Abweichungen werden verständlich, wenn man sich die verschiedenen Orte, an denen gemessen wird, vor Augen führt.

  - Erfahrungen von CGM-tragenden Sportlern legen nahe, dass Muskelkontraktionen keinen bedeutenden Einfluss auf die Messgenauigkeit haben.
- Beeinflusst der Messort das Ausmaß der Verzögerung?
  - Von der kapillären Blutzuckermessung ist bekannt, dass Tests an den Fingerbeeren wesentlich „aktueller" sind als z. B. an Unterarm oder Bauch („Alternate Site Tests" = AST). Für die CGM wurde daher ein „AST-like-phenomenon" an-

genommen,[5] mit der Vermutung, dass CGM-Sensoren z. B. am Oberarm aktuellere Werte messen könnten als am Bauch. In der Praxis scheint der Messort für die Genauigkeit der CGM-Systeme jedoch nicht besonders wichtig zu sein.[2]

- Beeinflusst die lokale Insulinkonzentration die CGM-Werte?
  - Einige Studien zeigen, dass die Messwerte entgegen theoretischen Überlegungen nicht vom Insulinspiegel beeinflusst werden.[3] Eine Studie ergab, dass ein CGM-System sogar dann noch präzise Werte liefert, wenn der Sensor direkt neben einem Insulinkatheter liegt.[4]
- Beeinflusst der Wassergehalt des Körpers die CGM-Werte (Hydratationsstatus)?
  - CGM-Anwender berichten immer wieder, dass sie im Falle ungenauer CGM-Messwerte größere Mengen Flüssigkeit trinken, um die Sensorfunktion zu verbessern. Dabei handelt es sich bisher um Einzelfallberichte. Die Studienlage ist diesbezüglich noch unzureichend, ein Zusammenhang z. B. mit dem Hämatokritwert ist bisher nicht belegt.[5]

C) Verzögerung durch physikalische Eigenschaften des Sensors (Hardware Timelag)

Damit der Glukosespiegel überhaupt gemessen werden kann, müssen die Zuckermoleküle zuerst aus der Gewebeflüssigkeit zum CGM-Sensor wandern (diffundieren). Das dauert eine gewisse Zeit, denn das Messenzym wird durch verschiedene Schichten und Membranen vor dem körpereigenen Abwehrsystem geschützt. Keiner der Hersteller macht offizielle Angaben zum Ausmaß des „Hardware Timelag“ seines Glukosesensors. Vermutlich ist der Anteil an der gesamten Verzögerung nur gering.

D) Abnehmende Signalstärke des Sensors (Signaldrift)

Je länger ein CGM-Sensor im Unterhautfettgewebe liegt, desto schwächer wird sein elektrisches Signal. Um diese „Signaldrift“ auszugleichen bedienen sich die Hersteller verschiedener Verfahren. Einige neue CGM-Systeme berücksichtigen in ihrem Algorithmus die voraussichtliche Signaldrift automatisch, was meistens ganz gut funktioniert (werkseitige Kalibrierung). Andere CGM-Systeme müssen zu Beginn und im weiteren Verlauf regelmäßig durch Blutzuckermessungen kalibriert werden. Vor den Nachkalibrierungen kann es daher zu mehr oder weniger ausgeprägten Abweichungen kommen. Die wichtigste Ursache der Signaldrift ist, dass eine Messelektrode immer auch ein Fremdkörper ist. Durch Verkapselung mit Bindegewebe und andere Mechanismen versucht der Körper, den Eindringling unschädlich zu machen. Auch Bakterienbeläge auf der Sensoroberfläche können durch ihren sauerstoffabhängigen Stoffwechsel zur Drift des Signals beitragen. Dass sich die Enzymbeladung der Messelektrode mit der Zeit in nennenswertem Umfang „verbraucht“ (Degradation), ist dagegen eher unwahrscheinlich.

E) Verzögerung durch Signalverarbeitung des CGM-Systems (Software Timelag)

Zwar liefert die Messelektrode im Unterhautfettgewebe kontinuierlich ein elektrisches Signal, ein aktueller Glukosewert wird jedoch je nach Hersteller nur alle 2–5 Minuten angezeigt. Ein Teil der Verzögerung ist durch die zeitaufwendige Verarbeitung des Signals im CGM-System selbst bedingt („Software Timelag"). Naturgemäß kommt es um die Spitze des Sensors herum permanent zu geringen Schwankungen in der Gewebeglukose, im Sauerstoffgehalt und bei der Mikrozirkulation, sodass auch das elektrische Signal in geringem Maß ständig schwankt (sogenanntes „Sensorrauschen").[6] Um „wahre" Glukosewerte zu erhalten, müssen solche zufälligen Messfehler möglichst herausgerechnet werden. Wie das im Einzelfall funktioniert und wie sehr die Rechenarbeit die Messwerte verzögert, ist ein Betriebsgeheimnis der Hersteller. Unbestritten ist, dass allein durch die Anzeigefrequenz je nach System ein „Software Timelag" von bis zu 5 Minuten entsteht.

F) Fehler bei der Kalibrierung

Ein CGM-Sensor liefert zunächst nur ein elektrisches Signal. Einige CGM-Systeme müssen zu Beginn und im weiteren Verlauf mit Blutzuckerwerten „gefüttert" werden, damit das elektrische Signal in einen Glukosewert umgerechnet werden kann (sogenannte Kalibrierung; praktische Tipps siehe Kap. 13.8). Fehler bei der Kalibrierung können dazu führen, dass *danach dauerhaft* zu niedrige oder zu hohe Glukosewerte angezeigt werden. Mögliche Fehler bei der Kalibrierung sind:

- **Kalibrierung zum falschen Zeitpunkt:**
  - Eine Kalibrierung sollte grundsätzlich immer nur dann erfolgen, wenn der Blutzucker möglichst stabil ist, denn Blut- und Gewebezucker stimmen unter diesen Bedingungen am besten überein (siehe Punkt A). Im Alltag ist das am ehesten vor den Mahlzeiten und spätabends der Fall. Wird jedoch z. B. bei rasch steigenden Glukosewerten kalibriert (der Blutzucker ist dann höher als der Gewebezucker), nimmt das CGM-System fälschlich an, der Gewebezucker sei höher, und zeigt fortan unrealistisch hohe CGM-Werte an.
- **Blutzucker-Fehlmessung bei Kalibrierung oder Vergleichsmessung:**
  - Die Blutzuckermessung zur Kalibrierung muss mit großer Sorgfalt erfolgen. Eine einzige fehlerhafte Kalibrierungsmessung reicht aus, um alle nachfolgend angezeigten CGM-Werte zu verfälschen (mögliche Störfaktoren: Hände nicht sauber, zu geringe Blutmenge, Umgebungstemperatur außerhalb des zulässigen Messbereichs, ungenaues Blutzuckermessgerät (siehe Praxistipp in Kap. 13.9), Teststreifen defekt, zufälliger Messfehler …).

11.4 Was kann CGM leisten?

CGM hilft bei der Therapieoptimierung

Patienten und Diabetesprofis erhalten durch die CGM ein vollständiges Bild des Glukoseverlaufs über 24 Stunden ohne „schwarze Löcher". Auf diese Art fallen Blutzuckerschwankungen, die zuvor häufig unbekannt waren, sofort auf (siehe Abb. 6), sodass die Diabetestherapie rasch und gezielt verbessert werden kann. Zwei Beispiele:

- Erhöhte morgendliche Nüchtern-Blutzuckerwerte sind mit konventionellen Blutzuckertests schwer zu beurteilen. Mithilfe der CGM kann die Ursache dieses Problems einfach gefunden werden. Ist ein Dawn-Phänomen für hohe morgendliche Glukosewerte verantwortlich, d. h. ein Glukoseanstieg in den frühen Morgenstunden, muss die Basalrate der Insulinpumpe in den entsprechenden Zeitsegmenten erhöht werden. Liegt dem Problem eine nächtliche Hypoglykämie mit nachfolgender Gegenregulation zugrunde, muss die Basalrate dagegen reduziert werden.
- Der Glukoseverlauf nach dem Essen kann mit CGM lückenlos beurteilt werden. Mit punktuellen Blutzuckermessungen sind Blutzuckerspitzen nach den Mahlzeiten dagegen nur schwer zu erfassen. Sie stellen vermutlich einen wesentlichen Risikofaktor für diabetische Folgeerkrankungen dar (siehe unten). Mithilfe der CGM-Informationen können die Mahlzeiten-Bolusgaben gezielt optimiert werden (Bolushöhe, Spritz-Ess-Abstand, Bolusform).

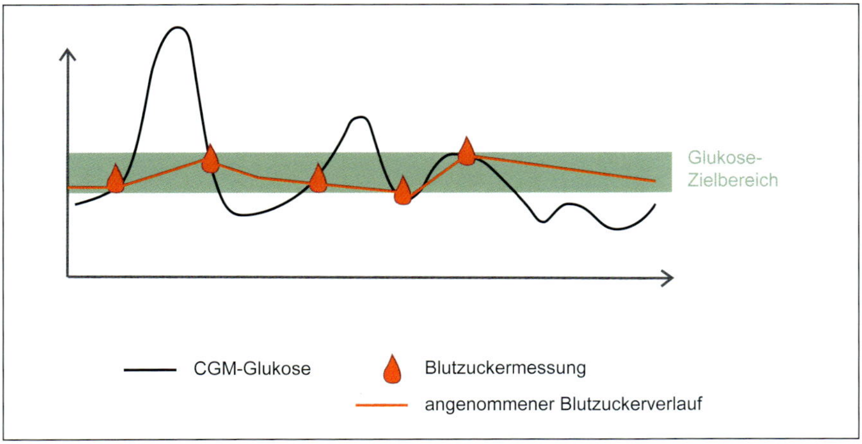

Abb. 6: Mit punktuellen Blutzuckermessungen bleiben zahlreiche Blutzuckerschwankungen unentdeckt. Gezeigt ist ein Beispiel dafür, wie unrealistisch der gedachte Blutzuckerverlauf bei punktuellen Blutzuckermessungen sein kann (rote Verbindungslinie). Die kontinuierliche Glukosemessung (grüne Linie) offenbart die realen Blutzuckerschwankungen.

- Interpretation der CGM-Daten: Kap. 14 und 15
- Beurteilung eines Mahlzeitenbolus anhand des Glukoseverlaufs: Kap. 5.5
- Rein diagnostischer Einsatz der verblindeten CGM („CGM-Rekorder"): Kap. 17

CGM stabilisiert den Glukoseverlauf und verbessert den HbA_{1C}-Wert

Sobald ein entsprechend geschulter Diabetiker aktuelle CGM-Glukosedaten zur Verfügung hat, verbessert sich seine Stoffwechselkontrolle (siehe Abb. 7). Der positive Effekt ist eindeutig dosisabhängig. Dies verwundert nicht, da ein CGM-System selbstverständlich nur dann seine „Wirkung" entfalten kann, wenn es benutzt wird und wenn der Anwender die Information entsprechend umsetzt – das Gerät selbst hat ja keinen Einfluss auf den Stoffwechsel. Eine klinisch bedeutsame Verbesserung des HbA_{1C}-Werts ist zu erwarten, wenn das System mehr als 70 Prozent der Zeit getragen wird, d. h. an mindestens 5 Tagen in der Woche.[7] Der unmittelbare Zusammenhang zwischen Intensität der Nutzung und einer HbA_{1C}-Senkung wurde eindeutig bewiesen (siehe Abb. 8 und 9).

Die Gründe für die „Dosisabhängigkeit" sind vielfältig. Die Glukoseregulation unter Alltagsbedingungen ist offenbar so komplex, dass die meisten Diabetiker den Blutzuckerverlauf nur mithilfe von Echtzeit-Informationen günstig beeinflussen

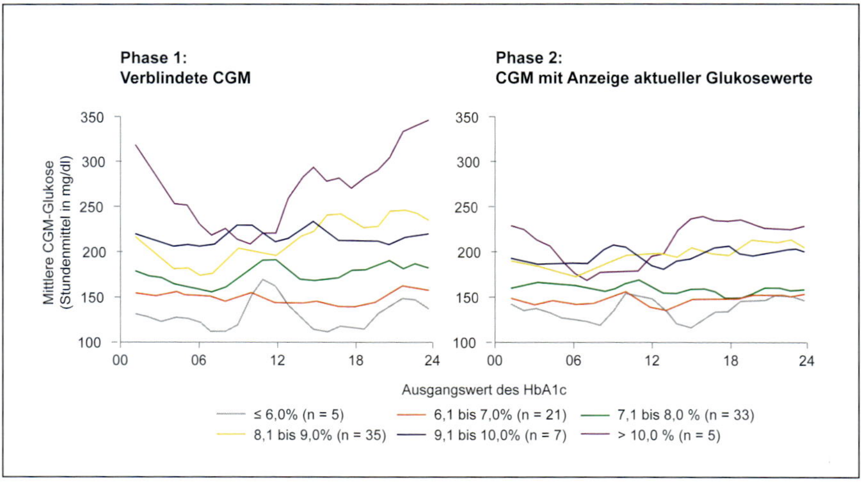

Abb. 7: Ergebnisse einer Studie mit 86 insulinpflichtigen Diabetikern (69 Typ 1, 17 Typ 2), die 7 Tage lang einen CGM-Rekorder trugen (links) und anschließend 14 Tage lang ein CGM-System mit Anzeige aktueller Glukosewerte (rechts).[8] Mit Zugriff auf die aktuelle CGM-Information lagen die Diabetiker pro Tag 1,4 Stunden länger (+22,4%) im angestrebten Glukosezielbereich (81 – 141 mg/dl). Die Zeit im hypoglykämischen Bereich (unter 55 mg/dl) verringerten sie um 0,3 Stunden (-33,3 %), die Zeit im hyperglykämischen Bereich (über 240 mg/dl) um 1,5 Stunden pro Tag (-28,3 %).

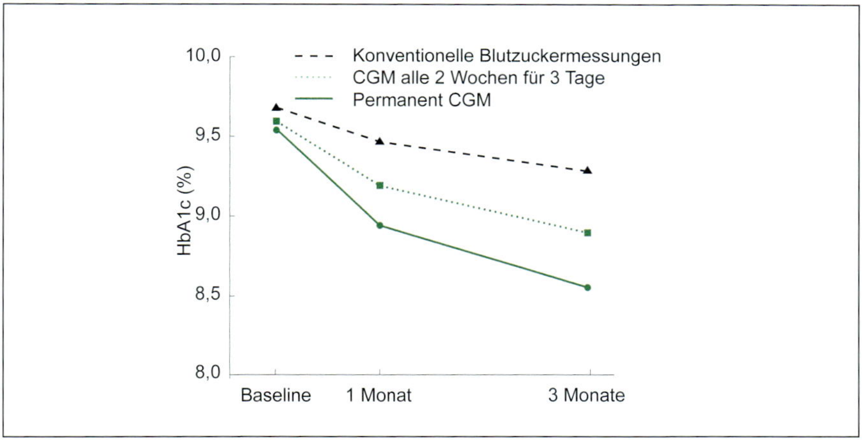

Abb. 8: In der „Guard Control"-Studie (156 Typ-1-Diabetiker) besserte sich der HbA_{1C}-Wert nach 3 Monaten im Durchschnitt um 1,0 Prozent, wenn das CGM-System ständig getragen wurde.[9] Wurde das CGM-System nur sporadisch genutzt (alle 2 Wochen 3 Tage lang) kam es zu einer Verbesserung von 0,7 Prozent.

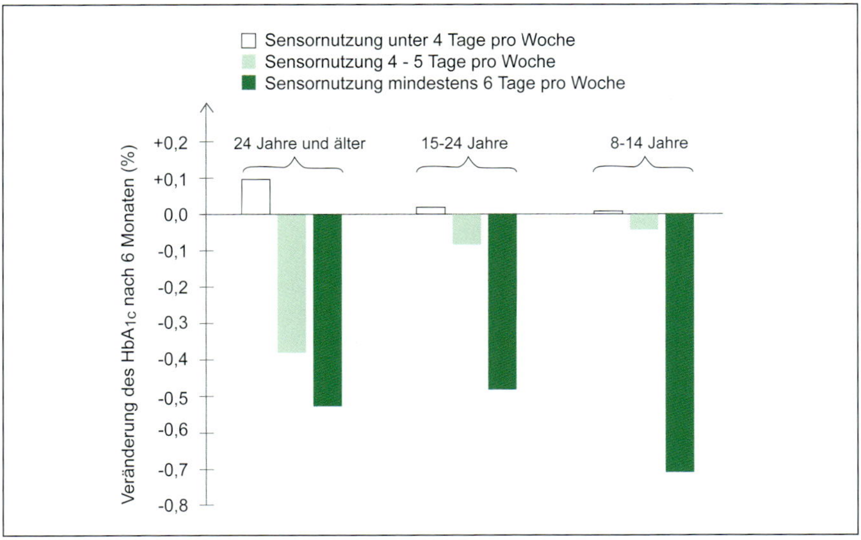

Abb. 9: Je länger das CGM-System getragen wird, desto stärker sinkt der HbA_{1C}-Wert, und zwar in allen Altersgruppen. Gezeigt sind Daten von 232 Diabetikern, die im Rahmen der beiden JDRF-Studien (siehe unten) über einen Zeitraum von 6 Monaten ein offenes CGM-System trugen (insgesamt nahmen 322 Probanden an der Studie teil).[10] Bei einer Tragedauer von mindestens 6 Tagen in der Woche verbesserte sich der HbA_{1C}-Wert um ca. 0,5 bis 0,7 Prozent. Bei seltenerer Nutzung war der Effekt geringer.

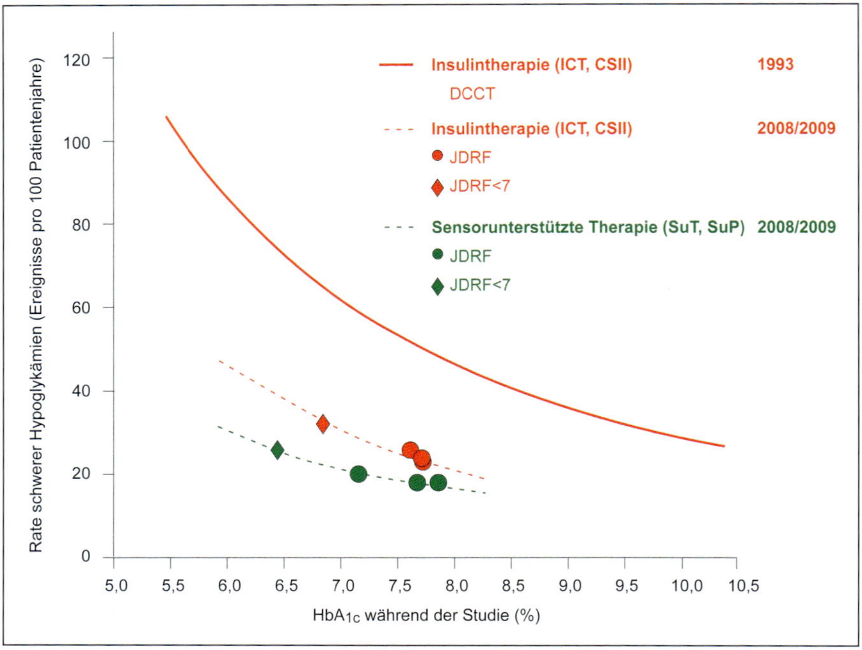

Abb. 10: Eine schärfere Blutzuckereinstellung mit niedrigerem HbA_{1C}-Wert bringt mehr Unterzuckerungen mit sich. Dieser Zusammenhang wurde in den 1990er-Jahren durch die historische **DCCT-Studie** aufgezeigt (ICT und Insulinpumpentherapie, obere Kurve).[11] Bessere Patientenschulung und neue Therapieprinzipien (z. B. Analoginsuline) führten dazu, dass 25 Jahre später in den JDRF-Studien nur noch ca. halb so viele schwere Unterzuckerungen auftraten (Vergleichsgruppe mit ICT und Insulinpumpentherapie, mittlere Kurve). Mit CGM-Unterstützung ist es möglich, die Rate der Unterzuckerungen nochmals deutlich zu senken (Interventionsgruppe mit SuT/SuP, untere Kurve).
Anmerkung: Die obere Regressionskurve ist Studienergebnis der DCCT. Die unteren beiden Regressionslinien (gestrichelt) werden anhand der Ergebnisse von JDRF und JDRF <7 vermutet.

können. Sobald das CGM-System abgelegt wird, kann der Diabetiker zwar noch auf Erfahrungen zurückgreifen, die er im Rahmen der CGM-Phasen erworben hat (Lerneffekt), aber er wird nicht mehr permanent durch aktuelle Glukoseinformationen und Alarmfunktionen unterstützt (prospektive Beeinflussung) und die unmittelbare Rückkopplung fehlt.

CGM reduziert Unterzuckerungen

Wer nur punktuell den Blutzucker misst, befindet sich naturgemäß während der meisten Zeit des Tages im „Blindflug". In wissenschaftlichen Untersuchungen zeigte sich wiederholt, dass eine schärfere Blutzuckereinstellung (niedrigerer HbA_{1C}-Wert) mit mehr Unterzuckerungen einhergeht, wenn die Therapie nur wie allgemein üblich mit Blutzuckermessungen gesteuert wird (siehe Abb. 10). Aus Angst vor Unterzuckerungen fühlen sich viele Diabetiker verständlicherweise im normoglykämischen Blutzuckerbereich nicht sicher und streben stattdessen leicht erhöhte Blutzuckerwerte an. Zwangsläufige Folge ist eine nicht optimale Stoffwechseleinstellung, die das Risiko für diabetische Folgeerkrankungen erhöht (siehe auch Kap. 1.1).

Die kontinuierliche Glukosemessung mit Anzeige aktueller Glukosewerte schützt durch ihre Alarmfunktionen vor Unterzuckerungen, sodass die Therapieeinstellung mit deutlich geringerem Risiko verbessert werden kann. Je nach Ausgangswert des HbA_{1C} profitieren die Diabetiker dabei auf verschiedene Art und Weise (siehe Abb. 11):

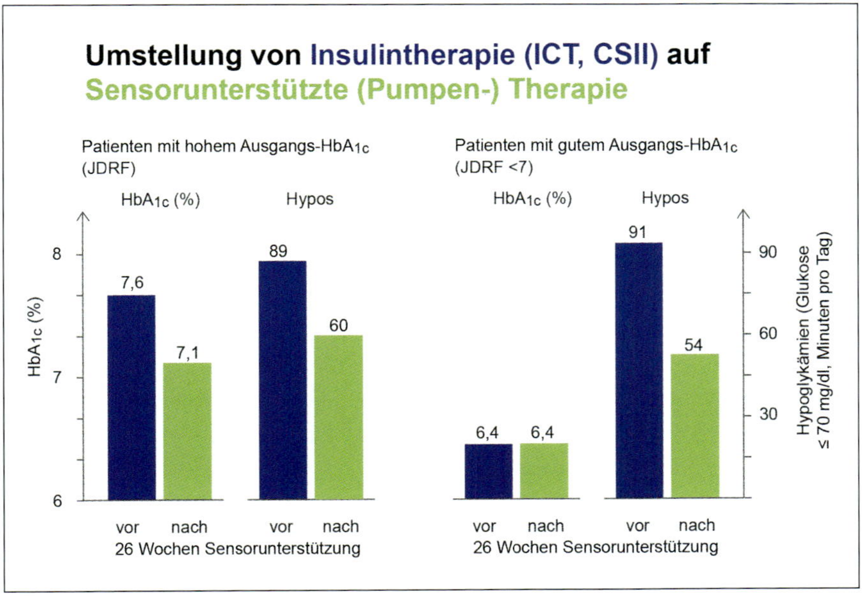

Abb. 11: In der **JDRF-Studie**[12] (linke Spalte) wurde untersucht, ob Typ-1-Diabetiker mit erhöhten HbA_{1C}-Werten sie mit CGM-Unterstützung verbessern können. In die randomisierte Studie wurden 322 Typ-1-Diabetiker mit HbA_{1C}-Werten zwischen 7 und 10 Prozent eingeschlossen (80 Prozent Insulinpumpe). Die Hälfte der Diabetiker wurde mit CGM versorgt, die andere Hälfte führte weiterhin nur Blutzuckerselbstkontrollen durch. In der Gruppe der über 24-jährigen CGM-Nutzer (diese Gruppe trug die Sensoren häufiger als die anderen Altersgruppen) verbesserte sich der HbA_{1C}-Wert signifikant, ohne dass es zu mehr Unterzuckerungen kam.
Die **„JDRF under 7"-Studie**[13] (rechte Spalte) ging der Frage nach, wie Typ-1-Diabetiker mit guten HbA_{1C}-Werten von einer CGM-Unterstützung profitieren können. In diese randomisierte Studie wurden 129 Typ-1-Diabetiker mit HbA_{1C}-Werten unter 7 % eingeschlossen (86 % Insulinpumpe). Die CGM-Träger konnten ihre guten HbA_{1C}-Werte beibehalten, gleichzeitig nahm die Zahl der Unterzuckerungen deutlich ab.

- Bei erhöhtem Ausgangswert des HbA_{1C} kann er mit der sensorunterstützten (Pumpen-)Therapie verbessert werden, ohne dass die Zahl der Unterzuckerungen zunimmt.
- Bei gutem Ausgangswert des HbA_{1C} kann die Zahl der Unterzuckerungen reduziert werden, ohne dass sich die Stoffwechseleinstellung verschlechtert.

▶ Sensorunterstützte (Pumpen-)Therapie: Kap. 12 und folgende
▶ Alarmfunktionen: Kap. 13.7
▶ Gefahren durch Hypoglykämien: Kap. 8

CGM schafft mehr Therapievertrauen und verbessert die Lebensqualität

Die sensorunterstützte Diabetestherapie steigert das Therapievertrauen und verbessert dadurch die Lebensqualität erheblich. Jederzeit können auf Knopfdruck Informationen abgerufen werden, die das Leben leichter machen:

- Aktueller Glukosewert: Befindet sich die Glukose im Zielbereich oder ist möglicherweise eine Korrektur erforderlich? Kann ich sofort frühstücken oder warte ich besser noch ein paar Minuten, bis der Bolus zu wirken beginnt? Kann ich mich gefahrlos an das Steuer meines Autos setzen? Brauche ich noch ein paar Sport-BE oder kann ich sofort mit dem Fußballtraining anfangen? Liegt der Glukosespiegel vor der entscheidenden Konferenz im „grünen“ Bereich oder muss ich noch etwas unternehmen, damit ich „auf den Punkt“ voll leistungsfähig bin?
- Glukosetrend: In welche Richtung bewegt sich die Glukose im Moment – ist sie stabil, fällt oder steigt sie? Diese Trendinformation ist zur Beantwortung der im ersten Punkt aufgeführten Fragen mindestens genauso wichtig wie der aktuelle Wert. CGM-Anwender können durch vorausschauendes Handeln zu hohe oder zu niedrige Glukosewerte vermeiden.
- Glukoseverlauf der letzten Stunden: In Form von Diagrammen kann der Glukoseverlauf der letzten Stunden eingesehen werden. Habe ich die letzte Mahlzeit richtig eingeschätzt? Hat der Spritz-Ess-Abstand gepasst? Wie lange liegt meine Glukose schon über dem Zielbereich? Fragen wie diese können auf einen Blick beantwortet werden.

Zudem helfen zahlreiche Alarmfunktionen dem CGM-Anwender, Stoffwechselentgleisungen zu vermeiden. Nicht nur bei Verlassen des Glukose-Zielbereichs (Niedrig- und Hochalarm), sondern bereits im Vorfeld (Voralarm) wird er gewarnt, sodass er geeignete Maßnahmen ergreifen kann, damit eine drohende Unterzuckerung gar nicht erst eintritt. Die Alarmfunktionen vermitteln ein bisher nicht gekanntes Gefühl der Sicherheit, insbesondere während der Nacht. Das können auch noch so viele punktuelle Blutzuckertests nicht leisten. Die Realtime-CGM mit Alarmfunktionen reduziert Hypoglykämie-Ängste erheblich (siehe Abb. 12).

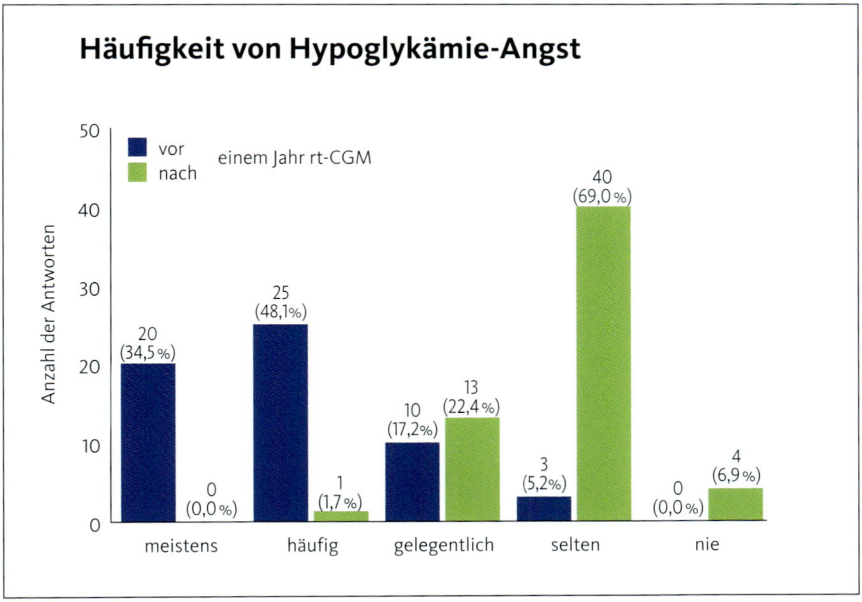

Abb. 12: Angst vor Hypoglykämien ist ein häufiges Problem, wenn der Stoffwechsel mit Blutzuckermessungen kontrolliert wird. Die Verwendung eines CGM-Systems mit Alarmfunktionen reduziert die Hypoglykämie-Angst erheblich. Ergebnisse einer Untersuchung an 74 Patienten mit Typ-1-Diabetes (80 Prozent mit Insulinpumpentherapie).[14]

Des Weiteren ermöglicht die CGM mehr Flexibilität im Alltag, ohne Einbußen bei der Therapiequalität hinnehmen zu müssen, z. B. bei körperlicher Aktivität, in Ernährungsfragen oder im Berufsleben. Das Tragen eines CGM-Systems bedeutet für geeignete Diabetiker einen weiteren Schritt in Richtung eines „ganz normalen" Lebens, ohne Einschränkungen durch die Diabeteserkrankung.

- Ausführliche Erfahrungsberichte: Kap. 17
- Aktuelle CGM-Informationen und Alarmfunktionen: Kap. 14

Die CGM funktioniert auch mit einer intensivierten Insulintherapie (ICT)

Anfangs war die Meinung verbreitet, dass die Berücksichtigung der vielen CGM-Informationen so anspruchsvoll sei, dass man für ein optimales Therapieergebnis zwingend eine Insulinpumpe benötigt. Daher wurden die ersten CGM-Studien überwiegend oder sogar ausschließlich mit Pumpenträgern durchgeführt. Die Überraschung war groß, als nachfolgende Studien mit ICT-Patienten ähnlich gute Therapieergebnisse erbrachten (siehe Abb. 13). Bei guter Motivation und gutem Schulungsstand können ICT-Patienten ähnlich gut von Glukosesensoren profitieren wie Pumpenpatienten. Diese Arbeiten hatten zur Folge, dass mittlerweile häu-

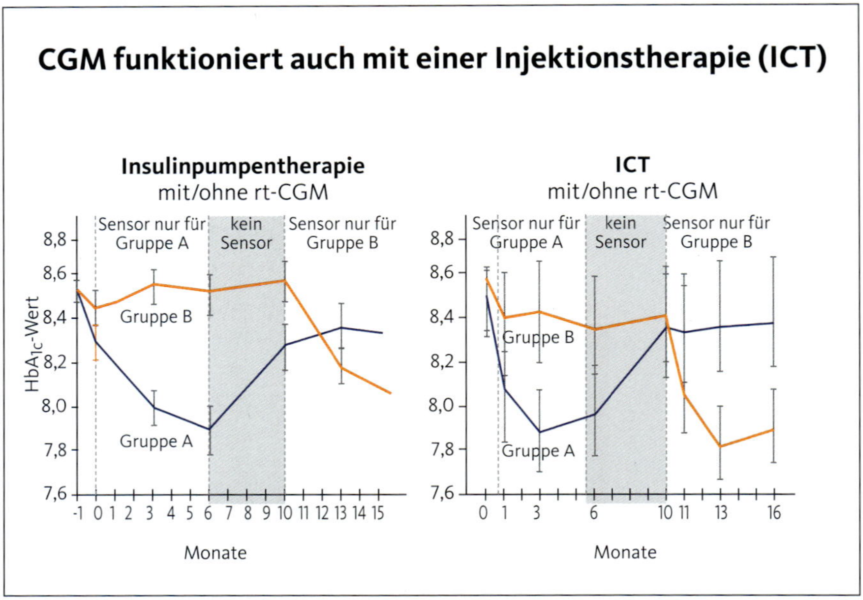

Abb. 13: In der **Switch-Studie**[15] von 2012 (links) wurde der Effekt von rt-CGM bei 153 Pumpenpatienten untersucht. Im Crossover-Design wurde erst die eine und dann die andere Hälfte der Studienteilnehmer mit einem Glukosesensor versorgt. Der HbA_{1c}-Wert verbesserte sich in beiden Gruppen durch den Sensorgebrauch um ca. 0,6 Prozent und verschlechterte sich ohne Sensor wieder fast auf das Ausgangsniveau.
Die **GOLD-Studie**[16] von 2017 (rechts) wiederholte das Studiendesign der Switch-Studie exakt, jedoch mit 161 ICT-Patienten. Überraschenderweise war das Ergebnis der Patienten mit Injektionstherapie nahezu identisch mit den Pumpenpatienten: HbA_{1c}-Verbesserung mit Sensor um ca. 0,6 Prozent, Verschlechterung ohne Sensor auf das Ausgangsniveau.

fig die Strategie „Sensor vor Pumpe" zur Therapieoptimierung verfolgt wird, falls keine eindeutige Pumpenindikation besteht.

CGM ermöglicht die Beurteilung der glykämischen Variabilität

Eine instabile Stoffwechsellage mit ständig stark schwankenden Blutzuckerwerten bedeutet für die Blutgefäße vermutlich mindestens ebensoviel Stress wie dauerhaft erhöhte Blutzuckerwerte. Die „glykämische Variabilität" wird deshalb von vielen Wissenschaftlern neben dem HbA_{1c}-Wert als ein eigenständiger Risikofaktor für die Entwicklung diabetischer Folgeerkrankungen betrachtet. Experimentelle Studien legen diesen Schluss nahe (Beispiele siehe Abb. 14 und 15), und auch erste Studien an „realen Diabetikern" bestätigen diesen Verdacht. Insbesondere für die diabetische Retinopathie verdichten sich mittlerweile die Hinweise, dass die Glu-

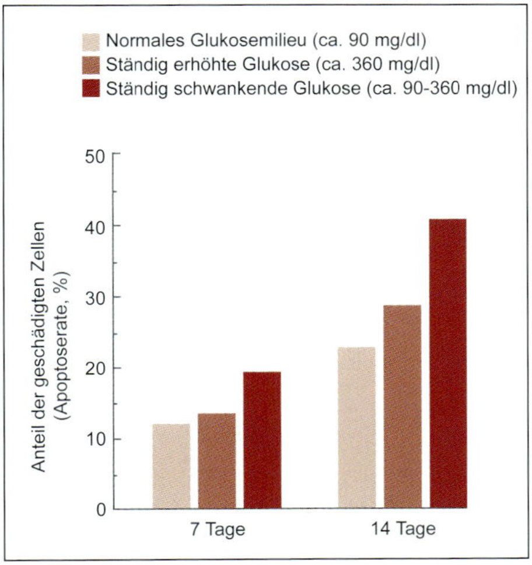

Abb. 14: Risso und Kollegen untersuchten menschliche Endothelzellen im Reagenzglas und setzten sie unterschiedlichen glykämischen Bedingungen aus.[17] Die Glukosekonzentration in der Umgebung der Zellen war entweder normal, dauerhaft erhöht oder sie schwankte ständig. Die Zellen im ständig schwankenden Glukosemilieu nahmen dabei den meisten Schaden, hier dargestellt an der Rate des Zelltods nach 7 bzw. 14 Tagen.

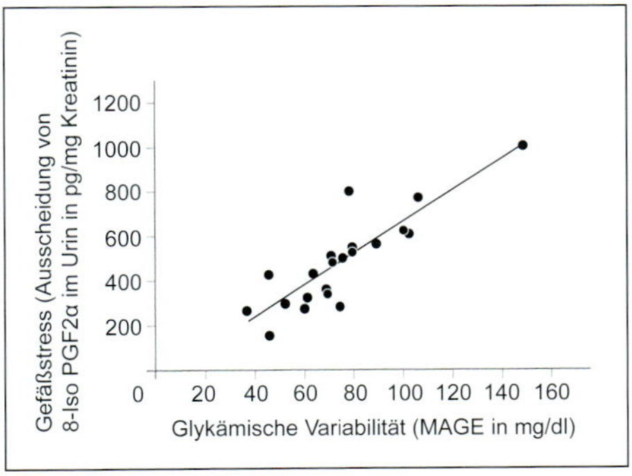

Abb. 15: Monnier und Kollegen untersuchten im Rahmen einer dreitägigen Beobachtungsstudie an 21 Typ-2-Diabetikern, welcher Stoffwechselfaktor den meisten Gefäßstress verursacht.[18] Als Maß für den oxidativen Stress wurde die Ausscheidung des Gewebshormons 8-Iso Prostaglandin $F_2\alpha$ im Urin verwendet. Der Stressmarker hing sehr eng mit der glykämischen Variabilität zusammen (MAGE). Mit dem mittleren Glukosespiegel und dem HbA_{1C}-Wert fand sich dagegen kein signifikanter Zusammenhang.

koseschwankungen vielleicht sogar einen größeren Beitrag zur Entstehung oder Verschlechterung dieser Folgeerkrankungen leisten als durchschnittlich zu hohe Glukosewerte.

- Beispielsweise zeigte sich in einer Arbeit an mehr als 3.000 Patienten mit Typ-2-Diabetes, dass der Nachweis einer Retinopathie und deren Stadium stark mit der Time in Range, einem Parameter der glykämischen Variabilität, zusammenhängt. Mit der Höhe des HbA_{1C}-Werts fand sich in dieser Studie kein Zusammenhang.[19]
- Eine kleinere Arbeit an Patienten mit Typ-1-Diabetes hatte ein ähnliches Ergebnis.[20]

Im Gegensatz zu den bisher weitgehend am HbA_{1C}-Wert orientierten Therapieempfehlungen finden zunehmend auch die Blutzuckerschwankungen Berücksichtigung bei der Therapieoptimierung (siehe Abb. 16). Das Ziel ist nicht mehr ein niedriger

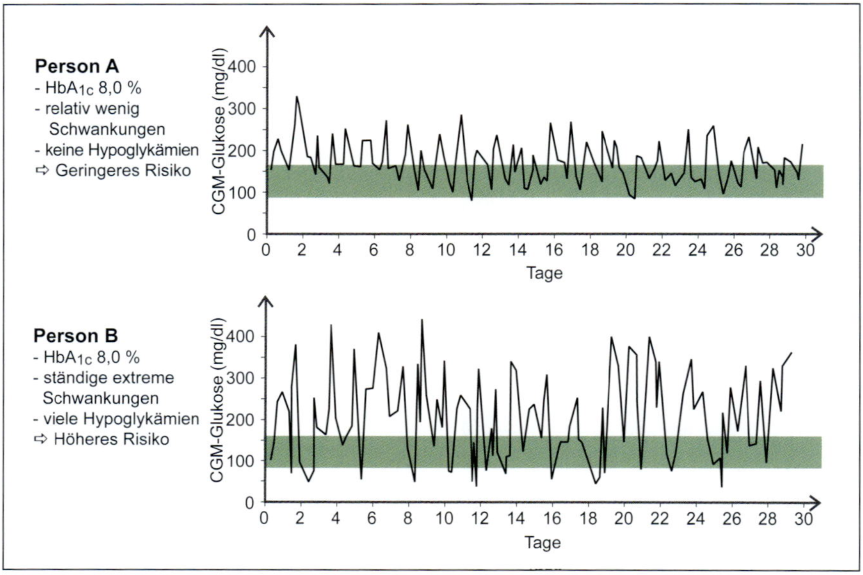

Abb. 16: Beispiel für verschiedene Glukoseverläufe bei Diabetikern mit demselben HbA_{1C}-Wert.[21] Patient B weist wesentlich mehr Glukoseexkursionen und Hypoglykämien auf. Der Gefäßstress und daher das Risiko für Folgeerkrankungen dürfte um ein Vielfaches höher sein als bei Patient A.

HbA_{1C}-Wert um jeden Preis, sondern gleichzeitig möglichst konstante Blutzuckerwerte. Ein HbA_{1C}-Wert von 6,5 Prozent mit starken Glukoseschwankungen ist wahrscheinlich schlechter als ein HbA_{1C}-Wert von 7,5 Prozent mit sehr stabilen Glukoseverläufen. Unphysiologische Schwankungen des Blutzuckers, z. B. nach den Mahlzeiten oder durch Hypoglykämien, sollten soweit wie möglich vermieden werden.

- Vorbild ist der Glukoseverlauf beim Stoffwechselgesunden, siehe Kap. 15.2
- Aktuelle Therapieziele unter Berücksichtigung der Glukosevariabilität siehe Kap. 15.3

11.5 Unrealistische Erwartungen an die CGM

Vor allem von Patientenseite bestehen teilweise unrealistische Erwartungen an die kontinuierliche Glukosemessung. Die zwei häufigsten Missverständnisse sollen an dieser Stelle aufgeklärt werden.

„Mit der CGM geht alles von alleine" – leider falsch

Wer seine Diabetestherapie mit CGM-Unterstützung (SuT/SuP) verbessern möchte, muss dafür deutlich mehr Engagement aufbringen als für die alleinige ICT bzw. Insulinpumpentherapie. Er muss ein weiteres Gerät mit sich tragen, das nicht nur zusätzliche Kosten verursacht, sondern auch Arbeit macht: Die angezeigten Werte müssen ständig interpretiert und in konkrete Therapieschritte umgesetzt werden. Die Entwicklung eines geschlossenen Regelkreises (closed loop), d. h. einer automatischen Verknüpfung zwischen der CGM-Information und der Insulinabgabe, steckt noch in den Kinderschuhen.

▶ Stand der Forschung: Kap. 11.2.3

„Die CGM ist unblutig" – leider auch falsch

Durch euphorische Beiträge in der Patientenliteratur sowie in Pressemitteilungen der Industrie wurden in der Vergangenheit unerfüllbare Erwartungen an die Systeme zur kontinuierlichen Glukosemessung erzeugt. Werbesprüche wie „Schluss mit dem täglichen Pikser" (Homepage Rösch AG 2004), „blutlose Blutzuckermessung" (Homepage Pendragon Medical 2003) oder „Blutzucker messen ohne zu stechen! Armbanduhr als Messgerät" (Kusterer 2001) fallen bei Diabetikern auf fruchtbaren Boden und wecken entsprechende Hoffnungen.[22] Aktuell erfuhren derartige Verheißungen neuen Auftrieb, seit mit dem Slogan „Warum stechen, wenn man auch scannen kann" eine ausgedehnte Werbekampagne in Online-, Print- und Fernsehmedien gefahren wurde (Abbott FreeStyle Libre, seit 2014).

Derartigen Wunschträumen muss nachdrücklich widersprochen werden. Aktuell ist kein einziger nicht-invasiver Glukosesensor auf dem Markt. Die Messelektrode der aktuell erhältlichen Sensoren muss ins Unterhautfettgewebe eingestochen werden, was mit geringen Schmerzen und einem ebenfalls geringen Infektionsrisiko verbunden ist (die nicht mehr verfügbare GlucoWatch führte durch den Stromfluss zu teils erheblichen Hautirritationen). Für sämtliche Glukosesensoren gilt, dass sie nicht unter allen Umständen die Blutzuckermessung ersetzen können (Stand Herbst 2019). Auch sind bei einigen Systemen routinemäßige Blutzuckertests zum Kalibrieren nötig.

▶ Ersatz der Blutzuckermessungen durch Glukosesensoren: Kap. 13.8.1
▶ Kalibrierung der CGM-Systeme: Kap. 13.8.2

11.6 Psychologische Aspekte der CGM

Jederzeit ein aktueller Glukosewert – das ist nicht die Lösung, das ist erst der Anfang. Der Weg von der kontinuierlichen Glukosemessung zu einer besseren Stoffwechseleinstellung ist weit. Aus den Daten müssen die richtigen Schlussfolgerungen gezogen werden. Erst wenn diese dann auch noch konsequent im Alltag umgesetzt werden, verbessert sich die Stoffwechselkontrolle.

Die wirklich entscheidenden Probleme bei der CGM-Nutzung sind in der Regel nicht bei der Technik, sondern im Bereich der Psyche und des Verhaltens zu finden. Psychologische Überlegungen sind daher in Zusammenhang mit der CGM von zentraler Bedeutung und keineswegs nur „Randnotizen".

Nur Eigenmotivation führt zum Erfolg – auch im CGM-Zeitalter

Dazu eine einleitende Frage: Wie kommt es, dass viele Frauen mit Typ-1-Diabetes nach Jahren einer mittelmäßigen Stoffwechseleinstellung plötzlich optimale HbA_{1C}-Werte erreichen, wenn sie schwanger werden wollen? Die Antwort ist einfach: Sie sind nun maximal motiviert. Sie möchten ein gesundes Kind zur Welt bringen und sie wissen, dass dafür eine optimale Stoffwechsellage wichtig ist. Für dieses übermächtige Ziel nehmen sie einen deutlich höheren Therapieaufwand und andere Unannehmlichkeiten in Kauf.

Der Zusammenhang zwischen Motivation und Therapieergebnis ist umso deutlicher, je komplexer die angewandte Therapieform ist. Insulinpumpentherapie und CGM sind ein Segen für entsprechend motivierte und geschulte Anwender, denn sie können damit eine weitgehend normnahe Stoffwechseleinstellung erreichen. CGM-Träger ohne eigenes Interesse an der Optimierung ihrer Diabetestherapie werden dagegen auch mit diesen technischen Hilfsmitteln keine Fortschritte erzielen.

Selbst eine einmalige verblindete CGM kann gravierende psychologische Folgen haben.

Die psychologischen Folgen der kontinuierlichen Glukosemessung werden gemeinhin unterschätzt. Bereits eine einmalige verblindete CGM, also das Tragen eines CGM-Rekorders für einige Tage und die anschließende Auswertung der aufgezeichneten Daten mit dem Diabetesteam, kann erhebliche positive (+) oder negative (-) Auswirkungen haben. Hier einige Beispiele:

- + Wird durch die CGM eine stabile Stoffwechsellage dokumentiert, verbessert sich das Therapievertrauen.
- + Gelingt es dem CGM-Anwender, einen Zusammenhang zwischen den eigenen Verhaltensweisen (Ernährung, Bewegung, Insulintherapie) und dem Glu-

koseverlauf herzustellen, kann dies einen Motivationsschub zur Folge haben.

+ Führt die CGM zu einer nachhaltigen Verbesserung der Therapie, nimmt das Vertrauen zum behandelnden Diabetesteam zu.
- Werden durch die CGM bisher ungeahnte Stoffwechselschwankungen aufgedeckt, können die Diabetiker mit Unglauben oder mit totaler Verunsicherung und Ängsten reagieren.
- Die Erkenntnis, dass der Blutzucker im Alltag offenbar unbemerkt in hypo- und hyperglykämische Bereiche abdriftet, kann den Diabetes als völlig unkontrollierbar erscheinen lassen. Das Vertrauen in die bisherige Therapieform und in die Sinnhaftigkeit der punktuellen Blutzuckerselbstmessung kann erschüttert werden.
- Der umfassende Einblick in den Glukoseverlauf kann auch negativ als „gläserner Patient" wahrgenommen werden und Abwehrmechanismen hervorrufen.

Die CGM mit Anzeige aktueller Glukosewerte kann Schutzengel oder Trauma, Segen oder Fluch sein.

Die aktuellen CGM-Systeme zeigen alle 2–5 Minuten einen neuen Glukosewert an. Aus psychologischer Sicht kann diese ständige Konfrontation ein Segen, aber auch ein Fluch sein (die zur verblindeten CGM genannten Aspekte gelten für die CGM mit Anzeige aktueller Glukosewerte natürlich gleichermaßen, siehe oben). Auch an dieser Stelle einige Beispiele:

+ Vielen Diabetikern gibt die CGM erstmalig das Gefühl, ihre Stoffwechselerkrankung zu beherrschen, anstatt von ihr beherrscht zu werden.
+ Kommt es dank der Alarmfunktionen zu weniger Unterzuckerungen, wird das CGM-System als „Schutzengel" erlebt. Die Diabetiker fühlen sich wesentlich sicherer. Unterzuckerungsangst und Gefühle der Hilflosigkeit nehmen ab.
+ Erreicht der Anwender mithilfe der CGM eine stabile normnahe Stoffwechsellage, wird er permanent positiv in seinen Therapieentscheidungen bestärkt.
- Die ständige Anzeige aktueller Glukosewerte kann zu Überreaktionen verleiten, was den Stoffwechsel dann noch stärker schwanken lässt (siehe Kap. 13.1, A).
- Die CGM-Systeme liefern jeden Tag bis zu 720 Messwerte, Trendinformationen und unzählige Diagramme und Statistiken. Die Datenflut kann den Anwender gedanklich lähmen und ein Gefühl der totalen Überforderung hervorrufen.
- Zwanghafte Verhaltensweisen und andere psychiatrische Krankheitsbilder können durch die CGM verschlechtert werden.

Anhand dieser Überlegungen wird deutlich, dass ein CGM-System nur dann erfolgreich angewendet werden kann, wenn von Anwenderseite einige Bedingungen erfüllt sind (siehe Kap. 12.2.1). Ebenso wird deutlich, dass Diabetiker nur nach einer umfassenden Schulung mit aktuellen Glukosewerten konfrontiert werden dürfen (siehe Kap. 12.3).

11.7 In drei Schritten zum richtigen CGM-Verfahren

Realtime-CGM mit mehr oder weniger komplexen Alarmfunktionen oder CGM-Rekorder? Einmalige, kurz- oder langfristige Anwendung? In drei Schritten kann für jeden Diabetiker das individuell geeignete CGM-Verfahren gefunden werden:

- **Problem erkennen**
  - Als Erstes müssen sich Diabetesteam und Patient darüber klar werden, welches therapeutische Problem im Vordergrund steht (z. B.: „Der HbA_{1c}-Wert ist deutlich schlechter, als es die Blutzuckerwerte erwarten lassen würden.“).
- **Fragestellung formulieren**
  - Im nächsten Schritt wird ein konkretes und realistisches Ziel formuliert (in diesem Beispiel: „Bisher unbekannte hyperglykämische Phasen sollen identifiziert und verringert werden.“).
- **CGM-Verfahren auswählen**
  - Erst im dritten Schritt wird, der individuellen Fragestellung entsprechend, ein geeignetes CGM-Verfahren ausgewählt (in diesem Beispiel: verblindete CGM vor und ggf. nach Therapieanpassung). Eine Übersicht über CGM-Indikationen ist in Tabelle 2 dargestellt.

Klinisches Problem bzw. Fragestellung	CGM-Verfahren
Diagnostisches Problem ▪ Überprüfung der aktuellen Diabetestherapie, systematischer Therapiefehler, unbemerkte Hypoglykämien, glykämische Variabilität ▪ Erfolgskontrolle nach Therapieänderungen ▪ Klärung von Diskrepanzen zwischen HbA_{1c}-Wert und Blutzuckerwerten ▪ Verdacht auf Gastroparese (verzögerte Magenentleerung)	verblindete CGM (= CGM-Rekorder) Dauer: kurzzeitig, in der Regel einige Tage, ggf. Wiederholung nach Therapieänderungen
Schulungszwecke bzw. „Selbsterfahrung“ Der Diabetiker soll Blutzuckerschwankungen und -dynamiken erkennen, um dauerhafte Therapie- oder Verhaltensänderungen zu erreichen, z. B.: ▪ Glukoseverlauf nach den Mahlzeiten (Optimierung des Bolusmanagements) ▪ Glukoseverlauf vor, während und nach körperlicher Aktivität (Optimierung der Therapieanpassung) ▪ Insulinwirkung bei Blutzuckerkorrekturen (Wirkdauer, Überlappungen) ▪ Visualisierung unbemerkter Hypoglykämien, insbesondere nachts, bei Problempatienten ▪ anschauliches Erleben des Zusammenhangs zwischen Ernährung, Bewegung und Glukosewerten (insb. bei Typ-2-Diabetes, Gestationsdiabetes, Prädiabetes)	Realtime-CGM Dauer: kurzzeitig (wenige Tage oder Wochen)

▶

Diabetestherapie in schwierigen Situationen ▪ klinische Krisensituationen: z. B. Krankheit, Operation, Intensivstation (Achtung: Bisher sind die Systeme für die Anwendung im OP und in der Intensivmedizin noch nicht zugelassen, es handelt sich dabei um „off label use“) ▪ zeitweise Einnahme blutzuckerbeeinflussender Medikamente, insb. von Kortison ▪ Prüfungsstress, beruflicher Stress ▪ Sport, Wettkampfsituation	Realtime-CGM Dauer: bedarfsorientiert
Dauerhafte Therapieoptimierung ▪ bei erhöhtem HbA_{1c}-Wert oder glykämischer Variabilität, falls konventionelle Maßnahmen die Stoffwechseleinstellung nicht verbessern konnten ▪ Kinderwunsch, Schwangerschaft und Stillzeit (Frauen mit Typ-1-Diabetes, Typ-2-Diabetes, Gestationsdiabetes) ▪ Therapieführung unter dauerhaft erschwerten Bedingungen, z. B. bei Säuglingen und Kleinkindern, bei erwachsenen Diabetikern mit Gastroparese oder bei einer endokrinen Zweiterkrankung (z. B. schwerwiegende Schilddrüsenfunktionsstörung, M. Cushing, M. Addison) ▪ Berufe, bei deren Ausübung nicht jederzeit der Blutzucker gemessen werden kann, z. B. Koch, Chirurg ▪ stark wechselnde Lebensbedingungen (z. B. Schichtdienst, häufige körperliche Aktivität) ▪ (beginnende) diabetische Folgeerkrankungen	Realtime-CGM Dauer: permanent
Zuverlässige Vermeidung von Hypoglykämien ▪ Hypoglykämie-Wahrnehmungsstörung ▪ Angst vor Hypoglykämien, die eine bessere Stoffwechseleinstellung verhindert ▪ Berufe mit Selbst- oder Fremdgefährdung ▪ Teilnahme am Straßenverkehr ▪ Verbesserung der Lebensqualität durch mehr Therapiesicherheit	Realtime-CGM Dauer: permanent

Tab. 2: Übersicht über Indikationen zur kontinuierlichen Glukosemessung und das jeweils geeignete CGM-Verfahren. Die Krankenkassen übernehmen nicht bei allen genannten Indikationen die Kosten (siehe Kap. 12.4 und 18.4).
Abkürzungen: CGM = kontinuierliche Glukosemessung, SuT = Sensorunterstützte Therapie, SuP = Sensorunterstützte Pumpentherapie.

12 Grundlagen der sensorunterstützten Pumpentherapie

Durch die Verwendung eines Systems zur kontinuierlichen Glukosemessung sind aktuelle Glukosewerte und Trendinformationen jederzeit verfügbar, und falls gewünscht gibt das System in bestimmten Situationen Alarmmeldungen. Die bisherige Form der Diabetestherapie, die ICT oder Insulinpumpentherapie, kann dadurch deutlich verfeinert werden. Die resultierenden neuen Therapieformen werden folgendermaßen bezeichnet:

Injektionstherapie (ICT) + CGM = sensorunterstützte Therapie (SuT)
Insulinpumpentherapie + CGM = sensorunterstützte Pumpentherapie (SuP)

Die folgenden Kapitel (12 – 16) befassen sich vorwiegend mit der Durchführung der sensorunterstützten Pumpentherapie (SuP), denn die modernen Insulinpumpen sind so flexibel, dass die Erkenntnisse aus der CGM bis ins Detail optimal umgesetzt werden können (z. B. Basalraten- und Bolusmanagement). ICT-Patienten können von einem Glukosesensor jedoch ebenso profitieren. Für Patienten mit Injektionstherapie, die eine sensorunterstützte Therapie (SuT) durchführen möchten, gelten dieselben Grundsätze.

12.1 Indikationen für die sensorunterstützte (Pumpen-)Therapie

Seit 2016 ist die kontinuierliche Glukosemessung mit Alarmfunktionen eine „ganz normale“ Leistung der gesetzlichen Krankenkassen. Es ist häufig einfacher, einen Glukosesensor zu bekommen, als eine Insulinpumpentherapie erfolgreich zu beantragen. Mittlerweile verwendet die Mehrzahl der Patienten mit Typ-1-Diabetes in Deutschland Glukosesensoren zur kontinuierlichen Messung.

- Beantragung eines CGM-Systems: Kap. 12.4
- Beantragung einer Insulinpumpentherapie: Kap. 1.9

Indikationen für rt-CGM laut Gemeinsamem Bundesausschuss (G-BA) 2016
▪ „Insulinpflichtiger" Diabetes mellitus (Diabetestyp wird vom GBA nicht eingeschränkt) und ▪ ICT oder CSII mit flexiblen Mahlzeiten, selbstständiger Dosisanpassung und entsprechender Schulung und ▪ falls die individuell zwischen Arzt und Patient festgelegten Therapieziele auch unter Beachtung der jeweiligen Lebenssituation des Patienten nicht erreicht werden können
Zwingende Qualitätssicherungsvorgaben laut GBA 2016
▪ Zur Durchführung berechtigt sind Endokrinologen oder Ärzte mit Zusatzbezeichnung Diabetologie nach den Landesärztekammern oder der DDG. ▪ Zeitnahe rt-CGM-Schulung „im Zuge der Verordnung und vor der ersten Anwendung des rt-CGM" ▪ Arzt und Patient legen gemeinsam ein individuelles Therapieziel fest, welches im weiteren Verlauf dokumentiert werden soll. ▪ Das rezeptierte Gerät muss ein zugelassenes rt-CGM-System mit Alarmfunktionen sein (das FGM-System Abbott FreeStyle Libre der ersten Generation fällt nicht unter diese Verordnung). ▪ Datensicherheit muss gewährleistet sein, insbesondere darf der Hersteller keinen Zugriff auf Patientendaten haben.

Tab. 1: Indikationen und Voraussetzungen zur Kostenübernahme von Realtime-CGM zulasten der GKV gemäß Bekanntmachung im Bundesanzeiger vom 6. September 2016 (nach[23] verkürzt)

Bis 2016 war das völlig unvorstellbar. Die Realtime-CGM galt in Deutschland als „Neue Untersuchungs- und Behandlungsmethode" (NUB). Jeder einzelne Antrag wurde von den Mitarbeitern der Krankenkassen und dem MDK (Medizinischer Dienst der Krankenkassen) intensiv geprüft und individuell beurteilt. Das Ergebnis war so gut wie immer gleich: abgelehnt. Viele Patienten zahlten daher die Kosten von etwa 1.500 € für die Hardware und von etwa 10 € pro Tag für die Sensoren (bei Einhaltung der vorgesehenen Tragedauer) selbst oder klagten die Kosten bei den Krankenkassen bis vor die obersten Sozialgerichte ein.

Die Situation war für Patienten und Diabetesprofis unerträglich: Mit Realtime-CGM konnten zwar die Patienten ihre Stoffwechsellage und Lebensqualität deutlich verbessern, dennoch wurde dieses Therapieverfahren mehr als ein Jahrzehnt lang von den Kostenträgern vollständig abgeblockt.

Selbstverständlich bemühten sich die CGM-Hersteller intensiv um Verbesserungen der Kostenübernahme. Auch auf weiteren und mehr informellen Ebenen entstanden Aktivitäten, um die Sache in Bewegung zu bringen. Zum Beispiel traf sich regelmäßig fast fünf Jahre lang eine Gruppe von Diabetologen, Diabetesberaterinnen, Psychologen, CGM-Anwendern, Juristen sowie Vertretern von Krankenkassen, Rentenversicherung und der Hersteller ehrenamtlich („Round table CGM"), um zu diskutieren, zäh zu verhandeln und schließlich zu einer gemeinsamen Position zu kommen. Ein weiteres Beispiel sind die „Spectronauten", die Autoren des herstellerneutralen CGM-Schulungsprogrammes „Spectrum". Diese Gruppe von Diabetologen, Diabetesberaterinnen und Psychologen hat in jahrelanger und ebenso ehrenamtlicher Arbeit ein Schulungsprogramm als Voraussetzung für die Kostenübernahme erarbeitet (siehe Kap. 12.5). Allen Teammitgliedern möchten wir hier an dieser Stelle einmal ganz herzlich danken, denn sie haben wesentlich zu diesem epochalen Meilenstein, dem Quantensprung, dem „Wunder" beigetragen:

Nach einem langjährigen Methodenbewertungsverfahren beschloss der Gemeinsame Bundesausschuss (G-BA) am 16. Juni 2016, die Realtime-CGM in die vertragsärztliche Versorgung aufzunehmen und damit zur sogenannten „Kassenleistung" zu machen – ein damals in dieser Dimension völlig überraschender Paukenschlag.

Mögliche medizinische Indikationen zur rt-CGM laut AGDT und DDG 2016

- Hoher HbA_{1c}-Wert trotz optimierter ICT/CSII
- Hohe glykämische Variabilität
- Inakzeptabel häufige Hypoglykämien oder schwere Hypoglykämien trotz optimierter ICT/CSII (exakte Dokumentation für Antragstellung empfehlenswert)
- Hypoglykämie-Wahrnehmungsstörung trotz durchgeführtem Wahrnehmungstraining (gilt nur für Erwachsene)
- Kinderwunsch bzw. bestehende Schwangerschaft bei einer Patientin mit Typ-1-Diabetes
- Früh- und Neugeborene mit neonatalem Diabetes oder Säuglinge mit Diabetes
- Kleinkinder, Kinder und Jugendliche (Dokumentation des Therapieaufwands, der über den von Erwachsenen hinausgeht, empfehlenswert)
- Begleiterkrankungen, die die Stoffwechseleinstellung nachweislich erschweren
- Berufliche Indikationen mit berufs-/arbeitsplatzbezogener detaillierter Einzelfallbegründung
- Besondere Lebenssituation/Inklusion, z. B. drohender oder erfolgter Verlust des Führerscheins oder des Arbeitsplatzes aufgrund schwerer Hypoglykämien
- Notwendigkeit inakzeptabel häufiger Blutzuckerselbstmessungen zum Erreichen der Therapieziele (>10 pro Tag)

Tab. 2: Mögliche medizinische Indikationen zur Realtime-CGM laut Arbeitsgemeinschaft Diabetes und Technologie der DDG (AGDT) und Deutscher Diabetes Gesellschaft (DDG) 2016 (gekürzt nach[24])

Der G-BA formulierte die Indikationen relativ breit und empfiehlt die Anwendung von rt-CGM, falls im Rahmen einer ICT oder Insulinpumpentherapie die vereinbarten Therapieziele anders nicht erreicht werden können (siehe Tab. 1). Gleichzeitig wurden verbindliche Vorgaben zur Qualitätssicherung gemacht. Die Deutsche Diabetesgesellschaft formulierte in der Folge weitere medizinische Indikationen, bei welchen eine Kostenübernahme ausdrücklich empfohlen wird (siehe Tab. 2).

12.2. Voraussetzungen der sensorunterstützten (Pumpen-)Therapie

Die aktuellen Systeme zur kontinuierlichen Glukosemessung sind alltagstauglich. Das bedeutet jedoch nicht, dass es jedem beliebigen Diabetiker gelingt, seine Stoffwechsellage unter allen denkbaren Umständen mithilfe der CGM zu verbessern. Nur wenn die sensorunterstützte (Pumpen-)Therapie bei geeigneten Patienten (siehe Kap. 12.2.1) von einem darin erfahrenen Diabetesteam (siehe Kap. 12.2.2) angewendet wird, kann das enorme Potenzial dieser Technologie ausgeschöpft werden.

12.2.1 Voraussetzungen von Patientenseite

Die Anzeige aktueller Glukosewerte macht Probleme lediglich sichtbar, keineswegs löst sie diese automatisch. Soll die sensorunterstützte (Pumpen-)Therapie zum Erfolg werden, muss ein Diabetiker einige Voraussetzungen mitbringen:

- Hohe Eigenmotivation, auch in Bezug auf die bisherige Diabetestherapie
- Technisches Grundverständnis und manuelles Geschick zum Legen eines Sensors und zur Bedienung des CGM-Systems
- Intellektuelle Fähigkeit zur Interpretation komplexer Stoffwechselzusammenhänge
- Verständnis für Probleme im Zusammenhang mit der CGM (Blutglukose – Gewebeglukose – CGM-Glukose, Timelag etc., siehe Kap. 11.3)
- Bereitschaft zum regelmäßigen Ablesen der Glukosewerte auf dem Display und zur Berücksichtigung der Trendinformation bei den Therapieentscheidungen
- Bereitschaft zur sofortigen angemessenen Reaktion auf Alarme
- Bereitschaft zur regelmäßigen rückblickenden Datenanalyse (am Display und/oder am Computer)
- Fehlen von Kontraindikationen (siehe unten)

Kontraindikationen für die CGM mit Anzeige aktueller Glukosewerte

Falls die oben genannten Voraussetzungen nicht erfüllt sind, ist von einer CGM mit Anzeige aktueller Glukosewerte abzuraten, ebenso unter den folgenden Bedingungen (nach DDG[25]):

- Perfekte Stoffwechsellage ohne Unterzuckerungen auch ohne CGM
- Fehlende Bereitschaft zur Intensivierung des Therapieaufwands
- Angst vor technischen Systemen oder mangelndes Vertrauen dazu
- Grundlegende Akzeptanzprobleme bezüglich der Diabeteserkrankung
- Schwerwiegende psychologische oder psychiatrische Auffälligkeiten (z. B. Zwangs- oder Panikstörung, Essstörung)
- Missbrauch von Alkohol oder anderen Drogen

Bestimmte Medikamente, die unabhängig von der Diabetestherapie eingenommen werden, können in Zusammenhang mit der CGM zu einem Problem werden. Nach Expertenmeinung darf unter folgenden Bedingungen ein CGM-Sensor nur nach sorgfältiger Nutzen-Risiko-Abwägung appliziert werden (relative Kontraindikationen):

- Gerinnungshemmende Therapie, z. B. mit Marcumar: Es besteht eine erhöhte Blutungsgefahr beim Sensorlegen, falls dabei zufällig ein kleines Blutgefäß verletzt wird.
- Immunsuppressive Therapie: Theoretisch besteht z. B. bei nierentransplantierten Diabetikern durch die dann notwendigen immunsuppressiven Medikamente eine erhöhte Infektionsgefahr durch den CGM-Sensor. In der praktischen Anwendung bestätigte sich diese Befürchtung bisher allerdings noch nicht.

12.2.2 Voraussetzungen vonseiten des Diabetesteams

Da der Großteil der Patienten mit Typ-1-Diabetes bereits einen Glukosesensor verwendet, stellt sich für Diabetesteams nicht mehr die Frage, *ob*, sondern *wie* sie am besten mit Sensor-Patienten umgehen.

Prinzipiell müssen ähnliche Rahmenbedingungen geschaffen werden wie für die Insulinpumpentherapie. Meist sind sie nur in diabetologischen Schwerpunktpraxen oder in Klinikambulanzen gegeben. Zur Einbindung der CGM in die tägliche Praxisroutine sind ein einschlägig interessierter Diabetologe und ein ganzes Team aus qualifizierten Diabetesberaterinnen und Ernährungsberaterinnen nötig, im Idealfall auch Psychologen.

Voraussetzungen für die Betreuung von Patienten mit Glukosesensoren (CGM/FGM)

- Bereitschaft des gesamten Diabetesteams, sich mit dem Thema aktiv zu befassen und sich diesbezüglich ständig weiterzubilden
- Bereithalten von EDV-Lösungen zum Auslesen der CGM-Systeme bzw. für Zugriff auf Patientendaten in der Cloud
- Bereitschaft, zusätzlichen Zeitaufwand in Kauf zu nehmen (er zahlt sich nicht nur für die Patienten, sondern langfristig auch für das Diabetesteam aus!):
  - Vorgespräche mit interessierten bzw. geeigneten Patienten
  - Unterstützung bei Anträgen zur Kostenübernahme
  - Durchführung von CGM-Schulungen (siehe Kap. 12.5)
  - Gemeinsames Anlegen des ersten CGM-Sensors
  - Falls möglich: telefonische Rufbereitschaft, v. a. in der Anfangsphase

Voraussetzungen für das Anbieten der verblindeten CGM

- Tätigung der nötigen Investitionen in Hard- und Software (siehe Kap. 16)
- Bereitschaft, zusätzlichen Zeitaufwand in Kauf zu nehmen (er zahlt sich nicht nur für die Patienten, sondern langfristig auch für das Diabetesteam aus!):
  - Individuelle Klärung der Indikation zur verblindeten CGM
  - Anlegen eines CGM-Sensors und kurze Einweisung in das System: Zeitbedarf ca. 10 – 15 Min.
  - Auslesen der CGM-Daten in der Praxis: Zeitbedarf bis zu 15 Min.
  - Aufbereitung, Interpretation und Besprechung der CGM-Daten: Zeitbedarf 15 – 30 Min. je nach persönlicher Erfahrung und Komplexität des Falls
  - Ggf. gezielte Nachschulungen, Ernährungsberatung o. Ä.

12.3 Verfügbare CGM-Systeme

In Deutschland verkaufen fünf Hersteller Glukosesensoren zur kontinuierlichen Messung für den Alltagseinsatz (Stand Herbst 2019). Ein CGM-System besteht aus drei Teilen:

a) Der Sensor

- wird bei den verbreiteten Elektrodensystemen ähnlich einem Insulinkatheter mit einer Setzhilfe ins Unterhautfettgewebe eingeführt, wo er den Gewebezucker misst (Glukosekonzentration in der interstitiellen Flüssigkeit, nicht im Blut).
- Der Sensor des Langzeitsystems liegt ebenfalls im Unterhautfettgewebe und wird vom Arzt in einem kleinen Eingriff mit örtlicher Betäubung mindestens 2x pro Jahr gewechselt.

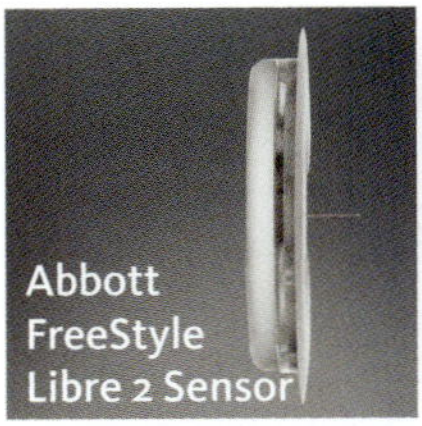
Abbott FreeStyle Libre 2 Sensor

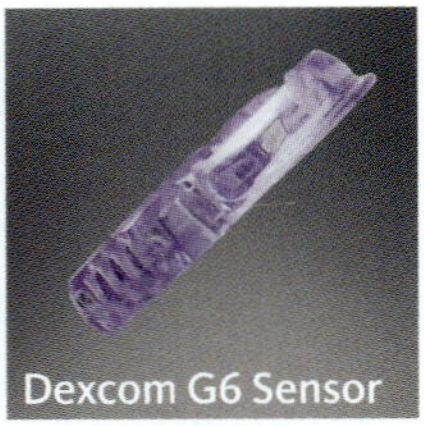
Dexcom G6 Sensor

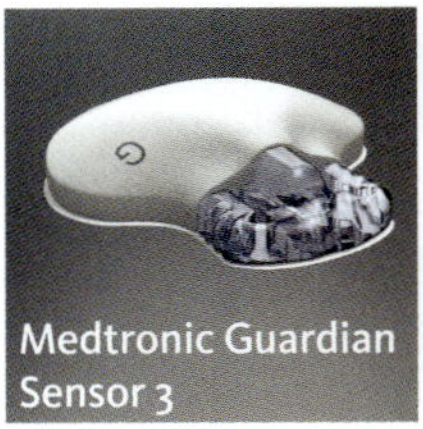
Medtronic Guardian Sensor 3

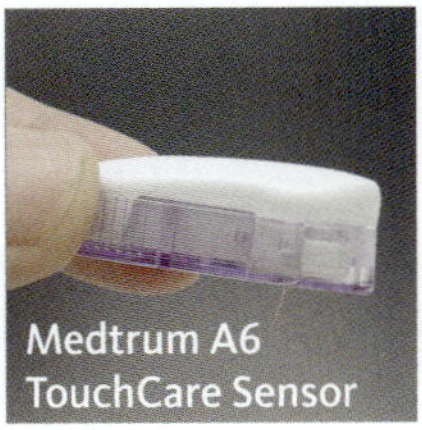
Medtrum A6 TouchCare Sensor

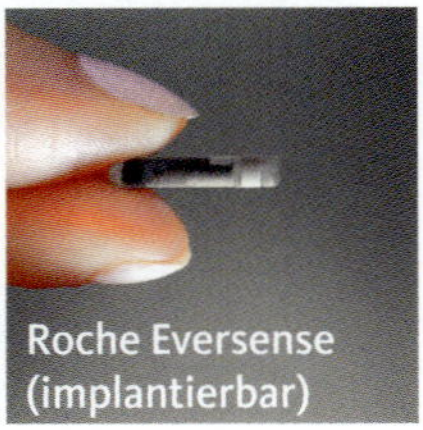
Roche Eversense (implantierbar)

b) Der Sender bzw. „Transmitter"

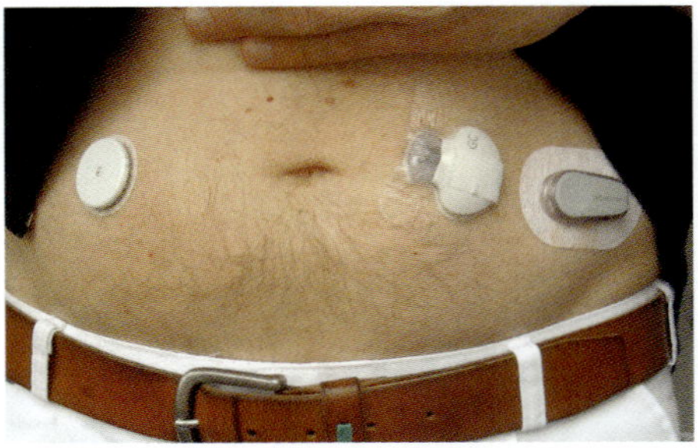

- wird auf den Sensor aufgesteckt (Dexcom, Medtronic, Medtrum), ist in den Sensor integriert (Abbott) oder wird auf die Haut über dem implantierten Sensor geklebt (Roche);
- sendet das Mess-Signal an den Empfänger.

Im Bild: links Abbott FreeStyle Libre 2®, in der Mitte Medtronic Guardian connect®, rechts Dexcom G6®.

c) Der Empfänger

- verarbeitet das Mess-Signal und zeigt einen Glukosewert an,
- verfügt über mehr oder weniger umfangreiche Darstellungs- und Alarmfunktionen,
- speichert die CGM-Daten für längere Zeit,
- kann ein separates Empfangsgerät, eine kompatible Insulinpumpe oder ein Mobiltelefon mit installierter Hersteller-App sein (je nach System).

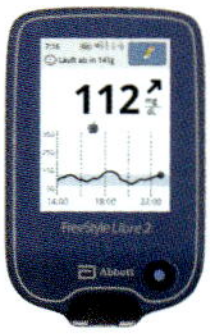

Abbott FreeStyle Libre 2

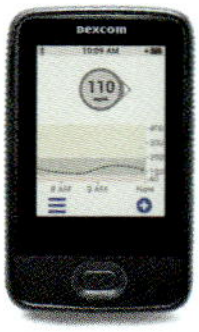

Dexcom G6

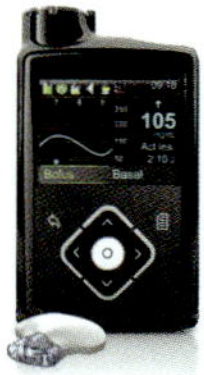

Medtronic MiniMed 640G

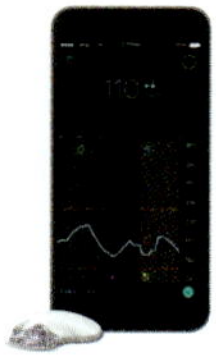

Medtronic Guardian connect

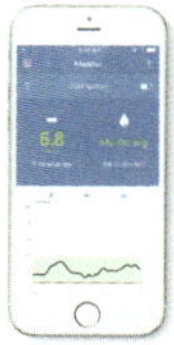

Medtrum A6

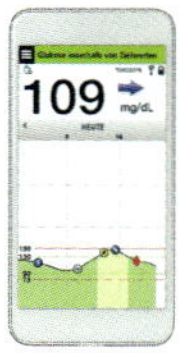

Roche Eversense

Zum Vergleich der erhältlichen Systeme folgen mehrere Übersichten. Es soll hier ganz bewusst keine Aussage zu den Vor- und Nachteilen einzelner Modelle im Sinne einer Empfehlung gemacht werden, da die meisten Kriterien subjektiv sind.

- Gemeinsame Eigenschaften der CGM-Systeme: Kap. 12.3.1
- Unterschiede im Bereich der technischen Eigenschaften: Kap. 12.3.2
- Unterschiede der Bedienbarkeit und der Alarmfunktionen (Software): Kap. 12.3.3
- Messgenauigkeit: Kap. 12.3.4

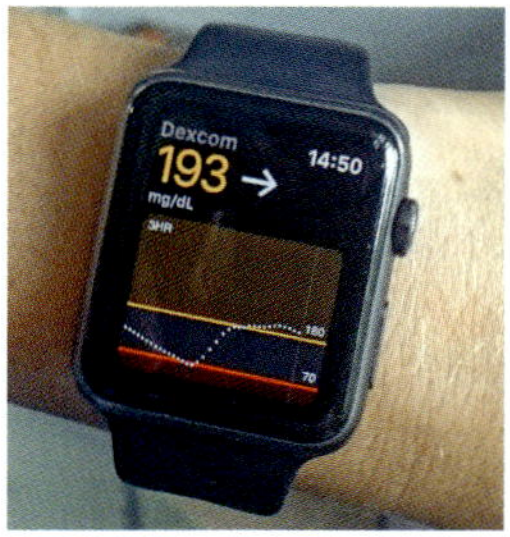

Beispiel für Smartwach-Integration

Ein CGM-System ist ein ständiger Begleiter: Wer möchte, trägt das System 24 Stunden am Tag und 365 Tage im Jahr. Entsprechend wichtig sind bei der individuellen Auswahl auch praktische Aspekte.

- Übersicht über die Tragemöglichkeiten des CGM-Empfängers: Kap. 13.6

12.3.1 Technische Eigenschaften der verschiedenen CGM-Systeme

Modell	FreeStyle Libre 2®	Dexcom G6®
Hersteller	Abbott	Dexcom
Markteinführung in Deutschland (Jahr)	2018	2018
zugelassene Altersgruppe	ab 4 Jahre inkl. Schwangere	ab 2 Jahre
	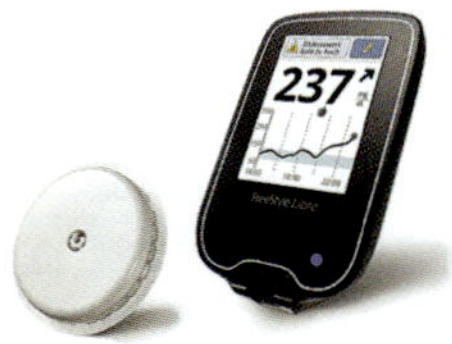	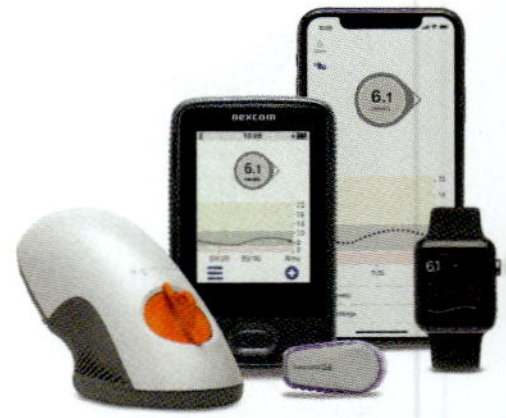
allgemeine Eigenschaften		
CGM-Typ	CGM, Elektrodensensor, Stand-alone-System	rt-CGM, Elektrodensensor, Stand-alone-System
Messprinzip	enzymatisch (Glukoseoxidase)	enzymatisch (Glukoseoxidase)
Glukosemessbereich	40 – 500 mg/dl	40 – 400 mg/dl
Anzeigesequenz der Glukosewerte	Anzeige eines Glukosewerts nur nach aktivem „Scannen" des Sensors	alle 5 Min. (288 Werte/Tag)
Zulassung als Ersatz der Blutzuckermessung? (Herstellerangaben)	Ja, jedoch sind laut Hersteller zusätzliche BZ-Tests erforderlich wenn die Glukose sich rasch ändert, wenn eine (drohende) Hypoglykämie angezeigt wird oder wenn die Symptome nicht mit den angezeigten Werten übereinstimmen.	ja, wenn das System einen aktuellen Glukosewert und Trendpfeil anzeigt und wenn Symptome und Erwartungen dem angezeigten Glukosewer entsprechen

iniMed 640G®	Guardian connect®	A6 TouchCare CGM-System®	Eversense XL CGM System®
edtronic	Medtronic	Medtrum	Senseonics Inc., Vertrieb: Roche Diabetes Care GmbH
nsulinpumpe MiniMed 40G: 2015, Enlite Sen- or: 2011, Guardian 3 Sen- or: 2019	Guardian connect System: 2017 Enlite Sensor: 2011	2018, neuer PDM: 2019	2017
eine Altersbegrenzung	keine Altersbegrenzung	ab 2 Jahre	ab 18 Jahre
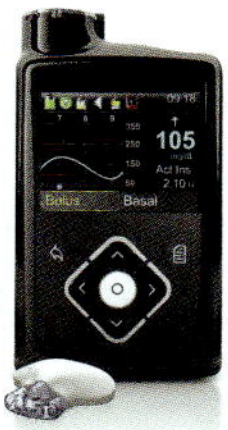	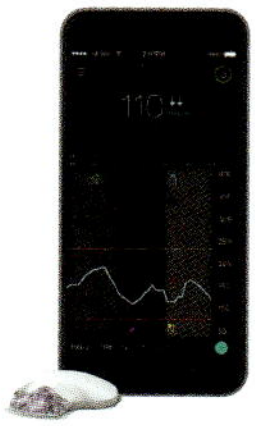	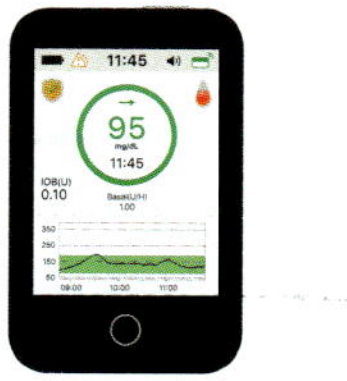	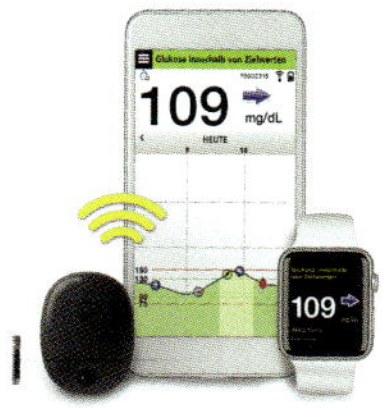
-CGM, Elektrodensen- or, Insulinpumpe als GM-Empfänger, mit prä- ktiver Hypoglykämie- bschaltung	rt-CGM, Elektroden-sensor, Stand-alone-System	rt-CGM, Elektrodensen-sor, Stand-alone-System oder in Kombination mit Patch-Pumpe Medtrum A6 TouchCare (mit prä-diktiver Hypoglykämie-Abschaltung)	rt-CGM, implantierbarer Langzeit-Sensor, Stand-alone-System
nzymatisch (Glukose- xidase)	enzymatisch (Glukose-oxidase)	enzymatisch (Glukose-oxidase)	Fluoreszenz-Prinzip
0 – 400 mg/dl	40 – 400 mg/dl	40 – 400 mg/dl	40 – 400 mg/dl
le 5 Min. 288 Werte/Tag)	alle 5 Min. (288 Werte/Tag)	alle 2 Min. (720 Werte/Tag)	alle 5 Min. (288 Werte/Tag)
ein	nein	nein	nein

▶

Technische Eigenschaften der verschiedenen CGM-Systeme (Forts.)

Modell	FreeStyle Libre 2®	Dexcom G6®
Sensor		
Größe des invasiven Anteils	Länge 5 mm Querschnitt ca. 0,2 x 0,35 mm	Länge 12,7 mm Durchmesser max. 0,4 mm (rund)
Einstechwinkel	90°	45°
zugelassene Insertionsorte	Oberarm/Abdomen	Erwachsene: Abdomen Kinder und Jugendliche (2–17 Jahre): zusätzlich oberer Gesäßbereich
zugelassene maximale Liegedauer	14 Tage	10 Tage
Sender		
Größe	3,5 x 0,5 cm (rund)	4, 6 x 3 x 1,5 cm
Gewicht	5 g	12 g
Stromversorgung	Batterie (fest verbaut, Einmalgebrauch)	Batterien (fest verbaut, halter mind. 3 Monate)
Funkreichweite	6 m	6 m
Wasserdicht?	ja, getestet bis 1 m über 30 Minuten (IP27)	ja, getestet bis 2,4 m über 24 Std. (IPX8)
Lebensdauer Sender	Einwegartikel, wird mit jedem Sensor entsorgt	3 Monate

iniMed 640G®	Guardian connect®	A6 TouchCare CGM-System®	Eversense XL CGM System®
änge 9 mm valer Querschnitt ,52 x 0,25 mm	Länge 9 mm ovaler Querschnitt 0,52 x 0,25 mm	Länge 5 mm Durchmesser 0,2 mm	Länge 18,3 mm Durchmesser 3,5 mm
0°	90°	90°	Sensor liegt vollständig subkutan
lle geeigneten Inserti- nsstellen	Abdomen, Rücken (Flanken)	Abdomen, unterer Rücken, Oberarm	Oberarm
ledtronic Enlite Sensor mit Guardian 2 Link ransmitter): bis zu 6 age uardian Sensor 3 (mit uardian Link 3 Transmit- er): bis zu 7 Tage	Medtronic Enlite Sensor (mit Guardian connect Transmitter): bis zu 6 Tage	7 Tage	bis zu 180 Tage
,5 x 2,7 x 0,9 cm	3,5 x 2,7 x 0,9 cm	3,6 x 1,9 x 1,2 cm	3,8 x 4,8 x 0,9 cm
g	5 g	4,8 g	11,3 g
kku (fest verbaut, Laden auert bis zu 2 Std. und ird bei jedem Sensor- echsel empfohlen)	Akku (fest verbaut, Laden dauert bis zu 2 Std. und wird bei jedem Sensorwechsel empfohlen)	fest verbauter 3,7-V-Lithium-Ion-Polymer-Akku, wiederaufladbar	Akku (fest verbaut, ca. 15 Min. Ladezeit mit Ladestation mit USB-Port)
,5 m	6 m	10 m	7,6 m
, IPX8 (bei korrekter erbindung mit dem ensor)	ja, getestet bis 2,4 m über 30 Min. (IP48)	ja, getestet bis 2,5 m über 60 Minuten (IPX8)	ja, getestet bis 1 m über 30 Min. (IP67)
ind. 1 Jahr	1 Jahr	unbegrenzt, Garantie 1 Jahr	1 Jahr

▶

Technische Eigenschaften der verschiedenen CGM-Systeme (Forts.)		
Modell	FreeStyle Libre 2®	Dexcom G6®
mitgelieferter Empfänger		
Größe, Gewicht	9,5 x 6,0 x 1,6 cm, 65 g (mitgeliefert) + kompatible Mobilgeräte	10,7 x 6,4 x 1,4 cm, 113 g (mitgeliefert) + kompatible Mobilgeräte
Stromversorgung	Akku (fest verbaut, wiederaufladbar über Micro-USB-Anschluss, hält ca. 4 Tage bei typischem Gebrauch)	Akku (fest verbaut, wiederaufladbar über Micro-USB-Anschluss, hält 2 Tage)
Wasserdicht?	nein	nein, aber spritzwassergeschützt
BZ-Messgerät integriert?	ja, BZ- und Blutketonmessung mit entsprechenden Teststreifen	nein
bei Verlust des Funkkontakts zum Sender	Sensor speichert 8 Std. und überträgt beim nächsten Scannen	Empfänger und App: Sender speichert 3 Std. und überträgt beim nächsten Funkkontakt („Glucose Data Backfill")
Konnektivität		
Sendestandard	scannen der Glukoseinformationen: NFC (near field communication) kontinuierliche Übertragung des aktuellen Glukosewerts (für Alarmfunktionen): Bluetooth Low Energy (BLE)	Bluetooth
verfügbare Hersteller-Apps	FreeStyle LibreLink App: für passende Android- und iPhones LibreLinkUp-App: Follower-App	Dexcom G6 App: für passende Android- und iPhones Dexcom Clarity App: zur persönlichen Datenanalyse Dexcom-Follow-App: Follower-App

...iniMed 640G®	Guardian connect®	A6 TouchCare CGM-System®	Eversense XL CGM System®
,3 x 9,6 x 2,4 cm, 113 g ...mit Batterie und voller ...nsulinampulle)	12,3 × 5,9 × 0,6 cm, 88 g (vorkonfigurierter iPod touch, nur zum Gebrauch als CGM-Monitor) + kompatible Mobilgeräte	PDM: 7,6 x 4,8 x 0,9 cm, 42 g (mitgeliefert) + kompatible Mobilgeräte	Es wird kein Empfänger mitgeliefert. Betrieb ausschließlich mit kompatiblen Mobilgeräten
AAA Alkali-Batterie ...handelsüblich), hält ca. Woche	Akku (systemabhängig, s. o.)	Akku, fest eingebaut, Laufzeit ca. 1 Woche mit einer vollen Akkuladung	Akku (systemabhängig, s. o.)
...a, getestet bis 3,6 m Tie...e über 24 Std. (IPX8)	nein	nein, nur Schutz gegen Tropfwasser (IP22)	–
...ein, manuelle Einga...e oder Funkübertra...ung der BZ-Werte durch ...essgerät Contour Link	nein, manuelle Eingabe	nein, manuelle Eingabe	–
...ender speichert 40 ...in. und überträgt beim ...ächsten Funkkontakt	Sender speichert 10 Std. und überträgt beim nächsten Funkkontakt	Sender speichert bis zu 15 Tage und überträgt beim nächsten Funkkontakt	Sender speichert 90 Tage und überträgt beim nächsten Funkkontakt
...roprietär	Bluetooth Low Energy (BLE)	Bluetooth Low Energy (BLE)	Bluetooth
...eine	Medtronic-Guardian-Connect-App: für passende Android- und iPhones	EasySense-App: für CGM-Stand-alone-Anwendung EasyTouch-App: in Kombination mit der Medtrum-A6-Patch-Pumpe EasyFollow-App: Follower-App EasyView-App: für HCPs (Diabetesteam)	Eversense-App: für passende Android- und iPhones Eversense-NOW-App: Follower-App

▶

Technische Eigenschaften der verschiedenen CGM-Systeme (Forts.)		
Modell	FreeStyle Libre 2®	Dexcom G6®
Kalibrierung		
Zeitpunkt der 1. Kalibrierung	keine Kalibrierung möglich (werkseitige Kalibrierung der Sensoren)	2 Stunden nach Legen des Sensors (bei Eingabe des Sensorcodes ist keine Kalibrierung notwendig)
Ab wann Anzeige von Glukosewerten?	60 Min. nach Sensoraktivierung	direkt nach Ende der Aufwärmphase (2 Std.)
Zeitpunkte weiterer Kalibrierungen	–	keine Kalibrierung notwendig, aber im Bedarfsfall möglich
Kalibrierung verpasst, was geschieht?	–	Auch ohne Kalibrierung werden weiterhin Glukosewerte angezeigt.
weitere Funktionen		
Tagebuchfunktionen	Insulin, Kohlenhydrate, Sport, Medikamente	Insulin (kurz und schnell wirksames), Kohlenhydrate, Sport, Krankheit
Herstellerservice		
Garantiezeit Sender/Empfänger	Sender: Einmalprodukt (14 Tage) Scanner/Empfänger: 12 Monate Garantie, 24 Monate Gewährleistung	Sender: 3 Monate Empfänger: 1 Jahr
Service-Hotline	0800 - 519 95 19 (kostenfrei, Mo-Fr 8 – 18 Uhr)	0800 - 724 64 47
Homepage	www.freestylelibre.de	www.dexcom.de

ЛiniMed 640G®	Guardian connect®	A6 TouchCare CGM-System®	Eversense XL CGM System®
? Stunden nach Legen les Sensors	innerhalb von 2 Std. nach Legen des Sensors	2 Stunden nach Legen des Sensors	24 Stunden nach Implantation (Initialisierungsphase mit 4-BZ-Kalibrierungen im Abstand von 2 – 12 Std.)
l0 – 15 Min. nach 1. Kalibrierung (130 – 135 Min. ıach Sensoraktivierung)	5 Min. nach 1. Kalibrierung (bis 125 Min. nach Sensoraktivierung)	direkt nach 1. Kalibrierung (120 Min. nach Sensoraktivierung)	nach der 2. Kalibrierung (frühestens 26 Std. nach Sensorimplantation)
nind. alle 12 Std. notwenlig (Herstellerempfehung: 3 – 4 mal tgl.)	nach weiteren 3 – 6 Std., dann mind. alle 12 Std. und zusätzlich nach Vorgaben der App	mind. alle 12 Std. empfohlen	mind. 2x tgl. (alle 10 – 14 Std.)
Vird nicht rechtzeitig kaibriert, zeigt das System eine Glukosewerte mehr ın, bis die Kalibrierung ıachgeholt wird.	Wird nicht rechtzeitig kalibriert, zeigt das System keine Glukosewerte mehr an, bis die Kalibrierung nachgeholt wird.	Auch ohne Kalibrierung werden weiterhin Glukosewerte angezeigt.	Nochmalige Initialisierungsphase mit 4-BZ-Kalibrierungen im Abstand von 2 – 12 Stunden
3Z-Wert, Insulin, Mahleiten, körperl. Aktivität, sonstiges (Arzneimittel)	Insulin, Kohlenhydrate, Aktivitäten	Blutzucker, Insulin, Kohlenhydrate, Sport, Krankheit, Stress, Menstruation, Alkohol, Sonstiges	Mahlzeiten, Insulin, Sport, Gesundheit
nsulinpumpe Minimed 540G: 4 Jahre Sender Guardian Link3 Transmitter: 1 Jahr	Empfänger: 1 Jahr Sender Guardian Connect Transmitter: 1 Jahr	Sender: 1 Jahr Empfänger/PDM: 4 Jahre	Sender: 1 Jahr
0800 - 646 46 33 (kosenfrei, 24 h, 365 Tage m Jahr)	0800 – 646 46 33 (kostenfrei, 24 h, 365 Tage im Jahr)	Wenden Sie sich an die Hotline Ihres Diabetes-Versandhändlers.	Eversense-Team der Roche Accu-Chek Hotline: 0800 – 724 41 19
www.medtronic.com www.medtronic-diabees.de	https://guardianconnect.medtronic-diabetes.de/	http://de.medtrum.com/	www.eversense.de www.mein-cgm.de

▶

Technische Eigenschaften der verschiedenen CGM-Systeme (Forts.)		
Modell	FreeStyle Libre 2®	Dexcom G6®
weitere Bemerkungen	■ sehr einfache Bedienung ■ Aktivierung von drei Alarmen möglich: Niedrig-Alarm, Hoch-Alarm und Signalverlust ■ integriertes Blutzucker- und Blutketon-Messgerät (mit entsprechenden Teststreifen) ■ wechselseitige Kalibrierung	■ Hyposicherheitsalarm bei 55 mg/dl, kann nicht deaktiviert werden ■ sehr einfache Bedienung ■ neu im Vergleich zu G5: deutlich flacherer Transmitter, verbesserte Messgenauigkeit ab Tag 1, Vor-Alarm, keine Verfälschung der Messwerte durch Paracetamol, wechselseitige Kalibrierung (mit Option zur manuellen Kalibrierung bei Bedarf)

Tab. 3: Übersicht über die technischen Eigenschaften verschiedener CGM-Systeme. Die CGM-Systeme sind alphabetisch nach Herstellernamen sortiert, die Reihenfolge impliziert keinerlei Bewertung. Stand der Informationen: Herbst 2019. Alle Angaben unter Vorbehalt, keine Garantie für Vollständigkeit. Diese Tabelle wird in regelmäßig aktualisierter Form im Online-Anhang bereitgestellt (siehe Kap. 20).

MiniMed 640G®	Guardian connect®	A6 TouchCare CGM-System®	Eversense XL CGM System®
▪ Option zur prädiktiven Hypoglykämie-Abschaltung („SmartGuard“: automatische Basalratenpause bei prognostizierter Unterzuckerung) ▪ sämtliche Alarmtypen verfügbar (Schwellenwert-, Änderungsraten- und Voralarm) ▪ mechanisch sehr robust ▪ keine Konnektivität mit Smartphones oder Smartwatches	▪ sämtliche Alarmtypen verfügbar (Schwellenwert-, Änderungsraten- und Voralarm) ▪ Follower-Funktion möglich (falls gewünscht Versenden wichtiger Informationen automatisch per SMS)	▪ Hyposicherheitsalarm bei 56 mg/dl ▪ einfache Bedienung ▪ sämtliche Alarmfunktionen verfügbar (Schwellenwert-, Änderungsrate- und Voralarm) ▪ sehr kleine und leichte Setzhilfe ▪ Option zur prädikativen Hypoglykämie-Abschaltung bei Verwendung der Medtrum Patchpumpe	▪ Zur Sensorimplantation und zum Sensorwechsel ist ein kleiner ambulanter Eingriff mit örtlicher Betäubung erforderlich (z. B. www.eversense.de/cgm-zentren). ▪ sehr gut hautverträgliches silikon-basiertes Pflaster ▪ Der Sender gibt individualisierte Vibrationsalarme, auch wenn sich das Smartphone nicht in Reichweite befindet („Smart Transmitter“). ▪ sämtliche Alarmtypen verfügbar (Schwellenwert-, Änderungsraten- und Voralarm)

12.3.2 Software-Eigenschaften der verschiedenen CGM-Systeme

Modell	FreeStyle Libre 2®	Dexcom G6®
Hersteller	Abbott	Dexcom
Anzeige am Empfänger		
Startbild bei laufender CGM	aktueller Glukosewert, Trendpfeil, Liniendiagramm 8 Std., Uhrzeit, Datum, Statusangaben, aktives Insulin (falls Funktion aktiviert und alle Insulindosen dokumentiert)	aktueller Glukosewert, Trendpfeil, Liniendiagramm 3 Std., Uhrzeit, Statusangaben, Hauptmenü, Ereigniseingabe
Diagramme	Liniendiagramm 2, 4, 6, 12, 24 Std.	Liniendiagramm 1, 3, 6, 12, 24 Std.
Zusatzinformation in Diagrammen	Ereignisse, falls manuell eingegeben (Insulin, Kohlenhydrate, Sport, Medikamente)	Alarmgrenze für Hypo- und Hyperglykämie (einstellbar)
Statistikfunktionen am Empfänger	Tagesdiagramme, Protokoll (Scans, BZ, Keton), Glukosedurchschnitt (auch 6-Std.-Intervalle), Tagesmuster mit 10. und 90. Perzentile, Zeit im Zielbereich (Time in Range), Hypos nach 6-Std.-Intervallen, Sensorbenutzung	nein
verblindete CGM möglich?	nein	ja (neue Funktion Software CLARITY®)

MiniMed 640G®	Guardian connect®	A6 TouchCare CGM-System®	Eversense XL CGM System®
Medtronic	Medtronic	Medtrum	Senseonics Inc., Vertrieb: Roche Diabetes Care GmbH
aktueller Glukosewert, Trendpfeil, Liniendiagramm 3 Std., Bolusgaben, Unterbrechungsereignisse, aktives Insulin, SmartGuard- und weitere Statusangaben	aktueller Glukosewert (Höhe und Alter), Trendpfeil, Liniendiagramm 3 Std., Hoch-/Niedrigalarmgrenze, Kalibrierungsstatus, Sensorlebensdauer, Transmitter-Batterie und -Status	aktueller Glukosewert, Trendpfeil, Liniendiagramm 1/3/6/12/24 Std., Uhrzeit, Batterie-Anzeige, Kalibrierungsstatus	aktueller Glukosewert, Trendpfeil, Liniendiagramm 3 Std., Uhrzeit, Ereignisse, Statusangaben
Liniendiagramm 3, 6, 12, 24 Std.	Liniendiagramm 3, 6, 12, 24 Std.	Liniendiagramm 1, 3, 6, 12, 24 Std.	Liniendiagramm, Maßstab kann von 3 Std. bis 3 Tagen variiert werden
Ereignisse, falls manuell eingegeben (z. B. Sport oder Kohlenhydrate/Insulin unabhängig von Bolusrechner und Insulinpumpe)	Ereignisse, falls manuell eingegeben (z. B. Sport, Kohlenhydrate, Insulindosen)	Alarmgrenze für Hypo- und Hyperglykämie (einstellbar)	Warnungen und Benachrichtigungen, Ereignisse falls manuell eingegeben (z. B. Sport, Kalibrierung)
Glukosedurchschnitt (auch als Diagramm), Standardabweichung, Werte im/unter/über dem Zielbereich, ausgelöste Alarmmeldungen, SmartGuard-Aktionen	nein	PDM: Alarmverlauf, Sensorverlauf, Ereignisverlauf und ggf. Pumpenfunktionen App: täglicher Sensorreport, Trendanalyse, Ereignis-Zusammenfassung und ggf. Pumpenfunktionen	in der Smartphone App: wöchentliches Liniendiagramm (Modaltag), Glukose-Tortendiagramm/-Statistik
nein	nein	nein	nein

▶

Software-Eigenschaften der verschiedenen CGM-Systeme (Forts.)

Modell	FreeStyle Libre 2®	Dexcom G6®
Alarmfunktionen		
Niedrigalarm	Ja (60 – 100 mg/dl)	60 – 100 mg/dl, 5 mg Stufen
Hochalarm	Ja (120 – 400 mg/dl)	120 – 400 mg/dl, 10 mg Stufen
Voralarm	nein	ja, für fallende Glukose; ertönt, wenn Glukose in weniger als 20 Minuten auf 55 mg/dl sinken wird (Parameter können nicht geändert werden)
Änderungsratenalarm	nein	2 oder 3 mg/dl/Min., für steigende und fallende Glukose getrennt einstellbar
Stummschaltung möglich?	ja	ja, außer Hyposicherheitsalarm bei 55 mg/dl, Transmitterfehler, Sensorfehler

MiniMed 640G®	Guardian connect®	A6 TouchCare CGM-System®	Eversense XL CGM System®
50 – 90 mg/dl, 5 mg Stufen, 8 Zielbereiche pro Tag einstellbar	50 – 90 mg/dl, Tag und Nacht getrennt einstellbar	40 – 390 mg/dl, Schrittgröße 1 mg	65 – 120 mg/dl, 5 mg Stufen
100 – 400 mg/dl, 5 mg Stufen, 8 Zielbereiche pro Tag einstellbar	100 – 400 mg/dl, Tag und Nacht getrennt einstellbar	50 – 400 mg/dl, Schrittgröße 1 mg	120 – 345 mg/dl, 5 mg Stufen
Voralarm niedrig: - SmartGuard-Funktion aktiviert („Unterbr. vor Niedrig"): Alarm bei Unterbrechung der Insulinabgabe (30 Min. vor Erreichen eines Glukosewerts 20 mg/dl über der Niedrigalarm-Schwelle) - SmartGuard-Funktion ausgeschaltet: Voralarm 30 Min. vor Erreichen der Niedrigalarm-Schwelle (nicht weiter individualisierbar) Voralarm hoch: 5 – 30 Min. vorher, 5 Min. Stufen	10 – 60 Min. vorher, Voralarm hoch und niedrig getrennt einstellbar	Ja, Vorwarnungen können vor dem Niedrig- und Hochalarm eingestellt werden. Zeitraum 5 Min bis 3 Std, Schrittgröße 5 Min.	10, 20 oder 30 Min. vorher, Voralarm hoch und niedrig nicht getrennt einstellbar
1 – 5 mg/dl/Min., für steigende und fallende Glukose getrennt einstellbar	1 – 3 mg/dl/Min., für steigende und fallende Glukose getrennt einstellbar	für steigende und fallende Glukose getrennt einstellbar; Raten lassen sich zwischen 1,1 und 5,0 mg/dl/Min in Schrittgrößen von 0,1 mg/dl/Min frei einstellen.	1,5 – 5 mg/dl pro Minute, Für steigende und fallende Glukose nicht getrennt einstellbar
ja, hoch oder hoch + niedrig oder alle Sensor-Warnungen; SmartGuard-Funktion bleibt aktiv	ja, über Stummschalten des mobilen Endgeräts (dann auch keine sicherheitsrelevanten Alarme mehr)	ja, außer Hyposicherheitsalarm bei 56 mg/dl	ja, „Bitte nicht stören"-Funktion der App (Sicherheitsfunktion: Kritische Alarme werden weiterhin durch Vibrationsalarme am Körper gemeldet)

▶

Software-Eigenschaften der verschiedenen CGM-Systeme (Forts.)

Modell	FreeStyle Libre 2®	Dexcom G6®
Intervall der Alarmwiederholung („Snooze") einstellbar?	keine automatische Alarmwiederholung möglich (keine Snooze-Funktion). Das System gibt einmalig Alarm bei Unter- oder Überschreiten der Alarmschwelle (Niedrig-/Hochalarm)	0:15 – 5 Std., für hohe und niedrige Glukose getrennt einstellbar
Was passiert, wenn ein Alarm ignoriert wird?	Alarm ertönt/erscheint alle 5 Minuten für je 1 Minute (Glukosealarme), solange Situation bestehen bleibt. Alarm für Signalverlust ertönt/erscheint alle 5 Minuten für je 1 Minute und endet nach 30 Minuten	Alarmwiederholung bis zur Quittierung durch den Anwender oder bis Glukose wieder ansteigt (alle 5 Sek. bei Glukosewerten unter 55 mg/dl sowie Voralarm, ansonsten alle 5 Min.)
Konnektivität		
Verfügbare Hersteller-Apps **1 = Empfänger-App** **2 = Follower-App**	1 = FreeStyle-Libre-App 2 = LibreLinkUp-App	1 = Dexcom-G6-App 2 = Dexcom-Follow-App
Besonderheiten der Hersteller-App	Alarme werden nur von dem Gerät ausgelöst, mit dem der Sensor gestartet wurde (Scanner oder Smartphone)	Webinare für die technische Einweisung
Integration von Smartwatch/ Apple Watch?	ja, mit einigen Modellen	ja, mit einigen Modellen
Liste kompatibler Endgeräte	https://freestyleserver.com/Payloads/IFU/2019/q2/ART39109-001_rev-F-Web.pdf	https://www.dexcom.com/dexcom-international-compatibility
Schnittstelle mit PC	Micro-USB	G6-Empfänger: Micro-USB; Kabel wird mitgeliefert, Treiberinstallation über Dexcom-Clarity-Website G6-App: drahtlose Synchronisierung (Cloudlösung)

MiniMed 640G®	Guardian connect®	A6 TouchCare CGM-System®	Eversense XL CGM System®
Niedrigalarm 5 Min. – 1 Std., 5-Min.-Schritte Hochalarm 5 Min. – 3 Std., 5-Min.-Schritte	ja, für niedrig/fallend und hoch/steigend getrennt einstellbar	0:05 – 3 Std., für hohe und niedrige Glukose getrennt einstellbar	Niedrigalarm: 15 Min. voreingestellt, 5-Min.-Schritte Hochalarm: 30 Min. voreingestellt, 5-Min.-Schritte
je nach Alarmtyp: Vibration zu Ton, anschwellendes akustisches Signal bis „Sirene“	Alarm wird alle 5 Minuten in gleichbleibendem Ton wiederholt, bis er bestätigt wird	Alarmwiederholung bis zur Quittierung durch den Anwender; falls der Hyposicherheitsalarm nicht quittiert wird, eskaliert er nach 9 Minuten zu einem Sirenenton.	Wiederholung bis die Warnung am Mobilgerät bestätigt wird
keine Apps	1 = Guardian-Connect-App 2 = keine Follower-App verfügbar, Warnungen per SMS für Follower	1 = Medtrum-EasySense-App (CGM) bzw. Medtrum-Easy-Touch-App (CGM + CSII) 2 = Medtrum-EasyFollow-App	1 = Eversense-CGM-App 2 = Eversense-Now-App (wenn alle Beteiligten ein iPhone nutzen)
keine Apps	viele differenzierte Alarm-Möglichkeiten	kompletter Überblick über Pumpe und zugehöriges CGM-System	in Kombination mit mysugrApp umfangreiche Datenanalyse und Eingabemöglichkeiten
nein	Benachrichtigungen aus der Guardian-Connect-App werden auf der Apple Watch angezeigt	ja, mit einigen Modellen	ja, mit einigen Modellen
nein	https://guardianconnect.medtronic-diabetes.de/service	http://de.medtrum.com/images/products/Cloud/Compatible_device.jpg	www.eversense.de/smartphones
drahtlos: direkt via Care-Link-USB-Stick (47 €) oder über BZ-Messgerät Bayer Contour Next link 2.4	drahtlose Synchronisierung über CareLink personal/Cloudlösung	Cloudlösung über Medtrum-Apps „EasyTouch“ und „EasySense“ Offlinelösung über iPad-App „EasyView“ (hier werden wir in Zukunft noch weitere Optionen anbieten und euch informieren)	drahtlose Synchronisierung über Eversense App/Cloudlösung

▶

Software-Eigenschaften der verschiedenen CGM-Systeme (Forts.)

Modell	FreeStyle Libre 2®	Dexcom G6®
Software zum Auslesen, lokal oder onlinebasiert?	„Freestyle Libre Software" (lokal), LibreView (cloudbasiertes Datenmanagement System), beide Lösungen für Patienten und Fachkreise	Dexcom CLARITY, cloudbasiert
weitere Bemerkungen	▪ Änderungen zum Libre der 1. Generation: neuer Niedrig- und Hochalarm, etwas verbesserte Messgenauigkeit. ▪ Bolusrechner kann nur mit Blutzucker-Messwerten verwendet werden (nicht mit Sensorwerten) und muss vom Fachpersonal aktiviert und konfiguriert werden ▪ Der Sensor speichert die Glukosewerte der letzten 8 Std., d. h., wenn alle 8 Std. gescannt wird ist der Verlauf durchgehend dokumentiert.	▪ Empfänger ist optional, d.h. Verordnung ohne Empfänger möglich; Voraussetzung Anwender muss kompatibles Smartphone besitzen ▪ Keine Blutzuckermessung zur Kalibrierung und zum Treffen von Behandlungsentscheidungen notwendig, jedoch bei Bedarf möglich ▪ App: Festlegung eines Alarmplans mit tageszeitlich unterschiedlichen Alarmgrenzen möglich ▪ Vorlesefunktion für seheingeschränkte Nutzer (Android: TalkBack, iOS: VoiceOver)

Tab. 4: Übersicht über die Software-Eigenschaften verschiedener CGM-Systeme. Die CGM-Systeme sind alphabetisch nach Herstellernamen sortiert, die Reihenfolge impliziert keinerlei Bewertung. Stand der Informationen: Herbst 2019. Alle Angaben unter Vorbehalt, keine Garantie für Vollständigkeit. Diese Tabelle wird in regelmäßig aktualisierter Form im Online-Anhang bereitgestellt (siehe Kap. 20).

MiniMed 640G®	Guardian connect®	A6 TouchCare CGM-System®	Eversense XL CGM System®
onlinebasiert, CareLink Personal; die CGM-Daten können mit der Praxis synchronisiert werden (CareLink Pro), falls der Patient seine Benutzerdaten dort eingibt	Patientenversion: CareLink Personal (onlinebasiert) Fachkreise: CareLink Pro (lokal), Onlineaustausch möglich	Medtrum „EasyView"-App für iPad, lokal Medtrum „EasyView"-Webportal, cloudbasiert	Patientenversion: Eversense DMS (onlinebasiert) bzw. Verknüpfung mit mysugr. Fachkreise: Accu-Chek-Smart-Pix-Software-3.0 mit Eversense-Auslese-Plugin
▪ In Zusammenhang mit der Guardian-Connect-App muss ein CareLink-Benutzerkonto eingerichtet werden, es müssen jedoch keine Therapiedaten in die Cloud geladen werden (fakultativ). ▪ Alarmgrenzen können tageszeitlich unterschiedlich festgelegt werden ▪ automatische SMS an „Follower" möglich bei bestimmten Alarmsituationen"	▪ "SmartGuard"-Funktion zur prädiktiven Hypoglykämie-Abschaltung (siehe Tabelle „technische Eigenschaften") ▪ Flugmodus: unterbricht vorübergehend die drahtlose Kommunikation ▪ "Sensordemo": fiktive interaktive CGM-Displayansichten ▪ beste Messgenauigkeit mit 3 – 4 Kalibrierungen pro Tag	▪ prädiktive Hypoglykämie-Abschaltung möglich (siehe Tabelle „technische Eigenschaften") ▪ Bluetooth Konnektivität mit Smartphone/ iPhone oder mitgeliefertem Empfänger	▪ 5 verschiedene Vibrationsmuster des „Smart Transmitters", individuell aktivierbar ▪ bisher keine Konnektivität mit Roche Insulinpumpen (Standalone-System)

12.3.3 Gemeinsame Eigenschaften der CGM-Systeme

Die erhältlichen CGM-Systeme haben zahlreiche Gemeinsamkeiten (schematischer Aufbau siehe Kap. 11.2.1):

- Wie bereits ausgeführt messen die CGM-Systeme die Glukosekonzentration nicht im Blut, sondern im Unterhautfettgewebe. Der sogenannte „Gewebezucker" entspricht weitgehend, aber nicht immer dem Blutzucker (siehe Kap. 11.3).
- Bei den verbreiteten Elektrodensensoren muss der invasive Teil des Systems, der Glukosesensor, nach 6 – 14 Tagen gewechselt werden (siehe Kap. 13.4).
- Das Mess-Signal wird über eine Funkverbindung an ein Empfangsgerät gesendet. Die meisten aktuellen Systeme verwenden den Bluetooth-Standard, der mit Mobiltelefonen kompatibel ist.
- Einige CGM-Systeme verlangen regelmäßige Blutzuckermessungen zur Kalibrierung, einige Systeme sind bereits werkseitig kalibriert (siehe Kap. 13.9).
- Der Empfänger erhält je nach Hersteller alle 2 – 5 Minuten einen aktuellen Glukosewert inkl. Glukosetrend. Der Glukoseverlauf der letzten Stunden wird in Diagramform dargestellt.
- Alarmfunktionen warnen vor zu niedrigen oder zu hohen Glukosewerten. Die meisten Systeme haben noch weitere, teilweise prädiktive Alarmfunktionen (siehe Kap. 13.7).
- Die Alarm- und Funktionstöne können auf Wunsch abgestellt und bei den meisten Systemen durch einen Vibrationsalarm ersetzt werden.
- Das Display des Empfängers ist beleuchtet.
- Der Empfänger speichert die CGM-Daten für einen längeren Zeitraum. Mit einem Computer können die Informationen ausgelesen werden, falls die Daten nicht automatisch in der Cloud landen (je nach System). Dies ermöglicht eine detaillierte Analyse mit Statistikfunktionen und eine sichere Archivierung.

12.4 Messgenauigkeit der verschiedenen CGM-Systeme

Vor dem Kauf eines Messgeräts – und um nichts anderes handelt es sich bei einem CGM-System – stellt sich für gewöhnlich auch die Frage, wie „gut" es misst. Diese Frage ist völlig berechtigt. Aber: Wie wichtig ist bei einem CGM-System überhaupt die Messgenauigkeit? Geht es hier nicht eher um die Glukosedynamik und die exakte Glukosehöhe spielt gar keine so große Rolle? Die Antwort ist: ja und nein. Die exakte Höhe des Glukosespiegels ist in der Tat nicht besonders relevant. Denn

die zentrale Information, die die kontinuierliche Glukosemessung liefert, ist nicht der einzelne Messwert, sondern der zeitliche Verlauf der Messwerte. In welche Richtung bewegt sich der Glukosespiegel? Wie schnell sinkt er ab oder steigt er an? Wie lange ist der Glukosespiegel schon so, wie er gerade ist? Für konkrete Therapieentscheidungen sind diese Fragen wesentlich wichtiger als die Frage, ob der Blutzucker gerade bei 134 oder 117 mg/dl liegt.
Damit die aktuelle Trendinformation eine Dosisentscheidung verbessert, muss diese jedoch sehr verlässlich sein. Die CGM-Systeme errechnen die Richtung des Trendpfeils aus ca. den letzten drei Glukosewerten. Je besser die Messgenauigkeit des CGM-Systems ist, desto mehr kann sich der Anwender auf den Trendpfeil verlassen. Je schneller der Sensor Trend-Änderungen des Glukoseverlaufs darstellt, desto besser wird das Therapieergebnis sein.

▸ Interpretation der aktuellen CGM-Anzeige: Kap. 14

Kurz gesagt: Zwar ist die exakte Höhe des angezeigten Glukosespiegels bei einem CGM-System nicht so bedeutsam, aber für die aktuelle Trendinformation werden doch möglichst genaue Einzelwerte benötigt.

Glücklicherweise konnten die CGM-Hersteller in den letzten Jahren die Messgenauigkeit der Systeme wesentlich verbessern. Betrug die zeitliche Verzögerung zwischen Blutzucker und CGM-Anzeige (Lagtime) der ersten CGM-Systeme vor 20 Jahren teilweise noch ca. 30 – 45 Minuten, liegt diese bei den neuesten Sensoren nur noch bei ca. 5 – 10 Minuten. Und einige Glukosesensoren messen so genau, dass sie unter bestimmten Bedingungen als Ersatz der Blutzuckermessung zugelassen sind.

▸ Ersatz der Blutzuckermessung: Kap. 13.9.3

12.4.1 Beschreibung der Messgenauigkeit eines CGM-Systems

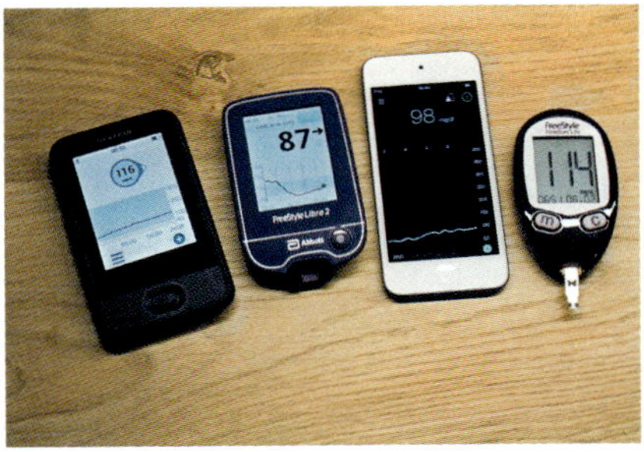

Wie sind die Herstellerangaben zur Messgenauigkeit zu bewerten? Mit den folgenden Erklärungen möchten wir dabei helfen, die Angaben zur Messgenauigkeit der Hersteller oder aus Studien zu bewerten. Die Beschreibung der Präzision eines CGM-Systems ist schwierig, da es sich um ein dynamisches System handelt. Folgende Parameter sind verbreitet:

MARD: Die mittlere absolute relative Differenz zwischen Labor-Blutzucker und CGM-Glukose besagt, um wie viel Prozent die angezeigten Glukosewerte durchschnittlich von der Referenzmethode abweichen. Als ausreichend für den Ersatz der Blutzuckermessung wird eine MARD von unter 10 Prozent angesehen, was nicht alle aktuellen Sensoren unter allen Bedingungen erreichen. Typischerweise ist die MARD am ersten Tag nach Sensorlegen größer als während der weiteren Laufzeit. Auch unterscheidet sich die MARD in der Regel je nach Glukosebereichen. Typischerweise sind die Abweichungen bei hypoglykämischen Werten am größten. Die MARD wird von den Herstellern häufig zu Werbezwecken angegeben.

Lagtime: Die Verzögerung zwischen Blutzucker und angezeigter CGM-Glukose wird „Lagtime" genannt. Sie setzt sich aus einer physiologischen und einer technischen Komponente zusammen. Gute Glukosesensoren haben heute eine Lagtime von 5–10 Minuten.

▶ Weitere Informationen zur Lagtime: Kap. 11.3

%15, %20 und %40: Anteil der Messwerte innerhalb einer bestimmten Abweichung vom Referenzwert. Die US-amerikanische Zulassungsbehörde FDA hat im Jahr 2017 neue Richtlinien zur Zulassung von sogenannten „iCGM"-Geräten erlassen. Hier ist z. B. festgelegt, dass im Unterzuckerbereich (unter 70 mg/dl) mindestens 85 Prozent der Messwerte in einem Bereich von ± 15 mg/dl liegen müssen; bei höchstens 2 Prozent der Messwerte dürfen hier Abweichungen von 40 mg/dl oder mehr vor-

Glukosebereich	zulässige Abweichung ...	... bei so vielen Messwerten
Hypoglykämie (unter 70 mg/dl)	± 15 mg/dl ± 40 mg/dl CGM-Glukose über 180 mg/dl ...	85 % 98 % ... in keinem einzigen Fall
im Zielbereich (70–180 mg/dl)	± 15 % ± 40 %	70 % 99 %
Hyperglykämie (über 180 mg/dl)	± 15 % ± 40 % CGM-Glukose unter 70 mg/dl ...	80 % 99 % ... in keinem einzigen Fall
über alle Glukosebereiche	± 20 %	87 %

Tab. 5: Die wichtigsten Anforderungen der FDA an die Messgenauigkeit von iCGM-Systemen (2017). Im hypo- und hyperglykämischen Bereich werden geringere Abweichungen toleriert wie im Zielbereich von 70–180 mg/dl, da die Bedeutung für Therapieentscheidungen hier größer ist (z. B.: Not-BE oder nicht? Wie viel Korrekturinsulin?).

kommen. Die Anforderungen unterscheiden sich je nach Glukosebereich und sind in den Zonen, die von großer Bedeutung für Therapieentscheidungen sind, strenger formuliert (siehe Tab. 5).

Surveillance Error Grid (SEG): „Error grids“ (engl.), also „Fehler-Gitternetze“, sind Methoden zur Beurteilung der klinischen Messgenauigkeit von Blutzuckermessgeräten. Dabei werden Wertepaare (Referenzmethode und Messergebnis) in ein Koordinatensystem eingetragen, in dem verschiedene Zonen je nach Gefahrenpotenzial definiert sind. Das „Surveillance Error Grid“ ist die am weitesten verfeinerte Version der Error Grids und basiert auf der Befragung einer Expertengruppe von über 200 Ärzten.[26] Ältere und weniger strenge Versionen sind das „Clarke Error Grid“ und „Parks Error Grid“. Mangels einer speziellen Version für CGM-Systeme wird das SEG inzwischen auch zur Beurteilung kontinuierlicher Glukosesensoren verwendet. Bei einigen der aktuellen CGM-Systeme liegen ca. 90 Prozent der Messwerte in Zone A (kein klinisches Risiko) und 96–98 Prozent in Zone A + B (kein oder geringes Risiko für klinische Fehlentscheidungen).

Messgenauigkeit

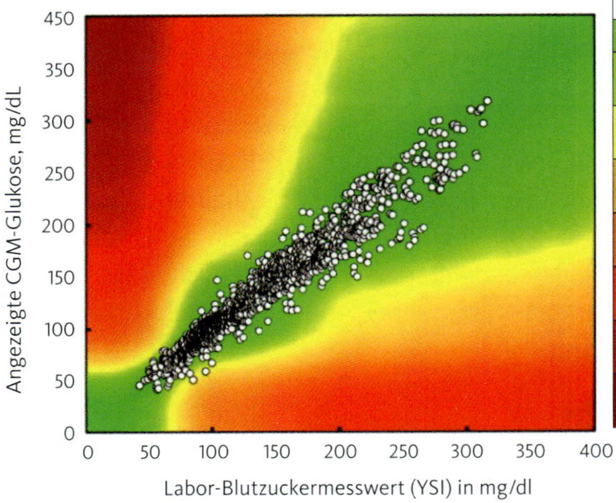

Risiko-Kategorie und -Farbe	Nummer	%
kein Risiko	1.276	92,0
leichtes Risiko, geringer	106	7,6
leichtes Risiko, höher	4	0,3
mittleres Risiko, geringer	1	0,1
mittleres Risiko, höher	0	0,0
großes Risiko, geringer	0	0,0
großes Risiko, höher	0	0,0
extremes Risiko	0	0,0

Abb. 2: Das Surveillance Error Grid lässt erkennen, wie viele Messwerte eine sehr gute Genauigkeit haben (grünes Areal) und wie viele Messwerte zu Therapiefehlern führen könnten, z. B. zu viel Korrekturinsulin oder zu wenig Not-BE (gelbes und rotes Areal). Als Beispiel sind hier Zulassungsdaten eines CGM-Systems dargestellt.[27]

12.4.2 Welcher Sensor misst am besten?

Studien, die Sensoren verschiedener Hersteller direkt vergleichen, sind leider absolute Mangelware – wir würden gerne, können aber keine solchen aktuellen Daten aus dem Hut zaubern.

Auf eine Gegenüberstellung der einzelnen Herstellerangaben haben wir bewusst verzichtet, da diese Daten auf verschiedene Art und Weise erhoben wurden. Eine solche Übersicht wäre daher irreführend und unseriös und außerdem mit der nächsten Sensorgeneration schon wieder veraltet.

Wenn man die Messgenauigkeit verschiedener CGM-Sensoren vergleicht, stößt man auf verschiedene Probleme:

- Eine hohe Aussagekraft haben nur herstellerunabhängige Studien, die Sensoren verschiedener Hersteller vergleichen („head-to-head"-Studien). Derartige Studien sind aufwendig und teuer, sodass sie nur selten durchgeführt werden können.
- Zu den aktuellen Systemen gibt es meist noch keine publizierten Vergleichsstudien. Der Prozess der Untersuchung und Publikation dauert meist so lange, dass in der Zwischenzeit schon wieder neue CGM-Generationen und -Systeme auf dem Markt sind.
- Die Herstellerangaben zur Messgenauigkeit sind meist deutlich besser als die Ergebnisse unabhängiger Studien und im „echten Leben".
- Die Methodik der Untersuchung hat großen Einfluss auf das Resultat. Werden z. B. Blutzucker- und Sensorwerte nur in stabilen Phasen verglichen, wird eine bessere Messgenauigkeit „erreicht". Werden hingegen auch Messwerte nach den Mahlzeiten mit einbezogen, führt das zwangsläufig zu größeren Abweichungen und damit zu einer scheinbar geringeren Messgenauigkeit – mit ein und demselben Sensor!
- Die Messgenauigkeit eines CGM-Systems hängt nicht nur vom Sensor, sondern auch vom jeweiligen Anwender ab, z. B. von seinem Unterhautfettgewebe, vom Flüssigkeitshaushalt des Körpers (Hydratationszustand), von der Charakteristik der Haut (z. B. Schweißbildung) oder der Immunabwehr. In welchem Ausmaß die messtechnischen Eigenschaften von Anwender zu Anwender schwanken, ist jedoch überhaupt nicht bekannt.

12.4.3 Bestimmung der individuellen Messgenauigkeit

Was interessiert Sie mehr: Wie gut Ihr Sensor in der Zulassungsstudie abgeschnitten hat (ermittelt vom Hersteller unter optimalen Bedingungen) oder wie genau der Sensor bei Ihnen persönlich im Alltagseinsatz misst?

Na klar, letztlich entscheidend ist immer die Messgenauigkeit im konkreten Einzelfall. Wer wissen möchte, wie genau sein aktueller Sensor im Moment misst oder wer Zweifel an der Messgenauigkeit seines CGM-Systems hat, der kann die „persönliche Messgenauigkeit" näherungsweise relativ einfach bestimmen. Voraussetzung ist ein verlässliches Blutzuckermessgerät (Kontrollmessungen in der Praxis!). Im

Praxis-Tipp: „Meine Messgenauigkeit" bestimmen

So können Sie die Messgenauigkeit Ihres CGM-Sensors abschätzen:

1. Laden Sie sich das **Arbeitsblatt „Meine Messgenauigkeit"** herunter und drucken Sie es aus (im Online-Anhang, Kap. 19).
2. **Messen** Sie mehrfach täglich **Blut- und Sensorglukose gleichzeitig**:
   a. Führen Sie die Messungen nur in stabilen Phasen durch, d. h. ohne steigenden oder fallenden Trendpfeil.
   b. Messen Sie den Blutzucker mit großer Sorgfalt (saubere Finger, nicht Quetschen etc.).
   c. Lesen Sie gleichzeitig das CGM-System ab.
   d. Tragen Sie jeden BZ- und Sensorwert mit Trendpfeil sofort in das Arbeitsblatt ein.

Online-Anhang
https://bit.ly/2SjZi1p

3. Nach **10 Parallelmessungen** können Sie Ihre **persönliche Messgenauigkeit ausrechnen**.
   Auf dem Arbeitsblatt ist der Rechenweg ganz genau beschrieben. Sie brauchen nur einen Taschenrechner bzw. ein Smartphone mit Rechen-App.
   1. Berechnen Sie die absolute Abweichung: BZ minus Sensorglukose, Vorzeichen weglassen.
   2. Berechnen Sie die relative Abweichung in Prozent: Absolute Abweichung geteilt durch BZ, Ergebnis x 100.
   3. Rechnen Sie den Mittelwert der relativen Abweichungen aus: Addieren Sie alle relativen Abweichungen und teilen Sie das Ergebnis durch 10.
4. Fertig ist **„Meine Messgenauigkeit"**. Auswertung:
   - Im Mittel bis ±15 % → gute Messgenauigkeit
   - Im Mittel bis ±20 % → ausreichende Messgenauigkeit
   - Im Mittel mehr als ±20 % → Rücksprache mit dem Diabetesteam
   - Kein einziger Messwert sollte mehr als 40 % abweichen → ansonsten Rücksprache mit dem Diabetesteam / Hersteller-Hotline.

Arbeitsblatt „Meine Messgenauigkeit"

Name ______________________ Sensor-Typ ______________________

Letzter Sensorwechsel (Datum) ______________________ ☐ Bauch ☐ Oberarm ☐ anderer Ort:

Eine genaue Beschreibung, wie man das Arbeitsblatt verwendet, um die Messgenauigkeit seines aktuellen Sensors abzuschätzen, finden Sie in Kap. 12.4.3 der CGM- und Insulinpumpenfibel.

(A) Dokumentieren

Messen Sie 10mal **in stabilen Phasen** gleichzeitig die Blut- und Sensorglukose. Tragen Sie die Werte immer sofort in die Tabelle ein.

(B) 1. Rechenschritt

Berechnen Sie mit einem Taschenrechner/App die absolute Abweichung: **BZ minus Sensorglukose, Vorzeichen weglassen.**

(C) 2. Rechenschritt

Berechnen Sie die relative Abweichung in Prozent:

- **Absolute Abweichung geteilt durch BZ**
- **Ergebnis x 100**

Messung Nr.	Wann gemessen	Blutzucker	Sensorglukose + Trendpfeil	Absolute Abweichung in mg/dl bzw. mmol/l	Relative Abweichung in Prozent
1					
2					
3					
4					
5					
6					
7					
8					
9					
10					

Meine Messgenauigkeit („persönliche MARD"): ± %

Auswertung

- Im Mittel bis ± 15 % → gute Messgenauigkeit
- Im Mittel bis ± 20 % → ausreichende Messgenauigkeit
- Im Mittel mehr als ± 20 % → Rücksprache mit dem Diabetesteam.
- Kein einziger Messwert sollte mehr als 40 % abweichen → ansonsten Rücksprache mit dem Diabetesteam

(D) Letzter Schritt

Rechnen Sie den Mittelwert der relativen Abweichungen aus:

Addieren Sie alle relativen Abweichungen und teilen Sie das Ergebnis durch 10.

Praxis-Tipp **„Meine Messgenauigkeit"** ist beschrieben, wie man mit 10 Parallelmessungen von Blut- und Sensorglukose seine „persönliche MARD" abschätzen kann.

Für die Auswertung haben wir Faustregeln angegeben. Die professionellen Kriterien zur Messgenauigkeit z. B. der FDA (siehe Kap. 12.4.1, Tab. 5) funktionieren nur bei sehr großen Stichproben wie z. B. im Rahmen einer Zulassungsstudie mit mehr als 1.000 Parallelmessungen. Im Einzelfall helfen diese Kriterien daher nicht weiter. Unsere Anpassung der Kriterien für den „persönlichen Gebrauch" finden Sie am Ende des Praxis-Tipps.

Doch Vorsicht: Da man zu Hause nur mit einem Blutzuckermessgerät für den Patienteneinsatz und nicht mit einem Laborgerät messen kann (kein Referenzverfahren) ist das Ergebnis nur ein grober Anhaltspunkt für die Messgenauigkeit des CGM-Systems. Besprechen Sie das Ergebnis auf jeden Fall mit Ihrem Diabetesteam.

12.5 Finanzielle Aspekte der Glukosesensoren

Seit dem G-BA-Bescheid 2016 und der Markteinführung des FGM-Systems 2015 ist es wesentlich einfacher als in früheren Jahren, einen Glukosesensor als Kassenleistung zu bekommen. Zum einen verbesserten sich die formalen Anforderungen an die Kostenübernahme. Zum anderen sanken die Kosten für die Systeme durch verstärkten Wettbewerb, was den Krankenkassen positive Entscheidungen sicherlich erleichtert. Die Listenpreise unterscheiden sich je nach Hersteller:

Notwendiges Empfangsgerät:	ca. 0 – 4.000 €
Notwendige Sender/Transmitter:	ca. 0 – 300 € pro Quartal
Sensoren:	ca. 4 – 7 € pro Tag

Die Listenpreise alleine für die Sensoren, das „Verbrauchsmaterial", liegen bei ca. 1.500 bis 2.500 € pro Jahr (z. B. Fa. Abbott ca. 60 € für einen Sensor mit 14 Tagen Laufzeit, Fa. Dexcom ca. 70 € für einen Sensor mit 10 Tagen Laufzeit). Hinzu kommen je nach System ggf. noch die Kosten für Sender und Empfangsgeräte, die sich abgesehen vom eigenen Smartphone oder dem sehr preisgünstigen Abbott-Empfänger im drei- bis vierstelligen Bereich bewegen können. Um die Verwirrung komplett zu machen, gewähren die meisten Hersteller den Krankenkassen hochgeheime und mehr oder weniger günstige Sonderkonditionen, sodass niemand genau weiß, was die Glukosesensoren wirklich kosten.

12.5.1 Beantragung der Kostenübernahme: Allgemeine Aspekte

Während bis vor wenigen Jahren viele Patienten gezwungen waren, ihre Glukosesensoren selbst zu bezahlen, übernimmt heute zum Glück in den meisten Fällen die Krankenkasse die Kosten. Das Vorgehen bei der Beantragung hängt von vielen Faktoren ab, eine allgemeingültige „Anleitung“ ist daher nicht möglich.

Art des CGM-Systems

- Klassische rt-CGM-Systeme mit Alarmfunktionen, die im Hilfsmittelverzeichnis aufgeführt sind: Es gelten klare Vorgaben. Falls die Voraussetzungen des GBA-Bescheids zutreffen, müssen die Kosten übernommen werden (siehe Kap. 12.1).
- Sonderfall Abbott FreeStyle Libre 1®: nicht im Hilfsmittelverzeichnis aufgeführt. Die meisten gesetzlichen Krankenkassen haben Verträge mit dem Hersteller abgeschlossen und übernehmen die Kosten des preisgünstigen Systems als freiwillige „Satzungsleistung“, unabhängig von den Vorgaben des GBA-Bescheids (siehe unten).

Regionale Unterschiede

- In Deutschland ist die Situation, wie die gesetzlichen Krankenkassen mit rt-CGM-Anträgen umgehen, im Moment noch sehr inhomogen (Stand Herbst 2019). In einigen Bundesländern reicht dafür in der Regel ein normales „Kassenrezept“ ohne weitere Unterlagen.
- In anderen Bundesländern schalten die Kassen regelmäßig den Medizinischen Dienst der Krankenkassen (MDK) ein, sodass dort ärztliche Gutachten und Blutzuckertagebücher vorgelegt werden müssen (siehe Kap. 12.4.2).

Individuelle Krankenversicherung

- Gesetzliche Krankenversicherungen müssen entsprechend dem G-BA-Bescheid die Kosten für ein rt-CGM-System übernehmen, wenn die Voraussetzungen erfüllt sind (siehe Kap. 12.1). Die Kosten für das Abbott-System werden übernommen, falls die gesetzliche Krankenkasse einen Vertrag mit dem Hersteller Abbott abgeschlossen hat.
- Private Krankenversicherungen bezahlen alle Systeme, die im individuellen Versicherungsvertrag vorgesehen sind, was bezüglich der Glukosesensoren meist der Fall ist.

12.5.2 Beantragung eines CGM-Systems bei einer gesetzlichen Krankenversicherung: Praktisches Vorgehen

Für einen erfolgreichen rt-CGM-Antrag ist eine medizinisch gut begründete Argumentation (Indikationen siehe Kap. 12.1) von entscheidender Bedeutung. Es muss mit einer Prüfung durch den Medizinischen Dienst der Krankenkassen (MDK) gerechnet werden.

Eine Hilfe kann hierbei der überarbeitete rt-CGM-Antrag der Arbeitsgemeinschaft Diabetes und Technologie (AGDT) und der Deutschen Diabetes-Gesellschaft (DDG) sein. Der einseitige Fragebogen mit möglichen Indikationen und weitere Instruktionen stehen im Internet zum Download bereit.[28]

In Bayern wurde ein Konsens zwischen der Fachkommission Diabetes in Bayern (FKDB) und den MDK Bayern zur vereinfachten Antragstellung erreicht.[29] „Vereinfacht" ist hier aber relativ zu sehen, denn die Verbesserungen (z. B. „nur" vier Wochen Blutzuckertagebücher oder CGM-Aufzeichnungen) würden für andere Regionen eine drastische Verschlechterung der dortigen Situation bedeuten (siehe Praxis-Tipp).

Allgemeiner rt-CGM Antrag der AGDT und DDG

https://bit.ly/2S2Ooyz

Sonderfall Bayern: Konsens zwischen MDK Bayern und FKDB zur Indikationsstellung für rt-CGM

https://bit.ly/2XDO5de

Praxis-Tipp: Teilweise genügt ein einfaches Kassenrezept

In einigen Bundesländern/MDKs genügt zur Verordnung eines CGM-Systems regelhaft ein simples Kassenrezept nach den Vorgaben des GBA-Bescheids, ohne weitere Unterlagen. Das ist häufig z. B. in Berlin und Niedersachsen der Fall. Ihr Diabetes-Team weiß, ob Sie zu den Glücklichen gehören oder ob sie die gesamte Antragsprozedur, wie hier beschrieben, durchziehen müssen.

In sieben Schritten zum persönlichen CGM-System

Die Beantragung eines rt-CGM-Systems ist ein Prozess, den der zukünftige CGM-Nutzer gemeinsam mit seinem betreuenden Diabetesteam Schritt für Schritt erarbeitet:

1) Indikation stellen

Das Diabetesteam und der CGM-Interessent besprechen gemeinsam, ob bereits alle sinnvollen Optionen zur Therapieoptimierung ausgeschöpft wurden. Das kann z. B. die Umstellung des Basalinsulins oder eine strukturierte Nachschulung sein. Gemeinsam wird dann eine Indikation für das rt-CGM-System formuliert, d. h. eine medizinische Begründung, warum die Krankenkasse die höheren Kosten übernehmen soll. Als Gründe können z. B. ein zu hoher HbA_{1C}-Wert oder inakzeptabel häufige Hypoglykämien trotz aller Bemühungen angeführt werden (weitere Ideen siehe Kap. 12.1).

2) Passendes rt-CGM-System auswählen

Als Nächstes sollte der potenzielle CGM-Anwender sich nach Vorinformation (z. B. Besuch von SPECTRUM Modul 0, siehe Kap. 12.6.1) für oder gegen eine CGM-Therapie entscheiden und dann zusammen mit seinem Diabetesteam ein passendes CGM-Modell auswählen (Übersicht über die verfügbaren CGM-Systeme siehe Kap. 12.3). Anschließend ruft der CGM-Interessent beim Hersteller des gewünschten Systems an, um einen Kostenvoranschlag und aktuelle Tipps für den Antrag zu erhalten.

3) Realistisches Therapieziel festlegen

Das Diabetesteam legt zusammen mit dem CGM-Interessenten das Therapieziel fest, mit dem im Antrag hauptsächlich argumentiert werden soll. Dabei ist es wichtig, realistische Ziele zu formulieren, die der Patient während der Probezeit bzw. im genehmigten Behandlungszeitraum mithilfe des rt-CGM-Systems auch erreichen kann.

Ein Beispiel: Eine HbA_{1C}-Verbesserung um 1 % kann eine hohe Hürde sein – also im Zweifel lieber keine konkreten Zahlen nennen, sondern nur „Verbesserung des HbA_{1C}-Wertes“ schreiben.

4) Rezept ausstellen

Danach stellt der Diabetologe eine kassenärztliche Verordnung (normales rotes „Kassenrezept“, Rezept Muster 16) über das ausgewählte rt-CGM-System aus. Meistens wird gleich der Bedarf für ein ganzes Kalenderjahr beantragt.

5) Rezept und Kostenvoranschlag an Krankenkasse schicken

Der zukünftige CGM-Anwender schickt das Rezept zusammen mit einem Kostenvoranschlag des Herstellers an seine Krankenkasse. Die Kasse prüft anhand des

Rezeptes, ob der Medizinische Dienst der Krankenkassen (MDK) zur Prüfung eingeschaltet werden soll oder nicht.

Wichtig: Bei diesem ersten Antragsschritt schickt der Patient NUR diese beiden Dokumente OHNE ärztliches Gutachten oder zusätzliche medizinische Befunde an seine Krankenkasse.

6) Genehmigung der Kostenübernahme für das CGM-System oder ...

Eine Genehmigung ohne weitere Prüfung ist in zahlreichen Bundesländern und bei ganz klaren Indikationen üblich, z. B. bei Kindern oder bei Typ-1-Diabetes und Schwangerschaft. In diesem Glücksfall kann das rt-CGM-System sofort geliefert und in Betrieb genommen werden, falls ...

a) eine **technische Einweisung** durch den CGM-Hersteller oder das zertifizierte Diabetesteam erfolgt ist und
b) zeitnah eine **therapeutischen CGM-Schulung** beim betreuenden Diabetesteam besucht wird (z. B. Spectrum, siehe Kap. 12.5).

7) ... Prüfung durch den MDK!

Falls der Sachbearbeiter der Krankenkasse eine Vorlage beim MDK für notwendig erachtet, bittet er den Diabetologen um zusätzliche medizinische Berichte und Unterlagen (siehe Kap. 12.4.3). Diese Unterlagen und Gutachten werden dann vom Diabetesteam oder dem Patienten selbst direkt zur Prüfung an den MDK geschickt (sogenanntes „Umschlagverfahren", siehe auch Kap. 1.9.1), wo ein Arzt und Sachbearbeiter den Fall nach Aktenlage beurteilt. Es hat sich in vielen Fällen als extrem hilfreich erwiesen, wenn der CGM-Antragsteller ein eigenes Motivationsschreiben beifügt, in dem er seine individuellen Gründe darlegt und formuliert, warum er von einer CGM-Therapie profitieren würde. Dann heißt es abwarten, Daumen drücken und auf einen positiven Bescheid hoffen!

Praxis-Tipp: 5 Wochen nichts gehört? Antrag genehmigt!

Wenn die Krankenkasse den Antrag nicht zügig beantwortet, kann das Patientenrechtegesetz (PRG) § 13 Abs. 3 a SGB V weiterhelfen, das am 26. Februar 2013 in Kraft getreten ist. Sinngemäß heißt es dort:

*„Wenn eine Krankenkasse über einen Antrag auf Leistungen nicht innerhalb von **drei Wochen nach Antragseingang** oder, wenn der Medizinische Dienst beteiligt ist, nach **fünf Wochen** entscheidet, muss sie den Grund dem Antragsteller mitteilen. Unterlässt sie dies, so gilt der Antrag als genehmigt."*

Checkliste für das Diabetesteam zur CGM-Gutachtenerstellung

Die Erfolgschancen hängen nicht nur von der objektiven medizinischen Situation, sondern in hohem Maße auch von der Qualität des ärztlichen Gutachtens ab. Das Diabetesteam sollte das Gutachten in enger Zusammenarbeit mit dem CGM-Kandidaten erstellen, um sicherzustellen, dass seine individuelle Situation berücksichtigt wird. Folgende Punkte sollten bei der Erstellung des ärztlichen Gutachtens für ein rt-CGM-System beachtet werden:

☑ Beschreibung der aktuellen Situation
- Beschreibung des aktuellen Therapieproblems und der bisher durchgeführten Maßnahmen zur Therapieoptimierung (z. B. Nachschulung, Wechsel von Insulinpräparaten ...)
- Falls möglich Zahlen nennen (z. B. Häufigkeit von Hypoglykämien)
- Bisherige Umsetzung der Therapieempfehlungen durch den Patienten (Compliance)
- Erwähnung der letzten 4 HbA_{1c}-Werte

☑ CGM-Indikation ganz klar benennen
- Besonders „erfolgversprechend“: Hypoglykämie-Wahrnehmungsstörung, schwere Hypoglykämien trotz spezieller Hypoglykämieschulung (BGAT, Hypos etc.), Kinderwunsch/Schwangerschaft, beginnende Folgeerkrankungen (weitere Indikationen siehe Kap. 12.1)
- Komorbiditäten: Beschreibung von Folge- oder Begleiterkrankungen, die die Stoffwechseleinstellung nachweislich erschweren (Laborwerte etc.), und/oder die eine besonders straffe Glukosekontrolle erfordern
- Wichtig: Die geschilderte Indikation muss mit der Dokumentation des Patienten übereinstimmen.

☑ Vereinbartes Therapieziel, welches ohne CGM trotz oben aufgeführter Maßnahmen nicht erreicht und nur mit CGM erreicht werden kann

☑ Falls bereits erfolgt
- Erfolgreiche CGM-Testphase mit Wirksamkeitsnachweis (z. B. Entwicklung der mittleren Glukose / der glykämischen Variabilität / der Hypoglykämien)
- Zertifikat über die Teilnahme an einer CGM-Schulung (Spectrum o. Ä.)
- Zertifikat über die technische Einweisung in das verordnete CGM-System

Checkliste für den CGM-Kandidaten

- ☑ Aussagekräftiges Blutzuckertagebuch (Papier oder elektronisch) über die letzten 3 Monate vor Antragstellung, wichtig:
  - Regelmäßige und ausreichend häufige Messwerte, mindestens 4–6 Messungen pro Tag mit Uhrzeit; gelegentliche Nachtmessungen
  - Angaben zu Insulin-, KH- und Korrektureinheiten
  - Durchgeführte Therapieanpassung in besonderen Situationen (z. B. Sport, Erkrankungen, Schichtdienst) – so sieht der MDK-Mitarbeiter, dass Sie gut geschult sind.
- ☑ Motivationsschreiben zum CGM-Antrag: Mit einer persönlichen Stellungnahme können Sie dem MDK-Mitarbeiter zeigen, dass Sie das CGM-System wirklich selbst wollen und dass das nicht nur eine Idee des Diabetesteams war. Achten Sie darauf, dass der Inhalt zum ärztlichen Gutachten passt bzw. diesem nicht widerspricht.
- ☑ Die Teilnahme an einer technischen Einweisung in das CGM-System ist vor Inbetriebnahme des CGM-Systems zwingend (wird vom Hersteller durchgeführt oder vermittelt).
- ☑ Zu Beginn der CGM müssen Sie an einem CGM-Schulungsprogramm (z. B. Spectrum) teilnehmen. Das ist nicht nur sinnvoll, sondern wird auch von den Krankenkassen gefordert (G-BA-Bescheid).

12.5.3 Vorgehensweise bei Ablehnung des Antrags

Falls ein gut begründeter Antrag abgelehnt wurde, sollten Sie sich nicht scheuen, fristgerecht Widerspruch einzulegen. In der Regel sind dafür **vier Wochen** Zeit. Für die Wahrung der Frist genügt ein formloses Schreiben ohne Begründung, diese kann nachgereicht werden. Sollte die Krankenkasse trotz guter Argumentation renitent bleiben, können Sie Klage vor dem Sozialgericht erheben. Das ist zwar sehr langwierig, aber immerhin prozesskostenfrei, und die Erfolgschancen sind relativ gut. Zahlreiche Patienten ziehen in einer solchen Situation aber auch die schnellere Lösung vor: Sie wechseln die Krankenkasse (dies ist in der gesetzlichen Krankenversicherung jederzeit ohne Gesundheitsprüfung möglich) und stellen bei der neuen Krankenkasse erneut einen Antrag, siehe Praxis-Tipp.

- ▶ Weitere Tipps: Siehe Vorgehen nach Ablehnung der Insulinpumpentherapie (Kap. 1.9.4).

Praxis-Tipp: Wechsel der gesetzlichen Krankenkasse – so geht's

In Deutschland gibt es 109 verschiedene gesetzliche Krankenkassen (Stand Januar 2019), die 90 Prozent der Einwohner Deutschlands versorgen. Ca. 40 Krankenkassen sind bundesweit geöffnet, ca. 60 Kassen sind nur in bestimmten Bundesländern aktiv. Um für einen „gesunden Wettbewerb" zwischen den Kassen zu sorgen, hat der Gesetzgeber ein sehr einfaches und sicheres Verfahren zum Kassenwechsel etabliert. Es ist erwünscht, dass die Versicherten Leistungen, Service und Kosten vergleichen.
Jeder gesetzlich Krankenversicherte kann ohne Gesundheitsprüfung, ohne Angabe von Gründen und mit relativ kurzer Frist die Kasse wechseln, und zwar ohne dass versehentlich eine Übergangszeit ohne Krankenversicherung entstehen kann. So geht's:

1. **Informieren** Sie sich, mit welcher gesetzlichen Krankenkasse Ihre Freunde und insbesondere Bekannten mit Typ-1-Diabetes gute Erfahrungen gemacht haben. Vielleicht bekommen Sie auch von Ihrem Diabetesteam einen Tipp. Obwohl die Rechtslage überall gleich ist, übernehmen einige Kassen die Kosten für Insulinpumpen und CGM-Systeme nur gegen erhebliche Widerstände, andere Kassen tun dies bereitwillig. Häufig gibt es auch regionale Unterschiede.
2. **Kündigung bei der bisherigen Krankenkasse**: Die gesetzliche Kündigungsfrist beträgt zwei Monate zum Monatsende. Wer z. B. seine Kündigung bis zum 31. März bei seiner Kasse eingereicht hat, kann ab 1. Juni zu einer neuen Krankenversicherung wechseln. Die Kündigung muss schriftlich erfolgen, Vorlagen sind im Internet reichlich zu finden (z. B. unter https://www.finanztip.de/gkv/krankenkasse-kuendigen/). Die Kasse muss die Kündigung innerhalb von zwei Wochen schriftlich bestätigen.
3. **Mitgliedsantrag bei der neuen Krankenkasse**: Die Antragsunterlagen erhalten Sie direkt bei der neuen Krankenkasse oder online. Sie müssen unter anderem die Sozialversicherungsnummer und die Adresse des Arbeitgebers bereithalten. Die neue Krankenkasse wird den Arbeitgeber über dem Kassenwechsel informieren. Der Mitgliedsantrag muss innerhalb der Kündigungsfrist eingehen.
4. **Die neue Krankenkasse ist verpflichtet, Sie aufzunehmen.** Geschafft!

Vorlage Kündigung

https://www.finanztip.de/gkv/krankenkasse-kuendigen/

Nach dem Kassenwechsel ist zu beachten:
Ein erneuter Kassenwechsel ist in der Regel nach frühestens 18 Monaten möglich, Ausnahmen gelten z. B. bei Beitragserhöhungen (Sonderkündigungsrecht).

Nach dem Beitritt sollten Sie die neue Kasse umgehend über laufende Behandlungen und Kostenübernahmen informieren, z. B. über eine bestehende Insulinpumpentherapie – die Kosten werden weiter übernommen. Hilfsmittel, die von der Krankenkasse leihweise zur Verfügung gestellt wurden, müssen teilweise zurückgegeben und rechtzeitig bei der zukünftigen Kasse neu beantragt werden (z. B. eine aktuelle Insulinpumpe oder ein Rollstuhl). Wer Tabletten benötigt, wird diese vielleicht von einem anderen Hersteller erhalten, falls die neue Kasse andere Rabattverträge ausgehandelt hat, die Wirkstoffe bleiben aber auf jeden Fall gleich.

12.5.4 Sonderfall: Verordnung eines Abbott-FreeStyle®-Libre-Systems

Fast alle Krankenkassen übernehmen die Kosten für ein Abbott-FreeStyle-Libre-Messsystem bei Patienten mit Typ-1- bzw. Typ-2-Diabetes und intensivierter Insulintherapie (ICT/CSII), und zwar ohne weitere Prüfung oder Begutachtung.
Falls die individuelle Krankenkasse einen Direktvertrag mit der Firma Abbott abgeschlossen hat, genügt es, ein normales Kassenrezept an die Firma Abbott einzuschicken, und das Libre-System kann ausgeliefert werden. Welche Kassen aktuell einen Vertrag mit dem Hersteller abgeschlossen haben, kann man im Internet auf der Abbott-Homepage einsehen (siehe QR-Code).

Krankenkasse-Liste
Aktuelle Liste der Krankenkassen, die das Abbott-FreeStyle®-Libre- oder Libre-2-System bezahlen.
https://bit.ly/2JupX7E

Warum fällt das Abbott-System bei der Kostenübernahme so aus dem Rahmen? Der Grund ist, dass die Glukosesensoren für das Libre-1-System von Abbott – obwohl schon seit 2016 auf dem Markt – noch nicht in das Hilfsmittelverzeichnis der gesetzlichen Krankenkassen aufgenommen wurden. Das Nachfolgesystem FreeStyle-Libre 2, welches über einfach Alarmfunktionen verfügt, wurde im Juni 2019 in das Hilfsmittelverzeichnis aufgenommen.

- Der Abbott FreeStyle® Libre der ersten Generation verfügt über keine Alarmfunktionen, sodass der erwähnte G-BA-Bescheid nicht anzuwenden ist. Die Firma Abbott hat Direktverträge mit fast allen Krankenkassen abgeschlossen, sodass diese nun das System fast flächendeckend als freiwillige „Satzungsleistung“

bezahlen. Der Vorteil für Patienten und Diabetesteams: Zur Verordnung genügt ein einfaches Rezept, ein aufwendiges Gutachten oder Blutzuckerdokumentationen werden nicht gefordert.

- Das Abbott-FreeStyle®-Libre-2-System verfügt über einfache Alarmfunktionen (Niedrig- und Hochalarm). Aus diesem Grund hat der GKV-Spitzenverband der Krankenkassen im Juni 2019 das Libre-2-System in die Gruppe der Realtime-CGM-Systeme des Hilfsmittelverzeichnisses aufgenommen. Die Verordnung eines Libre-2-Systems funktioniert aber de facto weiterhin einfach „auf Rezept" (Direktverträge mit fast allen Kassen, wie Libre 1), obwohl formal der GBA-Bescheid anzuwenden ist (Stand Herbst 2019).

12.5.5 Ablauf der Kostenerstattung durch eine private Krankenversicherung

Mitglieder einer privaten Krankenversicherung haben Anspruch auf alle Diagnose- und Behandlungsmethoden, die in ihrem persönlichen Versicherungsvertrag enthalten sind. Beinhaltet der Vertrag auch die Übernahme von Hilfsmitteln, was meist der Fall ist, werden die Kosten für die CGM erfahrungsgemäß ohne Probleme übernommen.

Erkundigen Sie sich vorab bei Ihrer privaten Krankenversicherung nach dem konkreten Vorgehen. In der Regel genügt es, die Rezepte für CGM-System und Sensoren einzureichen (evtl. muss darauf auch die Diagnose genannt werden), und die Kosten werden anstandslos erstattet. Ein formeller Antrag muss in der Regel nicht gestellt werden, ebenso ist meist kein ärztliches Gutachten erforderlich. Dennoch besteht auch für privat Krankenversicherte ein Restrisiko, ganz oder teilweise auf den Kosten sitzen zu bleiben, sodass ein CGM-System nicht einfach „auf gut Glück" bestellt werden sollte, sondern erst nach Kontaktaufnahme mit dem Versicherer.

12.6 CGM-Schulung in drei Etappen

Jeder Diabetiker, der ein CGM-System mit Anzeige aktueller Glukosewerte benutzt, muss vor Beginn entsprechend geschult werden. Aus Sicherheitsgründen ist eine Schulung nicht nur bei dauerhafter Anwendung nötig, sondern auch bei einmaliger Nutzung.

Um die Diabetestherapie mit CGM zu verbessern, müssen grundlegende Zusammenhänge bekannt sein. Nur wenn die Anwender z. B. verstanden haben, dass die angezeigten Glukosewerte nicht immer ganz aktuell sind (Timelag), können sie die Werte richtig einordnen und ihnen vertrauen. Ohne das nötige Grundwissen können sie sich dagegen durch Fehlentscheidungen in ernsthafte Gefahr bringen, z. B., wenn ansteigende CGM-Glukosewerte zu früh oder zu häufig korrigiert werden und es in der Folge zu Hypoglykämien kommt. Das ist gefährlich und frustrierend und hat nicht selten den Abbruch dieser Therapieform zur Folge. Durch eine CGM-Schulung kann ein kompetentes Diabetesteam derartige Startprobleme vermeiden.

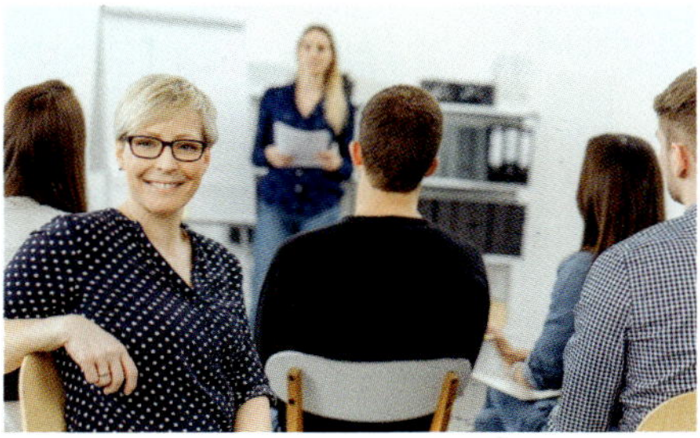
Abb.: contrastwerkstatt - Fotolia

Im Folgenden stellen wir ein pragmatisches Schulungskonzept zur CGM vor. Dieses Konzept wird Diabetikern mit den verschiedensten Voraussetzungen gerecht: Pumpenpatienten und ICT-Patienten, Computerfreaks und technisch eher unbeholfenen Nutzern. Das Konzept basiert auf dem Schulungsprogramm SPECTRUM und ist für den ambulanten Bereich, in dem heute der Großteil der Schulungen stattfindet, optimiert. Für den stationären Bereich müssen die Schulungsmodule angepasst und gekürzt werden.

Eine CGM-Schulung findet sinnvollerweise in drei Etappen statt (siehe Tab. 6):

- Äußert ein Diabetiker Interesse an der CGM oder rät ihm das Diabetesteam zu dieser Therapieform, sollte er an einer Schulungsveranstaltung zu allgemeinen Aspekten der CGM teilnehmen (z. B. SPECTRUM Modul 0, siehe Kap. 12.6.1). Aus Effizienzgründen bieten zahlreiche Diabeteszentren solche Informationsveranstaltungen in größerem Rahmen mehrmals im Jahr an oder bauen dies als Modul in eine andere Gruppenschulung ein (Etappe 1, siehe Kap. 12.6.2).
- Im nächsten Schritt besorgt sich der Diabetiker ein CGM-System seiner Wahl, d. h. er sucht sich ein individuell passendes System aus und beantragt gemeinsam mit dem Diabetesteam die Kostenübernahme bei der Krankenkasse.

- Nach Erhalt des CGM-Systems folgt die nächste Schulungsetappe: Mit Unterstützung des Diabetesteams wird der erste Sensor gelegt und der Anwender erlernt alle wichtigen Kenntnisse und Fertigkeiten, um von der aktuellen CGM-Anzeige, den Alarmfunktionen und den Datenanalyse-Funktionen optimal zu profitieren.

	Inhalte	Format, Materialien	Dauer
Etappe 1: Einführungsschulung ► 12.6.2	▪ Grundlagen der CGM ▪ Vorstellung der aktuellen CGM-Systeme ▪ Ablauf des Kostenübernahme-Verfahrens ▪ weiteres Vorgehen	Gruppenschulung, z. B. als Abendtermin oder als Teil einer ICT- oder Insulinpumpenschulung; Materialien: z. B. SPECTRUM Modul 0	1 x 90 Min.
Etappe 2: CGM-Start und CGM-Therapieschulung ► 12.6.3	▪ Wiederholen der wichtigsten Grundlagen ▪ Inbetriebnahme des CGM-Systems ▪ Legen des ersten Sensors ▪ Interpretieren der aktuellen CGM-Information ▪ individuelle Alarmeinstellungen ▪ Auslesen und Interpretieren der gespeicherten CGM-Daten ▪ CGM im Alltag, auf Reisen, beim Sport etc.	strukturierte Schulung in einer Kleingruppe; Materialien: z. B. SPECTRUM Modul 1–6	z. B. 6 x 90 Min.
Etappe 3: Weiterbetreuung ► 12.6.4	▪ Hilfe bei praktischen Problemen mit dem CGM-System ▪ gemeinsames Interpretieren der gespeicherten CGM-Daten ▪ Tipps zur Therapieoptimierung ▪ bei Bedarf weitere Maßnahmen, z. B. Ernährungsberatung	Einzeltermine, je nach Bedarf anfangs engmaschiger, später quartalsweise	individuell

Tab. 6: Patientenschulung zum Thema CGM in drei Etappen. Übersicht über die Struktur der Schulung, die Schulungsinhalte und den ungefähren Zeitaufwand.

Erfahrungsgemäß sind dafür mehrere Schulungseinheiten nötig. Hierfür bietet sich das Schulungsprogramm SPECTRUM an (sechs Module), ggf. nach „Anpassung“ für das jeweilige Schulungszentrum (Etappe 2, siehe Kap. 12.6.3).

- Die unbefristete dritte Schulungsetappe besteht aus der kontinuierlichen Weiterbetreuung des Anwenders und aus der ständigen Therapieoptimierung. Auch hierfür ist eine gewisse Strukturierung hilfreich (Etappe 3, siehe Kap. 12.6.4).

Was sind die wichtigsten Themen einer CGM-Schulung? Dieser Frage ging die DirecNet-Arbeitsgruppe nach.[30] Nach Einschätzung der CGM-erfahrenen Diabetesberaterinnen sind für Pumpenpatienten Informationen über die zeitliche Verzögerung der Messwerte (Timelag), zur Kalibrierung und zur Insulindosisanpassung am wichtigsten. Für ICT-Patienten, die es nicht gewöhnt sind, ständig einen Fremdkörper auf der Haut kleben zu haben, muss mehr Gewicht auf das Sensorlegen und mögliche Hautreaktionen gelegt werden. Ein ähnliches Bild ergibt sich bei der Betrachtung des Zeitaufwands für die verschiedenen Themen. Bei der CGM-Schulung von Pumpenträgern steht zeitlich die Feinjustierung der Diabetestherapie im Vordergrund, während ICT-Patienten wesentlich mehr Unterstützung bei Technikfragen und Hautproblemen benötigen.

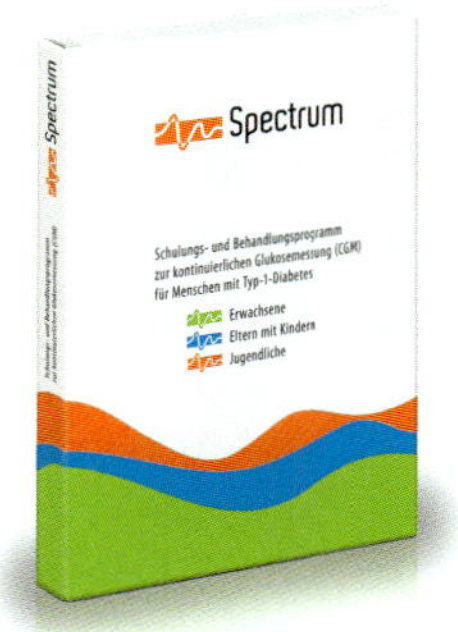

12.6.1 CGM-Schulungsmaterialien

Derzeit sind für Diabeteszentren und Schwerpunktpraxen im deutschsprachigen Raum zwei strukturierte Schulungsprogramme zum kontinuierlichen Glukosemonitoring verfügbar:

- **Spectrum:** Seit Anfang 2016 ist mit „Spectrum“ erstmalig und auf Deutsch ein herstellerunabhängiges Schulungs- und Behandlungsprogramm für CGM mit Alarmfunktionen verfügbar (Kirchheim Verlag). „Spectrum“ ist ein Gemeinschaftsprojekt von zwei Arbeitsgemeinschaften der DDG, der AGDT und der AGPD und in drei Versionen mit 6 bzw. 7 Modulen für verschiedene Altersgruppen verfügbar: Für Erwachsene, Jugendliche und Eltern mit Kleinkindern. Für Schulungszentren werden seit Ende 2016 Train-the-Trainer-Seminare angeboten, eine Evaluationsstudie wird derzeit durchgeführt (Stand Herbst 2019). Die Autoren des vorliegenden Buches waren maßgeblich an der Entstehung von SPECTRUM beteiligt. Bernhard Gehr leitete die gesamte Spectrum-Gruppe, die Entwicklung der Erwachsenen-Version und von Modul 0. Ulrike Thurm leitete die Entwicklung von Modul 2.

- **FLASH:** Das Schulungs- und Behandlungsprogramm „Flash“ für das System Abbott FreeStyle Libre der 1. Generation (ohne Alarmfunktionen) wurde vom FIDAM Institut Bad Mergentheim mit Unterstützung von Abbott erarbeitet und im Jahr 2017 veröffentlicht. „Flash“ besteht aus 4 Modulen, es werden ebenfalls Train-the-Trainer-Seminare angeboten, eine Evaluationsstudie ist abgeschlossen.

12.6.2 Einführungsschulung

Die Einführungsschulung vermittelt das für die sensorunterstützte (Pumpen-)Therapie notwendige Grundwissen. Gleichzeitig wird den Diabetikern eine qualifizierte Entscheidung für oder gegen den Beginn der neuen Therapieform ermöglicht. Eine strukturierte Einführungsschulung dauert ca. 90 Minuten.

Nach Möglichkeit sollte die Einführungsschulung in der Gruppe erfolgen, um lebhafte Diskussionen zu ermöglichen und um die Informationen einem größeren Kreis zugänglich zu machen. Es ist besonders hilfreich, in diesem Rahmen einen CGM-Dauerträger von seinen Erfahrungen berichten zu lassen. Nichts überzeugt einen Diabetiker mehr als der glaubhaft vorgetragene Bericht eines „Leidensgenossen“ (siehe auch Erfahrungsberichte in Kap. 17).

Inhalte der Einführungsschulung

- Erwartungen an die CGM
  - Realistische Einschätzung der Möglichkeiten und Grenzen der CGM (siehe Kap. 11.4 bis 11.6)
  - Aus Anwendersicht: Warnung vor Hypoglykämien (auch nachts), Alarm vor/bei Verlassen des Zielbereichs, besseres Verständnis der Auswirkung von Ernährung und Bewegung auf den Glukosespiegel, weniger Insulin-Überlappungen, Vermittlung eines Gefühls von Sicherheit und Freiheit
  - Aus Sicht des Diabetesteams: Stabilisierung der Stoffwechsellage, einfacheres Austesten von Basalrate, BE- und Korrekturfaktoren
- Unterschied zwischen Blutzucker und CGM-Glukose (siehe Kap. 11.3)
  - Was ist interstitielle Flüssigkeit, und wie unterscheidet sie sich von Blut?
  - Eine Blutzuckermessung liefert eine Momentaufnahme („Standbild“); keine Aussage über die Richtung, in welche sich der Blutzucker bewegt
  - Ein CGM-System misst dagegen die Glukosekonzentration in der interstitiellen Flüssigkeit („Gewebezucker“). Messung kontinuierlich alle 1 bis 5 Minuten, sodass ersichtlich wird, in welche Richtung der Glukosespiegel geht („Film“).
- Blutzuckerwerte und CGM-Glukose stimmen nicht immer überein

  - Bei schnell steigendem oder fallendem Blutzucker sind Abweichungen zu erwarten (nach Mahlzeiten, bei Sport, zu Zeiten starker Insulinwirkung) (siehe Kap. 11.3)
  - Messgenauigkeit der CGM-Systeme (siehe Kap. 12.4)
- Konzept des Timelag: Die CGM-Glukose hängt dem Blutzucker ca. 5 – 15 Minuten hinterher (siehe Kap. 11.3)
  - Physiologische Timelag: bedingt durch Glukosetransport durch die Gefäßwand
  - Technische Timelag: bedingt durch Hard- und Software des CGM-Systems
- Kalibrierung: Warum notwendig, geeignete Zeitpunkte (siehe Kap. 13.9.1)?
- Vorstellung der aktuellen CGM-Systeme
  - Praktische Demonstration von Sensor, Sender und Empfänger (siehe Kap. 12.2)
  - Geeignete Einstichstellen (siehe Kap. 13.3)
- Finanzielle Aspekte (siehe Kap. 12.5)
  - Ablauf des Kostenübernahmeprozesses, Nennung sinnvoller Indikationen etc.
- Weiteres Vorgehen
  - Der Diabetiker trifft die Entscheidung, ob er ein CGM-System testen oder dauerhaft verwenden möchte, und besorgt sich ein entsprechendes CGM-System (siehe Kap. 12.5)
  - Dann weiter mit Etappe 2 (siehe Kap. 12.6.3)

Schulungmaterial: Spectrum „Modul 0“

Viele Aspekte der Einführungsschulung werden vom „Modul 0“ des CGM-Schulungsprogramms SPECTRUM abgedeckt. Die Grundsätze der kontinuierlichen Glukosemessung, der Alarmfunktionen, Motivation, Vorteile, Belastungen und Erwartungen etc. sind weiterhin aktuell. Die abgebildeten Systeme sind überholt und werden aktuell überarbeitet (Stand Herbst 2019). Das Einführungsmodul „0“ ist dem eigentlichen CGM-Schulungsprogramm vorgeschaltet und ist nicht Teil der Evaluationsstudie.

Auf der Homepage der AGDT steht SPECTRUM Modul 0 gratis zum Download zur Verfügung:

SPECTRUM Modul 0

https://www.diabetes-technologie.de/fortbildung/

„CGM-Pilotenschein“

Als Abschluss der CGM-Einführungsschulung kann das erworbene Wissen z. B. anhand der „CGM-Pilotenschein-Prüfung“ überprüft werden (siehe Kap. 19.5). Die Prüfungsfragen können sofort beantwortet oder nach Hause mitgegeben werden. Letzteres hat den Vorteil, dass sich die CGM-Interessierten dann noch einmal in aller Ruhe mit der Thematik auseinandersetzen.

12.6.3 CGM-Start und -Therapieschulung

Nach Erhalt des CGM-Systems darf es nicht „auf eigene Faust" in Betrieb genommen werden, sondern nur mit Unterstützung des Diabetesteams, im Idealfall im Rahmen einer strukturierten CGM-Schulung.

Zuvor sollten die zukünftigen CGM-Nutzer folgende „Hausaufgaben" erledigen:

- Die technische Einweisung in das CGM-System (wie funktioniert das System, wie lege ich einen Sensor, ...) muss im Vorfeld durch einen Mitarbeiter des Herstellers erfolgt sein, manche Hersteller delegieren die technische Einweisung an Versandhändler oder freie Mitarbeiter (siehe Kap. 13.2).
- Das CGM-System muss betriebsbereit sein, z. B. muss der Akku des Empfängers geladen oder die Hersteller-App auf dem Mobiltelefon installiert sein.
- Der CGM-Neuling muss die Bedienungsanleitung gelesen und verstanden haben.

Inhalte der CGM-Therapieschulung

Die folgenden Inhalte werden z. B. von dem Schulungsprogramm SPECTRUM in 6 Modulen abgedeckt:

- Wiederholung der wichtigsten Aspekte der Einführungsschulung, ggf. anhand der „CGM-Pilotenschein-Prüfung"
- Klärung der persönlichen Erwartungen an die CGM
  - Falls der Diabetiker größere Wissenslücken oder völlig unrealistische Erwartungen erkennen lässt, sollte der CGM-Start ggf. verschoben werden.
- Inbetriebnahme des CGM-Systems
  - Wiederholung der wichtigsten Bedienfunktionen (siehe Kap. 13.2)
  - Festlegung der individuellen Alarmgrenzen (siehe Kap. 13.7)
  - Legen des ersten CGM-Sensors (siehe Kap. 13.3)
  - Gerätespezifische Hinweise zur Kalibrierung (siehe Kap. 13.8)
  - Gerätespezifischer Hinweis zum optimalen Zeitpunkt des Sensorlegens, sodass Kalibrierungen nicht in der Nacht oder zu Zeiten schwankender Glukosewerte nötig sind
- Wichtige Hinweise nach dem Legen des ersten CGM-Sensors
  - Die wichtigsten Verhaltensregeln und Tipps zum sicheren Start der sensorunterstützten (Pumpen-)Therapie müssen jedem CGM-Neuling vermittelt werden (siehe Kap. 13.1).
  - Viele Diabetiker haben das Problem, dass ihre Glukosewerte viele Stunden am Tag außerhalb des individuellen Zielbereichs liegen, ohne dass ihnen das bisher bekannt war. Diese Glukoseschwankungen werden in den ersten Tagen der CGM-Nutzung aufgedeckt. Die unbefriedigende Stoffwechselkontrolle so drastisch in knallharten Zahlen vor Augen geführt zu bekommen, ist für die

meisten CGM-Anwender extrem frustrierend. Hier sind die Diabetesteams auch psychologisch gefordert, den CGM-Neuling zu beruhigen und ihm zu versichern, dass er im Lauf der nächsten Tage und Wochen immer besser zurechtkommen und durch geeignete Therapieanpassungen deutlich bessere Werte erreichen wird.

- Weiterführende Inhalte der CGM-Schulung, z. B.:
  - Interpretation der aktuellen CGM-Anzeige, insbesondere der Trendinformation (siehe Kap. 14)
  - Analyse der gespeicherten CGM-Daten und Ableiten von Therapieanpassungen (siehe Kap. 15)
  - CGM in Sondersituationen, z. B. Sport, Reise, Krankenhaus ... (siehe Kap. 13.9)
  - Vorgehen bei Pflasterproblemen (siehe Kap. 13.5)

12.6.4 Weiterbetreuung und Therapieoptimierung

Der CGM-Start (Etappe 2, siehe Kap. 12.6.3) bedeutet nicht das Ende der CGM-Schulung, sondern ganz im Gegenteil den Beginn der unbefristeten „dritten Schulungsetappe". Ziel der regelmäßigen Weiterbetreuung sollte sein, die CGM-Nutzer mit sinnvollen Informationen und gezielten Impulsen auf ihrem Weg zur individuell optimalen Diabetestherapie zu unterstützen. Der erste Folgetermin sollte 1 – 2 Wochen nach dem CGM-Start vereinbart werden, bei Bedarf natürlich auch früher. Im weiteren Verlauf sollte zumindest quartalsweise ein ausführliches Beratungsgespräch vereinbart werden.

Folgende „Hausaufgaben" sollten die CGM-Anwender vor jedem Termin erledigen:

- Führen eines ausführlichen Diabetestagebuchs für mindestens eine Woche (siehe Kap. 3.4)
- Führen eines vollständigen Ernährungs- und Bewegungsprotokolls für mindestens eine Woche
- Herunterladen der aktuellen CGM-Informationen und Übermittlung der Daten an das Diabetesteam (z. B. E-Mail oder herstellereigene Cloudlösung), alternativ Mitbringen der auf Papier ausgedruckten CGM-Auswertung

Ablauf eines Einzeltermins zur Weiterbetreuung

- Zu Beginn eines Beratungstermins sollten folgende Punkte besprochen werden:
  - Gab es Probleme mit den Klebeeigenschaften des Sensorpflasters oder mit der Haut?
  - Wie oft wurde der Sensor gewechselt?

  - Traten Probleme beim Kalibrieren auf?
  - Wurden Alarmgrenzen oder Zielbereich verändert?
  - Gab es sonstige technische Probleme?
- Inspektion der Einstichstellen
- Anhand der heruntergeladenen CGM-Daten (der Patient hat die Daten bereits im Vorfeld geschickt oder die Daten werden in der Praxis heruntergeladen):
  - Gemeinsame Analyse der CGM-Daten unter Zuhilfenahme des Diabetes- und Ernährungsprotokolls
  - Ableitung individueller Maßnahmen zur Therapieoptimierung, z. B.
    - Reaktion auf Glukosetrends und Alarme (siehe Kap. 14 und 13.7)
    - Optimierung des Bolusmanagements (siehe Kap. 5, insbesondere 5.5)
    - Berücksichtigung des Fett- und Eiweißanteils der Mahlzeiten bei der Boluskalkulation (siehe Kap. 5.3)
    - Strategien zur Korrektur erhöhter Glukosewerte (siehe Kap. 5.6) und zur Vermeidung von Hypoglykämien
    - Anpassung der Basalrate und gezielte Nutzung temporärer und alternativer Basalraten (siehe Kap. 4)
    - Optimierung der Therapieanpassung an körperliche Aktivität (siehe Kap. 10.4)
  - Motivation und Anleitung des Diabetikers zur gezielten Nutzung der verschiedenen Statistiken und Diagramme (siehe Kap. 15)
- Anpassung der Alarmgrenzen an die ggf. verbesserte Stoffwechsellage (siehe Kap. 13.7)
- Vereinbarung eines weiteren Einzeltermins, spätestens nach 2 – 3 Monaten

13 Erste Schritte zu Beginn der sensorunterstützten (Pumpen-)Therapie

Ein CGM-System darf nicht „auf eigene Faust" in Betrieb genommen werden, sondern nur im Rahmen einer CGM-Schulung durch ein spezialisiertes Diabetesteam (siehe Kap. 12.5). Der erste Sensor wird unter Anleitung einer erfahrenen Diabetesberaterin gelegt. Bei diesem Einzeltermin werden im Wesentlichen die Themen dieses Kapitels besprochen.

Mindestens ebenso wichtig wie die technischen Aspekte ist die Interpretation der CGM-Daten, die an anderer Stelle beschrieben wird:

- Interpretation der aktuellen CGM-Anzeige: Kap. 15
- Analyse der gespeicherten CGM-Daten: Kap. 16

13.1 Tipps zum sicheren Start der sensorunterstützten (Pumpen-)Therapie

Das Diabetesteam sollte jedem CGM-Neuling folgende Tipps im Sinne einer „Packungsbeilage" mit dem ersten Sensor vermitteln:

A In den ersten 3 Tagen die CGM-Glukose nur beobachten, nicht reagieren
B Auf Hypo-Alarme immer sofort reagieren
C Wichtig ist der Glukosetrend, nicht der exakte Glukosewert
D Vor jeder Therapieentscheidung weiterhin Blutzucker messen
E Vorsicht bei der Korrektur hoher Glukosewerte
F Kalibrierung nur bei stabilem Blutzucker

A) In den ersten 3 Tagen die CGM-Glukose nur beobachten, nicht reagieren

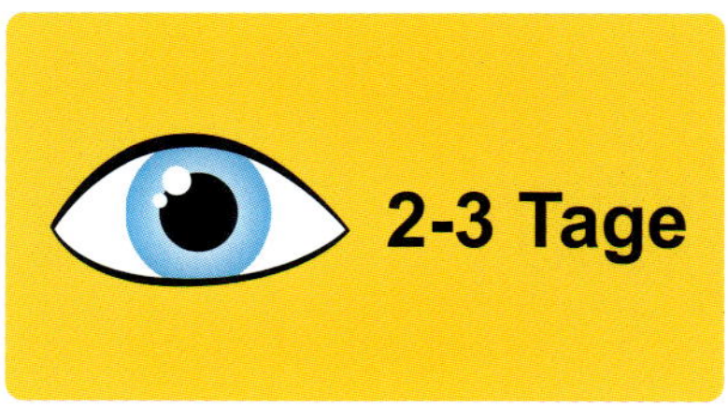

Die ständige Konfrontation mit aktuellen Glukosewerten führt nicht selten dazu, dass jeder Glukoseanstieg sofort mit einem Korrekturbolus und jeder Abfall sofort mit der Zufuhr von Kohlenhydraten beantwortet wird. Entgegen den Absichten führt dieses Verhaltensmuster in der Regel nicht zu einer Stabilisierung des Glukosespiegels, sondern im Gegenteil meist zu massiven Schwankungen. Wichtig ist daher, die unterschiedlichen Zeitachsen zu bedenken:

- Es dauert mindestens 5 (bis 25) Minuten, bis Veränderungen des Blutzuckers zu einer Änderung des Gewebezuckers führen und vom CGM-System angezeigt werden können (Timelag),
- es dauert mindestens 5 – 10 Minuten, bis Kohlenhydrate resorbiert werden und der Blutzucker steigt und
- es dauert mindestens 20 – 30 Minuten, bis die Wirkung eines Insulinbolus beginnt und der Blutzucker sinkt.

In der praktischen Anwendung addieren sich die Verzögerungen. So dauert es z. B. 10 – 35 Minuten, bis die Einnahme von Kohlenhydraten zu einem Anstieg des angezeigten Glukosewerts führt (Dauer der Resorption 5 – 10 Min. + Verzögerung durch Timelag von 5 – 25 Min). CGM-Neulinge sollten die ersten Tage dazu nutzen, ein Gefühl für die „Trägheit des Systems" zu entwickeln. Erst nach einigen Tagen sollten sie auf die aktuell angezeigten CGM-Werte therapeutisch reagieren (einzige Ausnahme sind die Hypo-Alarme, siehe Punkt B).

▸ Warum CGM-Glukose und Blutzucker nicht immer übereinstimmen (Timelag und andere Phänomene): Kap. 11.3

B) Auf Hypoglykämie-Alarme immer sofort reagieren

Auf einen Hypoglykämie-Alarm muss natürlich sofort reagiert werden: Blutzucker messen, ggf. Not-BE einnehmen. Es gibt drei Arten von Hypoglykämie-Alarmen: Niedrigalarm, Voralarm für niedrige Glukose und Änderungsratenalarm für rasch fallende Glukose.

▸ Alarmfunktionen verstehen und einstellen: Kap. 13.7

C) Wichtig ist der Glukosetrend, nicht der exakte Glukosewert

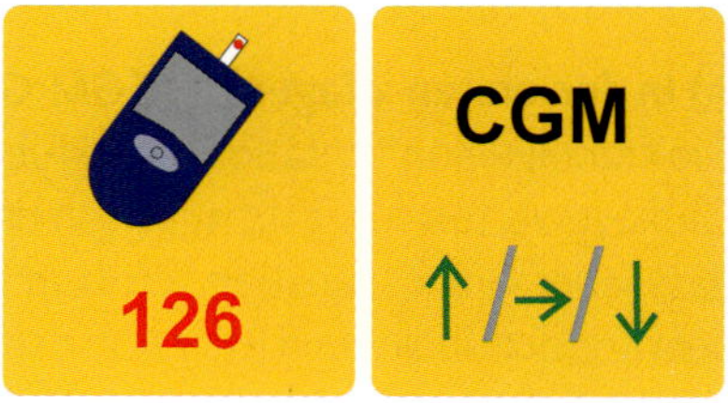

Die exakte Höhe des Glukosespiegels ist für aktuelle Therapieentscheidungen gar nicht so bedeutend. Viel wichtiger ist die Trendinformation, d. h., in welche Richtung sich die Glukose gerade bewegt und wie schnell sie das tut. Ob der Glukosespiegel z. B. gerade 107, 115 oder 126 mg/dl beträgt, ist nicht wichtig. Ob der Glukosespiegel jedoch stabil ist, langsam ansteigt oder rasch abfällt, macht einen himmelweiten Unterschied (ob der Glukosespiegel 280 oder 115 mg/dl beträgt, ist natürlich weiterhin von Bedeutung).

▸ Die aktuelle CGM-Anzeige verstehen: Kap. 14

D) Vor jeder Therapieentscheidung weiterhin Blutzucker messen

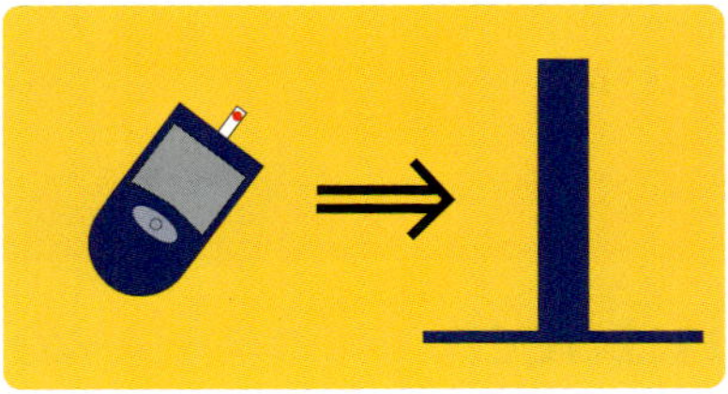

Der Glukosesensor ersetzt die meisten, aber nicht alle Blutzuckermessungen. In den ersten Tagen mit CGM sollte der Blutzucker sogar mindestens so häufig gemessen werden wie zuvor, um die Eigenschaften des Sensors kennenzulernen. Gemäß den Zulassungsbestimmungen muss bei den meisten Sensorsystemen der Blutzucker weiterhin vor jeder Therapieentscheidung bestimmt werden. Auch für die sogenannten „kalibrierfreien" Sensoren sind in bestimmten Situationen Blutzuckermessungen vorgeschrieben. Langfristig nimmt die Zahl der Blutzuckermessungen aber auf jeden Fall ab, denn erfahrene CGM-Anwender vertrauen den angezeigten Messwerten in vielen Situationen.

▸ Wann der Blutzucker „trotz" CGM gemessen werden sollte (mit systemspezifischen Tipps): Kap. 13.9

E) Vorsicht bei der Korrektur hoher Glukosewerte

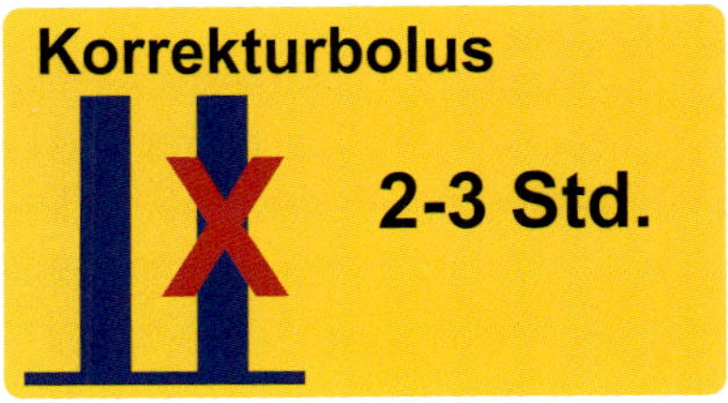

Zur Korrektur erhöhter Glukosewerte gelten auch mit CGM-Unterstützung die üblichen Regeln. CGM-Neulinge müssen der Verlockung widerstehen, auf rasche Glukoseanstiege, die sie bisher noch nie bemerkt haben, gleich mit Insulin zu reagieren. Blutzuckerspitzen nach den Mahlzeiten dürfen frühestens nach 2–3 Stunden vorsichtig korrigiert werden. Wiederholte Korrekturinsulingaben dürfen nur in Abständen von mindestens 2 Stunden erfolgen. (Ursachensuche nicht vergessen, ggf. Bolusrechner verwenden!).

▸ Korrekturbolus: Kap. 5.6; CGM-Beispiel zur Blutzuckerkorrektur: Kap. 15.5.7

F) Kalibrierung nur bei stabilem Blutzucker

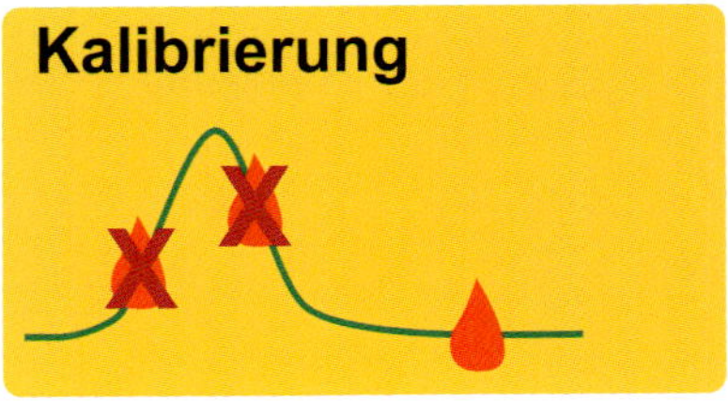

Einige CGM-Systeme sind herstellerseitig kalibriert, andere Systeme müssen vom Anwender ca. zweimal täglich mit Blutzuckermesswerten kalibriert werden (je nach Hersteller). Eine Kalibrierung sollte nur bei stabilem Glukosespiegel erfolgen, da ansonsten in der Folge dauerhaft falsche Glukosewerte angezeigt werden. Wenn der Blutzuckerspiegel gerade rasch steigt oder fällt, sollte eine Kalibrierung so lange hinausgezögert werden, bis sich die Glukosewerte wieder stabilisiert haben, selbst wenn dies zur Folge hat, dass vorübergehend keine Glukosewerte angezeigt werden.

▸ Alles Wissenswerte zur Kalibrierung (mit herstellerspezifischen Tipps): Kap. 13.8

13.2 Technische Einweisung in das CGM-System

Entsprechend den individuellen Gegebenheiten führt ein Außendienstmitarbeiter des Herstellers die technische Einweisung in die Bedienung des CGM-Systems durch. Manche Hersteller delegieren diese Aufgabe auch an freie Mitarbeiter oder einen Diabetesfachhändler. Ein Hersteller (Dexcom) bietet die technische Einweisung wahlweise auch in Form eines „Webinars" d. h. einer onlinebasierten Gruppenschulung an, was Vor- und Nachteile hat (kurzfristige Verfügbarkeit, keine Anreise erforderlich, Vermittlung der Inhalte ist eher theoretisch, kein so persönlicher Bezug zur Schulungsperson).

Folgende Schulungsinhalte sollte der Diabetiker im Anschluss problemlos beherrschen:

- Grundlegende Funktionsweise des CGM-Systems (siehe Kap. 11.2.1)
- Sensor, Sender/Transmitter und Empfänger identifizieren
- Batterie einlegen bzw. Akku laden, Datum und Uhrzeit einstellen
- Sender und Empfänger „verknüpfen", sodass sie eindeutig einander zugeordnet sind
- Vorgehen zur Initialisierung eines neuen Sensors und zur Kalibrierung
- Alarmgrenzen und Zielbereiche einstellen
- Diagramme und Statistiken abrufen

Praxis-Tipp: Nur den Sensor entsorgen

Auch sollte bekannt sein, welche Bestandteile des CGM-Systems Einmalartikel sind (Sensor) und welche wiederverwendet werden (Sender/Transmitter, Empfänger). Es kommt leider immer wieder vor, dass nach Ende der Sensorlaufzeit zusammen mit dem Sensor auch der Sender entsorgt wird – ein kostspieliges Missgeschick, denn einen neuen Sender zu kaufen, bedeutet eine ziemliche Investition.

13.3 Legen eines CGM-Sensors in Einzelschritten

Wo kann ein CGM-Sensor gelegt werden?

Bevorzugte Areale für einen CGM-Sensor sind der Bauch, die Rückseite des Oberarms, das obere Gesäß oder die Oberschenkel (oft bei Kleinkindern). Die Systeme sind für verschiedene Areale zugelassen. Wird der Sensor an anderen Stellen getragen, handelt es sich offiziell um einen „Off-Label-Use“, das heißt eine Verwendung entgegen der Zulassungsbestimmungen. Von den Herstellern sind folgende Areale vorgesehen:

- Abbott: Oberarm
- Dexcom: Bauch (Kinder und Jugendliche: zusätzlich oberes Gesäß)
- Medtronic: alle geeigneten Insertionsstellen
- Medtrum: Bauch, unterer Rücken, Oberarm
- Roche: Oberarm

Ziel ist ein hoher Tragekomfort bei gleichzeitiger Schonung der Areale, wo ein Insulinkatheter gelegt bzw. Insulin gespritzt werden kann. Auch die Applikation eines noch so kurzen oder feinen CGM-Sensors bedeutet eine minimale Läsion der Haut und des Unterhautfettgewebes. Im Vergleich zu Pen-Nadeln und Insulinkathetern sind die CGM-Sensoren bisher noch relativ dick. Bei regelmäßiger Verwendung derselben Stellen kann dort nicht nur die Sensorfunktion, sondern auch die Insulinaufnahme beeinträchtigt werden. CGM-Anwender sollten diesem Problem durch ein geeignetes „Rotationsschema“ oder – noch besser – durch die grundsätzliche Trennung zwischen CGM-Sensor- und Insulinkatheterarealen vorbeugen (z. B. CGM-Sensor am Oberarm mit Seitenwechsel bei jedem Sensor, Insulinkatheter am Bauch mit Rotation nach dem in Kap. 3.3.4 abgebildeten Schema).

Von Herstellerseite wird empfohlen, einen Mindestabstand von 5 cm zwischen Insulinkatheter und CGM-Sensor einzuhalten. Eine Insulininjektion mit Spritze oder Pen sollte nicht näher als 7,5 cm am CGM-Sensor erfolgen. Dadurch soll verhindert werden, dass die Messwerte durch lokal erhöhte Insulinspiegel verfälscht werden. Ob diese theoretischen Befürchtungen berechtigt sind, ist allerdings umstritten.

Im Folgenden wird Schritt für Schritt erklärt, wie ein CGM-Sensor gelegt und gestartet wird: (a) Abott-FreeStyle-Libre-2-Sensor, (b) Dexcom-G6-Sensor, (c) Medtronic-Guardian-Sensor-3 (640G/Guardian connect). Die Schritte 1 – 3 sind für alle Systeme gleich, die Schritte 4 – 6 unterscheiden sich je nach Sensormodell (Beispielkästen A bis C). Schritt 7 ist wieder für alle Sensoren identisch.

1. Hände waschen, Materialien vorbereiten

Zuerst müssen die Hände gründlich gewaschen (1) und alle benötigten Materialien auf einer sauberen Arbeitsfläche bereitgelegt werden (2):

- CGM-Sensor, ggf. Sensorträger, Sender/Transmitter, Empfänger
- Desinfektionsmittel
- Falls nötig: zusätzliches Klebematerial, Allergieblocker, Klebeverstärker, Mittel zur Reduktion der Schweißbildung

2. Desinfektion der Haut

Im nächsten Schritt wird die Einstichstelle mit einem geeigneten alkoholischen Hautdesinfektionsmittel desinfiziert (z. B. Cutasept®). Dabei in drei Schritten vorgehen: Als erstes zur Entfettung der Haut sprühen (3) und wischen (4) (das Pflaster hält dann besser), danach erneut Desinfektionsmittel auftragen (5) und die vom Hersteller empfohlene Einwirkzeit abwarten. Das Mittel muss komplett trocknen, denn ansonsten hält das Pflaster nicht so gut und es kommt eher zu Unverträglichkeitsreaktionen.

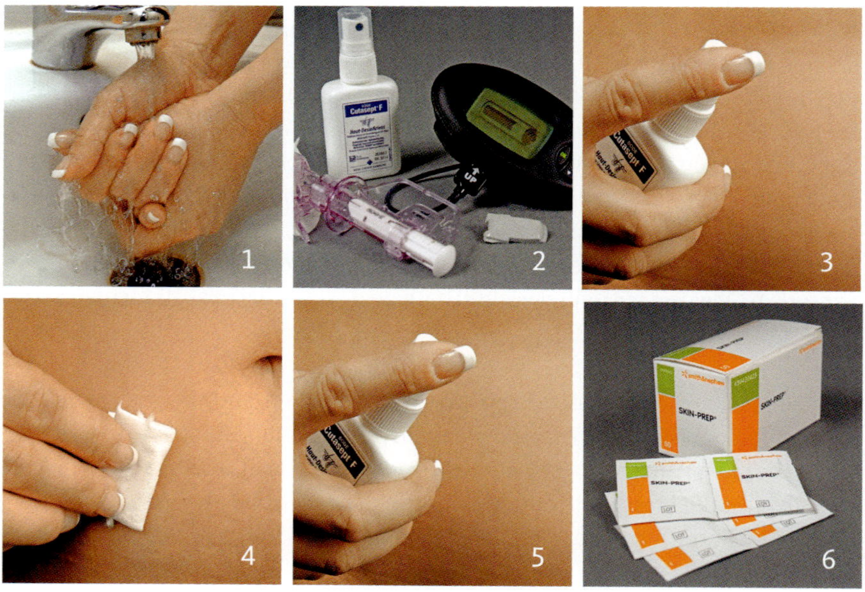

Anschließend werden, falls nötig, zusätzliche „Tricks“ wie Allergieblocker (6) oder Klebeverstärker aufgetragen (siehe Kap. 3.3.3 und 13.5).

- Wenn der CGM-Sensor nicht ausreichend gut klebt: Kap. 13.5
- Siehe auch Praxis-Tipp „Sauberes, aseptisches Legen eines Insulinkatheters“: Kap. 3.3.5

3. Sender und Empfänger vorbereiten

Reinigen und trocknen Sie den Sender bei jedem Sensorwechsel mit einem feuchten, fusselfreien Tuch. Vergewissern Sie sich, dass alle Kontaktpunkte sauber und trocken sind. Reinigen Sie auch den Empfänger mit einem feuchten, fusselfreien Tuch. (Vorsicht: Empfänger ist nicht wasserdicht!)

Vor Beginn einer neuen Sensorlaufzeit sollten Sie sicherstellen, dass alle Bestandteile des CGM-Systems über ausreichend Strom versorgen (angezeigte Leistung im Statusmenü):

- Ist der Akku noch ausreichend geladen? Fast alle Systeme verfügen über fest eingebaute Akkus: die Empfänger von Abbott, Dexcom und Medtronic (Guardian connect) und die Sender von Medtronic, Medtrum und Roche – und selbstverständlich das Mobiltelefon, falls es als Empfänger verwendet wird.
- Ist die Batterie noch ausreichend voll? Mit Wechselbatterien werden die Insulinpumpe Medtronic MiniMed 640G und der Empfänger von Medtrum betrieben.

Vergewissern Sie sich, dass Datum und Uhrzeit am Empfänger richtig eingestellt sind und dass im Empfänger die korrekte Sender-Identifikationsnummer hinterlegt ist. Wenn der Sender zum ersten Mal verwendet wird oder wenn er ausgetauscht wurde, muss die Verknüpfung mit dem Sender neu eingerichtet werden (manuelle Eingabe der Sender-ID-Nummer bzw. automatische Suche des Senders siehe entsprechende Kap. der Bedienungsanleitung des jeweiligen Systems). Legen Sie Sender und Empfänger nun für mindestens 5 Minuten nebeneinander, um sicherzustellen, dass sie miteinander kommunizieren. Eine funktionierende „Verbindung“ zwischen Sender und Empfänger ist an einem entsprechenden Symbol im Display des Empfängers zu erkennen.

Prüfen Sie das Ablaufdatum des Sensors, damit Sie keinen abgelaufenen Sensor verwenden. Ein Beispiel: 202005 oder 05/20 zeigt an, dass der Sensor ab Juni 2020 nicht mehr benutzt werden sollte.

Beispiel A: Abbott Freestyle Libre® 2 (gilt auch für Libre der 1. Generation)

4. Sensor vorbereiten

Sensor und Sensorapplikator müssen vor dem Sensorlegen zusammengesteckt werden:

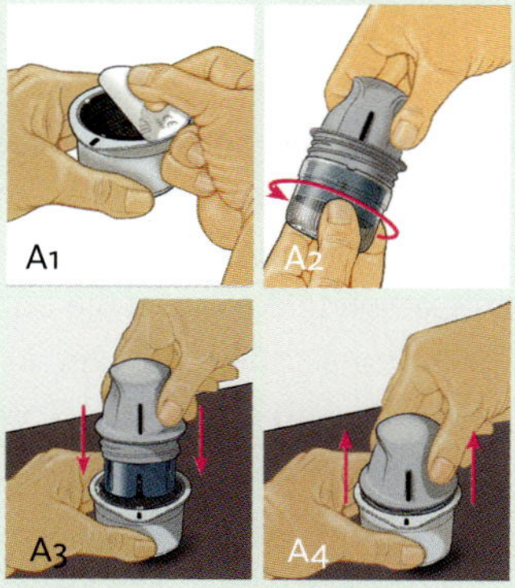

- Deckel von der Sensorpackung entfernen (A1) und Sensorpackung auf eine ebene Oberfläche stellen.
- Die Kappe des Sensorapplikators abdrehen (A2).
- Danach den Applikator so auf den Sensor setzen, dass die dunkle Markierung des Applikators an der dunklen Markierung auf der Sensorpackung ausgerichtet ist (A3).
- Den Applikator fest bis zum Anschlag in die Sensorpackung drücken (A4). Der Sensor ist nun vorbereitet.

5. Sensor einführen und Einführhilfe entfernen

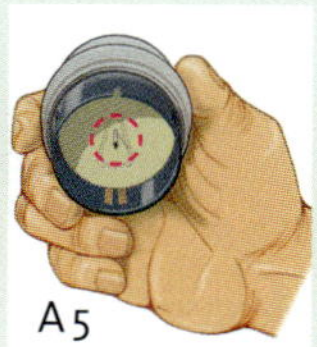

- Sensorapplikator senkrecht aus der Sensorpackung ziehen (A5).
- Sensorapplikator an der gewünschten Stelle auf der Haut ausrichten und dann fest auf die Haut drücken – dabei löst der Mechanismus aus und der Sensor wird automatisch gelegt (A6).
- Dann den Sensorapplikator vorsichtig senkrecht abziehen (A7) und entsorgen. Sensor sorgfältig andrücken, damit dieser möglichst gut klebt.

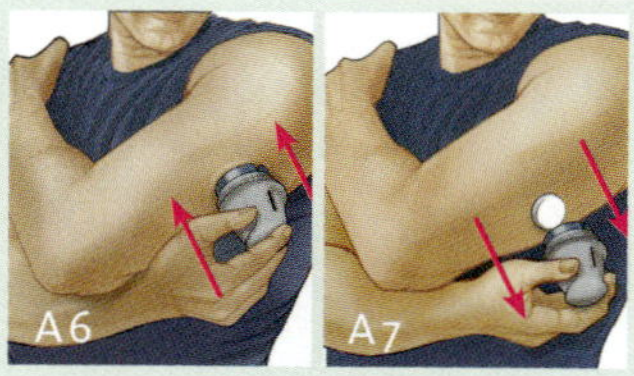

6. Sensor mit Empfänger verbinden (Initialisierung starten)

- Je nachdem, mit welchem Gerät die Alarme empfangen werden sollen, wird der Sensor mit dem Lesegerät oder der App gestartet (Menüpunkt „Neuen Sensor starten"):
  - **Start** des FreeStyle Libre 2 **mit dem Lesegerät**: Das Lesegerät gibt Alarme aus. Die App kann im nächsten Schritt mit dem Sensor verbunden werden und kann diesen auslesen, gibt aber keine Alarme aus.
  - **Start** des FreeStyle Libre 2 **mit der App**: Das Mobiltelefon gibt Alarme aus. Der Sensor kann nachträglich nicht mit dem Lesegerät verbunden werden, dieses gibt dann aber keine Alarme aus.
- Einmal scannen. Bei eingeschalteten Signaltönen erfolgt ein Bestätigungston – der neue Sensor wurde erfolgreich aktiviert, die ersten Glukosewerte werden nach 60 Minuten angezeigt.

Beispiel B: Dexcom-G6-Sensor

4. Sensor vorbereiten

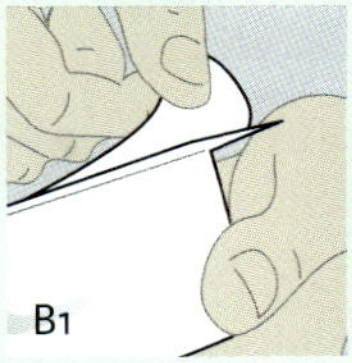

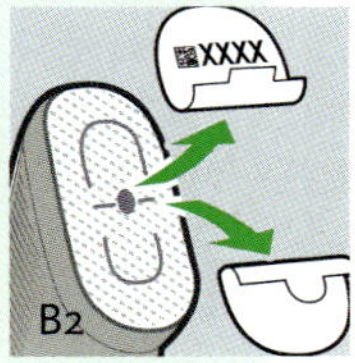

- Der Sensor ist bereits in die Einführhilfe integriert. Die Einführhilfe ist zur einmaligen Verwendung vorgesehen und wird anschließend entsorgt.
- Nach dem Herausnehmen aus der Packung (B1) die Schutzfolie abziehen, ohne die Klebefläche zu berühren (B2).
- Auf der Schutzfolie steht der vierstellige Sensorcode (XXXX), der später zur Aktivierung des Sensors benötigt wird. Notieren Sie den Sensorcode oder bewahren Sie die Schutzfolie auf.

5. Sensor einführen und Einführhilfe entfernen

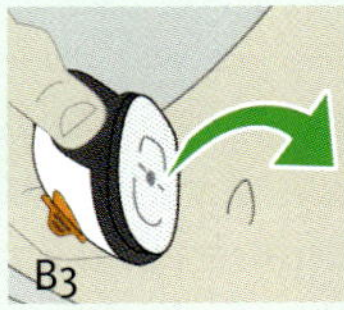

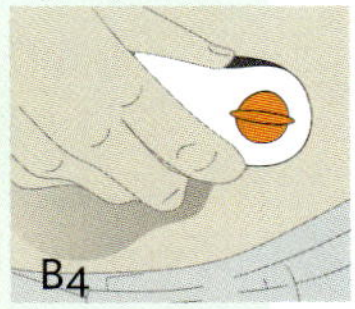

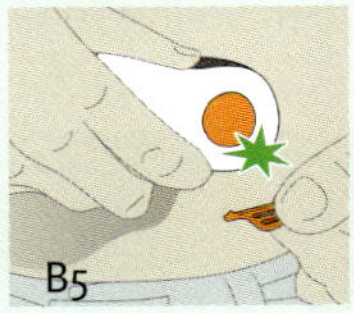

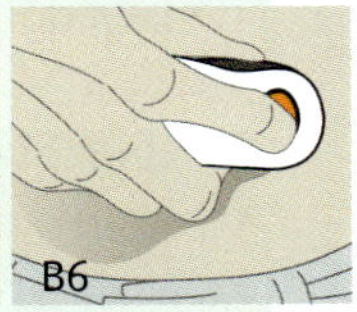

- Sensorapplikator aufsetzen und fest auf die Haut drücken (B3, B4).
- Mit der einen Hand den Applikator festhalten, mit der anderen Hand die orange Schutzsperre umbiegen und abbrechen (B5).
- Die Taste zum Auslösen des Sensors drücken (B6).
- Den Sensorapplikator vorsichtig nach oben abheben (B7) und entsorgen.

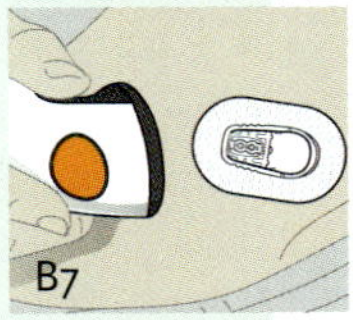

6. Sender = Transmitter aufsetzen und Sensor mit Empfänger verbinden (Initialisierung starten)

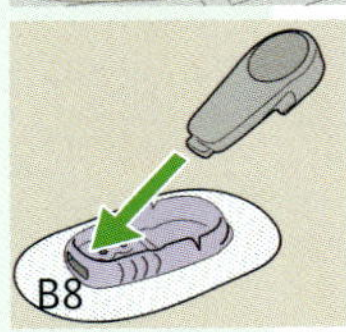

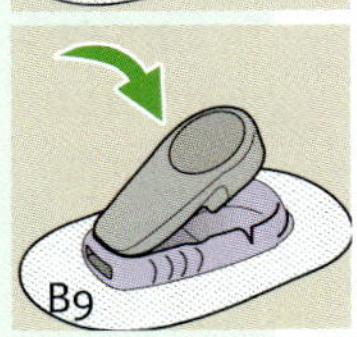

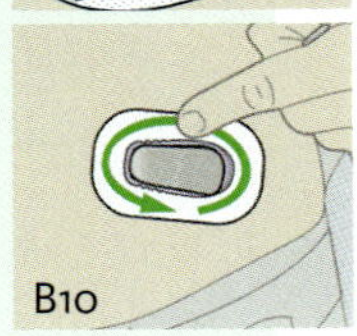

- Den mit einem Alkoholtuch gereinigten Transmitter in die Öffnung des Sensorhalters einführen (B8, grüner Pfeil) und danach einsetzen und fest andrücken (B9), dabei muss der Transmitter hörbar einrasten.
- Danach Pflaster und Sender überall fest andrücken, damit es gut hält, z. B. dreimal kreisförmig über das Pflaster reiben (B10), dabei ggf. Falten im Pflaster entfernen.
- Der Dexcom-G6-Sensor kann wahlweise ohne oder mit Kalibrierung verwendet werden:
  - **OHNE Kalibrierung**: Geben Sie den Sensorcode (s. o.) in den Empfänger/die App ein und starten Sie die Sensorsitzung.
  - **MIT Kalibrierung**: Wenn Sie den Sensorcode nicht eingeben, müssen Sie den G6 initial zweimal und dann einmal alle 12 Stunden mit einem Blutzuckerwert kalibrieren (siehe Kap. 13.9).
- Nach 2 Stunden gibt der neue Sensor Glukosewerte aus.

Beispiel C: Medtronic-Guardian™-Sensor-3 für MiniMed-640G-Insulinpumpe (gilt auch für Medtronic-Enlite™-Sensor für Guardian-Connect-System)

4. Sensor vorbereiten und Halteplatte aufkleben

- Der Sockel enthält den Sensor, die Einführhilfe wird „Serter" genannt.
- Den Sockel auf einer ebenen Fläche (Tisch) ablegen, dann den Serter auf den Sockel drücken, bis der untere Rand des Serters plan auf dem Tisch aufliegt (C1).
- Zum Trennen des Serters vom Sockel zwei Finger auf die Flügel des Sockels legen und den Serter langsam senkrecht nach oben abziehen (den Serter nicht freihändig in der Luft vom Sockel trennen, da dies den Sensor beschädigen könnte). Der Sensor verbleibt nun im Serter (C2).
- Die Basis des Serters bündig auf die Haut aufsetzen.

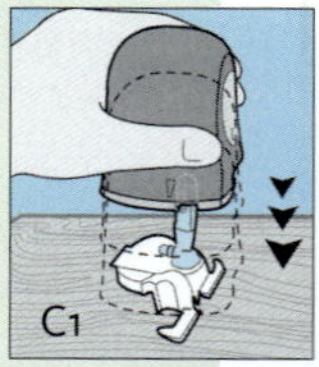
C1

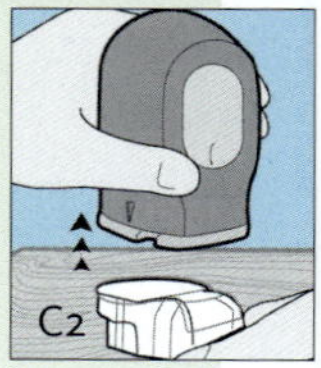
C2

5. Sensor einführen und Einführhilfe entfernen

- Knopf drücken und wieder loslassen, der Sensor ist nun gelegt. 5 Sekunden warten, damit die Klebeauflage fest auf der Haut haftet (C3).
- Knopf drücken, gedrückt halten und Serter von der Haut abheben (C4).
- Basis des Sensors gegen die Haut drücken. Einführnadel langsam senkrecht nach oben vom Sensor wegziehen (C5).
- Klebestreifen anheben, dabei den Sensor in Position halten. Untere Hälfte des Papiers vom Klebestreifen abziehen und Klebeauflage andrücken (C6).
- Anschließend den Sensor mit dem zusätzlichen Sensorpflaster fixieren. Das Pflaster darf dabei weder den Klebestreifen noch den Konnektor des Sensors abdecken (C7).

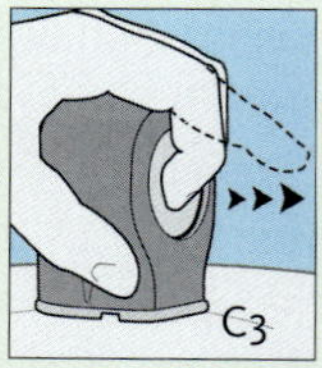
C3

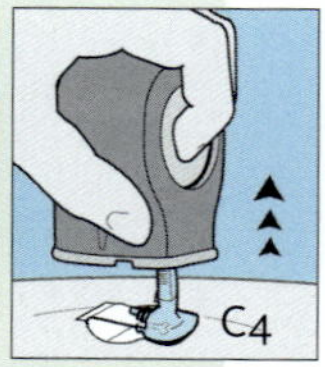
C4

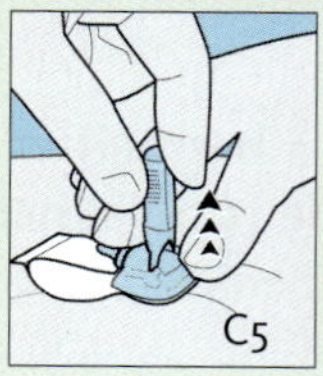
C5

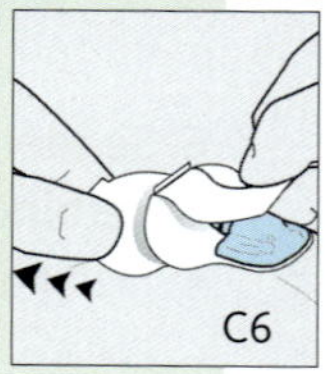
C6

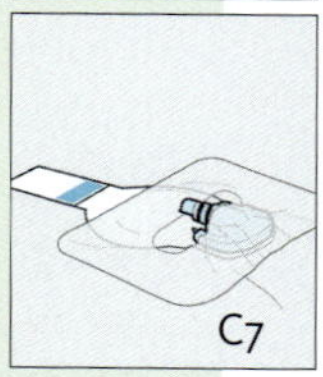
C7

6. Sender aufsetzen und Sensor mit Empfänger verbinden (Initialisierung starten)

- Transmitter (Sender) auf den Sensor stecken. Der Transmitter sollte vollständig aufgeladen sein (C8).
- Nun ist am Transmitter für kurze Zeit ein grünes Blinklicht zu sehen.
- Transmitter mit dem Klebestreifen des Sensors fixieren (C9).
- Am CGM-Empfänger gemäß Bedienungsanleitung die Initialisierung des neuen Sensors starten.

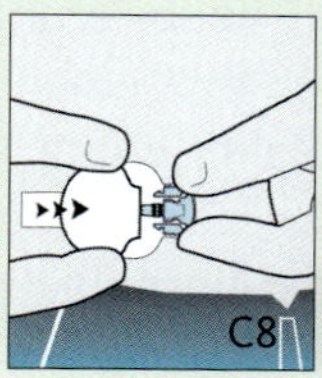
C8

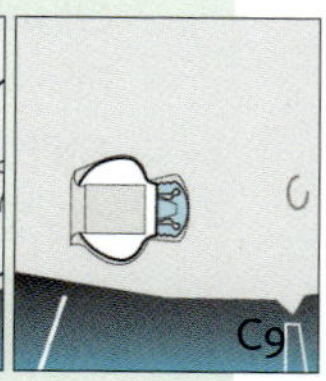
C9

7. Falls nötig: Zusätzliches Klebematerial

Das integrierte Sensorpflaster reicht zur Fixierung nicht immer aus, insbesondere in Zusammenhang mit Sport oder wenn der Sensor länger getragen werden soll als zugelassen. Um zu verhindern, dass sich der Sensor vorzeitig „verabschiedet", verwenden viele Anwender zusätzliches Klebematerial wie z. B. Fixomull® Stretch (weitere Tipps und Abb. siehe Kap. 13.5).

13.4 Liegedauer eines CGM-Sensors

Die Liegedauer eines CGM-Sensors hängt von einigen Faktoren ab. Zum einen gibt es die vom Hersteller angegebene Tragedauer, die nicht in jedem Einzelfall erreicht wird. Zum anderen bemühen sich Anwender aus verschiedenen Gründen, die Liegedauer auszureizen und nach Möglichkeit sogar zu „verlängern".

Wie lange darf ein CGM-Sensor gemäß Zulassung verwendet werden?

Bei den auf dem deutschen Markt erhältlichen CGM-Systemen endet die zugelassene Liegedauer bei den weitverbreiteten Elektrodensensoren nach 6 bis 14 Tagen, bei dem implantierbaren Langzeitsensor nach maximal 180 Tagen (siehe Tab. 7). Während dieser Zeitspanne ist ein ausreichendes Messsignal zu erwarten und es kommt nur in Ausnahmefällen zu Hautproblemen oder Infektionen.

CGM-System	zugelassene Liegedauer
Abbott FreeStyle Libre und Libre 2	14 Tage
Dexcom G5	7 Tage
Dexcom G6	10 Tage
Medtronic-Enlite-Sensor	6 Tage
Medtronic-Guardian-Sensor-3	7 Tage
Medtrum-A6-TouchCare-CGM-Sensor	6 Tage
Roche Eversense XL	bis zu 180 Tage

Tab. 7: Zugelassene Liegedauer der in Deutschland verfügbaren CGM-Systeme (Stand Herbst 2019)

Wann muss ein CGM-Sensor vorzeitig gewechselt werden?

Bei den aktuellen Sensoren kommt es selten zu Beschwerden an der Einstichstelle wie z. B. Schmerzen oder Lähmungserscheinungen, Schwellung, Rötung oder Überwärmung. Wenn solche Symptome jedoch auftreten sollten, muss der Sensor natürlich sofort entfernt werden, auch wenn die zugelassene Liegedauer noch nicht erreicht ist. Allerdings kommt es häufiger vor, dass die Messgenauigkeit des Sensors unzureichend ist und der Sensor aus diesem Grund vorzeitig gewechselt werden muss. Besonders gegen Ende der regulären Sensor-Laufzeit passiert es immer wieder, dass das anfangs zuverlässige Messsignal stark abfällt oder instabil wird (sehr kurzfristige Auf- und Abbewegungen, „zackeln"), ohne dass diesen Tendenzen reale Blutzuckerschwankungen zugrunde liegen. Wenn ein Sensor von Beginn an ungenaue Werte anzeigt, kann die Ursache eine ungünstige Sensorstelle sein oder es traten Probleme beim Sensorlegen auf. Auch einzelne Sensor-Chargen, d. h. komplette Lieferbestände, können „schlechter" messen als gewohnt, z. B. infolge von Lagerungs- oder Transportschäden (Temperatur?). Misst ein Sensor so ungenau, dass er nicht mehr kalibrierbar ist (Fehlermeldung des Systems), oder weicht der angezeigte Wert im Mittel um deutlich mehr als 10 – 15 Prozent vom Blutzucker ab, sollte der Sensor vorzeitig gewechselt werden.

▶ Mehr Information über die Messgenauigkeit und ihre Bedeutung: Siehe Kap. 12.4.

Ein weiteres nicht seltenes Problem sind Pflaster- und Klebeprobleme, die dazu führen können, dass der Sensor schlecht hält oder sogar abfällt. Zu verschieden sind die Hauttypen der Anwender, als dass ein Pflaster bei allen Diabetikern optimal halten könnte. Ganz zu schweigen von Härtetests wie schweißtreibenden sportlichen Aktivitäten oder Saunabesuchen oder mechanischen Dauerbelastungen wie z. B. Scheuern am Sensor beim Tragen von Umzugskisten bei am Bauch liegendem Sensor.

▶ Optimale Fixierung von CGM-Sensor und -Sender: Siehe Kap. 13.5.

Wie kann man die fehlenden CGM-Tage „retten", wenn der Sensor vorzeitig schlappmacht?

Muss ein CGM-Sensor vor Ende der zugelassenen Liegedauer gewechselt werden, entsteht leider ein Problem mit der Sensorversorgung: Jeder vorzeitige Wechsel zieht am Ende des Versorgungs- oder Lieferzeitraums Tage ohne CGM nach sich, da die teuren Sensoren meist ganz genau abgezählt geliefert werden.

Hält ein 6-Tages-Sensor z. B. jedes zweite Mal nur 5 Tage lang, sodass er vorzeitig gewechselt werden muss, fehlt im Durchschnitt einer von 12 CGM-Tagen, d. h. in einem Jahr würde ein gesamter Monat an Sensor-Versorgung fehlen! Falls Sie nicht am Ende des Jahres einen Monat lang Blutzucker messen oder einige Sensoren selbst zukaufen möchten, sollten Sie alle vorzeitig „verendeten" Sensoren konsequent beim Hersteller reklamieren.

Wenden Sie sich über die Hotline oder per E-Mail an den CGM-Hersteller:

- Berichten Sie das Problem und verlangen Sie einen Ersatzsensor.
- Hierfür werden Sie wahrscheinlich die Seriennummer des defekten Sensors benötigen. Es empfiehlt sich daher, diese Daten von jedem gelegten Sensor mindestens bis zum nächsten Sensorwechsel aufzubewahren. Dokumentieren Sie genau, welchen Sensor Sie von wann bis wann getragen haben und auf welche Art er sich vorzeitig verabschiedet hat.
- Bei glaubhaft vorgetragenen Anliegen versenden die CGM-Hersteller in der Regel kostenfreien Ersatz (was sie auch müssen, denn die Krankenkasse bezahlt in der Regel für einen Versorgungszeitraum und nicht für eine bestimmte Anzahl an Sensoren).
- Falls der Hersteller keinen Ersatz liefern möchte, informieren Sie am besten Ihre Krankenkasse, das beschleunigt die Problemlösung ungemein.

Indem Sie defekte Sensoren reklamieren, tun Sie sogar noch etwas Gutes: Die Hersteller erfahren von Problemen mit ihren Sensoren und bemühen sich um Produktverbesserungen, wenn entsprechend viele Anwender über dieselben Punkte klagen.

Können CGM-Sensoren auch länger verwendet werden als zugelassen?

Zwar raten die Hersteller offiziell davon ab, doch können viele Anwender der Verlockung nicht widerstehen, die Sensoren so lange wie möglich zu verwenden (hierbei handelt es sich um einen sogenannten „Off-Label-Use"). Bevor die Krankenkassen die Kosten für CGM-Systeme im größeren Stil übernahmen, bezahlten viele Patienten ihre CGM-Sensoren selbst, sodass jeder verlängerte Tag in der Haushaltskasse zu spüren war. Heute hat die Motivation, die Sensoren „zu verlängern", aufgrund der besseren Kostenübernahme-Situation stark nachgelassen.

Doch auch heute noch können alle CGM-Systeme überlistet werden, um die Sensoren länger zu verwenden als zugelassen – vorausgesetzt das Pflaster hält, und das Messsignal ist noch ausreichend.

Inoffizielle „Lehrvideos" zum mehr oder weniger komplizierten Verlängern von CGM-Sensoren sind z. B. auf der Video-Plattform YouTube rasch für alle Sensortypen zu finden. Vonseiten der Hersteller besteht für Probleme während der Nachspielzeit natürlich keinerlei Garantie oder Haftung mehr. Das Risiko trägt alleine der Anwender.

13.5 Fixierung von CGM-Sensor und -Sender*

*An diesem Kapitel hat Rosi Lohr, Diabetesberaterin an der LMU München, mitgearbeitet.

Jeder CGM-Sensor verfügt über eine integrierte Klebefläche, die ihn für die gesamte Liegedauer (je nach System 6 – 14 Tage, siehe Kap. 13.4) zuverlässig auf der Haut befestigen soll. Je länger die Liegedauer eines Sensors ist, desto wahrscheinlicher sind Probleme mit den Klebeeigenschaften des Pflasters. Man treibt Sport, geht schwimmen, schwitzt im Sommer bei hohen Temperaturen oder bleibt am Türrahmen hängen. Dann kann sich der Sensor lösen, obwohl die vorgesehene Liegedauer noch nicht erreicht ist.

Klebeeigenschaften der CGM-Sensoren

Wie gut das Klebematerial im Einzelfall hält, hängt vor allem davon ab, wie gut es zum individuellen Hauttyp „passt" – genau wie bei den Insulinkathetern (siehe Kap. 3.3.3). Zu diesem Thema ergab sich bei einem CGM-Stammtisch (Berlin, März 2010) eine interessante Diskussion, nachdem der Hersteller Abbott das Pflaster seines Sensorträgers gewechselt hatte. Drei der sechs anwesenden Navigator-Anwender waren hochzufrieden mit der Umstellung und gaben an, seither kein zusätzliches Klebematerial mehr zu benötigen. Die übrigen drei berichteten genau das Gegenteil: Sie mussten, was bei ihnen zuvor nicht nötig war, ihre Sensoren seither zusätzlich fixieren!

Auch die Größe der Klebefläche im Verhältnis zum Sender spielt eine Rolle. Die integrierten Pflaster der Dexcom- und Medtrum-Sensoren sind relativ groß und sorgen meist für ausreichende Sicherheit im Alltag. Das Pflaster des Abbott-Sensors ist zwar kleiner und überragt den Sender kaum, jedoch ist dieser so flach, dass es auch hier erstaunlich wenige Probleme gibt. Das Pflaster der Medtronic-Sensoren ist dagegen knapp bemessen und der Transmitter (Sender) steht leicht ab, sodass die Gefahr des versehentlichen Herausreißens erhöht ist. Daher empfiehlt Medtronic generell eine zusätzliche Fixierung seiner Sensoren.

13.5.1 Tipps bei unzureichenden Klebeeigenschaften

Was tun, wenn der CGM-Sensor nicht ausreichend gut klebt? Bitte nicht verzweifeln, denn es gibt eine Menge kleiner Tipps und Hilfestellungen für dieses häufige Problem:

A) Entfettung der Haut

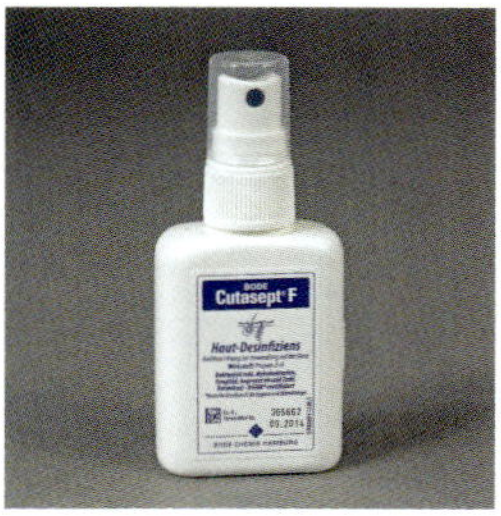

Die häufigste Ursache dafür, dass sich der CGM-Sensor vorzeitig von der Haut ablöst, ist eine nicht ausreichende Entfettung der Haut. Zur Entfettung ist ein alkoholisches Desinfektionsmittel erforderlich (ohne rückfettende Eigenschaften, z. B. Cutasept®). Es wird nach dem ersten Einsprühen abgewischt (unsteril), bevor es zur eigentlichen Desinfektion erneut aufgesprüht wird (beim 2. Mal die Herstellerangaben zur Einwirkzeit beachten). Weitere Tipps zu diesem Thema finden Sie in Kap. 3.3.7, Punkt B.

B) Zusätzliches Klebematerial

Wie bereits geschildert, benötigen zahlreiche CGM-Anwender zusätzliches Klebematerial, damit das Pflaster (und damit der ganze Sensor) nicht vor Ende der regulären Laufzeit „schlapp macht" (siehe Kap. Fotos). Eine Übersicht über die verfügbaren Klebematerialien finden Sie in Kap. 3.3.3. Hat man das individuell passende Material gefunden, hält der Sensor auch unter widrigsten Bedingungen bombenfest, z. B. bei schweißtreibenden Aktivitäten oder beim Schwimmen. Viele körperlich aktive CGM-Träger machen gute Erfahrungen mit hypoallergenem Klebevlies (z. B. Fixomull Stretch®). Noch bessere Klebeeigenschaften hat Kinesiotape, das aus dem Physiotherapiebereich kommt und in verschiedensten Ausführungen angeboten wird. Das Tape kann selbst zugeschnitten oder fertig konfektioniert gekauft werden.

- Einige CGM-Hersteller bieten passendes zusätzliches Klebematerial an, z. B. Medtronic (wird mit Sensoren mitgeliefert) oder Dexcom („Dexcom Overpatch").
- Weitere verfügbare Klebematerialien: Siehe Kap. 3.3.3.
- Zahlreiche Internet-Shops bieten vorgefertigtes Tape-Material für alle Sensortypen an: Siehe Kap. 3.2.

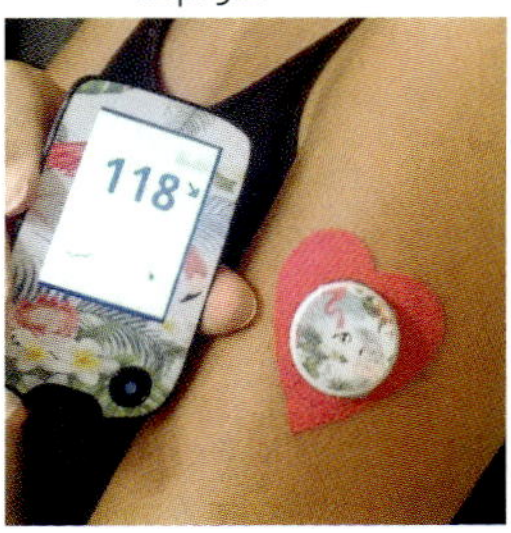

Kinesiotape hält sehr gut und ist passend für viele Sensoren erhältlich (z. B. https://zuckerschmuck.com).

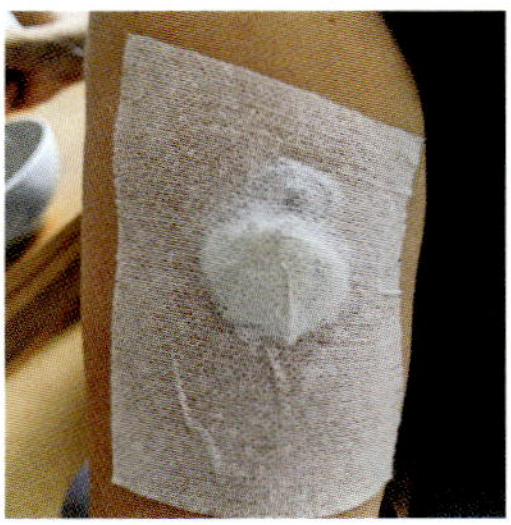

Fixomull Stretch® ist hypoallergen, klebt jedoch nicht so bombenfest wie Kinesiotape.

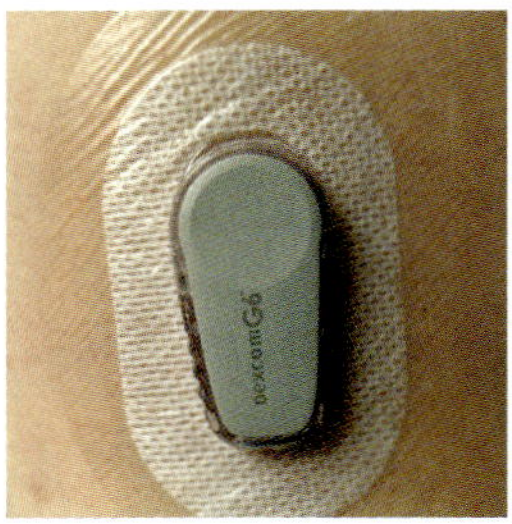

Wasserdichtes und „atmungsaktives" Folienpflaster ist unauffällig, löst sich aber teils bei schweißtreibenden Aktivitäten.

Praxis-Tipp: Fixierpflaster selbst passend zuschneiden

Zur zusätzlichen Fixierung von CGM-Sensoren kann man z. B. preisgünstiges Kinesiotape von der Rolle einfach selbst zuschneiden: passende Länge Kinesiotape abschneiden, Kanten abrunden, Tape falten, Kontur des Sensors ausschneiden (dafür kann man sich auch eine Schablone basteln). Fertig!

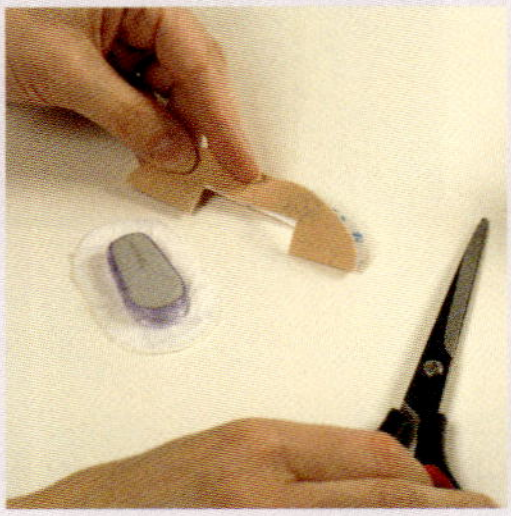

Fotos: DiaShop

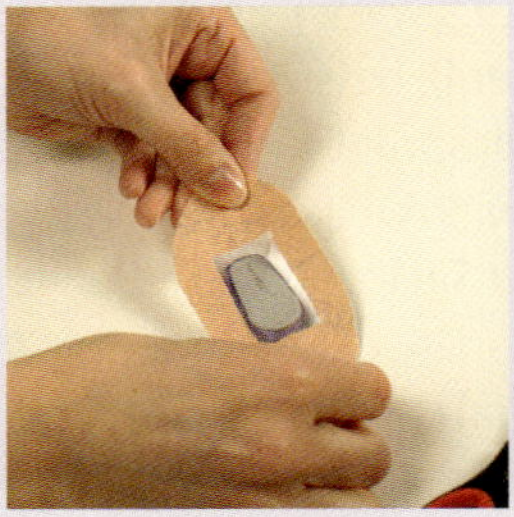

Fotos: DiaShop

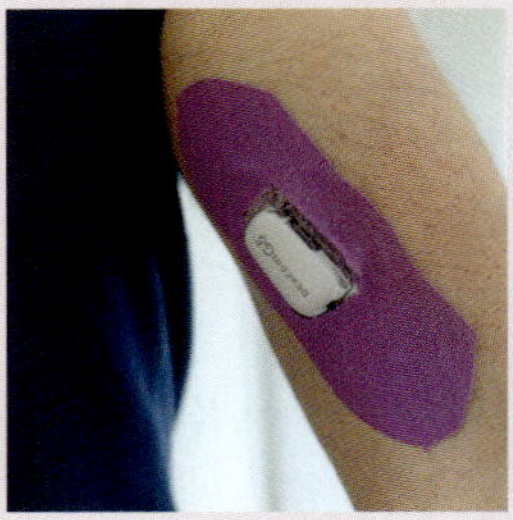

C) Zusätzliche mechanische Stabilisierung

Was tun, wenn zusätzliches Klebematerial nicht ausreicht oder wegen Unverträglichkeiten nicht anwendbar ist? In diesem Fall sollte der Sensor von außen mechanisch gestützt/zusätzlich gehalten werden. Besonders gut funktioniert das, wenn der Sensor am Arm getragen wird: Mit selbsthaftender und elastischer Bandage (z. B. „Autsch&go", klebt nur auf sich selbst) kann der komplette Sensor überwickelt werden – das hält selbst bei sportlichen Aktivitäten. Auch sind für die meisten Sensoren spezielle Fixierbänder erhältlich, die den Sensor fest in Position halten sollen (siehe Fotos, Bezugsquellen siehe Tabelle in Kap. 3.2).

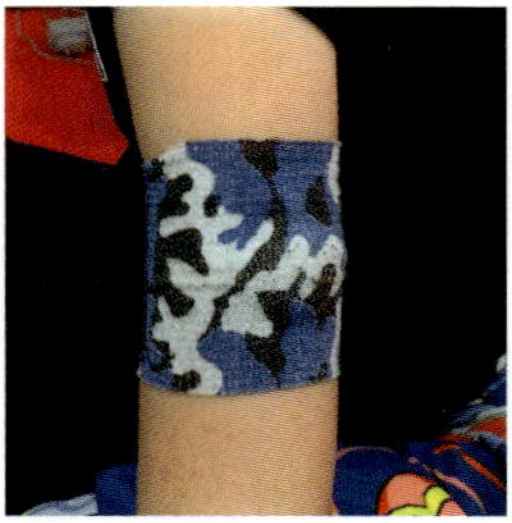

Selbsthaftende Autsch&go Bandage über dem Abbott-FreeStyle-Libre-Sensor

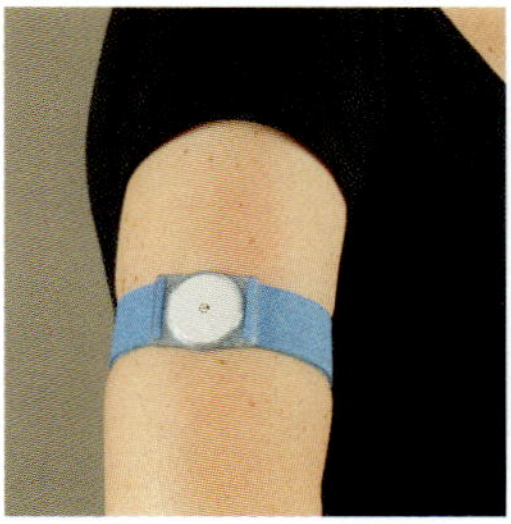

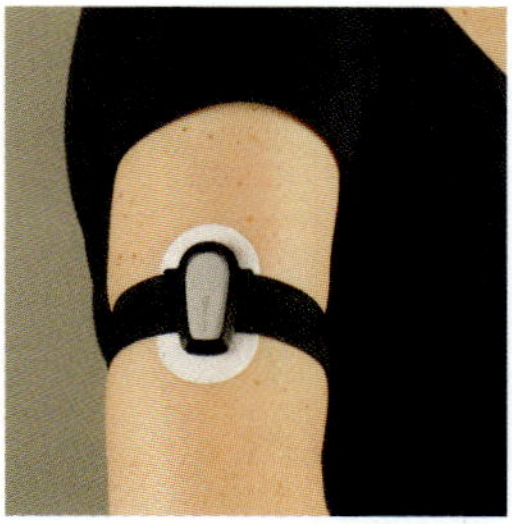

Fotos mitte und rechts: DiaShop

Fixierbänder zur mechanischen Stabilisierung sind für die meisten Sensoren erhältlich.

D) Vorbereitung der Haut mit speziellen Lösungen

Löst sich ein CGM-Sensor immer wieder vorzeitig, obwohl die Haut sorgfältig entfettet und zusätzliches Klebematerial verwendet wurde (verschiedene Hersteller ausprobieren!), kommen spezielle Sprays bzw. Lösungen zum Einsatz. Die Produkte werden meist auf die bereits desinfizierte Haut aufgetragen. Die Wirksamkeit unterliegt auch hier individuellen Schwankungen, sodass verschiedene Produkte ausprobiert werden sollten. Einige Beispiele:

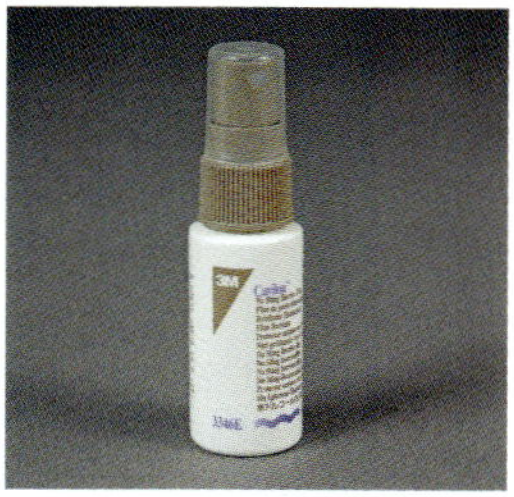

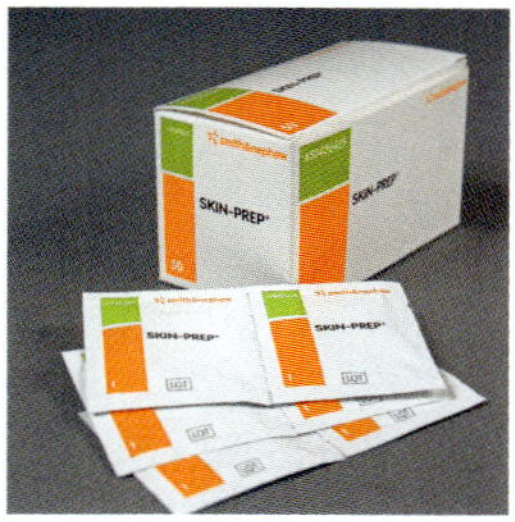

- Cavilon® ist ein hypoallergenes Spray, das einen dünnen Film zum Hautschutz erzeugt. Bei vielen Anwendern verbessern sich dadurch auch die Klebeeigenschaften. Zunächst muss die Haut wie gewohnt desinfiziert werden, dann das Hautschutz-Spray aus 10 bis 15 cm Entfernung aufsprühen und gut trocknen lassen.
- Hautschutztücher wie Skin-Prep® erfüllen den gleichen Zweck. Bei der Anwendung muss man darauf achten, den desinfizierten Hautbereich nicht aus Versehen mit den Fingern zu berühren.
- Skin Tac® (Tücher), Mastisol® (Flüssigkeit) und Torbot Bonding Cement® (Flüssigkeit oder Creme) wurden speziell zur Klebeverstärkung entwickelt. Wenn sich bei einem liegenden Sensor die Pflasterränder ablösen, kann Mastisol® auch nachträglich aufgetragen werden. Die Produkte sind auf dem US-amerikanischen Markt erhältlich und problemlos über das Internet zu beziehen.

13.5.2 Tipps bei Hautproblemen und Pflasterallergien

Die meisten Anwender haben kaum Hautprobleme mit den Glukosesensoren. Unverträglichkeiten oder Allergien sind zwar relativ selten, können aber bei dauerhafter Anwendung zum echten Problem werden. Mögliche Hautprobleme sind z. B.:[31]

- **Irritationsdermatitis:** Die Beschwerden sind nicht kontinuierlich und evtl. abhängig von der Lokalisation, Schweißbildung oder Reibung. Typische Beschwerden sind Rötung und Juckreiz.
- **„Echte“ Kontaktallergie:** deutlich seltener, Beschwerden meist erstmalig nach Wochen oder Monaten mit Rötung und unerträglichem Juckreiz, teils mit Papeln. Die Sensibilisierung ist lebenslang und lokalisationsunabhängig. Selten kommen

Kreuzallergien zu anderen Pflastern vor, z. B. zu bisher problemlos vertragenen Pumpenkatheter-Pflastern.

- **Hypo- oder Hyperpigmentierung:** Selten hinterlassen die Sensorpflaster einen helleren oder dunkleren „Abdruck" auf der Haut, der monatelang anhalten kann.

Alle beteiligten Elemente können ursächlich für die Hautprobleme sein: Desinfektionsmittel, Sensorpflaster, Kunststoffgehäuse des Sensors, Sensorfaden und Zwischenklebeschicht. Für allergische Reaktionen besonders im Verdacht stehen Akrylharze, die häufig in den Klebstoffen enthaltenen sind. Die sogenannten Akrylate sind bei Pflasterherstellern beliebt, weil sie preisgünstig sind und sehr gut kleben. Akrylate können außerdem während der Fertigung des Sensors entstehen, z. B. wenn die Sensorplatte auf das Sensorpflaster thermisch „aufgeschweißt" wird.

Eine gewisse Häufung von Kontaktallergien scheint es beim Abbott FreeStyle Libre zu geben[32], die anderen CGM-Sensoren sind seltener betroffen. In letzter Zeit entwickelt sich vonseiten der Hersteller ein Bewusstsein für die Allergieproblematik, sodass Rezepturen und Herstellungsprozesse hinterfragt werden.

Die Ursachensuche bei Kontaktallergien ist dennoch schwierig, denn die Hersteller müssen die in medizinischen Geräten verwendeten Materialien nicht deklarieren. Nur wirklich interessierte und spezialisierte Hautärzte können hier mit speziellen Testverfahren weiterhelfen.

Was also tun? Aus pragmatischer Sicht können bei Unverträglichkeit des Sensors verschiedene Maßnahmen empfohlen werden:

A) Desinfektion optimieren

Verursacht das **Desinfektionsmittel** die Unverträglichkeit, sollte strikt darauf geachtet werden, dass es nach der Anwendung komplett trocknet, ggf. unter Zuhilfenahme eines Föhns, denn meist ist eine zu kurze Trockenphase für die Unverträglichkeit verantwortlich und nicht das Mittel als solches. Kommt es dennoch zu einer Hautreaktion, sollte zunächst der Hersteller gewechselt werden. Auch Alkoholtupfer sind eine gute Option (zudem können sie unterwegs gut mitgenommen werden). Die allerletzte Möglichkeit ist alkoholfreies Desinfektionsmittel (z. B. Octenisept®). Das ist jedoch wirklich nur eine Notlösung, denn ohne die alkoholische Komponente wird die Haut nicht entfettet. Ohne Entfettung haftet das Klebematerial nicht so gut, sodass der Sensor frühzeitig herausrutschen kann.

B) Barrieremethoden/„Sandwich-Technik" versuchen

Sind das integrierte Sensorpflaster oder Bestandteile des Sensors/Senders für die Unverträglichkeit verantwortlich, sind spezielle Tricks nötig, denn das herstellereigene Klebematerial kann nicht ausgetauscht werden.

- **Hautschutz-Sprays:** Teilweise können Hautschutz-Sprays (siehe Kap. 13.5.1) wie z. B. Cavilon® oder Skin-Prep® helfen, die nach der Desinfektion auf die Haut aufgetragen werden. Sie bilden eine dünne Trennschicht, sodass ein direkter Hautkontakt zunächst vermieden wird. Bei einer „echten" Kontaktallergie reicht diese Barriere jedoch häufig nicht aus, da die allergenen Substanzen mit der Zeit durch die Trennschicht diffundieren und die Haut erreichen können.
- **„Sandwich-Technik":** Eine größere Barriere kann man schaffen, indem man ein spezielles Pflaster unter den Sensor klebt. Die Technik erfordert etwas Übung und ggf. die Hilfe eines Partners. Für die „Sandwich-Technik" eignen sich akrylatfreie, hypoallergene Pflaster in verschiedenen Stärken (dünn: z. B. Fixomull®, Askina®, Mepitac®; dicker: z. B. Biatain®, Eakin Surround®).

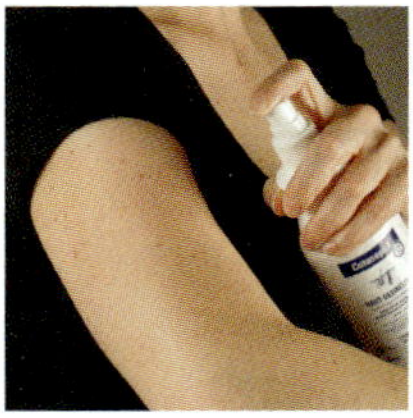

1. Zunächst die Haut desinfizieren und gut trocknen lassen.

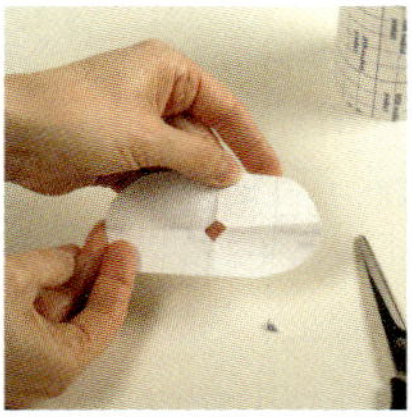

2. Das Hautschutzpflaster zweimal falten und an der Ecke die Spitze abschneiden, sodass ein kleines Loch entsteht.

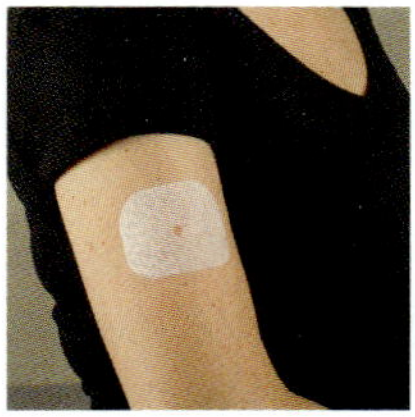

3. Pflaster aufkleben, ohne dabei die desinfizierte Einführungsstelle zu berühren.

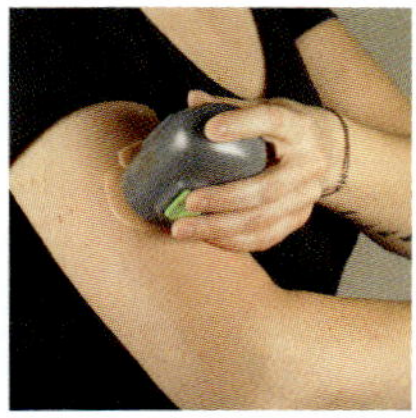

4. Die Einführhilfe des Sensors muss so angesetzt werden, dass das Loch getroffen wird.

Fotos: DiaShop

C) Sensorhersteller wechseln

Wenn die genannten Maßnahmen nicht helfen, sollten Sie gemeinsam mit dem Diabetesteam nach Alternativen suchen. Ein Wechsel des Sensor-Systems bedeutet leider stets Diskussionen mit der Krankenkasse: Es muss ein schriftlicher Antrag gestellt werden; dieser sollte bei laufender Kostenübernahme für ein anderes Sensorsystem extrem gut begründet sein. Hilfreich ist hier vor allem eine ausführlich dermatologische (hautärztliche) Stellungnahme mit Schilderung der bereits unternommenen Therapieversuche.

Welches alternative Sensorsystem sollte bei einer Kontaktallergie gewählt werden? Wünschenswert, aber oft nicht umsetzbar ist eine Probephase mit dem neuen CGM-System. Am wenigsten Allergieprobleme werden vom Eversense-XL-System (Roche) berichtet. Bei dem implantierbaren Langzeit-Sensor wird das Transmitterpflaster täglich gewechselt, und ein sehr gut hautverträgliches Silikon-Pflaster ist verfügbar (wohl akrylatfrei).

13.6 Tragemöglichkeiten des CGM-Empfängers, Apps und Smartwatches

Die Insulinpumpen Medtronic Minimed 640G® und Medtrum A6 TouchCare® sind gleichzeitig auch CGM-Empfänger. Die übrigen Systeme (Abbott Freestyle Libre 1 und 2®, Dexcom G6®, Medtronic Guardian Connect®, Roche Eversense XL, optional auch Medtrum A6 Touch Care®) bestehen unabhängig von einer Insulinpumpe, wobei der „zusätzliche" CGM-Empfänger ungefähr so groß ist wie ein kleines Mobiltelefon. Der Empfänger des Freestyle Libre 1 und 2® ist gleichzeitig auch ein Blutzucker- und Blutketonmessgerät.

Viele CGM-Nutzer schätzen und nutzen die Möglichkeit, alternativ das Smartphone oder iPhone als CGM-Empfänger zu verwenden, was bei den meisten aktuellen Systemen mittels herstellerspezifischer Apps möglich ist. Teils ist auch eine Anzeige auf einer Smartwatch (digitale Armbanduhr) möglich. Es ist sehr komfortabel, in allen Lebenslagen mit einem schnellen und unauffälligen Blick auf die Uhr den Glukosewert und die -tendenz ablesen zu können.

▸ Empfänger und verfügbare Apps für die verschiedenen CGM-Systeme: Siehe Kap. 12.3.2.

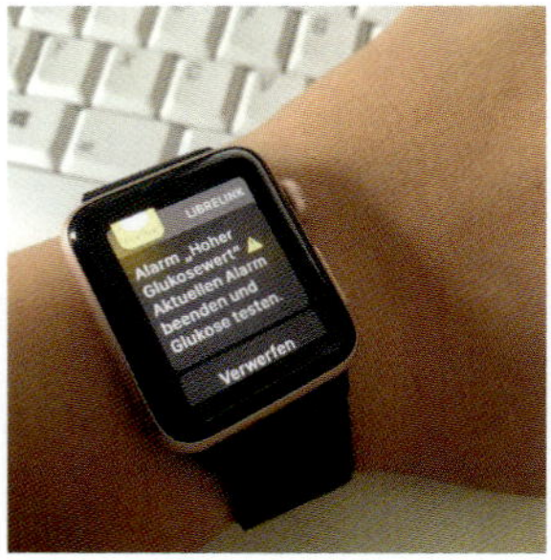
Alarm „Hoher Glukosewert" Aktuellen Alarm beenden und Glukose testen.
Verwerfen

Die meisten neuen CGM-Systeme bieten eine Vielfalt an Empfangsgeräten (Originalempfänger, Smartphone, Smartwatch).

Noch ein Gerät rumschleppen – muss das sein?

Der moderne Diabetiker braucht inzwischen, um im Alltag überlebensfähig zu sein: Handy, ggf. Diensthandy, Insulinpumpe, Blutzuckermessgerät, Ketonteststreifen und Not-BE. Obwohl auch die Pumpe die Funktion eines CGM-Empfängers erfüllen kann, ist ein unabhängiger Empfänger dennoch nicht immer unnötiger Ballast. Ein zusätzliches Gerät kann sogar von großem Vorteil sein. Einige Beispiele:

- **Für Frauen:** Wird die Insulinpumpe unterhalb der Kleidung oder im BH getragen, kann ein Blick aufs Display großes Aufsehen erregen, insbesondere von männlicher Seite. Diskreter ist in diesem Fall ein extra CGM-Empfänger oder die Nutzung der Smartphone-App. So kann der CGM-Wert jederzeit unauffällig abgelesen werden, und ohne Handy geht „frau" sowieso nicht mehr aus dem Haus.
- **Autofahrer:** Es erhöht nicht unbedingt die Verkehrssicherheit, wenn der Fahrer bei 130 km/h versucht, seine Insulinpumpe aus der Hosentasche zu pulen, um den aktuellen Glukosewert zu erfahren. Auch kommt es dabei leicht zu ungewollten „Verwicklungen" des Insulinkatheters, z. B. mit dem Schalthebel oder dem Sicherheitsgurt. Sehr praktisch ist in diesem Fall z. B. die Nutzung einer Smart-

watch, denn die bleibt mit der Hand am Lenkrad immer im Blickfeld. Alternativ kann das Handy mit der CGM-App dem Beifahrer „zur Pflege“ überlassen werden.

- **Am Arbeitsplatz:** Ein unabhängiger CGM-Empfänger kann z. B. auf dem Schreibtisch abgelegt werden, so behält der CGM-Nutzer seine CGM-Trends immer im Blick. Manchen Arbeitnehmern ist die Handynutzung am Arbeitsplatz nicht gestattet, aber für ein separates medizinisches Gerät wird es immer eine Ausnahmegenehmigung geben.
- **Für Sportler:** Wenn die Insulinpumpe z. B. beim Radfahren hinten im Radtrikot verstaut ist, ist einiges fahrtechnische Geschick erforderlich, um diese regelmäßig ins Blickfeld zu befördern und um sie anschließend wieder zu verstauen. Besser ist in diesem Fall ein extra CGM-Empfänger oder die Nutzung des Smartphones als Empfänger. Beides kann man z. B. mit einer speziellen Halterung am Lenker befestigen. Gerade im Smartphone-Bereich ist das Angebot an Taschen und Tragevarianten sehr groß. Für alle Aktivitäten (wasserdicht, stoßfest etc.) wird der Sportler die richtige Aufbewahrungsmöglichkeit finden.
- **Für Kleinkinder:** Mit einem von der Insulinpumpe unabhängigen CGM-Empfänger können die Eltern jederzeit einen Blick auf den aktuellen Glukosespiegel werfen, ohne das Kind in seinen Aktivitäten zu stören. Für diesen Zweck sind auch die bei fast allen Systemen verfügbaren ***Follower-Funktionen*** gedacht (siehe Praxis-Tipp). So können die Eltern die CGM-Werte ihres Kindes jederzeit einsehen und Alarmmeldungen empfangen.

Jeder angehende CGM-Träger sollte sich daher die Frage stellen, ob in seinem Einzelfall ein integriertes System praktischer ist oder ein System mit unabhängigem CGM-Empfänger.

Praxis-Tipp: Follower-Funktionen

Mithilfe der Follower-Funktionen können z. B. Eltern die CGM-Werte ihres Kindes aus der Ferne auf dem eigenen Handy überwachen. Hierfür trägt das Kind ein Smartphone, das die CGM-Daten empfängt und automatisch über das Internet in die Cloud weitergibt, und die Eltern haben auf ihrem Handy die passende Follower-App installiert.

Diese Funktion ist bei vielen aktuellen Systemen verfügbar (siehe Kap. 12.3.2) und erleichtert vor allem die Betreuung kleiner Kinder oder anderer nicht selbstständiger Personen, z. B. im geriatrischen Bereich. Mitarbeiter in Kindergärten, in Grundschulen, in Sportvereinen etc. können dadurch entlastet werden. Das Kind kann beispielsweise wieder unkompliziert bei Freunden übernachten oder an Klassenfahrten teilnehmen, ohne dass die Gasteltern oder Lehrer mit der Betreuung des diabetischen Stoffwechselgeschehens überfordert werden.

Wohin mit dem extra CGM-Empfänger?

Ein CGM-Empfänger kann überall am Körper getragen werden, wo auch eine Insulinpumpe getragen werden kann – falls sich dort nicht schon die Insulinpumpe befindet (siehe Kap. 3.2). Die meisten Anwender tragen den Empfänger in der Hosentasche oder in einer Gürtel- oder Cliptasche am Hosenbund. Nicht alle CGM-Empfänger sind so robust, wie das für den 24-Stunden-Dauereinsatz zu erwarten wäre, sodass sie mit entsprechender Behutsamkeit transportiert werden sollten.

Nachts legen die meisten Anwender den CGM-Empfänger auf den Nachttisch. Auch neben oder unter das Kopfkissen kann der Empfänger gelegt werden (Vibrationsalarme sind dort meist gut zu hören).

Taschen: Viele Optionen

Jeder Hersteller führt passende Schutztaschen für seinen CGM-Empfänger im Sortiment. Eine größere Auswahl gibt es inzwischen auch bei alternativen Herstellern, die teilweise sehr kreative oder individualisierbare Tragemöglichkeiten anbieten, siehe Tabelle in Kapitel 3.2.

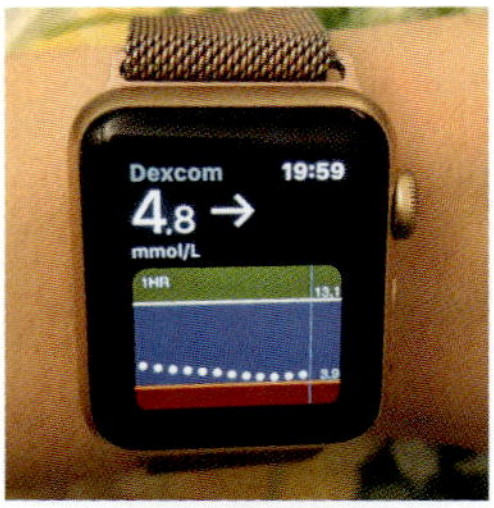

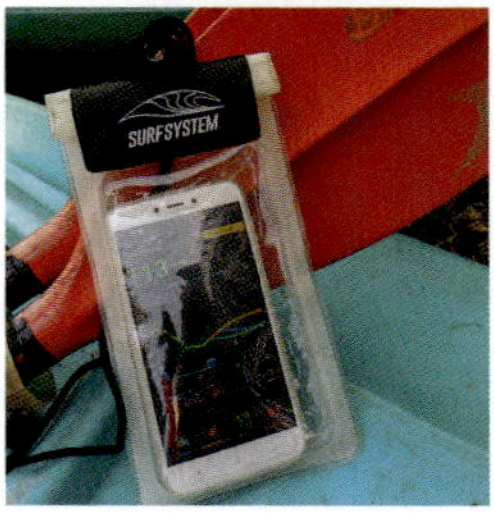

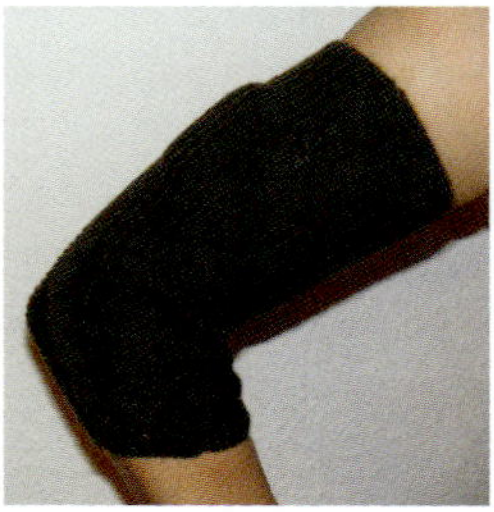

Insbesondere wenn der CGM-Anwender ein Smartphone als Empfänger verwendet, kann er online oder im nächstgelegenen Elektromarkt das Sortiment an Taschen für Mobiltelefone, MP3-Player, Kameras oder Navigationssysteme durchprobieren. In der Regel findet er ein Exemplar, das seinem Handy und seinen individuellen Bedürfnissen gerecht wird. Auch Sonderwünsche wie wasserdichte Spezialtaschen sind verfügbar (siehe 13.7.3).

Individuelle Speziallösungen

Bei der Aufbewahrung des CGM-Empfängers kennt die Kreativität der Anwender keine Grenzen. Einige Eigenkonstruktionen sollen hier Erwähnung finden.

- Eine CGM-Trägerin, die dienstlich viel Auto fährt, nutzt beim Autofahren die Smartwatch-App. Nun hat sie ihr Stoffwechsel-Navigationsgerät „auf Achse“ immer im Blick, ohne dafür die Hand vom Lenkrad nehmen zu müssen.
- Für Wassersport (am Beckenrand oder im Kanu/auf dem SuP) haben sich für den CGM-Empfänger wasserdichte Handytaschen bewährt.
- Sonja Brandenburg bewahrte beim Skifahren bei -15 °C in 3.500 Metern Höhe den Sender ihres CGM-Systems

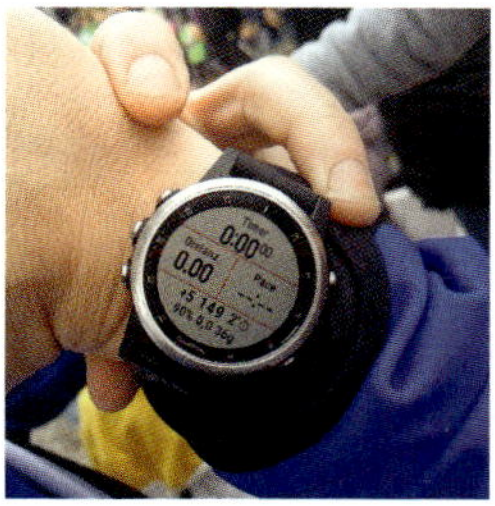

durch einen selbst gestrickten Armstulpen vor dem Kältetod (die Batterieleistung schwindet bei abnehmender Temperatur). Den Empfänger trug sie körpernah in der Brusttasche ihres Skianoraks.

- Der Ironman-Triathlet Andreas May (siehe Erfahrungsbericht 18.6) hat eine spezielle App für seine Garmin-Sportuhr kompiliert. So hat er nicht nur beim Schwimmen, Radfahren und Laufen die CGM-Werte und -tendenzen immer „im Auge", sondern er kann mit dieser App seine Stoffwechseldaten zusammen mit den Details der körperlichen Aktivität exakt auswerten (weitere Information siehe Kap. 18.6).

Praxis-Tipp: Sensoren „verschönern" mit Aufklebern

Finden Sie, dass der CGM-Sender zu sehr nach einem medizinischen Gerät aussieht? Zahlreiche kleine Firmen bieten passende Aufkleber/„Sticker" an, die man auf den CGM-Sender kleben kann, um ihm optisch ein wenig die Ernsthaftigkeit zu nehmen. Einige Beispiele sehen Sie hier im Kasten. Eine Übersicht weiterer Hersteller finden Sie in Kap. 3.2 (Tabelle 1).

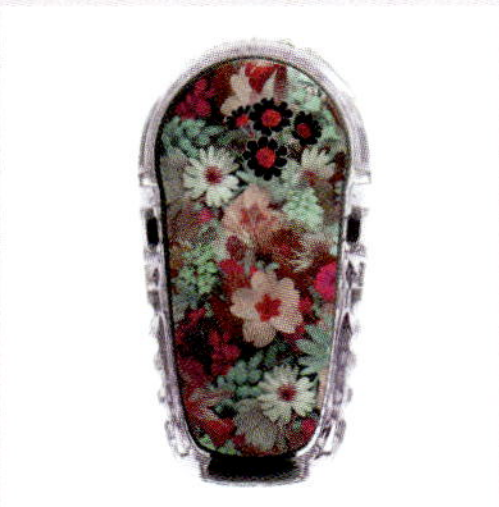

Foto: Diastuff.de

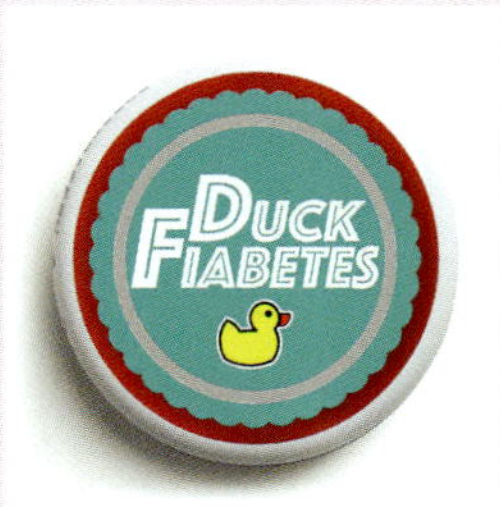

Foto: Diastuff.de

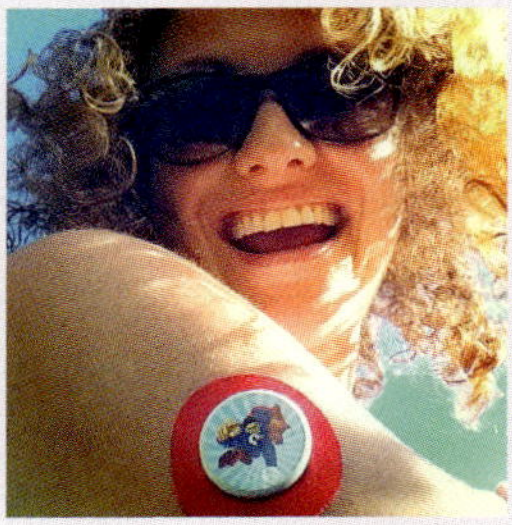

Foto: Zuckerschmuck.com

13.7 Alarmfunktionen

Durch vielfältige Alarmfunktionen vermittelt ein CGM-System dem Anwender ein völlig neues Gefühl von Sicherheit. Es warnt z. B. so früh vor einer drohenden Unterzuckerung, dass der Diabetiker den weiteren Abfall des Glukosespiegels durch die Einnahme von Kohlenhydraten abmildern oder die Hypoglykämie sogar ganz verhindern kann (siehe Abb. 1).
Drei verschiedene Alarmtypen stehen zur Verfügung:

- **Niedrig- und Hochalarm:** Bei Unter- oder Überschreiten definierter Glukose-Grenzwerte.
- **Voralarme:** Einige Zeit BEVOR die definierten Grenzwerte erreicht werden (!!!), sodass noch Zeit zum Reagieren bleibt. Die Vorwarnzeit ist wählbar, je nach System ca. 5 – 30 Minuten. Allerdings verfügen bisher nicht alle CGM-Systeme über diese Alarmfunktion.
- **Änderungsratenalarme:** Bei zu raschem Abfall oder Anstieg des Glukosespiegels. Nicht alle CGM-Systeme verfügen über diese Alarmfunktion.

Das Kunststück besteht im Einzelfall darin, die Alarmgrenzen so zu wählen, dass das CGM-System z. B. rechtzeitig vor allen Unterzuckerungen warnt. Gleichzeitig ist zu vermeiden, dass häufige Fehlalarme den Anwender entnerven, denn dann nimmt er die Alarme irgendwann nicht mehr ernst. Jeder CGM-Träger muss geeignete Alarmeinstellungen finden, die seinem individuellen Stoffwechsel und seinen Therapiezielen gerecht werden. Dieses Kapitel soll dabei behilflich sein.

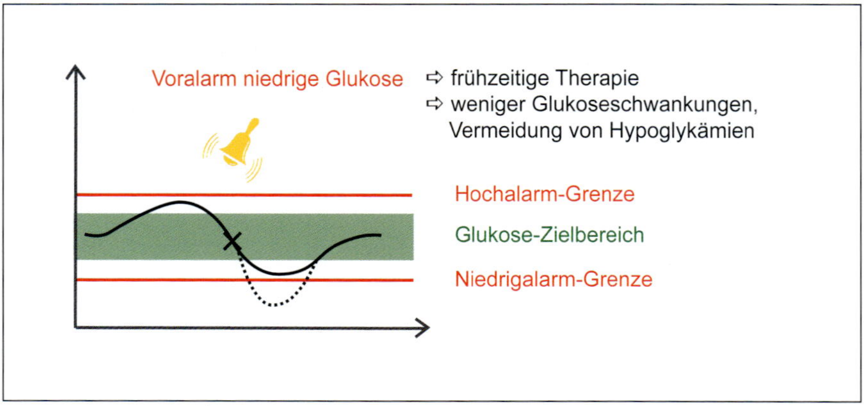

Abb. 1: Alarme helfen den Blutzuckerverlauf zu glätten und Unterzuckerungen zu vermeiden.

13.7.1 Bewährte Starteinstellungen

Für CGM-Neulinge haben sich folgende Alarmgrenzen bewährt (siehe Tab. 1). Selbstverständlich müssen die Alarmgrenzen gemäß den individuellen Erfordernissen und Erfahrungen und gemäß den jeweiligen Möglichkeiten des CGM-Modells angepasst werden (siehe Kap. 13.7.2 bis 13.7.5).
Bei der Wahl der Alarmgrenzen muss bedacht werden, dass die CGM-Systeme den Blutzuckerspiegel zu Zeiten rascher Änderungen mit einer Verzögerung von ca. 5 – 15 Minuten wiedergeben (Timelag). Eine Alarmmeldung muss daher frühzeitig erfolgen, damit der Diabetiker noch rechtzeitig therapeutisch eingreifen kann.

▸ Ausführliche Information zum Problem des Timelag: Kap. 11.3

Alarmtyp	CGM-Neuling, Schwankungen	„CGM-Profi"/ gut eingestellt	Schwangerschaft	Hypo-Wahrnehmungsstörung
Niedrigalarm- Grenze	80 mg/dl	80 mg/dl	70 mg/dl	100 mg/dl
Wiederholungsintervall Niedrig	15 – 20 Min.	15 – 20 Min.	15 – 20 Min.	15 – 20 Min.
Voralarm Tief	30 Min.	30 Min.	30 Min.	30 Min.
Änderungsratenalarm Fallend	2 mg/dl/Min. oder aus	2 mg/dl/Min.	2 mg/dl/Min.	2 mg/dl/Min. oder aus
Hochalarm- Grenze	180 – 220 mg/dl oder aus	180 mg/dl	140 mg/dl	220 mg/dl
Wiederholungsintervall Hoch	120 – 180 Min.	120 Min.	90 – 120 Min.	180 Min.
Voralarm Hoch	aus	10 Min.	10 Min.	10 Min.
Änderungsratenalarm Steigend	aus	3 mg/dl/Min.	3 mg/dl/Min.	aus

Tab. 1: Bewährte Starteinstellungen der verschiedenen Alarmtypen für typische Patientengruppen (nach SPECTRUM).

Ein Beispiel: Bei einem raschen Blutzuckerabfall kann es durchaus sein, dass das CGM-System noch einen Wert von 80 mg/dl anzeigt, während der Blutzucker bereits auf 60 mg/dl gesunken ist. Zeigt das CGM-System eine Viertelstunde später 60 mg/dl an, kann der Blutzucker bereits ins Bodenlose abgerauscht sein.

Bei der Wahl der Alarmgrenzen muss daher besonders im hypoglykämischen Bereich („Niedrigalarm“, Abb. 2) ein Sicherheitsabstand einkalkuliert werden, um trotz der verzögerten Messwerte rechtzeitig gewarnt zu werden. Wie groß der Sicherheitsabstand sein sollte, hängt v. a. von den Eigenschaften des verwendeten CGM-Systems und von den weiteren verfügbaren Alarmfunktionen ab (Voralarme und Änderungsraten-Alarme, siehe folgende Unterkapitel). Andererseits darf der Sicherheitsabstand nicht zu groß sein, damit der Anwender an einem „guten“ Tag mit Glukosewerten im Normbereich nicht ständig durch Fehlalarme irritiert wird.

Ein Niedrigalarm erfordert sofortiges Handeln. Es empfiehlt sich, zuerst schnell wirkende Kohlenhydrate einzunehmen. Anschließend kann in Ruhe eine Kontroll-Blutzuckermessung durchgeführt werden, falls Zweifel am CGM-Wert bestehen (oder falls die Zulassungsbestimmungen des CGM-Systems dies erfordern).

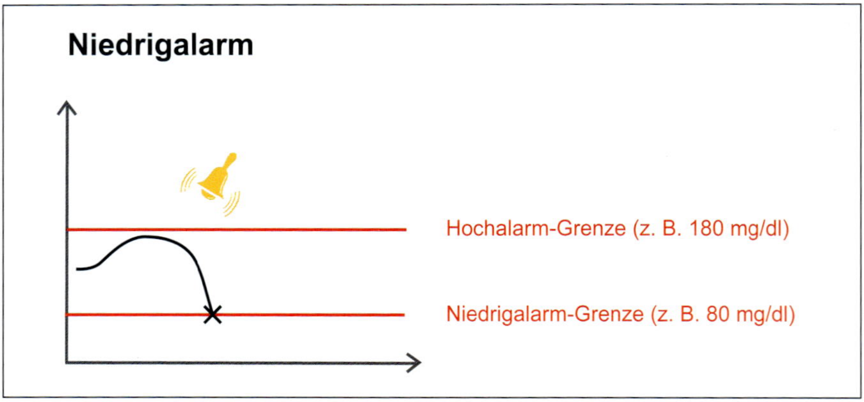

Abb. 2: Ein Niedrigalarm erfordert sofortiges Handeln.

Die Wahl der Alarmgrenze im hyperglykämischen Bereich („Hochalarm“) hängt vor allem von der individuellen CGM-Erfahrung und von den Therapiezielen ab. Eine zu niedrige Hochalarm-Grenze verleitet zu vorschnellen und übermäßig häufigen Korrekturmaßnahmen, was die Wahrscheinlichkeit für nachfolgende Unterzuckerungen drastisch erhöht. Andererseits darf die Hochalarm-Grenze auch nicht zu hoch angesetzt werden, damit die Glukosewerte nicht unbemerkt stundenlang z. B. über 250 mg/dl liegen können.

Ein Hochalarm sollte dagegen vor allem als Denkanstoß verstanden werden und nicht als zwingende Aufforderung, Korrekturinsulin abzugeben.

Wurde ein Mahlzeitenbolus vergessen oder war der Spritz-Ess-Abstand zu gering? Liegt ein technisches Problem vor? Erst nach Klärung der Ursache darf ggf. ein Korrekturbolus erfolgen (und je nach CGM-System ggf. erst nach einer Blutzuckermessung, falls die Zulassungsbestimmungen dies erfordern).

- ▶ Ursachen und Behandlung einer Hypoglykämie: Kap. 8.3 bis 8.5
- ▶ Ursachen und Behandlung einer Hyperglykämie: Kap. 6
- ▶ Korrekturbolus: Kap. 5.6

Piepton oder Vibration?

Bei einigen CGM-Systemen besteht die Möglichkeit, für jeden Alarmtyp das zugehörige Signal auszuwählen. Wird z. B. der Niedrigalarm auf Ton gestellt und der Hochalarm auf Vibration, kann die Art des Stoffwechselproblems erkannt werden, ohne auf das Display zu sehen (z. B. beim Sport oder wenn der CGM-Empfänger = Insulinpumpe im BH getragen wird).

Systemalarme

Ein sogenannter Systemalarm wird z. B. bei einer anstehenden Kalibrierung, beim Verlust des Sendersignals (außer Reichweite) oder bei nachlassender Batterieleistung ausgelöst. Diese Situationen haben nichts mit medizinischen Problemen zu tun. Entsprechend hat es Sinn, für die Systemalarme ein anderes Alarmsignal zu wählen als für die übrigen Alarme.

13.7.2 Anpassung des Niedrigalarms

Der Niedrigalarm soll vor Unterzuckerungen schützen. Wird die Niedrigalarm-Schwelle höher eingestellt, warnt das CGM-System früher vor einer Unterzuckerung. Die Kehrseite der Medaille ist, dass damit zwangsläufig auch die Zahl der Alarme zunimmt. Die in Kap. 13.7.1 genannten Niedrigalarm-Schwellen sind in der Regel ein guter Kompromiss für CGM-Neulinge. In bestimmten Situationen ist es dennoch von Vorteil, eine höhere Niedrigalarm-Schwelle zu programmieren:

Eine **dauerhaft** höhere Niedrigalarm-Schwelle ist in folgenden Fällen zu empfehlen:

- In Abhängigkeit vom verwendeten CGM-System:
  - CGM-System ohne Voralarme,
  - CGM-System mit einer Anzeigesequenz alle 5 Minuten. Wird der Glukosewert dagegen alle 2 Minuten aktualisiert, kann eine tiefere Niedrigalarm-Schwelle ausreichen. In der zusätzlichen „Wartezeit“ von 3 Minuten kann der Blutzucker bei einer rapiden Unterzuckerung um 10 mg/dl oder mehr abfallen.

- Medizinische Indikationen, z. B. Hypowahrnehmungsstörung, Diabetische Retinopathie (Netzhauterkrankung), Koronare Herzerkrankung, Herzinfarkt oder Schlaganfall in der Vorgeschichte

Eine **vorübergehend** höhere Niedrigalarm-Schwelle ist in folgenden Situationen sinnvoll:
- Während und ggf. nach körperlicher Aktivität (siehe Kap. 13.9.2)
- Bei potenziell gefährlichen Tätigkeiten wie z. B. beim Autofahren oder als Chirurg im OP.

Wiederholungsintervall des Niedrigalarms
Wird die Niedrigalarm-Schwelle unterschritten, gibt das CGM-System Alarm. Mit einem Tastendruck quittiert der Anwender den Alarm und bringt den lärmenden Schutzengel zum Schweigen. Die Einnahme von Kohlenhydraten sollte den Glukosespiegel rasch wieder in den aktuellen Zielbereich bringen. Verharrt der Glukosespiegel dagegen unter der Niedrigalarm-Schwelle, meldet sich der Schutzengel erneut, um auf das anhaltende Problem aufmerksam zu machen. Wie schnell sich ein Alarm erneut meldet, kann bei den meisten CGM-Systemen eingestellt werden (Bezeichnung je nach Hersteller: Wiederholungsintervall, Schlummern, Snooze).

> Im Falle des Niedrigalarms sollte ein relativ kurzes Wiederholungsintervall von z. B. 15 Minuten gewählt werden, denn eine Unterzuckerung muss rasch behoben werden.

13.7.3 Anpassung des Hochalarms

Der Hochalarm soll davor schützen, unbemerkt erhöhte Blutzuckerwerte zu haben. Die Alarmschwelle muss niedrig genug sein, um diese Funktion zu erfüllen. Andererseits darf sie nicht zu niedrig sein, damit nicht nach jeder Mahlzeit ein Hochalarm ausgelöst wird – die meisten CGM-Anwender stört das. Eine zu niedrige Hochalarm-Schwelle verleitet zu gefährlichen voreiligen Korrekturinsulingaben (sogenannter „Wut-Bolus“). Einige Anwender schalten den Alarm als Reaktion auch entnervt ganz ab, womit das CGM-System eine seiner Hauptfunktionen verliert. Die in Kap. 13.7.1 genannten Schwellen sind in der Regel ein guter Kompromiss. In bestimmten Situationen sind jedoch abweichende Werte sinnvoll:

Eine *höhere* Hochalarm-Schwelle ist in folgenden Situationen zu empfehlen:

- CGM-Neulinge mit zuvor stark schwankenden Blutzuckerwerten und deutlich erhöhtem HbA_{1C}
- Vor und während körperlicher Aktivität (siehe Tab. 1 und Kap. 13.9.2)
- Stark hypoglykämiegefährdete Diabetiker (Hypowahrnehmungsstörung, „chronischer Tiefflieger")
- Diabetiker, die durch Alarme stark verunsichert werden

Eine *tiefere* Hochalarm-Schwelle ist in folgenden Fällen sinnvoll:

- Schwangerschaft (z. B. 140 mg/dl)
- Bei bestehenden oder sich abzeichnenden diabetischen Folgeerkrankungen (z. B. 160 – 180 mg/dl)
- Bei CGM-erfahrenen Diabetikern, die ihre Therapie bereits weitgehend optimiert haben (z. B. 180 mg/dl)

Wiederholungsintervall des Hochalarms

Allgemeine Informationen zum Wiederholungsintervall (= Schlummern, Snooze) sind in Kap. 13.7.1 zu finden.

Im Falle des Hochalarms sollte ein relativ langes Wiederholungsintervall von z. B. 2 – 3 Stunden eingestellt werden, denn eine Hyperglykämie lässt sich nicht von jetzt auf gleich beheben.

Wird für den Hochalarm ein zu kurzes Wiederholungsintervall programmiert, führt dies zu häufigen Alarmwiederholungen ohne therapeutische Konsequenz. Das ist nicht nur nervtötend, sondern kann sogar gefährlich werden, wenn der Anwender als Reaktion unüberlegt einen erneuten Korrekturbolus abgibt („Wut-Bolus", siehe oben).

▶ Sichere Korrektur erhöhter Blutzuckerwerte: Kap. 5.6

13.7.4 Voralarme

Einige CGM-Systeme scheinen in die Zukunft blicken zu können: Sie geben bereits Alarm, wenn absehbar ist, dass das Kind in den Brunnen fallen wird, nicht erst wenn es passiert ist. Der sogenannte Voralarm (= prädiktiver Alarm) warnt bis zu 30 Minuten BEVOR der Glukosespiegel voraussichtlich die Niedrig- bzw. Hochalarm-Schwelle passieren wird. Nicht alle CGM-Systeme verfügen über diese Funktion (Systemübersicht siehe Kap. 12.3.3).

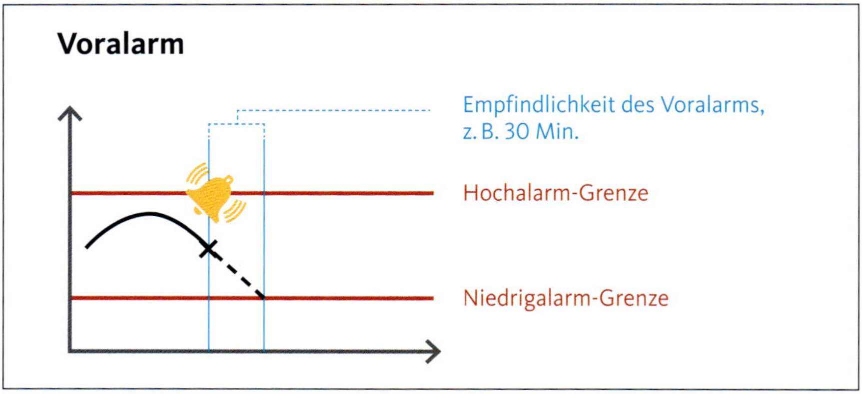

Abb. 3: Ein Voralarm bietet die Möglichkeit, Unterzuckerungen frühzeitig abzuwenden.

Die Voralarm-Funktion ermöglicht dem Anwender, in den bevorstehenden Glukoseverlauf einzugreifen. Falls das CGM-System über einen Voralarm für niedrige Glukose verfügt, sollte dieser auf jeden Fall aktiviert werden.

Doch selbstverständlich hat ein CGM-System keine hellseherischen Fähigkeiten. Im Gegenteil, ein Voralarm wird nach ziemlich einfachen Gesetzmäßigkeiten ausgelöst. Das CGM-System nimmt an, dass der aktuelle Glukosetrend für die nächsten Minuten genauso erhalten bleibt (z. B. Abnahme um 2 mg/dl pro Minute), und errechnet auf diese Art, wo der Glukosespiegel sich z. B. in 20 Minuten voraussichtlich befinden wird (z. B. 40 mg/dl niedriger). Liegt der prognostizierte Wert z. B. unter der Niedrigalarm-Schwelle, wird ein Voralarm für niedrige Glukose ausgegeben.

Nach einem Voralarm für niedrige Glukose hat der Anwender in der Regel noch genügend Zeit, dem weiteren Absinken des Glukosespiegels durch die Einnahme schneller Kohlenhydrate entgegenzuwirken, sodass er die Hypoglykämie abmildern oder ganz verhindern kann.

Je nach CGM-System kann eine Vorwarnzeit zwischen minimal 5 bzw. 10 und maximal 30 Minuten eingestellt werden, und zwar getrennt für eine erwartete niedrige und hohe Glukose. Je länger die gewählte Vorwarnzeit ist, umso empfindlicher reagiert der Voralarm. Andererseits nimmt dann natürlich auch die Unsicherheit der Prognose zu und es kommt öfter zu Fehlalarmen. Das CGM-System kann schließlich nicht wissen, wie viel Insulin noch aktiv ist oder wie lange die Resorption der letzten Mahlzeit noch dauert (siehe folgende Beispiele).

Voralarm für niedrige Glukose: Hohe Empfindlichkeit einstellen

Der Voralarm für niedrige Glukose sollte so empfindlich wie möglich eingestellt werden (längste angebotene Vorwarnzeit).

Häufen sich unter dieser Einstellung an einem „guten" normoglykämischen Tag die Fehlalarme, sollte zunächst die Niedrigalarm-Schwelle in kleinen Schritten gesenkt werden. Die hohe Empfindlichkeit des Voralarms sollte nach Möglichkeit belassen werden.

Hierzu ein Beispiel: Petra ist ambitionierte Läuferin und nimmt an einem Halbmarathon teil. Diesmal möchte sie die 2-Stunden-Marke knacken. Vor dem Start strebt sie einen erhöhten Ausgangsblutzucker an, womit sie in der Vergangenheit gute Erfahrungen gemacht hat, aber an diesem Tag ist er mit 285 mg/dl doch etwas zu hoch geraten. Daher testet sie auch noch die Ketone: zum Glück negativ, 0,0 mmol/l, dem Lauf steht also nichts entgegen. Bei Kilometer 12 gibt ihr CGM-System Voralarm für niedrige Glukose: Der aktuelle Glukosewert ist zwar noch 225 mg/dl, aber der Trend ist rasch fallend (↓↓). Sie hat die Empfindlichkeit des Voralarms für niedrige Glukose auf eine Vorwarnzeit von 30 Minuten und die Niedrigalarm Grenze beim Sport auf 120 mg/dl eingestellt. Sie hat also noch genug Zeit, ihren Blutzucker durch die Einnahme schnell wirkender Kohlenhydrate zu stabilisieren, sodass sie beim Rennen „auf der sicheren Seite" bleiben und gleichzeitig ihre optimale Leistungsfähigkeit abrufen kann.

Voralarm für hohe Glukose: Geringe Empfindlichkeit einstellen

Der Voralarm für hohe Glukose sollte weniger empfindlich eingestellt werden, denn sonst alarmiert das CGM-System praktisch nach jeder Mahlzeit. Häufig kann er sogar deaktiviert bleiben.

Nicht nur bei CGM-Neulingen, die noch mit dem Bolus-Timing kämpfen, sondern auch bei fast allen übrigen Anwendern ist die geringste Empfindlichkeit für diesen Voralarm ausreichend, entsprechend einer Vorwarnzeit von 5–10 Minuten.

Auch hierzu ein Beispiel: Christian hat von 9 bis 12 Uhr eine schriftliche Abiturprüfung. Um 8.30 Uhr zeigt sein CGM-System einen stabilen Wert von 80 mg/dl an (→). Da er keinesfalls eine Unterzuckerung riskieren möchte, trinkt er noch 1,5 BE Cola. Die Empfindlichkeit des Voralarms für hohe Glukose hat er auf „Hoch" gestellt. Da die Cola zu einem schnellen Glukoseanstieg führt, gibt sein CGM-System um 8.55 Uhr Voralarm für hohe Glukose. Zu diesem Zeitpunkt liegt die aktuelle Glukose bei 120 mg/dl, der Trend ist rasch ansteigend (↑). Das System geht davon aus, dass der Trend für die nächsten 30 Minuten anhält. Unter dieser Annahme würde der Glukosespiegel eine halbe Stunde später tatsächlich die Schwelle zur Hyperglykämie erreichen. Was das CGM-System nicht wissen kann: Erfahrungsgemäß erhöhen die 1,5 BE Cola Christians Blutzucker um nicht mehr als 40 – 60 mg/dl, dann kommt der rasche Glukoseanstieg von selbst zum Erliegen. Die Hyperglykämie-Grenze von 180 mg/dl wird also mit Sicherheit nicht erreicht. Im klinischen Sinne handelt es sich daher um einen „Fehlalarm". Für Christian bedeutet das, dass er in dieser Situation kein Korrekturinsulin abgeben darf, und dass er die Empfindlichkeit dieses Voralarms in Zukunft verringern sollte.

13.7.5 Änderungsratenalarme

Ein Änderungsratenalarm (= Trendalarm) wird ausgelöst, wenn sich der Glukosespiegel rapide verändert. Die aktuelle Höhe des Glukosespiegels spielt dabei keine Rolle. Ein Änderungsratenalarm reagiert ausschließlich darauf, wie schnell die Glukose gerade in die Tiefe rauscht oder in die Höhe schießt. Hintergrund der Änderungsratenalarme sind wissenschaftliche Erkenntnisse zum Schädigungspotenzial starker Blutzuckerschwankungen (Konzept der glykämischen Variabilität, siehe Kap. 11.4). Nicht alle CGM-Systeme verfügen über einen Änderungsratenalarm (Systemübersicht siehe Kap. 12.3.3). Die Schwelle für den Änderungsratenalarm wird getrennt für fallenden und steigenden Trend eingestellt.

CGM-Einsteiger haben von ihrem Blutzuckerverlauf häufig noch eine sehr statische Vorstellung, sodass sie echtes Neuland betreten, wenn sie sich Gedanken zum Änderungsratenalarm machen. Erschwerend kommt hinzu, dass man beim Einstellen des Änderungsratenalarms mit einer neuen Einheit konfrontiert wird. Der Glukoseanstieg bzw. -abfall wird in mg/dl/Minute angegeben. Das klingt komplizierter, als es ist. Steigt die Glukose z. B. um 2 mg/dl pro Minute, liegt sie nach einer Stunde bereits 60 Min. x 2 mg/dl/Min. = 120 mg/dl höher als zu Beginn. Steigt sie um 3 mg/dl/Min., liegt sie nach einer Stunde bereits 180 mg/dl höher.

Noch ein paar Beispiele:
Ausgehend von einem Wert von 120 mg/dl liegt der Glukosespiegel bei einem Abfall von 2 mg/dl/Min. ...

... nach 5 Minuten bei 110 mg/dl,
... nach 10 Minuten bei 100 mg/dl,

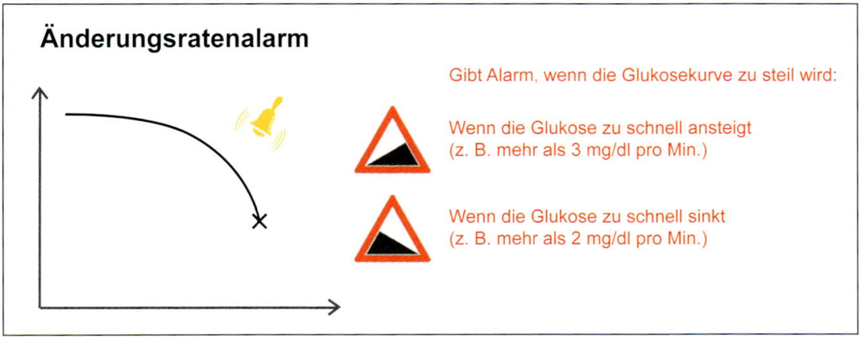

Abb. 4: Der Änderungsratenalarm reagiert auf die Steilheit der Glukosekurve, unabhängig von der aktuellen Höhe des Glukosespiegels.

... nach 20 Minuten bei 80 mg/dl.

Geht's von 120 mg/dl mit 3 mg/dl/Min. eine Spur rascher in die Tiefe, liegt der Glukosespiegel ...

... nach 5 Minuten bei 105 mg/dl,
... nach 10 Minuten bei 90 mg/dl,
... nach 20 Minuten bei 60 mg/dl!!

Die aktuelle Änderungsrate wird bei den CGM-Systemen in Form eines Trendpfeils ständig im Display angezeigt (siehe Kap. 14.2 und Systemübersicht Kap. 12.3.3). Die aktuelle Trendinformation ist für die ständigen Therapieentscheidungen außerordentlich wichtig. Der Änderungsratenalarm bleibt dagegen speziellen Fragestellungen vorbehalten:

Ein *Änderungsratenalarm für fallende Glukose* ist in folgenden Situationen sinnvoll:

- In Abhängigkeit vom verwendeten CGM-System:
  - CGM-System ohne Voralarme: In diesem Fall kann der Änderungsratenalarm für fallende Glukose als Unterzuckerungs-Vorwarnung verwendet werden, denn bei einem raschen Abfall von mehr als 2 mg/dl/Min. kommt es in der Folge häufig zu einer Hypoglykämie. Sich langsam entwickelnde Unterzuckerungen werden auf diese Art jedoch nicht erkannt.
  - CGM-System mit einer Anzeigesequenz von 5 Minuten: Auch in diesem Fall kann der Änderungsratenalarm für fallende Glukose die Treffsicherheit bei der Früherkennung einer Hypoglykämie verbessern.
- Während körperlicher Aktivität: Ein rasch fallender Glukosespiegel ist im Zusammenhang mit Sport auch bei einem hohen Ausgangsniveau von z. B. 180 mg/dl bedenklich und sollte zur Einnahme von Kohlenhydraten führen (siehe auch Kap. 13.9.2).

Der Änderungsratenalarm für fallende Glukose sollte immer auf die höchste Empfindlichkeit gestellt werden, d. h., er sollte bereits bei einem Abfall von 2 mg/dl/Min. reagieren.

- Ein *Änderungsratenalarm für steigende Glukose* ist nur in folgenden eher seltenen Situationen sinnvoll:
- Schwangerschaft,
- bei bestehenden oder sich abzeichnenden diabetischen Folgeerkrankungen,
- bei versierten CGM-Trägern, die ihre Diabetestherapie bereits weitgehend optimiert haben.

In diesen Fällen ist in der Regel auch die Programmierung einer niedrigeren Schwelle für den Hochalarm empfehlenswert (siehe Kap. 13.7.3). Der Änderungsratenalarm für steigende Glukose sollte in der Regel auf eine geringe Empfindlichkeit gestellt werden, um die Zahl der Fehlalarme zu beschränken (z. B. Anstieg um 3 mg/dl/Min.)

13.8 Abschaltfunktionen

Die Idee der Abschaltfunktionen ist sehr einfach: Es macht ganz offensichtlich keinen Sinn, dass die Insulinpumpe direkt vor oder während einer Unterzuckerung weiter Insulin abgibt, denn das würde die Hypoglykämie noch verschlimmern. Manche Anwender von Insulinpumpe und Sensor pausieren daher die Basalrate in diesen Situationen aktiv „per Hand".

Wenn die Insulinpumpe direkt mit einem CGM-Sensor verknüpft ist, kann das ein Algorithmus übernehmen: Die Abschaltfunktion „liegt immer auf der Lauer" und stellt die Basalrate ab, falls eine Unterzuckerung droht oder schon besteht. Sobald der Glukosespiegel wieder ein sicheres Niveau erreicht hat, nimmt der Algorithmus die Basalrate wieder auf. Insulinpumpen mit Abschaltfunktionen sind der erste Schritt auf dem Weg zu einem „Closed-Loop"-System.

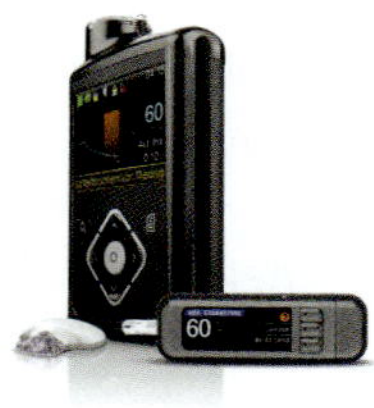

▶ Weitere Informationen zur Entwicklung von Closed-Loop-Systemen: Kap. 11.2.3

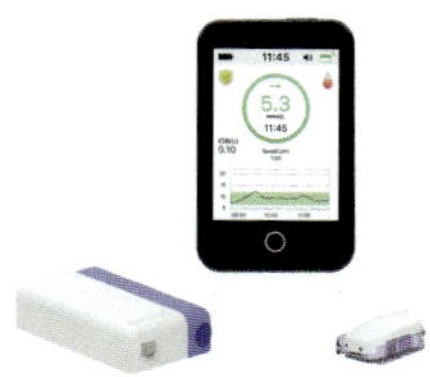

Bisher sind Insulinpumpen mit Abschaltfunktion in Deutschland von zwei Herstellern verfügbar (Medtronic, Medtrum). Bei diesen Pumpen stehen je zwei verschiede-

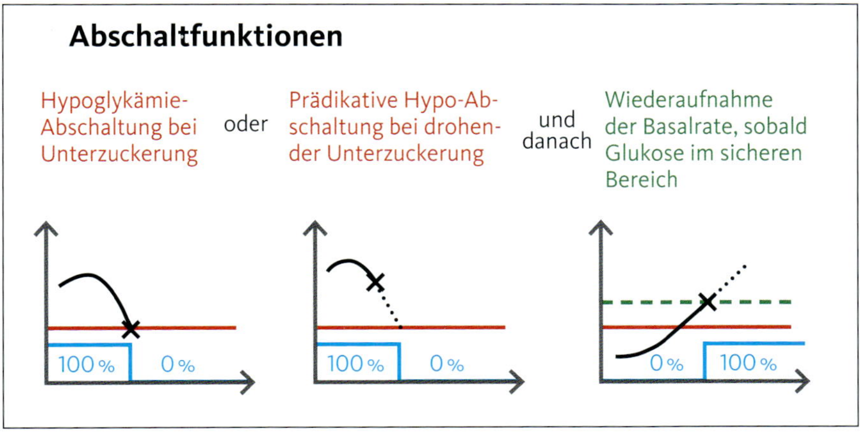

Abb. 5: Abschaltfunktionen pausieren in definierten Situationen die Basalrate, nämlich wenn eine Unterzuckerung besteht oder droht, und setzen die Basalrate automatisch wieder fort, sobald die Glukose wieder in den sicheren Bereich angestiegen ist.

ne Abschaltfunktionen zur Auswahl, und anschließend die automatische Wiederaufnahme der Basalrate (siehe Abb. 5):

- **Hypoglykämie-Abschaltung:** Die Pumpe pausiert die Basalrate, wenn die CGM-Glukose unter eine Abschalt-Schwelle sinkt.
- **Prädiktive Hypoglykämie-Abschaltung (PLGS):** Die Pumpe pausiert die Basalrate bereits, wenn der Algorithmus vorhersagt, dass die Sensorglukose z. B. in einer halben Stunde die PLGS-Schwelle unterschreiten wird.
- **Automatische Wiederaufnahme der Basalrate:** Sobald die Hypoglykämie-Gefahr vorbei ist, beginnt die Pumpe wieder die Basalrate abzugeben.

Insbesondere für Patienten, die trotz guter Diabetesschulung noch mit erheblichen Hypoglykämie-Problemen zu kämpfen haben, bieten die Abschaltfunktionen ein Plus an Sicherheit.

Aber Vorsicht! Auch bei Verwendung einer Insulinpumpe mit Abschaltfunktionen sollte sich der Anwender nicht in trügerischer Sicherheit wähnen und glauben, dass ihn dieses System in allen Lebenslagen hundertprozentig vor jeder Hypoglykämie bewahrt. Das Unterzuckerungsproblem wird gelindert, aber keineswegs gelöst. Es gelten einige Einschränkungen:

- Die Wirkung einer Basalratenpause auf eine Unterzuckerung ist begrenzt. Die Abschaltung kann maximal die Insulinmenge, die der pausierten Basalrate entspricht, kompensieren (also je nach individueller Basalrate z. B. 1 IE/Std.).
- Eine Basalratenpause führt nicht sofort zu einem Blutzuckeranstieg, sondern

aufgrund der Insulinkinetik erst mit einer Verzögerung von mindestens 30–60 Minuten.

- Es gibt viele Situationen, in welchen die Abschaltfunktionen nicht ausreichen, um Unterzuckerungen zu vermeiden. Das ist z. B. nach zu großen Bolusgaben der Fall (BE-Menge überschätzt, zu hoher BE-Faktor, unnötiger Korrekturbolus ...) oder bei körperlicher Aktivität ohne vorherige Therpieanpassung. All das kann der Algorithmus nicht wissen und demzufolge auch nicht berücksichtigen!

Häufig sind trotz aktiver Abschaltfunktion noch Not-BE erforderlich, um eine Unterzuckerung zu vermeiden. Allerdings kann die Menge der erforderlichen Kohlenhydrate geringer ausfallen.

Man kann dem Algorithmus nicht das komplette Hypoglykämie-Management überlassen. Denken Sie unbedingt weiter mit! Lassen Sie sich im Zweifelsfall diesbezüglich von Ihrem Diabetesteam nochmals beraten und schulen.

13.8.1 Hypoglykämie-Abschaltung

Sprachfreunden stellen sich bei dieser Bezeichnung die Nackenhaare auf: Natürlich wird bei der Hypoglykämie-Abschaltung nicht die Hypoglykämie abgeschaltet, sondern die Pumpe schaltet im Falle einer Unterzuckerung die Basalrate ab. Diese Funktion wird auch LGS (engl.: Low Glucose Suspend) genannt.

Wie funktioniert die „Hypoglykämie-Abschaltung"?

Bei der „Hypoglykämie-Abschaltung" schaltet ein Algorithmus die Basalrate ab, wenn die CGM-Glukose unter eine individuell programmierte Abschalt-Schwelle sinkt. Diese Funktion kann Unterzuckerungen zwar nicht verhindern, aber abschwächen. Die Einnahme von Not-BE ist weiterhin erforderlich. Die Unterzuckerung wird aufgrund der Basalratenpause nicht weiter verschlimmert, sodass im Einzelfall weniger Not-BE gebraucht werden können als ohne Abschalt-Funktion. Sobald die Glukose wieder in einen definierten „sicheren" Bereich gestiegen ist, startet der Algorithmus die Basalrate wieder automatisch (Details hierzu siehe Kap. 13.8.3).

Bewährte Start-Einstellungen für die Hypoglykämie-Abschaltung

Die Hypoglykämie-Abschaltung ist die einfachste Form der Abschaltfunktionen und bereits seit dem Jahr 2009 in Deutschland verfügbar (Medtronic MiniMed Veo™). Aktuell bieten zwei Insulinpumpen die Option einer Hypoglykämie-Abschaltung

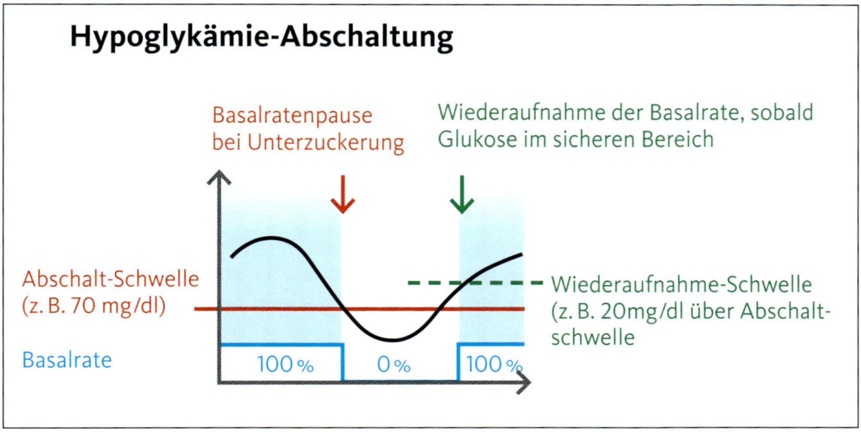

Abb. 6: Bei der „Hypoglykämie-Abschaltung" wird die Basalrate im Falle einer Unterzuckerung pausiert. Die Einnahme von Not-BE ist weiterhin erforderlich, da die Unterzuckerung dann ja schon eingetreten ist.

(siehe Abb. 6, Stand Herbst 2019). Die genauen Bedingungen für die Abschaltfunktion unterscheiden sich in Details zwischen den beiden Anbietern.
Die Hypoglykämie-Abschaltung sollte unter folgenden Bedingungen aktiviert werden:

- Die Insulinpumpe bietet diese Funktion an und das passende CGM-System wird verwendet,
- es bestehen häufige Unterzuckerungen, eine Hypoglykämie-Wahrnehmungsstörung oder ein anderes Problem mit Unterzuckerungen und
- fortgeschrittenere Abschaltfunktionen haben sich im Einzelfall aus irgendwelchen Gründen nicht bewährt (PLGS, siehe nächstes Kapitel).

Die Abschalt-Schwelle kann ca. zwischen 50 und 90 mg/dl programmiert werden. Meist ist eine Abschalt-Schwelle von 70 mg/dl geeignet.

Höhere Abschalt-Schwellen sollten z. B. bei Vorliegen einer Hypoglykämie-Wahrnehmungsstörung gewählt werden, niedrigere z. B. in der Schwangerschaft.

	Medtronic MiniMed 640G	Medtrum A6 TouchCare
Hypoglykämie-Abschaltung		
Bezeichnung der Funktion	„Unterbrechen bei Niedrig“	„Niedrig Unterbrechung“
Abschalt-Schwelle und Einstellbereich	„Grenzwert Niedrig“: 50 – 90 mg/dl	„Grenzwert Niedrig Unterbrechung“: 50 – 90 mg/dl
weitere Voraussetzungen für Abschaltung	Nach einer automatischen Abschaltung ist die Funktion nach frühestens 30 Min. wieder verfügbar (sobald die Alarme quittiert wurden), spätestens nach 4 Std. (falls die Alarme ignoriert wurden).	Nach einer automatischen Abschaltung ist die Funktion nach frühestens 30 Min. wieder verfügbar (sobald die Alarme quittiert wurden), spätestens nach 4 Std. (falls die Alarme ignoriert wurden).
Alarm bei Abschaltung	Alarm bei Abschaltung optional möglich. Wird dieser ignoriert, wird eine Notfallmeldung angezeigt.	Immer Alarm bei Abschaltung. Wird dieser nicht in 10 Min. quittiert, wird ein Sirenensignal ausgelöst.

Tab. 2: **Die Eigenschaften der Hypoglykämie-Abschaltung und die verwendeten Begrifflichkeiten unterscheiden sich je nach Hersteller (Stand Herbst 2019).**

13.8.2 Prädiktive Hypoglykämie-Abschaltung (PLGS)

Die prädiktive Hypoglykämie-Abschaltung wird auch engl. „Predictive Low Glucose Suspend“-(PLGS)-Funktion genannt. In Deutschland ist ein solches System seit 2015 verfügbar (Medtronic MiniMed 640G mit „SmartGuard®“-Funktionalität), seit dem Jahr 2018 ist ein zweites System erhältlich (Medtrum A6 TouchCare).

Wie funktioniert die „prädiktive Hypo-Abschaltung“ (PLGS)?

Die prädiktive Hypoglykämie-Abschaltung pausiert die Basalrate bereits im Vorfeld einer Unterzuckerung. Wenn der Algorithmus feststellt, dass die CGM-Glukose z. B. in 30 Minuten wahrscheinlich im Hypoglykämie-nahen Bereich liegen wird, stoppt er die Basalrate. Dafür wird ähnlich wie bei der Funktion des Voralarms der aktuelle Glukosetrend linear extrapoliert (fortgesetzt), was meistens halbwegs stimmt, aber natürlich nicht unter allen Umständen korrekt ist.

Die PLGS-Funktion kann Hypoglykämien verhindern oder zumindest abschwächen, falls nicht z. B. von der letzten Mahlzeit/Korrektur noch deutlich zu viel aktives Insulin an Bord ist („Insulinlast“).

Nach einer PLGS-Aktivierung kann teilweise auf Not-BE verzichtet werden. Ist der Insulinüberschuss („Insulinlast") jedoch größer als das „Insulinloch" der Basalratenpause, sind weiterhin Not-BE erforderlich, um eine Unterzuckerung zu vermeiden.

Die Menge der erforderlichen Kohlenhydrate kann aber meist etwas geringer ausfallen, als es die Anwender von Zeiten ohne Abschaltfunktionen gewöhnt sind. Werden im Falle einer PLGS-Aktivierung genauso viele Not-BE konsumiert wie zuvor, kommt es in den folgenden Stunden meist zu deutlich erhöhten Glukosewerten. Das gezielte Vorgehen in einer solchen Situation ist ein zentrales Schulungsthema für alle Patienten, die PLGS-Funktionen nutzen.

Bewährte Start-Einstellungen für die Prädiktive Hypo-Abschaltung

In Zusammenhang mit der PLGS-Funktion sind neue Begrifflichkeiten erforderlich, um die nötigen Schwellenwerte und Algorithmus-Entscheidungen zu bezeichnen (siehe Tab. 3). Die Denkweise des PLGS-Algorithmus muss allen Anwendern bekannt sein.

Ein Beispiel: Die Niedrig-Schwelle ist bei aktivierter PLGS-Funktion auf 60 mg/dl programmiert, was zunächst niedrig erscheint. Der Algorithmus wird jedoch nicht erst in diesem Bereich aktiv, sondern bereits bei sehr viel höheren Glukosewerten. Sobald vorhergesagt wird, dass die Sensorglukose in einer halben Stunde (= Prognose-Zeitraum) bei einem Wert von 20 mg/dl über der Niedrig-Schwelle, also bei

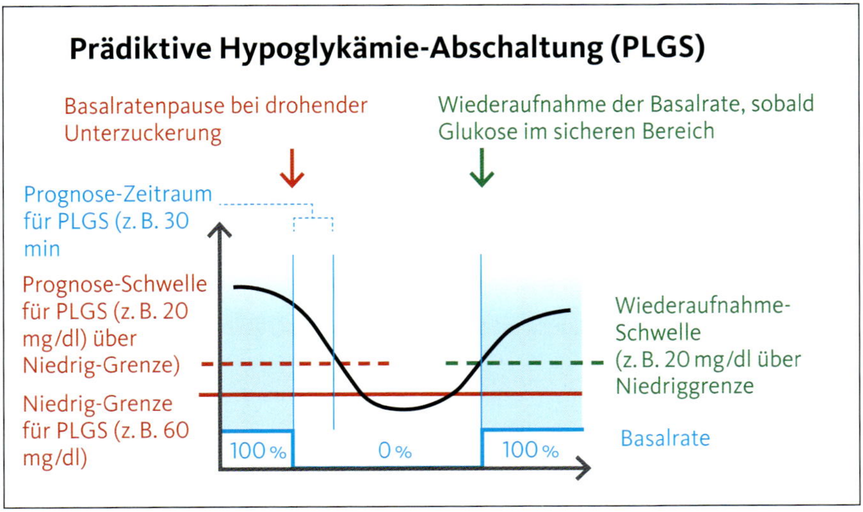

Abb. 7: Die Prädiktive Hypoglykämie-Abschaltung (PLGS) reduziert die erforderliche Menge an Not-BE, da die Basalrate bereits im Vorfeld einer drohenden Unterzuckerung pausiert wird.

80 mg/dl liegt (=Prognose-Schwelle), stoppt der Algorithmus die Basalrate. Bei einer fallenden Glukosetendenz von 1,5 mg/dl pro Minute wird die Basalrate z. B. bereits bei einem Wert von 125 mg/dl abgestellt (Rechenweg: Abschalt-Glukosewert = Prognose-Schwelle + Glukosetendenz x Prognose-Zeitraum). Sobald die Glukose wieder in einen definierten „sicheren" Bereich gestiegen ist, startet der Algorithmus die Basalrate wieder automatisch (Details hierzu siehe Kap. 13.8.3).

Bei der Prädiktiven Hypo-Abschaltung sollte meist eine deutlich tiefere Niedrig-Schwelle programmiert werden als für die einfachere Hypoglykämie-Abschaltung (siehe Kap. 13.8.1), da der Algorithmus infolge der beschriebenen Denkweise die Basalrate ansonsten zu früh pausiert (Prognose-Schwelle liegt 15–20 mg/dl über der Niedrig-Schwelle). Eine Niedrig-Schwelle von 60 mg/dl ist für die meisten Anwender der PLGS-Funktion eine passende Start-Einstellung.

Höhere Schwellen sind zu empfehlen, wenn eine Hypoglykämie-Wahrnehmungsstörung oder eine sehr instabile Stoffwechsellage vorliegt, tiefere Schwellen z. B. in der Schwangerschaft oder falls die PLGS-Funktion häufig unnötig auslöst.

Niemand ist unfehlbar. Welche Probleme können mit der PLGS-Funktion auftreten?

Wie viele Abschaltungen pro Tag sind „normal", was ist zu viel?

- Untersuchungen haben gezeigt, dass der PLGS-Algorithmus im Durchschnitt ca. zweimal pro Tag die Basalrate stoppt.[33]
- Kommt es wesentlich häufiger zu Basalratenpausen, sollten zuerst die generellen Therapie-Parameter überprüft werden (z. B. Basalrate zu hoch, BE-Faktoren zu hoch, ...), oder die PLGS-Funktion ist zu empfindlich eingestellt (z. B. Niedrig-Schwelle zu hoch, Prognose-Zeitraum zu lang).

Wann kann es zu „unnötigen" Abschaltungen der Basalrate durch die PLGS-Funktion kommen?

- Wenn das CGM-System falsch niedrige Werte anzeigt, pausiert die PLGS-Funktion die Basalrate möglicherweise, obwohl gar keine Unterzuckerung droht. Das kann z. B. bei Fehlmessungen/Fehlkalibrierungen passieren oder bei Störungen des interstitiellen Flusses, z. B. durch Liegen auf dem Sensor im Schlaf.
- Bereits eingenommene Kohlenhydrate (letzte Mahlzeit) können einen abfallenden Glukoseverlauf auch ohne Basalratenpause stabilisieren, bevor eine Unterzuckerung auftritt. Nicht jede PLGS-Aktion entspricht einer verhinderten Hypoglykämie!
- Die Konsequenzen einer unnötigen Abschaltung der Basalrate sind jedoch überschaubar, da der Algorithmus dann in der Regel nach kurzer Zeit (30 Min.) die

	Medtronic MiniMed 640G	Medtrum A6 TouchCare
Prädiktive Hypoglykämie-Abschaltung		
Bezeichnung der Funktion	„Unterbrechen vor Niedrig“	„Vorwarnung Niedrig Unterbrechung“
Niedrig-Schwelle	„Grenzwert Niedrig“: 50 – 90 mg/dl	„Grenzwert Niedrig Unterbrechung“: 50 – 90 mg/dl
Prognose-Schwelle für PLGS	Prognose 20 mg/dl über dem „Grenzwert Niedrig“ oder tiefer	Prognose 15 mg/dl über dem „Grenzwert Niedrig Unterbrechung“ oder tiefer
Prognose-Zeitraum für PLGS	30 Min. (fest eingestellt)	15 – 40 Min. in Schritten von 5 Min. (Standard: 30 Min.)
weitere Voraussetzungen für Abschaltung	▪ Glukose liegt 70 mg/dl über „Grenzwert Niedrig“ oder tiefer ▪ Nach einer automatischen Abschaltung ist die Funktion nach frühestens 30 Min. wieder verfügbar (sobald die Alarme quittiert wurden), spätestens nach 4 Std. (falls die Alarme ignoriert wurden).	▪ Glukose liegt 70 mg/dl über „Grenzwert Niedrig Unterbrechung“ oder tiefer ▪ Nach einer automatischen Abschaltung ist die Funktion nach frühestens 30 Min. wieder verfügbar (sobald die Alarme quittiert wurden), spätestens nach 4 Std. (falls die Alarme ignoriert wurden).

Tab. 3: **Die Eigenschaften der Prädiktiven Hypoglykämie-Abschaltung (PLGS) und die verwendeten Begrifflichkeiten unterscheiden sich je nach Hersteller (Stand Herbst 2019).**

Basalrate wieder zuschaltet. Leicht erhöhte Glukosewerte im Anschluss können einfach korrigiert werden.

Wann kann es trotz aktiver PLGS-Funktion zu einer Hypoglykämie kommen?

- Wenn das CGM-System falsch hohe Werte anzeigt (Fehlmessung/Fehlkalibrierung), wird die PLGS-Funktion zu spät aktiv.
- Wenn der Glukoseabfall nicht linear ist, sondern sich immer weiter verstärkt (zunehmend schneller „Absturz“), wird die PLGS-Funktion zu spät aktiv. Das ist z. B. bei körperlicher Aktivität nicht selten der Fall (Therapieanpassung!). Zur Sicherheit kann beim Sport die Niedrig-Grenze auf den maximalen Wert angehoben werden (90 mg/dl).
- Wenn die auszugleichende Insulinlast größer ist als die für die kommenden zwei Stunden programmierte Basalrate, hat der Algorithmus keine Chance, eine Hypoglykämie zu vermeiden.

13.8.3 Automatische Wiederaufnahme der Basalrate

Nach einer automatischen Basalraten-Abschaltung gibt die Pumpe erst wieder Insulin ab, wenn der Glukosespiegel in den sicheren Bereich angestiegen ist. Der Algorithmus beobachtet den weiteren Glukoseverlauf und startet die Basalrate wieder,

- wenn mindestens eine halbe Stunde seit Beginn der Abschaltung vergangen ist und
- wenn die CGM-Glukose wieder 15 – 20 mg über der Niedrig-Schwelle liegt („Wiederaufnahme-Schwelle") und
- wenn der Glukosetrend erwarten lässt, dass die CGM-Glukose um mindestens weitere 20 mg/dl in der nächsten halben Stunde ansteigt oder
- nach spätestens zwei Stunden (Höchstdauer der automatischen Abschaltung), oder
- wenn die Basalratenpause manuell abgebrochen wird.

Die Modalitäten der Wiederaufnahme der Basalrate können bei den aktuellen Systemen nicht variiert werden. Die Wiederaufnahme-Schwelle ergibt sich zwangsläufig aus der individuell programmierten Niedrig-Grenze (siehe Tab. 4). Der Algorithmus des Medtrum-Systems nimmt die Basalrate deutlich früher wieder auf als das Medtronic-System.

	Medtronic MiniMed 640G	Medtrum A6 TouchCare
automatische Wiederaufnahme der Basalrate		
automatische Wiederaufnahme der Basalrate	30 Min. (oder manuelle Wiederaufnahme)	30 Min. (oder manuelle Wiederaufnahme)
Wiederaufnahme-Schwelle	20 mg/dl über „Grenzwert Niedrig"	15 mg/dl über „Grenzwert Niedrig Unterbrechung"
Prognose-Schwelle für Wiederaufnahme	Prognose in 30 Min. mind. 40 mg/dl über „Grenzwert Niedrig"	Prognose in 30 Min. mind. 30 mg/dl über „Grenzwert Niedrig"
Höchstdauer der Basalratenpause	2 Std.	2 Std.

Tab. 4: **Die Eigenschaften der Wiederaufnahme der Basalrate und die verwendeten Begrifflichkeiten unterscheiden sich je nach Hersteller (Stand Herbst 2019).**

Kommt es nach automatischen Abschaltungen regelmäßig zu übermäßigen Blutzuckeranstiegen, bestehen folgende Optionen:

- Niedrig-Schwelle reduzieren,
- Einnahme von weniger oder keinen Not-BE oder
- Deaktivieren der PLGS-Funktion, Versuch mit Hypoglykämie-Abschaltung (siehe Kap. 13.8.1).

13.9 CGM und Blutzuckermessen: Kontrollieren und kalibrieren

Nie wieder Blutzucker messen? Nein, auch die besten Glukosesensoren lassen diesen Wunschtraum leider noch nicht ganz in Erfüllung gehen. Die meisten Diabetiker, die einen Sensor tragen, können die Zahl der erforderlichen Blutzuckermessungen aber wesentlich reduzieren.

Blutzuckermessungen haben im Vergleich zu einem Sensor einen ganz zentralen Vorteil: Bei sorgfältig durchgeführter Messung ist ein Blutzucker-Test sehr genau und verlässlich. Als Referenzmethode ist die Blutzuckermessung daher auch im CGM-Zeitalter unentbehrlich.

Blutzucker-Messungen sind auch mit Sensor zwingend erforderlich ...

- zum Kalibrieren einiger CGM-Systeme (siehe Kap. 13.9.1),
- als Kontrollinstanz für alle CGM-Systeme bei Zweifeln an den angezeigten Sensorwerten und
- in Situationen, in welchen die Zulassungsbestimmungen des CGM-Systems dies vorschreiben (siehe Kap. 13.9.3).

Praxis-Tipp: Exakte Blutzuckermessung

Ein zuverlässiger Blutzuckertest setzt nicht nur eine perfekte Durchführung der Messung mit sauberen Fingern voraus, sondern auch ein präzises Messsystem. Jeder Nutzer eines CGM-Systems sollte daher alle 3 – 6 Monate sein Blutzuckermessgerät mit einem Laborgerät vergleichen, z. B. in Form von Parallel-Messungen beim Quartalstermin in der Schwerpunktpraxis. Überprüfungen mit Kontrolllösung sind nicht ausreichend, da hierbei eine sehr große Abweichung zulässig ist.

13.9.1 Kalibrierung durch den Anwender

„Traditionelle" CGM-Systeme müssen vom Anwender mit Blutzuckerwerten kalibriert werden: das System Dexcom G5, die Systeme von Medtronic und Medtrum sowie das implantierbare Eversense-System von Roche (Stand Herbst 2019).

Bei einer Kalibrierung teilt der Anwender dem CGM-System einen aktuellen Blutzuckermesswert mit. Erst anhand der Kalibrierung kann der CGM-Empfänger die vom Sensor gemessenen elektrischen Signale, die den Gewebezucker widerspiegeln, als einen „scheinbaren Blutzuckerwert" darstellen, die sogenannte „CGM-Glukose".

Bis zur ersten Kalibrierung zeigen die Systeme keine Glukosewerte an (je nach System 1–2 Stunden nach Sensorlegen), in der Folge muss je nach System ca. zweimal täglich nachkalibriert werden. Eine Kalibrierung sollte man nur durchführen, wenn der Blutzucker stabil ist, denn in diesen Phasen stimmen Gewebe- und Blutzuckerspiegel am besten überein (siehe Kap. 11.3).

Die genannten CGM-Systeme müssen regelmäßig nachkalibriert werden, in der Regel mindestens alle 12 Stunden. Was passiert, wenn man diese Aufforderung einfach ignoriert? Einige Systeme zeigen weiterhin Glukosewerte an, erinnern aber ausdauernd an die Notwendigkeit einer Kalibrierung (Dexcom, Medtrum). Andere Systeme sind nicht so „gnädig", zeigen kurze Zeit später keine Werte mehr an (Medtronic) oder fallen sogar in die Initialisierungsphase des Sensors mit unpraktisch häufigen Kalibrierungen zurück (Roche).

Die Bedeutung der korrekten Kalibrierung eines CGM-Systems kann gar nicht genug betont werden. Von der Güte der Kalibrierungen hängt ab, ob das CGM-System im weiteren Verlauf „richtige" Werte anzeigt.

Eine fehlerhafte Kalibrierung kann zu gravierenden Abweichungen führen. Die möglichen Folgen sind dramatisch, so kann das CGM-System dann z. B. zu spät vor einer Unterzuckerung warnen. Auch kann eine fehlerhafte Kalibrierung dazu führen, dass der Sensor überhaupt nicht mehr funktioniert (Neustart erforderlich, siehe Kap. 13.6).

Praktische Hinweise zur Durchführung einer Kalibrierung:

- Alle CGM-Systeme sind darauf angewiesen, dass der Glukosespiegel zum Zeitpunkt der Kalibrierung STABIL ist.
- Wie oft und zu welchen Zeiten ein CGM-System kalibriert werden muss, ist gerätespezifisch (siehe Kap. 12.3.2).
- NICHT kalibrieren, wenn der Glukosespiegel sich rasch ändert, z. B. nach einer Mahlzeit oder während körperlicher Aktivität. Zur Kalibrierung muss der Glukosespiegel weitgehend stabil sein. Im Zweifel sollte eine Kalibrierung lieber verschoben werden, als eine Fehlkalibrierung mit den genannten Folgen zu riskieren, selbst wenn das CGM-System dann vorübergehend keine Glukosewerte mehr angezeigt – das ist auf jeden Fall das „geringere Übel".
- Äußerste Sorgfalt auf die Blutzuckermessung verwenden. Zuerst Hände waschen, die Finger müssen sauber und trocken sein. Die Blutprobe immer aus der Fingerkuppe, nicht aus alternativen Messstellen entnehmen. Für Kalibrierungen immer dasselbe Blutzuckermessgerät verwenden.
- Den Blutzuckerwert immer SOFORT in das CGM-System eingeben (gilt nur für die manuelle Eingabe, siehe unten).

- Die Genauigkeit des zur Kalibrierung verwendeten Blutzuckermessgeräts sollte zumindest halbjährlich überprüft werden (Parallelmessungen mit einem Laborgerät im Diabeteszentrum).
  - Genauere Informationen zum Kalibrieren der verschiedenen CGM-Systeme: Kap. 12.3.2

13.9.2 Beispiel zum Kalibrieren durch den Anwender

Das folgende Beispiel wurde anhand eines realen Falles aufgezeichnet. Für andere kalibrierpflichtige CGM-Systeme gelten ähnliche Grundsätze. Die genauen Software-Eigenschaften und die Zeitpunkte der nötigen Kalibrierungen können sich im Detail unterscheiden (siehe Kap. 12.3.2).

Thomas hat um 18.30 Uhr zu Abend gegessen und möchte im Anschluss von 20.00 bis 21.30 Uhr zum Fußballtraining gehen. Den Bolus zum Abendessen reduzierte er daher um 50 %, denn das Training möchte er mit einem erhöhten Blutzuckerwert mit steigender Tendenz beginnen. Da er erst am späten Nachmittag einen neuen Sensor gelegt hat, muss das CGM-System turnusgemäß um 19.30 Uhr zum zweiten Mal kalibriert werden:

Uhrzeit	CGM-Glukose, Trend	aktueller Blutzuckermesswert
19:30 Uhr	154 mg/dl ↑↑	214 mg/dl

Der Unterschied zwischen CGM-Glukose und aktuellem Blutzuckerwert ist so groß, dass das System die Kalibrierung ablehnt. Stattdessen zeigt es keine aktuellen CGM-Glukosewerte mehr an und fordert Thomas auf, zwei Stunden später, also um 21.30 Uhr, eine erneute Kalibrierung durchzuführen. Das Training war an diesem Abend deutlich anstrengender als geplant, viel Kraftausdauer und viele Intervallläufe, sodass der Blutzucker um 21.30 Uhr mit 68 mg/dl fast im hypoglykämischen Bereich liegt. Aus dem Versuch zu kalibrieren wird wieder nichts.

Uhrzeit	CGM-Glukose, Trend	aktueller Blutzuckermesswert
21:30 Uhr	-- / inaktiv	68 mg/dl

Das CGM-System lehnt auch diesen Blutzuckerwert zur Kalibrierung ab, vermutlich weil der Glukosespiegel gerade rasch abfällt und das CGM-System intern infolge der zeitlichen Verzögerung einen deutlich höheren Glukosewert erwartet, genau wissen kann Thomas das ja nicht. Thomas wird aufgefordert, die Kalibrierung zwei

Stunden später zu wiederholen, d. h. um 23.30 Uhr. Er trinkt 2 BE Cola und muss weiter ohne aktuelle Glukosewerte auf dem Display auskommen.
Nach dem Duschen und Umziehen kommt Thomas um 22.30 Uhr nach Hause. Da er vor dem Training nicht viel zu Abend gegessen hatte, mit vollem Bauch trainiert es sich schlecht, isst er noch zwei Scheiben Brot und etwas Obst. Als ihn sein CGM-System um 23.30 Uhr wieder einmal an die nötige Kalibrierung erinnert, misst er einen Blutzucker von 182 mg/dl. So kurz nach dem Abendessen handelt es sich dabei um einen postprandialen Wert, der vermutlich gerade schnell ansteigt, sodass das CGM-System diesmal einen deutlich niedrigeren Wert erwartet hat. Wissen kann Thomas das ja auch diesmal nicht, denn sein System zeigt aus Sicherheitsgründen immer noch keine aktuellen Glukosewerte an.

Uhrzeit	CGM-Glukose, Trend	aktueller Blutzuckermesswert
23:30 Uhr	-- / inaktiv	182 mg/dl

Auch die Kalibrierung um 23.30 Uhr wird abgelehnt und Thomas wird nochmals aufgefordert, eine erneute Kalibration in zwei Stunden durchzuführen. Da Thomas den Muskelauffülleffekt nach dem sehr intensiven Training unterschätzt hat und die Basalrate nur um 20 % reduziert hatte, liegt sein Blutzuckerwert um 1.30 Uhr bei 52 mg/dl.

Uhrzeit	CGM-Glukose, Trend	aktueller Blutzuckermesswert
01:30 Uhr	-- / inaktiv	52 mg/dl

Der Blutzuckerwert von 52 mg/dl liegt unterhalb des für eine Kalibration zulässigen Bereiches, also wird Thomas von seinem System aufgefordert, um 3.30 Uhr erneut zu kalibrieren. Ohne CGM-Überwachung fühlt sich Thomas jetzt nicht mehr sicher vor einer nächtlichen Unterzuckerung. Vorbeugend nimmt er gleich vier zusätzliche BE zu sich, zwei in flüssiger und zwei in fester Form, zusätzlich reduziert er seine Basalrate um 50 %. Das war zu viel des Guten, um 3.30 Uhr liegt sein Blutzucker bei 235 mg/dl. Auch diese Kalibrierung wird abgelehnt, da der Wert wieder postprandial ist. Um 5.30 Uhr möge er das System erneut kalibrieren. Damit hat ihm das „Kalibrierungs-Theater" fast den gesamten Nachtschlaf geraubt, und noch dazu war er während der gesamten Zeit nicht durch Alarme und Voralarme vor einer Unterzuckerung geschützt.

Was hätte Thomas anders machen können, da er ja den erhöhten Blutzuckerwert und die steigende Tendenz vor Beginn der körperlichen Aktivität unbedingt brauchte?

- Sensor zu einer anderen Zeit legen: Die wichtigste „Stellschraube" bei der Kalibrierung ist der Zeitpunkt des Sensorlegens. Der Zeitpunkt muss ganz gezielt so gewählt werden, dass der Blutzucker zu den Zeiten der erforderlichen Kalibrie-

rungen möglichst stabil ist. Thomas hätte den Sensor also z. B. bereits am Vormittag erneuern können oder erst am nächsten Morgen.
- Kalibrierung verschieben: Wenn Thomas erst um 19.30 Uhr erkennt, dass der Zeitpunkt für eine Kalibration denkbar ungünstig ist, sollte er die Kalibrierung verschieben, selbst wenn das System dann vorübergehend keine aktuellen Glukosewerte mehr anzeigt. Erst wenn der Glukosespiegel wieder stabil ist, sollte die Kalibrierung nachgeholt werden. Für Thomas wäre an diesem Abend z. B. um 22.30 Uhr ein guter Zeitpunkt zur Nachkalibrierung gewesen, denn um diese Zeit dürfte der Blutzuckeranstieg durch die zwei flüssigen BE um 21.30 Uhr im Gewebe angekommen sein.

Durch einen Moment der Planung wären Thomas also einige Unannehmlichkeiten erspart geblieben und er hätte ungestört schlafen können. Nein, nicht ganz ungestört: Rechtzeitig vor der drohenden nächtlichen Unterzuckerung hätte ihn sein CGM-System wieder aufgeweckt.

13.9.3 Werkseitige Kalibrierung („kalibrierfreie" Systeme)

Einige der neueren CGM-Systeme sind bereits werkseitig kalibriert, d. h., der Anwender muss nicht mehr routinemäßig Blutzuckerwerte eingeben.

Für die Patienten wird es ohne Kalibrieren deutlich einfacher, für die Hersteller aber umso komplizierter. Es ist sehr anspruchsvoll, Sensoren jeden Tag nicht nur vieltausendfach herzustellen, sondern dies auch noch mit höchster Präzision hinzubekommen – denn das ist nötig, um auf die Kalibrierung durch den Anwender zu verzichten. Zwei Hersteller haben bereits derartige Sensoren auf dem Markt (Stand Herbst 2019).

Die „kalibrierfreien" CGM-Systeme haben folgende Vorteile:
- **Mehr Therapiesicherheit:** Fehlkalibrierungen sind ein häufiges Problem. Werden traditionelle Sensoren zu einem ungünstigen Zeitpunkt (nicht in einer stabilen Phase) oder mit einem ungenauen Blutzuckermesswert (siehe Praxis-Tipp) kalibriert, zeigt das CGM-System fortan zu hohe oder zu niedrige Werte an – mit möglicherweise gefährlichen Konsequenzen.
- **Mehr Benutzerfreundlichkeit:** Kalibrierfreie Systeme sind komfortabler und entsprechen ganz klar dem Patientenwunsch. In einigen Jahren werden die Hersteller vielleicht gar keine Sensoren mit Kalibrierzwang mehr verkaufen können.

Folgende Systeme sind „kalibrierfrei" (Stand Herbst 2019):
- **Abbott FreeStyle Libre 1 und 2:** Hier ist eine patientenseitige Kalibrierung nicht erforderlich und auch nicht möglich. Liefert der Sensor keine ausreichend genau-

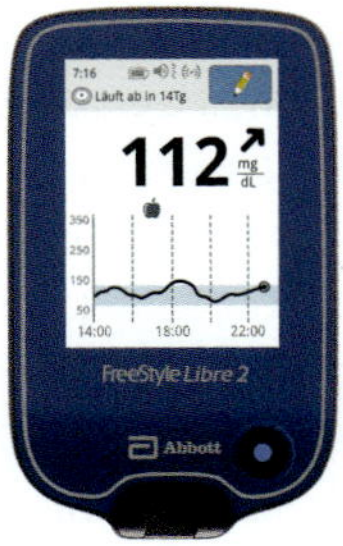

en Werte, muss er gewechselt werden. Messen sämtliche Sensoren nicht ausreichend genau, hilft manchmal nur der Wechsel zu einem CGM-System eines anderen Herstellers.

- **Dexcom G6:** Auch bei diesem System ist eine patientenseitige Kalibrierung nicht zwingend erforderlich. Bei Bedarf kann der G6-Sensor aber dennoch in traditioneller Weise kalibriert werden, sodass man die Kurve bei ungenauen Messwerten korrigieren kann.

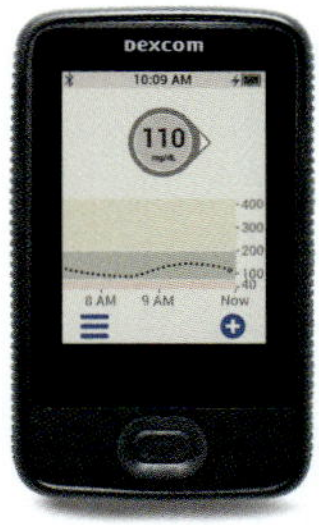

Mögliche Nachteile der „kalibrierfreien" Systeme betreffen – wenig überraschend – vor allem die Messgenauigkeit. Zwar liefern diese Sensoren bei den allermeisten Patienten ausreichend präzise Werte. Bei einem Teil der Anwender hat das Unterhautfettgewebe aber offenbar nicht die vorgesehenen Eigenschaften, sodass die Sensoren dauerhaft zu hohe oder zu niedrige Messwerte liefern. Auch können einzelne Sensoren, Chargen oder Sensor-Anlagestellen ungenaue Messwerte produzieren. Weitere physiologische Einflussgrößen sind möglich, z. B. der Hydrierungszustand (evtl. ungenauere Messwerte bei Flüssigkeitsdefizit im Körper). Die Abweichungen sind in der Regel produkt- und patientenspezifisch und nicht vorhersehbar.

Wie häufig kommen bedeutsame Abweichungen vor? Zu dieser Frage gibt es keine zuverlässigen Daten. In den Herstellerstudien werden sehr geringe Fehlerraten genannt, was sich dann im Alltagsbetrieb leider nicht immer bestätigt.

Die größte Gefahr bei der Verwendung „kalibrierfreier" Sensoren ist die Tendenz, sich blind auf die angezeigten Messwerte zu verlassen, ohne jemals den Blutzucker zu kontrollieren. Das ist zwar bequem aber manchmal auch gefährlich!

Die Zulassung eines CGM-Systems als „kalibrierfrei" bedeutet nicht automatisch, dass das System als Ersatz der Blutzuckermessung zugelassen ist – und anders herum. Außerdem sind bei jedem CGM-System Blutzucker-Kontrollmessungen in bestimmten Situationen erforderlich, selbst wenn es als Ersatz der Blutzuckermessung zugelassen ist (siehe nächstes Kapitel).

13.9.4 Ergänzung oder „Ersatz" der Blutzuckermessung?

Die meisten CGM-Systeme sind offiziell „nur" als Ergänzung der Blutzuckermessung zugelassen. Gemäß den Zulassungsbestimmungen sollte weiterhin vor jeder

Therapieentscheidung der Blutzucker gemessen werden. So ähnlich können Sie es im Kleingedruckten der Sensoren von Medtronic, Medtrum und Roche nachlesen. Es ist ein offenes Geheimnis, dass erfahrene CGM-Anwender, die ihr System gut kennen und ihm vertrauen, dennoch im Wesentlichen nur noch zum Kalibrieren den Blutzucker messen.

In den letzten Jahren kamen neue Sensor-Generationen auf den Markt, deren Messgenauigkeit und Stabilität nochmals verbessert wurde. Diese Sensoren zeigten in den Zulassungsstudien z. B. eine MARD von unter 10 Prozent (siehe Kap. 12.3.4), sodass sie nun offiziell dafür zugelassen sind, die Blutzuckermessungen UNTER BESTIMMTEN BEDINGUNGEN zu ersetzen. Produktbeispiele und das „Kleingedruckte" finden Sie in Tabelle 5.

	Dexcom G6	**Abbott FreeStyle Libre und Libre 2**
Bedingungen für den Ersatz der Blutzuckerselbstmessung	Der Patient muss berücksichtigen: ▪ Sämtliche Display-Informationen (Glukosewert, Trendpfeil, Diagramm) ▪ Alarme und ▪ der angezeigte Glukosewert muss zu den Symptomen passen..	Eine Blutzuckermessung ist erforderlich ... ▪ bei rascher Glukoseänderung, ▪ wenn eine Hypoglykämie angezeigt wird, ▪ falls eine Hypoglykämie droht oder ▪ wenn der Glukosewert nicht zu den Symptomen passt.

Tab. 5: Übersicht über die als Ersatz der Blutzucker-Selbstmessung zugelassenen CGM-Systeme und die Bedingungen für den Ersatz der Blutzucker-Selbstmessung (Stand Herbst 2019, Herstellerangaben).

Auch Sensoren, die als Ersatz der Blutzuckermessung zugelassen sind, machen nicht alle Blutzuckertests überflüssig. Bei konsequenter Umsetzung der Vorgaben können je nach System weiterhin bis zu 4 – 6 Messungen pro Tag erforderlich sein. Zumindest eine Blutzucker-Kontrollmessung pro Tag sollte jeder Sensoranwender aus Sicherheitsgründen durchführen.

▸ Erforderliche Messgenauigkeit: Kap. 12.3.4

14 CGM im Alltag

14.1 CGM unterwegs

Der „Ersatzteilkoffer im Alltag“ für Insulinpumpenträger wurde in Kap. 10.1 vorgestellt. Was müssen CGM-Anwender zusätzlich mitnehmen, wenn sie die heimischen vier Wände verlassen?

Wenn der CGM-Anwender nur kurz unterwegs ist, z. B. zur Arbeit oder zum Sport, reicht ein Blutzuckermessgerät als zusätzliches Equipment völlig aus. Somit kann er jederzeit eine Kontroll-Blutzuckermessung vornehmen, ggf. sein CGM-System kalibrieren und ist bei einem Total-Ausfall des CGM-Systems für das Schlimmste gerüstet. Am Arbeitsplatz und an ähnlich häufig frequentierten Orten kann zusätzlich ein Blutzuckermessgerät deponiert werden.

Bei mehrtägigen Touren, ob dienstlich oder privat, sollten zusätzlich Ersatzbatterien/Ladegerät und ein Ersatzsensor ins Gepäck, und zwar unabhängig von der restlichen Laufzeit des aktuellen Sensors. Es kann jederzeit passieren, dass der Sensor versehentlich herausrutscht, sich bei starkem Schwitzen ablöst oder ohne erkennbare Ursache „den Geist aufgibt“. In der Regel möchten sich CGM-Träger aber gerade unterwegs auf ihr kontinuierliches Messsystem verlassen, z. B. weil sie im Rahmen einer Dienstreise unter sehr großem Leistungs- und Erfolgsdruck stehen, sehr viel Auto fahren oder alleine in Hotelzimmern übernachten und vor Hypoglykämien geschützt sein wollen. Die Gewissheit, jederzeit einen Ersatzsensor legen zu können und nach 1 – 2 Stunden wieder kontinuierlich überwacht zu werden, ist ausgesprochen beruhigend. „Sicherheitsfanatiker“ unter den CGM-Anwendern nehmen in diesen Situationen sogar mindestens zwei Ersatzsensoren mit, für den unwahrscheinlichen Fall, dass beim Legen des Ersatzsensors ein Missgeschick passiert oder dass einer der Sensoren beim Transport Schaden genommen hat.

14.2 CGM und Sport

Die kontinuierliche Glukosemessung macht es Sportlern wesentlich leichter, die Diabetestherapie an körperliche Aktivität anzupassen. Mit der CGM kann die Therapieanpassung vor, während und nach dem Sport perfektioniert werden. Zudem sorgt ein CGM-System für Sicherheit: Es warnt rechtzeitig vor einer drohenden Unterzuckerung, sodass der Sportler frühzeitig gegensteuern kann.

- Therapieanpassung an Sport: Kap. 10.4 Insulinpumpe und körperliche Aktivität
- Weitere Informationen von den Autoren der „CGM- und Insulinpumpenfibel“: „Diabetes- und Sportfibel“, 4. aktualisierte und erweiterte Auflage 2018, 540 Seiten, Kirchheim Verlag, ISBN 978-3-87409-630-0

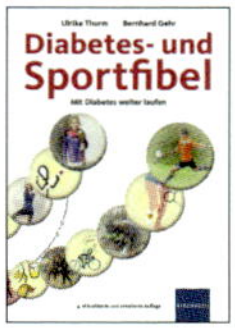

Diabetes- und Sportfibel

https://
bit.ly/2ATyr7o

Ein Beispiel: Monique Hanley hat im Jahr 2007 in einer Mannschaft von Typ-1-Diabetikern das „Race Across America“ gewonnen. Das vermutlich härteste Radrennen der Welt verläuft über 4.800 km. Das Team brauchte für die Strecke 5 Tage, 15 Stunden und 43 Minuten. Das gesamte Team war mit CGM-Systemen ausgestattet. Monique berichtet:

„Die Geräte zur kontinuierlichen Glukosemessung waren sehr hilfreich, denn sie warnten uns nicht nur rechtzeitig vor einem niedrigen Blutzuckerwert, sondern zeigten uns auch die Trendverläufe unserer Blutzuckerwerte. Wir lernten, wie wichtig eine steigende Blutzuckertendenz vor Beginn einer Etappe ist. Im Lauf des Rennens wurden die CGM-Systeme immer unverzichtbarer […]. Tatsache ist, dass ich durch den Glukosesensor zum ersten Mal das Gefühl hatte, dass ich als Sportlerin an einem Wettkampf teilnahm – nicht als Diabetikerin. Ein kurzer Blick auf die Trendentwicklung auf meinem CGM-System genügte, ansonsten konnte ich mich voll auf das Rennen konzentrieren.“ (zitiert aus der „Diabetes- und Sportfibel“, 4. Auflage 2018)

Therapieanpassung: Glukosetrend wichtiger als Blutzucker

Allgemeine Aspekte der Therapieanpassung an Sport wurden in Kap. 10.4.3 erläutert („Countdown vor Sport“). CGM-Anwender haben dabei den unschätzbaren Vorteil, dass sie vor Beginn körperlicher Aktivität ohne Umstände den Glukoseverlauf der zurückliegenden Stunden und den aktuellen Glukosetrend ablesen können.

Zu Beginn körperlicher Aktivität muss der Glukosetrend ANSTEIGEND sein. Der Trend ist wichtiger als die absolute Höhe des Wertes.

Ein Glukosewert von 120 mg/dl mit rasch steigendem Trend erlaubt z. B. problemlos den Beginn einer Jogging-Runde. Ein Glukosewert von 160 mg/dl mit stark fallendem Trend würde jedoch ein enormes Unterzuckerungsrisiko bedeuten. Der Sportler müsste in dieser Situation zunächst noch einige Sport-BE einnehmen und warten, bis der Glukosetrend sich von fallend in steigend gewandelt hat.

Auch während und nach dem Sport (Unterzuckerungsgefahr durch Muskelauffülleffekt!) ist der Glukosespiegel mit einem CGM-System immer „im Visier", sodass keine so hohen Sicherheits-Blutzuckerwerte nötig sind wie bei alleiniger Blutzuckerselbstkontrolle.

Alarmgrenzen: Anlegen eines Sportprofils

Der Blutzuckerverlauf beim Sport unterscheidet sich oft deutlich vom Alltag. Bei körperlicher Aktivität kommt es häufig zu raschen Blutzuckeränderungen, die von den CGM-Systemen mit einer gewissen Verzögerung dargestellt werden (Timelag, siehe Kap. 11.3). Der Hypoglykämie-Alarm wird daher beim Sport manchmal später ausgelöst, als dies wünschenswert wäre. Um dennoch rechtzeitig gewarnt zu werden, müssen die Alarmeinstellungen für den Sport umprogrammiert werden („Sportprofil").

Praxis-Tipp: Alarmeinstellungen beim Sport

Statt der im Alltag meist üblichen Grenzen von ca. 80 mg/dl für den Alarm „Niedriger Blutzucker" und ca. 180 mg/dl für den Alarm „Hoher Blutzucker" (siehe Kap. 13.7.1) haben sich beim Sport folgende Einstellungen bewährt:

- 120 mg/dl für den Alarm „Niedriger Blutzucker"
- 220 bis 250 mg/dl für den Alarm „Hoher Blutzucker" (Sportler, die bewusst hohe Blutzuckerwerte anstreben, können diesen Alarm sogar deaktivieren)
- Der Voralarm „Niedriger Blutzucker erwartet" sollte so empfindlich wie möglich eingestellt werden.
- Der Voralarm „Hoher Blutzucker erwartet" kann ausgeschaltet werden.

Stellt man z. B. den Alarm für eine Hypoglykämie auf Ton und den Alarm für eine Hyperglykämie auf Vibration, kann man die Art des Stoffwechselproblems erkennen, ohne auf das Display zu sehen (falls er durchführbar ist, bleibt ein Kontrollblick aber auf jeden Fall die bessere Alternative).

Befestigung von Sensor und Sender beim Sport

Fast alle körperlich aktiven CGM-Träger müssen ihren Sensor mit zusätzlichem Klebematerial fixieren. Insbesondere das extrem atmungsaktive Klebevlies Fixomull stretch®, Kinesiotape oder ein spezielles Fixierband (siehe Abbildungen) haben sich hierbei bewährt. So ist der Sender selbst bei heftigen Bewegungen und starker Schweißbildung sicher fixiert und übersteht sogar intensivste sportliche Belastungen wie beispielsweise einen Marathonlauf, ein Radrennen oder einen Schwimmwettkampf.

- Ausführliche Information zur Befestigung des Sensors: Kap. 13.5
- Übersicht über die Klebematerialien: Kap. 3.3.3

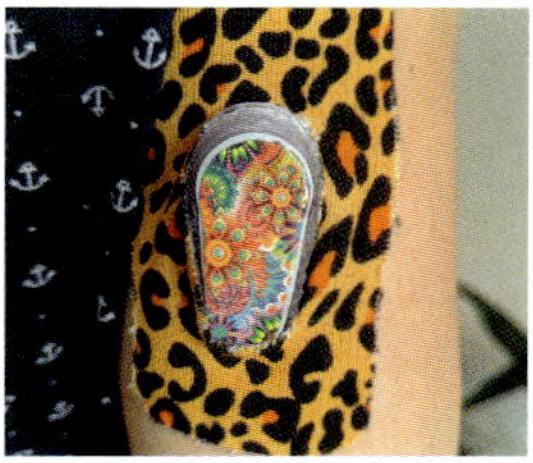
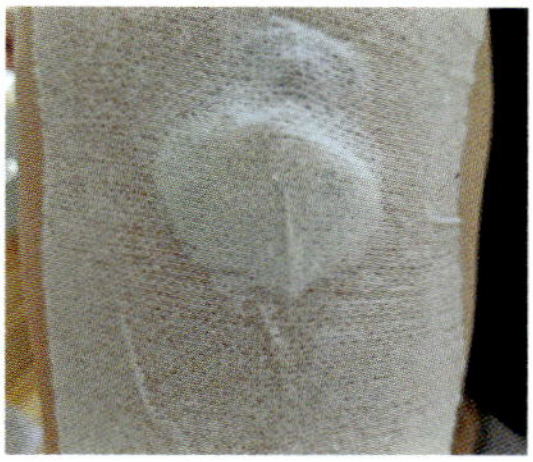
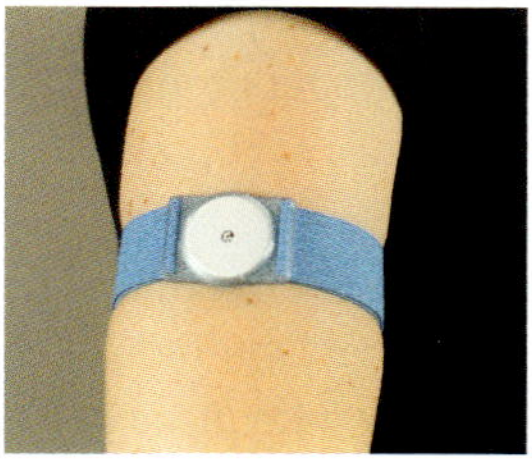

Aufbewahrung des Empfängers

Bei einigen Sportarten kann der Empfänger, der nicht immer sehr robust ist, in Mitleidenschaft gezogen werden. Bei „kontaktintensiven“ Sportarten sollte der Empfänger daher nicht „am Mann“ getragen, sondern in der Nähe abgelegt werden, z. B. beim Kampfsport oder Handball (je nach CGM-System kann die Funkreichweite das gesamte Spielfeld abdecken, sodass eine Begleitperson am Spielfeldrand den Empfänger beaufsichtigen kann). Bei den meisten übrigen Sportarten kann und soll das Monitorgerät z. B. in einem Sportgurt mitgeführt werden (siehe Kap. 13.5). Zum Thema Wassersport finden Sie detaillierte Informationen in Kap. 14.3.

14.3 CGM in Wasser und Sauna

Wasserdicht: Sensor und Sender

Die Sender der in Deutschland erhältlichen CGM-Systeme sind komplett wasserdicht, wenn sie unversehrt sind und falls sie korrekt auf den Sender gesteckt sind. Vor dem Duschen, Baden oder Schwimmen muss der Sensor nicht entfernt werden. Gefahr droht eher von Seiten der im Einzelfall mangelnden Klebeeigenschaften des Sensorpflasters. Im nassen Element halten die Pflaster meist schlechter als im Trockenen. Es hat sich daher bewährt, den Sensor vor dem Baden oder Schwimmen mit zusätzlichem Klebematerial zu sichern, z. B. mit Fixomull stretch® (Abb. siehe Kap. 13.5). Mit dieser Befestigung ist sogar ein mehrstündiger Schwimmwettkampf ohne Sensorverlust möglich, wie ein CGM-Träger berichtete.

Extrem wasserscheu: fast alle Empfänger

Aktuell gibt es nur einen wasserdichten CGM-Empfänger (Medtronic 640G® wasserdicht nach IXP8 bis 3,6 m bis zu 24 Std.). Die übrigen CGM-Empfänger müssen beim Schwimmen, Surfen, Kajakfahren und anderen Wassersportarten auf dem Festland zurückbleiben, es sei denn, sie werden „hochseetauglich" verpackt. Von Herstellerseite werden bisher noch keine wasserdichten Taschen für die Monitorgeräte angeboten (Ausnahme: Medtronic). Da sie jedoch ungefähr die Abmessungen eines Mobiltelefons haben, bietet sich die Zweckentfremdung wasserdichter Handy-Taschen an. Dabei muss beachtet werden, dass die Taschen wasserdicht und gleichzeitig durchlässig für Funkwellen sein müssen, damit das Monitorgerät weiterhin die Daten des Senders empfangen kann. Derartige Taschen sind mit einer speziellen Kennzeichnung versehen.

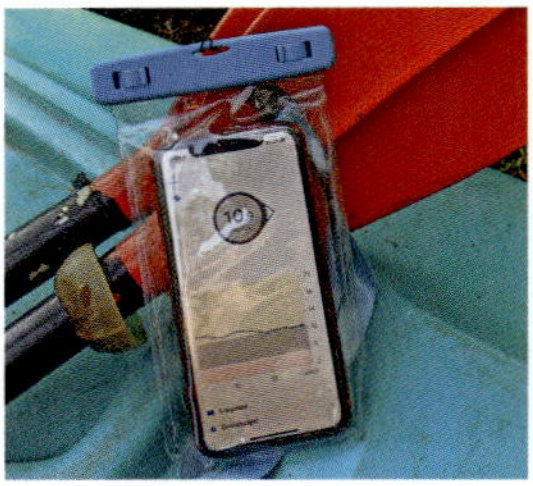

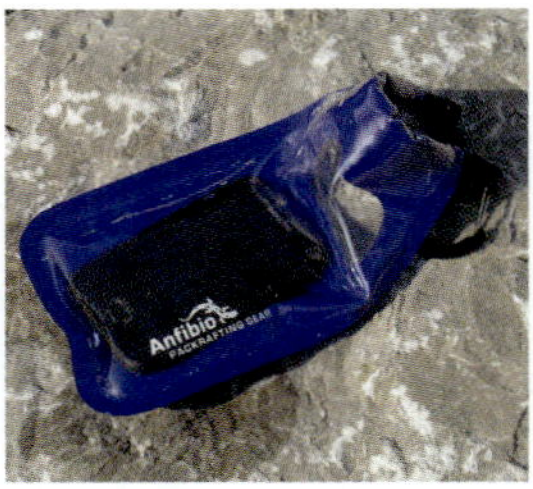

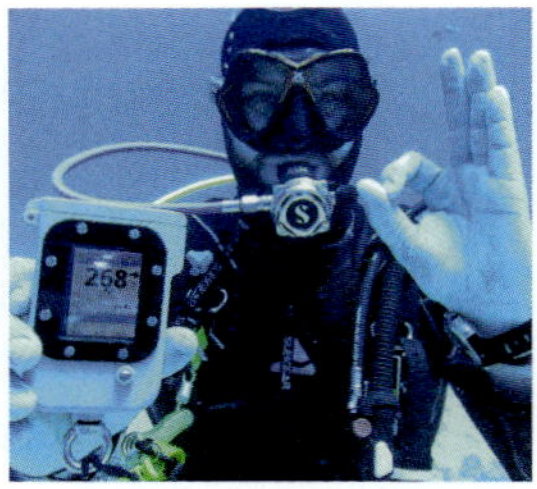

Gute Erfahrungen machten Anwender beispielsweise mit Produkten der Firma Aquapac (www.aquapac.de), Tribord oder Anfibio. Schwimmen und Schnorcheln ist mit diesen Plastikhüllen problemlos möglich, Taucher benötigen jedoch Spezialllösungen, wie z. B. dieses selbstgebaute Tauchgehäuse für den Abbott FreeStyle Libre, mit dem auch in großen Tauchtiefen noch CGM Werte gescannt werden können.

- Schwimmtaugliche Befestigung des CGM-Sensors: Kap. 13.5
- Geeignete Klebematerialien: Kap. 3.3.3
- Aktuelle Informationen zum Tauchgehäuse unter: thurm@idaa.de

CGM und Sauna

Außer dem Abbott FreeStyle Libre 2® ist keines der zurzeit auf dem Markt befindlichen CGM-Systeme für den Einsatz in der Sauna zugelassen. Die offizielle Empfehlung der übrigen Hersteller lautet, das komplette CGM-System vor einem Saunabesuch, einem heißen Dampf- oder Moorbad etc. zu entfernen und anschließend

einen neuen Sensor zu legen. Beim Roche-Eversense®-System sollte für die Sauna der Transmitter abgenommen werden.
Zwar sind in einschlägigen Internetforen Einzelfallberichte zu finden, die euphorisch bezeugen, dass die Systeme während und nach dem Saunieren einwandfrei funktionierten. Um Schäden an Sender und Sensor zuverlässig zu vermeiden, empfehlen wir jedoch dringend, einen Saunabesuch generell mit einem Sensorwechsel zu verbinden und sich während dieser kurzen Zeitspanne mit konventionellen Blutzuckermessungen zu begnügen. In den meisten Fällen würde sich das Sensorpflaster durch die massive Schweißbildung in der Sauna ohnehin ablösen.

▸ Insulinpumpe und Sauna: Kap. 10.3

14.4 CGM auf Reisen

Die allgemeinen Reisetipps für Insulinpumpenträger (Kap. 10.7) gelten auch für CGM-Anwender. Weitere Besonderheiten ergeben sich insbesondere bei Flugreisen und bei Reisen fernab der Zivilisation.

Spezialgepäck für CGM-Anwender

Vordrucke für Zollbescheinigungen bzw. Atteste für die medizinische Notwendigkeit eines CGM-Systems sind bei den Herstellern erhältlich (Deutsch und Englisch). Ersatzsensoren müssen in ausreichender Anzahl im Handgepäck transportiert werden, denn im Frachtraum eines Flugzeugs können Minustemperaturen herrschen. Bei einem längeren Auslandsaufenthalt sollten CGM-Anwender zur Sicherheit ein zweites Blutzuckermessgerät mitführen.

Stromversorgung unterwegs

CGM-Systeme, die ausschließlich mit Standard-Batterien betrieben werden, sind fernab der Zivilisation klar im Vorteil (Medtronic MiniMed 640 G). Kann ein Sender oder Empfänger ähnlich einem Mobiltelefon nur mit einem speziellen Netzgerät geladen werden, geht ihm ohne Steckdose zum Teil schon nach wenigen Tagen zwangsläufig der „Saft“ aus (Abbott, Dexcom, Medtrum, Roche). Führen Sie in diesem Fall unbedingt einen Reiseadapter und eine größere Powerbank mit (= externer Akku zum Nachladen von Smartphones).

CGM-Systeme am Flughafen und im Flugzeug

An den Sicherheitskontrollen der Flughäfen gibt es inzwischen erfreulich wenige Probleme mit CGM-Systemen. In Deutschland und Europa sind CGM-Sender und

-Empfänger dem Sicherheitspersonal mittlerweile meist bekannt. Häufig wird ein Sprengstoff-Test gemacht (Teststreifen), was zwar kurzzeitig den Adrenalinspiegel in die Höhe treibt und ein wenig Zeit kostet, aber keine schädlichen Folgen für das CGM-System oder den Träger nach sich zieht.

Die Hersteller raten, an Bord eines Flugzeugs das CGM-System außer Betrieb zu nehmen, d. h. Sensor und Sensor/Transmitter zu trennen oder ggf. den Flugmodus zu aktivieren, sodass keine Funksignale mehr ausgesendet werden. Diese Empfehlung bedeutet jedoch selbstverständlich nicht im Umkehrschluss, dass ein CGM-System ein Flugzeug zum Absturz bringen kann. Medtronic bescheinigt seinem Transmitter, dass er gemäß den US-amerikanischen Regularien an Bord von Verkehrsflugzeugen betrieben werden kann. Mittlerweile ist auf den meisten Linienflügen der Betrieb von Geräten mit aktiver Bluetooth-Schnittstelle offiziell erlaubt, sodass die neueren Sensoren mit Bluetooth-Konnektivität nun ganz legal an Bord betrieben werden können (Abbott FreeStyle Libre 2, Dexcom G5 und G6, Medtronic Guardian connect, Roche Eversense, Medtrum A6 TouchCare).

Wer auch im Flugzeug nicht auf CGM-Daten verzichten will, und wer eine hundertprozentig offizielle Lösung sucht, muss im Vorfeld bei der Fluggesellschaft eine Betriebserlaubnis beantragen („INCAD"- und „MEDIF"-Formulare). Die Chancen auf eine Einzelfallgenehmigung sind gut.

Probleme bei Zeitumstellung bzw. Wechsel der Zeitzone

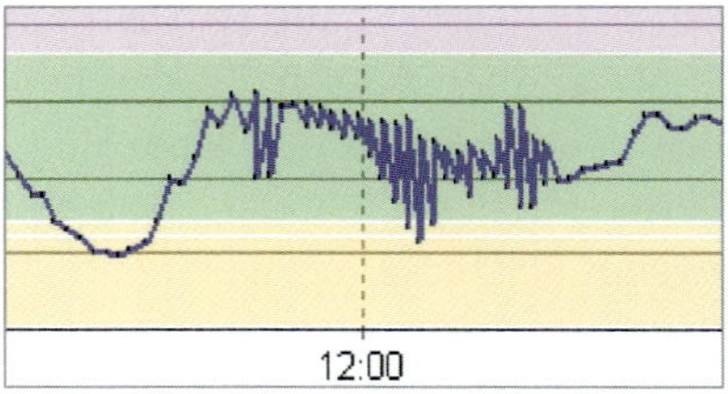

In folgenden Fällen kann es bei Zeitumstellungen zu Software-Problemen kommen:

a) Umstellung von der Sommer- auf die Winterzeit (Uhr wird zurückgestellt) und

b) Flugreisen nach Westen mit Wechsel der Zeitzone mit aktivem CGM-System (Uhr wird zurückgestellt)

In diesen Fällen werden eine oder mehrere Stunden „doppelt durchlebt". Während dieser Zeit dürfen nur die angezeigten CGM-Glukosewerte geglaubt werden. Trendinformationen und Diagramme sollten dagegen ignoriert werden. Der CGM-Empfänger kann mit den doppelt angezeigten Glukosewerten zu identischen Uhrzeiten nichts anfangen und zeigt ggf. bei den Trendinformationen nur noch Nonsens an.(siehe Abb.).

Bei der Umstellung von der Winter- auf die Sommerzeit und bei Flugreisen nach Osten (Uhr wird vorgestellt) sind dagegen keine Probleme zu erwarten. Nach Einstellen der neuen Ortszeit entsteht lediglich ein „Loch" in den Diagrammen.

14.5 CGM und Medizinbetrieb

Bereits Insulinpumpenträger sind im Krankenhaus „Exoten“. Für dauerhafte CGM-Anwender trifft das erst recht zu. Sie können sich sicher sein, dass sie wesentlich mehr von ihrem CGM-System und von ihrem Glukoseverlauf verstehen als der behandelnde Chirurg oder Gynäkologe. Wahrscheinlich werden es diese Ärzte auch nicht wagen, auf die Diabetestherapie Einfluss zu nehmen, solange kein hypoglykämischer Schock und keine Ketoazidose vorliegen. Andererseits ist der behandelnde Krankenhausarzt formal auch für die Diabetestherapie zuständig und verantwortlich, sodass Sensor-Träger sich im Zweifel möglichst kooperativ zeigen sollten. Diabetiker sollten den Krankenhausarzt sachlich über ihren kontinuierlichen Begleiter informieren und das diabetologische Zepter weiterhin selbst in der Hand behalten, solange dies möglich ist. Spezielle Fragen wie das Vorgehen bei Operationen oder bei Kortisongabe sollten falls möglich im Vorfeld mit dem eigenen Diabetesteam und den entsprechenden Ärzten im Krankenhaus geklärt werden.

MRT und Röntgenstrahlen

Vor einer Magnetresonanztomografie (MRT), auch Kernspintomografie genannt, muss das komplette CGM-System inklusive Sensor entfernt werden,da es ansonsten von den extremen Magnet- und Wechselfeldern zerstört werden könnte.

Einige Hersteller empfehlen auch vor Röntgen- oder CT-Untersuchungen, das komplette System zu entfernen, wenn sich Sender und Sensor im Strahlengang befinden (mit einer Schädigung des CGM-Systems ist nicht zu rechnen, eher mit einer Verwirrung des Radiologen).

15 Aktuelle CGM-Anzeige

„Wow!“ denkt man sich als CGM-Neuling, „jeden Tag mindestens 288 aktuelle Glukosewerte. Der wichtigste Stoffwechselparameter wird quasi kontinuierlich angezeigt. Zur Not warnt mich ein Alarm rechtzeitig vor einer Unterzuckerung oder einem zu hohen Blutzucker. Was soll jetzt noch schief gehen?“ Die Wahrheit ist: Es kann immer noch sehr viel schief gehen.

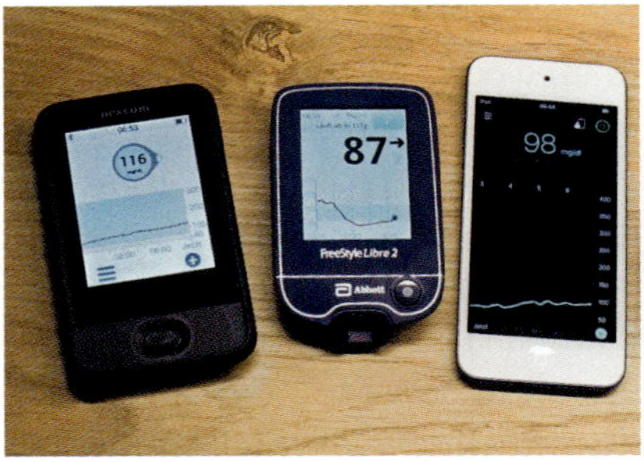

Ein CGM-System in den Händen eines nicht geschulten Diabetikers kann sogar gefährlich sein.

Ein CGM-System macht den Glukosespiegel lediglich sichtbar – dadurch wird er noch lange nicht besser. Aus den Informationen müssen die richtigen Schlüsse gezogen werden, und zwar Tag für Tag, Stunde für Stunde, Minute für Minute. Gelingt dies optimal, kann ein Typ-1-Diabetiker Glukosewerte wie ein Stoffwechselgesunder erreichen. Reiht sich dagegen eine Fehlinterpretation an die nächste, kann ein CGM-Träger sein persönliches „Waterloo“ mit gigantischen Stoffwechselschwankungen erleben.

Das Empfangsgerät des CGM-Systems ist das Bindeglied von der Maschine zum Menschen, vom Messenzym zum Großhirn. Am Display des Empfängers können jederzeit folgende Informationen abgelesen werden:

- Aktueller Glukosewert: Wie hoch ist der Gewebezucker im Moment? Siehe Kap. 14.1.
- Aktueller Glukosetrend: In welche Richtung bewegt sich die Glukose und wie schnell tut sie das? Siehe Kap. 14.2.
- Diagramm der letzten Stunden: In welchem Zusammenhang steht der aktuelle Glukosewert? Wie lange ist die Glukose schon so, wie sie ist? Siehe Kap. 14.3.

15.1 Aktueller Glukosewert

„127 mg/dl“

Beim Blick auf das Display springt einem zuerst der aktuelle Glukosewert ins Auge. Jederzeit kann der Anwender sehen, wie hoch sein Glukosespiegel ist. Ein ungemein beruhigendes Gefühl.

Beziehungsweise: Der Anwender kann jederzeit sehen, wie hoch sein Blutzucker *ca. 5 – 15 Minuten zuvor* war. Denn so groß kann die Verzögerung zwischen dem Blutzucker und den angezeigten CGM-Glukosewerten sein.

▶ Warum Blutzucker und CGM-Glukose nicht immer übereinstimmen: Kap. 11.3

Und noch eine Einschränkung: Der Anwender kann jederzeit sehen, wie hoch sein Glukosespiegel 5 – 15 Minuten zuvor ***ungefähr*** war. Die aktuellen CGM-Systeme erreichen noch nicht die Messgenauigkeit der Blutzuckermessgeräte und sind oft deutlich von der Präzision der Labormessgeräte entfernt. Bei einigen CGM-Systemen ist daher vor jeder Therapieentscheidung laut den Zulassungsbestimmungen zusätzlich eine kapilläre Blutzuckermessung nötig, bei einigen neueren Systemen sind routinemäßige Kontrollblutzuckermessungen nicht mehr vorgeschrieben. Auf jeden Fall muss bei Zweifeln jeder Art sofort der Blutzucker gemessen werden, z. B. wenn Unterzuckerungssymptome bei Anzeige normaler Glukosewerte bemerkt werden.

▶ Messgenauigkeit der verschiedenen CGM-Systeme: Kap. 12.3.4
▶ Blutzuckermessen und CGM (kalibrieren und kontrollieren): Kap. 13.9

Doch zum Glück fällt das alles nicht besonders ins Gewicht. Dass die CGM-Glukose nicht hundertprozentig aktuell und nicht hundertprozentig genau ist, sollte keinen potenziellen Anwender abschrecken, denn – und jetzt bitte tief Luft holen – bei der kontinuierlichen Glukosemessung ist ein einzelner Messwert überhaupt nicht wichtig!!!

Stattdessen liefert die CGM völlig neuartige Informationen von unschätzbarem Wert: Wie war der Glukoseverlauf der letzten Stunden? In welche Richtung bewegt sich die Glukose gerade, und wie schnell tut sie das? Ist die Glukose stabil, sinkt oder steigt sie? Der aktuelle Glukosetrend ist für jedwede Entscheidung im Rahmen einer Insulintherapie von wesentlich größerer Bedeutung als ein noch so exakter Einzelwert.

▶ Aktueller Glukosetrend siehe Kap. 15.2
▶ Aktuelles Diagramm siehe Kap. 15.3.

Niedrigalarm und Hochalarm

Ein CGM-System gibt Alarm, wenn der Glukosespiegel vorher eingestellte Grenzwerte unter- oder überschreitet (Niedrig- und Hochalarm). Bei korrekter Wahl der Alarmgrenzen ist somit ein guter Schutz vor unbemerkten Unterzuckerungen und vor Hyperglykämien gegeben.

▶ Bewährte Starteinstellungen für Niedrig- und Hochalarm: Kap. 13.6.1
▶ Individuelle Anpassung des Niedrigalarms: Kap. 13.6.2
▶ Individuelle Anpassung des Hochalarms: Kap. 13.6.3

15.2 Aktueller Glukosetrend

Ein aktueller Glukosewert von 127 mg/dl kann hervorragend sein. *Wenn der Glukosespiegel stabil ist.*
Eine Glukose von 127 mg/dl kann aber auch alle Alarmglocken schrillen lassen und die Einnahme einiger Not-BE erfordern. *Wenn der Glukosespiegel gerade stark abfällt.*

Auf der anderen Seite kann eine Glukose von 127 mg/dl auch Anlass für einen Korrekturbolus oder einen längeren Spritz-Ess-Abstand sein. *Wenn der Glukosespiegel z. B. bereits vor Beginn einer Mahlzeit eine steigende Tendenz hat.*

Auf dem Display eines CGM-Systems wird neben dem aktuellen Glukosewert ein Trendpfeil angezeigt. Er gibt an, in welche Richtung der Glukosespiegel sich gerade bewegt. An der Steigung des Trendpfeils oder an deren Anzahl (je nach System) kann abgelesen werden, wie schnell der Glukosespiegel sich im Moment bewegt. Ein CGM-Anwender erhält diese Information jederzeit auf Knopfdruck.

Der aktuelle Glukosetrend ist die alles entscheidende CGM-Information. Die exakte Höhe des Glukosespiegels ist dagegen zweitrangig. Ob die Glukose bei 98, 109 oder 127 mg/dl liegt, ändert nichts an der Einschätzung der Stoffwechselsituation und an der konkreten Therapieentscheidung.

Wissenswertes über die Trendpfeile

Die Darstellung der Trendpfeile unterscheidet sich bei den verschiedenen CGM-Systemen im Detail. Vor Nutzung eines CGM-Systems sollte sich jeder Anwender verdeutlichen, was die Trendpfeile eigentlich bedeuten.

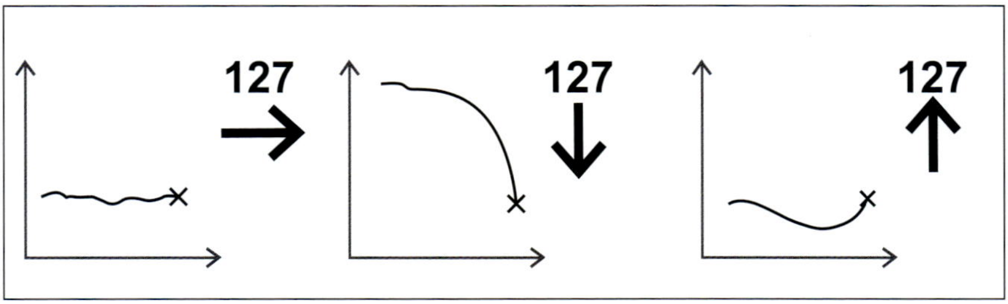

Abb. 1: Drei identische Glukosewerte, drei völlig unterschiedliche Stoffwechselsituationen (siehe Text). Entscheidend ist die Trendinformation, wenn z. B. ein Anwender mit dem Fahrrad von der Arbeit nach Hause fahren möchte und das CGM-Display prüft.

→ Ein gleichbleibender Glukosetrend wird mit einem nach rechts zeigenden Trendpfeil dargestellt (je nach Hersteller, siehe Tab. 1). „Gleichbleibend" darf jedoch nicht zu wörtlich genommen werden, denn ein waagerechter Trendpfeil lässt eine Änderung des Glukosespiegels um bis zu 1 mg/dl pro Minute zu, also bis zu 60 mg/dl pro Stunde. Das bedeutet z. B. bei einem Ausgangswert von 120 mg/dl, dass der Glukosespiegel nach einer Stunde in einem Bereich von 60 – 180 mg/dl liegen kann. Und während der ganzen Zeit war im Display ein waagerechter Trendpfeil zu sehen!

↘ Die nächste Stufe, der mäßige Glukoseabfall bzw. -anstieg, bedeutet eine Änderungsrate von 1 – 2 mg/dl pro Minute, also um 60 – 120 mg/dl pro Stunde. Symbolisiert wird dies durch einen schrägen oder einen einzelnen senkrechten Trendpfeil (je nach Hersteller, siehe Tab. 1). Bei einer Änderungsrate von 2 mg/dl pro Min. fällt der Glukosespiegel z. B. in einer halben Stunde von 120 auf 60 mg/dl.

↓ Nächste Eskalationsstufe ist der schnelle Glukoseabfall bzw. -anstieg um 2 – 3 mg/dl pro Minute, also 120 – 180 mg/dl pro Stunde. Dies wird durch einen oder zwei senkrechte Trendpfeile dargestellt (je nach Hersteller, siehe Tab. 1). Bei einem Abfall um 3 mg/dl pro Minute, wie er für eine rasche Hypoglykämie typisch ist, rauscht der Glukosespiegel z. B. innerhalb von 20 Minuten von 120 auf 60 mg/dl ab (Abfall um 180 mg/dl pro Stunde). Das bedeutet „Alarmstufe rot"!

↓↓ Nicht bei allen Herstellern wird die Differenzierung weitergeführt. Teilweise gibt es noch ein Symbol für einen sehr schnellen Glukoseabfall bzw. -anstieg um mehr als 3 mg/dl pro Minute, also um mehr als 180 mg/dl pro Stunde (siehe Tab. 1). Nimmt der Glukosespiegel z. B. um 4 mg/dl pro Minute ab, fällt er innerhalb einer Stunde um sagenhafte 240 mg/dl. Dann ist „Holland in Not", ziemlich egal, wie hoch der aktuelle Glukosewert gerade ist.

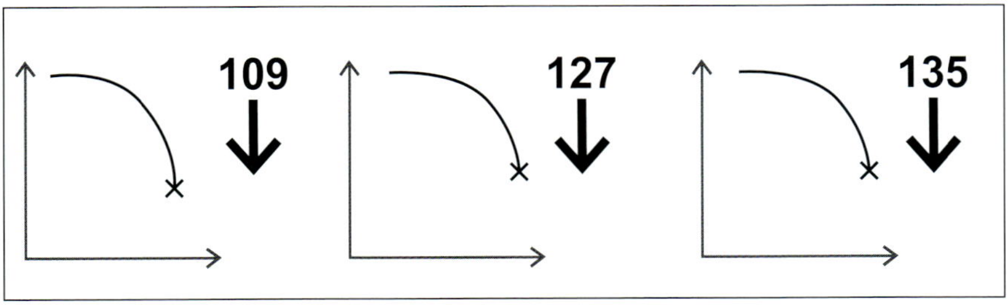

Abb. 2: Drei verschiedene Glukosewerte, eine Diagnose: Eine Unterzuckerung steht bevor, Not-BE einnehmen! Entscheidend ist die Trendinformation. Die exakte Höhe des aktuellen Glukosewertes ist hierbei völlig unbedeutend.

Änderungsrate			**Trendpfeilsymbol** (je nach Hersteller)		
Beschreibung	Glukose-Änderungsrate pro Minute	maximale Glukoseänderung in 30 Min.	Abbott, Roche	Dexcom, Medtrum	Medtronic
sehr schneller Glukoseanstieg	Anstieg um mehr als 3 mg/dl pro Min.	Anstieg um mehr als 90 mg/dl in 30 Min.	↑	↑↑	↑↑↑
schneller Glukoseanstieg	Anstieg um 2 – 3 mg/dl pro Min.	Anstieg um 60 – 90 mg/dl in 30 Min.	↑	↑	↑↑
mäßiger Glukoseanstieg	Anstieg um 1 – 2 mg/dl pro Min.	Anstieg 30 – 60 mg/dl in 30 Min.	↗	↗	↑
„stabiler“ Trend	Änderung bis ± 1 mg/dl pro Min.	Änderung bis ± 30 mg/dl in 30 Min.	→	→	kein Pfeil
mäßiger Glukoseabfall	Abfall um 1 – 2 mg/dl pro Min.	Abfall um 30 – 60 mg/dl in 30 Min.	↘	↘	↓
schneller Glukoseabfall	Abfall um 2 – 3 mg/dl pro Min.	Abfall um 60 – 90 mg/dl in 30 Min.	↓	↓	↓↓
sehr schneller Glukoseabfall	Abfall um mehr als 3 g/dl pro Min.	Abfall um mehr als 90 mg/dl in 30 Min.	↓	↓↓	↓↓↓

Tab. 1: Bedeutung der Trendpfeil-Symbole bei den CGM-Systemen der verschiedenen Hersteller. Leider besteht hier keine Einigkeit. Zeigt das CGM-System keinen Trendpfeil an, liegen dem System gerade keine sicheren Informationen zur Änderungsrate vor (z. B. bei einem messtechnischen Problem, nach Funklücke o. Ä.); bei den Medtronic-Systemen kann dies auch einen stabilen Trend bedeuten.

Insulindosisanpassung anhand der Trend-Information

Bei allen Insulingaben sollte der Trendpfeil beachtet werden – zusätzlich zu den bekannten Faktoren der traditionellen Bolusrechner (siehe Kap. 5.7). Zwei Beispiele:

- Fällt der Glukosespiegel bereits vor einer Mahlzeit, sollte die Insulindosis für die Mahlzeit um eine oder mehrere Insulineinheiten reduziert werden.
- Ist bei einem erhöhten Glukosewert Korrekturinsulin erforderlich, so wird bei weiter steigender Tendenz ein größerer Korrekturbolus erforderlich sein als bei konstantem Trend.
- Liegt im Gegensatz dazu bei einem erhöhten Glukosewert ein stark fallender Trend vor, kann ggf. ganz auf eine Korrektur verzichtet werden.

Doch um wie viel sollte man die Dosis im Einzelfall anpassen? Die Antwort auf diese Frage ist immer individuell. Viele Experten und Konsensus-Gruppen haben beim Thema „Trendpfeil-Interpretation“ bereits ihr Glück versucht: Es ist offensichtlich, dass hier zu Schulungszwecken ganz pragmatische Dosisempfehlungen nötig sind. Ein Bolusvorschlag muss jedoch mehr als „nur“ den Glukosewert und die Trend-Information berücksichtigen. Wichtig sind neben den klassischen Einflussgrößen BE-Menge, tageszeitlicher BE-Faktor und Insulinempfindlichkeit ganz besonders die Menge des noch aktiven Insulins und der noch wirksamen Kohlenhydrate. Die vorgeschlagenen Algorithmen werden daher mit jeder Publikation komplizierter und nähern sich der Struktur ausgefeilter Bolusrechner an.

Praxis-Tipp: Online-Tool für Diabetesteams zur Trend-Interpretation

Ein pragmatisches Modell zur Umsetzung der Trend-Information in konkrete Dosisvorschläge wurde im Jahr 2018 von einer deutschen Arbeitsgruppe publiziert.[34] Die Gruppe wurde von der Firma Abbott unterstützt, dennoch ist die Darstellung relativ produktneutral. Die Empfehlungen zur Dosisanpassung berücksichtigen neben den Trendpfeilen folgende weiteren Faktoren:

- Diabetes-Typ (Typ 1, Typ 2),
- Lebensalter (Erwachsene und Kinder/Jugendliche),
- Glukose-Ausgangswert (<70, 70 – 180, >180, >250 mg/dl, Ketone),
- Insulinempfindlichkeit (Korrekturfaktor),
- Trendpfeil-Symbole der verschiedenen Hersteller.

Diabetesteams können auf ein Online-Tool der Firma Abbott zugreifen. Dieses liefert nach Eingabe weniger Informationen eine individuelle Entscheidungsmatrix (Beispiel siehe Abb.), die ggf. nach Anpassungen an den jeweiligen CGM-Nutzer weitergegeben werden kann. Wie bei allen Therapie-Parametern muss auch diese Matrix im weiteren Verlauf angepasst und optimiert werden. Gleichzeitig muss der Anwender über die Limitationen der Dosisvorschläge aufgeklärt werden. Diese sind vor allem:

- **Der Vorschlag berücksichtigt nicht das aktive Insulin** und
- Korrekturinsulingaben sind weiterhin frühestens nach 2 Stunden zu empfehlen.

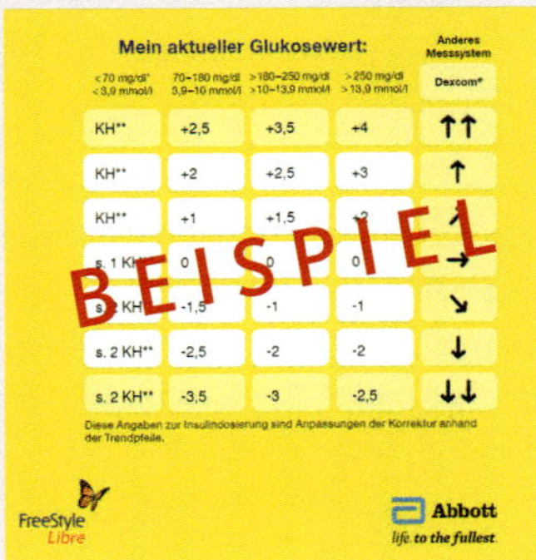

Mein aktueller Glukosewert:

<70 mg/dl* <3,9 mmol/l	70–180 mg/dl 3,9–10 mmol/l	>180–250 mg/dl >10–13,9 mmol/l	>250 mg/dl >13,9 mmol/l	Anderes Messsystem Dexcom®
KH**	+2,5	+3,5	+4	↑↑
KH**	+2	+2,5	+3	↑
KH**	+1	+1,5	[illegible]	↗
s. 1 K[illegible]	0	0	0	→
s[illegible] KH	-1,5	-1	-1	↘
s. 2 KH**	-2,5	-2	-2	↓
s. 2 KH**	-3,5	-3	-2,5	↓↓

Diese Angaben zur Insulindosierung sind Anpassungen der Korrektur anhand der Trendpfeile.

So geht's:

- Login unter https://freestyle.de/fachkreise,
- dann weiter zu https://freestyle.de/fachkreise/trendpfeil-therapieanpassung/trendpfeil-tool

Voralarme und Änderungsratenalarme

Ein CGM-System verfügt über vielfältige Alarmfunktionen, die den Anwender bereits im Vorfeld einer Unterzuckerung oder einer Hyperglykämie auf das drohende Unheil aufmerksam machen, sodass er noch rechtzeitig Gegenmaßnahmen ergreifen kann.

Ein **Voralarm** wird ausgelöst, wenn z. B. das Unterschreiten der Niedrigalarm-Schwelle in 30 Minuten bevorsteht. Zur Berechnung nimmt das CGM-System an, dass der aktuelle Glukosetrend für diesen Zeitraum erhalten bleibt. Ein **Änderungsraten- bzw. Trendalarm** macht den Anwender auf besonders rapide Glukoseabfälle oder -anstiege aufmerksam, unabhängig von der Höhe des Glukosespiegels.

▸ Voralarm (Grundlagen und Beispiele): Kap. 13.7.4
▸ Änderungsratenalarm: Kap. 13.7.5

15.3 Aktuelles Diagramm

Der Glukoseverlauf in Form eines Liniendiagramms ist die „Fieberkurve" der Diabetestherapie, eine lange Perlenkette der einzelnen Messwerte. Anhand des Diagramms kann der Anwender auf einen Blick erkennen, wie der aktuelle Glukosewert und sein Trend entstanden sind. Mit dieser zusätzlichen Information sind besser fundierte Therapieentscheidungen möglich.

Im Idealfall ist die Fieberkurve zahm und pendelt innerhalb des Zielbereichs. Das gelingt aber auch „alten Hasen" nicht an jedem Tag. Beispielsweise kommt es nach den Mahlzeiten trotz aller Bemühungen immer wieder zu regelrechten Blutzucker-Explosionen. Ohne CGM wären diese Ausschläge vermutlich gar nicht aufgefallen, doch die kontinuierliche Messung deckt jede Glukoseschwankung unerbittlich auf. Alle CGM-Systeme zeigen das aktuelle Diagramm auf dem Startbildschirm an.

Anhand des Diagramms genügt im wahrsten Sinne des Wortes *ein Augenblick* zur Klärung z. B. der folgenden Fragen:

- Wie lange ist der Glukosespiegel schon so, wie er gerade ist?
- Befinde ich mich in einer stabilen Phase oder schwankt der Glukosespiegel ständig?
- Wann war die letzte Unterzuckerung? Hat sich die Glukose im Anschluss normalisiert oder kam es zu einem übermäßigen Anstieg?
- Wie ist die letzte Mahlzeit verlaufen? Haben Insulinmenge, Bolusform und Spritz-Ess-Abstand gestimmt?
- Gab es in der vergangenen Nacht Probleme?

Das aktuelle Glukosediagramm ist daher keineswegs nur „Spielerei", sondern eine wertvolle Ergänzung des aktuellen Glukosewerts und des Glukosetrends.

▸ Interpretation der Diagramme: Kap. 15
▸ Beurteilung eines Mahlzeitenbolus anhand des Glukoseverlaufs: Kap. 5.5

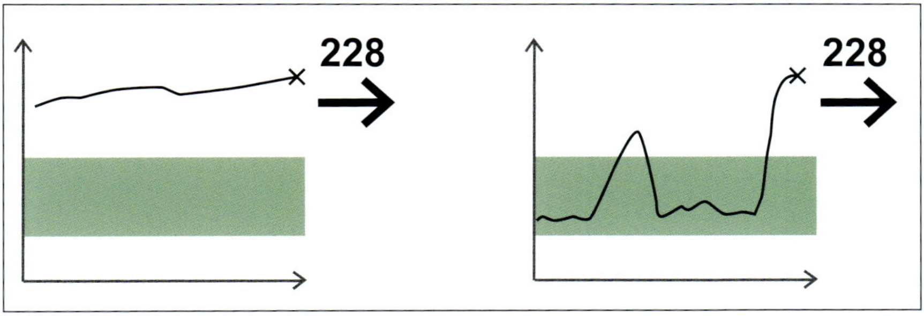

Abb. 3: Zwei identische Glukosewerte mit dem gleichen Trend – und dennoch völlig verschiedene Stoffwechsellagen! Das linke Diagramm zeigt einen seit mehreren Stunden langsam ansteigenden Glukosespiegel (waagerechter Trendpfeil), vermutlich ist ein Korrekturbolus notwendig. Das rechte Diagramm zeigt ebenfalls einen erhöhten Glukosewert mit konstantem Trend. Allerdings ist er offenbar das Ergebnis eines rapiden Anstiegs nach einer Mahlzeit, der gerade seinen Umkehrpunkt erreicht hat. Ein Korrekturbolus wäre verfrüht, denn möglicherweise ist der Anstieg das Ergebnis eines zu kurzen Spritz-Ess-Abstands und die Glukose sinkt von alleine wieder in den Zielbereich.

Darstellungsweise des aktuellen Diagramms

Obwohl es geringe Unterschiede zwischen den verschiedenen Herstellern gibt, sind sich die Diagramme der verfügbaren CGM-Systeme doch sehr ähnlich (siehe Systemvergleich Kap. 12.3.3).

- **Zeiträume:** Meist werden zunächst die letzten 3 Stunden angezeigt, auf Tastendruck auch die letzten 6, 12 und 24 Stunden. Bei einem System lautet die Staffelung 2, 4, 6, 12 und 24 Stunden. Teilweise kann noch weiter in die Vergangenheit geblättert werden, sodass der CGM-Träger mehrere Tage miteinander vergleichen kann.
- **Maßstab der Glukosewerte:** Die Y-Achse ist so skaliert, dass der gesamte Messbereich des CGM-Systems abgebildet wird, d. h. in der Regel Glukosewerte von ca. 40 bis ca. 350 mg/dl. Der Maßstab kann nicht verändert werden, sodass die Darstellungsweise immer identisch ist.
- **Zielbereich:** Der Glukose-Zielbereich wird optisch hervorgehoben. Bei manchen Herstellern werden für den Zielbereich automatisch die Alarmgrenzen für Niedrig- und Hochalarm verwendet. Dies ist jedoch problematisch, denn die Alarmgrenzen entsprechen nicht notwendigerweise dem Zielbereich. Als untere Grenze des Zielbereichs wird in der Regel die Grenze zur Hypoglykämie gewählt. Die Niedrigalarm-Schwelle sollte dagegen aus technischen Gründen höher angesetzt werden (siehe Kap. 13.7). Eine bewährte Start-Einstellung für den Zielbereich ist z. B. 70 – 180 mg/dl (dies ist auch der in fast allen Studien berichtete Zielbereich für die Time in Range, siehe Kap. 16.3).

16 Analyse der gespeicherten CGM-Daten

Die kontinuierliche Glukosemessung produziert riesige Datenmengen. Typischerweise wird alle 5 Minuten ein Wert abgespeichert. Das sind 288 Messwerte am Tag, 2.016 in der Woche, 8.928 im Monat, 26.208 im Quartal.

Zum Glück bekommt der CGM-Anwender diese Daten im Alltag nur „häppchenweise" serviert: Auf dem Display des CGM-Empfängers wird immer nur ein einziger Glukosewert angezeigt. Daneben ist der Glukoseverlauf der letzten Stunden oder Tage in Diagrammform zu sehen. Diese optische Aufbereitung kommt der menschlichen Wahrnehmung sehr entgegen. In Form eines Liniendiagramms kann man z. B. problemlos die 288 Messwerte der letzten 24 Stunden auf einen Blick erfassen. An der gleichen Datenmenge in Form einer Tabelle mit 288 Zeilen wäre dagegen auch Albert Einstein ziemlich sicher verzweifelt.

Im Gegensatz dazu erhält das Diabetesteam die CGM-Daten in geballter Form. Bei jedem Download wird es mit einer Flut an Messwerten überschüttet. Geeignete CGM-Software hilft, den Überblick zu behalten und Zeit zu sparen (siehe Kap. 16.1).

Wie oft sollten Diabetes-Teams die Sensordaten analysieren?

Das Diabetesteam sollte jede Gelegenheit nutzen, die CGM-Daten gemeinsam mit dem Patienten zu besprechen, um zwei Ziele zu erreichen:

- Empfehlung individueller Therapieanpassungen, z. B. in Bezug auf Insulindosierungen, Bolustiming, Ernährungsweise, Therapieanpassung an körperliche Aktivität u. v. m. und
- Unterstützung des CGM-Anwenders in der selbstständigen Auswertung der gespeicherten Sensordaten

Wie oft sollten CGM-Nutzer die Sensordaten analysieren?

Wie oft ein CGM-Träger die Sensordaten herunterladen und analysieren sollte, hängt davon ab, wie stabil und gut die Stoffwechsellage ist:

- Wenn es gerade „gut läuft": vor jedem Termin in der Diabetespraxis und dazwischen alle 2 – 4 Wochen

- Bei Problemen mit der Stoffwechselführung: wesentlich häufiger
- Nach einer nächtlichen oder einer „unerklärlichen“ Hypoglykämie: unverzüglich

Zwei Dinge erleichtern die Auswertung: Erstens eine geeignete Software, die aus der Datenflut eine möglichst sinnvolle Auswahl von Diagrammen und Statistiken formen soll (siehe Kap. 16.1). Zweitens eine persönliche Strategie zur Beurteilung dieser Daten, um keinen wichtigen Aspekt zu übersehen und um mit überschaubarem Zeitaufwand zu einem Ergebnis zu kommen (siehe Kap. 16.2 bis 16.4).

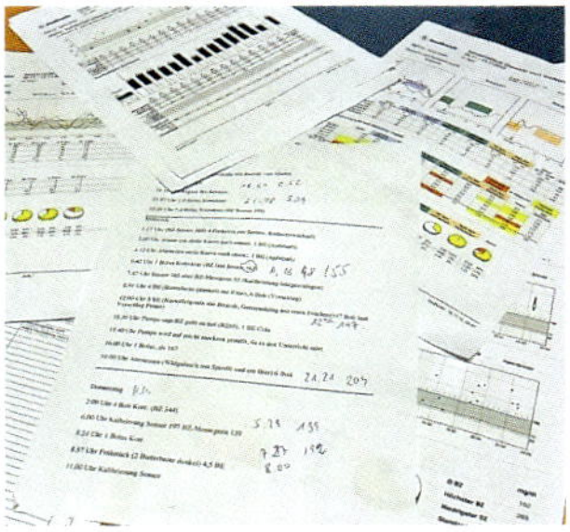

Kleiner Ausschnitt der CGM-Daten, Diagramme und Statistiken einer Woche

16.1 Software zum Auslesen der Sensordaten*

* An diesem Kapitel hat Claudia Sahm, Diabetesberaterin in Herrsching am Ammersee, mitgearbeitet.

Sowohl die CGM-Anwender als auch das Diabetesteam sollten in der Lage sein, bei Bedarf die Sensordaten herunterzuladen, siehe oben. Die Auswahl der Software ist nicht immer einfach, denn es gibt kein CGM-Programm, das den Anforderungen aller Beteiligten optimal gerecht wird (ein solches „Eierlegende Wollmilchsau“-Programm wird es wohl nie geben). Eine Übersicht einiger verfügbarer Programme finden Sie in Tabelle 1.

Die verfügbaren CGM-Programme unterscheiden sich in verschiedensten Kriterien. Jeder Sensorhersteller bietet eine eigene CGM-Software zum Download und zur Auswertung „seiner“ Daten an – diese Programme sind in der Regel nur für Sensoren des jeweiligen Herstellers gedacht. Den *Patienten* stellen die Hersteller diese Programme gratis zur Verfügung. Eine *Arztpraxis* muss für die Profiversion bezahlen: je nach System einen einmaligen Betrag oder eine monatliche Summe. Bei manchen Programmen können da nicht unerhebliche Beträge zusammenkommen.

Diabetesprofis möchten jedoch in der Regel nicht für jedes Sensorsystem ein separates Programm installieren, erlernen und pflegen; herstellerübergreifende Programme bieten viele Vorteile. Teilweise sind die Wartung des Programms und ein technischer Support inkludiert. Vom Preis sind die herstellerübergreifenden Programme in der Regel deutlich teurer als die Programme der CGM-Hersteller, insbesondere für Arztpraxen.

Hersteller, Name der Software, Cloud-, Desktop- oder App-Version?	Funktionsumfang und Besonderheiten
Abbott Cloud: **Libre View** mobile Endgeräte: **Libre-Link-App** Desktop: **FreeStyle Libre Software**	■ Gute und schnelle Übersicht, Darstellung von AGP. Bisher keine Angabe von Standardabweichung oder Variationskoeffizient. ■ Abbott-FreeStyle-Lesegerät wird per USB-Kabel ausgelesen, die Handydaten werden automatisch hochgeladen. ■ Cloud-Version kann mit der Praxis verknüpft werden. ■ csv-Datei zum Datenexport kann erzeugt werden. Cloud-Version: https://www1.libreview.com/ Andere Versionen: https://freestylelibre.de
Dexcom Cloud: **Clarity** mobile Endgeräte: **Clarity-App** für Ärzte: **Dexcom Clarity für medizinisches Fachpersonal**	■ Gute und übersichtliche Darstellung inkl. CapturAGP (mit standardisierten Statistik-Informationen). ■ Dexcom-CGM-Empfänger wird per USB-Kabel ausgelesen, die Handydaten werden automatisch hochgeladen. ■ Anonymer Upload möglich (keine Datenspeicherung in der Cloud). ■ Verknüpfung mit der Praxis (auf Initiative des Patienten). ■ csv-Datei zum Datenexport kann erzeugt werden. Patientenversion: https://www.dexcom.com/de-DE/clarity Arztversion: https://clarity.dexcom.eu/professional/
Glooko Cloud: **diasend** mobile Endgeräte: **diasend Mobile app** Für Ärzte: **diasend Clinic account**	■ Gute und schnelle Übersicht, Darstellung von AGP. ■ Die meisten Geräte, z. B. auch Schrittzähler, können mit dem „diasend Transmitter" ausgelesen oder per csv-Datei eingefügt werden. ■ Cloud-Version kann mit der Praxis verknüpft werden. ■ Sicherer Datenversand durch den Patienten möglich. ■ Kostenpflichtig auch für Patienten; für Praxen relativ hohe Kosten (dafür herstellerunabhängig). https://www-int.glooko.com/
Mediaspects Desktop ... ... für Patienten: **Diabass 5** ... für Ärzte: **Diabass pro**	■ Sehr gute, schnelle, übersichtliche Darstellung inkl. AGP. ■ Die meisten Geräte, z. B. auch Schrittzähler, können direkt ausgelesen oder per csv-Datei eingefügt werden. ■ Sicherer Datenversand durch den Patienten möglich. ■ Kostenpflichtig auch für Patienten; für Praxen relativ hohe Kosten (dafür herstellerunabhängig). https://www.diabass.de/
Medtronic für Patienten: **CareLink Personal** über Cloud für Ärzte: **CareLink Pro** als Desktop-Programm (Cloudlösung in Planung)	■ In der Auswertung sind CGM- und Insulinpumpendaten kombiniert. Bisher keine Darstellung von AGP. ■ Insulinpumpe 640G wird über USB-Stick oder Messgerät Contour USB Link ausgelesen, Guardian connect automatisch über entsprechende App. ■ Verknüpfung des Patientenkontos mit der Praxis-Version möglich. ■ csv-Datei zum Datenexport kann erzeugt werden. https://www.medtronic.com/de-de/diabetes/home/produkte/software/carelink-software.html

Hersteller, Name der Software, Cloud-, Desktop-oder App-Version?	Funktionsumfang und Besonderheiten
Roche Desktop: **Smart Pix 3** (offene und geschlossene Version)	■ Sehr gute und übersichtliche Darstellung inkl. AGP. ■ Auslesen über Smart-Pix-Empfänger (auch Pendiq Insulinpen). ■ csv-Datei zum Datenexport kann erzeugt werden. ■ Daten einiger Fremdgeräte können bei der offenen Version in der Praxis ausgelesen bzw. deren Daten über eine csv-Datei eingefügt werden. ■ Roche bietet eigenen IT-Service direkt in der Praxis an (offene Version, höhere Kosten) https://www.accu-chek.de/produkte/de/datenmanagement/smart-pix_software/index.jsp
Sinovo Desktop: **SiDiary 6** Cloud: **SiDiary Online** mobile Endgeräte: **SiDiary App** für Ärzte: **SiDiary professional**	■ Gute und schnelle Übersicht. Bisher keine Darstellung von AGP. ■ PC-Version und Cloud-Version ■ Die meisten Geräte können direkt ausgelesen oder per csv-Datei eingefügt werden. ■ Daten können aus der Patienten- an die Praxisversion versandt werden. ■ Patienten: kostenlose Version mit Werbung oder kostenpflichtige Version ohne Werbung (Abo). https://www.sidiary.de/

Tab. 1: Übersicht über einige Softwareprogramme zum Auslesen der CGM-Systeme (Stand Herbst 2019, nach Herstellern alphabetisch sortiert; ohne Gewähr und ohne Garantie für Vollständigkeit).

Einige Programme sind cloudbasiert, das heißt, der Patient lädt seine Sensordaten „ins Internet“ zu einer Datenbank des Herstellers hoch (die Einhaltung der strengen Datenschutz-Vorgaben wird von allen Herstellern beteuert). Über eine spezielle Internetseite des Herstellers kann der Patient seine Daten betrachten. Falls er dies wünscht und freigibt, kann auch das Diabetesteam auf die Daten in der Cloud zugreifen. Andere Software-Programme laufen lokal, d. h. nur auf dem jeweiligen Rechner. So müssen die Daten nicht auf die Reise durchs Internet geschickt werden, jedoch ist es dann auch nicht so einfach möglich, die Daten mit anderen zu teilen oder von verschiedenen Endgeräten darauf zuzugreifen (Datenexport und -importfunktionen).

Nicht zuletzt unterscheiden sich die Programme auch im Funktionsumfang. Nicht alle Programme liefern sämtliche Diagrammtypen und Statistik-Parameter. Die Mehrzahl der Hersteller liefert inzwischen neben den üblichen Diagrammtypen auch ein „AGP“ zur schnelleren Orientierung (ambulantes Glukose-Profil, siehe Kap. 15.4).

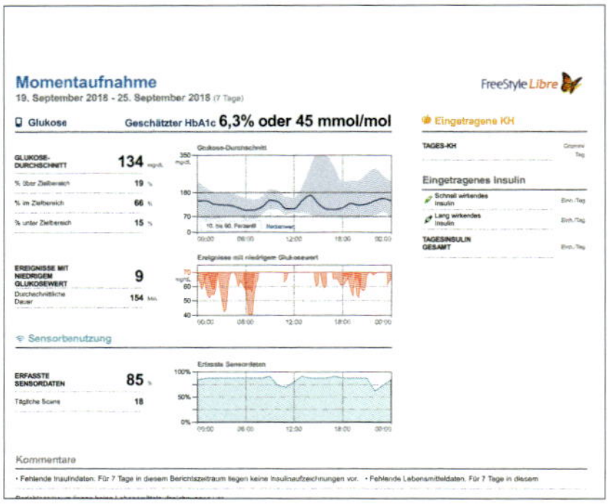

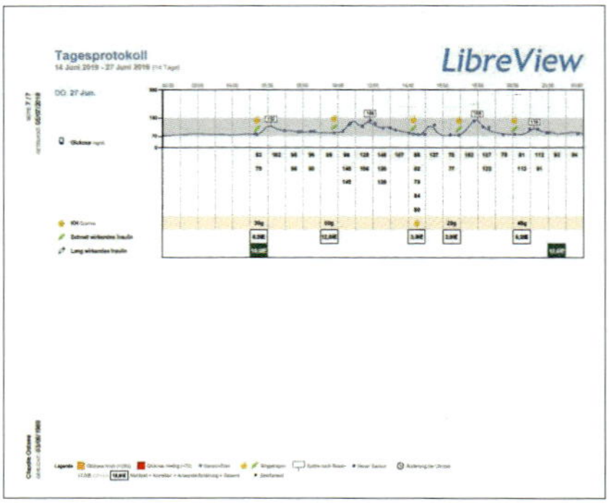

Beispielansicht von Abbott Libre View®

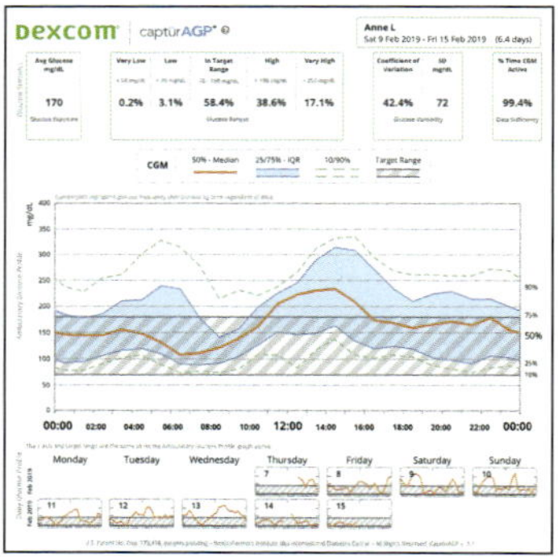

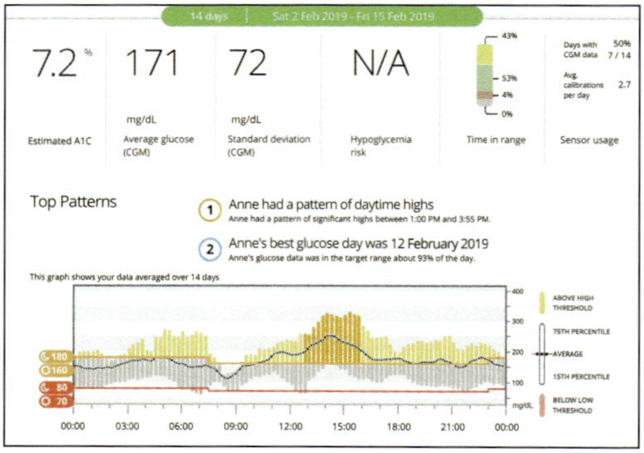

Beispielansichten von Dexcom Clarity®

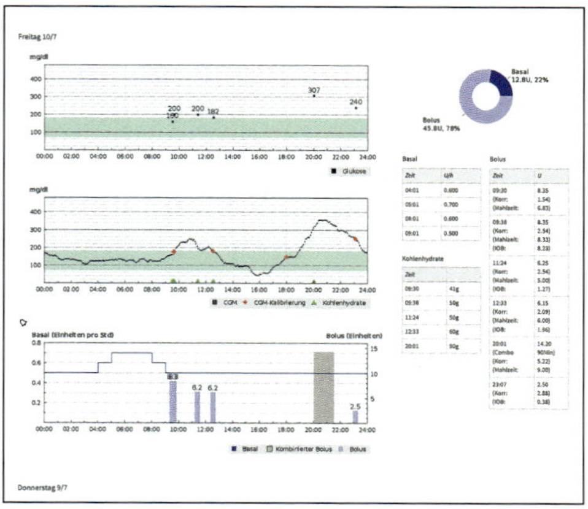

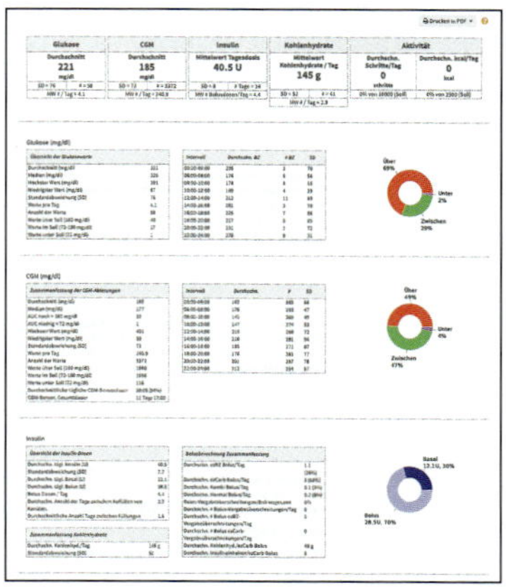

Beispielansichten von Glooko diasend®

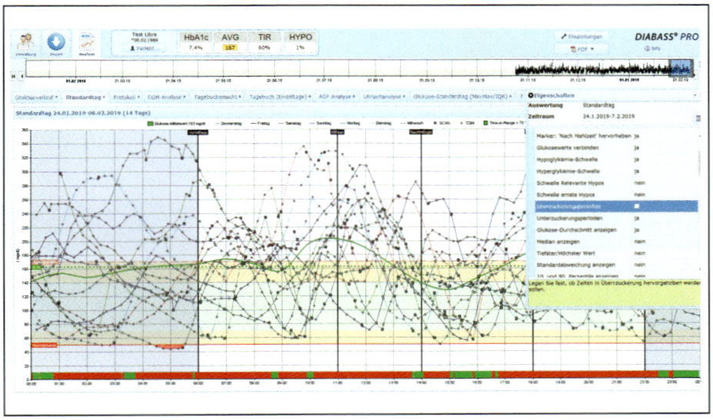

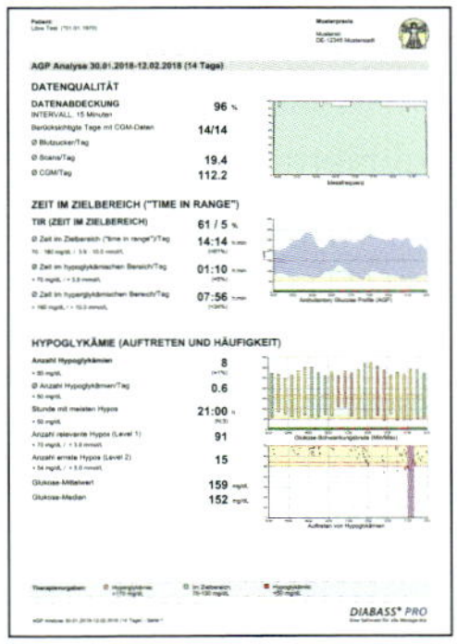

Beispielansichten von Beispielansichten von Mediaspects Diabass Pro®

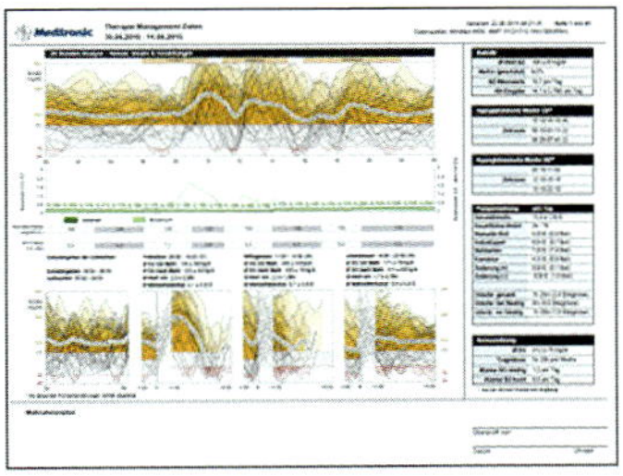

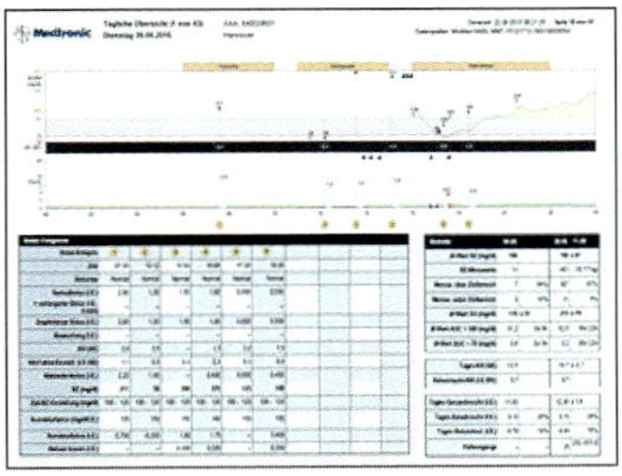

Beispielansichten von Medtronic Carelink Pro® (weiteres Beispiel siehe Kap. 3.4.2)

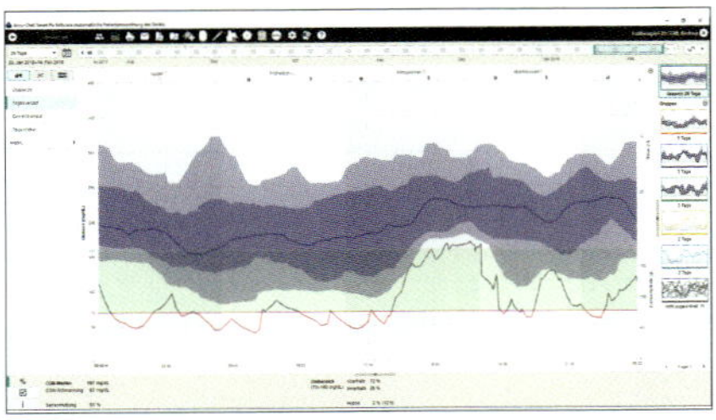

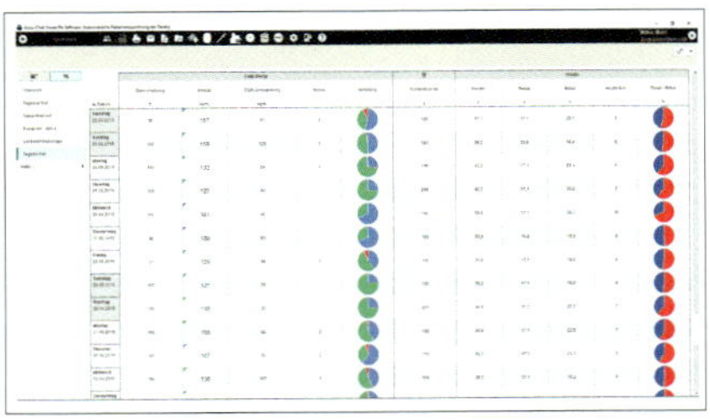

Beispielansicht von Roche Smart Pix3®

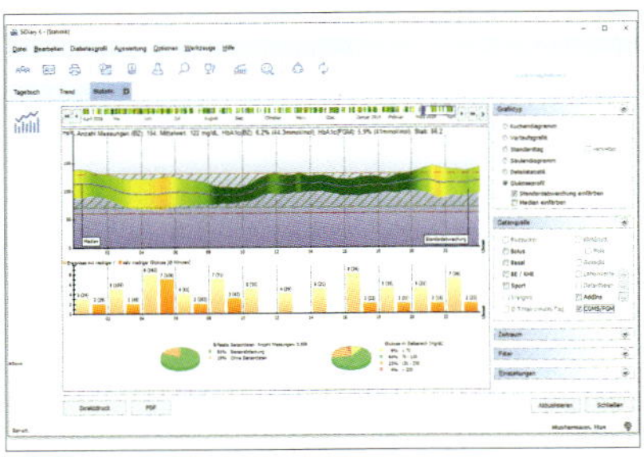

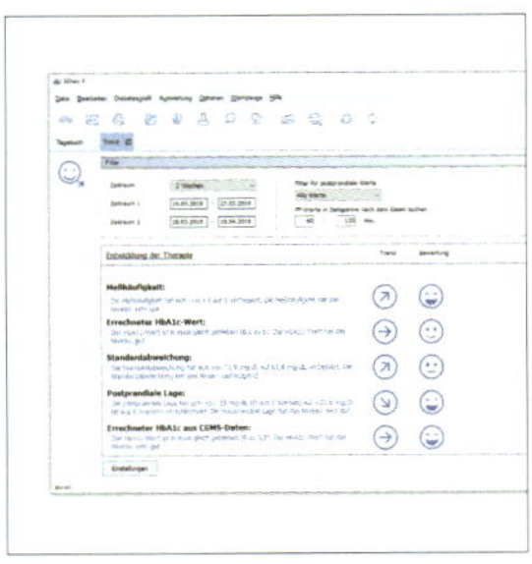

Beispielansichten von Sinovo SiDiary 6®

Im Praxisalltag stellt sich eine organisatorische Frage: Sollen die Sensordaten in der Praxis ausgelesen werden? Oder ist es besser, wenn die Patienten dies im Vorfeld selbst tun und die Daten mitbringen bzw. per E-Mail schicken / in die Cloud hochladen? Einige Pro- und Contra-Argumente finden Sie in Tabelle 2.

	Auslesen durch CGM-Anwender	Auslesen in der Praxis
Vorteile	+ Anwender beschäftigt sich schon vor dem Praxisbesuch aktiv mit den Werten, seiner Diabeteseinstellung und der Therapieanpassung. Er kann sich Gedanken machen und Fragen notieren. + Werden die Daten im Vorfeld des Praxistermins über die Cloud zur Verfügung gestellt, kann sich auch das Diabetesteam gezielt vorbereiten. + Die Praxis spart Zeit und Kosten.	+ Dem Diabetesteam liegen auf jeden Fall die vollständigen Sensordaten vor. + Das Diabetesteam kann anhand der Rohdaten selbst verschiedene Diagramme erstellen. + weniger Aufwand für den Patienten
Nachteile	– Wenn der Anwender nicht aktiv wird und die Daten nicht ausliest, liegt keine Gesprächsgrundlage vor. – Es erfordert gute Koordinierung, dass alle Patienten einer Praxis die Daten in ähnlicher Art zusammenstellen (Ansichten, Zeiträume, Zielbereiche ...).	– Der Anwender beschäftigt sich nicht aktiv mit seinen Daten, fehlendes „Empowerment“. – hoher Zeitaufwand und Kosten für die Praxis – Probleme mit dem Datenschutz in der Praxis möglich

Tab. 2: Wer soll die Sensordaten auslesen, Anwender oder Diabetesteam? Übersicht über die jeweiligen Vor- und Nachteile.

16.2. Ambitioniertes Ziel: Werte wie ein Stoffwechselgesunder

Vor der Beurteilung der CGM-Daten stellt sich die Frage, welche Therapieziele überhaupt realistisch sind. Anzustreben ist ein möglichst niedriger Blutzuckerdurchschnitt mit geringen Schwankungen und ohne Unterzuckerungen, so viel ist klar. Doch wo ist das Limit?

Bessere Glukosewerte als ein Stoffwechselgesunder braucht ein Diabetiker auf keinen Fall anzustreben. Diese Messlatte liegt ohnehin sehr hoch, denn egal, ob der zugehörige Mensch gerade einen Liter Cola in sich hineingeschüttet hat oder einen Marathon läuft, die gesunde Bauchspeicheldrüse hält den Blutzucker stets im „grünen Bereich". Doch auch beim Stoffwechselgesunden treten Schwankungen auf, der Glukosespiegel ist keineswegs immer völlig konstant.

Eine CGM-Studie an 24 Stoffwechselgesunden ergab folgende Beobachtungen (Angabe vollblutkalibrierter Messwerte, siehe Abb. 1):

- Im Mittel liegt die CGM-Glukose bei 89 ± 6 mg/dl (Durchschnitt ± eine Standardabweichung). 80 Prozent der Messwerte liegen unter 100 mg/dl. Der höchste gemessene Einzelwert war 168 mg/dl, der niedrigste 59 mg/dl.
- In Nüchternphasen pendelt sich die Glukose bei ca. 80 mg/dl ein.
- Nach den Mahlzeiten steigt die Glukose rasch an und fällt über mehrere Stunden wieder ab.
- Der größte Anstieg ist nach dem Frühstück zu beobachten. Durchschnittlich steigt der Glukosespiegel nach dem Frühstück und ca. 50 mg/dl auf im Mittel 132 ± 17 mg/dl an. Glukosespitzen von 140 – 160 mg/dl kommen auch beim Stoffwechselgesunden vor, noch höhere Werte treten allerdings nur äußerst selten auf.
- Das Maximum des Glukoseanstiegs nach den Mahlzeiten ist bereits nach ca. 50 Minuten erreicht, nicht erst nach 2 Stunden.

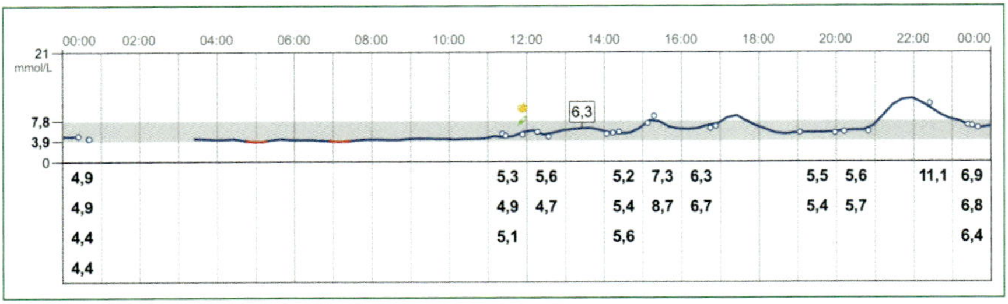

Auch Stoffwechselgesunde haben Glukose-Schwankungen, wie hier am Beispiel einer Nicht-Diabetikerin gezeigt (der graue Balken zeigt den Bereich zwischen 3,9-7,8 mmol/l, d. h. 70-140 mg/dl).

16.3 Statistik zur Beurteilung der Therapiequalität

Sind die hochgeladenen CGM-Daten nun gut oder schlecht? Für den schnellen Überblick spuckt die CGM-Software einige Zahlen aus (teilweise leistet dies bereits der CGM-Empfänger). Im Folgenden wird kurz erklärt, was die gängigsten Parameter aussagen – und was *nicht*.

Statistische Parameter eignen sich gut dazu, einen ersten Eindruck von der Qualität der Stoffwechseleinstellung zu erhalten. Völlig ungeeignet sind sie hingegen, wenn es um Fragen konkreter Therapieanpassungen geht. Hierfür ist eine detaillierte Kurvenanalyse notwendig (siehe Kap. 15.4).

Leider gibt es für die statistischen CGM-Parameter bisher noch keine evaluierten Grenzwerte. Um wie viel erhöht z. B. die Standardabweichung XY das Risiko für eine diabetische Retinopathie? Fragen wie diese können mangels Studienlage im

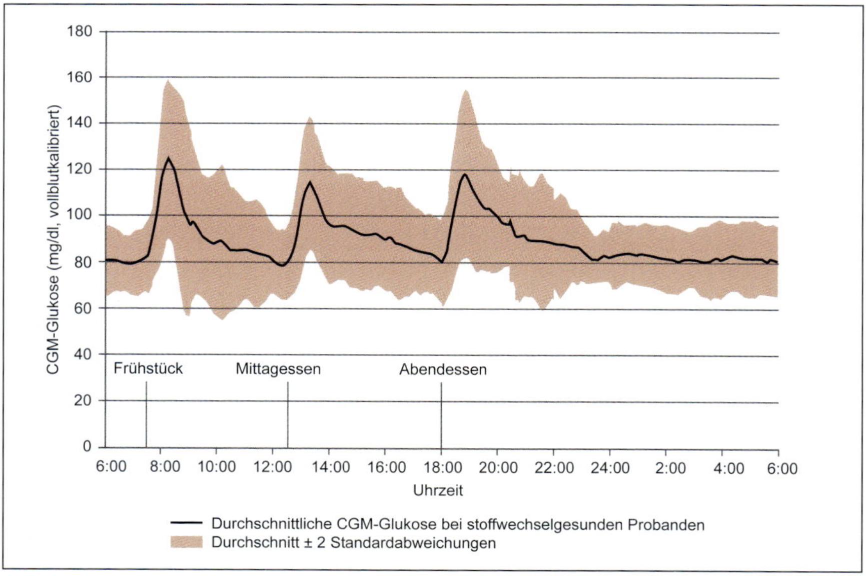

Abb. 1: Ergebnis einer Studie mit 24 Stoffwechselgesunden mit normaler Glukosetoleranz.[35] Die Probanden trugen CGM-Systeme nach Mikrodialyseprinzip der Firma Roche (SCGM1) für 5 Tage. Gezeigt ist der durchschnittliche Glukosespiegel (± 2 Standardabweichungen). Die CGM-Systeme wurden mit vollblutkalibrierten Blutzuckermessgeräten kalibriert. Erläuterung der Ergebnisse siehe Text.

Moment (noch) nicht beantwortet werden. Dennoch möchten wir CGM-Neulingen und Diabetesprofis eine Ahnung davon vermitteln, wie diese statistischen Parameter ungefähr zu bewerten sind.

Die statistischen Parameter müssen immer im Kontext der Gesamtsituation gesehen werden. So muss z. B. eine Schwangere strengere Zielwerte anstreben als ein „normaler“ CGM-Anwender. In Tabelle 3 stellen wir zu diesem Thema einen aktuellen Expertenkonsens vor, den wir mit eigenen Aspekten ergänzt haben.

Datenqualität: Für eine fundierte Beurteilung der Stoffwechsellage sind möglichst vollständige CGM-Aufzeichnungen von mindestens 14 Tagen erforderlich.

Mittlerer Glukosespiegel: Der Durchschnitt aller gemessenen CGM-Glukosewerte ist ein sehr pauschales Maß für die Güte der Stoffwechseleinstellung, ähnlich dem HbA_{1C}-Wert. Ein zu hoher mittlerer Glukosespiegel offenbart eine verbesserungswürdige Stoffwechsellage. Ein guter Durchschnittswert bedeutet aber keinesfalls automatisch eine gute Stoffwechseleinstellung, denn er kann auch durch häufige Hypoglykämien oder „Achterbahnfahrten“ der Glukosewerte zustande gekommen sein.

Geschätzter HbA_{1C}-Wert ($eHbA_{1C}$, GMI): Aus dem mittleren Glukosespiegel kann unter Verwendung einer Standardformel ein Prozentwert ermittelt werden, der als „geschätzter HbA_{1C}-Wert“ bezeichnet wird ($eHbA_{1C}$, estimated HbA_{1C}). Eine internationale Konsensus-Gruppe hat kürzlich den $eHbA_{1C}$-Wert in ihre Liste der wichtigsten CGM-Kennzahlen aufgenommen. Da es Unterschiede zwischen dem errechneten und dem Labor-HbA_{1C}-Wert geben kann, wird auf Initiative der FDA nun der Begriff *„Glukose-Management-Indikator“* (GMI) verwendet.[36] Die meisten aktuellen CGM-Softwares geben den GMI an. Ein mittlerer Glukosespiegel von 150 mg/dl ergibt einen GMI von 6,9 Prozent. Jeder Anstieg von 25 mg/dl erhöht den GMI um 0,6 Prozent (siehe Tab. 2).

mittlere Glukose (mg/dl)	GMI (%), „geschätzter HbA_{1C}-Wert“
100	ca. 5,7 %
125	ca. 6,3 %
150	ca. 6,9 %
175	ca. 7,5 %
200	ca. 8,1 %
225	ca. 8,7 %
250	ca. 9,3 %
275	ca. 9,9 %
300	ca. 10,5 %

Tab. 2: Aus dem mittleren Glukosespiegel kann der Glukose-Management-Indikator (GMI) errechnet werden. Dieser wird auch als „geschätzter HbA_{1C}-Wert“ oder „$eHbA_{1C}$“ bezeichnet. Es handelt sich um eine grobe Schätzung, Abweichungen in beide Richtungen sind möglich.

Relativ häufig werden Abweichungen zwischen dem Labor- und dem errechneten HbA_{1c} beobachtet. Ist die Qualität der CGM-Daten gut, d. h., weichen die Kontroll-Blutzuckermessungen im Schnitt nicht mehr als ca. 10 Prozent von der CGM-Glukose ab, sollte man im Zweifel eher dem errechneten HbA_{1c}-Wert (GMI) vertrauen. Es gibt mannigfaltige Gründe für falsch hohe oder falsch niedrige Labor-HbA_{1c}-Werte:

- Internistische Erkrankungen wie z. B. eine Blutarmut, chronische Niereninsuffizienz oder entsprechende Veranlagung,
- außerdem kann sich der GMI z. B. bei einer Optimierung der Stoffwechsellage je nach gewähltem Berechnungszeitraum (z. B. zwei Wochen) deutlich schneller verbessern als der Labor-HbA_{1c} (gibt die letzten 8 – 12 Wochen wieder).

Standardabweichung (SD) und Variationskoeffizient (CV): Ein pauschales Maß für die Glukosevariabilität ist der Variationskoeffizient (Standardabweichung geteilt durch den mittleren Glukosespiegel). Liegt der Variationskoeffizient unter 0,33, liegt eine stabile Stoffwechsellage vor, bei über 0,33 ist die Stoffwechsellage instabil und verbesserungswürdig. Anders formuliert: Die Standardabweichung sollte höchstens ein Drittel des mittleren Glukosespiegels betragen.

Time in Range (engl.: Zeit im Zielbereich): Dieser Parameter entwickelt sich immer mehr zum wichtigsten CGM-Parameter, wenn es um die Beurteilung der Therapiequalität geht. Als Zielbereich wird in der Regel 70 – 180 mg/dl verwendet, während der Schwangerschaft 70 – 140 mg/dl. Die Time in Range gibt an, welchen Anteil der Zeit die Glukosewerte im Zielbereich lagen.

Ein Beispiel: Eine Time in Range von z. B. 60 Prozent bedeutet, dass die Glukosewerte 14,4 Stunden täglich im gewählten Zielbereich (24 Std. x 0,6 = 14,4 Std.) und folglich 9,6 Stunden außerhalb des Ziels lagen. In den bisher größten CGM-Studien erreichten die CGM-Anwender Time-in-Range-Werte um 60 Prozent, was zweifellos nicht ganz ideal ist.

Die Time in Range ist nicht nur sehr anschaulich, sondern vermutlich auch biologisch sehr bedeutsam. Es verdichten sich Hinweise, wonach dieser Parameter biologisch sehr wichtig ist und mit verschiedenen Folgeerkrankungen vielleicht sogar besser korreliert als der HbA_{1c}-Wert (Studien liefern erste Anhaltspunkte z. B. für Retinopathie, Nephropathie, koronare Herzerkrankung).

Welche Time-in-Range-Werte sollte man anstreben? Seit 2019 gibt es zu dieser Frage einen internationalen Expertenkonsens, siehe Tabelle 3. Für die meisten Patienten wird eine Time in Range von 70 Prozent empfohlen (für den Bereich 70 – 180 mg/dl). Während einer Schwangerschaft gelten strengere Zielwerte.

Ähnlich dem mittleren Glukosespiegel kann man auch die Time in Range in einen HbA_{1c}-Wert „umrechnen", siehe Tabelle 4.

Time in Range (70 – 180 mg/dl)	korrelierender HbA_{1c}-Wert
90 %	ca. 6,0 %
80 %	ca. 6,5 %
70 %	ca. 7,0 %
60 %	ca. 7,4 %
50 %	ca. 7,9 %
40 %	ca. 8,4 %
30 %	ca. 8,9 %

Tab. 4: Auch die Time in Range (hier am Beispiel 70 – 180 mg/dl) korreliert mit bestimmten HbA_{1c}-Werten. Das Ergebnis ist eine grobe Schätzung mit möglichen Abweichungen in beide Richtungen, ähnlich unpräzise wie der aus mittleren Glukosewerten errechnete $eHbA_{1c}$/GMI (Tab. 3).

Zeit in der Hypoglykämie, Zeit in der Hyperglykämie: Die Zeit außerhalb des Zielbereichs sollte weiter differenziert werden. Besonders interessant ist die Zeit unterhalb des Zielbereichs. Glukosewerte unter 54 mg/dl sollten im Idealfall überhaupt nicht vorkommen, Glukosewerte unter 70 mg/dl nur im sehr niedrigen einstelligen Prozentbereich. Bereits eine „Time in Hypo" von 5 Prozent bedeutet beispielsweise, dass der CGM-Anwender 72 Minuten pro Tag Glukosewerte unter der gewählten Schwelle hat! In den großen CGM-Studien verbrachten die CGM-Anwender ca. 4 Prozent der Zeit unter 70 mg/dl und ca. 1 Prozent der Zeit unter 54 mg/dl.

		Therapieziele		
CGM-Parameter	**optimal (stoffwechselgesund)**	**Typ-1- und Typ-2-Diabetes**	**Schwangerschaft bei Typ-1-Diabetes**	**Schwangerschaft bei Typ-2-Diabetes, Gestationsdiabetes**
mittlerer Glukosespiegel	99 mg/dl	120 – 150 mg/dl	100 – 120 mg/dl	100 mg/dl
Time in Range (Zielbereich)	100 % (70 – 180 mg/dl)	über 70 % (70 – 180 mg/dl)	über 70 % (63 – 140 mg/dl)	über 85 % (63 – 140 mg/dl)
Zeit im Hypo-Bereich	bis 1 % (unter 70 mg/dl)	bis 3 % unter 70, weniger als 1 % unter 54 mg/dl	bis 3 % unter 63 mg/dl	bis 3 % unter 63 mg/dl
Zeit über dem Zielbereich	0 % (über 180 mg/dl)	Zeit über 180 mg/dl minimieren	max. 25 % über 140 mg/dl	max. 10 % über 140 mg/dl

Tab. 3: Die Time in Range gewinnt als Therapieziel immer mehr an Bedeutung. Dargestellt sind die Time-in-Range-Empfehlungen eines internationalen Expertenkonsens (ATTD 2019) und zusätzlich Empfehlungen zum mittleren Glukosespiegel der Autoren. Ergänzend empfiehlt das Expertengremium weniger strenge Therapieziele für ältere, gebrechliche Patienten mit Typ-1- oder Typ-2-Diabetes, falls die Vermeidung von Folgeerkrankungen nicht mehr im Vordergrund steht. Diese Patienten sollten zumindest noch 50 % der Zeit im Zielbereich (70 – 180 mg/dl) liegen und weniger als 10 % der Zeit über 250 mg/dl liegen.

Praxis-Tipp: Umrechnen der Time in Range in Stunden und Minuten pro Tag

Die „Time in Range“ kann man sich noch besser vorstellen, wenn man den Prozentwert in Stunden und Minuten pro Tag umrechnet. Das geht sehr einfach:

- Stunden pro Tag = Time in Range (in Prozent) x 0,24
- Minuten pro Tag = Time in Range (in Prozent) x 14,4

Weitere Parameter: Zur besseren Beurteilung der statistisch schwer fassbaren Glukoseschwankungen wurde eine große Zahl komplexer Parameter entwickelt. Die folgenden Parameter kamen bisher nur im Rahmen von Studien zum Einsatz und sind normalen CGM-Anwendern und Diabetesprofis nicht zugänglich, da sie nicht von der üblichen Software „ausgespuckt“ werden. Auch diese Parameter wurden noch nicht klinisch evaluiert.

Beispiele:[37] AUC (Area under the Curve), MAGE (Mean amplitude of glycaemic excursions), CONGA (continuous overall net glycemic action), LI (Glukoselabilitätsindex), ADRR (average daily risk range), GRADE (glycaemic risk assessment diabetes equation), Glycemic Risk, GRP (Glykämischer Risikoparameter, zu errechnen aus der Fläche des „Glukosepentagon“, das sich aus HbA_{1C}, Glukosemittelwert, Standardabweichung, AUC (>160) und Zeit (>160) zusammensetzt).

16.4 Mustererkennung zur gezielten Therapieoptimierung

Natürlich soll die Diabetestherapie mithilfe der CGM nicht nur *bewertet*, sondern vor allem *verbessert* werden. Statistik alleine hilft dabei nur bedingt weiter. Es führt kein Weg daran vorbei, sich im Detail durch die verschiedenen Diagramme zu arbeiten, die von der CGM-Software angeboten werden.

Das Grundprinzip ist einfach: Betrachte den Glukoseverlauf und suche nach Regelmäßigkeiten. Ist z. B. nach dem Frühstück an drei Tagen in Folge eine wahre „Glukoseexplosion“ mit Spitzenwerten über 250 mg/dl zu beobachten, dann hat das nichts mehr mit Zufall zu tun, sondern mit einem systematischen Therapiefehler. Ist das Problem erst einmal erkannt, ist damit auch der erste und wichtigste Schritt zu seiner Lösung getan. So viel zur Theorie.

In der Praxis ist das Ganze wesentlich komplizierter. So gut wie jeder CGM-Neuling wird beim Betrachten der ersten Liniendiagramme unsanft auf den Boden der Tatsachen geholt, um nicht zu sagen: schockiert. Und zwar aus zwei Gründen:

- „Schmerzhafter" Erkenntnisprozess: Erstmals sieht man „schwarz auf weiß", wie unbeständig der eigene Glukosespiegel ist und wie häufig man unbemerkt in hyper- und hypoglykämische Bereiche abdriftet.
- Hohes Frustrationspotenzial: Auf den ersten Blick erscheinen die Liniendiagramme nicht selten völlig unsystematisch und chaotisch. Auf den zweiten Blick eventuell immer noch. Es erfordert einige Übung, um zu erkennen, an welcher Diabetestherapie-Stellschraube gedreht werden muss, damit die Achterbahnfahrt aufhört.
- Große Gefahr irreführender Vereinfachungen: Einige Diagrammtypen helfen, den Überblick zu bewahren, zum Beispiel das „ambulante Glukoseprofil" (AGP). Mit jeder Vereinfachung durch die Software steigt jedoch auch die Gefahr von Missverständnissen, wenn das Zustandekommen des Diagramms und die Voraussetzungen zur Interpretation nicht bekannt sind.

Im Folgenden beschreiben wir zunächst die vier wichtigsten Diagrammtypen. Danach geben wir Tipps, wie die Anwender bei der Analyse rasch zum Ziel kommen, ohne wichtige Aspekte zu übersehen.

16.4.1 Die vier wichtigsten Diagramm-Typen

Die CGM-Software stellt im Wesentlichen vier verschiedene Diagrammtypen zur Verfügung: (a) Liniendiagramme, (b) übereinandergelegte Liniendiagramme, (c) Verteilungskurven/Ambulantes Glukose-Profil und (d) Tortendiagramme. Die genaue Ausgestaltung und die Bezeichnung variieren zwischen den Herstellern, aber im Grunde sind sich die Darstellungen sehr ähnlich.

(A) Liniendiagramm

Das Liniendiagramm ist die „Fieberkurve" der Diabetestherapie. Alle Glukosewerte werden in Form einer langen Perlenkette oder als Linie dargestellt. Der Beobachtungszeitraum kann in der Regel frei gewählt werden: 1 Tag, mehrere Tage, Wochen, Monate. Der Glukose-Zielbereich wird optisch hervorgehoben. Einzelne Tage können auf diese Art sehr gut rekonstruiert werden, insbesondere unter Zuhilfenahme weiterer Informationen (Diabetestagebuch). Je länger der dargestellte Zeitraum gewählt wird, desto enger wird das Liniendiagramm „zusammengeschoben", und desto unübersichtlicher wird es (völlig unübersichtliche Berg- und Talfahrt).

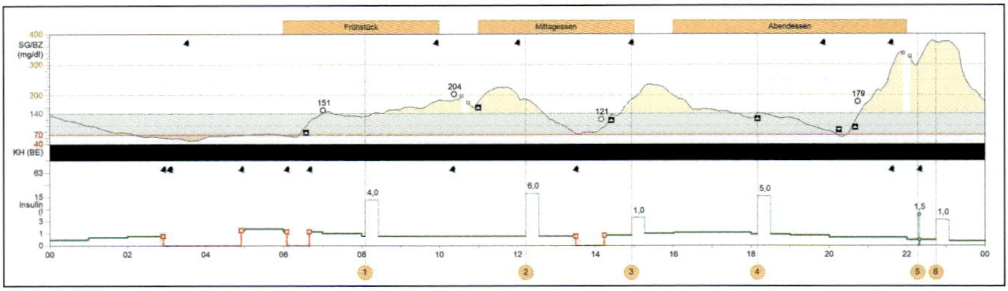

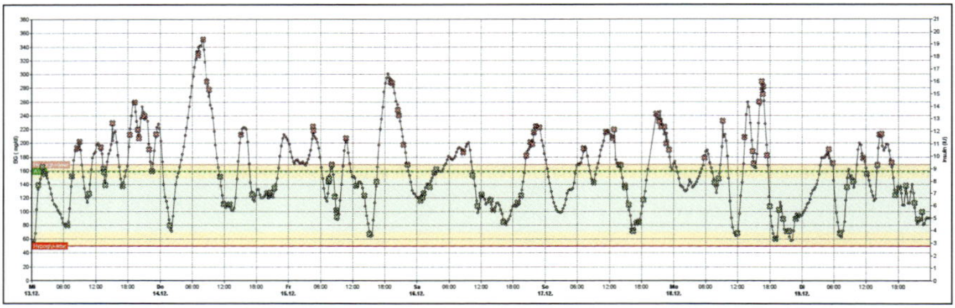

Abb. zu (A), oben: Liniendiagramm eines einzelnen Tages (erstellt mit Medtronic Carelink Pro), unten: Liniendiagramm einer Woche (erstellt mit Mediaspects Diabass Pro®).

(B) Übereinandergelegte Liniendiagramme mehrerer Tage

Werden die Glukoseverläufe mehrerer Tage in dasselbe 24-Stunden-Diagramm eingetragen („übereinandergelegt“), können tageszeitlich wiederkehrende Glukosetrends wesentlich schneller erkannt werden. Die Zahl der übereinandergelegten Tage ist in der Regel frei wählbar (mehr als 14 Tage sind in der Regel nicht zielführend), bei machen Herstellern können auch einzelne Tage ein- oder ausgeblendet werden. Werden zu viele Tage übereinandergelegt oder verlaufen die einzelnen Tage sehr unterschiedlich, kann das Bild unübersichtlich werden und an ein italienisches Nationalgericht erinnern („Spaghettikurven“). Eine Übersicht der Glukoseverläufe nach den Mahlzeiten ist sinnvoll, um Probleme mit dem Bolus-Timing und der Bolusform zu differenzieren.

(C) Verteilungskurven/„Ambulantes Glukose-Profil“ (AGP)

Das sogenannte „Ambulante Glukoseprofil“ (AGP) ist mittlerweile weitverbreitet und kann den Einstieg in die Datenanalyse erleichtern. Es stellt verschiedene Verteilungskurven in einem standardisierten 24-Stunden-Tag dar:

- Die Mediankurve liegt exakt in der Mitte der Glukoseverteilung. Der Median-Wert ist der „mittelste“ Wert einer Stichprobe, das heißt, genau die Hälfte der Glukosewerte liegt darüber und die andere Hälfte liegt darunter (nicht zu verwechseln mit dem Mittelwert, dem arithmetischen Durchschnitt).

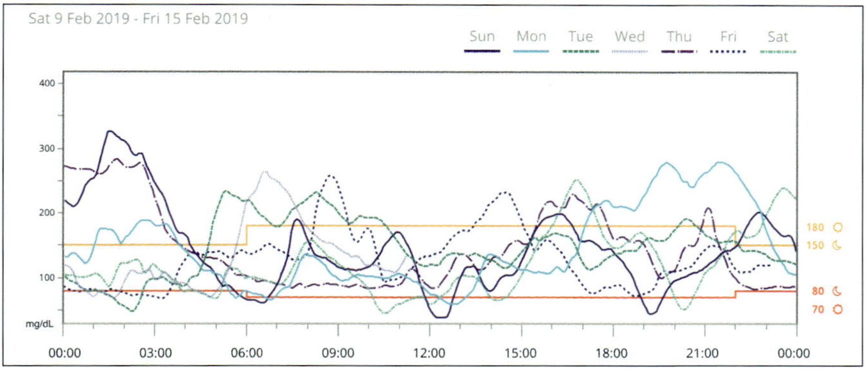

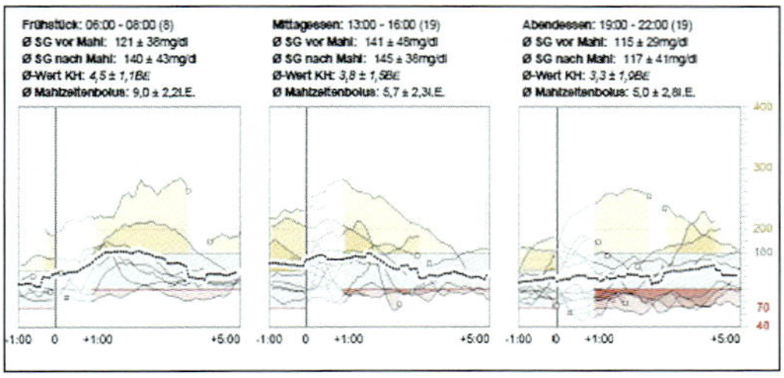

Abb. zu (B), oben: Übereinandergelegte Liniendiagramme von 7 Tagen (erstellt mit Dexcom Clarity®);

links: übereinandergelegte Liniendiagramme, ausgerichtet nach Mahlzeiten (erstellt mit Medtronic Carelink Pro®).

Die Perzentilkurven begleiten die Mediankurve oben und unten. Der 25./75. Perzentilenbereich enthält 50 Prozent der Glukosewerte, der 10./90. Perzentilenbereich enthält 80 Prozent der Glukosewerte. Unter der 10. Perzentilkurve (im Diagramm die unterste Linie) befinden sich 10 Prozent der Glukosewerte, die nicht dargestellt werden. Je näher die Perzentilkurven zusammen liegen, desto geringer ist die Schwankungsbreite der Glukosewerte von Tag zu Tag. Je weiter die Perzentilkurven auseinanderliegen, desto wechselhafter ist der Glukoseverlauf.

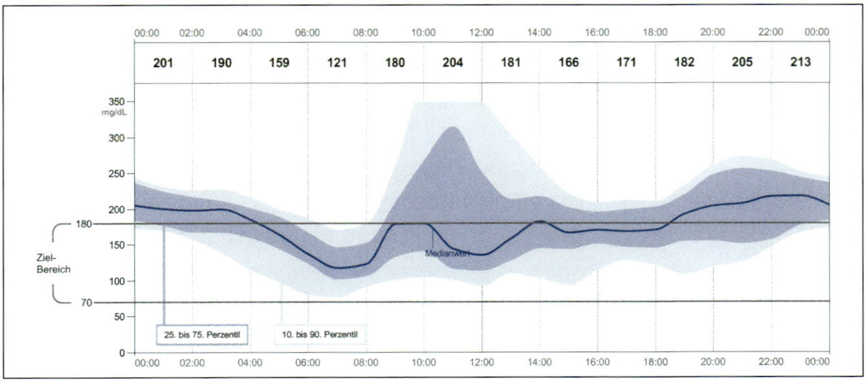

Abb. zu (C): Verteilungskurven mit Perzentilen (erstellt mit Abbott Libre View®)

Der Vorteil dieser Darstellung ist, dass sie ziemlich übersichtlich ist. Ausreißertage werden „ausgeblendet". Von Nachteil ist die Methode, wenn der Tagesablauf sich häufig ändert, denn das führt zu irreführenden Verteilungskurven. Findet z. B. das Mittagessen am Montag um 12 Uhr und am Dienstag um 14 Uhr statt, macht diese Darstellungsweise nicht viel Sinn. Ähnliches gilt z. B. bei wechselnden sportlichen Aktivitäten.

(D) Tortendiagramme zur Verteilung der Glukosewerte

Wie viele Glukosewerte liegen im persönlichen Zielbereich? Wie viele liegen darüber oder darunter? Am schnellsten kann diese Information in Form eines Torten- oder Balkendiagramms erfasst werden. Fast alle Hersteller bieten gesonderte Diagramme für die Glukoseverteilung vor und nach Frühstück, Mittag- und Abendessen sowie während der Nacht an. Wichtig ist, dass diese Zeitabschnitte immer individuell definiert werden (z. B. vor dem Frühstück: 5 – 7 Uhr für Frühaufsteher oder 8 – 10 Uhr für Langschläfer, nach dem Frühstück: 7 – 11 Uhr oder 10 – 14 Uhr, ...). Nur dann bilden die Tortendiagramme tatsächlich die persönliche Realität ab.

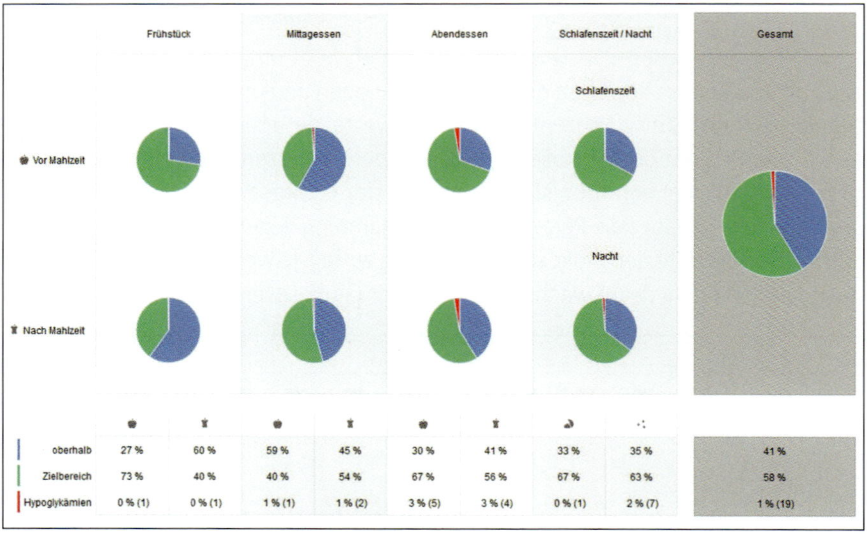

Übersicht zur Verteilung der Glukosewerte in Form von Tortendiagrammen (erstellt mit Roche Smart Pix 6®)

16.4.2 Tipps zur strukturierten Diagramm-Analyse

Die wichtigste Waffe im Kampf gegen das Kurvenchaos ist die Zuhilfenahme eines möglichst umfassenden Diabetestagebuchs.

Während der Einstellungsphase sollten CGM-Anwender nicht nur die Insulingaben und sämtliche Mahlzeiten genau protokollieren, sondern auch über andere „widrige Umstände" wie berufliche oder körperliche Aktivität, die Zyklusphase etc. Buch führen (siehe Kap. 3.4).

Ein Teil dieser Arbeit fällt bei Verwendung eines integrierten Systems aus CGM-Empfänger und Insulinpumpe weg, falls der Bolusrechner konsequent verwendet wird. Diese Kombination stellt aus Sicht der Datenanalyse den Idealfall dar: Alle Insulingaben sind automatisch dokumentiert, bei Verwendung des Bolusrechners auch die eingenommenen Kohlenhydrate. Dennoch müssen auch in diesem Fall noch zusätzliche Informationen notiert werden, z. B. Art und Zusammensetzung der Mahlzeiten, Angaben zur körperlichen Aktivität oder der Zyklustag.

Doch wie gelangt der Nutzer vom Diagramm zur Diagnose?

Jeder Diabetesprofi und jeder CGM-Anwender sollte sich angewöhnen, die CGM-Diagramme nach einem festen Schema zu betrachten, um keine wichtigen Informationen zu übersehen. Jeder entwickelt dabei mit der Zeit eine Vorgehensweise, die sich für ihn bewährt. Zur Inspiration seien nachfolgend zwei Beispiele genannt:

(A) Spectrum-Methode

Die Methode des Schulungsprogramms SPECTRUM nutzt übereinandergelegte Liniendiagramme (oder alternativ das Ambulante Glukose-Profil AGP) zum Einstieg in die Analyse. Grundsätzlich sollten zunächst Hypoglykämien erkannt und vermieden werden, bevor man mit der „Feinjustierung" beginnt.

- **Schritt 1: Nachtphase:** Der erste Blick gilt dem nächtlichen Glukoseverlauf. Bei nächtlichen Hypoglykämien gilt es zunächst, sie durch entsprechende Therapieanpassungen zu vermeiden. Erst wenn die Nächte unterzuckerungsfrei sind, macht es Sinn, die Analyse mit dem zweiten Schritt fortzusetzen.
- **Schritt 2: Präprandiale Phase:** Der zweite Blick gilt dem Glukoseverlauf vor den Mahlzeiten, d. h. der Phase, in der kein Bolusinsulin der vorhergehenden Mahlzeit mehr wirkt und auch keine Nährstoffe mehr resorbiert werden. Auch hier gilt: Im Falle des Nachweises von Unterzuckerungen müssen diese zuerst abgestellt werden, bevor der dritte Analyse-Schritt erfolgen kann.

- **Schritt 3: Postprandiale Phase:** Der dritte Blick richtet sich auf den Glukoseverlauf nach den Mahlzeiten. Zur sinnvollen Beurteilung des postprandialen Glukoseverlaufs müssen weitere Informationen bekannt sein: Zusammensetzung der Mahlzeit, Bolusgröße und -form, Spritz-Ess-Abstand etc. (Beurteilung von postprandialen Glukosekurven siehe Kap. 5.5).

(B) Törtchen-Methode

Diese Strategie verwendet zur ersten Orientierung die Tortendiagramme zur Verteilung der Glukosewerte, sortiert nach Mahlzeiten und Tageszeiten.

- Zuerst werden anhand der Tortendiagramme die Hauptprobleme identifiziert, also die Bereiche, die das größte Verbesserungspotenzial offenbaren.
- Dann werden die entsprechenden Zeitzonen mithilfe der übereinandergelegten Liniendiagramme genauer unter die Lupe genommen.
- Anschließend werden einzelne Tage anhand des Liniendiagramms und des Diabetestagebuchs problemorientiert analysiert und interpretiert.

16.5 Beispiele zur Therapieoptimierung mit CGM

16.5.1 „Kriminalfall" (alternative Basalrate)

Sandra, 24 Jahre, Studentin, 160 cm, 51 kg, Typ-1-Diabetes seit 5 Jahren, Insulinpumpentherapie seit 2 Jahren, sensorunterstützte Pumpentherapie seit 6 Monaten, gut eingestellt, sehr motiviert. Sandra lebt ein „ganz normales" Studentenleben mit sehr unregelmäßigen Essens- und Schlafenszeiten. In ihren CGM-Profilen sind deshalb nur selten tageszeitliche Muster zu erkennen.

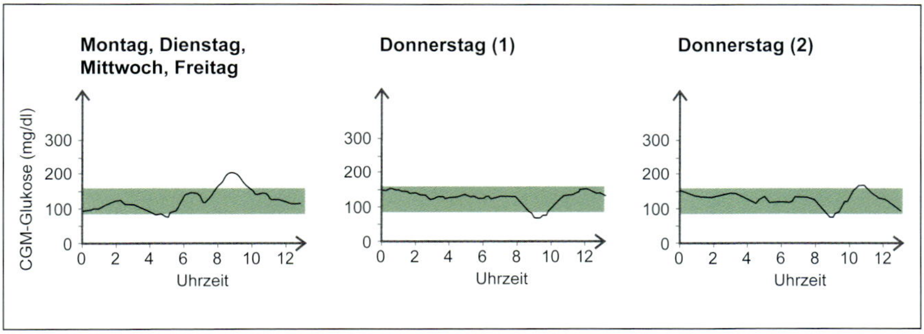

Mit einer Ausnahme: Für gewöhnlich frühstückt Sandra in der Uni. Die hellen Brötchen führen fast immer zu einem starken Blutzuckeranstieg (linkes Diagramm). Nur donnerstags trifft das nicht zu: An diesem Tag hat sie nach dem Frühstück immer wieder ungewöhnlich niedrige Glukosewerte (mittleres und rechtes Diagramm), und das obwohl sie die exakt gleichen Brötchen mit demselben I.E./BE-Verhältnis abdeckt wie an den übrigen Wochentagen auch.

Es stellt sich also die Frage: Was ist an Sandras Donnerstagen so besonders? Diese Frage war für ihr Diabetesteam eine harte Nuss und erforderte kriminalistischen Spürsinn. Denn am Donnerstagmorgen und -vormittag tut sie exakt die gleichen Dinge wie an jedem anderen Wochentag auch. Sie hat keine besonders stressige Vorlesung und sitzt im Seminar auch nicht neben „Mister Right", sodass hormonelle Wallungen ausgeschlossen werden können. Körperliche Aktivität scheidet als Hypoglykämieursache ebenfalls aus, denn sie bewegt sich donnerstags nicht mehr als an den übrigen Werktagen. Selbst den Brötchenlieferanten der Mensa hat sie erfragt – es ist jeden Tag derselbe. Mit anderen Worten: Im kriminalistischen Sinn hat Sandra für den „Tatzeitpunkt" der Hypoglykämien ein wasserdichtes Alibi. Bis der „Täter" gefunden war, hat es daher etwas länger gedauert.

Das Hauptproblem war, dass die Unterzuckerungen zwar donnerstagvormittags stattfanden, die „Zündschnur“ aber bereits seit dem Vorabend brannte. Jeden Mittwochabend geht Sandra mit ihrer Clique in eine Cocktailbar, weil dort an diesem Tag eine Kommilitonin jobbt und sie deshalb die Cocktails etwas vergünstigt bekommen. Mittlerweile hat sich der „Mittwochs-Stammtisch“ regelrecht etabliert. Sandra trinkt im Verlauf des Abends 3 – 4 Cocktails, die sie dank der detaillierten Inhaltsangabe ihrer Kollegin auch gut berechnen und entsprechend mit einem Bolus versorgen kann. Ihre Basalrate reduziert sie bis zum nächsten Morgen (8 Uhr) auf 60 %.

Die Lösung des Falles: Sandra hat eindeutig unterschätzt, wie lange ihre Leber damit beschäftigt ist, eine solche Menge Alkohol abzubauen. Bei einer Frau ihrer Statur vergehen mindestens 8 – 12 Stunden, bis mehrere „gut gemixte“ Cocktails abgebaut sind, d. h. die Insulinempfindlichkeit von Sandra ist noch bis weit in den Donnerstagvormittag deutlich erhöht. Die Basalrate muss also nicht nur bis 8 Uhr, sondern deutlich länger reduziert bleiben. Da ihr Insulinpumpenmodell Sandra stündlich daran erinnert, wenn eine temporäre Basalratenabsenkung aktiv ist, und da ihr die Piepserei im Seminar ziemlich unangenehm ist, hat sie eine alternative „Cocktailbasalrate“ programmiert (kleine Eselsbrücke: Basalratenprofil „A“ wie Alkohol). Die alternative Basalrate ist um 40 % niedriger als die reguläre Basalrate, und zwar von 23 Uhr bis 11 Uhr. Nach dieser Therapieoptimierung verliefen die nächsten Donnerstage komplikationslos (siehe Abb.). Der „Kriminalfall“ kann als gelöst zu den Akten gelegt werden.

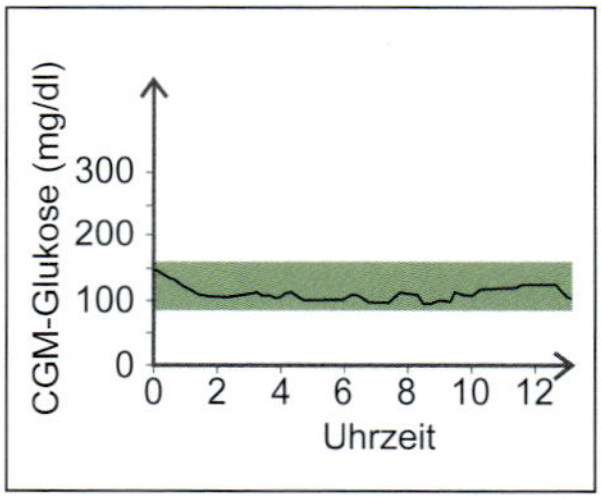

16.5.2 „Tücken der Technik“ (Sportanpassung)

Matthias, 51 Jahre, 26 Jahre Typ-1-Diabetes, Insulinpumpentherapie seit 11 Jahren, sensorunterstützte Pumpentherapie seit einigen Monaten, HbA_{1C}-Wert 6,9 Prozent, gut geschult, keine Folgeerkrankungen, Jurist und früherer Leistungssportler im Rudern. Als ehemaliger Leistungssportler legt Matthias sehr viel Wert auf seine körperliche Fitness und sein sportliches Äußeres. Da auch an ihm der Zahn der Zeit nagt und der deutlich reduzierte Trainingsumfang nicht spurlos an ihm vorbei gegangen ist, will er jetzt wieder aktiv etwas gegen den „Waschbärbauch“ hin zum „Waschbrettbauch“ tun. Er joggt ein- bis zweimal die Woche jeweils eine knappe Stunde, aber das ist ihm insbesondere für seinen Muskelaufbau zu wenig. Deshalb wurde er wieder Mitglied in einem Ruderclub und trainiert jeden Sonntag in der „Alt-Herren-Liga“

im Achter. Jeden Sonntag wird 4 Stunden lang trainiert. Die anderen sieben Bootsinsassen sind ebenso wie Matthias vom Ehrgeiz getrieben, dem natürlichen Alterungsprozess mit jugendlichem Überehrgeiz zu begegnen, sodass das Training in der Regel ziemlich anstrengend verläuft.

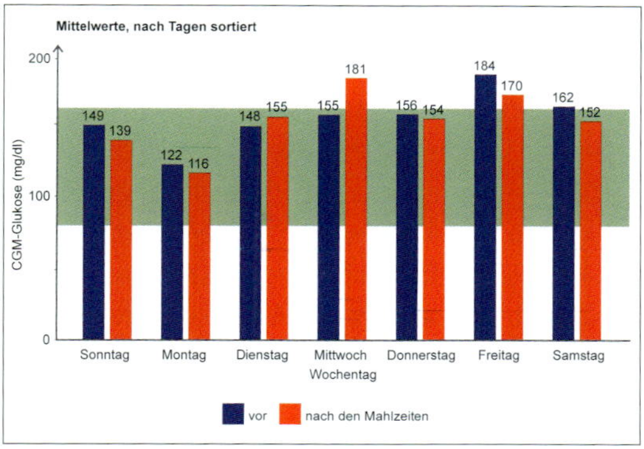

Zwei Stunden vor dem Rudertraining reduziert Matthias seine Basalrate um 50 Prozent. Vor und während des Trainings trinkt er kohlenhydrathaltige Sportgetränke. Beim anschließenden Abendbrot reduziert Matthias den Bolus noch mal um 50 Prozent, um den Muskelauffülleffekt auszugleichen. Mit dieser Therapieanpassung ist Matthias sehr zufrieden und gibt an, diesbezüglich als „alter Leistungssportler" keinerlei Probleme zu haben.

Die Auswertung seiner CGM-Daten am Computer spricht jedoch eine andere Sprache. Die nach Wochentagen sortierte Mittelwertstatistik zeigt, dass der Glukosespiegel am Montag um circa 20–30 Prozent niedriger ist als an den anderen Tagen (siehe Abb.).

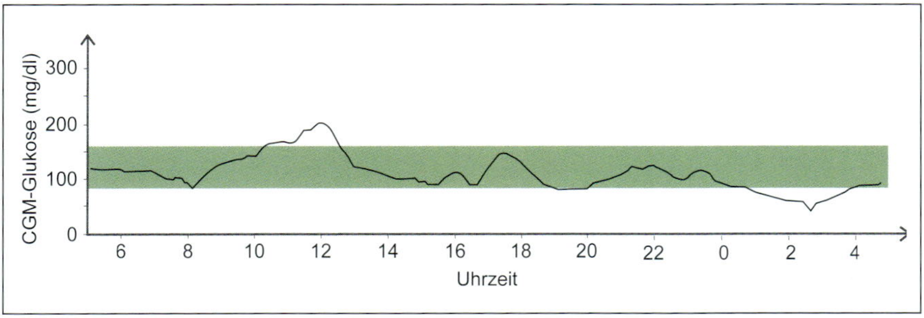

Beim Betrachten der Liniendiagramme ist auf den ersten Blick erkennbar, dass Matthias in fast jeder Nacht von Sonntag auf Montag längere Zeit im oder an der Grenze zum hypoglykämischen Bereich liegt (siehe Abb.) – unbemerkt, trotz CGM-System! Die übrigen Nächte verlaufen bei Matthias auf einem höheren Niveau und deutlich konstanter. In Zusammenhang mit dem Rudertraining habe er bisher noch nie Unterzuckerungen bemerkt, allerdings räumt er ein, dass er aufgrund seiner beruflichen Belastung nie oder nur sehr selten Zeit finden würde, sich seine Glukoseberichte hinterher genauer anzusehen. Er beschränke sich darauf, immer nur auf die aktuell angezeigten Werte zu reagieren.

Dennoch hätte Matthias von seinem CGM-System durch Voralarme und Niedrigalarme vor den nächtlichen Unterzuckerungen gewarnt werden müssen. Dann hätte er geeignete Maßnahmen ergreifen können, um die Unterzuckerungen abzuwenden. Wie kommt es, dass sein CGM-System komplett „versagt" hat, obwohl die Alarmschwellen korrekt eingestellt waren? Wenn der Glukosespiegel in die Tiefe rauscht, müsste das CGM-System Zeter und Mordio schreien – auf keinen Fall dürfte es Matthias durchschlafen lassen!

Zunächst vermutete Matthias einen technischen Defekt und schickte das CGM-System an den Hersteller. Die Überraschung war groß, als der Hersteller das System nach Überprüfung wieder zurückschickte – mit der Bemerkung, es funktioniere einwandfrei.

Das CGM-System funktionierte tatsächlich einwandfrei, aber dennoch war die Ursache des Problems technischer Natur. Des Rätsels Lösung: Matthias hatte alle Alarme auf Vibration gestellt, da das Tonsignal beim Rudern vom extrem lauten Megafon des Steuermanns übertönt wird, und da er im Beruf die Diskretion der Vibrationsalarme schätzt. Nach einer vierstündigen erschöpfenden Trainingseinheit an der frischen Luft schläft Matthias allerdings so tief und fest, dass ihn der Vibrationsalarm nicht zu wecken vermag (sein CGM-System geht in diesem Fall nicht automatisch auf Tonsignale über). Da er bis dato auch noch nie Zeit dafür gefunden hat, sich seine Werte retrospektiv anzusehen oder den Alarmspeicher zu kontrollieren, hat er auf die nächtlichen Unterzuckerungen bisher trotz CGM überhaupt nicht registriert.

Matthias hat seine sensorunterstützte Pumpentherapie daraufhin in mehrere Richtungen modifiziert:

1. Er hat eine spezielle Ruderbasalrate 2 einprogrammiert. Sie ist nur halb so hoch wie die reguläre Basalrate, und zwar beginnend zwei Stunden vor Beginn des Rudertrainings. Sie endet erst am nächsten Vormittag, um dem Muskelauffülleffekt gerecht zu werden.
2. Er stellt jede Nacht den Hypoglykämie-Voralarm und Niedrigalarm von Vibration auf den lautest möglichen Signalton um und legt den CGM-Empfänger neben sein Kopfkissen.
3. Außerdem hat er sich angewöhnt, jeden Abend vor dem Schlafen den Glukoseverlauf der zurückliegenden 24 Stunden anzuschauen und bei Problemen eine ausführliche Datenanalyse am Computer vorzunehmen.

16.5.3 „Achterbahn mit Kind“ (Bolus-Timing)

Nadine, 33 Jahre, Typ-1-Diabetes seit 15 Jahren, Insulinpumpe seit 7 Jahren. Nadine hat sich bei der Planung ihrer Schwangerschaft selbst ein CGM-System gekauft, und ihre Krankenkasse hat für die Dauer der Schwangerschaft und Stillzeit die kompletten Sensorkosten übernommen. Nach der Stillzeit unterstützt die Krankenkasse sie weiterhin „kostenneutral“, d. h. die Kasse bezahlt so viele Sensoren pro Quartal, wie Nadine an Kosten für Blutzuckerteststreifen einspart. Schwangerschaft und Entbindung verliefen dank der sensorunterstützten Insulinpumpentherapie komplikationslos, und mittlerweile ist ihr Sohn ein Jahr alt.

Nach der Entbindung haben sich bei Nadine die persönlichen Prioritäten verschoben, wie es bei den meisten diabetischen Müttern zu beobachten ist. Der Tagesablauf war jetzt voll und ganz auf den Biorhythmus des Kindes und nicht mehr auf die Erfordernisse einer normoglykämischen Diabeteseinstellung ausgerichtet. Logischerweise führte das auch zu einigen mehr oder weniger gravierenden Stoffwechselschwankungen. Bei der CGM-Auswertung fielen insbesondere die deutlich erhöhten Werte nach dem Frühstück und Abendbrot auf (siehe Abb.). Da Nadine während der gesamten Dauer der Schwangerschaft keine derart erhöhten Glukosewerte hatte, fühlte sie sich jetzt bei diesen postprandialen Spitzen mental und physisch unwohl.

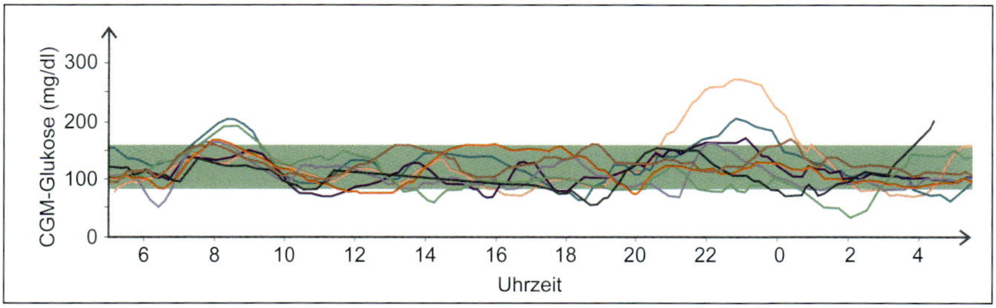

Nach 2 – 3 Stunden sanken die erhöhten postprandialen Werte ohne zusätzliche Korrektur wieder in den Zielbereich ab. Die Höhe der Mahlzeitenboli ist also offenbar korrekt. Würde Nadine mehr Insulin pro BE abgeben, hätte das zwar etwas geringere Blutzuckerspitzen zur Folge, aber eine Unterzuckerung einige Stunden später wäre unvermeidlich. In diesem Fall muss der „Hebel“ beim Bolus-Timing angesetzt werden.

Nadine muss einen Spritz-Ess-Abstand (SEA) einhalten, um den Glukoseverlauf zu glätten. Mit Familie ist das manchmal gar nicht so einfach. Mittags klappte es auch zuvor schon sehr gut: Wenn der Sohn seinen Mittagsschlaf machte, konnte Nadine in Ruhe ihre eigene Mahlzeit zubereiten und je nach Blutzuckerwert mit dem nötigen SEA einnehmen. Im Gegensatz dazu hatte sie bei Frühstück und Abendessen seit der Entbindung nicht mehr die Gelegenheit, einen SEA einzuhalten. Diese Mahlzeiten wollte die Familie gemeinsam einnehmen, inklusive Vater. Bis dato war es immer Nadines Aufgabe, den Sohn zu füttern, während ihr Mann den Tisch deckte. Da sie nie genau vorhersehen konnte, wie lange das Füttern des Sohnes dauern würde, und da sie natürlich keine Unterzuckerung riskieren wollte, hatte sie es bisher nicht gewagt, einen SEA einzuhalten. Nun stellte Nadine den Ablauf von Frühstück und Abendessen komplett um: Das Ehepaar hat die Rollen getauscht. Nadine deckt den Tisch und gibt, wenn nötig, schon vorher den Mahlzeitenbolus ab. Nun kann sie den SEA exakt auf die aktuelle Blutzuckerhöhe, dem Glukosetrend und die geplante Mahlzeit abstimmen. Ihr Mann füttert den Sohn, sodass die Familie die Mahlzeiten wieder gemeinsam und stressfrei einnehmen kann – stressfrei nicht nur in Bezug auf die Mahlzeit, sondern auch auf den diabetischen Stoffwechsel (siehe folgende Abb.).

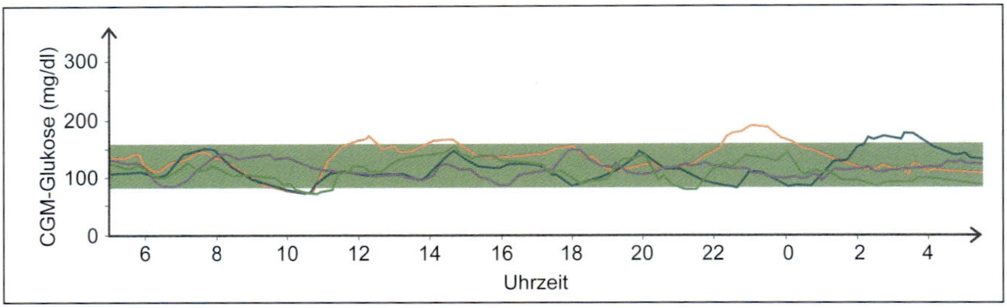

16.5.4 „Fett-Protein-Manager" (Bolusform)

Leonardo, 38 Jahre, Manager, Typ-1-Diabetes seit 5 Jahren, Insulinpumpe seit 3 Jahren, keine diabetische Folgeerkrankung und keine schwere Hypoglykämie in der Vorgeschichte. Als extremer Workaholic arbeitet Leonardo oft 12 – 16 Stunden täglich. Die generelle Stoffwechseleinstellung ist gut, der HbA_{1C}-Wert liegt bei 6,5 %. Seit ihm auffiel, dass Blutzuckerschwankungen seine Konzentrationsfähigkeit und seine kommunikativen und rhetorischen Fähigkeiten deutlich einschränken, versucht er, sie konsequent zu vermeiden.

Leonardo ist oft dienstlich unterwegs und nimmt mehrmals in der Woche an abendlichen Geschäftsessen teil. Die Nahrungsaufnahme ist dabei eigentlich nur Nebensache, denn oft werden bei dieser Gelegenheit wesentliche Dinge besprochen und wichtige Geschäfte unter Dach und Fach gebracht. Trotzdem sind die Geschäftsessen häufig seine Hauptmahlzeit, denn tagsüber kommt er, wenn überhaupt, nur unregelmäßig zum Essen. Obwohl Leonardo ein zielsicherer Kohlenhydrat-Schätzer ist, steigt der Glukosespiegel im Rahmen der Geschäftsessen deutlich an. Angesichts der bereits erwähnten Bedeutung der Tischkonversation stellt dies für Leonardo ein echtes Problem dar. Zur Therapieoptimierung stieg er auf eine sensorunterstützte Insulinpumpentherapie um. Im folgenden ist ein typischer abendlicher Glukoseverlauf dargestellt (Beginn des Geschäftsessens um 18 Uhr):

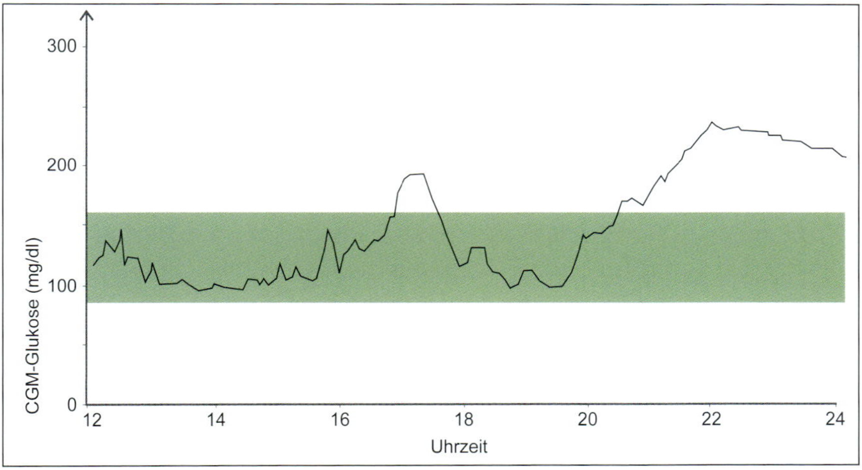

Statistisch gesehen liegen seine Glukosewerte vor den Geschäftsessen noch im optimalen Bereich (linkes Tortendiagramm). Auch 1–2 Stunden nach Beginn der Mahlzeiten sind die Werte noch gut (mittleres Diagramm). Mit einer zeitlichen Verzögerung von ca. 2 Stunden kommt es dann zu einem erheblichen Glukoseanstieg (rechtes Diagramm). Fast 60 Prozent der Werte liegen zu dieser Zeit im hyperglykämi-

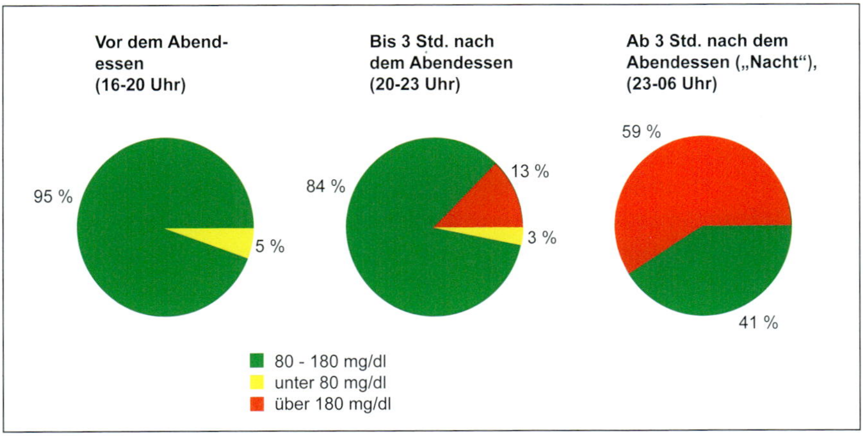

schen Bereich, dazu kommt noch die fortgeschrittene Uhrzeit. Im Ergebnis fühlt sich Leonardo dann deutlich weniger fit und wach als bei normoglykämischen Werten.

Nach Auswertung dieser CGM-Daten hat Leonardo an einer erweiterten Ernährungsberatung teilgenommen und sich intensiv mit der Berücksichtigung von Fett und Eiweiß (Fett-Protein-Einheiten, FPE) bei der Insulindosierung beschäftigt. Seither verwendet er bei den Geschäftsessen konsequent einen dualen Bolus mit einem hohen verzögerten Anteil, den er über mindestens 3–5 Stunden abgibt. Dank der zusätzlichen diätetischen Beratung kann Leonardo die Bolusform mittlerweile so gut an die jeweilige Nahrungszusammensetzung anpassen, dass der Blutzucker im Rahmen seiner Geschäftsessen kaum mehr ansteigt. Der Anteil der Glukosewerte im hyperglykämischen Bereich nahm in den späten Abendstunden von 59 auf 22 Prozent ab. Angesichts der schweren Schätzbarkeit des Nährstoffgehaltes ist das ein überaus gutes Ergebnis (siehe Abb.).

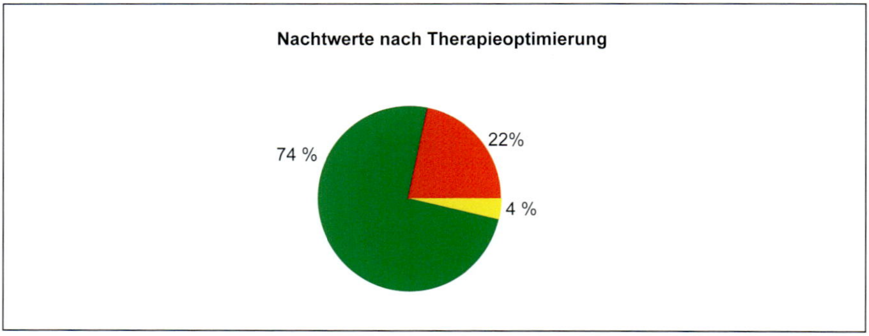

16.5.5 „Erkenntnisse eines Tieffliegers“ (Hypoglykämien)

Michael, 42 Jahre, Typ-1-Diabetes seit 16 Jahren, Insulinpumpe seit 8 Jahren. HbA_{1C}-Werte im unteren Zielbereich (6,0 Prozent ± 0,5) unter 8- bis 12-mal täglichen Blutzuckertests und um den Preis einer deutlich reduzierten Hypoglykämiewahrnehmung. Aufgrund massiver Ängste vor diabetischen Folgeerkrankungen, deren Erscheinungsbild ihm aus seinem Beruf als Arzt bekannt ist, toleriert er absolut keine Blutzuckerwerte über 180 mg/dl.

Michael äußerte den Wunsch, ein CGM-System auszuprobieren, um seine Hypoglykämie-Wahrnehmung zu verbessern. Bei der Auswertung der CGM-Daten zeigte sich, dass insgesamt 32 Prozent der Messwerte unter 80 mg/dl lagen. Nachts befanden sich sogar 42 Prozent der Werte in dieser Zone (siehe Abb.).

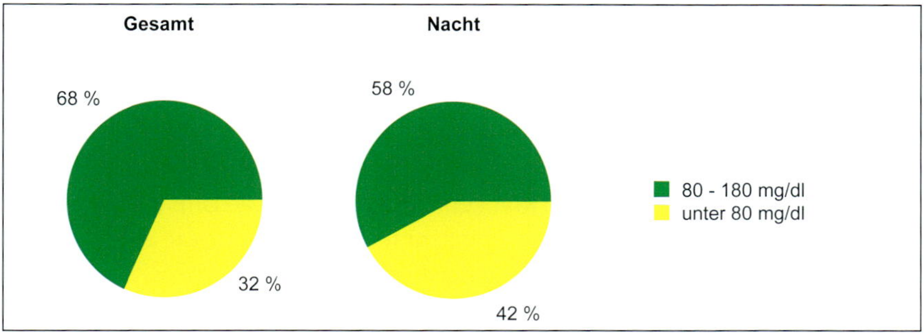

Bisher empfand Michael seine Stoffwechseleinstellung als befriedigend. Den Vorschlag eines Hypowahrnehmungstrainings lehnte er in der Vergangenheit stets ab. Die hohe Zahl von Blutzuckerwerten unterhalb des Zielbereichs nahm er bis dato nicht als Problem wahr. Erst die lückenlose Darstellung des Glukoseverlaufs mittels CGM und die statistische Auswertung konnten seine Empfindung diesbezüglich verändern.

Das grundlegende Problem ist die im Verhältnis zu seiner Stoffwechselqualität unrealistische und geradezu panische Angst vor diabetischen Folgeerkrankungen. Gleichzeitig hat er viel zu wenig Respekt vor Unterzuckerungen. An diesen Problemen muss auf psychologischer Ebene gearbeitet werden. Die schlichte Empfehlung eines anderen Blutzucker-Zielniveaus wird dagegen nicht zum Erfolg führen, denn fundamentale Ängste lassen sich nicht durch das Ausrufen eines anderen Zielbereiches lösen. Nach einer intensiven Diskussion mit seiner Diabetologin fasste Michael den Vorsatz, einen Gesprächstermin bei einem Psychologen zu vereinbaren.

Gleichzeitig entschied sich Michael für ein Insulinpumpenmodell mit vorausschauender Hypoglykämieabschaltung (PLGS).

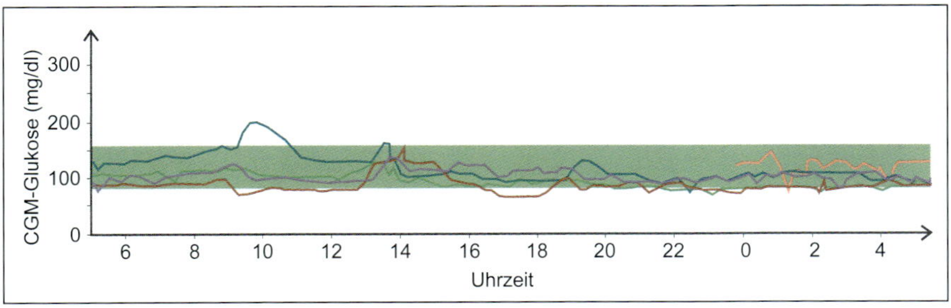

16.5.6 „Mehr als nur Insulin" (Hypowahrnehmungsstörung)

Verena, 40 Jahre, Typ-1-Diabetes seit 8 Jahren, wurde aufgrund einer gravierenden Hypoglykämie-Wahrnehmungsstörung über einige Jahre sehr intensiv von ihrem Diabetesteam betreut. Ein- bis dreimal im Jahr hatte sie schwere Unterzuckerungen mit Krampfanfall und stationärem Krankenhausaufenthalt. Die Umstellung von der ICT auf eine Insulinpumpentherapie entspannte die Situation zwar, aber dennoch kam es immer wieder zu schweren Hypoglykämien.

Verena lebt mit ihrer jugendlichen Tochter zusammen. Sie ist es gewohnt, alle Lebenssituationen alleine zu bewältigen und ist nach außen eine sehr „starke" Frau. Psychologische Unterstützung bezüglich der Hypoglykämieproblematik hatte sie bisher konsequent abgelehnt. Der neue Lebensgefährte bemühte sich im Gegensatz zum Ex-Mann rührend um die Stoffwechselgesundheit seiner Partnerin. Er begleitete Verena zu allen Praxis- und Schulungsterminen und die beiden sprachen von „unserem" Diabetes. Im Lauf der Zeit entwickelte sich der Lebensgefährte zum „menschlichen Unterzuckerungsdetektor". Seit dem gemeinsamen Besuch eines Hypowahrnehmungstrainings fühlte er sich in der Lage, drohende Hypoglykämien bereits vor der Diabetikerin selbst zu bemerken. Aufgrund ihrer häufigen Hypoglykämien ließ er sich nachts nur noch ungern alleine und mehrtägige Geschäftsreisen bereiteten ihm ein schlechtes Gewissen. Tatsächlich waren die schweren Unterzuckerungen zu dieser Zeit deutlich seltener geworden. Verena hatte schon seit Monaten keinen Notarzteinsatz mehr verursacht, das diabetologische Hauptproblem schien gelöst.

Doch die Besserung war nur vorübergehend. Im weiteren Verlauf kam es wieder häufiger zu schweren Unterzuckerungen. Schlussendlich konnte Verena davon überzeugt werden, zusätzlich zu ihrem privaten Unterzuckerungsdetektor die Dienste eines kommerziellen CGM-Systems in Anspruch zu nehmen. Dieses tech-

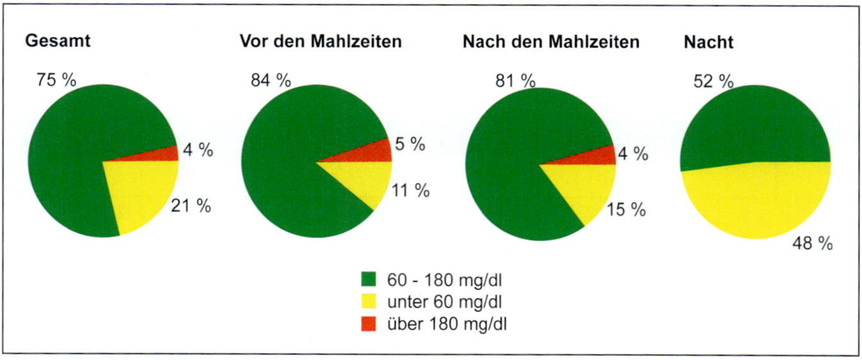

nische Hilfsmittel hat sie bis dato weit von sich gewiesen, da sie ja „ein solches zu Hause wohnen" hat (Originalton der Patientin).

In den kommenden Monaten führte uns Verena vor Augen, dass auch ein CGM-System nicht zwingend vor schweren Hypoglykämien schützt. Erneut war sie infolge einer schweren Unterzuckerung mit Krampfanfall ins Krankenhaus eingeliefert worden – obwohl sie zu diesem Zeitpunkt das CGM-System getragen hatte. Anschließend wurde Verena zu einem Beratungstermin und zum Auslesen der CGM-Daten in die Praxis einbestellt. Hier ist zunächst der Glukoseverlauf der 24 Stunden bis zur schweren Hypoglykämie zu sehen: In den letzten 5 Tagen lagen insgesamt 21 Prozent der Werte unterhalb des individuellen Zielbereichs, während der Nacht sogar 48 Prozent. Hierbei ist wichtig zu erwähnen, dass vonseiten des Diabetesteams ein Zielbereich von über 80 mg/dl empfohlen wurde, Verena den Grenzwert aber selbstständig auf 60 mg/dl heruntergesetzt hat. Das heißt: Fast die Hälfte der nächtlichen Messwerte lag unter 60 mg/dl! Angesichts der bisherigen Therapiebemühungen – Umstellung von ICT auf Pumpe, Hypowahrnehmungstraining, CGM – war dieses Ergebnis nicht nur schlecht, sondern niederschmetternd.

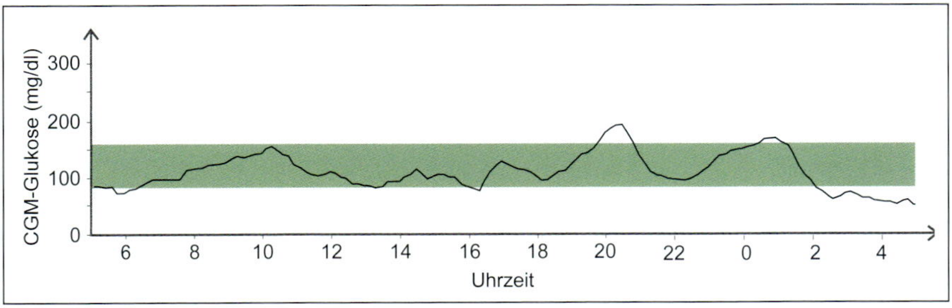

In einem langen und intensiven Gespräch wurde Verena mit diesen Fakten konfrontiert, und so kamen wir dem eigentlichen Problem einen großen Schritt näher. Es stellte sich heraus, dass Verena unter massiven Verlustängsten litt. Ob bewusst oder unbewusst, die schweren Unterzuckerungen sollten ihrem Lebensgefährten offenbar ein derart schlechtes Gewissen machen, dass er nicht mehr von ihrer Seite wich. An besagtem Abend hatte er ausnahmsweise mit seinen Kumpels bis spät in die Nacht gefeiert und war erst in den frühen Morgenstunden heimgekehrt. Da war Verena schon in der Notaufnahme. Ihre Tochter war vom immer lauter werdenden Alarm des unter einem dicken Kopfkissen „versteckten" CGM-Systems geweckt worden, hatte die krampfende Mutter gefunden und den Notarzt gerufen.

Das Gespräch über die vermuteten Zusammenhänge löste bei Verena einiges aus. Sie erklärte sich nun endlich bereit, die Hilfe eines Psychotherapeuten anzunehmen, um ihre Verlustängste aufzuarbeiten. Zwar kam dieser Schritt für den aktuellen Lebensgefährten zu spät, denn er konnte die Angst vor der nächsten schweren Unterzuckerung nicht mehr ertragen und trennte sich von Verena, aber die Identifizierung und Behandlung des grundlegenden Problems dürfte ihr ermöglichen, in Zukunft wieder eine ganz normale Beziehung einzugehen – ohne die „Notwendigkeit" schwerer Hypoglykämien.

16.5.7 „In der Ruhe liegt die Kraft" (Korrekturbolus)

Barbara, 31 Jahre, Typ-1-Diabetes seit 18 Jahren, Insulinpumpentherapie seit 3 Jahren. Bis dato hat Barbara ca. 8- bis 12-mal täglich den Blutzucker gemessen und auf diese Art HbA_{1C}-Werte von 6 – 7 Prozent erreicht. Jetzt plant sie eine Schwangerschaft. Sie möchte ihre Stoffwechseleinstellung verbessern, um dem Wunschkind die bestmöglichen Startbedingungen zu geben. Barbara ist Ärztin und arbeitet im Krankenhaus. Um unter den stressigen Arbeitsbedingungen den HbA_{1C}-Wert zu senken, ohne gleichzeitig das Unterzuckerungsrisiko zu erhöhen, hat sie sich schon für die „Vorbereitungsphase" der Schwangerschaft für die Hinzunahme eines CGM-Systems entschieden.

Mit hohen Erwartungen geht Barbara am Mittwochnachmittag in die CGM-Schulung. Natürlich wurde ihr dort vermittelt, dass sie die aktuelle CGM-Anzeige in den ersten Tagen nur beobachten soll. Alle Therapieentscheidungen soll sie wie bisher ausschließlich anhand kapillärer Blutzuckertests treffen. So viel zur Theorie!

Am frühen Abend ist der erste Sensor gelegt und die Systemeinweisung und CGM-Schulung sind erfolgreich abgeschlossen. Die erste Kalibrierung ist geglückt und Barbara bekommt zum ersten Mal in ihrem Leben aktuelle Glukosewerte angezeigt. Am Abend ist sie mit Kollegen in einem chinesischen Restaurant verabredet. Barbara ist sehr gespannt, wie sich die vielen teils undefinierbaren Speisen auf ihren Glukosespiegel auswirken, und kann kaum erwarten, das Stoffwechselgeschehen in Echtzeit zu verfolgen.

Eigentlich war verabredet, sich um 20 Uhr im Restaurant zu treffen, doch aufgrund mehrerer Notfälle in der Klinik verspäten sich ihre Kollegen. Per SMS informieren sie Barbara, dass sie mit einer Verspätung von ca. einer Stunde rechnen. So lange möchte sie nicht alleine im Restaurant warten, und sie entschließt sich

Uhrzeit	CGM-Glukose	Trendinformation, Alarme
21:27	63 mg/dl	
21:29	61 mg/dl	→
21:39	85 mg/dl	↑↑
21:43	96 mg/dl	Voralarm wegen erwarteter hoher Glukose (in 28 Min.)
21:49	115 mg/dl	↑↑
21:59	127 mg/dl	↑
22:09	127 mg/dl	→
22:19	123 mg/dl	→
22:29	122 mg/dl	→

zu einem kleinen Einkaufsbummel in der näheren Umgebung. Naturgemäß konnte sie diesen „Spaziergang" nicht durch eine entsprechende Therapieanpassung vorbereiten, was sie in diesem Fall ohnehin nicht für nötig erachtet hätte: „Ist ja nur eine Stunde bummeln..."

Im Rahmen der zwar nur leichten, aber anhaltenden Körperarbeit rutscht Barbaras Glukosespiegel deutlich ab. 30 Minuten vor Erreichen der eingestellten Niedrigalarmschwelle gibt das CGM-System einen Voralarm. Sie trinkt sofort 2 BE Saft, um die drohende Unterzuckerung abzuwenden, und beendet den Bummel.

Endlich sind auch die Kollegen im Restaurant eingetroffen, alle haben bestellt und warten gemütlich quatschend auf die Köstlichkeiten. Doch plötzlich sieht Barbara zwei senkrecht steigende Pfeile ↑↑ auf der CGM-Anzeige (der Glukosespiegel liegt bei 115 mg/dl) und kurz darauf teilt das CGM-System auch noch mit, dass es in einer halben Stunde einen hohen Glukosewert erwartet. Für Barbara heißt das Alarmstufe rot, denn natürlich weiß sie, dass eine schnell steigende Glukosetendenz vor dem Essen ungünstig ist. Es wäre besser, die Mahlzeit mit einem konstanten oder gar leicht abfallenden Trend zu beginnen. Um dies zu erreichen, entschließt sie sich zu einem Korrekturbolus. Den wichtigsten Hinweis aus der Schulung vergisst sie für diesen Augenblick: „*... die CGM-Anzeige in den ersten Tagen nur beobachten und alle Therapieentscheidungen weiterhin ausschließlich anhand der kapillären Blutzuckertests treffen ...*"

In vorauseilendem Gehorsam korrigiert Barbara die steigende Tendenz mit einem Bolus von zwei Einheiten. 10 Minuten später stellt sie fest, dass die Glukose gar nicht mehr so drastisch ansteigt, denn es wird nur noch ein senkrechter Trendpfeil ↑ angezeigt. Nach weiteren 10 Minuten, das heißt, bevor der Korrekturbolus überhaupt zu wirken beginnt, stellt Barbara erstaunt fest, dass der Glukoseanstieg

Uhrzeit	CGM-Glukose	Trendinformation, Alarme
00:19	153 mg/dl	→
00:29	153 mg/dl	→
00:39	170 mg/dl	↑
00:47	186 mg/dl	Alarm wegen hoher Glukose
00:49	192 mg/dl	↑↑
01:00	197 mg/dl	↑
01:10	197 mg/dl	→
01:19	197 mg/dl	→
01:30	189 mg/dl	→
01:40	181 mg/dl	→
01:50	170 mg/dl	↓
02:00	162 mg/dl	→
02:10	157 mg/dl	→
02:19	145 mg/dl	→

von alleine zum Stillstand gekommen ist. Der Glukosespiegel liegt jetzt stabil bei 127 mg/dl (waagerechter Trendpfeil →).

Natürlich wusste Barbara eigentlich ganz genau, dass 2 BE Saft ihren Blutzucker ausgehend von 60 mg/dl nicht über 120–140 mg/dl anheben würden, doch sie hat sich vom Enthusiasmus der ersten CGM-Werte mitreißen lassen und noch dazu den Voralarm nicht hinterfragt. Schließlich hat das CGM-System ja nur wiedergegeben, was sie mit den 2 BE Saft erreichen wollte, nämlich dass der Glukosespiegel schnell wieder in den Normalbereich ansteigt. Doch unversehens war der Bolus schon abgegeben, sie hat zuerst gehandelt und dann erst nachgedacht.

Um das Schlimmste abzuwenden, nämlich gleich in die nächste Unterzuckerung zu rauschen, bestellt Barbara sofort ein Glas Mangosaft. So kann sie die Wirkung des unnötigen Korrekturbolus abfangen, denn sie weiß nicht, wie lange sie noch auf ihr Essen warten muss. Zwei Insulineinheiten bei einem konstanten Glukosewert von 127 mg/dl erscheinen ihr nun deutlich überambitioniert.

Aus dieser Erfahrung hat Barbara gelernt. Als sie nach einem langen und ausgiebigen Abendessen mit vielen undefinierbaren Kohlenhydraten und einer kaum abschätzbaren Menge an Fett und Eiweiß (FPE), die sie mit einem dualen Bolus über 6 Stunden Wirkzeit abgedeckt hat, um 00.47 Uhr einen Alarm wegen hoher Glukose erhält, würden die Finger im ersten Impuls am liebsten schon wieder zum Bolusknopf der Insulinpumpe eilen. Doch diesmal gewinnt ihr Verstand noch rechtzeitig die Oberhand und sie tut – gar nichts. Kein Korrekturbolus, denn der duale

Bolus läuft noch immer. Sie weiß jetzt nicht nur in der Theorie, sondern auch aus „leidvoller Praxis", dass es nicht sinnvoll ist, auf jeden Glukosetrend sofort zu reagieren. Der weitere Glukoseverlauf der Nacht gibt ihr Recht. Ohne weiteres Zutun sinkt der Glukosespiegel in den Zielbereich.

Um 07.20 Uhr wird Barbara von lautem Gepiepe geweckt. „Oh je", denkt sie und schaut sofort auf das CGM-System. Aktuelle Glukose 121 mg/dl, konstanter Trendpfeil →. Super. Aber es piept immer noch. Erst nach ein paar Sekunden wird ihr klar, dass sie nicht von ihrem CGM-System, sondern von ihrem Wecker aus dem Schlaf gerissen wurde. Ein neuer Tag mit neuen CGM-Abenteuern kann beginnen.

17 CGM-Rekorder für die verblindete CGM

Die verblindete CGM ist in der Diabetologie ein etabliertes und geschätztes Diagnoseverfahren, das in den letzten Jahren jedoch immer weniger zum Einsatz kommt. Für klinische Studien und spezielle diagnostische Fragestellungen ist die verblindete CGM weiterhin unverzichtbar. Bei der verblindeten CGM werden Glukosewerte kontinuierlich aufgezeichnet, aber nicht sofort angezeigt. Auch die Bezeichnungen „kontinuierliche Glukoseaufzeichnung" oder „CGM-Rekorder" sind verbreitet (siehe auch Kap. 11.2.2).

Im Gegensatz zur CGM mit Anzeige aktueller Glukosewerte (Kap. 12 bis 16) ist die verblindete CGM wirklich ein *rein diagnostisches Verfahren*. Diese Leistung wird *vollständig vom Diabetesteam* erbracht, vergleichbar z.B. mit der Ableitung eines Langzeit-EKGs.

Der CGM-Rekorder zeichnet die kontinuierlichen Messwerte 10 bzw. 14 Tage lang auf (je nach Hersteller). Anschließend wertet das Diabetesteam die gespeicherten Daten rückblickend aus. Aufgrund der geringen Anforderungen an die Patienten ist die verblindete CGM für einen großen Patientenkreis geeignet.

Historisch gesehen sind CGM-Rekorder bereits einige Jahre länger verfügbar als CGM-Systeme mit Anzeige aktueller Glukosewerte (siehe Kap. 11.1). Das bedeutet jedoch auf keinen Fall, dass CGM-Rekorder technisch überholt sind. Der große Vorteil der verblindeten CGM ist, dass die Diabetiker davon nicht in ihren Therapieentscheidungen beeinflusst werden. Die verblindete CGM ist daher nach wie vor das am besten geeignete rein diagnostische Verfahren (die „offene" CGM fällt in eine ganz andere Kategorie, denn dabei handelt es sich um ein *therapeutisches Prinzip in Patientenhand).*

- Indikationen zur verblindeten CGM: Kap. 16.1 und 11.7
- Voraussetzungen zur verblindeten CGM: Kap. 16.2
- Produktbeispiele: Medtronic iPro™2, Dexcom G6 (mehr Info: Kap. 16.3)
- Analyse der gespeicherten CGM-Daten: Kap. 15
- Finanzierungsfragen zur verblindeten CGM: Kap. 16.5

17.1. Indikationen für die verblindete CGM

Infolge der rasanten Verbreitung der Realtime-CGM-Systeme kommt die verblindete CGM im klinischen Alltag nur noch selten zum Einsatz – obwohl die verblindete CGM methodisch bei zahlreichen Indikationen eigentlich überlegen ist.

Ob die Durchführung einer verblindeten CGM im Einzelfall notwendig und geeignet ist, entscheidet das behandelnde Diabetesteam. Vonseiten der Fachgesellschaften gibt es zur Indikationsstellung noch keine Empfehlungen.
Sinnvolle Indikationen für eine verblindete CGM können sein:

- Überprüfung der aktuellen Diabetestherapie
  - Aufklärung bei unklaren Glukoseverläufen
  - Verdacht auf unbemerkte Hypoglykämien, v. a. nachts
  - Verdacht auf Dawn-Phänomen
  - Diskrepanz zwischen HbA_{1C}-Wert und Blutzuckerwerten
  - „Feinjustierung" der Diabetestherapie, insbesondere der Mahlzeitenbolusgaben (siehe Kap. 5.5) und der nächtlichen Basalrate
  - Basalratenoptimierung bei Berufstätigen, insbesondere bei Schichtarbeit
- Erfolgskontrolle nach Therapieänderungen
- Erhebung der glykämischen Variabilität (siehe Kap. 11.4)
- Verdacht auf Gastroparese

17.2. Voraussetzungen für die verblindete CGM

Voraussetzungen für die verblindete CGM von Patientenseite

Von Patientenseite sind für den erfolgreichen Einsatz eines verblindeten CGM-Systems nur wenige Bedingungen zu erfüllen:

- Durchführung der notwendigen Blutzucker- bzw. Kalibrierungsmessungen
- Führung eines exakten Diabetestagebuchs während der CGM (Insulingaben, Basalrate, Mahlzeiten, Bewegung)
- Bereitschaft zur Anpassung der Diabetestherapie und ggf. zur Änderung von Lebensgewohnheiten entsprechend den Ergebnissen der CGM (z. B. Bolusmanagement, Ernährung, Bewegung)

Sind diese Voraussetzungen nicht gegeben, sollte von einer verblindeten CGM Abstand genommen werden.

Voraussetzungen für die verblindete CGM vonseiten des Diabetesteams

- Tätigung der nötigen Investitionen in Hard- und Software (siehe Kap. 16.3)
- Bereitschaft des gesamten Diabetesteams, sich intensiv mit der CGM zu befassen und sich diesbezüglich ständig weiterzubilden
- Bereitschaft, kurzfristig zusätzlichen Zeitaufwand in Kauf zu nehmen. (Langfristig kommt es durch die schnellere Therapieoptimierung zu einer Zeitersparnis!)
  - Individuelle Klärung der CGM-Indikation
  - Klärung der Finanzierung (siehe Kap. 16.5), ggf. Erstellung eines Gutachtens zur Beantragung der Kostenübernahme bei der Krankenkasse
  - Schriftliche Vereinbarung über die Haftungsmodalitäten, z. B. bei Verlust oder Beschädigung von Sender oder Empfänger (je nach Hersteller)
  - Anlegen eines CGM-Sensors und Erklären des Kalibrierungsvorgangs (falls nötig, je nach Hersteller): ca. 10 bis 15 Min.
  - Auslesen der CGM-Daten in der Praxis: bis zu 15 Min.
  - Aufbereitung, Interpretation und Besprechung der CGM-Daten: ca. 15 bis 30 Min. (je nach persönlicher Erfahrung und Komplexität des Falls)
  - Ggf. gezielte Nachschulungen, Ernährungsberatung o. Ä.

17.3 Aktuelle Systeme für die verblindete CGM

Derzeit (Herbst 2019) sind in Deutschland zwei verschiedene CGM-Rekorder auf dem Markt.

iPro™2 (Medtronic): Dieses Gerät wurde speziell als CGM-Rekorder entwickelt. Der iPro™2 wird direkt auf den Medtronic-Sensor geklickt und speichert dann 6 Tage lang alle CGM-Rohdaten. Der Patient muss außer diesem auf der Haut fixierten System kein technisches Gerät mit sich herumtragen. Die Kalibrierung der Glukosewerte erfolgt erst nachträglich am Computer, wofür neben den CGM-Rohdaten auch die Blutzuckerwerte eingelesen werden (erforderlich sind mindestens vier Blutzuckermesswerte pro Tag). Das System besticht durch seine perfektionierte Einfachheit, denn der Diabetiker braucht während der CGM-Aufzeichnung überhaupt nichts zu beachten.

- Technische Daten des iPro™2: Größe ca. 3,5 × 2,8 × 0,9 cm, Gewicht ca. 6 g (kein Druckfehler), integrierter Akku, Herstellergarantie 1 Jahr
- Software: CareLink™ iPro™ (onlinebasiert): Zur Kalibrierung kann eine Vielzahl von Blutzuckermessgeräten durch die Software eingelesen werden, ansonsten können die Blutzuckerwerte auch manuell eingegeben werden.

- Preis für das System: 999 € (inkl. MwSt.) für iPro™2, Zubehör und 10 Sensoren
  - Legen eines Medtronic-CGM-Sensors: Kap. 13.3.3

Dexcom G6: Dieses werkseitig kalibrierte CGM-System ist zwar hauptsächlich zur Anzeige aktueller CGM-Daten gedacht, es kann jedoch auch als verblindetes CGM-System verwendet werden (Aufzeichnungsdauer 10 Tage). Das Umschalten in den verblindeten Modus und andersherum ist nur dem Diabetesteam möglich, denn dafür ist die cloudbasierte Software „Clarity for Health Professionals" erforderlich. Unter dem Menüpunkt „Empfänger verwalten" kann das System mit dem Befehl „Ausblenden" verblindet werden. Fortan werden keine Glukosewerte mehr angezeigt und keine Alarmmeldungen mehr gegeben. Der Befehl „Einblenden" macht das System wieder zum Realtime-CGM. Auch im verblindeten Modus muss der Patient den Empfänger als Datenspeicher immer mit sich tragen.

▶ Technische Daten des Dexcom G6: Kap. 12.3.2
▶ Legen eines Dexcom-G6-Sensors: Kap. 13.3.2

In Diabeteszentren und Schwerpunktpraxen sind noch eine größere Zahl älterer Systeme von Dexcom (G4) im Einsatz, die ebenfalls verblindet werden können. In den USA hat die Firma Abbott einen CGM-Rekorder auf Basis des FreeStyle Libre auf dem Markt (FreeStyle Libre Pro). Diese Systeme werden von den Herstellern in Deutschland nicht mehr oder noch nicht vertrieben, weshalb wir an dieser Stelle nicht genauer darauf eingehen.

17.4 Interpretation der Daten der verblindeten CGM

Nach Abschluss der Messung werden die aufgezeichneten CGM-Daten zusammen mit dem Diabetestagebuch des Patienten interpretiert, siehe Kap. 16.

17.5 Finanzielle Aspekte der verblindeten CGM

Die verblindete CGM ist im Gegensatz zur CGM mit Anzeige aktueller Glukosewerte eine ausschließlich *diagnostische Maßnahme*, die vollständig vom Diabetesteam erbracht wird. Daher gelten vonseiten der Finanzierung völlig andere Spielregeln als bei der „offenen" CGM (siehe Kap. 12.4).

Möchte ein Diabetesteam die verblindete CGM anbieten, müssen zunächst die nötigen Geräte angeschafft werden. Diese Kosten muss der Arzt „vorschießen", ähnlich dem Kauf eines EKG-Geräts oder eines Langzeit-Blutdruckmessgeräts. Die Preise der aktuellen verblindeten CGM-Systeme sind in Kap. 16.3 aufgeführt. Den Patienten werden dann das Verbrauchsmaterial und die ärztliche Leistung in Rechnung gestellt.

Abrechnungsbeispiel für eine verblindete CGM

Eine Rechnung für eine verblindete CGM nach der Gebührenordnung für Ärzte (GOÄ) kann z. B. so aussehen (Beispiel für Medtronic-System):[39]

	GOÄ-Ziffer	einfacher Satz	2,3-facher Satz (Schwellenwert)
Vorbereitung			
Beratung, auch mittels Telefon	1	4,66 €	10,72 €
Durchführung			
Einweisung des Patienten inkl. Sensoranlage (mind. 30 Min.)	33	17,49 €	40,23 €
Glukoseaufzeichnung über 6 Tage analog Langzeit-EKG über 72 Stunden	A659 (analog)	23,31 €	41,98 €
Sachkosten			
Glukosesensor (Bsp. Enlite-Sensor)		Stückpreis	ca. 70 €
zusätzliches Klebematerial		Stückpreis	1,50 €
Transmitter (anteilig 1 % des Neuwerts)		Stückpreis	8,57 €
SUMME (Ziffer 1 wird in diesem Beispiel nicht in der Addition berücksichtigt, siehe unten)			**ca. 162,28 €**

Tab. 1: Beispiel für die Abrechnung einer CGM-Aufzeichnung nach GOÄ inklusive Vorbereitung und Auswertung. Anmerkungen: Laut GOÄ darf Ziffer 1 nicht gleichzeitig mit Ziffer 33 und Ziffer 33 darf nur dreimal im Jahr abgerechnet werden. Da die Lebenserwartung eines Transmitters/Senders dieses Herstellers ca. 1 – 2 Jahre beträgt und er damit letztlich auch zum „Verbrauchsmaterial" gehört, wurden die Anschaffungskosten anteilig in Rechnung gestellt.

Kostenübernahme durch eine gesetzliche Krankenversicherung

Die verblindete CGM ist noch keine Regelleistung der gesetzlichen Krankenversicherungen (GKV). Aus diesem Grund bekommt das Diabetesteam die nötigen Sensoren nicht automatisch als Praxisbedarf erstattet. Damit einher geht das Problem, dass im Einheitlichen Bewertungsmaßstab (EBM) bisher noch keine Ziffer für die CGM existiert, sodass die ärztliche Leistung bei der verblindeten CGM von der GKV nicht vergütet wird (eine analoge Leistungsbewertung, z. B. für ein Langzeit-EKG wie in der GOÄ, ist im EBM nicht vorgesehen und wäre daher Betrug).

Patient bzw. Diabetesteam müssen daher die Kostenübernahme für jeden einzelnen Sensor individuell beantragen. Die Erfolgschancen sind höher, wenn bei der Antragstellung begründet wird, warum derselbe Erkenntnisgewinn nicht auch mit einer entsprechend höheren Zahl von Blutzuckermessungen erzielt werden kann:

- Alle anderen diagnostischen Möglichkeiten müssen ausgeschöpft sein.
- Beispielhafte Indikationen: Beurteilung des Nachtverlaufs bei Berufstätigen bei Verdacht auf asymptomatische nächtliche Hypoglykämien, unerklärbare Diskrepanz zwischen HbA_{1C}-Wert und Blutzuckerwerten trotz sehr häufiger Messung, Therapieanpassung an Schichtarbeit, „echter" Brittle-Diabetes.

Ein Antrag auf Kostenübernahme kann bei der Krankenkasse bereits im Vorfeld der verblindeten CGM gestellt werden. Die Chancen auf Genehmigung sind eher gering. Im Falle einer Ablehnung steht jedem Diabetiker auch bei der verblindeten CGM der Rechtsweg offen (siehe Kap 12.4.1 und 1.9.4).

Kostenerstattung durch eine Private Krankenversicherung

Private Krankenversicherungen erstatten die Kosten für eine verblindete CGM (siehe Beispiel) in der Regel anstandslos, falls dies im individuellen Versicherungsvertrag vorgesehen ist. Meist muss nur die Rechnung eingereicht werden, ein gesonderter Antrag ist nicht erforderlich.

Vorsicht ist geboten, wenn der Versicherungsvertrag Maßnahmen zur präventiven Diagnostik ausschließt (z. B. CGM zur Beurteilung der glykämischen Variabilität zur Abschätzung des Folgeerkrankungsrisikos). Diese Diabetiker bekommen die Kosten nur erstattet, wenn die verblindete CGM nicht als vorbeugende Maßnahme erfolgt, sondern zur Lösung aktueller Therapieprobleme. Mögliche Indikationen sind z. B. die Diagnostik nach Hypoglykämien oder bei unzureichender Stoffwechseleinstellung.

Teil 3
Erfahrungsberichte

18 Erfahrungsberichte

18.1 „Endlich wieder ein normales Leben" (Kind mit Insulinpumpe)

Erfahrungsbericht von Claudia Clasen, einer Mutter auf dem manchmal schwierigen Weg der Diabetesbetreuung ihres Sohnes bis hin zur Insulinpumpentherapie.

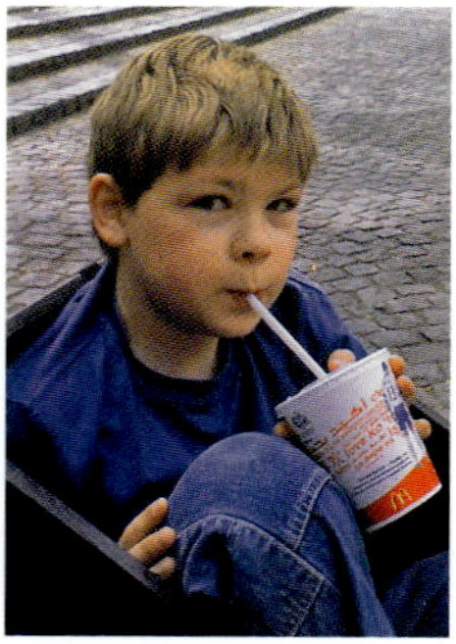

Mit 9 Jahren eine Insulinpumpe: Leon Clasen

Mein Sohn Leon bekam im zarten Alter von 4 Jahren Diabetes. Die Wochen und Monate vor der Manifestation waren geprägt von einer großen Unsicherheit. Spürte ich doch, dass irgendetwas mit meinem Kind nicht stimmte. Leon wirkte zeitweise apathisch, saß häufig auf seinem Bett und starrte die Wand an. Außerdem nässte er permanent wieder ein, wofür auch der Kinderarzt keine Erklärung fand. Ich hatte mich doch schon so sehr über die windelfreie Zeit gefreut. Auch mehrere Kinderarztbesuche brachten keine Klarheit in Bezug auf die wieder eingetretene Inkontinenz, und so blieb bei uns die große Ratlosigkeit. Als dann auch noch der große Durst dazukam – man stelle sich einen gerade 4 Jahre alt gewordenen Jungen vor, der mitten in der Nacht in der Küche nach einer großen Wasserflasche sucht –, fiel es mir als gelernte Krankenschwester wie Schuppen von den Augen: Mein Kind hat Diabetes. Die Blutzuckermessung bei der Kinderärztin am nächsten Tag bestätigte meinen Verdacht: Ein großer Schock! Tausend Dinge gingen mir durch den Kopf. Wie sollte ich es jemals schaffen, mein Kind mit Spritzen und Blutzuckermessen mehrmals täglich körperlich zu verletzen? Diabetikeressen!? Wie sollte Leon jetzt in der Lage sein, ein normales Leben zu führen? So wie andere Kinder mit Freunden spielen und selbstständig werden, Süßigkeiten essen, auf Kindergeburtstagen dabei sein? Wie würde der Kindergarten auf die Verantwortung für ein Kind mit Diabetes reagieren?! In den ersten Wochen nach der Manifestation versuchten wir, den Alltag mit der neu gestellten Lebensaufgabe in den Griff zu bekommen. Familie, Freunde, Nachbarn und der Kindergarten zeigten sich bestürzt, aber sehr hilfsbereit, Normalität einkehren zu lassen.

Leon fügte sich zunächst brav in alles: konventionelle Insulintherapie, feste BE-Mengen, feste Essenszeiten und unter ständiger Beobachtung zu sein. Doch mit der Zeit wurde es schwieriger. Die Blutzuckerkontrollen tolerierte er zwar noch, aber die anschließende Spritze war ein Riesenproblem für die ganze Familie – ein permanentes Stressthema. Leon wollte einfach nicht gespritzt werden. Oft mussten wir mit liebevoller Gewalt nachhelfen, aber Gewalt und liebevoll, das passt nicht zusammen und war für uns furchtbar belastend. Auch das nachfolgende Essen war ein permanentes Jonglieren: Isst Leon die festgelegte Kohlenhydratmenge oder muss er alternativ noch Saft trinken? Oder darf er vielleicht im Moment noch gar nichts essen, weil der Blutzucker viel zu hoch ist? Man kann sich leicht vorstellen, dass es sehr schwierig ist, vorherzusagen, ob ein Kind viel oder wenig Hunger hat, ob es viel oder wenig toben wird und demzufolge mehr oder weniger Insulin benötigen wird. Lustvolles Essen mit Appetit war überhaupt nicht mehr möglich, Leon wurde von allen Seiten beobachtet. „Claudia, der Leon isst was!!", hörte ich oft von der Familie und von Freunden – fürsorglich gemeint, doch die ständige Kontrolle, wenn er irgendetwas in den Mund nahm, nervte ihn zunehmend. Manchmal „übersah" ich es als Mutter daher bewusst, wenn er sich eine Leckerei holte, um ihm ein wenig Freiraum zu lassen.

Hinzu kam die Nachtspritze, die wir unserem Kind im Schlaf setzen mussten. Ein wahrer Albtraum begann: häufige Blutzuckerkontrollen nachts und nachfüttern, wenn der Blutzucker zu niedrig war. Wenn ich ihn in der Nacht aus dem Tiefschlaf wecken und ihm Traubenzucker oder Ähnliches in den Mund stopfen musste, wurde Leons Reaktion immer aggressiver. An eine entspannte Nachtruhe war unter diesen Bedingungen für alle Beteiligten nicht mehr zu denken. Jeden Abend standen wir Eltern vor der gleichen Entscheidung: Halten wir es aus, unser Kind alleine in seinem Zimmer schlafen zu lassen und evtl. eine Unterzuckerung nicht zu bemerken, oder holen wir ihn zu uns ins Bett (wo er dann in aller Regel landete)? Wir konnten nur noch beruhigt schlafen, wenn wir Leon wohlig schnarchend zwischen uns spürten und hörten. Denke ich heute an diese Zeit zurück, wird mir klar, wie groß der Druck und die Anspannung waren, die auf uns als Familie und als Paar lasteten.

Auch tagsüber war die andauernde Sorge vor einer Unterzuckerung das zentrale Thema. Leon war und ist ein begeisterter Kletterer. Kein Baum ist vor ihm sicher und natürlich muss es immer der höchste Baum sein. Doch wenn ich ihm beim Klettern zusah, kreisten meine Gedanken ausschließlich um die Frage: Was könnte alles passieren, wenn Leon beim Klettern unterzuckern würde? Ich stand ständig in dem Konflikt, ihm einerseits möglichst viele Freiheiten und sein Spiel mit den Freunden zu lassen, doch andererseits waren da meine Fürsorge und Angst, Leon könnte aufgrund einer Unterzuckerung vom Baum stürzen. Manchen Nachmittag verbrachte ich damit, am Fenster zu stehen und jede Bewegung meines Sohnes zu analysieren. Und das zu einer Zeit, in der andere Mütter sich kaum noch Gedanken machen müssen, weil ihre Kinder langsam selbstständig und eigenverantwortlich werden. Permanent rief ich Leon beim Spielen zu: „Ist alles in Ordnung?", bis er irgendwann völlig entnervt zurückbrüllte: „Mann! Mir ist nicht schwindelig!" Mir wurde bewusst, wie genervt und kontrolliert er sich fühlen musste. Von da an versuchte ich, mich mehr zurückzuhalten.

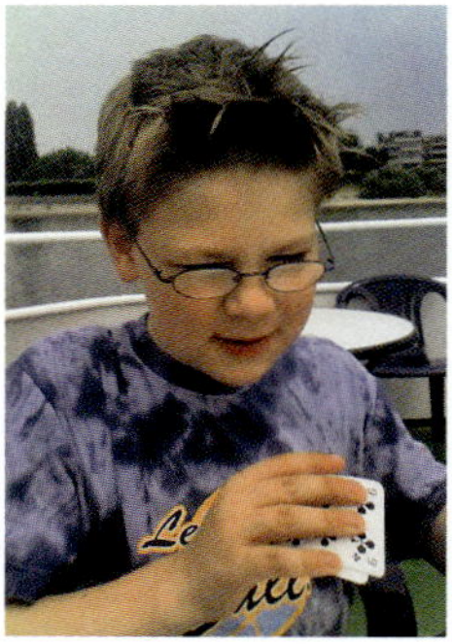

Nach der Umstellung auf die Insulinpumpe ist der Diabetes fast spielerisch zu beherrschen.

Trotz relativ stabiler HbA_{1C}-Werte zwischen 6,4 – 7,4 % waren stark schwankende Blutzuckerwerte nicht zu vermeiden. Mit der Zeit traten auch Probleme mit den Spritzstellen auf. Leon tolerierte nur den Bauch und zeitweise die Beine als Spritzmöglichkeiten, sodass Verhärtungen und Wucherungen des Fettgewebes nicht ausblieben. Trotz aller Schwierigkeiten war und ist Leon ein zufriedenes und aufgeschlossenes Kind. Er weist sofort jegliches Mitleid von Fremden gegenüber seinem Diabetes zurück: „Ich bin nicht krank", ist sein Kommentar, und dieses positive Lebensgefühl ist und bleibt auch unser Hauptanliegen für ihn im Umgang mit seiner chronischen Erkrankung.

Nach der Einstellung im Krankenhaus lernten wir das Diabetesteam der Uni-Kinderklinik Köln kennen und schätzen und fühlen uns dort seit mittlerweile 7 Jahren sehr gut betreut. Leon nahm dort bereits an zwei Kinderschulungen teil, die altersentsprechend vermittelt wurden. Im Verlauf hörte ich von der Möglichkeit der Insulinpumpentherapie und wir informierten uns über die Vor- und Nachteile. Zunächst war der Gedanke, dass unser mittlerweile 9-jähriger sehr aktiver Junge ständig eine Nadel im Bauch und ein Kästchen am Körper tragen muss, schwer vorstellbar. Die geschilderten Probleme ermutigten uns jedoch, die Pumpentherapie mit Leon auszuprobieren.

Nun hat Leon seit mittlerweile gut einem Jahr eine Insulinpumpe und wir sind immer wieder glücklich und erstaunt, welch große Erleichterung diese Therapieform mit sich gebracht hat. Sicherlich gab es anfangs Stolperfallen und Schwierigkeiten. So kamen wir z. B. nicht mit Teflonkathetern zurecht, sie rutschten immer wieder aus der Haut, sodass Leon das erste Mal nach der Manifestation ketonpositiv war. Nach der Umstellung auf Stahlkatheter ist dieses Problem jedoch nie wieder aufgetreten.

Die Vorteile überwiegen eindeutig: Leon muss sich nur noch jeden zweiten Tag mit einer Kanüle stechen, dadurch ist seine Haut (vor allem aber seine Psyche!!) sehr entlastet (die Wucherungen bilden sich ebenfalls langsam zurück). Endlich kann er einigermaßen uneingeschränkt seinem freien Appetit bzw. Hungergefühl nachgeben. In Zusammenhang mit Sport (Leon macht aktiv Karate) kann er nun über die Basalrate die Insulinzufuhr steuern, und das nächtliche Nachessen wegen einer Hypoglykämie kommt so gut wie gar nicht mehr vor. Besonders beim Sport hat sich herausgestellt, wie unproblematisch die Handhabung durch das An- und Abkoppeln des Katheters ist.

Heute bedaure ich am meisten, dass wir diese Therapieform nicht früher ausprobiert haben. Denn gerade in der Anfangszeit hätte die Pumpentherapie viel Stress und Belastung ersparen können. Leon hätte nach seinem physiologischen Hungergefühl essen können, und eine Mahlzeit wäre nicht zu einer quasi medikamentengleichen Nahrungszufuhr je nach Blutzuckerwert degradiert worden. Durch den Wegfall des mehr oder weniger „gewaltsamen Spritzens“ wären Leon und unserem Familienleben viele albtraumähnliche Situationen erspart geblieben. Mein Wunsch für alle betroffenen Eltern und Kinder ist, dass die Insulinpumpentherapie direkt bei der Manifestation als eine echte Alternative neben der konventionellen und intensivierten Insulintherapie vorgestellt wird. Uns hat sie ein entspannteres und harmonischeres Zusammenleben und Leon wieder ein Stück mehr Normalität und Zufriedenheit ermöglicht.

Claudia Clasen
E-Mail: clclasen@web.de

18.2 „Wir beide oder keiner von uns ...“ (Insulinpumpe für Vater und Tochter)

Erfahrungsbericht von Volker und Kerstin Schönbeck, Vater und Tochter, beide Typ-1-Diabetiker. Nach langem Zögern entschieden sie sich schließlich gemeinsam für die Insulinpumpentherapie.

1984. Das erste Töchterchen ist jetzt ein knappes Jahr alt und der frischgebackene Familienvater leistet seinen Dienst in der Volksarmee. Es hätte günstiger laufen können. „Es war nicht schön, aber es war ja nur für eine bestimmte Zeit“, erzählt mir mein Pa; dass sich die Dienstzeit um einiges verkürzen würde, ahnt bis dahin noch niemand. „Ich hatte im Frühjahr starke Rücken- und Nierenschmerzen. Ich dachte, ich hätte eine Nierenentzündung.“ Im MedPunkt, dem medizinischen Erstversorgungszentrum der Einheit, wird prophylaktisch ein Glukosetest mittels Urinteststreifen verordnet – blauschwarz wie ein sternenloser Nachthimmel verfärbt sich dieses kleine, aber so entscheidende Papierchen. Mit der Diagnose Diabetes mellitus geht's dann sofort ab in das Lazarett, sogar ein Einzelzimmer gibt es. „Sie sind nicht sterbenskrank“, erklärt der diensthabende Arzt dem Ankömmling. „Sie sind eben nur bedingt gesund.“ Diese Einstellung verliert mein Vater zum Glück nie, und auch ich profitiere Jahre später davon. Und dennoch ist klar, dass sich sehr viel ändern wird.

Die Ausmusterung lässt nicht auf sich warten. Für die Einstellung auf „Schweineinsulin“ wird mein Pa nach Rheinsberg geschickt – eine Diabetiker-Kur mit Schulungen und sogar Arbeitstherapie: „Wir mussten Bäume fällen, um zu lernen, wie man den Blutzucker der körperlichen Aktivität anpasst. Mir kam das ganz recht, denn ich hatte ja den Beruf eines KFZ-Schlossers erlernt.“

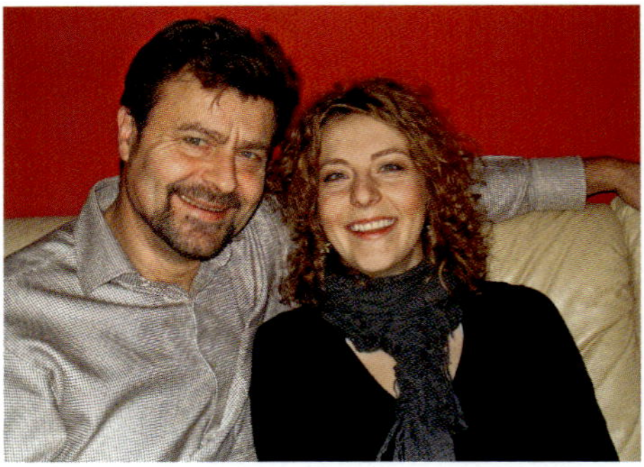

Jetzt können beide wieder um die Wette strahlen.

Wieder zu Hause beginnt mein Pa, ein vorbildlicher Diabetiker zu sein. Er besorgt sich eine Briefwaage, um seine Scheiben Brot auszuwiegen, hält sich grob an seinen Ernährungsplan und spritzt sich das Insulin, wie er es von Ärzten und Schwestern gelernt hat. „Durch die Kanülen konntest du fast durchgucken. Und um sie zu sterilisieren, haben wir die Metallteile abgekocht. Nur schärfen konnten wir sie nicht. Irgendwann hatten diese Dinger regelrechte Widerhaken.“ Mein Pa nimmt den Diabetes ziemlich gefasst auf. Die blauen Flecken machen ihm nicht viel aus,und ans tägliche Spritzen kann er sich leicht gewöhnen.

Zwei Jahre nach der Diagnose, 1986, wird ein Reiseantrag meiner Oma in die BRD bewilligt. Als sie nach ihrer Rückkehr die Taschen auspackt, hat sie nicht etwa ein Päckchen Kaffee darin. Sie bringt ihrem Sohn einen Sack voll Einwegkanülen mit, die sie von einem Bekannten geschenkt bekam, der auch Diabetes hat. Die Freude ist riesig! „Ich habe diese Wegwerfkanülen 2-,3- und 4-fach benutzt, weil sie so schön scharf waren“, erinnert sich mein Pa.

Aber es braucht noch eine Weile, bis dieser Luxus zur Normalität wird. Kurz vor der Wiedervereinigung Deutschlands wird mein Vater in das DDR-Zentralinstitut für Diabetes „Gerhardt Katsch“ nach Karlsburg geschickt, um das Wissen über den Diabetes mellitus aufzufrischen und auf den aktuellen Stand zu bringen. Ein paar Jahre nach der Diagnose und der anfänglichen Euphorie war das auch dringend nötig geworden, denn die Disziplinlosigkeit bezüglich des Diabetes machte auch vor meinem Pa nicht halt.

Mit der Wende kommt die Arbeitslosigkeit, aber von Unmut keine Spur. Ich erinnere mich lebhaft an Bilder von Aktenbergen und Katalogen, die den Schreibtisch meiner Eltern überwucherten. Mein Vater arbeitet sich in ein neues Thema und eine neue Arbeitswelt ein – er wird Außendienstmitarbeiter für eine Glashandelsgesellschaft. Der Diabetes rückt wieder einmal in den Hintergrund – bis eines

Tages die Lichter ausgehen. Nicht die Scheinwerfer seines Autos sind es, die erlöschen, sondern das Bewusstsein meines Vaters verabschiedet sich mitten auf der Fahrbahn. Der Zusammenstoß mit einem Poller weckt ihn wieder, und er fährt irgendwie zur nächstgelegenen Apotheke. Dort möchte er Insulin haben, bekommt aber keines. „Ohne Rezept kann ich Ihnen leider nicht helfen." Aber mein Vater ist erfinderisch. Er joggt eine halbe Stunde im Wald – untrainiert, mit Werten jenseits der 30 mmol/l – und schafft es bis nach Hause. Manche Menschen haben eben ihren Schutzengel direkt auf der Schulter zu sitzen.

1993 besucht mein Pa nach weiteren Stoffwechselentgleisungen wieder die Klinik Karlsburg, um neue Bedingungen für seinen Diabetes zu schaffen. Es gibt ab sofort Humalog und die Dosis aus einem Pen. Bei den abendlichen Treffen in der winzigen Dorfkneipe des Ortes, in dem sich die Leidensgenossen der Klinik treffen, taucht ein neues Thema auf: Insulinpumpen. Die Meinungen gehen weit auseinander. Für meinen Pa kommt diese Therapieform nicht infrage, der Respekt vor einer neuen Technologie ist zu groß.

1996 wird klar, dass ich nun auch einen Diabetes mellitus zu pflegen habe. Die Geschichten ähneln sich: Krankenhausaufenthalt, Diabetesschulungen, spritzen lernen ... Ein weiteres Familienmitglied schlägt sich mit BE, ICT und I.E. herum. Nur sind die Aufregung und der Respekt nicht ganz so groß, wie sie sein könnten. Schließlich hat Papa ja das gleiche Problem und lebt damit doch recht entspannt ..., oder? Die ersten Vernachlässigungen der Diabetikerpflichten treten noch in meiner Jugend auf. Ich soll auf der Party Blutzucker messen? Vielleicht noch in den Bauch spritzen, wenn der coolste Typ der Schule auch anwesend ist? Meine Antwort ist in vielen Fällen „Nein"!

Nachdem ich 2002 die Heimat verlasse, um in Berlin das Leben zu lieben, flammt die Vernunft auf. Jetzt habe ich Verantwortung, bin selbstständig und werde allen zeigen, was in mir steckt. Ich kann sehr wohl auf mich aufpassen! Doch meine Lebenspläne erfüllen sich nicht sofort wie gewünscht. Enttäuschungen lauern in den Ecken der großen anonymen Stadt, der Halt der Familie und Freunde fehlt – und die Vernunft sinkt besiegt auf die Knie. Die einschüchternden Versuche meines Arztes, mich wieder auf den rechten Diabetes-Pfad zu schubsen, misslingen. Das Ende dieses Liedes ist die Notaufnahme eines Krankenhauses im Jahr 2005.

Ich habe das Glück, verständige Ärzte um mich zu haben. Nach Standpauken und 24-stündiger Einsamkeit, „um zu begreifen, dass Sie sich FÜR SICH entscheiden und für Ihre bewusste Entscheidung etwas tun müssen" (Zitat: diensthabender Arzt), bekomme ich die Hilfe, die dringend nötig ist. Diabetologen, Spezialisten für die ersten diagnostizierten Spätschäden, eine gute Diabetesberaterin und einen schnuckeligen Verhaltenstherapeuten. Meine Disziplinlosigkeit und mein Unmut über die Erkrankung sollen der Vergangenheit angehören und es reift die Idee, eine weitere wichtige Entscheidung zu treffen.

In den 90er-Jahren beginnen für meinen Pa erste Laseroperationen an beiden Augen. Trotz unzähliger Ermahnungen und Appelle seiner Ärztin verschlechtert sich die Einstellung zu seinem Diabetes ständig und damit auch sein Gesundheitszustand. Die Krankheitsgeschichte meines Vaters gipfelt im Jahr 2006: Ich packe gerade die Reisetasche für einen Besuch bei meinen Eltern, als ich die mehrfachen Anrufe auf meinem Telefon registriere. Papa liegt im Krankenhaus auf der Intensivstation – Diagnose: Herzinfarkt. Aber: „Es geht ihm gut!" – soll heißen: Er lebt.

Das ist der Punkt, an dem wir, mein Vater und ich, aufhören, uns gegenseitig mit überhöhten Glukosewerten zu übertrumpfen; an dem wir begreifen, dass nicht gewinnt, wer die meisten Stücke Torte isst; an dem wir beginnen, aufeinander aufzupassen.

Es sind nunmehr 23 Jahre, in denen mein Pa seine Erkrankung immer wieder vernachlässigt hat. Er hat sie nie ernsthaft angenommen, hat ihre Tücken unterschätzt und manchmal mehr Glück als Verstand gehabt. Er hat seiner Familie viele Sorgen bereitet, aber vor allen Dingen hat er sich selbst nichts Gutes getan.

Im Jahr 2008, mein Vater ist mittlerweile 48 Jahre alt, kommen wir an der Wendeschleife unseres Diabetikerdaseins an: Es gab wieder eine der unzähligen Diskussionen um unsere Einstellung – in doppeltem Wortsinn. Ich versuchte, meinen Vater und auch mich davon zu überzeugen, dass die Insulinpumpentherapie vielleicht doch eine gangbare Variante wäre, um unseren Sinneswandel mit guten HbA_{1C}-Werten zu unterstreichen. „Ach, mit so einer Technik komme ich doch gar nicht klar – das verstehe ich doch sowieso nicht!" Doch, Papa!

Ich gebe zu, im Folgenden war ich nicht ganz fair, als ich ihm offenbarte, dass ich diese neue Therapieform mit der Insulinpumpe nur ausprobieren würde, wenn er ebenfalls dazu bereit wäre – aber ich habe gewonnen, weil ich wusste, dass er für mich einen anderen Weg wünschte als seinen eigenen. Ulrike Thurm gab ihre erste Vater-Tochter-Pumpenschulung. Für mich war es definitiv etwas ganz Besonderes, mit meinem Pa eine Schulung zu machen.

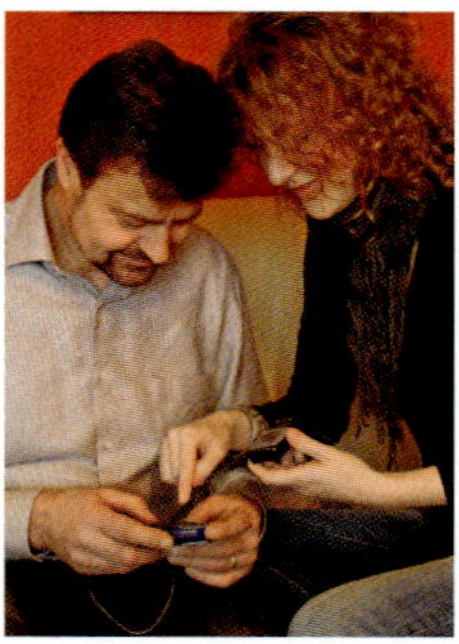

Gemeinsam klappt es auch mit der Technik.

Mein Pa ist ein recht ungeduldiger Mann. Der Erste, der die Knöpfchen der Insulinpumpe immer schon gedrückt hatte, noch bevor die Erklärung dazu abgeschlossen war, war natürlich mein Pa. Dann musste er auch das Schmunzeln aller Beteiligten über sich ergehen lassen, wenn es zum wiederholten Mal nicht schnell genug voranging und dabei leider die falschen Knöpfchen gedrückt wurden. Aber wir haben es gelernt. Zusammen. Die Schulung stellte den Rahmen dafür zur Verfügung, dass wir uns innerhalb der Familie mit den entscheidenden Themen auseinandersetzen konnten, ohne dabei der einzige Betroffene zu sein, aber auch ohne dabei andere Familienmitglieder auszugrenzen. Wir haben uns das erste Mal in unserem Leben ernsthaft und kompromisslos lernbereit, aber vor allen Dingen zu zweit, mit unserem Diabetes auseinandergesetzt: morgens, mittags, abends und sogar nachts. Wir haben zusammen gewohnt, BE ausgezählt und um die Wette gute Werte erarbeitet. Wir haben lange Spaziergänge gemacht, um die Wirkung auf unseren Insulinhaushalt zu beobachten; wir haben zusammen analysiert, welcher hohe Blutzuckerwert auf welche Situation zurückzuführen war und uns schlapp gelacht, als die Pumpe zwischen meinen Beinen baumelte, nachdem sie mir aus dem Rockbund gerutscht war – in Berlins Öffentlichkeit, versteht sich.

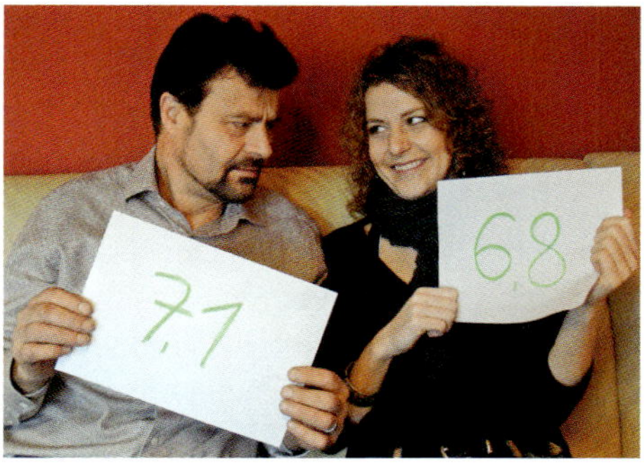

Wer in diesem Quartal wohl den HbA_{1c}-„Wettkampf" gewonnen hat?

Die Tatsache, dass wir Vater und Tochter sind, hat ohnehin so manches Mal für allgemeine Belustigung gesorgt. In dem Wettkampf um den Titel „Erfolgreichster Schulungsteilnehmer" ließ sich eben keiner von uns beiden die Butter vom Brot nehmen. Lernen ist eine super Sache – aber Lernen kombiniert mit Spaß ist eine Quasi-Erfolgsgarantie für das Hängenbleiben des Wissens über die Drei-Tages-Grenze hinaus.

Aber nicht nur das Know-how ist gewachsen, auch die Einstellung zum eigenen Körper änderte sich nachhaltig. Wenn mein Pa mich früher in Berlin besuchen kam, dann gingen wir mit Vorliebe zum Abendessen Burger, Baked Potatoes und dazu ein, zwei kühle Biere genießen. Heute darf es auch gerne mal ein Salat mit einem Spaziergang zum Dessert sein. Dabei ist es nicht das Wissen um die Gesundheit und den biologischen Wert des Gemüses, das uns das Grünzeug wählen lässt. Vielmehr geht es dabei um einen grundsätzlichen Wandel unserer Einstellung zu einem gesunden Körper und Geist; zu einem Körper, der sich wohlfühlt und einem Geist, der mitdenkt. Wir haben zusammen einen neuen Weg eingeschlagen und viel mehr gelernt, als nur unsere Insulinpumpe zu bedienen.

Das liegt jetzt beinahe 2 Jahre zurück und unsere Bilanz sieht folgendermaßen aus: Wir sind zwei stolze Insulinpumpen-Besitzer! Das Erlernen der technischen Fertigkeiten war kein Problem, auch nicht für meinen Vater. Die Vorteile einer Insulinpumpe liegen klar auf der Hand, ich will sie an dieser Stelle auch gar nicht aufzählen. Ich kann nur so viel sagen: Es macht das insulinpflichtige Leben wirklich angenehmer und unauffälliger. „Warum nimmste denn dein Handy mit zum Sport?", ist nur ein Beispiel für die geringe Offenbarung gegenüber anderen.

Mein Vater kann seinen Garten in Schuss halten, ohne Blutglukose-Werte in Form einer Sinuskurve zu haben. Das Gefühl zu seinem Körper ist wieder ein gesünderes. Die Angst vor Entgleisungen in beide Richtungen ist überwunden. Geblieben sind ein vernünftiger, gesunder Respekt davor und eine gute Vorbereitung für den Fall der Fälle. Auch die Angst vor den Werten, die das Messgerät anzeigen könnte, ist vorüber. Natürlich steigt der Blutzucker auch einmal über das gewollte Maß hinaus – aber an die Stelle von panischem Gegensteuern ist nun ein überlegter Ausgleich des Insulindefizits getreten.

Und ich kann meinem Studium wieder erfolgreich die Stirn bieten; meine Konzentration und meine Leistungsfähigkeit sind wieder hergestellt, das Wohlbefinden ist zurück und an Sport habe ich mehr Spaß als je zuvor. Die Pumpentherapie ist eben unkomplizierter, als man sich das anfangs vorstellen kann.

Wir leben seit unserer bewussten Entscheidung für eine Insulinpumpe unbeschwerter, als wäre eine Last von unseren Schultern genommen. Wir sind das schlechte Gewissen los, das sich jeden Tag in den Magen bohrte und uns an die schlimmen Konsequenzen unseres Fehlverhaltens erinnerte. Mein Vater und ich, wir sind beide stolz und unwahrscheinlich glücklich, dass wir 2008 ein bisschen mutiger waren als in den Jahren zuvor. Danke, Papa!

Kerstin Schönbeck;
E-Mail: kerstin.schoenbeck@gmail.com

18.3 „Wie kann ich es schaffen?" (Schwangerschaft mit Insulinpumpe)

Ein Erfahrungsbericht von Nadine Bergener, Insulinpumpenträgerin und glückliche Mutter von zwei Kindern.

Ich bin 29 Jahre alt und seit 18 Jahren Typ-1-Diabetikerin. Meine Insulinpumpe trage ich seit 16 Jahren. Mit diesem Bericht möchte ich allen Diabetikerinnen und ihren Partnern, die sich ein Kind wünschen oder die bereits schwanger sind, Mut machen.

Unser erster Sohn macht uns sehr viel Freude und so beschlossen mein Mann und ich, dass er kein Einzelkind bleiben sollte. Mein Gynäkologe hatte gegen eine zweite Schwangerschaft nichts einzuwenden, vorausgesetzt der Diabetes wäre besser eingestellt. Eine gewissenhafte Planung stand auf dem Programm, denn meine Blutzuckerwerte und der HbA_{1C}-Wert sollten möglichst im normnahen Bereich liegen, bevor ich schwanger werde. Als Erstes habe ich eine intensive Schulung besucht. In dieser Schulung konnte ich mein Wissen auffrischen, und vor allem habe ich sehr viel Spezialwissen dazugelernt, was sich im Lauf der Schwangerschaft als äußerst wertvoll erweisen sollte, denn ich musste meine Therapie ständig anpassen.

Als mein HbA_{1C}-Wert gut war und nur noch wenige Stoffwechselschwankungen auftraten, bekam ich „grünes Licht". Im Oktober 2004 stellte mein Gynäkologe die zweite Schwangerschaft fest. Zu Beginn der Schwangerschaft waren meine Werte oft niedrig, aber darauf war ich vorbereitet, denn ich wusste, dass sich im ersten Trimenon (= Schwangerschaftsdrittel) die Insulinempfindlichkeit deutlich erhöht. Meine Basalrate habe ich deshalb von 13,2 I.E./Tag auf 12,4 I.E./Tag heruntergesetzt. Auch das Einheiten/BE-Verhältnis zu den Mahlzeiten habe ich entsprechend reduziert. Für die schnelle Behandlung von zu niedrigen Blutzuckerwerten habe ich mir „Carrero-Glukosegel" gekauft. Das wirkt bei mir bedeutend schneller als Traubenzucker. Die ungeheure Süße mochte ich aber nicht besonders, daher habe ich im Notfall erst Carrero gegessen und dann zusätzlich noch Capri-Sonne getrunken. Das hat sehr gut funktioniert. Diese Notfallhelfer wurden während der gesamten Schwangerschaft zu meinen ständigen Begleitern: in der Tasche, am Bett – egal wo ich ging oder stand. So ist es mir gelungen, schwere Unterzuckerungen während Schwangerschaft und Stillzeit komplett zu vermeiden. Darüber war ich sehr froh, denn ich musste mich ja auch noch um Johannes kümmern.

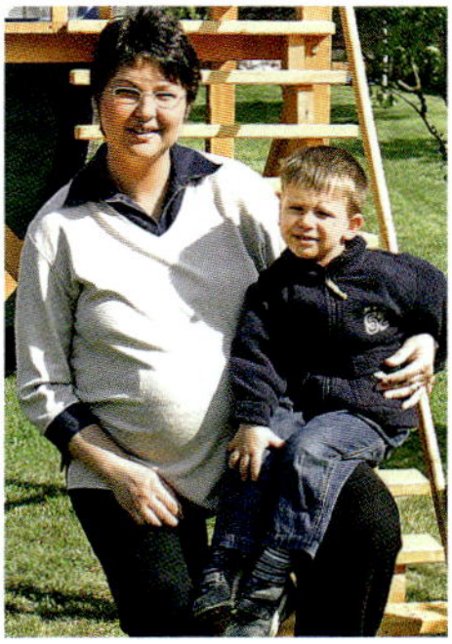

Nadine Bergener mit Johannes, ihrem dreijährigen Sohn

Mein HbA_{1C}-Wert vor der Schwangerschaft betrug 6,2 %. Im ersten Trimenon konnte ich den Wert von 5,6 % auf 5,0 % senken. Als ca. in der 16. Schwangerschaftswoche (SSW) meine Blutzuckerwerte stiegen, erhöhte ich die Basalrate in Absprache mit meiner Diabetesberaterin schrittweise. Dies musste ich nun regelmäßig machen, da sich mit voranschreitender Schwangerschaft auch der Insulinbedarf stetig erhöht. Am Ende der Schwangerschaft lag meine Basalrate bei 46,2 I.E./Tag!

Auch beim Bolus änderte sich einiges. Hier brauchte ich viel Fingerspitzengefühl. Am Ende der Schwangerschaft spritzte ich 4 I.E./BE (bevor ich schwanger wurde, waren es 2 I.E. zum Frühstück, 1,0 I.E. mittags und abends 1,5 I.E./BE). Das Insulin Insuman® Infusat, das ich in der Pumpe habe, wirkte bei den Mahlzeiten zu langsam. Nach den Mahlzeiten, insbesondere nach dem Frühstück, stieg der Blutzucker stark an. In Absprache mit meinem Diabetesteam ließ ich das Insuman® Infusat nur noch als Basalrate laufen. Zu jedem Essen, egal ob Haupt- oder Zwischenmahlzeit, spritzte ich jetzt Actrapid® U40 mit einer normalen U-40-Einwegspritze, was auch einige Wochen gut funktionierte. Mit weiter voranschreitender Schwangerschaft reichte das jedoch nicht mehr aus. Deshalb habe ich den Spritz-Ess-Abstand weiter verlängert – manchmal sogar auf bis zu 1,5 Stunden – und die BE-Mengen „gesplittet". Ich habe zum Frühstück nicht mehr 3 BE auf einmal gegessen, sondern nur 1 BE zum sogenannten ersten Frühstück und eine Stunde später die weiteren 2 BE als Zwischenmahlzeit oder zweites Frühstück.

Natürlich habe ich sehr regelmäßig meinen Blutzucker gemessen, an manchen Tagen bis zu zwölfmal. So war ich auf der sicheren Seite und konnte bei Bedarf sofort korrigieren. Das ständige Messen und vor allem das Essen nach der Uhr sind anstrengend und immens zeitaufwendig. Hier muss ich erwähnen, dass ich schon seit der 13. SSW nicht mehr berufstätig war. Dadurch konnte ich mich hundertprozentig auf meine Diabeteseinstellung und die Betreuung von Johannes konzentrieren.

Das Blutzuckermessen und die Ernährung waren die eine Sache, es gab aber auch noch den Insulinkatheter. Ich habe ihn in der Schwangerschaft täglich gewechselt, um eventuellen Komplikationen vorzubeugen. Weil ich den Bauch bevorzugt als Liegestelle für die Kanüle benutzte, bekam ich zunehmend Platzprobleme. Aber weil die Haut durch den dicken Bauch so schön straff war, verspürte ich weniger Schmerzen.

Bei meinem Diabetesteam sollte ich mich im Abstand von zwei Wochen vorstellen. In der Zwischenzeit konnte ich mich jederzeit per E-Mail oder telefonisch an meine persönliche Ansprechpartnerin wenden, von der ich innerhalb kürzester Zeit eine Antwort bekam. Das war für mich sehr wichtig, weil ich bei schlechten Werten ja schnell handeln musste. In der Schwangerschaft darf nichts auf die lange Bank geschoben werden. Zur Arztpraxis hatte ich eine längere Bahnfahrt vor mir. Da fehlte dem Körper auf einmal die sonst übliche Bewegung, und die Blutzuckerwerte stiegen an. Ich erhöhte die Basalrate daher um 30 %, bevor ich zum Bahnhof fuhr, und behielt diese Erhöhung bis zur Ankunft bei. Vor der Rückfahrt machte ich dasselbe. Mit diesem Trick hatte ich wieder perfekte Werte.

In der 34. SSW betrug mein HbA_{1C}-Wert 6,0 %, in der 38. Woche konnte ich mir einen Top-Wert von 5,6 % eintragen. Durch die ständigen Messungen, Fahrten zum Arzt etc. verging die Schwangerschaft so schnell, dass wir fast vergessen hätten, über die Entbindung zu sprechen. Jetzt kam mein Mann ins Spiel. Er wollte bei der Entbindung des Kindes gern dabei sein. Außerdem sollte er den Blutzucker überwachen, korrigieren und darauf achten, dass mit der Pumpe und dem Insulinkatheter während der Entbindung alles in Ordnung war. Aus diesem Grund bekam er eine spezielle Schulung.

Für die Entbindung hatten wir uns das Carl-Thiem-Klinikum in Cottbus ausgesucht. Diese Klinik ist mit einer Kinderstation ausgestattet, und auch was den Diabetes betrifft, sind Fachärzte vor Ort. Bei einem Termin im Vorfeld wurde eine Ultraschalluntersuchung gemacht. Das Kind wurde sozusagen auf Herz und Nieren geprüft, und zum Glück war alles in Ordnung. Es zeigte sich jedoch, dass sich unser Nachwuchs nicht in die richtige Geburtsposition gedreht hatte. Da ich bereits Johannes mit Kaiserschnitt entbunden hatte, wurde nach sorgfältiger Überlegung festgelegt, dass erneut ein Kaiserschnitt gemacht wird.

In der 38. Schwangerschaftswoche wurde ich ins Krankenhaus aufgenommen und am 18. Mai 2005 erfolgte der Kaiserschnitt. Den Insulinkatheter hatte ich am Oberbauch gelegt, sodass er während der Geburt nicht störte. Schon vor dem Kaiserschnitt tauschte ich die Insulinpumpen und legte meine Ersatzpumpe (B-Pumpe bei H-TRONplus) mit meiner Basalrate von vor Beginn der Schwangerschaft an. Von der Schulung wusste ich, dass der Insulinbedarf sofort nach der Entbindung voraussichtlich wieder extrem niedriger sein würde. Als ich in den Kreißsaal kam, wurde mir ein Glukosetropf angelegt. Den Diabetes überwachte, wie vereinbart, mein Mann. Im Abstand von 15 – 30 Minuten hat er meinen Blutzucker getestet. Ich hatte während der Entbindung und auch schon vorher im Kreißsaal konstante Blutzuckerwerte zwischen 4,7 mmol/l und 8,5 mmol/l. Ich hatte mich für eine PDA entschieden, d. h. eine Rückenmarksnarkose. Um 11.35 Uhr wurde unsere Tochter Annalena geboren. Sie wog 3.100 g und war 50 cm groß. Nach der ersten Untersuchung, sofort nach der Geburt, sagte man uns, dass unsere Kleine kerngesund ist. Wir waren überglücklich. Alle Anstrengungen hatten sich gelohnt. Ich war am Ziel und hatte ein gesundes Kind! Es ist ein so gutes Gefühl, alles geschafft zu haben.

Nach der Entbindung fielen meine Blutzuckerwerte nicht so steil ab, wie ich gedacht hatte. Die Werte hielten sich in einem Bereich zwischen 7 bis 9 mmol/l. Deshalb erhöhte ich die Basalrate wieder (von 13,2 I.E. auf 24,8 I.E./Tag). Den Bolus spritzte ich noch mit Actrapid® U40, die Menge des Bolus entsprach dem vor der Schwangerschaft. Erst als ich mich langsam von der OP erholt hatte und als ich Annalena selbstständig versorgte, wurden meine Werte durch die körperliche Aktivität besser. Sie hielten sich zwischen 2,6 mmol/l und maximal 6,8 mmol/l. Jetzt musste ich wieder aufpassen, nicht zu unterzuckern. Deshalb habe ich die Basalrate sofort wieder auf 14,2 I.E./Tag abgesenkt. Den Bolus habe ich von diesem Zeitpunkt an wieder über die Insulinpumpe abgegeben.

Wieder zu Hause musste ich besonders beim Stillen auf meinen Blutzucker achten. Hatte ich beispielsweise vor dem Stillen einen Wert von 8,2 mmol/l, so lag er danach ohne zusätzliche Zufuhr von Kohlenhydraten nur noch bei 2,6 mmol/l. Es

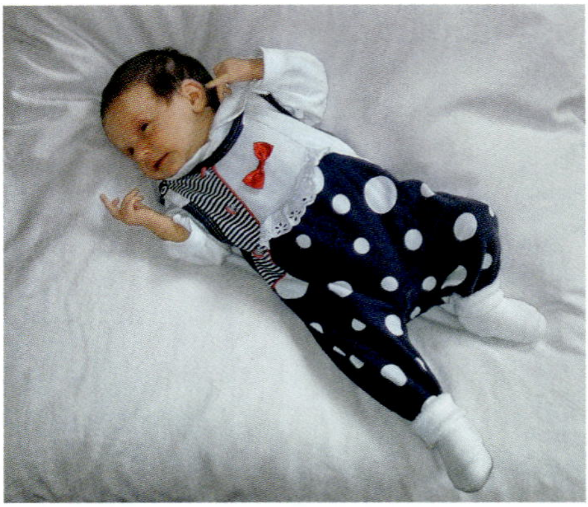

Gesund und munter: Annalena Bergener kam am 18. Mai 2005 zur Welt.

war also wieder Vorsicht vor Unterzuckerungen geboten. Weil Stillende viel trinken sollen, schlug ich sozusagen zwei Fliegen mit einer Klappe und stellte mir kohlenhydrathaltige Getränke wie Apfelsaft oder Malzbier parat. Malzbier ist nicht nur ungemein Blutzucker erhöhend sondern soll ja zusätzlich noch milchbildend sein.

In den ersten Wochen mit Annalena habe ich meinen Zucker nicht auf die Werte eines Gesunden getrimmt. Denn was würden meine zwei Kinder machen, wenn der Diabetes zwar normoglykämisch eingestellt ist, ich jedoch ständig eine Unterzuckerung habe, sie vielleicht nicht einmal bemerke...? Es wäre nicht auszudenken. Nach Rücksprache mit meinem Diabetesteam haben wir uns darauf verständigt, dass Werte um die 7 – 8 mmol/l für mich in dieser Zeit akzeptabel sind. Ich habe den Blutzucker auch nur noch sechsmal täglich gemessen.

Mein Resümee für eine Schwangerschaft lautet: Wenn man sich wirklich ein Kind wünscht, ist dies auch als Typ-1-Diabetikerin keinesfalls unmöglich. Und wie so oft beim Diabetes kommt es ganz besonders bei diesem Thema auf die Planung an. Wichtig ist dabei auch eine intensive Kooperation mit einem spezialisierten Diabetesteam, denn ohne das läuft gar nichts. Gerade in der Schwangerschaft kommt es häufig zu Situationen, in denen die Therapie ganz engmaschig angepasst werden muss. Da muss sofort gehandelt werden. Dieses Vorhaben hätte ich nicht alleine bewältigen können. Der Rückhalt und die Hilfe meines Mannes, die Unterstützung meiner gesamten Familie waren unglaublich wichtig für mich. Dass ich es geschafft habe, gab mir neues Selbstvertrauen. Ich habe erfahren, was ich mit eiserner Disziplin, Engagement und nicht zuletzt dank meines diabetologischen Spezialwissens erreichen kann.

In diesem Sinne wünsche ich allen Diabetikerinnen ein gutes Gelingen, Durchhaltevermögen und dann viel Freude mit dem Nachwuchs!

Nadine Bergener
E-Mail: Nadine.Bergener@gmx.de

18.4 „Kämpfen für barrierefreie Pumpen, Testgeräte und Tagebücher“ (Insulinpumpe und Sehstörung)

Erfahrungsbericht von Diana Droßel, die unabhängig von ihrem Typ-1-Diabetes das Augenlicht verlor, aber dennoch den Willen und die Fähigkeit zur eigenständigen Insulinpumpentherapie behielt. Sie engagiert sich nachhaltig für barrierefreie Hilfsmittel zur Diabetestherapie.

Da wir es allen sehbehinderten Diabetikern ermöglichen möchten, Diana Droßels wunderbaren Erfahrungsbericht mit Screen-Reader-Programmen lesen zu können, haben wir ihn in den Online-Anhang (Kap. 20) gestellt.

Diana Droßel
Koordination – Information – Beratung
BiDmA – Bundesinitiative Diabetiker mit Augenproblemen
Hubertusstr. 14, 52249 Eschweiler
Tel.: +49 2403 785 202
E-Mail: diana.drossel@bidma.de
Web: www.bidma.de

Online-Anhang

https://www.kirchheim-shop.de/buch/CGM-und-Insulinpumpenfibel.html

18.5 „Pumpenmarathon“ (Ode an die Pumpenschulung)

Gedicht von Walter Bube und Peter Kremsreiter

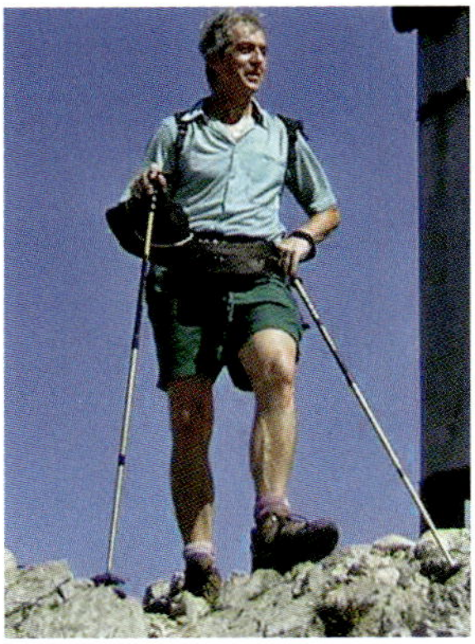

Der Gipfelstürmer – mit der Insulinpumpe mehr vom Leben: Walter Bube

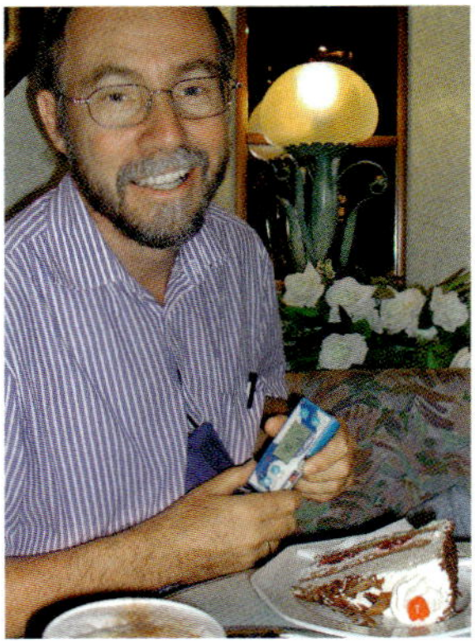

Peter Kremsreiter liebt Schwarzwälder Kirschtorte und seine Insulinpumpe

Für jeden Menschen gab es Zeiten,
da dacht' er nicht in Broteinheiten.
Doch mit der Ruh' war es dahin,
sobald ihm fehlt das Insulin.
Das Leben hielt ihn schwer auf Trab,
Glukosewerte auf und ab.

Die Pumpe soll uns machen frei
vom Zuckerkranken-Einerlei.
Gelernt wird dabei in fünf Tagen,
wie die Pumpe ist zu tragen.
Bedenken gilt es auszuräumen,
will man von bess'ren Zeiten träumen.

Damit ich endlich das durchblicke,
lass' ich mich schulen bei Ulrike.
Wir vier Pumper ahnten schon,
das wird ein Pumpenmarathon.
So lernten wir mal laut, mal leise
die richtige Vorgehensweise:
Wird die Pump' in Stopp gestellt,
ihr das nur sehr kurz gefällt.
Sich alsbald durch Piepsen rührt,
was bei uns zum Handeln führt:

Lös' den Katheter von der Stelle
am besten ruck, zuck auf die Schnelle.
Der Luer-Adapter, dekonnekt,
trennt den Katheter jetzt perfekt
von Pumpe und dem Fettgewebe,
auf dass der neue auch so klebe.

Nun konnektiert man halt den neuen
und kann sich an dem Bild erfreuen,
wie nach dem Start des Füllprogramms
fließt Insulin im Schlauch – wir ham's!
Und ein erster Tropfen kommt
auch nach einem Bolus prompt.

Frisch bereitet ist der Bauch,
um einzustechen hier den Schlauch,
mit einer Schleife auf der Seite
klebt ein Film auf voller Breite.

Ist der Katheter jetzt gesetzt,
wird das Gewebe gleich benetzt
mit Humalog in Tröpfchenform,
die Zuckerwerte sind enorm
gut, doch zuweilen etwas tief,
was lief denn da nur wieder schief.

Hat man sich wieder mal verschätzt,
den Bolus zu hoch angesetzt?
So beginnt man gern und ohne Hast
sofort mit der Balisto-Mast.
Man bringt den Zucker wieder ins Ziel
so wie gelernt – denn das hat Stil.

Nimmt man zu viel von der Dextrose,
geht's wiederum aufwärts in die Hose.
Der Zustand ist nun hochglykämisch
am besten prüft man jetzt schon chemisch
mit dünnen Streifen den Urin,
das weist auf Ketonkörper hin.

Entgleist die ganze Chose,
nennt man das Ketoazidose.
Ulrike duldet hier kein Meckern,
jetzt heißt es klotzen, nur nicht kleckern.
Kein Insulin und trock'ne Zellen,
man knallt's jetzt rein in zwei, drei Wellen.

Viel Wasser muss man dazu trinken,
um nicht nach Azeton zu stinken.
Verflogen ist nun aller Schreck,
wenn endlich die Symptome weg.
Alle Kurven sind jetzt platt,
nur der Körper ist nicht satt.

Ulrike hat uns eingestellt,
eröffnet uns 'ne neue Welt.
Nun kann man essen, trinken, saufen
und wenn man Lust hat, Süßes kaufen.

Selbst der Sex wird froh und heiter,
wir treiben's mit der Pumpe weiter.
Ob langer oder kurzer Schlauch,
entscheidend ist ihr schöner Bauch.
Unglaublich, was wir alles dürfen,
wenn's sein soll, auch Champagner
schlürfen.

Wichtig ist es, halt zu wissen,
was drin steckt, selbst im letzten Bissen.
Deshalb sind alle vier ganz Ohr
beim Schulungsvortrag von Frau Lohr.
Erstaunt erfahren wir auf's Neue,
genießen heißt's jetzt ohne Reue!

Der Pumpe frischer Lebenssaft
gibt uns im Alltag neue Kraft.
Bedenken sind erstickt im Keim,
wir danken nun mit diesem Reim,
dass wir in landgräflichen Gefilden
uns durften diabetisch bilden.

18.6 „Eins ist sicher: Nie mehr ohne!" (CGM und Sport)

Erfahrungsbericht von Andreas May. Der extreme Ausdauersportler schildert seinen Weg zur kontinuierlichen Glukosemessung (CGM) und wie er damit seine Diabetestherapie im Alltag und beim Sport verbessern konnte.

Bei mir ging alles ganz schnell: Kaum hatte ich von den begeisternden Möglichkeiten der CGM gehört, rief ich auch schon bei meiner privaten Krankenkasse und der Beihilfe an, um eine Auskunft zur Kostenübernahme zu erhalten. Beide Male stieß ich auf interessierte Ohren, die die neue Technologie noch gar nicht kannten. „Äh, wo kann ich mich denn da informieren?" und „Was soll das sein?" waren die etwas überforderten Antworten. Nach entsprechenden Erläuterungen und einem Verweis auf die Herstellerwebseiten bekam ich wenige Tage später mündliche Zusagen. Die private Krankenkasse beschied mir, dass das Gerät samt aller notwendigen Sensoren „aus Kulanz" erstattet würde, die Beihilfe fand keines der Systeme auf ihrer Ausschlussliste und stellte ebenfalls eine Erstattung in Aussicht. Sicherlich habe ich als Schnellstarter viel Glück gehabt, denn im Sommer 2008 war CGM noch kaum verbreitet, sodass ich Krankenkasse und Beihilfe mit meinem Anliegen ohne Gutachten, ohne besonderen Antrag einfach überrennen konnte.

Erst nach den Zusagen vereinbarte ich einen Termin zum Probetragen und (fast) alle Erwartungen wurden erfüllt, wenn nicht sogar übertroffen. Ich habe mich für ein

Stand-alone-System mit separatem Empfänger entschieden, der angesichts meines aktiven Lebenswandels einfach notwendig ist: Weder habe ich beim leistungsorientierten Radfahren oder Laufen Lust, regelmäßig die mühsam verstaute Pumpe bei ca. 40 km/h aus meiner Radtrikottasche herauszufummeln und anschließend samt widerspenstigem Katheterschlauch wieder zu verstauen, noch möchte ich mich beim Skifahren in einem Schneesturm komplett entblättern, um die aufgrund der Kälte in Hautnähe getragene Pumpe abzulesen.

Die Messgenauigkeit des CGM-Systems hat meine anfänglichen Erwartungen deutlich übertroffen. Ich verlasse mich zu 99 % auf die angezeigten Werte, weil nahezu alle Kalibrierungsmessungen eine verblüffende Genauigkeit zeigen.

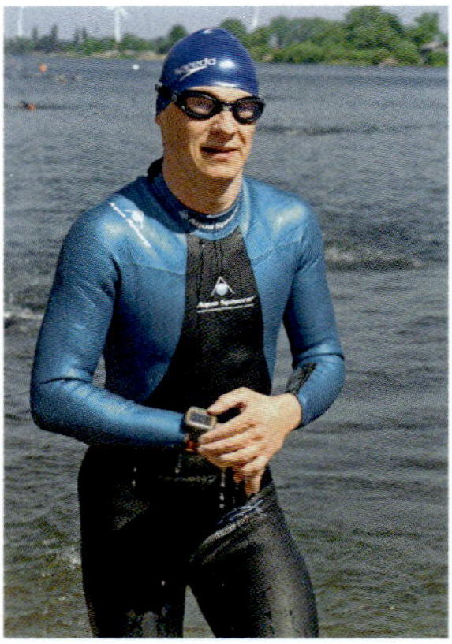

Die erste Etappe des Ironman-Triathlons ist geschafft.

Meine Freizeit wird vom Sport dominiert. Fast täglich trainiere ich mehrere Stunden, um extreme Ausdauerbelastungen wie Ultramarathons bis 100 km oder Triathlons bis zur Ironman-Distanz vorzubereiten. Dabei zeigt die CGM immer wieder, was sie kann. Gerade beim Sport ist eine genaue Kenntnis über den Glukoseverlauf unerlässlich, vor allem um die Gefahr von Unterzuckerungen frühzeitig zu erkennen (Blutzuckerabfälle von 100 mg/dl in weniger als einer halben Stunde habe ich durchaus erlebt!) und durch rechtzeitige Kohlenhydratzufuhr zu verhindern. Über die Tendenzen meines Glukosespiegels und den aktuellen Wert ständig informiert, handle ich zum Teil schon bei Werten von 200 mg/dl, wenn mein CGM eine stark fallende Tendenz anzeigt. Da mir bei Blutzuckermessungen diese Information fehlt, habe ich früher einen solchen Wert ganz anders bewertet, nichts unternommen und mich sicher gefühlt. Zwanzig Minuten später musste ich das Training aufgrund einer Hypoglykämie unterbrechen.

Schön ist, dass ich dazu noch nicht einmal das Display des Empfängers im Auge behalten muss. Das System überwacht den Verlauf und erkennt äußerst zuverlässig Glukoseverläufe, die zu einer Unterzuckerung führen können. Es prognostiziert den erwarteten Verlauf und warnt mich laut und vernehmlich, wenn in der nächsten halben Stunde ei-

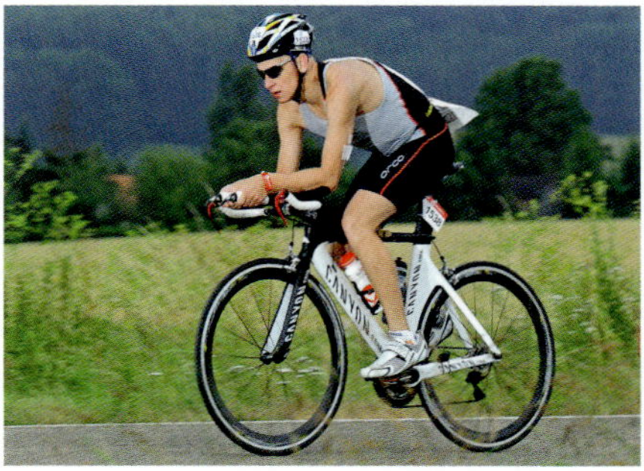

Sicher navigiert: 180 km auf dem Rad

ne Hypoglykämie zu erwarten ist. Für noch mehr Sicherheit beim Sport setze ich den Grenzwert für den eigentlichen Hypoglykämiealarm im Vergleich zum Alltag deutlich herauf. Für das Gerät beginnt dann schon ab einem Wert von 120 mg/dl eine Unterzuckerung, was zu weiteren, nicht überhörbaren Warnungen führt. Aber selbst dann habe ich noch genug Zeit, bis die wirkliche Hypoglykämiegrenze von 70 mg/dl erreicht wird. Ich kann rechtzeitig und gelassen gegen den fallenden Blutzucker angehen, ohne das Training oder gar einen Wettkampf unterbrechen zu müssen.

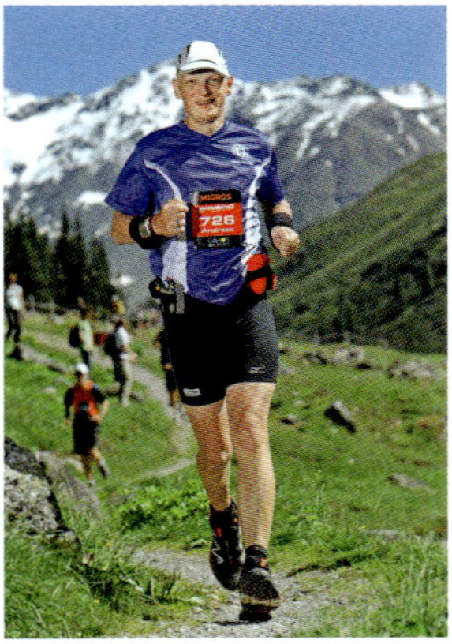

Auch den abschließenden Marathon bewältigt Andreas May dank CGM problemlos.

Aber auch nach dem Sport profitiere ich von der genauen Überwachung meines Glukosespiegels. Insbesondere nach langen Ausdauerbelastungen macht sich manchmal bis zu drei Tage lang der Muskelauffülleffekt bemerkbar. Die Muskeln füllen ihre durch den Sport entleerten Glykogenspeicher wieder auf und entziehen dabei weiterhin dem Blut Zucker. Trotz deutlicher Reduktion meiner Basalrate besteht auch in dieser Phase eine große Hypoglykämiegefahr, besonders in der Nacht. Doch ich kann beruhigt schlafen, denn das laute „Schreien" des CGM-Alarms weckt mich rechtzeitig und mit einem Griff zum Apfelsaft neben dem Bett ist die Gefahr gebannt, bevor die typischen Symptome einer Unterzuckerung auftreten.

Nicht zuletzt führt die CGM dazu, dass meine Diabetestherapie beim Sport nun viel einfacher und praktischer durchzuführen ist. Wie aufwendig waren früher die vielen herkömmlichen Messungen während des Sports (ich habe oft alle halbe Stunde gemessen), wie gefährlich das Hantieren mit Messgerät, Teststreifendose und Stechhilfe auf dem Rad und wie schwierig Blutzuckertests z. B. im Winter in 3.000 m Höhe, wenn herkömmliche Blutzuckermessgeräte entweder falsch messen oder ganz versagen. Ein CGM-System kennt diese Probleme nicht, immer ist der aktuelle Glukosewert ohne Aufwand und absolut zuverlässig ablesbar.

Was extremen Anforderungen gewachsen ist, das bewährt sich auch im Alltag. Ich habe durch die CGM enorm viel über meinen Stoffwechsel gelernt. Einige Beispiele: Die genaue Kenntnis meines basalen Insulinbedarfs führt zu einer passgenauen Basalrate meiner Insulinpumpe. Die Erfahrungen, wie sich welche Art von Mahlzeiten auf meinen Glukoseverlauf auswirken, führt zu einer Vielzahl an spezialisierten Bolusabgabeformen, die mittels gesplitteten und verlängerten Boli Schwankungen wirksam unterbinden. Und das Wissen, welche Tätigkeiten sich wie auf meinen Blutzucker auswirken, führt zu vielen feinen Therapieanpassungen durch temporär veränderte Basalraten. Endlich kann ich in Echtzeit beobachten, was in meinem Körper wirklich passiert! Ich möchte und werde auf mein CGM-System nicht mehr verzichten.

Andreas May, E-Mail: may@idaa.de

- Weitere Informationen von mir zur CGM-Nutzung beim Sport finden Sie auch unter http://www.laufen-mit-diabetes.de.

CGM-Daten auf der Garmin-Sportuhr

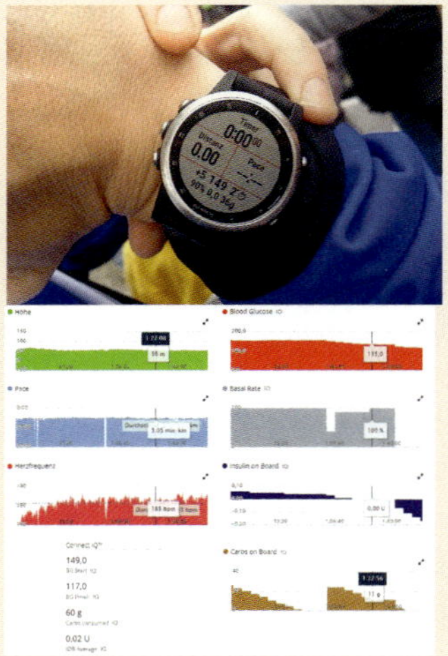

Der Ironman-Triathlet Andreas May hat inzwischen (2018) eine spezielle App für seine Garmin-Sportuhr programmiert, die neben den Fitness-Daten auch die CGM-Werte darstellt. So hat er beim Sport seine Glukosewerte und -trends immer im Blick. Anschließend kann er die Stoffwechseldaten zusammen mit den Details der körperlichen Aktivität exakt auswerten:

- aufgenommene Kohlenhydrate (falls manuell eingegeben),
- Intensität des Trainings (Pulsfrequenz),
- zurückgelegte Höhenmeter,
- Witterungsbedingungen und
- durchgeführte Therapieanpassungen (Basalratenreduktion etc.).

App für Garmin-Sportuhr

https://bit.ly/2Ocoy8t

Die gemeinsame Auswertung dieser Daten ist insbesondere beim Leistungssport sehr hilfreich, denn die Menge der verbrauchten Kohlenhydrate und die erforderliche Dosisreduktion von Bolus und Basalinsulin hängen maßgeblich von Faktoren wie Intensität, Dauer der Belastung, Höhenmeter etc. ab.

Die App funktioniert mit Sportuhren des Herstellers Garmin und kann unter folgendem Link heruntergeladen werden (Vorsicht, kein zugelassenes Medizinprodukt, Anwendung auf eigene Gefahr und nicht von den Autoren empfohlen): https://bit.ly/2Ocoy8t.

18.7 „Bei mir piept's" (CGM bei einem Kleinkind)

Erfahrungsbericht von Nadine Müller. Ihr dreijähriger Sohn Mario hat Typ-1-Diabetes und wird seit zwei Jahren mit der sensorunterstützten Pumpentherapie behandelt, was die Situation für alle Beteiligten maßgeblich verbessert hat.

Seit über 2 Jahren hat mein 3-jähriger Sohn Mario Typ-1-Diabetes, und abgesehen von einer krankenkassenbedingten Zwangspause von etwa einem halben Jahr nutzen wir dauerhaft Insulinpumpe und kontinuierliches Glukosemonitoring (Medtronic Paradigm Realtime). Wir können uns nicht mehr vorstellen, auf dieses System zu verzichten, da es eine Unmenge an Vorteilen bietet. Der Offensichtlichste besteht für uns darin, dass es zu einer enormen Steigerung des Sicherheitsgefühls führt.

Mein Sohn zeigt Unterzuckerungen nur äußerst selten und auch nur sehr vage an und Hyperglykämien gar nicht. Daher haben wir in der sensorfreien Periode täglich weit über 20 Messungen durchgeführt, um keine Entgleisung dieses so wackeligen Stoffwechsels zu riskieren. Abgesehen von der ständigen Angst, doch eine Hypo zu verpassen oder dauerhaft zu hohe Werte nicht ausreichend zu erkennen, waren so viele Messungen natürlich auch eine enorme Belastung für die Kinderfinger und erforderten oft Spielunterbrechungen. Wenn tagsüber stündlich und nachts alle 2 Stunden gemessen wird und trotzdem stärkste Schwankungen auftreten, dann ist das nicht nur psychisch belastend, sondern auch erschöpfend.

Sicher, auch mit CGM können wir nicht auf alle Blutzuckermessungen verzichten. Zum einen müssen wir zweimal täglich kalibrieren, zum anderen überprüfe ich immer wieder die angezeigten Werte. Dies ist auch nötig, denn nicht alle Werte des CGM-Systems sind so verlässlich, wie es eigentlich wünschenswert wäre. Hin und wieder gibt es einzelne Sensoren, deren Werte doch erheblich vom kapillär gemessenen Blutzuckerwert abweichen.

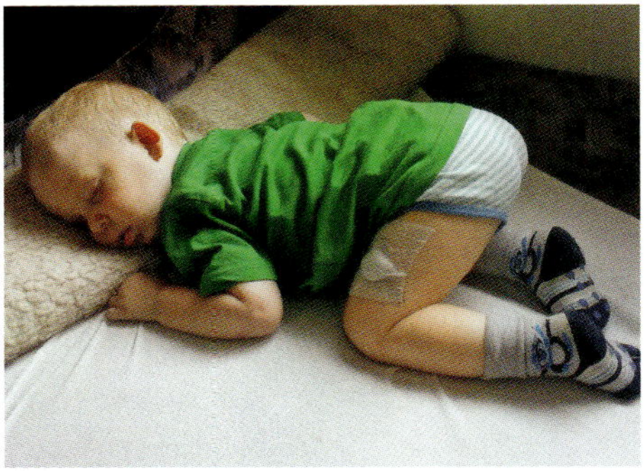

Der CGM-Schutzengel wacht über den schlafenden Mario.

Besonders hilfreich finde ich, dass ich mir aufgrund des angezeigten Verlaufs der letzten Stunden sicher sein kann, dass ich keine Stoffwechselentgleisung übersehen habe, und dass ich aufgrund der Tendenzanzeige stets weiß, wie der gerade gemessene Wert zu bewerten ist. Früher wusste ich nie, wohin sich die gemessenen 90 mg/dl entwickeln werden. Eine halbe Stunde später konnte der Blutzucker weiterhin konstant bei 90 mg/dl liegen, er konnte aber auch schon bei 60 mg/dl liegen. Dank der Tendenzanzeige wird ein solch niedriger Wert vorhersehbar, sodass ich handeln kann, bevor und ohne dass eine Hypoglykämie eintritt.

Unterstützt werden wir dabei von einem funktionalen Alarmsystem, das durch ein akustisches Signal warnt, wenn Marios Blutzucker die von mir einprogrammierten Grenzen unter- bzw. überschreitet. So kann Mario ohne von Routinekontrollen gestört zu werden, auf einem Klettergerüst toben, denn ein lautes Piepen signalisiert uns erst dann Handlungsbedarf, wenn er auch wirklich besteht.
Als besondere Annehmlichkeit empfinden wir das CGM im Kindergarten. Die Erzieherinnen sind zum Glück sehr engagiert. Sie nahmen den im ersten Moment höheren Lernaufwand gerne auf sich, um uns zu unterstützen, und nicht zuletzt erhöht sich auch ihre Sicherheit durch das System. In einer Gruppe von Kindern kann man nicht die ganze Zeit nur auf eines achten, da ist ein akustischer Alarm sehr von Vorteil. Mein Sohn kommentiert Pumpenalarme im Kindergarten mit den Worten: „Bei mir piept's." Die Erzieherinnen können dann entsprechend reagieren.

Zu Hause kann ich dann den Tag im Kindergarten anhand des kontinuierlich aufgezeichneten Glukoseverlaufs noch einmal rekapitulieren. Überhaupt erleichtert die Verfügbarkeit von Tagesprofilen die Anpassung der Insulinraten enorm. Sie sind nicht nur eine wichtige Grundlage für die Therapieentscheidungen unserer Kinder-Diabetologin Frau Dr. Deiss, sondern ermöglichen es uns auch im Tagesgeschäft, sinnvolle Anpassungen vorzunehmen. So habe ich eine umfangreiche und genaue Kenntnis des Stoffwechsels meines Sohns und traue mich, Fett- und Eiweißanteile der Nahrung zu berechnen und entsprechend verlängerte Boli abzugeben, was die Blutzuckerverläufe noch einmal deutlich verbessert.

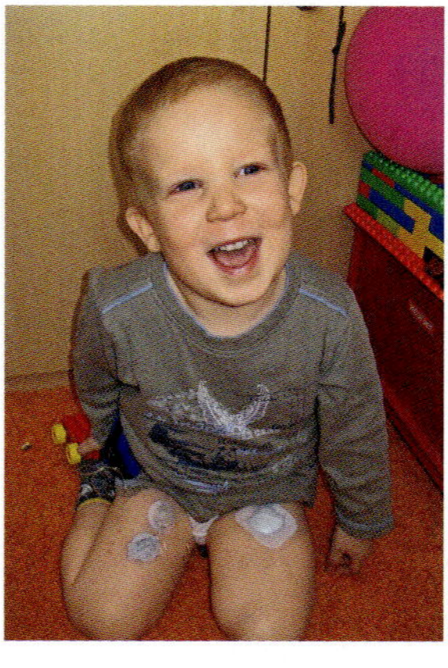
Die Technik stört Mario beim Toben nicht im Geringsten.

Doch selbstverständlich ist unsere CGM-Welt nicht nur rosarot. Das größte Problem ist für uns das Legen des Sensors, denn seine Nadel ist deutlich länger und dicker als die des Pumpenkatheters *(Anmerkung der Autoren: Seit Frühjahr 2011 sind schlankere Medtronic-Sensoren verfügbar).* Außerdem dauert der gesamte Vorgang, bis der Messsensor samt Sender endlich fixiert ist, deutlich länger als das Legen eines Katheters. Je älter mein Sohn wurde, desto stärker hat er sich gegen den belastenden Vorgang gewehrt. Von anderen Eltern weiß ich, dass sie Pumpenkatheter und Sensor nachts beim schlafenden Kind legen. Das tue ich beim Katheter auch, aber den Sensor legen, während Mario schläft, das möchte ich nicht. Für mich ist es wichtig, dass mein Kind schon sehr früh das alles bewusst miterlebt, dass er beispielsweise entscheidet, wo der Sensor gelegt wird, ob am Bauch oder am Bein, ob rechts oder links.

Zuerst habe ich es mit Festhalten versucht, um die Prozedur zeitlich zu begrenzen, aber mein Sohn hat sich dann lautstark zur Wehr gesetzt („Mama hör auf, das tut mir weh!"). Die üblichen Hilfsmittel, lokal betäubendes Emla-Pflaster und Eisspray, erwiesen sich für seine Haut leider als unverträglich. Eine Zeit lang hat Pusten vor dem Stechen gut funktioniert. Dann unterband eine Belohnungsstrategie für gewisse Zeit das lautstarke Brüllen: Mario erhielt immer dann einen Auto-Aufkleber, wenn er tapfer war. Jetzt betäuben wir die Haut, indem er einen Eiswürfel so lange aufs Bein drückt, bis es ganz kalt ist und er selbst das Okay zum Stechen gibt. Die Eiskühlung nimmt ihm die Schmerzen und er fühlt sich nicht so ausgeliefert, weil er bestimmen kann, wie lange der Eiswürfel drauf bleibt und wann wirklich gestochen wird. Er gibt keinen Pieps von sich („Ich hab keinen Pieps gesagt!") und es geht jetzt richtig schnell. Und tatsächlich erträgt er auf diese Weise die schmerzhafte Prozedur ohne theatralisches Schreien.

Obwohl er das Legen verständlicherweise nicht mag, hat er den Sensor für sich akzeptiert. Als er sich im Kindergarten selbst malen sollte, malte er sich mit einem Gürtel mit Pumpentasche und mit Insulinkatheter und Sensor. Und orangefarbenem Haar. Er weiß genau, was ihn charakterisiert.

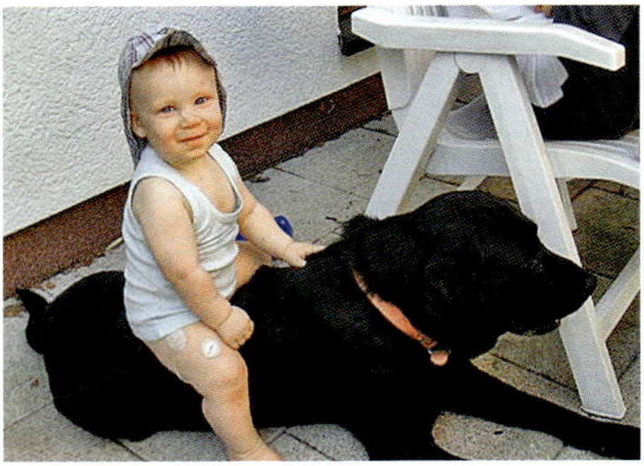

Jetzt schafft mich keiner mehr – dank meiner stabilen Glukosewerte!

Mein Kind hat nun schon mehr als zwei Jahre Diabetes, und dennoch habe ich mich immer noch nicht ganz damit abgefunden. Ich habe mich damit arrangiert, mehr nicht. Ja, ich suche ständig nach besseren Blutzuckermessgeräten, nach tollerer Software für die Dokumentation und nach anderen Hilfsmitteln, aber eigentlich will ich doch nur eines: ein gesundes Kind, das einfach mal bei Oma im Garten alle Himbeersträucher leer futtern kann, ohne dass der Blutzucker gemessen werden muss, ohne dass die Himbeeren abgewogen werden müssen und ohne Rumfummeln am Pumpentäschchen. Außerdem möchte ich mein Kind ganz normal erziehen, ohne bei Wutanfällen an eine Hypo zu denken und ohne ihm Essen anbieten zu müssen, obwohl er eigentlich gar keinen richtigen Hunger hat. Die CGM in Verbindung mit der Insulinpumpe hat uns diesem Ziel einen großen Schritt näher gebracht.

Leider war es nicht einfach, dieses kleine Wunderwerk der Technik von der Krankenkasse bezahlt zu bekommen. Während die Pumpe anstandslos bewilligt worden ist, lehnte die Krankenkasse die Kostenübernahme für das kontinuierliche Messsystem zunächst ab. Es begann ein Kampf, der über ein halbes Jahr dauern sollte. Ich legte Widerspruch ein, Frau Dr. Deiss schrieb erneut ein Gutachten, ich selbst eine Begründung. Auch der Widerspruch wurde aufgrund einer Stellungnahme des Medizinischen Dienstes der Krankenkassen abgelehnt. Aber ich wollte noch nicht aufgeben und ließ mich von einer Fachanwältin für Sozialrecht beraten. Die Juristin eröffnete ein Widerspruchsverfahren, was die Sache endlich in Bewegung brachte: Erstmals wurde ich eingeladen, meinen Sohn und mich persönlich beim Medizinischen Dienst vorzustellen. Nach einer unerwartet netten Unterredung – und dank des Charmes eines Eineinhalbjährigen – erhielten wir schließlich die Kostenübernahme für das CGM. Wir müssen sie im Rahmen einer Einzelfallentscheidung alle sechs Monate verlängern lassen, indem wir ein Gutachten unserer Diabetologin und Tagesprofile, die wir mit dem Messsystem aufgezeichnet haben, einreichen.

Wir haben aus der Angelegenheit gelernt, dass Hartnäckigkeit sich lohnt, und wenn man nur mit anwaltlicher Hilfe die Blockadehaltung der Krankenkasse überwinden kann, dann ist es eben so. Die Technik ist vorhanden, aber sie wurde uns nach Möglichkeit vorenthalten. Dabei hat doch mein Kind, das völlig unverschuldet chronisch erkrankt ist, die allerbeste medizinische Versorgung verdient! Dafür habe ich alles Menschenmögliche getan.

Nadine Müller
E-Mail: Mario.Mueller@turboprinz.de

18.8 „Das hat meine Welt verändert" (Mit CGM wieder alles unter Kontrolle)

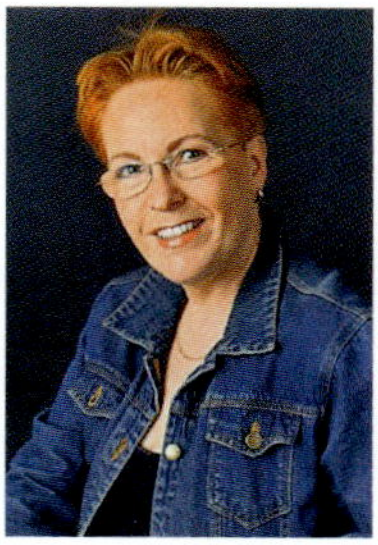

Erfahrungsbericht von Veronika Lehmann, einer „Langzeit-Diabetikerin", die ihren Stoffwechsel und ihr Leben mithilfe der kontinuierlichen Glukosemessung wieder in den Griff bekam.

Zunächst möchte ich mich kurz vorstellen. Ich bin 55 Jahre alt, verheiratet und als Beraterin in der Personalentwicklung tätig. Ich liebe meinen Beruf und genieße mit meinem Mann ein sehr sportlich ausgerichtetes Privatleben (Tennis, Tanzen, Schwimmen, Gymnastik, Fitness). Auch in vielen anderen Feldern bin ich eine echte Freizeitaktivistin (großer Freundeskreis, Theater, Fotografieren, Malen etc.).

Wie es begann: Hiobsbotschaft Diabetes, Akzeptanz finden, Einstellung, erste Stabilisierung

Als bei mir vor 21 Jahren ein Typ-1-Diabetes festgestellt wurde, brach zunächst meine Welt zusammen. Ich habe eine Weile gebraucht, um zu akzeptieren, dass es ist, wie es ist. Doch bald bekam meine optimistische Grundhaltung wieder Oberwasser und ich habe mich vehement ins Lernen gestürzt. Mit der Insulinpumpe kam dann 3 Jahre später die erste entscheidende Wende hin zur Stabilisierung und Normalisierung.

Seitdem besteht meine Welt zu einem festen Zeitanteil aus folgendem Kreislauf: Probleme mit der Einstellung wahrnehmen, ausprobieren, beobachten, dokumentieren, auswerten, erfolgreiche Verhaltensweisen ableiten, in den Ablauf einbauen und wieder von vorn. Sehr positiv wirkte sich dabei ein paar Jahre später die Umstellung auf das Kurzzeitinsulin Humalog aus, das mir ein schnelleres Reagieren auf Schwankungen ermöglicht.

Auf diese Weise habe ich mir mein „altes Leben“ Stück für Stück zurückerobert und für meine unterschiedlichen Aktivitäten Standards entwickelt, mit denen ich beruflich und in der Freizeit lange Jahre gut über die Runden gekommen bin. Folgeerkrankungen traten nicht auf. Nach der stationären Ersteinstellung waren keine weiteren Krankenhausaufenthalte erforderlich und meine Fehlzeiten tendierten gegen null.

Entwicklung: Turbulenzen, schwankende Werte und erste Folgeerkrankungen

Leider änderte sich meine Situation mit dem Eintritt ins Klimakterium schlagartig. Durch die hormonellen Schwankungen wurde mein in vielen Jahren nach und nach erarbeitetes individuelles Diabeteskonzept über den Haufen geworfen. Nichts stimmte mehr, ich fühlte mich als Sklavin meines Körpers und konnte nur noch mit zeitweise bis zu 15 Messungen am Tag „reagieren“. Alle Versuche, den Hormonhaushalt mit dosierten Hormongaben in den Griff zu bekommen, führten nur zu noch stärkeren Schwankungen meiner Werte.

Während dieser schlimmen Zeit, an die ich nur ungern zurückdenke, lagen meine HbA_{1c}-Werte zwischen 9,5 und 10,0. Starke Blutzuckerschwankungen mit wiederholten Ketoazidosen machten viele durchmessene Nächte erforderlich, die an meiner Kondition und Konzentration zehrten. Insbesondere am Arbeitsplatz wirkte sich das negativ aus, denn in meiner Beratungsfunktion, als Dozentin und Moderatorin kann ich mir keine Auszeiten leisten.

Sport war in dieser Phase nur noch sehr bedingt möglich und schon gar nicht mehr planbar. Nicht selten musste ich unverrichteter Dinge wieder nach Hause fahren, weil die Kontrolle vor Beginn einen Wert über 300 mg/dl ergab. Ins entferntere Ausland zu reisen, habe ich mich auch nicht mehr getraut, weil ich mit großen Problemen durch Klimaveränderungen und ggf. mangelnder medizinischer Betreuung rechnen musste. Außerdem stellten sich leider auch erste Folgeerkrankungen ein – Magenbeschwerden (Übersäuerung), Hautprobleme, Kreislaufprobleme durch den fehlenden Sport. Besonders viel Angst hat mir eine Ödembildung auf der Netzhaut gemacht, die gelasert werden musste. Mir war klar, dass die Werte sich stabilisieren mussten. Aber wie?

Aktueller Stand: Stabilisierung durch kontinuierliche Glukosemessung (CGM)

Der Zufall half und brachte mich im Rahmen einer Serviceberatung mit Frau Thurm in Kontakt. Natürlich war nicht nur die Funktionsstörung meiner Pumpe Thema, sondern auch meine verfahrene Situation. Sie hat mir die CGM empfohlen, um meine Welt wieder in den Griff zu bekommen. Den Ausschlag, dass ich es schließlich selbst ausprobierte, gab ein von Frau Thurm mit initiierter „CGM-Stammtisch", bei dem ich mich mit zahlreichen Praktikern/innen austauschen konnte. Hier lernte ich auch meine zukünftige Diabetologin kennen, eine national und international angesehene Expertin auf diesem Gebiet. Ich habe nicht mehr daran geglaubt, dass ich es schaffen würde, meinen HbA_{1C} in normale Regionen zu senken, und nun ist es mir in nur 5 Monaten mit dem DexCom-CGM-System und dem intensiven Einsatz, der sehr kompetenten, spezialisierten und umfassenden Schulung und Betreuung meines Diabetesteams gelungen, den fantastischen Wert von 6,9 Prozent zu erreichen. Kaum zu glauben. Was hat sich verändert? Warum klappt es jetzt?

Durch die ständige Anzeige der aktuellen Glukosewerte und die Warnung bei zu hohen oder zu niedrigen Werten bin ich viel mutiger geworden, auch für mich extreme Veränderungen der Einstellung umzusetzen. Durch die Diagramme ist es möglich, den Verlauf von Tagen zu analysieren und Anpassungen der Basalrate und im Verhalten konkret abzuleiten (Insulinabdeckung der Mahlzeiten, Vorgehen beim Gegenregulieren, temporäre Anpassung der Basalrate beim Sport etc.). Auf diese Weise ist es z. B. gelungen, meine Basalrate nach und nach den tatsächlichen Erfordernissen entsprechend von 18,4 auf 11,1 Einheiten abzusenken. Dafür gebe ich nun mehr Insulin zu den Mahlzeiten und nutze auch erfolgreich den Verzögerungsbolus bei stark eiweiß- und fetthaltigen Speisen. Inzwischen schwanken meine Werte nur noch selten und wenn, werde ich rechtzeitig gewarnt und kann entsprechend eingreifen. Das gibt mir auch die Sicherheit, mit wesentlich niedrigeren Werten als bisher sportliche Aktivi-

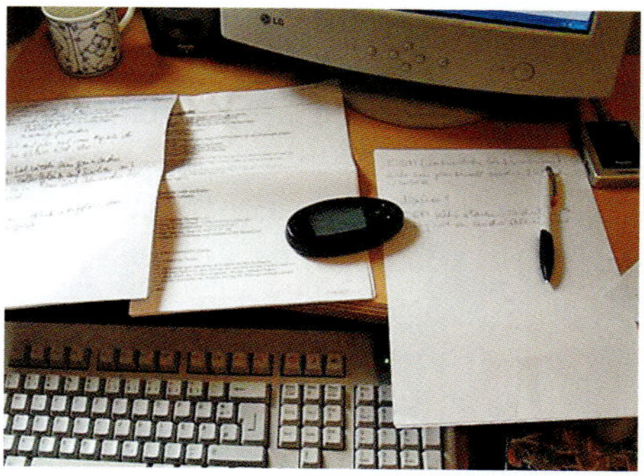

Dank der perfekten Einstellung bin ich in allen Lebensbereichen wieder top fit.

täten zu beginnen, schlafen zu gehen oder als Dozentin in ein Seminar zu starten. Dafür hätte ich früher lieber ein paar BE vorab extra genommen, um den Wert zu erhöhen und damit „auf der sicheren Seite“ zu sein. Ich habe keine Angst mehr am Steuer bei längeren Autofahrten und habe mich im letzten Monat auf Sizilien pudelwohl gefühlt. Daran wäre vor einem halben Jahr noch nicht zu denken gewesen.

Fazit

Die CGM und die dadurch erst möglich gewordene differenzierte Anpassung meiner Therapie hat meine Welt verändert. Und nicht nur meine. Ich bin wieder viel aktiver und präsenter im Zusammenleben mit Anderen und bekomme viele positive Rückmeldungen, die mich motivieren, weiter dranzubleiben.

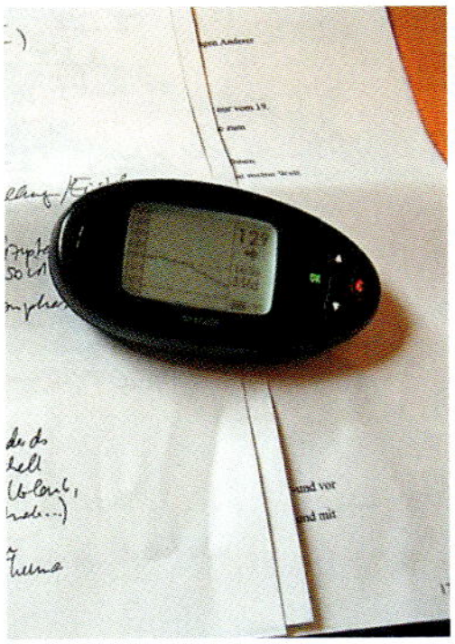

Natürlich hat so ein Leben mit dem Dauermessgerät auch seine schwierigen Ecken. Man muss sich darauf einlassen und sich auf ungewohntes Terrain begeben. Wer eine Insulinpumpe hat, kann sich vielleicht noch daran erinnern, das ist ja vergleichbar. Nun kommt noch ein Gerät dazu, das man irgendwo in der Kleidung deponieren muss und das in den unmöglichsten Situationen piept und brummt. Und natürlich macht nicht die Technik allein die Veränderung. Nur diszipliniertes Verhalten und aktiver Umgang damit – sprich ein hoher Zeitaufwand – führen zum Erfolg. Nicht zuletzt steht auch noch die finanzielle Frage im Raum, denn die Krankenkassen haben die Dauermessgeräte noch nicht auf ihrer „Positivliste“, sodass zähe Verhandlungen erforderlich werden, wenn man ein eigenes Gerät dauerhaft einsetzen möchte.

Ich kann mir jedenfalls ein Leben ohne diese Sicherheit nicht mehr vorstellen. Meine Lebensqualität hat sich um ein Vielfaches gesteigert und ich blicke viel zuversichtlicher in eine Zukunft ohne großes Risiko im Hinblick auf Folgeerkrankungen.

Ich empfehle allen, die mit stark schwankenden Werten zu kämpfen haben, es einfach einmal auszuprobieren. Vielleicht ändert sich dann auch Ihre Welt…

Veronika Lehmann
E-Mail: uvleh@web.de

18.9 „Mit CGM leben und CGM lieben" (Ein CGM-Veteran erzählt)

Erfahrungsbericht von William „Lee" Dubois, Typ-1-Diabetiker und Diabetesberater in New Mexico, USA. Vielleicht ist er der weltweit erfahrenste CGM-Anwender (er selbst bezeichnet sich als CGM-Veteran). Im Jahr 2005 ergatterte er als 30. Käufer das erste Realtime-CGM-System von Medtronic. Seither lebt er ununterbrochen mit verschiedenen CGM-Systemen. Über seine Erfahrungen hat er das lebensnahe, witzige und absolut lesenswerte Buch ***„Beyond Fingersticks – The Art of Control with Continuous Glucose Monitoring"***[1] *geschrieben (erhältlich über www.redbloodcellbooks.com). Freundlicherweise dürfen wir an dieser Stelle aus Kapitel 13 („Living with, and loving, CGM") zitieren.*

Ich lebe mit einem CGM-System – das ist einfacher, als ein Haustier zu haben. Natürlich muss ich auch mein CGM-System füttern (mit Batterien), aber davon abgesehen ist es wesentlich pflegeleichter als z. B. ein Hund. Solange ich die nötigen Blutzuckermessungen zur Kalibrierung zustande bekomme, tut das CGM-System brav seinen Dienst, selbst wenn ich mich gerade überhaupt nicht dafür interessiere.

Einen CGM-Sensor zu legen, ist gelegentlich etwas schmerzhaft, aber eigentlich nicht der Rede wert. Ist der Sensor erst einmal gelegt, spüre ich überhaupt nichts mehr davon. Genauso unkompliziert ist das Tragen des Monitorgeräts. Das System wird schnell zu einem selbstverständlichen Teil der Garderobe, ähnlich z. B. einer neuen Armbanduhr. Manchmal vergesse ich sogar, dass ich den Monitor eingesteckt habe, bis er irgendwann piept oder vibriert. Sie können mir glauben: Mit einem CGM-System zu leben ist keine große Belastung, und der Lohn ist unermesslich.

CGM im täglichen Leben

Wie viel Aufmerksamkeit man seinem CGM-System schenkt, bleibt jedem Anwender selbst überlassen. Dass man das System immer dabei hat, verpflichtet einen nicht automatisch, ständig auf das Display zu schauen, aber natürlich hat man jederzeit die Möglichkeit dazu. Die Mutter eines kleinen Mädchens mit Typ-1-Diabetes erzählte mir: „Ich schaue öfter auf den Monitor als ich blinzele. Selbst wenn ich meine Au-

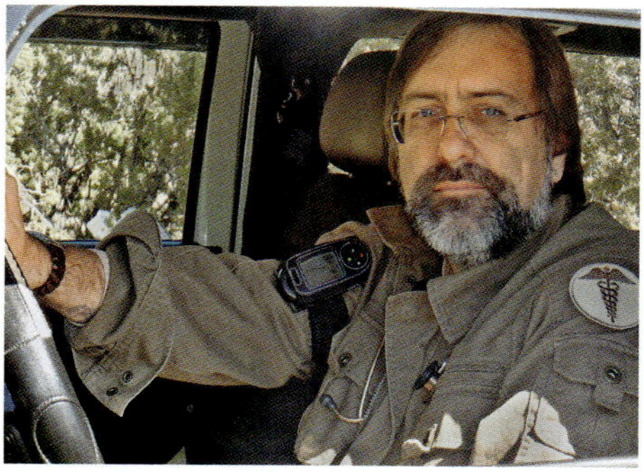

William „Lee" Dubois ist der vermutlich dienstälteste CGM-Anwender der Welt.

gen schließe, um zu schlafen, sehe ich noch CGM-Kurven – auf den Rückseiten meiner Augenlider."
Sie möchten wissen, wie oft ich auf den Monitor schaue? Ich nehme mir jeden Tag vor, nicht öfter auf das Display zu schauen als auf meine Armbanduhr, aber geschafft habe ich das noch nie. In Wahrheit tue ich es ständig. Es beginnt schon ganz in der Früh. Unmittelbar nachdem der Wecker mich aus den Träumen gerissen hat, ich liege noch im Bett und kriege meine Augen noch gar nicht richtig auf, schaue ich schon auf den Monitor. Erst danach sucht meine Hand den Wecker, um ihn zum Schweigen zu bringen. [...]

Abgesehen davon, dass es meine erste Amtshandlung am Morgen ist, werfe ich vor jeder Mahlzeit einen Blick auf das Display. Nein – warten Sie, das stimmt nicht ganz. Vor ein paar Tagen bemerkte ich beim Essen, ich hatte die Mahlzeit schon zur Hälfte in mich hineingeschaufelt, dass ich den Bolus vergessen hatte. Also ... ich korrigiere mich. In 95 Prozent der Fälle schaue ich aufs Display, bevor ich etwas esse.

Und natürlich kontrolliere ich das Display, bevor ich ins Bett gehe. Und wenn mich das System mit einer Alarmmeldung piesackt. Und immer, wenn ich mich ... Sie wissen schon ..., wenn ich mich komisch fühle. Immer wenn die Krankenschwestern auf der Arbeit zu mir sagen: „Geht es Dir gut? Du siehst so ... blass aus." [...]

Ich habe eine Hypoglykämie-Wahrnehmungsstörung. Mein tägliches Leben ist durch das Tragen des CGM-Systems viel sicherer geworden, auch wenn ich überhaupt nicht daran denke. Mit CGM lebe ich ohne Angst. Ohne CGM hätte ich ständig Angst.

Lebenslänglich!

Mit einem CGM-System zu leben, hat eine gewisse Ähnlichkeit mit einer arrangierten Ehe. Zu Beginn ist man noch skeptisch, aber mit der Zeit lernt man, seinen neuen Partner zu lieben. Wie im richtigen Leben kann man auch mit einem CGM-System eher passiv oder aktiv zusammenleben. Beides ist zu gegebener Zeit sinnvoll, und natürlich kann man die Strategie jederzeit ändern.

Die passive Strategie ist die simple Art der Nutzung eines CGM-Systems. Man trägt es einfach mit sich herum und denkt nicht weiter darüber nach. Man lebt für den Augenblick, das CGM-System kümmert sich um den Rest und sorgt für Sicherheit. Man kann es vollständig passiv verwenden, was bedeutet, nur auf Alarme zu reagieren. Oder man begibt sich auf den nächst höheren Level und benutzt es „passiv-aktiv", das heißt, man versucht, immer ein wenig in die Zukunft zu blicken. Anhand des Glukoseverlaufs kann man häufig so frühzeitig eingreifen, dass die Alarmschwellen des CGM-Systems gar nicht erreicht werden. Sobald ein aufziehendes Problem erkennbar ist, werden geeignete Gegenmaßnahmen ergriffen. Auf diese Art wird ein Problem nach dem anderen abgewendet.

Ein Beispiel: Mein gestriges Abendessen war... hmmm... nicht besonders gesund. Ich ging in eines meiner Lieblings-nicht-besonders-gesunden-Restaurants. Als ich es wieder verlassen hatte, warnte mich mein DexCom, dass der Glukosespiegel hoch war und dass er weiter anstieg. Und zwar flott. Ich gab den aktuellen Glukosewert in den Bolusrechner meiner Pumpe ein und erhielt zur Antwort, dass noch ausreichend Insulin an Bord sein müsste, um mit der Mahlzeit fertig zu werden. Damit lag der Bolusrechner aber gründlich daneben. Mir war dank des CGM-Systems klar: Mein Glukosespiegel schoss in die Höhe wie eine Rakete. Der Bolusrechner wusste nur, dass meine Glukose bei 248 mg/dl lag und dass noch x Einheiten Insulin in meiner Blutbahn zirkulierten. Von der dramatischen Dynamik meines Glukosespiegels hatte die Pumpe keine Ahnung. Durch die zusätzliche CGM-Information erhielt der Wert von 248 eine völlig andere Bedeutung. Das ist die geniale Leistung der CGM: [...] Sie präsentiert den Kontext eines Glukosewerts einfach und verständlich, sodass sich der aktuelle Glukosewert in das große Bild des sich ständig bewegenden Blutzuckerflusses einfügt. Ein Blick auf das Display genügt und man hat es kapiert. [...]

In diesem Fall war der Kontext meines Glukosespiegels schlecht, und er wurde mit rasender Geschwindigkeit immer schlechter. Mir war klar, dass ich sofort mehr Insulin brauchte, um nicht in einer Notaufnahme zu enden.

Die vollständig aktive Strategie umfasst noch eine Dimension mehr: Mithilfe der CGM kann man ständig aus dem zurückliegenden Glukoseverlauf lernen. Selbstverständlich sind die aktuellen CGM-Daten super, und die Alarmfunktionen machen das Leben sicherer. Doch nur wer den Blick auch zurückwendet, wer die Erfolge und Fehler der Vergangenheit analysiert, kann aus der Vergangenheit lernen und die Stoffwechselschwankungen der Zukunft verringern. Wer sein CGM-System auf diese Art verwendet, wird in kurzer Zeit zum ultimativen Diabetesexperten in eigener Sache. [...]

Sie denken jetzt vielleicht, dass ich „einer von den ganz Genauen" bin, die ständig an ihrer Diabeteseinstellung schrauben und perfekte Glukosewerte haben. Es tut mir leid, aber auch ich bin nur ein Mensch, und auch ich schaffe es nicht, mich permanent auf den Diabetes zu konzentrieren. [...] Eine Zeit lang geht es gut. Dann bin ich tatsächlich ein „Super-Diabetiker", lade ständig meine CGM-Daten herunter, schreibe auf, was ich esse, lehne alle süßen Teilchen höflich ab und bin in Gedanken dem Glukoseverlauf immer eine Idee voraus. Ich wäge jeden Schritt sorgfältig ab. Ich schätze die Kohlenhydrate exakt ab. Ich feile ständig an der perfekten Basalrate und am perfekten Bolus. Und dann gibt es Zeiten, da passt überhaupt nichts mehr zusammen. Dann will ich in der Früh gar nicht mehr aufstehen und das dämliche CGM-System juckt mich überhaupt nicht. So gut es geht, rette ich mich über den Tag, und am nächsten Morgen bin ich heilfroh, dass ich auch die Nacht überlebt habe. Ich bin ein ganz normaler Mensch, mit all seinen Stärken und Schwächen.

William „Lee" Dubois

18.10 „Ohne CGM? Undenkbar!“ (Therapieoptimierung)

Erfahrungsbericht von Walter Bube und Peter Kremsreiter, zwei „Langzeit-Diabetikern“, die sich ein Leben ohne Insulinpumpe und CGM überhaupt nicht mehr vorstellen können.

Ist eine Diabeteseinstellung ohne kontinuierliche Blutzuckermessung heute noch sinnvoll? Die Antwort heißt aus unserer Sicht NEIN, und das möchten wir anhand persönlicher Erfahrungen und Erkenntnisse begründen.

Persönliche Ausgangssituation – so fing es an

Walter Bube: Mein Diabetes wurde 1988 im Alter von 42 Jahren diagnostiziert und wird seit 1992 mit einer ICT behandelt.

Peter Kremsreiter: Mein Diabetes manifestierte sich 1968 und wurde anfangs mit einer einzigen Injektion Rinderinsulin am Tag behandelt. Jeden Tag wurde aus der Tagesurinmenge der Zuckergehalt abgeschätzt und einmal im Monat der Blutzucker im Labor bestimmt. Ab dem Jahr 1988 führte ich eine ICT durch (6 – 8 Injektionen und ebenso viele Blutzuckertests am Tag).

Im Jahr 1999 begann für uns eine neue Zeitrechnung: Seither behandeln wir unseren Typ-1-Diabetes mit einer Insulinpumpe und dem Analoginsulin Humalog. Die Basalrate wurde an der Klinik Innenstadt der LMU Müchen (Prof. Landgraf, Frau Thurm und Frau Lohr) anhand von Auslassversuchen eingestellt. Für uns bedeutete die Insulinpumpentherapie einen deutlichen Fortschritt:

- Die auf unsere jeweilige Situation angepasste Basalrate verhinderte Unterzuckerungen, die vorher durch unglückliches Zusammentreffen der Wirkung von gespritztem Langzeitinsulin und Bolusinsulin auftraten.
- Es musste nicht mehr ständig gefastet werden: die BEs der „Wunschmahlzeit – auch gern mal „Süßes“ – mussten nur eingeschätzt und durch die sofortige Abgabe von Bolusinsulin abgefangen werden. Nach damaliger Lehrmeinung sollte das Analoginsulin sehr schnell wirken.
- Die temporäre Absenkung der Basalrate erleichterte die Durchführung sportlicher Aktivitäten erheblich.

Wir beide hatten unterschiedliche Probleme bei den Blutzuckerverläufen, die mit den üblichen Methoden nicht zu klären waren. Peter hatte vor allem vormittags unerklärlich starke Schwankungen der Blutzuckerwerte, wobei die HbA_{1C}-Werte eigentlich recht gut waren (6,2 – 6,9 %). Bei Walter lag der HbA_{1C} trotz guter Mittelwerte (135 – 150 mg/dl bei 4 – 7 Messungen am Tag) im Dezember 2009 bei unerklärlichen 7,8 %.

Verborgene Probleme – CGM bringt sie ans Licht

Zur Analyse trugen wir in den folgenden Wochen das CGM-System von DexCom, das System misst die Werte im 5 Minuten Takt, zeigt Trends an (Anstieg, Abfall, starker Anstieg, starker Abfall) und gibt individuell einstellbare Alarmsignale ab (Über- oder Unterschreiten von Grenzwerten oder Änderungsraten).

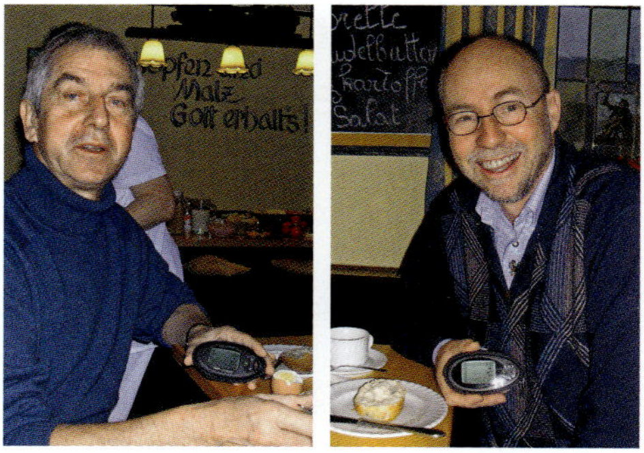

Nichts kann uns oder unseren Stoffwechsel mehr aus dem Gleichgewicht bringen, egal was kommt.

Der Tagesverlauf von Walter (Abb. 1) zeigt exemplarisch einige Probleme auf, die bei den punktuellen Messungen bisher nicht auffielen (ähnliche Befunde traten auch bei Peter auf):

- Alarme des CGM-Systems weckten mich nachts und meldeten immer wieder nächtliche Hypoglykämien 1 – 2 Stunden nach dem Schlafengehen, obwohl die Ausgangswerte mit ca. 150 mg/dl optimal waren.
- Nach dem Essen traten postprandiale Glukosespitzen auf, die auch durch Korrekturboli nur langsam sinken (30 – 40 mg/dl pro Stunde). Offensichtlich wirkt Humalog langsamer als erhofft, sodass man nur durch einen Spritz-Ess-Abstand oder durch Bewegung postprandiale Spitzen verringern kann.

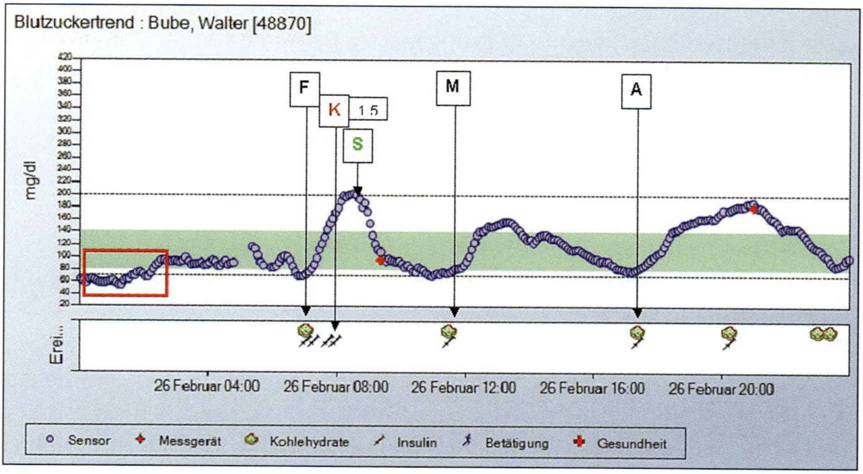

Abb. 1: Tagesverlauf der 1. Testphase von CGM (in den Diagrammen verwendete Abkürzungen: F: Frühstück, M: Mittagessen, A: Abendessen, K: Korrekturbolus, S: Sport/Bewegung, SE: Spritz-Ess-Abstand).

- Ein individuell gestalteter Multiwave-Bolus der Insulinpumpe kann erst in Verbindung mit CGM gezielt eingesetzt werden.

Basalratenänderungen als Konsequenz

Nach mehrfacher Beobachtung der beschriebenen Probleme wurde als Konsequenz die Basalrate spätabends und nachts abgesenkt. Seither traten keine nächtlichen Hypoglykämien mehr auf.

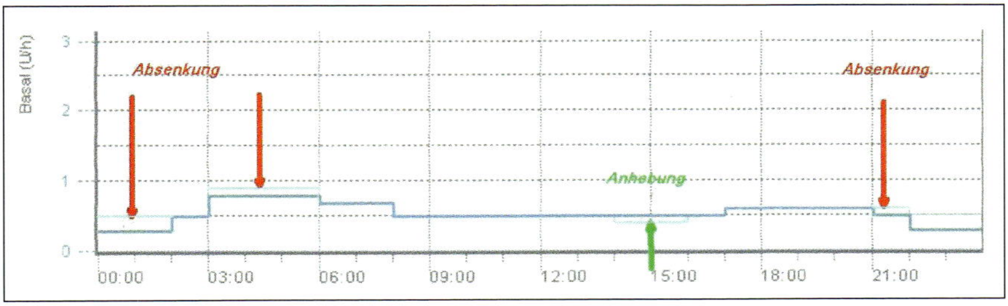

Abb. 2: Die CGM ermöglicht gezielte Änderungen der Basalrate

Auslassversuche – CGM zeigt klare Trends

Auch klassische Auslassversuche von Mahlzeiten zur Optimierung der Basalrate sind mit CGM einfacher und deutlich aussagekräftiger als mit punktuellen Messungen nach einem Auslass-Schema. Das soll am Beispiel Frühstück gezeigt werden.

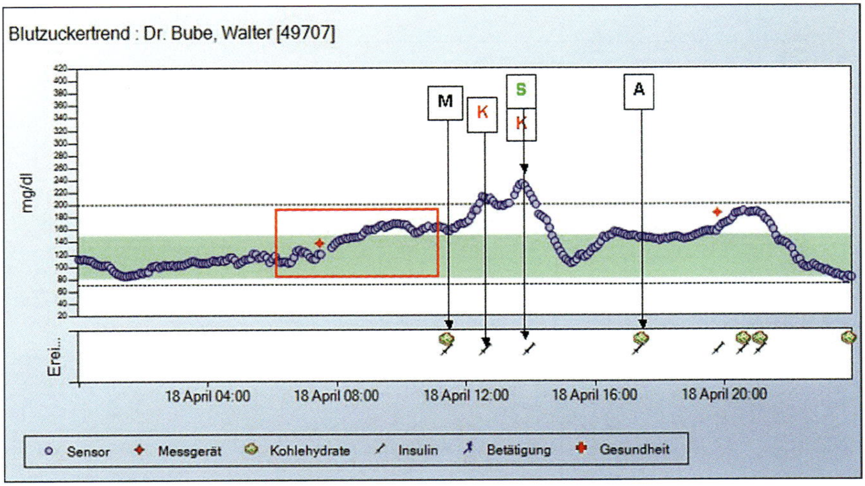

Abb. 3: Auslassversuch Frühstück (Abkürzungen siehe Abb. 1)

Ohne Frühstück steigt der Glukosespiegel bis zum Mittag langsam an. Als Konsequenz wurde die vormittägliche Basalrate erhöht. Neben dem Verlauf am Vormittag zeigt das Diagramm auch deutlich und detailliert die Wirkung von Sport: 1 h Radfahren ab 14 Uhr + 1 I.E. Korrekturbolus bewirken einen starken Abfall des BZ um ca. 80 mg/dl pro Stunde, d. h. etwa doppelt so schnell wie ohne Bewegung. Außerdem ist die Wirkung bei mir anhaltender.

Neue BZ Einstellung – CGM erfolgreiches Hilfsmittel

Zusätzlich zu den optimierten Einstellungen der Basalrate bietet die CGM die Möglichkeit, auf Verläufe und Trends rechtzeitig zu reagieren. So kann ein erkennbarer Anstieg schon weit vor dem Erreichen der Spitze durch Insulin abgefangen werden und eine drohende Unterzuckerung durch BEs rechtzeitig vermieden werden. Einen auf diese Weise optimierten Verlauf zeigt folgender Tagesverlauf von Walter (Abb. 4):

Bei Walter ist der HbA_{1C}-Wert innerhalb eines halben Jahres von 7,8 % auf 6,2 % gefallen. Unsere Glukosewerte sind mit CGM viel stabiler geworden als früher, Hypoglykämien oder zu hohe Glukosespiegel kommen nur noch selten vor. Dieser Effekt hält aber nur so lange an, wie wir CGM durchführen. Ein Kontrollversuch über mehrere Wochen wieder ohne CGM ergab, dass die Mittelwerte zwar recht gut blieben, dass aber die Werte wieder sehr stark streuten, was wieder mehr „Achterbahnfahrten" bedeutet.

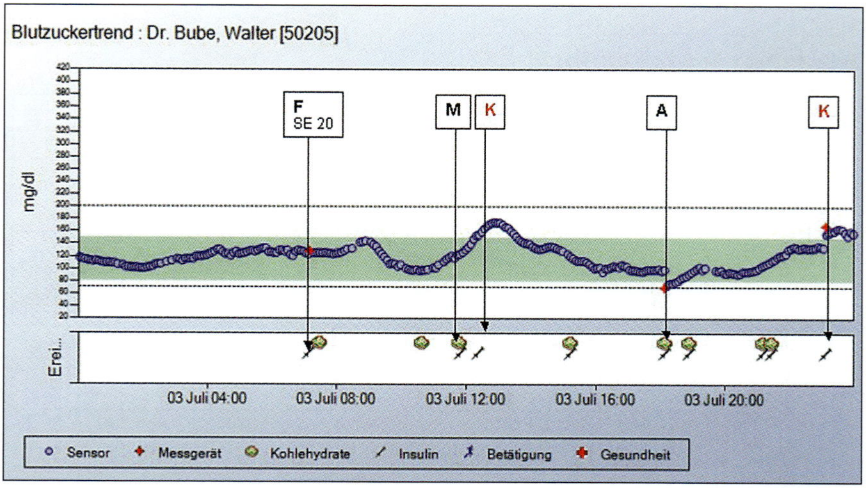

Abb. 4: Optimierter Tagesverlauf mit Basalratenfeinabstimmung, Spritz-Ess-Abstand und CGM-Kontrolle mit rechtzeitiger Intervention (Abkürzungen siehe Abb. 1)

Zusammenfassung unserer Erfahrungen

Nach unseren Erfahrungen ist die CGM eine wirkungsvolle Methode, mit der man als Diabetiker die Blutzuckereinstellung verbessern und den Alltag deutlich leichter bewältigen kann. Die CGM hat unsere Lebenssituation deutlich verbessert. Die Angst vor nächtlichen Hypoglykämien ist reduziert, denn wir vertrauen auf den Alarm. Die Einstellungen (Pumpe, Spritz-Ess-Abstand) wurden optimiert, die Glukosewerte sind im Tagesverlauf viel gleichmäßiger.

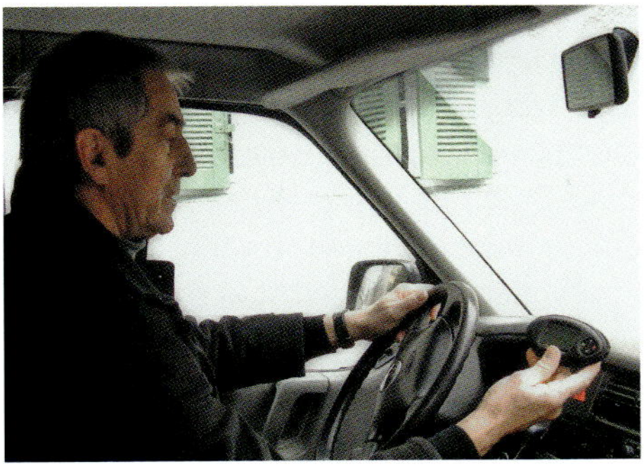

Klare Sicht und Sicherheit in allen Lebenslagen: CGM macht's möglich.

Insbesondere in „gefühlten kritischen Situationen" bedeutet die CGM eine Verbesserung für den Diabetiker. Wer kennt nicht unsichere und unangenehme Situationen im beruflichen Alltag (Besprechungen, Vortrag), wo man eine auffällige Messung mit Blutstropfen vermeiden will und dann mit einem wachsenden Unsicherheitsgefühl weitermacht. Mit CGM genügt ein kurzer Blick auf das Display, um sich zu orientieren und Sicherheit zu gewinnen. Auch im Straßenverkehr treten für den Fahrer oder den Beifahrer solche unklaren Situationen auf, wenn man keine Möglichkeit zum Anhalten hat: Ist die Reaktion schon eingeschränkt? Droht eine Hypo? Auch hier verschafft ein Blick auf das Display Klarheit, denn oft steigert man sich in solchen Situationen in Hypogefühle hinein. Auch sportliche Aktivitäten mit stark schwankenden Stoffwechselkurven sind mit CGM leichter zu managen. Die positive Rückmeldung durch das CGM-Display animiert häufiger zu körperlichen Aktivitäten. Selbst bei einfachen Spaziergängen beobachtet man am Display, wie der Glukosespiegel sinkt.

Punktuelle Blutzuckermessungen sind unserer Meinung nach nicht mehr zeitgemäß, wenn Probleme der Einstellung aufgedeckt und optimiert werden sollen. Mit wenigen Messungen im Tagesverlauf gleicht dieses Verfahren eher einem „Stochern im Nebel". Nur eine kontinuierliche Messung bringt klare Sicht. Nach unseren Erfahrungen sollte für eine vernünftige Diabeteseinstellung immer CGM eingesetzt werden. Ein Selbstversuch lohnt sich aus unserer Sicht auf jeden Fall.

Walter Bube und Peter Kremsreiter
E-Mail: Walterbube@aol.com,
Peter.Kremsreiter@t-online.de

18.11 „I am not waiting!“ (DIY-Loopen aus der Sicht einer Anwenderin)

Vorbemerkung der Autoren

Ein geschlossener Regelkreis aus Glukosesensor und Insulinpumpe, der die Insulindosierungen selbstständig übernimmt – davon träumen viele Menschen mit Typ-1-Diabetes. Der Traum von der „künstlichen Bauchspeicheldrüse“, die wirklich alles vollautomatisch regelt, wird zwar noch viele Jahre unerfüllt bleiben, doch stehen die ersten **Hersteller** mit kommerziellen „Hybdrid-Closed-Loop“-Systemen kurz vor der Markteinführung. Diese Insulinpumpen pausieren die Basalrate, wenn eine Unterzuckerung droht, und erhöhen die Basalrate automatisch, wenn absehbar ist, dass die Glukosewerte über dem Zielbereich liegen werden. Bei diesen Systemen müssen die Anwender noch zahlreiche Dinge selbst aktiv beitragen, z B. Bolus-Insulingaben für Mahlzeiten und zur Korrektur, Therapieanpassung an körperliche Aktivität etc.

▶ Schrittweise Automatisierung der Insulingabe: Kap. 11.2.3

Doch nicht alle Menschen mit Typ-1-Diabetes möchten warten, bis ein kommerzielles „Loop-System“ ganz offiziell auf dem Markt ist. Technikbegeisterte Diabetiker haben auf eigene Faust für sich selbst oder z B. für ihre Kinder Hybrid-Closed-Loop-Systeme gebaut: **„Do it yourself“ (DIY)**.

Durch moderne Technologien ist es plötzlich auch Privatleuten möglich, was bisher großen Firmen vorbehalten war. CGM-Sensoren senden die Glukosedaten auf das Mobiltelefon, Insulinpumpen können per Funk ferngesteuert werden, Smartphones verfügen über eine enorme Rechenleistung, Programm-Codes werden in der Cloud von zahlreichen Programmierern gemeinsam erarbeitet. Teilweise unter Ausnutzung von Sicherheitslücken von Pumpen und Sensoren, fernab von jeglicher Hersteller-Garantie und in einer rechtlichen Grauzone haben die sogenannten „Looper“ für sich persönlich oder ihre Angehörigen mit Typ-1-Diabetes Lösungen gefunden.

Der erste „DIY-Loop“-Algorithmus heißt **OpenAPS** und wurde seit 2014 von Dana Lewis, Scott Leibrand, Ben West, John Costik und vielen Hundert anderen Programmierern entwickelt. Rasante Verbreitung findet die Version für Android-Smartphones namens **AndroidAPS**, entwickelt von Milos Kozac, Adrian Tappe u. a. Davon unabhängig entwickelte Pete Schwamb für iPhone-Fans den Algorithmus **LOOP for iOS**. Im Internet sind Informationen über die nötigen Pumpen und Sensoren, detaillierte Anleitungen und die Programm-Codes frei verfügbar. Die Entwickler, Anwender und Interessierte tauschen sich bei Facebook und Twitter aus.

Ein DIY-Loop-System zu starten ist trotz aller Vorarbeit der Community aufwendig und keinesfalls ein „Selbstläufer". Die „Looper" müssen nicht nur technische und Konnektivitätsprobleme lösen, sondern müssen weiterhin dauerhaft Mahlzeiten- und Korrektur-Bolusgaben vornehmen und die Therapie an Sport, Krankheit, Alkoholkonsum etc. anpassen. Die aktuellen Systeme sind nicht lernfähig, d h. die Basalrate und sämtliche Faktoren müssen vom „Looper" auch während der Anwendung weiterhin optimiert werden.

Die Rechtslage dieser nicht offiziell zugelassenen Systeme ist bestenfalls unklar. In dem folgenden Bericht erfahren Sie, wie Saskia Wolf zum „Loopen" kam. Anschließend geben die Autoren noch Hinweise zur Rechtslage der DIY-Loop-Systeme.

Erfahrungsbericht von Saskia Wolf. Sie beschreibt ihren Weg zum Open Source Loopen und wie das selbst gebaute System ihren Alltag verändert hat.

Vorgeschichte

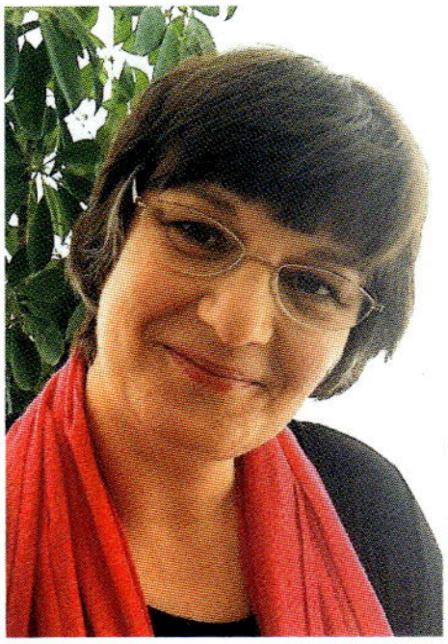
Foto @Saskia Wolf

Die Diagnose Typ-1-Diabetes bekam ich erst nach einigen Irrwegen mit Mitte 30. Anfangs lief alles wunderbar – dank lang anhaltender Rest-Eigenproduktion von Insulin. Erste Probleme ließen sich später recht gut mit einer Insulinpumpe lösen. Die hormonelle Situation machte mir allerdings stets das Leben schwer, ich arbeitete viel mit prozentualen Veränderungen der Basalrate an verschiedenen Zyklustagen (von 80 bis 150 %). Endgültig aus dem Ruder lief dann alles mit Beginn der Wechseljahre. Ich fühlte mich ohnmächtig, meiner Krankheit ausgeliefert und wurde immer depressiver. Das war eine schreckliche Zeit, die ich so nie wieder erleben möchte!

Erster Schritt: Raus aus dem Dunkel

Als ich mich wieder aufrappeln konnte, begann ich in einem der Internetforen für Menschen mit Typ-1-Diabetes nach Lösungsmöglichkeiten zu suchen, die ich gemeinsam mit meinem Diabetesteam nicht hatte finden können. Dort freundete sich jemand näher mit mir an. Dieser Internetfreund, Matthias, überzeugte mich davon, mir ein CGM selbst zu finanzieren. Tagsüber war das CGM für mich eine riesige Erleichterung meiner Therapie. Vorher bin ich wie durch einen unbekannten dunklen Raum getapst, in dem ich mir ständig die Zehen angestoßen habe, weil nur ab und zu mal irgendwo eine Lampe (der aktuelle BZ-Wert) aufleuchtete. Jetzt aber stand ich draußen im hellen Tageslicht und konnte den Hindernissen ausweichen. Und das mit dem Tageslicht ist nicht nur im übertragenen Sinn gemeint: Ich habe mich tatsächlich endlich wieder aus dem Haus gewagt, ohne Sorge haben zu müssen, irgendwo unterzuckert liegen zu bleiben. Vorbei war es mit grenzenloser Frustration!

Trotz Optimierung der nächtlichen Basalrate raubten mir allerdings die hormonbedingten Schwankungen der Insulinempfindlichkeit viel Schlaf. Bei den häufigen nächtlichen Alarmen war es schwierig, adäquat darauf zu reagieren, ich war einfach zu müde. Schlafentzug wirkt sich bei mir weder positiv auf meine Tagesstimmung noch auf meine Leistungsfähigkeit aus, ich bin in der Verfassung auch nicht sonderlich sozial kompetent.

Zweiter Schritt: Nightscout – Ein Selbsthilfeprojekt

Mein vom Forscherdrang beseelter Internetfreund zeigte mir als nächstes Nightscout, das er in einer anderen Community entdeckt hatte. Nightscout (CGM in the cloud) ist die Visualisierung der CGM-Werte auf einer Internetseite. Dieses Projekt ist von Eltern entwickelt worden, die die Werte ihrer Kinder im Auge behalten möchten, auch wenn das Kind gerade schläft oder im Kindergarten ist. Darüber hinaus bietet Nightscout die Möglichkeit, sich verschiedene Statistiken und Diagramme über die CGM-Verläufe anzeigen zu lassen, um selbst und mit dem Arzt die Therapie zu analysieren: Tagesverläufe, Verteilung der Werte, Glukoseperzentile und mehr.

Matthias hatte sich eine entsprechende Website rasch eingerichtet. Ich muss gestehen, zunächst haben mich bei Nightscout all die bunten Farben und Anzeigen etwas überfordert. Aber ich wagte mich an die sehr gute deutsche Nightscout-Dokumentation und hatte es innerhalb eines Tages mit ein wenig Hilfe bei der Fehlersuche geschafft: meine eigene Nightscout Website.

NIGHTSCOUT
#WeAreNotWaiting

Dritter Schritt: Ich will auch nicht länger warten!

Mein Internetfreund war inzwischen damit beschäftigt, an einem Closed Loop für sich zu arbeiten, den kluge Köpfe entwickelt und ohne kommerzielle Absicht als Open Source geteilt hatten. Ihr Ziel war und ist, möglichst vielen Menschen mit Typ 1 den Umgang mit ihrem Diabetes zu erleichtern. Sie nennen das – sehr selbstbewusst und provokativ – OpenAPS, Artificial Pancreas System (künstliche Bauchspeicheldrüse). Es soll zum Ausdruck bringen, dass die Industrie ihre jahrzehntelangen Versprechungen nicht erfüllt hat, kommerzielle Loopsysteme anzubieten. Das Motto lautet daher: „We are not waiting!" – Wir warten nicht noch länger!

Matthias hatte es bald geschafft, sich einen OpenAPS-Loop einzurichten, und überflutete mich mit Screenshots und seiner Begeisterung. Ich hatte vorher schon mal das Wort „Linux" (ein Computerbetriebssystem) gehört, war mir allerdings zu dem

Zeitpunkt noch sehr sicher, dass so etwas in meinem Leben nie eine Rolle spielen würde. – Wie man sich doch manchmal täuscht – Begeisterung kann SEHR ansteckend sei,n und neugierig war ich auch. Vor allem aber war meine aktuelle Pumpe für den Open Source Closed Loop zu verwenden. Es kam der Tag, an dem ich dachte, dass ich es ja zumindest mal probieren könnte.

Achtung, bitte beachten: Mit meinem Open Source Loop wird alle paar Minuten mithilfe eines Rechners ermittelt, ob die zu erwartenden Glukosewerte im Zielbereich sein werden. Ist das nicht der Fall, wird die in der Pumpe von mir einprogrammierte Basalrate temporär abgeändert. Ich kann diese Änderung selbst manuell durchführen (Open Loop) oder automatisch steuern lassen (Closed Loop). Ich nutze die Variante mit dem Closed Loop, weil die Steuerung dichter getaktet ist, auch arbeitet, wenn ich schlafe oder anderweitig beschäftigt bin, und vor allem, weil es bei mir hervorragend funktioniert. Da ich mit meinem Loop also die Abgabe des Insulins fernsteuere und bei der Dosierung – das gilt für jede Methode, mit der ich mir das lebensnotwendige Insulin zuführe (Spritze, Pen, Pumpe) – keine groben Fehler passieren dürfen, musste ich mir bewusst machen, worauf ich mich da einlasse. Wenn Schwierigkeiten, Sach- oder gar Gesundheitsschäden durch Nutzung meines Open Source Loops eintreten sollten, liegt das allein in meinem Verantwortungsbereich. Der Insulinpumpenhersteller hat mit diesen Loops nichts mehr zu tun. Ich berichte hier ausschließlich von meinen persönlichen Erfahrungen, die ich auf mein eigenes Risiko mache.

Ich begann also, die OpenAPS-Dokumentation im Internet zu lesen. Oder besser: Ich versuchte es. Mein Englisch war mangels Gebrauchs mächtig eingerostet und ich verstand viele Wörter nicht einmal in der deutschen Übersetzung: allgemeine IT-Begriffe, Linux, Open-Source-Loop-Spezialausdrücke. Ich könnte nun ein ganzes Buch damit füllen, was ich alles nicht wusste und erst lernen musste, und wie die kleine deutsche Community sich ins Zeug legte, mir dabei zu helfen. Bald kaufte ich mir das Buch „Linux für Dummies“ und bald auch einen kleinen Einplatinencomputer.
Mit einer eingabebereiten Konsole fingen meine Übungsstunden an – und ich biss mich fest. Der Haushalt lag brach, hin und wieder erinnerte mich großer Durst oder lautes Magenknurren daran, dass mein Körper nicht nur

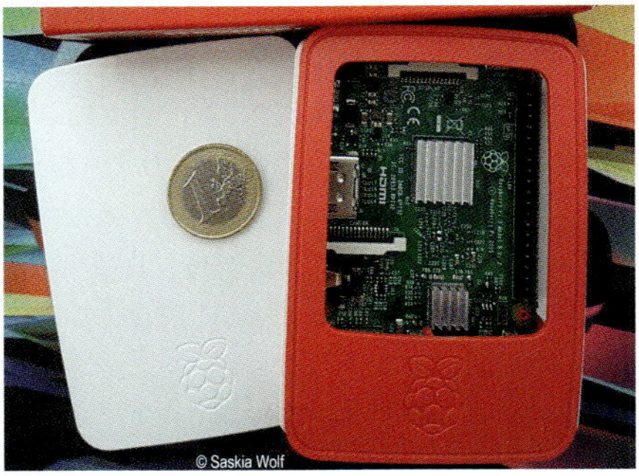

Foto @Saskia Wolf

Mein Einplatinencomputer

geistigen Input wünschte, und wenn ich völlig erschöpft war und gar nicht mehr denken konnte, zwang ich mich zur nächtlichen Schlafpause. Nach ein paar Wochen hatte ich herausgefunden, welche Komponenten ich brauchte. Nun musste ich sie auch noch in die richtige Reihenfolge bringen. Das gelang mir zunächst nicht. Aber wie sagt meine Mutter immer so schön: Der Mensch kann noch so dumm sein, aber er muss sich immer zu helfen wissen. Ich schrieb – sehr zur späteren amüsierten Verblüffung der ITler – die Namen der Dateien auf kleine Zettelchen, zusammen mit einer Anmerkung, wozu sie gut waren und auf welche anderen Dateien sie zurückgriffen. Ich schob die Zettelchen so lange hin- und her, bis ich erkannte, dass alles völlig logisch aufgebaut war.

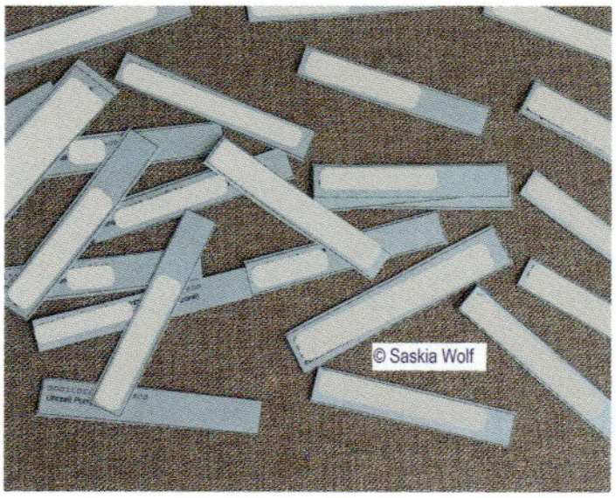

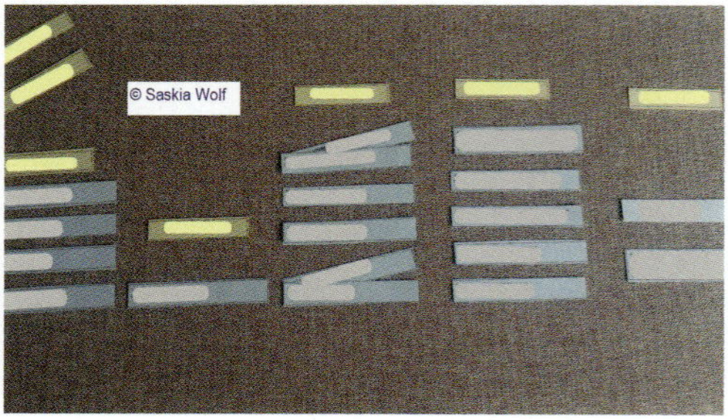

Foto @Saskia Wolf

Ordnung ins Chaos

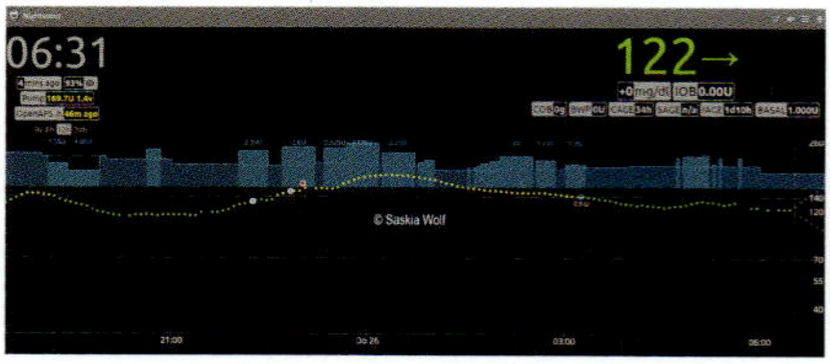

Foto @Saskia Wolf

Meine dritte Loopnacht

Damit konnte ich meinen Loop einrichten und in Betrieb nehmen – und er funktionierte!

Nach drei Nächten in Folge füllte ich online ein Formular aus und sendete es an die Entwickler in den USA. Etwas später erfuhr ich auf Nachfrage, dass ich es zum Looper Nummer 64 weltweit geschafft hatte. In Deutschland gab es nicht einmal ein Dutzend, vorwiegend männliche, Looper. Ich war und bin glücklich und immer noch total stolz! Ich habe das Lob der ersten deutschen Looperin sehr genossen: „So schnell werden die Küken flügge :-*“ und bekam sogar eins von meinem Sohn: „Mama, du bist gar nicht mehr peinlich, jetzt kann ich sogar mit dir angeben!“

Der Loop lief in der Nacht ganz wunderbar und ich wachte morgens immer öfter mit den schönsten Werten auf. Zur Anschauung habe ich drei verschiedene Nächte ausgewählt, alle unter etwa denselben Voraussetzungen: keine späte Mahlzeit, die letzte Mahlzeit fett- und eiweißarm, kein Alkohol, keine vermehrte Bewegung am Vortag. Der einzige Unterschied: verschiedene Zyklustage.

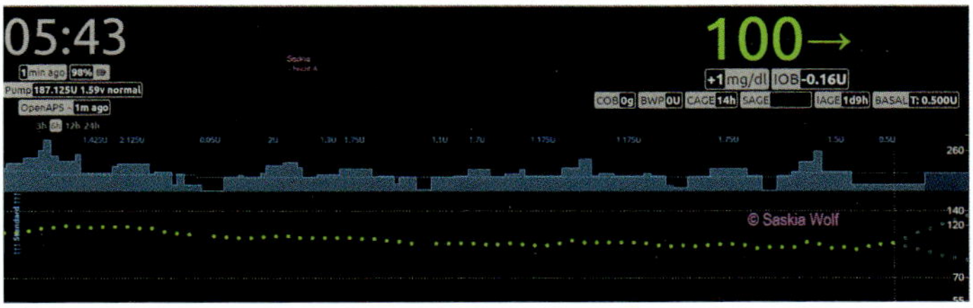

Foto @Saskia Wolf

Nacht A: „normale“ Loop-Nacht, schöne Flatline um die 100 mg/dl, wunderbarer Glukosewert am Morgen

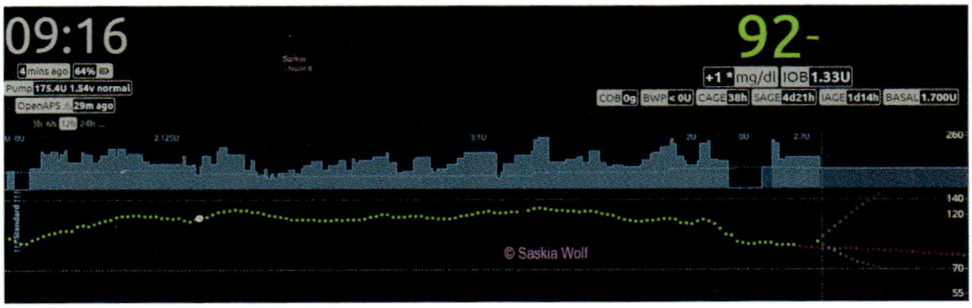

Foto @Saskia Wolf

Nacht B: Der Loop hat sehr viel Insulin hinzugeben lassen, die Werte sind in der Nacht stabil, aber etwas höher bei etwa 130 mg/dl.

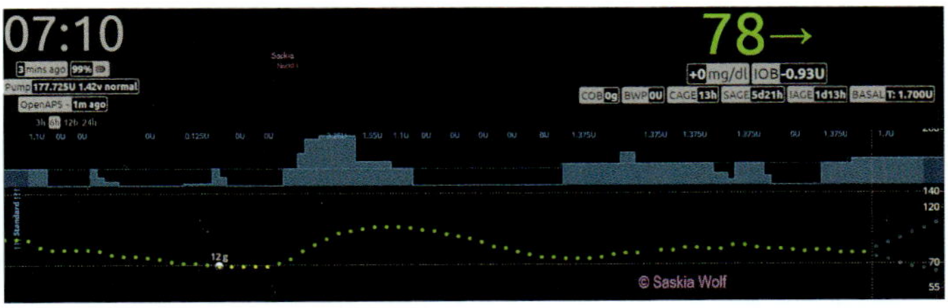

Foto @Saskia Wolf

Nacht C: Der Loop hat immer wieder die Basalrate auf 0 gedreht, trotzdem musste ich noch 1 BE zu mir nehmen, den folgenden Anstieg hat der Loop sanft abgefangen, insgesamt aber hat er mich knapp über 70 mg/dl gehalten, also noch im sicheren Bereich.

Hier kann man nicht nur sehr schön sehen, wie fleißig der Loop gearbeitet hat, sondern auch, dass selbst eine passende Basalrate nicht stets die richtige ist. Meine nächtliche Basalrate ist im Prinzip in Ordnung, aber bedingt durch Hormonschwankungen in manchen Nächten zu niedrig und in manchen zu hoch. Das kann der Loop erstaunlich gut auffangen! Mit einer Basalrate hingegen, die so gar nicht passt, könnte der Loop auch nicht arbeiten.

Zur Erläuterung: Die grünen, gelben (und hier fehlenden roten) Punkte sind die CGM-Werte, die gestrichelte blaue Linie darüber ist die einprogrammierte Basalrate und die geschlossene blaue Linie (bei ausreichendem Platz mit Höhe der Rate in absoluten Zahlen) zeigt die durch den Loop temporär veränderte Basalrate an.

Die entscheidende Frage, die man sich angesichts solcher Kurven stellen sollte, ist: Was wäre ohne Loop passiert?

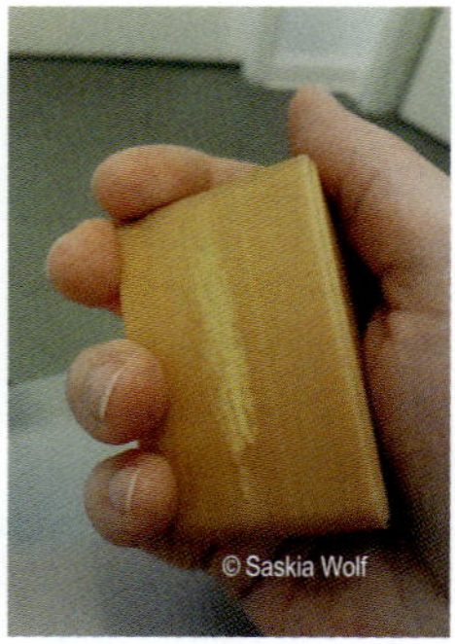

Foto @Saskia Wolf

Handlicher Loop

Vierter Schritt: Technische Verbesserungen

Um auch tagsüber zu loopen, musste ich meine Hardware mobiler machen, dabei wurde sie auch kleiner und schicker.

Fünfter Schritt: Wechsel zu einem anderen Open Source Loop: AndroidAPS

Nach zwei erfolgreich geloopten Jahren wechselte ich zu einem anderen Open Source Loop, anfangs nur, um diesen auszuprobieren. Ich bin dann aber dabei geblieben, weil mir dieser neue Loop noch besser gefällt. AndroidAPS war/ist einfach aufzusetzen und verwendet denselben Algorithmus wie OpenAPS, benötigt aber weniger Hardware (kein Linux, kein „Funkadapter") und ist benutzerfreundlicher gestaltet worden.

Die Developer dieses anderen Loops hatten sich im Hinblick auf potenzielle neue Nutzer einen weiteren Sicherheitspuffer überlegt: Sie haben eine Art Trainingsprogramm entwickelt, bei dem man zunächst bestimmte Dinge erledigen oder eine Stufe für einen bestimmten Zeitraum nutzen muss, bis die nächste Stufe freigeschaltet wird. Insgesamt gibt es 8 Stufen, und so dauerte es einige Wochen, bis ich alle abgearbeitet hatte. So hatte ich ausreichend Gelegenheit, diesen Open Source Loop kennenzulernen und zu verstehen. Eine sehr schöne und sinnvolle Sache, wie ich finde! Und mit AndroidAPS kann ich den Loop sogar über meine Uhr bedienen.

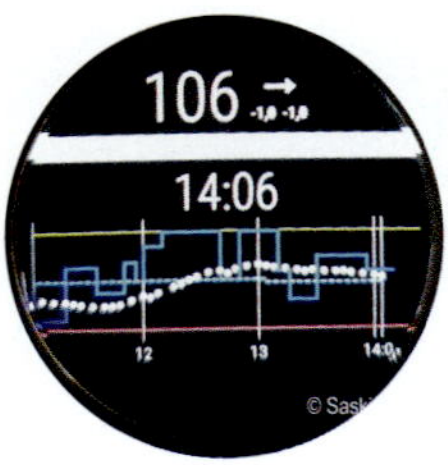

Meine Smartwatch mit entsprechendem Watchface

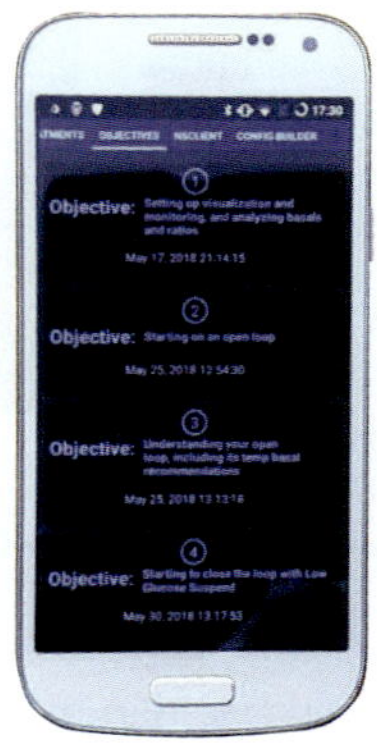

Foto @Saskia Wolf

Das „Lernprogramm" von AndroidAPS

Sechster Schritt: Erfolge mit dem Loop genießen

Meine HbA$_1$c-Werte sind seitdem immer sehr, sehr gut. Aber viel wichtiger als der HbA$_{1c}$ war und ist mir das neu gewonnene oder endlich zurückerlangte positive Lebensgefühl. Das CGM-Dauergebimmel nachts, das immer wieder bei Hormonschwankungen auftrat und das ich im Schlaftaumel kaum in den Griff bekam, wurde von nahezu ungestörtem Schlaf abgelöst. Nächtliche Alarme kommen nur noch äußerst selten vor. Dadurch war und bin ich morgens viel ausgeruhter und damit auch den gesamten Tag über viel leistungsfähiger, weniger unfallgefährdet und auch verträglicher.

Einige Links zum Thema DIY-Loop	
www.nightscout.info	CGM in the cloud
http://www.diabettech.com/looping-a-guide/	Vergleich der DIY-Loops
www.diyps.org/about	Dana Lewis' Blog (Begründerin von OpenAPS)
https://androidaps.readthedocs.io/en/latest/CROWDIN/de/index.html	AndroidAPS „Handbuch“, auch auf Deutsch
www.zehn.be/	Blog „Diabetes automatisieren und Co“ und Nightscout-Instanzen von Martin Schiftan
https://loopkit.github.io/loopdocs/	Loop (iPhone)
https://gitter.im/MilosKozak/AndroidAPS	bei konkreten Fragen zu AndroidAPS
https://gitter.im/LadyViktoria/germanLOOP	deutscher Chat bei Gitter
Looped oder Looped-DE	erste Anlaufstellen bei Facebook

Zum Wohlgefühl und der größeren Belastbarkeit trägt ferner eine deutlich geringere Schwankungsbreite bei. Sowohl zu hohe als auch zu niedrige Werte strengen den Körper weitaus länger an, als sie andauern. Aber nun liegt meine Standardabweichung immer unter 30, an ruhigeren Tagen auch unter 20.

Gerade die Diabetesberater sind naturgemäß äußerst skeptisch, wenn ich von meinen HbA_{1C}-Werten berichte. Sie wissen: Unter der üblichen Therapie sind solche Werte in der Regel mit etlichen Unterzuckerungen verbunden. Ich habe pro Quartal maximal noch 2–3 Unterzuckerungen. In den letzten 90 Tagen, bevor ich diesen Bericht schrieb, gab es keinen Wert unter 55. Die „Time in Range“, die vielleicht noch wichtiger ist als der HbA_{1C}-Wert, liegt bei mir regelmäßig über 90 % (von 70 bis 180 mg/dl).

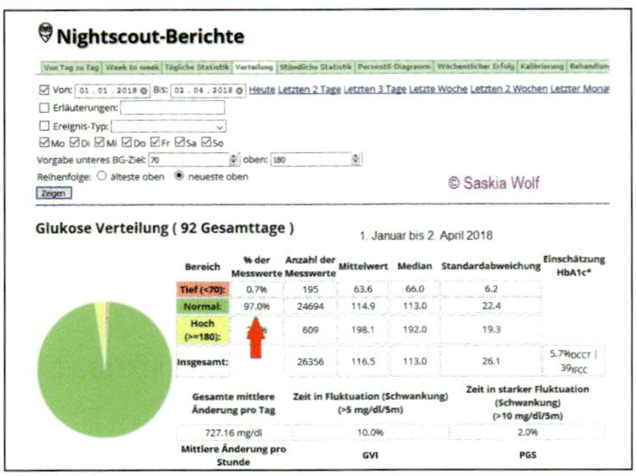

Foto @Saskia Wolf

Glukose Verteilung Q1 2018; Zielbereich 70 bis 180 mg/dl

Siebter Schritt: Leben mit dem Loop

Ich nutze sehr gerne die Möglichkeit der flexiblen Einstellung der Zielwerte mit meinem Open Source Loop. Ich kann nämlich nicht nur meinen Zielwert für Tag und Nacht unterschiedlich hoch einstellen, ich kann ihn auch zwischendurch frei nach Belieben (bis zur Sicherheitsgrenze) für einen frei gewählten Zeitraum bestimmen.

Eine Möglichkeit ist der zeitlich begrenzte Zielwert, das sogenannte Temporary Target (TT), „Bald essen". Ich stelle zum Beispiel den Loop für die Dauer von 60 min auf einen Zielwert von 80 mg/dl ein, wenn ich innerhalb der nächsten Stunde essen möchte. Im Idealfall regelt mich der Loop bis zur Mahlzeit auf diesen Wert herunter, sodass meine Glukosewerte nach der Mahlzeit auch niedriger bleiben. Wenn ich mit dem TT „Bald essen" die Mahlzeit verpasse, bin ich eine Zeit lang bei 80, somit immer noch im sicheren Bereich. Das funktioniert für mich deutlich besser als (nur) ein SEA (Spritz-Ess-Abstand).

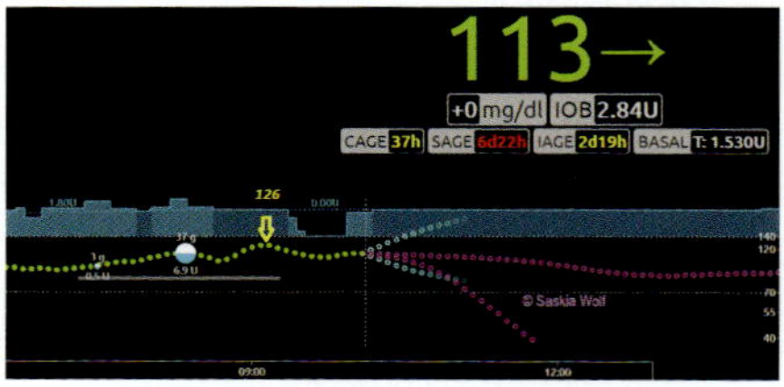

Foto @Saskia Wolf

Temporäres Ziel „Bald essen"

Eine weitere Möglichkeit ist das TT „Aktivität", welches ich für Sport oder andere Bewegung nutze. Für eine Walkingrunde esse ich morgens eine halbe Banane und stelle mir für eine Stunde den Zielwert auf 120, verdoppele den Korrekturfaktor und marschiere los oder ich stelle den Zielwert schon früher für 2 Stunden hoch, verzichte auf die Banane und gehe erst bei einem höheren Glukosewert los. Gegen Ende der Runde bin ich wieder passend auf niedrigerem „Frühstücksniveau". Wie früher mit prozentualer Basalratenreduzierung ist dies eine sehr individuelle und auch tageszeitabhängige Angelegenheit, für die ich sehr viele Versuche benötigt habe, die aber meist sehr gut funktioniert.

Je nach Sportart und Dauer stelle ich mir meine Zielwerte auch höher und/oder länger ein. Und je nach Trainingszustand oder Dauer und Intensität der Bewegung benötige ich trotz des Loops weitere Sport-BE.

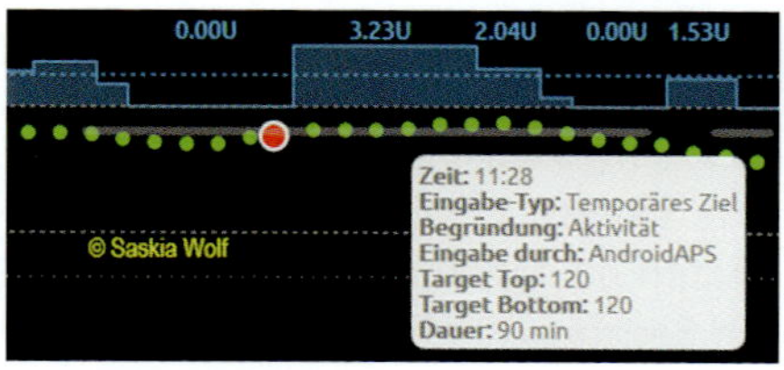
0.00U
3.23U
2.04U
0.00U
1.53U
© Saskia Wolf
Zeit: 11:28
Eingabe-Typ: Temporäres Ziel
Begründung: Aktivität
Eingabe durch: AndroidAPS
Target Top: 120
Target Bottom: 120
Dauer: 90 min

Foto @Saskia Wolf

Temporäres Ziel „Aktivität"

Die Open Source Loops bieten noch weitere Möglichkeiten, die ich unmöglich alle aufzählen kann. Ich selbst habe noch nicht alle Varianten für Fortgeschrittene ausprobiert.

Was kann der Open Source Loop nicht?

Natürlich kann er keine Wunder bewirken oder eigenes Engagement ersetzen. Beim kommerziellen Loop (Einheitsgröße) nutze ich ein Gerät, das ich nicht selbst kontrollieren kann, ich muss mich also blind darauf verlassen, dass es gut funktioniert. Wenn etwas nicht funktioniert, wende ich mich an den Hersteller. Beim Open Source Loop (Maßanzug) bin ich selbst zuständig. Ich muss daher den Loop beobachten und selbst warten, dafür kann ich ihn aber auch sehr fein stets an meine individuellen Bedürfnisse anpassen und die Hard- oder Software laufend auf den neuesten Stand bringen. Ich muss für Letzteres nicht mehrere Jahre auf eine neue Pumpe warten.

Ein Open Source Loop kann genauso wenig wie ein kommerzieller Loop ein Zuviel an Bolus aus dem Körper entfernen. Wenn es also nicht reicht, dass die Insulinzufuhr gestoppt wird, muss ich genauso wie beim kommerziellen Loop dem Körper zusätzlich Glukose zuführen.

Kein Loop kann verstopfte Katheter wieder durchgängig machen, aber beim Open Source Loop merke ich sehr rasch daran, dass (mahlzeitenunabhängig) trotz seiner Korrekturen die Werte steigen oder zumindest nicht in den Zielbereich sinken, dass etwas nicht stimmt. Ich schaue dann als erstes nach Pumpe, Schlauch und Katheter.

Mittlerweile ist allerdings die Qualität der Open Source Loops sehr gut, da diese von sehr vielen Betroffenen über einen langen Zeitraum getestet worden sind. Die Software wird regelmäßig angepasst, Fehler zügig beseitigt. Kommerzielle Systeme stehen vor einer größeren Herausforderung, müssen sie darüber hinaus doch noch ein Zulassungsverfahren absolvieren.

Weitere Schritte: Die Arbeit ist irgendwie nie vorbei

Als der Loop eingerichtet war, musste ich zunächst alles genau beobachten und hinterfragen. Was macht der Loop in welcher Situation und warum? Erst dann habe ich ihn individuell an meine persönlichen Bedürfnisse angepasst, Stück für Stück. Und als ich das geschafft hatte, konnte der Loop seine Sahnehäubchenfunktion für mich gut ausüben.

All die Mühe hat sich mehr als gelohnt. Inzwischen sind fast drei Jahre vergangen und vieles ist einfacher geworden, aber letztlich kann ich den fertigen Loop nicht einfach in die Tasche stecken und nie wieder darüber nachdenken, sondern ich muss ihn stets im Auge behalten. Ich muss wissen, welche Anpassungen ich vornehmen muss, wenn die Werte sich nicht so entwickeln wie gedacht. Es gibt viele verschiedene Möglichkeiten und das muss/te ich lernen! Das Schöne aber ist: Der Open Source Loop arbeitet völlig transparent, ich kann jederzeit sehen, welche Berechnungen er durchführt, warum er also zu seinem Ergebnis kommt.

Ich musste auch lernen, wie man den Loop immer up to date hält. Das ist insofern sinnvoll, als es ja gerade die Besonderheit ist, dass diese Loops nicht fertig sind, sondern dass sie durch die Community laufend getestet und immer weiter verbessert werden.

Haben sich „nur“ meine Gesundheit und mein Wohlbefinden verbessert?
Nein, der Open Source Loop hat mein Leben so ziemlich umgekrempelt. Es geht mir nicht nur besser, was den Diabetes anbelangt, sondern ich habe mit besseren Werten, wachsender Kraft und steigender Laune auch eine neue Aufgabe für mich gefunden: Pay it forward! (Man hat dir Gutes getan, tue auch du anderen Gutes!) Die Community lebt vom Beitrag jedes Einzelnen: Ich habe bei den Übersetzungen geholfen, fleißig über mein Loopen getwittert, ich halte Vorträge über den Closed Loop, auch vor medizinischem Fachpersonal. Sogar im Fernsehen konnte ich mit kleinen Beiträgen die gute Botschaft verkünden: Loopen funktioniert! Ich freue mich, dass ich damit auch dabei helfen kann, den Weg für die kommerziellen Systeme zu ebnen.

Außerdem habe ich den #LooperInBerlin Stammtisch gegründet und Treffen in ein paar anderen Städten organisiert. Ich habe dazu animiert, es mir nachzutun, und so die Open-Source-Looper-Bewegung in Deutschland gefördert. Bei diesen Treffen sind alle, die sich über das Thema und viele weitere austauschen möchten, herzlich willkommen.

#LooperInBerlin
@Saskia Wolf

Ich habe virtuell und bei persönlichen Zusammenkünften so viele Menschen kennengelernt, die ich sonst nicht getroffen hätte. Diese Menschen sind sehr unterschiedlich, aber alle haben ein Herz aus Gold, halten zusammen, und ich möchte sie nicht mehr in meinem Leben missen! An dieser Stelle von Herzen meinen Dank an die Developer, deren Verantwortungsbewusstsein mich sicher umhüllt, an alle, die mir Gutes tun, Fragen beantwortet haben, die sich untereinander helfen, und die immer die Geduld miteinander bewahren, an die Familien, die dahinterstehen, obwohl es Zeit raubt, die eigentlich ihnen zusteht, und an die, die mich sprechen lassen über das, was die Zukunft im Bereich Diabetes und Technik darstellt! Ihr alle seid meine Helden!

Alles Liebe für euch!
Saskia im April 2019
(missdazzle@web.de)

Nachbemerkung der Autoren – Rechtliche Situation der DIY-Loop-Systeme

Die selbst gebauten DIY-Loop-Systeme haben keine CE-Zertifizierung, sind also nicht als Medizinprodukt zugelassen und dürfen in der Europäischen Union nicht verkauft werden. Sind deshalb alle „Looper“ kriminell und gehören hinter Schloss und Riegel? Zum Glück ist das nicht der Fall, doch die Rechtslage ist im Detail noch unklar. Rechtssicherheit wird es erst geben, wenn die ersten Gerichtsurteile zum Loopen gesprochen sind (bisher ist noch kein Urteil zu diesem Thema bekannt).

Die Deutsche Diabetes Gesellschaft hat im Jahr 2018 ein Gutachten veröffentlicht, welches das Thema aus ärztlicher Sicht beleuchtet („Looper-Gutachten“): https://bit.ly/2OnLXDe.

Looper-Gutachten

https://
bit.ly/2OnLXDe

Weitere Rechtsanwälte haben sich zum Thema Loopen geäußert, z B. Oliver Ebert (Diabetes-Journal 4/2019). Aus den verfügbaren Quellen lässt sich folgendes schlussfolgern (Stand Herbst 2019):

- Patienten, die ein DIY-Loop-System verwenden, machen sich nicht strafbar („straflose Eigengefährdung bei bestimmungswidrigem Gebrauch“).
- Aber: Sie haben keine Haftungsansprüche gegenüber den Pumpen- und CGM-Herstellern mehr, da die Produkte nicht entsprechend der Zulassung verwendet werden.
- Der Arzt muss seine Patienten nicht über die Therapieoption DIY-Loop informieren, da es sich hierbei nicht um eine anerkannte Standardtherapie handelt.
- Nach sorgfältiger Aufklärung über die Rechtslage der Loop-Systeme (schriftlich und am besten vor Zeugen) ist Ärzten und Diabetesberaterinnen eine diabetologische Weiterbehandlung möglich. Loop-spezifische Tipps dürfen nicht gegeben werden.
- Dringend abzuraten ist Diabetesteams von Loop-Schulungsmaßnahmen, von Looper-Treffen in Praxisräumen und insbesondere von der Weitergabe fertiger Systeme. Im juristischen Sinne würde der Arzt dann zum Betreiber des Loop-Systems und wäre für sämtliche daraus entstehenden Schäden haftbar.
- Die größte juristische Unsicherheit besteht im Bereich Haftungsrisiko/Fremdgefährdung. Was passiert beispielsweise, wenn ein Looper infolge einer Fehlfunktion des Systems während einer Autofahrt einen Unfall verursacht, bei dem andere Personen zu Schaden kommen? Hat der Looper fahrlässig (eher nicht) oder sogar vorsätzlich (nein!) gehandelt? Die haftungsrechtlichen Konsequenzen sind derzeit noch ungeklärt.

- Problematisch ist die Situation immer bei loopenden Kindern, ganz besonders wenn sich die Erziehungsberechtigten über das DIY-Loopen nicht einig sind.

Diese Information ersetzt keine Rechtsberatung. Die rechtliche Bewertung kann sich durch neue Fakten o. Ä. jederzeit ändern. Die Angaben sind ohne Gewähr; Irrtümer vorbehalten (Stand Herbst 2019).

Seit September 2019 gibt es auch in Deutschland eine zugelassene Alternative, das kommerzielle Hybrid-Closed-Loop-System Medtronic 670G. In Kürze werden noch mehr „offizielle", also CE-zertifizierte Systeme verfügbar sein.

Teil 4
Anhang

19 Anhang

19.1 Praktische Tipps zur Berechnung von Kohlenhydraten

Wie viel Kohlenhydrate esse ich da gerade? Und wie schnell werden sie aufgenommen, d. h. wie schnell und wie lange erhöhen sie den Blutzucker? Für eine sinnvolle Insulintherapie sind diese Informationen unabdingbar.

19.1.1 Berechnung der Kohlenhydrateinheiten (KHE, KE) bzw. Broteinheiten (BE)

Bei den meisten industriell hergestellten Nahrungsmitteln ist der Kohlenhydratgehalt bekannt. Oft ist auf der Verpackung eine Nährwerttabelle abgedruckt, die angibt, wie viel Gramm Kohlenhydrate z. B. in der Fertigpizza, im Keks oder im Joghurt enthalten sind. Für alle anderen Nahrungsmittel muss man zu Küchenwaage und Nährwerttabelle greifen, um den exakten Kohlenhydratgehalt zu erfahren.

In Deutschland wird der Kohlenhydratgehalt von Nahrungsmitteln in Schätzeinheiten angegeben. Die Begriffe „Kohlenhydrateinheit“, „Kohlenhydratportion“ und „Broteinheit“ werden parallel verwendet. Deren Anzahl errechnet sich folgendermaßen:

Kohlenhydrateinheiten (KHE, KE) = Gramm Kohlenhydrate / 10
Broteinheiten (BE) = Gramm Kohlenhydrate / 10 bis 12

Als Beispiel folgen hier die „technischen Daten“, die auf der Verpackung eines Schokoladenpuddings abgedruckt sind (Andechser Natur, Sahnepudding Schokolade): Weitere ausführliche Beispiele zur Berechnung der Nahrungsbestand-

100 g enthalten durchschnittlich:
Brennwert: 648 kJ (155 kcal)
Eiweiß: 3,6 g
Kohlenhydrate: 14,5 g
Fett: 9,2 g
14,5 / 10 = 1,45 KHE
14,5 / 12 = 1,2 BE

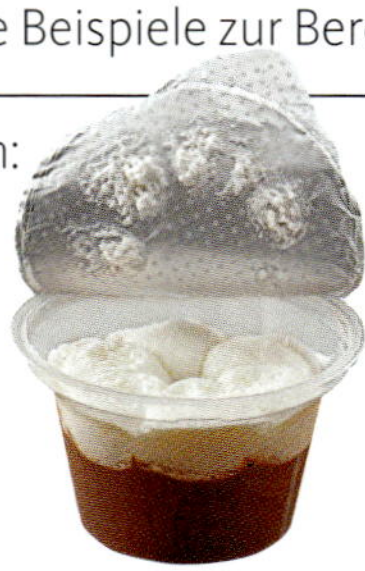

Ein Becher mit 150 g dieses Desserts enthält also 2,2 KHE bzw. 1,8 BE (Anmerkung: Des Weiteren enthält ein Becher 1,5 FPE, siehe Kap. 18.2).

teile (Kohlenhydrate, Fett und Eiweiß) und zur Auswahl der passenden Bolusform finden Sie in Kap. 5.3.3.

19.1.2 Faustregeln zum BE-Schätzen im Alltag

Im Alltag sind Diabetiker häufig gezwungen, den Kohlenhydratgehalt der Lebensmittel „nach Augenmaß" abzuschätzen. Dabei haben sich die folgenden groben Faustregeln bewährt.[1] Gelegentlich sollte die eigene „Augenwaage" wieder mit der Küchenwaage „geeicht" werden.

Der Kohlenhydratgehalt der Nahrungsmittel unterliegt natürlichen Schwankungen, so dass die Werte in den Tabellen nur grobe Richtwerte sein können. Die folgenden Tabellen sollen einen ersten Eindruck vermitteln. Für ausführlichere Informationen und Angaben zu weiteren Nahrungsmitteln empfehlen wir die im Literaturverzeichnis genannten Bücher.

Brot und Backwaren	Alltagsmaß	BE bzw. KHE
Weißbrot	1 Scheibe	2 BE
Vollkornbrot	1 Scheibe	2 BE
Knäckebrot	1 dünne Scheibe	0,5 BE
Brötchen/Semmel	1 Stück (50–70g)	2–3 BE
Brezel	1 Stück (70–80 g)	3–4 BE
Süße Teilchen	1 Muffin oder 1 kleines Teilchen	mind. 3 BE
Kuchen	1 Stück Kuchen	3–4 BE

Teigwaren	Alltagsmaß	BE bzw. KHE
Nudeln, gekocht	2 Esslöffel	1 BE
Cornflakes	2 Esslöffel	
Haferflocken	1 Esslöffel	
Panade	1 Schnitzel im Format DIN A6 (halb so groß wie dieses Buch)	

Kartoffeln und andere Nährmittel	Alltagsmaß	BE bzw. KHE
Kartoffeln	1 hühnereigroße	1 BE
Kartoffelbrei	2 Esslöffel (zubereitet)	
Pommes frites	½ kleine Portion	
Kartoffelchips	½ Portion (25 g)	
Kroketten	2 Stück	
Reis	2 Esslöffel gekochter Reis 1 Esslöffel roher Reis	
Semmelknödel	½ kleiner Knödel	
Kartoffelknödel	½ kleiner Knödel	
Ketchup	2 Esslöffel	

Obst (ungeschält)	Alltagsmaß	BE bzw. KHE
Apfel	½ Stück	1 BE
Ananas	1 Scheibe	
Aprikosen	2–3 Stück	
Banane	½ Stück	
Beeren	1 Handvoll	
Birne	1 kleine	
Erdbeeren	10 Stück	
Kirschen (süß)	10 Stück	
Kiwi	1 große	
Mandarinen	2 Stück	
Pfirsich	1 Stück	
Pflaumen/Zwetschgen	4 Stück	
Weintrauben	1 Dutzend	

Schnelle Not-BE	Alltagsmaß	BE bzw. KHE
Traubenzucker	2 Plättchen	1 BE
Cola	1 kleines Glas (100 ml)	
Fruchtsaft	1 kleines Glas (100 ml)	

Milch und Milchprodukte	Alltagsmaß	BE bzw. KHE
Milch, Buttermilch, Kefir	1 großes Glas (200 ml)	1 BE
Naturjoghurt	1 Becher (200 ml)	1 BE
Schokolade	1 Tafel (100 g)	5 BE

Fast Food	Alltagsmaß	BE bzw. KHE
McDonalds Big Mac	1 Stück	4 BE
McDonalds Hamburger Royal	1 Stück	3,5 BE
Burger King Cheeseburger	1 Stück	2,5 BE
Burger King Whopper	1 Stück	5 BE
Döner	1 Stück	3–4 BE
Fertigpizza: Dr. Oetker Spinatpizza	1 Pizza	7 BE

19.1.3 Einordnung der Kohlenhydrate in „schnell“ und „langsam“

Um die Bolusform optimal auf die jeweilige Mahlzeit abzustimmen, muss bekannt sein, wie schnell und wie lange die Kohlenhydrate den Blutzucker erhöhen. Diese Information liefert der „glykämische Index“ (GI). Je höher der GI ist, desto schneller schießen die Kohlenhydrate ins Blut (Normalbolus, ggf. mit Spritz-Ess-Abstand). Nahrungsmittel mit einem niedrigen GI führen dagegen zu einem langsamen, gleichmäßigen Blutzuckeranstieg, so dass Blutzuckerspitzen nach dem Essen leichter vermieden werden können (verzögerter Bolus).

- Ausführliche Information zu den verschiedenen Bolusformen finden Sie in Kap. 5.

Technisch gesagt gibt der glykämische Index eines Nahrungsmittels an, wie schnell die darin enthaltenen Kohlenhydrate im Vergleich zu Traubenzucker ins Blut aufgenommen werden. Reiner Traubenzucker hat definitionsgemäß einen GI von 100.

Nahrungsmittel mit einem glykämischen Index von über 70 gelten als „schnell“, mit einem GI von 56–69 als „mittel“ und unter 55 als „langsam“.

Im Einzelfall kann der glykämische Index großen Schwankungen unterliegen – bei ein und derselben Person, für ein und dasselbe Nahrungsmittel. Je länger z. B. Nudeln gekocht werden, desto ***höher*** wird ihr glykämischer Index, d. h. desto schneller werden sie aufgenommen. Ebenso haben industriell hergestellte Nahrungsmittel einen höheren glykämischen Index als „Hausgemachtes". Bei fett- oder eiweißreicher Zubereitung ***sinkt*** der glykämische Index, d. h. die Nährstoffe werden langsamer aufgenommen. Gleiches gilt für ballaststoffreiche Mahlzeiten.

Am Konzept des glykämischen Indexes wird kritisiert, dass zur Ermittlung der Werte teilweise völlig unrealistische Portionsgrößen verabreicht wurden, um stets auf eine identische Testmahlzeit von 50 g Kohlenhydraten zu kommen (dafür ist z. B. der Verzehr von 1 kg Karotten erforderlich). Die Kritik führte zur Einführung einer weiteren Einheit, der ***glykämischen Last***, die den Bezug zur üblichen Portionsgröße herstellt. Wir gehen jedoch nicht weiter auf diesen Aspekt ein, da der glykämische Index zur Auswahl der richtigen Bolusform ausreicht und da die Werte aus den bereits angeführten Gründen ohnehin nur als grobe Richtwerte zu verstehen sind.

In Kenntnis der Limitationen folgt nun eine Übersicht über den glykämischen Index einiger gebräuchlicher Nahrungsmittel, wie er publizierten Nährwerttabellen zu entnehmen ist.[2] Die folgenden Tabellen sollen einen ersten Eindruck vermitteln. Für ausführlichere Informationen und Angaben zu weiteren Nahrungsmitteln empfehlen wir die zitierten Bücher und Literaturstellen.

Brot und Backwaren	Bewertung	Glykämischer Index
Baguette	Sehr schnell	95
Brezel aus Weizenmehl	Sehr schnell	80
Weißbrot	Schnell	70
Brötchen/Semmel	Schnell	70
Croissant	Mittel	67
Vollkornbrot	Mittel	60–70
Knäckebrot	Mittel	60
Kekse	Mittel	50–60
Pumpernickel	Langsam	50

Milchprodukte	Bewertung	Glykämischer Index
Milch + Milchprodukte (o. Zucker)	Langsam	20–40
Vollmilchschokolade	Langsam	43
Schokolade mit >70 % Kakao	Langsam	23

Teigwaren	Bewertung	Glykämischer Index
Cornflakes	Sehr schnell	80
Haferflocken	Mittel bis schnell	60–80
Pizza mit Käse	Mittel	60
Spaghetti, 20 Min. gekocht	Mittel	61
Spaghetti, 10–15 Min. gekocht	Langsam	44
Spaghetti, 5 Min. gekocht	Langsam	38
Vollkornnudeln	Langsam	37

Kartoffeln, Reis etc.	Bewertung	Glykämischer Index
Reis: Jasminreis (Reiskocher)	Sehr schnell	109
Reis: Duftreis, „Klebreis“	Schnell	80–90
Reis: Langkorn-, Basmati-, Naturreis	Langsam bis mittel	50–60
Kartoffelbrei (industriell)	Sehr schnell	85
Kartoffelbrei (hausgemacht)	Schnell	74
Pellkartoffeln	Schnell	78
Pommes frites	Schnell	75
Kartoffelknödel	Langsam	52
Bohnen, Linsen	Langsam	20–40

Obst	Bewertung	Glykämischer Index
Wassermelone	Schnell	70
Aprikosen, Honigmelone, Weintrauben, Rosinen	Mittel	55–65
Äpfel, Birnen, Bananen, Erdbeeren, Kirschen, Kiwi, Orangen, Pfirsiche, Pflaumen	Langsam	40–55

19.2 Praktische Tipps zur Berechnung von Fett und Eiweiß

Nicht nur Kohlenhydrate, sondern auch größere Mengen Fett und Eiweiß steigern den Blutzucker und erfordern daher eine entsprechende Insulinabgabe. Aus diesem Grund wurde, analog zur Kohlenhydrateinheit, die neue Maßeinheit der „Fett-Protein-Einheit" (FPE) geschaffen. Eine Fett-Protein-Einheit erfordert zu ihrer Verstoffwechslung ungefähr soviel Insulin wie eine Kohlenhydrateinheit, allerdings muss die Insulinabgabe für Fett und Eiweiß verzögert stattfinden. Dieses außerordentlich wichtige Thema wird an dieser Stelle aus pragmatischer Sicht beleuchtet:

- Berechnung der FPE-Zahl bei bekanntem Fett- und Eiweißgehalt: Kap. 18.2.1
- Abschätzung mit Faustregeln bei unbekanntem Fett- und Eiweißgehalt: Kap. 18.2.2
- Verzögerungszeit der Insulinabgabe in Abhängigkeit von der FPE-Zahl: Kap. 5.3.2

19.2.1 Berechnung der Fett- und Proteineinheiten (FPE)

Die ursprüngliche Definition einer Fett-Protein-Einheit (FPE) lautet wie folgt:
1 FPE = 100 Kilokalorien aus Fett oder Eiweiß

Leider ist diese Formel nicht alltagstauglich. Auf den Nahrungsmitteln wird, wenn überhaupt, nur der *Gesamtenergiegehalt* (Kilokalorien) angegeben, der in der Regel nicht nach den einzelnen Nährstoffen aufgeschlüsselt wird. Zwar kann mit mathematischem Talent, einer Küchenwaage, einer Nährwerttabelle und einem Taschenrechner die exakte FPE-Zahl nach dieser Formel errechnet werden, doch zum Glück geht es auch einfacher. Auf den meisten Fertigprodukten ist mittlerweile angegeben, wie viel *Gramm* Fett und Eiweiß enthalten sind. Für andere Nahrungsmittel können diese Informationen einfach mit Küchenwaage und Nährwerttabelle ermittelt werden. Ein Gramm Fett liefert 9,3 Kilokalorien, ein Gramm Eiweiß 4,1 Kilokalorien. Anhand der folgenden Formel ergibt sich daraus die Zahl der FPE:

Zahl der FPE aus Fett = Gramm Fett / 11
Zahl der FPE aus Eiweiß = Gramm Eiweiß / 25

Oder in einer einzigen Formel: Zahl der FPE = (Gramm Fett / 11) + (Gramm Eiweiß / 25)

- Ausführliche Beispiele zur Berechnung der Nahrungsbestandteile (Kohlenhydrate, Fett und Eiweiß) und zur Auswahl der passenden Bolusform finden Sie in Kap. 5.3.3.

19.2.2 Faustregeln zum FPE-Schätzen im Alltag

Wir haben Faustregeln zum FPE-Gehalt einiger gebräuchlicher Nahrungsmittel zusammengestellt. Die genannten FPE-Zahlen wurden anhand publizierter Nährwertangaben mit der Formel aus Kap. 18.2.1 errechnet.[3] Die Tabellen sollen einen ersten Eindruck vermitteln. Für ausführlichere Informationen und Angaben zu weiteren Nahrungsmitteln empfehlen wir die zitierten Bücher und Literaturstellen (z. B. https://fddb.info).

Der Fett- und Eiweißgehalt der Nahrungsmittel unterliegt natürlichen Schwankungen, so dass die Werte in den Tabellen nur grobe Richtwerte sein können. Abweichungen nach oben und unten kommen selbstverständlich vor. Auch beim FPE-Schätzen empfiehlt sich von Zeit zu Zeit die Benutzung einer Küchenwaage, um die „Augenwaage" wieder neu zu justieren.

Fleisch und Wurst, Fisch	Alltagsmaß	FPE
Fleisch, mager	1 Portion = 125 g	1,0–1,5 FPE
Fleisch, fett	1 Portion = 125 g	2,5 FPE
Frikadellen	1 Portion = 100 g	2 FPE
Schinken, gekocht	30 g	0,6 FPE
Schinken, roh, geräuchert	30 g	1 FPE
Leberwurst	30 g	1,2 FPE
Salami	30 g	1,4 FPE
Bratwurst	1 Portion = 150 g	4 FPE
Leberkäse	1 Portion = 125 g	4 FPE
Wiener Würstchen / Frankfurter	1 Stück = 40 g	1 FPE
Fisch, mager (Forelle, Scholle)	1 Portion = 150 g	1,5 FPE
Fisch, fett (Lachs, Thunfisch, Hering, Makrele)	1 Portion = 150 g	3 FPE

Fette, Speiseöl, Eier	Alltagsmaß	FPE
Butter	1 gestr. Esslöffel (13 g)	1 FPE
Speiseöl	1 Esslöffel (12 g)	1 FPE
Mayonnaise (50 % Fett)	1 Esslöffel (25 g)	1 FPE
Eier	1 Stück	0,7–0,8 FPE

Milch und Milchprodukte	Alltagsmaß	FPE
Milch	250 ml	1 FPE
Buttermilch	500 ml	1 FPE
Naturjoghurt	200 g	1 FPE
Käse	30–40 g	1 FPE
Sahne (30 % Fett)	35 g	1 FPE
Quark	150 g	0,5 FPE

Gemüse	Alltagsmaß	FPE
Avocado	1 Stück (200 g)	4 FPE
Erbsen	1 Port. (ungekocht 60 g)	0,5 FPE
Kidneybohnen	1 Port. (ungekocht 60 g)	0,5 FPE
Sojazubereitung (Fleischersatz)	1 Portion (100 g)	2 FPE

Diverses	Alltagsmaß	FPE
Schokolade	1 Tafel (100 g)	3 FPE
Nüsse, Mandeln	1 Portion (50 g)	2–3 FPE
Kartoffelchips	1 Portion (50 g)	2 FPE
Pommes frites	Mittlere Portion (110 g)	1 FPE
McDonalds Big Mac	1 Stück	3 FPE
Burger King Whopper	1 Stück	4 FPE
Döner (Kalbfleisch)	1 Stück	4 FPE
Fertigpizza: Dr. Oetker Spinatpizza	1 Pizza	5 FPE

19.3 Tabelle zur Ermittlung einer physiologischen Start-Basalrate für Erwachsene

Empfehlung zur Ermittlung einer physiologischen Start-Basalrate bei der Umstellung von der ICT auf die Insulinpumpentherapie entsprechend dem „Basalratenschieber" nach Dr. Renner.[4] Abhängig von der täglichen Gesamtbasalrate (Ermittlung des neuen Insulinbedarfs siehe Kap. 3.5) kann aus der Tabelle das passende Durchschnittsprofil ausgewählt werden.

Stündliche Basalrate (I.E./h) bei Verwendung eines schnellwirkenden Analoginsulins																		
Std.	Gesamtbasalrate (I.E. pro Tag)																	
	6	8	10	12	14	16	18	20	22	24	26	28	30	32	34	36	38	40
0–1	0,1	0,2	0,2	0,2	0,3	0,4	0,4	0,4	0,5	0,5	0,6	0,6	0,7	0,7	0,8	0,8	0,8	0,9
1–2	0,1	0,2	0,2	0,2	0,3	0,4	0,4	0,4	0,5	0,5	0,6	0,7	0,7	0,7	0,8	0,8	0,8	0,9
2–3	0,2	0,2	0,3	0,3	0,4	0,5	0,5	0,6	0,6	0,7	0,7	0,8	0,8	0,9	1,0	1,0	1,1	1,2
3–4	0,2	0,3	0,4	0,5	0,5	0,5	0,6	0,7	0,8	0,8	0,9	0,9	1,0	1,1	1,2	1,2	1,3	1,4
4-5	0,3	0,5	0,5	0,7	0,6	0,7	0,8	0,9	1,0	1,1	1,1	1,2	1,4	1,4	1,5	1,6	1,7	1,8
5–6	0,4	0,6	0,7	0,9	0,9	1,1	1,3	1,4	1,6	1,7	1,8	1,9	2,1	2,2	2,5	2,6	2,7	2,9
6-7	0,6	0,7	0,8	1,0	1,2	1,4	1,5	1,6	1,8	2,0	2,1	2,3	2,5	2,6	2,8	3,0	3,1	3,3
7–8	0,4	0,6	0,7	0,8	0,9	1,1	1,2	1,2	1,5	1,6	1,7	1,8	2,0	2,1	2,3	2,4	2,5	2,7
8-9	0,3	0,4	0,5	0,5	0,6	0,8	0,9	1,0	1,1	1,2	1,3	1,4	1,5	1,6	1,7	1,8	1,9	2,0
9-10	0,2	0,3	0,3	0,4	0,5	0,5	0,6	0,7	0,8	0,9	1,0	1,0	1,0	1,1	1,1	1,2	1,2	1,3
10–11	0,2	0,2	0,3	0,4	0,5	0,5	0,6	0,7	0,7	0,8	0,9	1,0	1,0	1,1	1,1	1,2	1,3	1,3
11–12	0,2	0,2	0,3	0,4	0,5	0,5	0,6	0,7	0,7	0,8	0,9	1,0	1,0	1,1	1,1	1,2	1,3	1,3
12–13	0,2	0,2	0,3	0,4	0,5	0,5	0,6	0,7	0,7	0,8	0,9	1,0	1,0	1,1	1,1	1,2	1,3	1,3
13–14	0,2	0,2	0,3	0,4	0,5	0,5	0,6	0,7	0,7	0,8	0,9	1,0	1,0	1,1	1,1	1,2	1,3	1,3
14-15	0,2	0,2	0,3	0,4	0,5	0,5	0,6	0,7	0,8	0,8	1,0	1,0	1,0	1,1	1,1	1,2	1,3	1,3
15–16	0,2	0,3	0,4	0,4	0,5	0,6	0,7	0,8	0,9	1,0	1,1	1,1	1,2	1,3	1,3	1,4	1,5	1,6
16-17	0,3	0,4	0,5	0,5	0,7	0,8	0,9	1,0	1,1	1,2	1,3	1,4	1,5	1,6	1,7	1,8	1,9	2,0
17–18	0,3	0,5	0,6	0,7	0,8	0,9	1,0	1,1	1,2	1,3	1,4	1,5	1,6	1,7	1,9	2,0	2,1	2,2
18-19	0,3	0,5	0,6	0,7	0,8	0,9	1,0	1,1	1,2	1,3	1,4	1,5	1,6	1,7	1,9	2,0	2,1	2,2
19-20	0,3	0,3	0,5	0,6	0,6	0,8	0,8	0,9	1,0	1,0	1,1	1,2	1,3	1,4	1,5	1,6	1,7	1,8
20–21	0,2	0,3	0,4	0,5	0,5	0,6	0,7	0,8	0,8	0,9	1,0	1,1	1,2	1,3	1,4	1,4	1,5	1,6
21–22	0,2	0,3	0,3	0,4	0,5	0,5	0,6	0,7	0,7	0,8	0,8	0,9	1,0	1,1	1,1	1,2	1,3	1,3
22–23	0,2	0,2	0,3	0,4	0,5	0,5	0,6	0,7	0,7	0,8	0,8	0,9	1,0	1,1	1,1	1,2	1,3	1,3
23–24	0,2	0,2	0,3	0,3	0,4	0,5	0,5	0,5	0,6	0,7	0,7	0,8	0,9	0,9	0,9	1,0	1,0	1,1

Die in dieser Tabelle angegebenen Basalratenprofile sind als erste Basalrate „auf Verdacht" **für Erwachsene und bei Verwendung eines schnellwirkenden Analoginsulins** gedacht. Für Kinder und Jugendliche gelten andere Empfehlungen (siehe Kap. 3.5.2 und 9.1). Bei Verwendung von Normalinsulin muss das gesamte Profil um eine Stunde früher einprogrammiert werden.

- Ausführliche Informationen zur Basalrate und ihrer Optimierung: Kap. 4

19.4 Vereinbarung zur Insulinpumpentherapie

▶ Download zum Ausdrucken im Online-Anhang (Kap. 19)

Behandlungsvertrag zwischen Diabetesteam und Pumpenträger zur Insulinpumpentherapie

Vertragspartner:

	Behandelnder Diabetologe:	Pumpenträger:
Name:	________________________	________________________
Vorname:	________________________	________________________
Straße:	________________________	________________________
Ort:	________________________	________________________

Frau/Herr ________________________, geb. am ____________ hat vom ________ bis __________ an einer strukturierten Insulinpumpenschulung in unserer Praxis/ Klinik teilgenommen. Der Patient wurde auf die Insulinpumpe: __________________ mit der Seriennummer: ________________________ geschult und eingewiesen.
In diesem Zusammenhang wurde der Patient über alle Besonderheiten und Risiken der Insulinpumpentherapie ausführlich informiert.

Der Pumpenträger wurde im Verlauf der strukturierten Insulinpumpenschulung in folgende Themen der Diabeteseinstellung unter einer Insulinpumpe dezidiert eingewiesen: Ursachen, Symptome und Therapie von Blutzuckerentgleisungen (Hypo- und Hyperglykämie), ausführliches Ketoazidosemanagement, Therapieanpassung in besonderen Lebenssituationen wie z. B. Sport, Alkohol, Reisen, Rückumstellung auf die ICT, Operationen, Auto fahren etc., Wechseln des Infusionssets, Entzündungszeichen an der Einstichstelle usw. (Eine Kopie des vom Patienten diesbezüglich ausgefüllten „Pumpenführerscheins" wird der Akte beigelegt).

Da eine gute Diabeteseinstellung ohne die erforderlichen Blutzuckerkontrollen (alternativ: CGM-Kontrolle) nicht möglich ist, müssen vom Pumpenträger täglich mindestens vier Blutzuckerwerte gemessen werden (nüchtern, vor den Hauptmahlzeiten und IMMER vor dem Schlafengehen). Außerdem wird mindestens ___ mal pro Quartal ein Blutzuckerwert nachts (zwischen 2 und 4 Uhr) gemessen. Während der Ersteinstellung sind nachts zweistündige Messungen und tags auch postprandiale Messungen nötig. Bei Autofahrten sind Blutzuckerkontrollen vor und mindestens alle zwei Stunden während der Fahrt verpflichtend. Diese Blutzuckerwerte werden in einem Blutzuckertagebuch dokumentiert. Dem Insulinpumpenträger ist bekannt, dass bei unzureichender Messung und Dokumentation die Insulinpumpe entzogen werden kann.

Der Pumpenträger verpflichtet sich, bei allen Unklarheiten während der Ersteinstellung sowie weiterhin bei allen Notfällen (z. B. Ketoazidose) mit der Insulinpumpentherapie zumindest telefonisch Kontakt mit dem behandelnden Diabetesteam aufzunehmen.

Notfallnummer: ______________________________

Quartalsweise sollen der HbA_{1C}-Wert gemessen und weitere Untersuchungen entsprechend des Gesundheits-Passes Diabetes der DDG durchgeführt werden. Berichte von Ärzten anderer Fachrichtungen (Augenarzt, Neurologe, Kardiologe etc.) leitet der Pumpenträger unaufgefordert an sein behandelndes Diabetesteam weiter.

Individuell vereinbarte Behandlungsziele:
Katheterwechsel alle: ____________________ Tage
Anzahl der Routine-Blutzuckermessungen täglich: ____________________
Angestrebter Nüchternblutzucker: ____________________
Angestrebter mittlerer Blutzuckerwert: ____________________
Angestrebter Blutzuckerwert vor dem Schlafengehen: ____________________
Angestrebter HbA_{1C}-Wert: ____________________
(Alternativ können hier auch CGM-Zielwerte eingefügt werden, siehe Kap. 15.3)

Bei Blutzuckerwerten > 250 mg/dl oder bei Symptomen einer Ketoazidose MUSS IMMER ein Ketontest durchgeführt werden. Bei positivem Ketontest (Blut > 0,6 mmol/l oder Urin ++ bis +++) sollte der Pumpenträger sofort mit einer Einmalinsulinspritze (U 100) folgende Insulinmenge des Insulins ____________ injizieren:

Blutzuckerhöhe	Ketonhöhe	zu spritzende Insulinmenge (mit Spritze)
____________	________	____________
____________	________	____________
____________	________	____________
____________	________	____________
____________	________	____________

Wenn der Patient wieder auf eine ICT umsteigen muss (Pumpendefekt) oder möchte (z. B. Urlaub), sollte er folgendes Verzögerungsinsulin verwenden: ____________________
Dieses hat er immer als Notreserve im Kühlschrank und kontrolliert einmal pro Quartal das Haltbarkeitsdatum des Insulins. Im Falle eines Umstiegs auf die ICT spritzt er folgende Insulinmengen:

Uhrzeit:	Insulinmenge des o. g. Verzögerungsinsulins:
____________	____________________
____________	____________________
____________	____________________

Die unterzeichnenden Parteien bestätigen mit ihrer Unterschrift, dass sie den Vertrag vollständig gelesen und verstanden haben und in der hier vorliegenden Form akzeptieren.

______________________	______________________
Ort, Datum Diabetologe	Ort, Datum Pumpenträger

19.5 Insulinpumpenführerschein

Abschlusstest der Insulinpumpenschulung = „Pumpenführerscheinprüfung".

- Weitere Informationen siehe Kap. 2.4.
- Download zum Ausdrucken im Online-Anhang (Kap. 19)

Fragen

1. Beschreiben Sie ausführlich, in welchen Einzelschritten Sie einen Insulinkatheter legen.
2. Wann erneuern Sie einen Insulinkatheter:
   a) routinemäßig?
   b) bei welchen Symptomen?
3. Welche Utensilien gehören in Ihren alltäglichen „Ersatzteilkoffer"?
4. Wann würden Sie Ihre aktuelle Basalrate
   a) temporär erhöhen?
   b) temporär reduzieren?
5. Nennen Sie Gründe für eine Hyperglykämie:
   a) pumpenabhängige Ursachen (8 Gründe)
   b) pumpenunabhängige Ursachen (6 Gründe)
   und beschreiben Sie Ihr Vorgehen in einer solchen Situation (zu a und b)
6. Was ist der Unterschied zwischen einer Hyperglykämie und einer Ketoazidose?
7. Beschreiben Sie ausführlich bei einer Ketoazidose:
   a) Ursache
   b) Symptome
   c) allgemeine Verhaltensregeln/Therapie, inklusive Ihrer individuellen Insulindosierung
8. Nennen Sie 6 Ursachen für eine Hypoglykämie und beschreiben Sie, was Sie:
   a) akut in der Situation unternehmen würden, um die Hypoglykämie zu therapieren,
   b) welche Maßnahmen Sie in Zukunft vorbeugend ergreifen würden, um eine weitere Hypoglykämie in dieser oder einer ähnlichen Situation zu verhindern
9. Beschreiben Sie anhand Ihrer individuellen Insulindosis, wie Sie Ihre Therapie verändern würden, wenn Sie:
   a) von 20–21 Uhr mit einem etwa gleichstarken Partner eine Stunde Tennis spielen
   b) eine ganztägige Radtour von mittelschwerer Dauer und Intensität unternehmen wollen
10. Wie würden Sie einen Umstieg auf die ICT vornehmen? Bitte geben Sie Ihre individuelle Insulindosierung, inkl. Insulinart, -menge und Injektionszeit an.

19.6 CGM-Pilotenschein

Abschlusstest der CGM-Schulung = „CGM-Pilotenschein-Prüfung“

- Download zum Ausdrucken im Online-Anhang (Kap. 19)

Fragen

1. Was kann die kontinuierliche Glukosemessung (CGM) leisten? Welche Erwartungen sind (noch) unrealistisch?
2. Erklären Sie die Begriffe Blutzucker, Gewebezucker und aktuelle CGM-Glukose. Wann sind Blutzucker und CGM-Glukose vergleichbar, und unter welchen Bedingungen sind Abweichungen zu erwarten?
3. Welche Zusatzinformation liefert die CGM im Vergleich zum HbA_{1C}-Wert?
4. Aus welchen Komponenten besteht Ihr CGM-System? Nennen Sie Funktion und „Lebensdauer“ der einzelnen Systemkomponenten.
5. Beschreiben Sie, wie Sie beim Legen Ihres CGM-Sensors vorgehen (falls erforderlich inkl. der speziellen Lösungen bei Allergien, Pflasterproblemen etc.)
6. Was sollten Sie in den ersten Tagen zu Beginn der CGM-Nutzung beachten? (mit Begründung)
7. Welche individuellen Alarmgrenzen wählen Sie für Ihr CGM-System? In welchen Lebenssituationen verändern Sie diese? (mit konkreten Glukosewerten)
8. Welche Bedeutung haben Trendanzeigen für Ihre Therapieanpassung im Alltag, z. B. vor körperlicher Aktivität oder vor Mahlzeiten?
9. Welche Informationen liefern Ihnen Voralarme für Ihre Therapiesicherheit?
10. Wie reagieren Sie konkret auf:
    a) Voralarm niedrige Glukose (mit Begründung)
    b) Voralarm hohe Glukose (mit Begründung)
    c) Niedrigalarm (mit Begründung)
11. Sie erhalten 30 Minuten nach dem Frühstück von Ihrem CGM-System einen „hohe Glukose“-Alarm. Beschreiben Sie detailliert Ihr konkretes Vorgehen in dieser Situation.
12. Wann und wie oft führen Sie bei Ihrem individuellen CGM-System eine Kalibration durch und was müssen Sie dabei systemspezifisch beachten? In welchen Situationen sollten Sie Ihr CGM-System definitiv NICHT kalibrieren?
13. Warum müssen Sie auch als CGM-Anwender unterwegs immer ein Blutzuckermessgerät mitführen?
14. Sie möchten mit Ihrem CGM-System für 4 Wochen nach Australien fliegen und dort auch an einem fünftägigen Tauchkurs teilnehmen. Weiterhin wollen Sie mit dem Wohnmobil im dortigen Hochsommer 2 Wochen durchs Outback fahren (Temperaturen oft über 40 Grad Celsius). Was müssen Sie für Ihre Sicherheit und für die Funktionsfähigkeit Ihres CGM-Systems dabei planen und beachten?

19.7 Kontaktadressen

HERSTELLER, DEUTSCHLAND

Abbott GmbH & Co. KG
Abbott Diabetes Care
Max-Planck-Ring 2
65205 Wiesbaden
Tel. 06122 58-0
https://freestyle.de

Dexcom
Haifa-Allee 2
55128 Mainz
Tel. 0800/724 6447
https://www.dexcom.com/de-DE

Insulet Corporation (Omnipod® Insulinpumpe)
Landsberger Straße 302
Office 431
80687 München
Tel. 0800/1821629
(aus dem Ausland: +49 69 1540 8728)
www.myomnipod.com/de-de/about-insulet
Vertrieb in Deutschland durch zahlreiche Diabetes-Versandhändler, Kontaktadressen siehe dort (siehe unten)

Medtronic GmbH
Earl-Bakken-Platz 1
40670 Meerbusch
Tel. 02159/8149-0
Pumpenhotline 0800/6464633
www.medtronic-diabetes.de

Medtrum GmbH
Königsallee 106
40215 Düsseldorf
Pumpenhotline: Hotline des entsprechenden Diabetes-Versandhändlers
Internet: de.medtrum.com
Vertrieb in Deutschland durch zahlreiche Diabetes-Versandhändler, Kontaktadressen siehe dort (siehe unten)

Roche Diabetes Care Deutschland GmbH
Sandhofer Straße 116
68305 Mannheim
Tel: +49 (0) 621 / 759- 0
Pumpenhotline: 0800/4466800
www.accu-chek.de

Sooil (Dana® Insulinpumpen)
Vertrieb in Deutschland durch die Firma IME-DC:
IME-DC GmbH
Fuhrmannstraße 11
95030 Hof
Tel. +49 (0) 9281/85016-0
Pumpenhotline: +49 (0) 9281/85016-888
www.imedc.de

Ypsomed GmbH (Ypsopump® Insulinpumpe)
Höchster Straße 70
65835 Liederbach
Tel. +49 (0)69/310197-0
Pumpenhotline 0800/1020210
www.ypsomed.com/de-DE/

► Hersteller Österreich und Schweiz im Online-Anhang, Kap. 20

DIABETES-VERSANDHÄNDLER

Im Folgenden finden Sie einige Adressen großer Diabetes-Versandhändler in Deutschland, ohne Gewähr und ohne Anspruch auf Vollständigkeit (Stand Herbst 2019).

Dia-Expert GmbH
Höchster Straße 82
D-65835 Liederbach
Tel. 0800/3423973
www.diaexpert.com

DIASHOP GmbH
Landsberger Straße 65
82110 Germering
Tel. 0800/9900880
www.diashop.de

Glucomax GmbH
Hauptstraße 131
10827 Berlin
Tel. (+49) 30/78001320
www.glucomax.de

MediqDirekt Diabetes GmbH
Bärensteiner Str. 27-29
01277 Dresden
Tel. 0800/3427325
www.mediqdirekt.de

speziMED GmbH
Querweg 3
01454 Radeberg
Tel. 0800/5217222
www.spezimed.net

TK Pharma Trade
Hansastrasse 15
49205 Hasbergen
Tel. 0800/4488900
www.tk-pharma.de

Ultrapharm Medicalprodukte GmbH
Frankfurter Str. 29
49214 Bad Rothenfelde
Tel. 0800 1008611
www.ultra-pharm.de

VERSCHIEDENE ADRESSEN

Deutscher Diabetiker Bund e. V.
Käthe-Niederkirchner-Straße 16
10407 Berlin
Tel. 030 / 42 08 24 98 0
www.diabetikerbund.de
Die größte und älteste Selbsthilfeorganisation für Diabetiker in Deutschland

Deutsche Diabetes-Hilfe – Menschen mit Diabetes e.V.
Albrechtstraße 9
10117 Berlin
+49 (0)30/201677-45
www.menschen-mit-diabetes.de
DDH-M bildet die Patientensäule in diabetesDE

IDAA Deutschland e.V.
c/o Ulrike Thurm
Seebadstraße 106
D-12621 Berlin
www.idaa.de
Deutsche Sektion der International Diabetic Athletes Association (Vereinigung diabetischer Sportler)

Diabetes-Journal
Verlag Kirchheim + Co GmbH
Wilhelm-Theodor-Römheld-Straße 14
55130 Mainz
Tel.: 06131/96070–0
www.diabetes-journal.de
Die größte deutschsprachige Abo-Zeitschrift für alle Diabetiker, ihre Familienangehörigen, Freunde und Betreuer

Kirchheim-Verlag
Verlag Kirchheim + Co GmbH
Wilhelm-Theodor-Römheld-Straße 14
55130 Mainz
Tel.: 06131/96070–0
www.kirchheim-verlag.de
www.kirchheim-shop.de
Der Diabetes-Verlag: Zeitschriften, Bücher, Kongresse und Schulungsprogramme

diabetesDE
Albrechtstr. 9
10117 Berlin
Tel. +49 (0)30/201677-0
www.diabetesde.org

Arbeitsgemeinschaft Diabetologische Technologie (AGDT) der Deutschen Diabetes-Gesellschaft
Lise-Meitner-Straße 8/2
89081 Ulm
Tel. +49 (0)731/40988343
www.diabetes-technologie.de

20 Hinweise zum Online-Anhang

Dieses Buch wird durch einen Online-Anhang im Internet ergänzt. Zum einen schreitet die Entwicklung in der Diabetes-Technik so schnell voran, dass wir ansonsten alle 6 Monate eine neue Auflage drucken müssten. Im Online-Anhang stellen wir ständig aktualisierte Vergleichstabellen bereit. Zum anderen möchten wir unseren Lesern auch Informationen zur Verfügung stellen, die so speziell sind, dass sie die Kapazität der gedruckten Ausgabe gesprengt hätten.

Der Zugriff auf den Online-Anhang geschieht über folgende Internetadresse:
www.kirchheim-shop.de/buch/CGM-und-Insulinpumpenfibel.html

Zum Zeitpunkt der Drucklegung verfügte der Online-Anhang über folgende Inhalte:

20. Online-Anhang

20.1 Aktualisierte Vergleichstabellen und Informationen
- 20.1.1. Insulinpumpen
- 20.1.2. CGM-Systeme
- 20.1.3. Neue Systeme nach Drucklegung (incl. Hybrid-Closed-Loop)

20.2 Arbeitsblatt „Meine Messgenauigkeit“ zum Ausdrucken

20.3 Vereinbarung zur Insulinpumpentherapie zum Ausdrucken

20.4 Insulinpumpenführerschein-Prüfung zum Ausdrucken

20.5 CGM-Pilotenschein-Prüfung zum Ausdrucken

20.6 Kontaktadressen der Hersteller in Deutschland, Österreich und der Schweiz

20.7 Erfahrungsbericht von Diana Drossel: „Kämpfen für barrierefreie Pumpen, Testgeräte und Tagebücher“ (Insulinpumpe und Sehstörung)

Glossar und Abkürzungsverzeichnis

ADA = American Diabetes Association. U.S.-amerikanische Diabetesgesellschaft
Adrenerg Durch Hormone der Nebenniere bedingt (Adrenalin, Noradrenalin)
AGDT = Arbeitsgemeinschaft diabetologische Technologie der Deutschen Diabetes-Gesellschaft
AGP = Ambulantes Glukoseprofil. Standardisierte Darstellung von Glukosesensor-Daten mit statistischer Zusammenfassung, visueller Darstellung mit → *Perzentilen-Kurven* und Tagesansichten.
AID-System = Automated Insulin Delivery = automatische Insulinabgabe-System. Auch → *(Hybrid-)Closed-Loop-System*, siehe dort.
Algorithmus Steuerprogramm zur (halb-)automatischen Regulation der Insulin- und ggf. Glukagon-Zufuhr in Abhängigkeit vom prognostizierten Glukoseverlauf und weiterer Faktoren. Entscheidender Bestandteil jedes → *(Hybrid-)Closed-Loop-Systems*.
AMG = Arzneimittelgesetz
Analoginsulin Gentechnisch verändertes Insulin mit verändertem Wirkprofil, das in seiner chemischen Struktur dem menschlichen Insulin sehr ähnlich ist
Anamnese Erfragen der Beschwerden und der Krankengeschichte
Änderungsratenalarm Alarmmeldung eines → *CGM-Systems*, wenn die CGM-Glukose sich zu rasch verändert, bzw. wenn der → *Glukosetrend* zu steil ist (unabhängig vom aktuellen Glukosewert)
Aseptisch Keimfrei
AUC = Area under the curve, engl. für „Fläche unter der Kurve". Maßeinheit aus der Kurvendiskussion; mathematisch gesprochen handelt es sich um ein Integral. Die AUC hängt von Höhe und Dauer der Glukoseauslenkungen ab.
Aufsteh-Bolus Ein kleiner Teil der Typ-1-Diabetiker benötigt am Morgen zum Aufstehen eine Insulingabe, um einen Blutzuckeranstieg (unabhängig vom Frühstück) zu vermeiden
Azeton Ein → *Ketonkörper*
Azetontest Messverfahren zur Bestimmung von → *Azeton im Urin*
Basalinsulin = Verzögerungsinsulin, Depotinsulin. Insulinpräparation mit späterem Wirkeintritt und längerer Wirkdauer als → *Normalinsulin*. Basalinsulin wird bei der ICT und CT eingesetzt, siehe dort.
Basalrate Bei der Insulinpumpentherapie: Kontinuierliche, individuell programmierte Insulinabgabe zur Deckung des mahlzeitenunabhängigen Insulinbedarfs
BE = Broteinheit. Schätzeinheit für den Kohlenhydratgehalt von Nahrungsmitteln zur Kalkulation des Insulinbedarfs. 1 BE ist definiert als 10–12 g Kohlenhydrate. Siehe auch → *KHE*, → *FPE*
BE-Faktor = I.E./BE-Faktor, siehe dort
Betahydroxybutyrat Der für die Diagnose und Verlaufsbeurteilung einer → *Ketoazidose* wichtigste → *Ketonkörper*. Nachweis durch → *Blutketontest*.
Bihormonelles Closed-Loop System Geschlossener Regelkreis zur vollautomatischen Glukoseregulation, der neben Insulin auch Glukagon verwendet (in Entwicklung).
Blutketontest Messverfahren zur Bestimmung von → *Betahydroxybutyrat* im Blut
Blutzuckerkinetik Zeitlicher Verlauf und Änderungsgeschwindigkeit der Glukosewerte
Bolus Abruf von zusätzlichem Insulin zur Abdeckung einer Mahlzeit oder zur Korrek-

tur erhöhter Blutzuckerwerte bei der Insulinpumpentherapie
Bolusfaktor = I.E/BE-Faktor, siehe dort
Bolus-Timing Zeitlicher Ablauf von Bolusgabe, Blutzuckerverlauf und Nahrungsaufnahme
Brittle-Diabetes Nur äußerst schwer einstellbarer Diabetes mellitus Typ 1 mit trotz aller Bemühungen dauerhaft instabiler Stoffwechsellage
BZ = Blutzucker
CGM = Continuous glucose monitoring = Kontinuierliche Glukosemessung
CGM mit Anzeige aktueller Glukosewerte = Realtime-CGM, offene CGM, unverblindete CGM. Kontinuierliche Glukosemessung mit Anzeige aktueller Glukosewerte (im Gegensatz zur → *verblindeten CGM*).
CGM-Elektrode Ort der enzymchemischen Messung des Glukosespiegels bei einem → *CGM-System*. Die CGM-Elektrode der aktuellen Modelle ist invasiv, d. h. sie muss im Unterhautfettgewebe platziert werden.
CGM-Glukose Glukosewert, der von einem → *CGM-System* erhoben wird. Aufgrund natürlicher Gesetzmäßigkeiten und messtechnischer Probleme ist die CGM-Glukose nicht notwendigerweise identisch mit dem → *Gewebezucker* (und erst recht nicht mit dem → *Blutzucker*).
CGM-Rekorder Gerät zur → *verblindeten CGM*
CGM-Sensor Einheit aus → *CGM-Elektrode* und dem dafür notwendigen Träger- und Klebematerial.
CGM-System Gerät zur kontinuierlichen Messung des Glukosespiegels.
CL = Closed-Loop, siehe dort.
Closed-Loop-System Geschlossener Regelkreis aus → *CGM-Sensor*, → *Algorithmus* und Insulinpumpe zur vollautomatischen Glukoseregulation. Fernziel der Diabetestechnik-Entwicklung.
Combo Bolus Vom Hersteller Animas gebrauchte Bezeichnung für den → *kombinierten Bolus*
CSII „Continuous subcutaneous insulin infusion" = Insulinpumpentherapie
CT = Konventionelle Insulintherapie mit zweimal täglicher Injektion von Mischinsulin
D-A-CH-Referenzwerte Referenzwerte für die Nährstoffzufuhr, gemeinsam publiziert von der Deutschen Gesellschaft für Ernährung e.V. (DGE), der Österreichischen Gesellschaft für Ernährung (ÖGE), der Schweizerischen Gesellschaft für Ernährungsforschung (SGE) und der Schweizerischen Vereinigung für Ernährung (SVE) (Deutschland-Österreich-Schweiz = D-A-CH).
Dawn-Phänomen Erhöhter Insulinbedarf in den frühen Morgenstunden (relativ häufig bei Typ-1-Diabetes)
DCCT = The Diabetes Control and Complications Trial. Diese legendäre Langzeitstudie wurde 1993 publiziert und bewies, dass ein Zusammenhang zwischen HbA_{1C} und der Häufigkeit von Folgeerkrankungen bei Typ-1-Diabetikern besteht.
DDG = Deutsche Diabetes-Gesellschaft. Wissenschaftliche Fachgesellschaft der deutschen Diabetologen und Diabetesforscher.
DEGUM = Deutsche Gesellschaft für Ultraschall in der Medizin
DGGG = Deutsche Gesellschaft für Gynäkologie und Geburtshilfe
Dualer Bolus Von den Herstellern Medtronic und Sooil gebrauchte Bezeichnung für den → *kombinierten Bolus*
Exsikkose Verlust v. a. von freiem Körperwasser mit nur geringem Elektrolytverlust (hypertone Dehydratation)
FDA = U.S. Food and Drug Administration. Lebensmittelüberwachungs- und Arzneimittelbehörde der U.S.A., auch zuständig für die Zulassung von Medizinprodukten wie Insulinpumpen und CGM-Systemen.

FGM = Flash Glucose Monitoring, auch: → *iscCGM*. Glukosesensor mit kontinuierlicher Messung, aber diskontinuierlicher Übertragung der Werte auf das Empfangsgerät/den Scanner (durch aktives Auslesen/„Scannen").
FPE = Fett-Protein-Einheit. Schätzeinheit für den Fett- und Eiweißgehalt von Nahrungsmitteln zur Kalkulation des Insulinbedarfs. 1 FPE ist in 11 g Fett bzw. 25 g Eiweiß enthalten. Der Insulinbedarf für 1 FPE entspricht dem Insulinbedarf für 1 KHE, jedoch muss die Abgabe über einige Stunden erfolgen. Siehe auch → *KHE*, → *BE*
Gastroparese Verzögerung der Magenentleerung. Möglicher Bestandteil einer → *diabetischen Neuropathie*.
G-BA = Gemeinsamer Bundesausschuss. Höchstes Gremium der gemeinsamen Selbstverwaltung im Gesundheitswesen in Deutschland, entscheidet über Leistungsansprüche der über 70 Millionen gesetzlich Krankenversicherten (Regelleistungskatalog).
Gegenregulation Hormonelle Antwort auf eine Unterzuckerung mit Ausschüttung von Stresshormonen wie Adrenalin, Noradrenalin, Glukagon und Cortisol
Gewebezucker Glukosespiegel im → Zwischenzellraum (Interstitium)
GI = Glykämischer Index, siehe dort
GL = Glykämische Last, siehe dort
Glukagon ist ein Hormon, das die A-Zellen der Bauchspeicheldrüse ins Blut abgegeben, wenn der Blutzucker zu niedrig ist. Mobilisiert die → *Glykogenspeicher* der Leber und hebt den Blutzucker. Therapeutischer Einsatz als Notfallmedikament und in Zukunft als Teil → *bihormoneller Closed-Loop-Systeme*.
Glukoneogenese Aufbau von Glukose aus Nicht-Kohlenhydrat-Vorstufen in der Leber, z. B. aus Aminosäuren oder aus Laktat
Glukose = Traubenzucker. Einfachster Einfachzucker.
Glukosetrend Siehe → *Trend*
Glykämie Glukosespiegel im Blut
Glykämische Last Maßeinheit zur Blutzuckerwirksamkeit von Kohlenhydraten, die den → *Glykämischen Index* und die Portionsgröße berücksichtigt.
Glykämische Variabilität Häufigkeit und Schwankungsbreite von Blutzuckerschwankungen
Glykämischer Index Maßeinheit zur Beurteilung der Geschwindigkeit der → *Resorption von Kohlenhydraten*. Siehe auch → *Glykämische Last*
Glykogen Speicherform der Glukose. Speicherorte sind Leber und Muskulatur.
Glykogenolyse Abbau von Glykogen zu Glukose
HbA_{1c} Hämoglobin A_{1c}, „Langzeitzucker". Bestandteile des Hämoglobins (roter Blutfarbstoff) gehen chemische Bindungen mit der Blutglukose ein. Der Prozentsatz der „Verzuckerung" korreliert mit dem durchschnittlichen Blutzuckerspiegel während der Lebensdauer der roten Blutkörperchen (ca. 2–3 Monate).
HCL = Hybrid-Closed-Loop, siehe dort.
Hochalarm Alarmmeldung eines → *CGM-Systems*, wenn die aktuelle → *CGM-Glukose* den programmierten Schwellenwert überschreitet
Hybrid-Closed-Loop Teilautomatischer Regelkreis aus → *CGM-Sensor*, → *Algorithmus* und *Insulinpumpe*. Im Gegensatz zum → Closed-Loop-System müssen z. B. weiterhin manuell Bolusgaben abgerufen und körperliche Aktivität berücksichtigt werden.
Hyperglykämie Zu hoher Blutzuckerspiegel.
Hypoglykämie = Unterzuckerung. Zu niedriger Blutzuckerspiegel.
I.E. = Internationale Einheiten bzw. Insulineinheiten. Maßeinheit für Insulin.

I.E./BE-Faktor = BE-Faktor, Kohlenhydrat-Faktor. Tageszeitlich schwankender Faktor, der den Insulinbedarf pro BE angibt.
ICD-10 = International Statistical Classification of Diseases and Related Health Problems, 10th Revision. Von der WHO entwickeltes Klassifizierungssystem der Krankheiten und Symptome.
iCGM = interoperable CGM. Von der → *FDA* eingeführte Zulassungskategorie für → *CGM-Systeme* als modularen Teil eines → *Closed-Loop-Systems*.
ICT = Intensivierte Insulintherapie mit mehrfach täglicher Injektion von Basal- und schnellwirkendem Insulin
IDAA = International diabetic athletes association. Vereinigung sporttreibender Diabetiker.
IDR = Interdezil Range. Bereich zwischen 10. und 90. → *Perzentilenkurve* im → *AGP*, umfasst die mittleren 80 Prozent der Messwerte.
Indikation Notwendige Bedingung zur Durchführung einer Untersuchung oder einer Behandlung, z. B. der Verdacht oder das Vorliegen einer bestimmten Erkrankung
Infusionsset = Insulinkatheter, siehe dort
Insertion Einführung, z. B. eines Insulinkatheters oder CGM-Sensors ins Unterhautfettgewebe
Insulinkanüle Derjenige Teil des → *Insulinkatheters*, der im Unterhautfettgewebe platziert wird
Insulinkatheter Insulinkanüle mit zugehörigem Schlauch zur Infusion von Insulin ins Unterhautfettgewebe im Rahmen der Insulinpumpentherapie
Insulinom Insulinproduzierender Tumor
Insulinresistenz Zustand mit verminderter blutzuckersenkender Wirkung von Insulin
Interstitium Zwischenzellraum, siehe dort
IPX = International Protection, = Ingress Protection (engl. für Eindringschutz). Internationale Klassifizierung der Widerstandsfähigkeit von Gehäusen, z. B. IPX8. Den Buchstaben IP werden zwei Kennziffern angehängt. Erste Kennziffer: Schutz vor Berührung bzw. Fremdkörper (X = unbekannt), zweite Ziffer: Schutz vor Feuchtigkeit bzw. Wasser.
IQWiG = Institut für Qualität und Wirtschaftlichkeit im Gesundheitswesen. Bewertet z. B. die Studienlage zu diagnostischen und therapeutischen Verfahren, wird vom → *G-BA* beauftragt.
IQR = Interquartil Range. Bereich zwischen 25. und 50. → *Perzentilenkurve* im → *AGP*, umfasst die mittleren 50 Prozent der Messwerte.
iscCGM = intermittent scanning CGM = FGM, siehe dort. Nicht zu verwechseln mit → *iCGM*.
JDRF = Juvenile Diabetes Research Foundation International. U.S.-amerikanische Stiftung mit dem vorrangigen Ziel, ein Heilmittel für den Typ-1-Diabetes zu finden.
Kalibration Kalibrierung, siehe dort
Kalibrierung Vergleich der Messgenauigkeit eines Messsystems mit einem unabhängigen, als genauer erachteten Messprinzip. So werden z. B. CGM-Systeme mit kapillären Blutzuckermessungen kalibriert.
Kanüle → *Insulinkanüle*
Kapillär Die kleinsten Blutgefäße betreffend
Katheter → *Insulinkatheter*
Ketoazidose Potentiell lebensbedrohliche Stoffwechselentgleisung mit hohem Blutzucker, Bildung von Ketonkörpern und Übersäuerung des Blutes
Ketonkörper Abbauprodukte der Fettsäuren, dazu gehören z. B. → *Betahydroxybutyrat* und → *Azeton*
Ketontest Messverfahren zur Bestimmung von → *Ketonkörpern* im Blut oder im Urin. Entscheidender Messwert zur Diagnose einer diabetischen → *Ketoazidose*
KHE = Kohlenhydrat-Einheit. Schätzeinheit

für den Kohlenhydratgehalt von Nahrungsmitteln zur Kalkulation des Insulinbedarfs. 1 KHE ist definiert als 10 g Kohlenhydrate. Siehe auch → *BE*, → *FPE*

Kohlenhydrat-Faktor = I.E./BE-Faktor, siehe dort.

Kombinierter Bolus Insulinbolus, der nur zum Teil sofort abgegeben wird. Der Rest wird verlängert über mehrere Stunden abgegeben (Mengenanteil und Verzögerungszeit der verlängerten Abgabe sind frei wählbar).

Kontinuierliche Glukosemessung = CGM. Automatische äußerst engmaschige Messung des Glukosespiegels. Die aktuellen → *CGM-Systeme* messen alle 2–5 Minuten den → *Gewebezucker* (nicht den Blutzucker).

Kontinuierliches Glukosemonitoring Kontinuierliche Glukosemessung, siehe dort

Kontraindikation Ausschlusskriterium zur Durchführung einer Untersuchung oder einer Behandlung

Kontrainsulinär Der Insulinwirkung entgegengesetzt, z. B. Adrenalin, Kortison

Konventionelle Insulinpumpe Traditionelle Insulinpumpe mit Insulinkatheter (im Gegensatz zur → *Patchpumpe*)

Korrekturfaktor Individuelles Maß zur Abschätzung des blutzuckersenkenden Effekts von Insulin. Angabe in mg/dl pro Insulineinheit.

Kühlschrankgegenregulation Siehe → Panik-BE

Lag Time Engl. für „Verzögerung". Im engeren Sinne wird mit Lag Time die zeitliche Differenz bezeichnet, um die die angezeigten → *CGM-Glukosewerte* den Blutzuckerwerten hinterherhängen.

Leberauffülleffekt Nach einer → *Hypoglykämie* mit hormoneller Gegenregulation: Wiederauffüllen der teilweise entleerten Kohlenhydratspreicher der Leber, verbunden mit einer Steigerung der Insulinempfindlichkeit

LGS = Low Glucose Suspend = Hypoglykämie-Abschaltung. Automatische Basalraten-Pause bei Unterschreiten der eingestellten Niedrig-Schwelle. Siehe auch PLGS.

Luer-Lock Genormtes Verbindungssystem für Insulinkatheter

MARD = Mittlere absolute relative Differenz zwischen Labor-Blutzucker und CGM-Glukose. Maß für die Messgenauigkeit eines CGM-Systems. Nicht standardisiert, leicht manipulierbar durch die Auswahl der Mess-Zeitpunkte (vor/nach den Mahlzeiten etc.).

MDK = Medizinischer Dienst der Krankenversicherung

Median-Kurve „Mittelste" Kurve einer größeren Anzahl von Kurven, d. h. über und unter der Median-Kurve befinden sich jeweils 50 Prozent der Einzelwerte.

Median-Wert „Mittelster" Wert einer Stichprobe, d. h. 50 Prozent der Werte sind höher bzw. niedriger als der Median. Im Gegensatz zum arithmetischen Mittelwert verändern einzelne „Ausreißer" den Median-Wert nicht.

mg/dl Einheit zur Angabe des Blutzuckerspiegels. Umrechnung in mmol/l: BZ in mg/dl geteilt durch 18 = BZ in mmol/l.

Mikroalbuminurie Ausscheidung von Eiweiß im Urin in gering über die Norm erhöhten Mengen

mmol/l Einheit zur Angabe des Blutzuckerspiegels. Umrechnung in mg/dl: BZ in mmol/l mal 18 = BZ in mmol/l.

Multiwave -Bolus Vom Hersteller Roche gebrauchte Bezeichnung für den → *kombinierten Bolus*

Muskelauffülleffekt Nach Muskelarbeit: Wiederauffüllen der teilweise entleerten Kohlenhydratspreicher von Muskulatur und Leber, verbunden mit einer Steigerung der Insulinempfindlichkeit

Nephropathie Nierenerkrankung. Mögliche Diabetes-Folgeerkrankung.
Neuroglykopenisch Durch Glukosemangel verursacht und das Gehirn und das Nervensystem betreffend
Neuropathie Erkrankung der Nervenzellen. Mögliche Diabetes-Folgeerkrankung.
Niedrigalarm Alarmmeldung eines → *CGM-Systems*, wenn die aktuelle → *CGM-Glukose* den programmierten Schwellenwert unterschreitet
Normalinsulin Humaninsulin. Dem menschlichen Insulinmolekül entsprechendes Insulinpräparat.
Normoglykämisch Den Blutzuckerwerten eines Stoffwechselgesunden entsprechend
Not-BE Schnell wirkende Kohlenhydrate, die zur Behandlung einer Unterzuckerung eingenommen werden
NPH-Insulin Langwirkendes Basalinsulin, bestehend aus Normalinsulin-Molekülen. Der Verzögerungseffekt kommt durch Bindung an das basische Protamin zustande (NPH = Neutrales Protamin Hagedorn).
Offene CGM = CGM mit Anzeige aktueller Glukosewerte, siehe dort
Pädiatrisch Die Kinder- und Jugendheilkunde betreffend
Panik-BE Im Rahmen einer Unterzuckerung: Über das medizinisch notwendige Maß hinaus erfolgende Zufuhr von Kohlenhydraten (im Gegensatz zur → *Not-BE*). Hat einen übermäßigen Blutzuckeranstieg zur Folge (sog. „Kühlschrankgegenregulation").
Patchpumpe Von engl. „patch" = Pflaster. Schlauchlose Insulinpumpe, bestehend aus → *Pod* und → *PDM*.
Pathogenese Ursache und Entstehung einer Erkrankung
PDM = Personal Diabetes Manager. Steuergerät der → *Patchpumpe* der Firma Omnipod.
Perzentilen-Kurven sind eine statistisch bearbeitete Darstellung aggregierter CGM-Kurven, die neben der → *Mediankurve* auch den Bereich der mittleren 50 Prozent (→ *IQR*) und 80 Prozent (→ *IDR*) der Messwerte darstellen. Bestandteil des → *AGP*.
Phantomvibration Vermeintliche Wahrnehmung eines Vibrationsalarms z. B. einer Insulinpumpe oder eines CGM-Systems, obwohl das Gerät gar nicht alarmiert hat
Physiologisch Stoffwechselgesund
Plasmakalibriert Neuer Standard für Blutzuckermessgeräte. Die Glukosekonzentration wird in Relation zum Plasma, d. h. zum wässrigen Anteils des Blutes, angegeben. Plasmakalibrierte Blutzuckermessgeräte zeigen um 11 Prozent höhere Werte an als → *Vollblutkalibrierte* (weitere Info siehe dort)
PLGS = Predictive Low Glucose Suspend = prädiktive Hypoglykämie-Abschaltung. Automatische Basalraten-Pause bei vorhergesagter Hypoglykämie / Voralarm Niedrig.
Pod Der auf die Haut geklebte Bestandteil einer → *Patchpumpe*. Enthält das Insulin, die notwendige Mechanik, die Elektronik und die Insulinkanüle.
Postprandial Nach dem Essen
Präprandial Vor dem Essen
Protein = Eiweiß
Randomisiert „Zufallsverteilt". Wichtiges Qualitätskriterium klinischer Studien. Bei der Randomisierung werden die Patienten nach dem Zufallsprinzip der Interventions- oder Vergleichsgruppe zugeteilt.
Realtime-CGM = CGM mit Anzeige aktueller Glukosewerte, siehe dort
Resorbieren Über Schleimhäute aufnehmen
Resorption = „Verdauung". Aufnahme vom Darm ins Blut.
Retinopathie Erkrankung des Augenhintergrunds. Mögliche Diabetes-Folgeerkrankung.
rtCGM = Realtime-CGM, siehe dort.
Schwellenwertalarm Alarmmeldung eines

CGM-Systems bei Über- oder Unterschreiten eines definierten Glukosewertes. Oberbegriff für → *Hoch-* und → *Niedrigalarm*, siehe dort
SEA = Spritz-Ess-Abstand
Signaldrift Im Lauf der Zeit abnehmende Signalstärke eines → *CGM-Sensors*
Softkanüle Teflonkanüle, siehe dort
Sport-BE Kohlenhydrate, die vor, während oder nach Sport eingenommen werden, um den Blutzucker anzuheben oder stabil zu halten.
SS = Schwangerschaft
SSW = Schwangerschaftswoche
Subkutan Das Unterhautfettgewebe betreffend
SuP = Sensorunterstützte Pumpentherapie (Insulinpumpentherapie + Realtime-CGM)
Surrogatparameter „Stellvertretender" Messwert für den Fall, dass der eigentlich interessante Parameter nicht messbar ist. Ein Surrogatparameter soll z. B. das Risiko für das Auftreten oder das Ausbleiben einer Komplikation möglichst zuverlässig vorhersagen. Beispiele: HbA_{1C} als S. für das Risiko diabetischer Folgeerkrankungen, Blutdruck als S. für das kardiovaskuläre Risiko.
SuT = Sensorunterstützte Therapie (ICT + Realtime-CGM)
Symptom Krankheitsanzeichen
Teflonkanüle Insulinkanüle aus dem elastischen Material Polytetrafluorethylen (landläufig „Teflon")
TbR = Time below Range = Zeit unter dem Zielbereich / in der Unterzuckerung. Siehe auch TiR.
Temporär Zeitlich begrenzt, vorübergehend.
Tiefalarm Niedrigalarm, siehe dort
Time Lag = Lag Time, siehe dort
TiR = Time in Range = Zeit im Zielbereich. Neuer Zielparameter im Zeitalter der Glukosevariabilität. Als Zielbereich wird meist 70 – 180 mg/dl definiert.
Transmitter CGM-Sender des Herstellers Medtronic
Trend Tendenz des Glukoseverlaufs (steigend – konstant – fallend)
Trendalarm Änderungsratenalarm, siehe dort
Trimenon = Schwangerschaftsdrittel
U100 Angabe der Insulinkonzentration. U100 bedeutet, dass in 1 ml 100 I.E. Insulin enthalten sind (Standardkonzentration für Insulinpumpen und -pens).
Unverblindete CGM CGM mit Anzeige aktueller Glukosewerte, siehe dort
VDBD = Verband der Diabetes-Beratungs- und Schulungsberufe in Deutschland
Verblindete CGM Kontinuierliche Glukosemessung mit nachträglicher Auswertung der erhobenen Daten (im Gegensatz zur → CGM mit Anzeige aktueller Glukosewerte)
VK = Variationskoeffizient. Quotient aus Standardabweichung und Mittelwert. Grobes Maß für Glukosestabilität.
Vollblutkalibriert Alter Standard für Blutzuckermessgeräte: Die Glukosekonzentration wird in Bezug auf Vollblut angegeben. Vollblut umfasst die zellulären Bestandteile und das sog. Plasma, d. h. den wässrigen Anteil des Blutes. Da in den roten Blutkörperchen die Glukosekonzentration niedriger als im Plasma ist, zeigen vollblutkalibrierte Messgeräte um 11 Prozent niedrigere Werte an als → *plasmakalibrierte*.
Voll-Closed-Loop siehe → *Closed-Loop-System*
Voralarm Alarmmeldung eines → *CGM-Systems*, wenn abzusehen ist, dass die CGM-Glukose bei Fortsetzung des aktuellen → *Trends* in einem definierten Zeitraum einen Schwellenwertalarm auslösen wird
Vor-Bolus Insulingabe im Vorfeld einer Mahlzeit zur Korrektur eines erhöhten Ausgangswertes. Für die geplante Mahlzeit wird dabei noch kein Insulin abgegeben, nur für die Blutzuckerkorrektur.

Vor-Korrektur Vor-Bolus, siehe dort
Wutbolus Im Rahmen subjektiv zu lange erhöhter Blutzuckerwerte: Über das medizinisch sinnvolle Maß hinausgehende Korrekturinsulingabe. Ein Wutbolus wird typischerweise im Affekt abgegeben, entbehrt daher einer rationalen Grundlage, ist häufig unnötig und kann eine Unterzuckerung zur Folge haben.
Zwischenzellraum = Interstitium, interstitieller Raum. Außerhalb der Blutgefäße (extravasal) und außerhalb der Zellen (extrazellulär) befindet sich der Zwischenzellraum, dessen Glukosegehalt von den aktuellen → *CGM-Systemen* gemessen wird.

Literaturverzeichnis

Teil 1: Insulinpumpenfibel (Kap. 1–10)

1 CSII = continuous subcutaneous insulin infusion (engl.) = kontinuierliche Insulininfusion ins Unterhautfettgewebe

2 Pickup JC, Keen H et al.: Continuous subcutaneous insulin infusion: an approach to achieving normoglycaemia. British Medical Journal 1(6107):204-207 (1978)

3 Persönliche Korrespondenz mit Dr. rer. nat. habil. Andreas Thomas, Medtronic GmbH, Meerbusch, im Februar 2010.

4 Pickup J, Mattock M et al.: Glycaemic control with continuous subcutaneous insulin infusion compared with intensive insulin injections in patients with type 1 diabetes: meta-analysis of randomised controlled trials. British Medical Journal 324:705–8 (2002)

5 Jeitler K, Horvath K et al.: Continuous subcutaneous insulin infusion versus multiple daily insulin injections in patients with diabetes mellitus: systematic review and meta-analysis. Diabetologia 51:941–51 (2008)

6 Tubili C et al.: CSII is superior to Glargine in reducing glucose variability in type 1 diabetic patients on a long period. 2nd ATTD Meeting, Abstract 311, Athens (2009)

7 Skyler JS: Diabetic complications – the importance of glucose control. Endocrinology and Metabolism Clinics of North America 25:243–54 (1996)

8 Doyle (Boland) EA, Weinzimer SA et al.: A randomized, prospective trial comparing the efficacy of continuous subcutaneous insulin infusion with multiple daily injections using insulin glargine. Diabetes Care 27:1554-8 (2004)

9 Pickup JC, Kidd J et al.: Determinants of glycaemic control in type 1 diabetes during intensified therapy with multiple daily insulin injections or continuous subcutaneous insulin infusion: importance of blood glucose variability. Diabetes/Metabolism Research and Reviews 22:232–7 (2006)

10 Pickup JC, Sutton AJ: Severe hypoglycaemia and glycaemic control in type 1 diabetes: Meta-analysis of multiple daily insulin injections compared with continuous subcutaneous insulin infusion. Diabetic Medicine 25:765–774 (2008)

11 Bode BW, Steed RD et al.: Reduction in severe hypoglycaemia with long-term continuous subcutaneous insulin infusion in type 1 diabetes. Diabetes Care 19:324-7 (1996)

12 Hoogma RPLM, Hammond PJ et al.: Comparison of the effect of continuous subcutaneous insulin infusion (CSII) and NPH-based multiple daily insulin injections (MDI) on glycaemic control and quality of life: results of the 5-nations trial. Diabetic Medicine 23:141–47 (2005)

13 Pouwer F, Hermanns N: Insulin therapy and quality of life. A review. Diabetes/Metabolism Research and Reviews 25: S4-S10 (2009)

14 Polonsky KS, Given BD et al.: Twenty-four-hour profiles and pulsatile patterns of insulin secretion in normal and obese subjects. The Journal of clinical investigation 81:442–8 (1988)

15 Sozialmedizinische Expertengruppe „Versorgungsstrukturen" (SEG 3) der MDK-Gemeinschaft: Stellungnahme zum Diskussionspapier der Expertengruppe im Auftrag der Diabetes-Arbeitsgruppe am Ministerium für Soziales, Gesundheit, Familie, Jugend und Senioren des Landes Schleswig-Holstein „Insulinpumpen-Verordnung: Führt das starre, intransparente Genehmigungsverfahren zur (unbeabsichtigten) Vorenthaltung einer etablierten Diabetesbehandlung?" im Auftrag des MDK Nord (2008)

16 Habrich G: Die Verordnung einer Insulinpumpe aus Sicht des MDK. Der Diabetologe 5:283–9 (2009)

17 Kapellen TM, Wolf J et al.: Changes in the use of analogue insulins in 37 206 children and adolescents with type 1 diabetes in 275 German and Austrian centers during the last twelve years. Experimental and clinical endocrinology & diabetes 117(7):329-35 (2009)

18 Außieker S, Habrich G, Kamps N, Müller C, Schlepp S: Sozialmedizinische Stellungnahme zur Behandlung des Diabetes mellitus mit externen Insulinpumpen, erstellt durch die Sozialmedizinische Expertengruppe „Versorgungsstrukturen" (SEG-3) der MDK-Gemeinschaft im Auftrag des BKK-Bundesverbandes, April 2006. Download z.B. unter www.arbeitsgemeinschaft-diabetologische-technologie.de

19 Straßburger R: Gutachtenerstellung und Kostenübernahme der CSII & CGM. Medtronic Diabetes News, Sonderausgabe zur 44. Jahrestagung der Deutschen Diabetes-Gesellschaft (2009)

20 Roche Diagnostics GmbH: Informationen zur Beantragung und Bestellung von Insulinpumpen. Informationsbroschüre (2009)

21 Straßburger R: Gutachtenerstellung und Kostenübernahme der CSII & CGM. Medtronic Diabetes News, Sonderausgabe zur 44. Jahrestagung der Deutschen Diabetes-Gesellschaft (2009)

22 Roche Diagnostics GmbH: Informationen zur Beantragung und Bestellung von Insulinpumpen. Informationsbroschüre (2009)

23 Prof. Spraul, Rheine, unpublizierte Daten

24 modifiziert nach Medtronic GmbH: Arbeitsbuch für die Insulinpumpentherapie MiniMed Paradigm Veo (2010)

25 Nach dem sogenannten Renner-Schieber: „Basalratenschieber zur Ermittlung der Basalrate bei Umstellung auf CSII“ der Firma Roche Diagnostics (2009)

26 Pańkowska E, Szypowska A: Application of novel dual wave meal bolus and its impact on glycated hemoglobin A1c level in children with type 1 diabetes. Pediatric Diabetes 10:298-303 (2009)

27 Modifiziert aus: Paradigm® Infusionspumpe 522 und 722, Gebrauchsanweisung der Firma Medtronic MiniMed (2006)

28 Modifiziert nach Freckmann G, Hagenlocher S et al.: Continuous glucose profiles in healthy subjects under everyday life conditions and after different meals. Journal of Diabetes Science and Technology 1:695–703 (2007)

29 Modifiziert nach Martin S, Dreyer M et al.: Therapie des Diabetes mellitus Typ 1. Mai 2007. Scherbaum WA, Haak T (Hrsg.): Evidenzbasierte Leitlinie der Deutschen Diabetes-Gesellschaft (DDG). http://www.deutsche-diabetes-gesellschaft.de/leitlinien/EBL_Dm_Typ1_Update_2007.pdf

30 American Diabetes Association: Standards in medical care – 2010. Position statement. Diabetes Care 33:S11–61 (2010)

31 Modifiziert nach Kleinwechter H, Bührer C et al.: Diabetes und Schwangerschaft. April 2008. Scherbaum WA, Haak T (Hrsg.): Evidenzbasierte Leitlinie der Deutschen Diabetes-Gesellschaft (DDG). http://www.deutsche-diabetes-gesellschaft.de/leitlinien/EBL_Schwangerschaft_2008.pdf

32 Mudaliar SR, Lindberg FA et al.: Insulin Aspart (B28 Asp-Insulin): A fast-acting analog of human insulin. Absorption kinetics and action profile compared with regular human insulin in healthy nondiabetic subjects. Diabetes Care 22(9):1501–6 (1999)

33 van Mark G, Lanzinger S et al.: Patient and disease characteristics of adult patients with type 1 diabetes in Germany: an analysis of the DPV and DIVE databases. Therapeutic Advances in Endocrinology and Metabolism 10:1-15 (2019)

34 Nach Kitabchi, Umpierrez et al.: Management of Hyperglycemic Crises in Patients with Diabetes (Technical Review) Diabetes Care 24:131–53 (2001) und American Diabetes Association: Hyperglycemic Crises on Diabetes (Position Statement) Diabetes Care 27:S94-102 (2004)

35 American Diabetes Association: Tests of Glycemia in Diabetes – A position statement from the American Diabetes Association. Diabetes Care 27:S91–3 (2004)

36 Laffel LM, Wentzell K et al.: Sick day management using blood-3–hydroxybutyrate (3–OHB) compared with urine ketone monitoring reduces hospital visits in young people with T1DM: a randomized clinical trial. Diabetic Medicine 23:278-84 (2006)

37 Taboulet P, Haas L et al.: Urinary acetoacetate ode capillary beta-hydroxybutyrate for the diagnosis of ketoacidosis in the Emergency Department setting. European Journal of Emergency Medicine 11: 251–8 (2004)

38 American Diabetes Association: Tests of Glycemia in Diabetes – A position statement from the American Diabetes Association. Diabetes Care 27:S91–3 (2004)

39 Charles RA, Bee YM, Eng PHK, Goh SY: Point-of-care blood ketone testing: screening for diabetic ketoacidosis at the emergency department. Singapore Medical Journal 48:986-9 (2007)

40 Charles RA, Bee YM, Eng PHK, Goh SY: Point-of-care blood ketone testing: screening for diabetic ketoacidosis at the emergency department. Singapore Medical Journal 48:986-9 (2007)

41 Guerci B, Tubiana-Rufi N et al.: Advantages to using capillary blood ß-hydroxybutyrate determination for the detection and treatment of diabetic ketoacidosis, Diabetes & Metabolism 31:401–6 (2005)

42 Sheik-Ali M, Karon BS et al.: Can serum ß-hydroxybutyrate be used to diagnose diabetic ketoacidosis? Diabetes Care 31:643–7 (2008)

43 Wallace TM, Meston NM et al.: The hospital use of a 30–second hand-held blood ketone meter: guidelines for clinical practice. Diabetic Medicine 18:640–5 (2001)

44 Meas T, Taboulet P et al.: Is capillary ketone determination useful in clinical practice? In which circumstances? Diabetes & Metabolism 31:299-303 (2005)

45 Mohseni S: Hypoglycemic neuropathy. Acta Neuropathologica 102:413–21 (2001)

46 McNay EC, Williamson A et al.: Cognitive and neural hippocampal effects of long-term moderate recurrent hypoglycemia. Diabetes 55:1088-95 (2006)

47 Gill GV, Woodward A et al.: Cardiac arrhythmia and nocturnal hypoglycaemia in type 1 diabetes – the ‘dead in bed’ syndrome revisited. Diabetologia 52:42–45 (2009)

48 Veglio M, Sivieri R et al.: QT interval prolongation and mortality in type 1 diabetic patients. A 5-year cohort prospective study. Diabetes Care 23:1381–3 (2000)

49 Pickup JC, Renard E: Long-Acting Insulin Analogs Versus Insulin Pump Therapy for the Treatment of Type 1 and Type 2 Diabetes. Diabetes Care 31:S140–5 (2008)

50 Bode BW, Steed RD, Davidson PC: Reduction in severe hypoglycemia with long-term continuous insulin infusion in type I diabetes. Diabetes Care 19:324-7 (1996)

51 Persönliche Korrespondenz von Kristina Pralle mit Ingrid Mühlhauser 2/2011

52 Mühlhauser I, Heinemann L, Fritsche E, von Lennep K, Berger M: Hypoglycemic symptoms and frequency of severe hypoglycemia in patients treated with

human and animal insulin preparations. Diabetes Care 14:745–749 (1991)

53 Cox DJ, Gonder-Frederick L, Polonsky W et al.: Blood Glucose Awareness Training (BGAT-2) – Long-term benefits. Diabetes Care 24:637–642 (2001)

54 Hermanns N, Kulzer B et al.: The effect of an education programme (HyPOS) to treat hypoglycaemia problems in patients with type 1 diabetes.Diabetes/Metabolism Research and Reviews 23:528-538 (2007)

55 Kapellen T, Klinkert C et al.: Insulin pump treatment in children and adolescents with type 1 diabetes: Experiences of the German working group for insulin pump treatment in pediatric patients. Postgraduate Medicine 122(3):98-105 (2010)

56 Kordonouri O: Differenzialindikationen und Relevanz der Pumpentherapie im Kindes- und Jugendalter; Diabetologe 5:258-264 (2009)

57 Phillip M, Battelino T et al.: Use of Insulin Pump Therapy in the Pediatric Age-Group. Consensus statement from the European Society for Paediatric Endocrinology, the Lawson Wilkins Pediatric Endocrine Society, and the International Society for Pediatric and Adolescent Diabetes, endorsed by the American Diabetes Association and the European Association for the Study of Diabetes. Diabetes Care 30:1653–1662 (2007)

58 Medizinischer Dienst des Spitzenverbandes Bund der Krankenkassen e.V.: Ergänzender Begutachtungsleitfaden zum Begutachtungsleitfaden „Begutachtung der Versorgung mit Hilfsmitteln" Insulinpumpen bei Kindern und Jugendlichen mit Typ-1-Diabetes (21. August 2012)

59 Nach Danne T: Insulinpumpentherapie bei Kindern und Jugendlichen. In Schnell O (Hrsg.): Insulinpumpen und Sensoren: aktuelle Entwicklungen. Uni-Med Verlag, 1. Auflage 2007, ISBN 978-3-89599-953-6

60 Holterhus PM, Beyer P et al.: Diagnostik, Therapie und Verlaufskontrolle des Diabetes mellitus im Kindes- und Jugendalter. S3-Leitlinie der DDG und AGPD (2015).

61 Heidtmann B, Holl RW: Insulinpumpen-Therapie bei Kindern und Jugendlichen. Übersicht zur Entwicklung, Erfolg und Besonderheiten dieser Therapieform. Therapieforum Diabetes 2:3–9 (2003)

62 Kleinwechter H, Bührer C et al.: Diabetes und Schwangerschaft. April 2008. Scherbaum WA, Haak T (Hrsg.): Evidenzbasierte Leitlinie der Deutschen Diabetes-Gesellschaft (DDG). http://www.deutsche-diabetes-gesellschaft.de/leitlinien/EBL_Schwangerschaft_2008.pdf

63 Scherbaum A (Hrsg.) et al.: Pschyrembel Diabetologie. Walter de Gruyter Verlag, 2. Auflage 2006, ISBN 978-3-11-018885-1

64 Kleinwechter H, Bührer C et al.: Diabetes und Schwangerschaft – Evidenzbasierte Leitlinie der Deutschen Diabetes-Gesellschaft (2008), online unter www.deutsche-diabetes-gesellschaft.de

65 Kleinwechter H, Bührer C et al.: Diabetes und Schwangerschaft – Evidenzbasierte Leitlinie der Deutschen Diabetes-Gesellschaft (2008), online unter www.deutsche-diabetes-gesellschaft.de

66 American Diabetes Association: Preconception Care of Women With Diabetes; Diabetes Care 27:S76-S78 (2004)

67 Gin H, Vambergue A et al.: Blood ketone monitoring: a comparison between gestational diabetes and non-diabetic pregnant women. Diabetes & Metabolism 32:592–597 (2006)

68 Rizzo T, Metzger BE et al.: Correlations between antepartum maternal metabolism and intelligence of offspring. The New Englang Journal of Medicine 325:911–6 (1991)

69 Ulrike Thurm und Bernhard Gehr: Diabetes- und Sportfibel. Kirchheim Verlag, 3. Auflage 2009, ISBN 978-3-87409-457-3

70 Deutsche Diabetes Gesellschaft (DDG): Diabetes und Straßenverkehr, 1. Auflage, 2017. Heruntergeladen unter www.deutsche-diabetes-gesellschaft.de/leitlinien/evidenzbasierte-leitlinien.html im März 2019

Teil 2: CGM-Fibel (Kap. 11 – 17)

1 In Anlehnung an Medtronic Diabetes: ConClusio – das Schulungsprogramm zur sensorgestützten Insulintherapie (2009)

2 Mazze RS, Strock E et al.: A novel methodology to evaluate continuous glucose monitoring accuracy and clinical representation of glucose exposure and variability. Diabetes 56:A107 (2007)

3 Rebrin K, Steil GM et al.: Subcutaneous glucose predicts plasma glucose independent of insulin: implications for continuous monitoring. American Journal of Physiology 277: E561–71 (1999)

4 Hermanides J, Wentholt IM et al.: No apparent local effect of insulin on microdialysis continuous glucose-monitoring measurements. Diabetes Care 31:1120–22 (2008)

5 Marics et al.: Effects of pH, lactate, hematocrit and potassium level on the accuracy of continuous glucose monitoring (CGM) in pediatric intensive care unit. Italian Journal of Pediatrics 41:17 (2015)

6 Danne T, Henrichs HR, Liebl A, Thomas A et al.: Kontinuierliche Glukosemessung (CGM) in der Gewebeflüssigkeit – Wissenschaftliche Bewertung von CGM und medizinische Beurteilung des Nutzens für die Diabetestherapie. AGDT-DDG-GKV CGM-Positionspapier (10.01.2010), online unter www.diabetes-technologie.de

7 O'Connell MA, Donath S et al.: Glycaemic impact of patient-led use of sensor-guided pump therapy in type 1 diabetes: a randomised controlled trial. Diabetologia 52:1250–1257 (2009)

8 Garg S, Jovanovic L: Relationship of fasting and hourly blood glucose levels to HbA_{1C} values - Safety, accuracy, and improvements in glucose profiles obtained using a 7–day continuous glucose sensor. Diabetes Care 29:2644-2649 (2006)

9 Deiss D, Bolinder J et al.: Improved glycemic control in poorly controlled patients with type 1 diabetes using real-time continuous glucose monitoring. Diabetes Care 29:2730–2732 (2006)

10 The juvenile diabetes research foundation continuous glucose monitoring study group: Factors predictive of use and of benefit from continuous glucose monitoring in type 1 diabetes. Diabetes Care 32:1947–1953 (2009)

11 The diabetes control and complications trial research group: Hypoglycemia in the diabetes control and complications trial. Diabetes 46:271–86 (1997)

12 The juvenile diabetes research foundation continuous glucose monitoring study group (Tamborlane WV, Beck RW et al.): Continuous glucose monitoring and intensive treatment of type 1 diabetes. The New England Journal of Medicine 359:1464-76 (2008)

13 The juvenile diabetes research foundation continuous glucose monitoring study group (Beck RW, Hirsch IB et al.) The effect of continuous glucose monitoring in well-controlled type 1 diabetes. Diabetes Care 32:1378-83 (2009)

14 Chamberlain JJ et al.: Impact of Frequent and Persistent Use of Continuous Glucoe Monitoring (CGM) on Hypoglycemia Fear, Frequency of Emergency Medical Treatment, and SMBG Frequency After One Year. Journal of Diabetes Science and Technology 10(2): 383-388 (2016)

15 Battelino T, Conget I, Olsen B et al.: The use and efficacy of continuous glucose monitoring in type 1 diabetes treated with insulin pump therapy: a randomised controlled trial. Diabetologia 55:3155-62 (2012)

16 Lind M, Polonsky W et al.: Continuous Glucose Monitoring vs Conventional Therapy for Glycemic Control in Adults With Type 1 Diabetes Treated With Multiple Daily Insulin Injections The GOLD Randomized Clinical Trial. JAMA 317:379-387 (2017)

17 Risso A, Mercuri F et al.: Intermittent high glucose enhances apoptosis in human umbilical vein endothelial cells in culture. American Journal of Physiology, Endocrinology and Metabolism 281:E924-E930 (2001)

18 Monnier L, Mas E et al.: Activation of Oxidative Stress by Acute Glucose Fluctuations Compared With Sustained Chronic Hyperglycemia in Patients With Type 2 Diabetes. Journal of the American Medical Association 295:1681–1687 (2006)

19 Lu J, Ma X et al.: Association of Time in Range, as Assessed by Continuous Glucose Monitoring, With Diabetic Retinopathy in Type 2 Diabetes. Diabetes Care (11) 41:2370-2376 (2018)

20 Picconi, F., Parravano et al.: Retinal neurodegeneration in patients with type 1 diabetes mellitus: the role of glycemic variability. Acta Diabetologica, 54(5), 489–497 (2017).

21 Kovatchev B, Clarke W. Continuous glucose monitoring (CGM) reduces risks for hypo- and hyperglycemia and glucose variability in T1DM and insulin-treated T2DM. Diabetes 56(Suppl 1):A23 (2007)

22 Zitiert nach Petra Waeger: Facharbeit zum Thema kontinuierliche Glukosemessung – Verfahren, Möglichkeiten und Grenzen. 101. Diabetesberaterlehrgang der kath. Akademie für Berufe im Gesundheits- und Sozialwesen in Bayern e.V., Betreuer PD Dr. M. Hummel (31.12.2007)

23 Bundesministerium für Gesundheit (2016): Bekanntmachung eines Beschlusses des Gemeinsamen Bundesausschusses über eine Änderung der Richtlinie Methoden vertragsärztliche Versorgung: Kontinuierliche interstitielle Glukosemessung mit Real-Time-Messgeräten (rtCGM) zur Therapiesteuerung bei Patientinnen und Patienten mit insulinpflichtigem Diabetes mellitus vom 16. Juni 2016, veröffentlicht am 6. September 2016, BAnz AT 06.09.2016 B3

24 Arbeitsgemeinschaft Diabetes und Technologie (AGDT) der DDG (2016): „Indikationen für die Nutzung des rtCGM-Systems - Hinweise der Arbeitsgemeinschaft Diabetes & Technologie (AGDT) der DDG für die Informationen zur Kostenübernahme für ein System zum kontinuierlichen real-time Glukosemonitoring (rtCGM-System)“ und „Ergänzende Informationen zum rtCGM-Nutzer“, abgerufen unter http://www.diabetes-technologie.de/glukosemonitoring/download am 1.3.2017

25 AGDT: Kontinuierliche Glukosemessung (CGM) in der Gewebeflüssigkeit – Wissenschaftliche Bewertung von CGM und medizinische Beurteilung des Nutzens für die Diabetestherapie. AGDT-DDG-GKV CGM-Positionspapier (20.01.2010)

26 David C. Klonoff DC, Lias C et al. for the Error Grid Panel: The Surveillance Error Grid. Journal of Diabetes Science and Technology 8:658-672 (2014)

27 Welsh JB, Zhang X et al.: Performance of a Factory-Calibrated, Real-Time Continuous Glucose Monitoring System in Pediatric Participants With Type 1 Diabetes. Journal of Diabetes Science and Technology, 13:254-258 (2019)

28 Arbeitsgemeinschaft Diabetes und Technologie (AGDT) der DDG (2016): „Indikationen für die Nutzung des rtCGM-Systems - Hinweise der Arbeitsgemeinschaft Diabetes & Technologie (AGDT) der DDG für die Informationen zur Kostenübernahme für ein System zum kontinuierlichen real-time Glukosemonitoring (rtCGM-System)“ und „Ergänzende

Informationen zum rtCGM-Nutzer", abgerufen unter https://www.diabetes-technologie.de/bericht_indikationen-fuer-die-nutzung-des-rtcgm-systems-cgm-antrag/ am 24.03.2019

29 Konsensus zwischen Medizinischer Dienst der Krankenkassen (MDK Bayern) und Fachkommission Diabetes Bayern (FKDB) zur Indikationsstellung für Kontinuierliche Interstitielle Glukosemessung mit Real-Time-Messgeräten (rtCGM) vom 4.8.2017, abgerufen unter http://www.fkdb.net/wp-content/uploads/2017/09/Konsensus-CGM-MDK-FKDB_11-2018.pdf am 24.03.2019

30 Messer L, Ruedy K et al.: Educating families on real time continuous glucose monitoring – the DirecNet navigator pilot study experience. Diabetes Educator 35(1):124-35 (2009)

31 Nach Hautärztin Dr. med. Stefanie Kamann (Feldafing, www.dermatologie-feldafing.de), diatec 2017

32 Allergische Reaktionen auf Einwegsensor FREESTYLE LIBRE. Arzneitelegramm 2019, Heft 3, Seite 30

33 Biester T, Danne T et al.: Therapiesteuerung unter SuP mit prädiktivem Hypoglykämiemanagement. Diabetes, Stoffwechsel und Herz 25:283-92 (2016)

34 Ziegler R, Siegmund T et al.: Therapieanpassungen mit Hilfe von Trendpfeilen bei kontinuierlichen Glukose-Monitoring (CGM)-Systemen. Diabetologie und Stoffwechsel 13:500-509 (2018)

35 Medtronic Diabetes, U.S.A.: Airport emergency card. Bestandteil der Patientenunterlagen zur Insulinpumpe Paradigm Realtime Revel. Download von http://www.minimed.com/help/insulinpumps/manuals am 29.10.2010

36 Heinemann L: Der Glukose-Management-Indikator (GMI): Ein neuer Ansatz für die Beurteilung der Glukosekontrolle aus CGM-Daten. Diabetes, Stoffwechsel und Herz 28:26-29 (2019)

37 Thomas A, Schönauer M et al.: Das „Glukosepentagon" integriert Parameter zur Beurteilung der Diabeteseinstellung. Diabetes, Stoffwechsel und Herz 18:457–67 (2009)

Teil 3: Erfahrungsberichte (Kap. 18)

1 William "Lee" Dubois: Beyond Fingersticks – The Art of Control with Continuous Glucose Monitoring. With a foreword by Howard Zisser, MD. Red Blood Cell Books, ISBN 978-0-9822257-3-8, Bezug über www.redbloodcellbooks.com (2010)

Teil 4: Anhang (Kap. 19)

1 Quellen: Grüßer M, Jörgens V et al.: Zehn Gramm KH = ... Kirchheim Verlag, Mainz, 6. Auflage 2000, ISBN 978-3-87409-483-2; Schumacher W, Toeller M: Kh-Tabelle bei Diabetes Typ 1 und Typ 2 mit Hinweisen zum Glykämischen Index. Kirchheim Verlag, Mainz, 9. Auflage 2009, ISBN 978-3-87409-472-6; Metternich K: Die Diabetes-Journal Nährwert-Tabelle. Kirchheim Verlag, Mainz, 1. Auflage, ISBN 978-3-87409-473-3

2 Quellen: Foster-Powell K, Holt SHA, Brand-Miller JC: International table of glycemic index and glycemic load values: 2002. American Journal of Clinical Nutrition, 76:5–56 (2002); www.glycemicindex.com; Brand-Miller JC, Foster Powell K et al.: The new glucose revolution for diabetes. Da Capo Press, Cambridge, U.S.A., ISBN 978-1-56924-307-7 (2007), und Mangiameli F, Worm N: Logi Guide. Tabellen mit über 500 Lebensmitteln, bewertet nach ihrem glykämischen Index und ihrer glykämischen Last. Systemed Verlag, Lünen, ISBN 978-3-927372-28-3 (2009)

3 Quellen: Kalorien mundgerecht, Umschau Verlag, Frankfurt/Main, 9.Auflage (1994) sowie Herstellerangaben

4 „Basalratenschieber zur Ermittlung der Basalrate bei Umstellung auf CSII" der Firma Roche Diagnostics (2009)

Stichwortverzeichnis